機能性食品の事典

【編集】

荒井綜一

阿部啓子　吉川敏一
金沢和樹　渡邊　昌

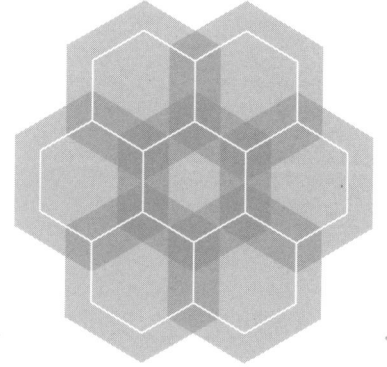

朝倉書店

序

　1980年代にわが国（文部省研究班）から世界へ発信した機能性食品科学にとって，2000年度はいろいろな意味で変曲点となる年であった．

　1つは，EU 10カ国が一体となってヨーロッパ流の機能性コンセプトを打ち出し，必要な研究プログラムを設定し，本家（日本）を激しく追い上げ始めた年であった．その反映として，翌年（2001年）パリで「機能性食品の科学的・グローバルの視点」を主題とする大きな国際会議が開催されるというアナウンスが各国に伝えられた．わが国の食品産業界が，EUのこうした動きへの対応策を真剣に討論しだしたのも，この頃からであった．

　学会も再び動き始めた．その1つに，文部科学省ライフサイエンス局の科学技術振興調整費社会基盤研究の中の「生活者ニーズ対応研究」への応募申請があった．私は申請代表を引き受け，「食品中の非栄養性機能物質の解析と体系化に関する研究」を提案，審査委員会でのヒアリングに臨んだ．幸いにして，約20倍の競争に打ちかって採択され，3年間（2000～2002年度）のプロジェクト研究を，東京農業大学を拠点校（事務局・上原万里子助教授）として，実施することができた．しかも，終了時（2002年度）の評価で「A」をいただき，2年間（2003～2004年度）の継続まで認められたのである．

　もう1つの変曲点の起因は，2000年度末（2001年初冬）に発表されたヒト・ゲノム計画完了の報告であった．ライフサイエンスの一翼を担う機能性食品科学にとって，この画期的出来事は，もはやゲノム科学（ゲノミクス）と無縁の研究方向はあり得ないこと，というよりもむしろゲノム科学と融合してこそ新たな展開があることを強く示唆してくれたのである．事実，機能性食品科学を栄養学の新領域に位置づけるヨーロッパに栄養ゲノム科学（ニュートリゲノミクス）という名の新科学が誕生した．私は，文科省プロジェクトが3年を経た時点で，ニュートリゲノミクスを導入することの必要性を評価委員会で強調し，これも幸いにして認められた．こうして2年間の継続研究では，折しも開設された東京大学寄付講座「機能性食品ゲノミクス」（担任・松本一朗助教授）との共同で，この新科学を積極的に活用して多くの成果をあげることができた．

　当初（2000年度）は，物質科学と生体科学の2本立てでスタートした「食品中の非栄養性機能物質」の研究は，3年後（2003年度）からは，これにニュートリゲノミクスを加えた3本立ての体制をとり，予想以上の成果を出して終了した．評価は再び「A」であった．

　5年間のこの研究には，産・官・学の多くの研究者が参画された．そして，参画された研究者の大部分が執筆し，完成したのが本書である．しかも，執筆には余人をもって替え難い何人かが加わってくださった．心から感謝致したい．

　ただし，朝倉書店の強い希望で本書の名称を「機能性食品の事典」としたため，上記の文科省研究班が対象とした以外の物質・領域を含め，全体を補完した．これにより，さらに充実した「事典」になっ

たと自負している．

　本書は機能性食品の本格的なサイエンスの重要性を主張する成書である．やや難解な部分もあろうかと思うが，ものごとを正しく表現するためには，止むを得なかったかもしれない．「正しさ」こそ，学術的視点からはもとより，社会・産業貢献の観点からももっとも大切なことだと思うからである．各界の大勢の皆様には，このことにご理解賜り，ご購読いただければ，執筆者全員の大きな喜びである．

　最後に，本書出版の機会をお与えくださり，刊行に向けて尽力された出版社とその担当者に篤くお礼申し上げる次第である．

　2007年8月

荒 井 綜 一

編集委員

荒井　綜一　東京農業大学応用生物科学部・教授

阿部　啓子　東京大学大学院農学生命科学研究科・教授
金沢　和樹　神戸大学大学院農学研究科・教授
吉川　敏一　京都府立医科大学・教授
渡邊　　昌　国立健康・栄養研究所・理事長

■編集幹事
上原万里子　東京農業大学応用生物科学部・准教授

執筆者（執筆順）

荒井　綜一	東京農業大学	
森山　達哉	近畿大学	
河村　幸雄	近畿大学	
清水　　誠	東京大学	
吉川　正明	京都大学	
水野　雅史	神戸大学	
八村　敏志	東京大学	
木曽　良信	サントリー（株）	
河島　　洋	サントリー（株）	
石倉　義之	サントリー（株）	
宮澤　陽夫	東北大学	
池田　泰隆	東京都老人総合研究所	
村上　　明	京都大学	
大東　　肇	福井県立大学	
寺尾　純二	徳島大学	
石見　佳子	国立健康・栄養研究所	
長尾　昭彦	食品総合研究所	
板東　紀子	徳島大学	
中村　宜督	岡山大学	
大澤　俊彦	名古屋大学	
下位香代子	静岡県立大学	
熊澤　茂則	静岡県立大学	
中山　　勉	静岡県立大学	
金沢　和樹	神戸大学	

上原万里子	東京農業大学	
森光康次郎	お茶の水女子大学	
中谷　延二	放送大学	
朝倉　富子	東京大学	
佐々木　敏	東京大学	
卓　　興鋼	国立健康・栄養研究所	
渡邊　　昌	国立健康・栄養研究所	
勝間田真一	東京農業大学	
阿部　啓子	東京大学	
三坂　　巧	東京大学	
佐藤隆一郎	東京大学	
内藤　裕二	京都府立医科大学	
吉川　敏一	京都府立医科大学	
松本　一朗	東京大学	
加藤　久典	東京大学	
橘　　伸彦	不二製油（株）	
髙松　清治	不二製油（株）	
亀井　優徳	森永製菓（株）	
深澤　朝幸	明治製菓（株）	
三島　　敏	アピ（株）	
武田　英二	徳島大学	
奥村　仙示	徳島大学	
新井　英一	静岡県立大学	
西野　輔翼	京都府立医科大学	

目　　次

第Ⅰ編　機能性食品

1 **機能性食品への道**……………………［荒井綜一］…2
　1.1　医食同源…………………………………2
　1.2　食の研究は栄養学から…………………2
　　1.2.1　食薬区分………………………………2
　　1.2.2　脚気予防の研究………………………2
　　1.2.3　米ぬか成分オリザニンはビタミンの第1号…………………………………2
　　1.2.4　食品学の主軸となった栄養学………3
　1.3　嗜好の研究が浮上………………………3
　1.4　食品研究の転機…………………………4

2 **機能性食品の概念と位置づけ**……［荒井綜一］…4
　2.1　新しい考え方……………………………4
　　2.1.1　食品機能論……………………………4
　　2.1.2　機能性食品の概念……………………5
　2.2　機能性食品の位置づけと研究の方向性…………………………………………5
　　2.2.1　食品の第3の機能……………………5
　　2.2.2　"functional food"は国際語に………6

3 **機能性食品をつくる**………………［荒井綜一］…7
　3.1　機能性食品設計の考え方………………7
　3.2　アレルギー低減食品のケース…………8
　3.3　行政のはたらき…………………………9
　　3.3.1　トクホ制度……………………………9
　　3.3.2　保健機能食品…………………………9

4 **機能性食品の国際化**………………［荒井綜一］…10
　4.1　欧米の動き………………………………10
　4.2　バイオマーカー開発競争………………11
　4.3　日本の対応………………………………12
　　4.3.1　行政の動き……………………………12
　　4.3.2　学界の動き……………………………12
　　4.3.3　産業界の動き…………………………12
　　4.3.4　産学連携………………………………12

5 **ポストゲノム時代の機能性食品科学**
　　………………………………………［荒井綜一］…13
　5.1　ヒトゲノム計画の完了…………………13
　5.2　ニュートリゲノミクスの誕生…………13
　5.3　ニュートリゲノミクスの位置づけ……13
　　5.3.1　セントラルドグマ……………………13
　　5.3.2　ニュートリゲノミクスはシステム生物学のツールボックス……………14
　5.4　DNAマイクロアレイ解析の概要………14

6 **個人差を考慮した機能性食品への道**
　　………………………………………［荒井綜一］…16

第Ⅱ編　機能性食品成分の科学

1 **タンパク質・ペプチド**……………………………20
　1.1　植物性タンパク質…………［森山達哉］…20

1.1.1 植物性タンパク質の機能性発揮に
　　　かかわる要因……………………20
1.1.2 植物性タンパク質の安全性………23
1.1.3 代表的な植物性タンパク質と機能性
　　　成分………………………………23
1.2 動物性タンパク質…………[河村幸雄]…27
　1.2.1 乳タンパク質……………………27
　1.2.2 卵タンパク質……………………31
　1.2.3 肉タンパク質……………………33
1.3 タンパク質分解物……………[清水　誠]…35
　1.3.1 タンパク質分解物とは…………35
　1.3.2 ペプチドの食品化学的特性……35
　1.3.3 ペプチドの消化と吸収…………36
　1.3.4 食品由来のタンパク質分解物…37
　1.3.5 低アレルゲン化タンパク質分解物
　　　　……………………………………40
　1.3.6 そのほかのタンパク質分解物…41
1.4 生理活性ペプチド…………[吉川正明]…43
　1.4.1 オピオイドペプチド……………43
　1.4.2 回腸収縮ペプチド………………46
　1.4.3 記憶増強ペプチド………………47
　1.4.4 アンジオテンシン変換酵素阻害ペプ
　　　　チド………………………………48
　1.4.5 動脈弛緩ペプチド………………49
　1.4.6 摂食調節ペプチド………………50
　1.4.7 免疫調節ペプチド………………51
　1.4.8 抗脱毛ペプチド…………………52
　1.4.9 脂質調節ペプチド………………52
　1.4.10 ミネラル吸収促進ペプチド……53
　1.4.11 抗菌ペプチド……………………53
　1.4.12 抗酸化ペプチド…………………54

2 糖　　質……………………[水野雅史]…57
2.1 単　糖…………………………………57
　2.1.1 N-アセチルグルコサミン………58
　2.1.2 シアル酸…………………………58
　2.1.3 ピニトール………………………58
　2.1.4 アラビノース……………………59
2.2 機能性オリゴ糖………………………60
　2.2.1 キシロオリゴ糖…………………60

2.2.2 イソマルトオリゴ糖……………61
2.2.3 ガラクトオリゴ糖………………62
2.2.4 ラクトスクロース………………62
2.2.5 トレハロース……………………63
2.2.6 ダイフラクトースアンハイドライドIII
　　　……………………………………63
2.2.7 リン酸化オリゴ糖………………64
2.3 多糖類…………………………………65
　2.3.1 β-グルカン………………………65
　2.3.2 難消化性デキストリン…………68
　2.3.3 しょうゆ多糖類…………………70
　2.3.4 ヒアルロン酸……………………70

3 プロバイオティクス
　……………………[八村敏志・清水　誠]…74
3.1 アレルギー軽減効果…………………74
　3.1.1 アレルギー………………………74
　3.1.2 腸内細菌とアレルギー…………75
　3.1.3 プロバイオティクスのアレルギー
　　　　抑制効果…………………………76
　3.1.4 プロバイオティクスによるアレル
　　　　ギー抑制機序……………………76
3.2 感染防御増強作用……………………77
3.3 炎症性腸疾患（IBD）への効果……78
3.4 抗がん効果，NK細胞への効果……78
3.5 腸管免疫系に対する作用……………79
　3.5.1 腸管免疫系………………………79
　3.5.2 腸管免疫系に対するプロバイオティ
　　　　クスの作用………………………80
3.6 整腸作用………………………………80
3.7 過敏性腸症候群（IBS）に対する効果
　　…………………………………………80
3.8 抗ストレス効果………………………80
3.9 血圧降下作用…………………………81

4 脂　　質………………………………………83
4.1 長・中鎖脂肪酸
　　………[木曽良信・河島　洋・石倉義之]…83
　4.1.1 アラキドン酸……………………83
　4.1.2 ジホモ-γ-リノレン酸（DGLA）…89

- 4.1.3 エイコサペンタエン酸（EPA）……90
- 4.1.4 ドコサヘキサエン酸（DHA）……91
- 4.1.5 中鎖脂肪酸……93
- 4.2 構造脂質……［宮澤陽夫］…96
  - 4.2.1 トリアシルグリセロールの消化吸収と代謝……97
  - 4.2.2 脂肪酸の結合位置と消化・吸収……99
  - 4.2.3 構造脂質の脂質代謝への影響……99
  - 4.2.4 中鎖脂肪酸を構成分とする構造脂質……100
  - 4.2.5 構造脂質の化学的製造……101
  - 4.2.6 構造脂質のリパーゼによる製造……103
  - 4.2.7 構造脂質の食品への応用……104
- 4.3 リン脂質……［宮澤陽夫］…106
  - 4.3.1 リン脂質の種類……106
  - 4.3.2 リン脂質の化学的性質……106
  - 4.3.3 リン脂質の分布と生理機能……108
  - 4.3.4 機能性食品素材としてのリン脂質……109
- 4.4 糖脂質……［宮澤陽夫］…111
  - 4.4.1 植物糖脂質のELSDによる一斉分析……111
  - 4.4.2 糖脂質の種類……112
  - 4.4.3 グリセロ糖脂質……112
  - 4.4.4 スフィンゴ糖脂質……114
  - 4.4.5 セラミド……116
  - 4.4.6 ステロール糖脂質……116
  - 4.4.7 機能性食品としての応用……116

5 イソプレノイド……118
- 5.1 テルペン……［池田泰隆・村上 明・大東 肇］…118
  - 5.1.1 テルペンの分類と生合成……118
  - 5.1.2 モノテルペン（C 10）……120
  - 5.1.3 セスキテルペン（C 15）……121
  - 5.1.4 ジテルペン（C 20）……122
  - 5.1.5 トリテルペン（C 30）……123
  - 5.1.6 ポリテルペン（＞C 40）……124
- 5.2 ユビキノン……［寺尾純二］…128
  - 5.2.1 ユビキノンとは……128
  - 5.2.2 ユビキノンの機能と安全性……128
- 5.3 メナキノン……［石見佳子］…130
  - 5.3.1 ビタミンK同族体……130
  - 5.3.2 メナキノンの生理作用……130
  - 5.3.3 ビタミンKの食事摂取基準（2005年版）……132
  - 5.3.4 機能性食品成分としてのメナキノン……132
  - 5.3.5 ビタミンKの安全性……132
- 5.4 ステロール……［石見佳子］…133
  - 5.4.1 機能性食品成分としての植物ステロール……133
- 5.5 植物性エストロゲン……［石見佳子］…134
  - 5.5.1 イソフラボン……134
  - 5.5.2 クーメスタン……135
  - 5.5.3 リグナン……135
  - 5.5.4 植物性エストロゲンの機能性……136

6 カロテノイド
……［寺尾純二・長尾昭彦・板東紀子］…138
- 6.1 はじめに……138
- 6.2 カロテノイドの構造と性質……140
- 6.3 カロテノイドの吸収・代謝……142
  - 6.3.1 消化・吸収……142
  - 6.3.2 代謝……143
  - 6.3.3 カロテノイドの蓄積……145
- 6.4 カロテノイドの抗酸化活性……145
- 6.5 そのほかの生物活性……147
  - 6.5.1 発がん動物モデルにおける生物活性……148
  - 6.5.2 がん細胞増殖抑制作用……148
  - 6.5.3 アポトーシス誘導作用……148
  - 6.5.4 ギャップ結合の増強……149
  - 6.5.5 免疫機能の亢進……149
- 6.6 疫学・臨床試験……150
  - 6.6.1 発がん……150
  - 6.6.2 循環器系疾患……151
  - 6.6.3 加齢性網膜黄斑変性症と白内障……151

6.6.4 皮膚障害……………………152

7 トコフェロール・トコトリエノール
　　……………………［宮澤陽夫］…156
　7.1 ビタミンEの種類………………157
　7.2 ビタミンEの化学的性質と生物活性
　　………………………………………159
　7.3 ビタミンEの分布………………160
　7.4 ビタミンEの生理機能…………161
　7.5 ビタミンEの生体内抗酸化作用
　　………………………………………163
　7.6 抗酸化以外のビタミンEの作用………164

8 ゴマリグナン………［中村宜督・大澤俊彦］…166
　8.1 ゴマとゴマリグナンの化学……167
　8.2 セサミンの機能性………………169
　8.3 セサモリンの機能性……………170
　8.4 セサミノールの機能性…………170
　8.5 セサミノール配糖体含有素材の有効利用
　　………………………………………171

9 クルクミン…………［中村宜督・大澤俊彦］…175
　9.1 クルクミンの機能性……………175
　9.2 クルクミンの分子機構…………176
　9.3 クルクミンの吸収と代謝………178
　9.4 テトラヒドロクルクミン（THC）の機能
　　………………………………………179

10 有機酸………………………………182
　10.1 アミノ酸…………［下位香代子］…182
　　10.1.1 γ-アミノ酪酸（GABA）………182
　　10.1.2 カルニチン……………………183
　　10.1.3 テアニン………………………184
　　10.1.4 葉酸……………………………185
　10.2 短鎖脂肪酸………［熊澤茂則］…187
　　10.2.1 酢酸……………………………187
　　10.2.2 プロピオン酸, 酪酸…………187
　10.3 アスコルビン酸…［熊澤茂則］…188
　10.4 代謝酸……………［熊澤茂則］…189
　　10.4.1 クエン酸………………………189
　　10.4.2 リンゴ酸………………………190
　10.5 フェノール酸……［中山　勉］…191
　　10.5.1 フェノール酸の定義と化学構造
　　　……………………………………191
　　10.5.2 フェニルプロパノイドの植物中での
　　　生合成経路………………………191
　　10.5.3 フェノール酸の植物性食品中の存在
　　　量……………………………………191
　　10.5.4 フェノール酸の吸収および生物的有
　　　効性…………………………………194
　　10.5.5 フェノール酸の化学的性質Ⅰ
　　　―脂質二重層に対する親和性……194
　　10.5.6 フェノール酸の化学的性質Ⅱ
　　　―抗酸化性…………………………194
　　10.5.7 フェノール酸の生物機能Ⅰ
　　　―抗酸化性…………………………197
　　10.5.8 フェノール酸の生物機能Ⅱ
　　　―フェルラ酸およびそのエステルに
　　　よるアルツハイマー病予防の可能性
　　　……………………………………197
　　10.5.9 フェノール酸の生物機能Ⅲ
　　　―動物実験で示されたフェルラ酸の
　　　さまざまな機能……………………197
　　10.5.10 フェノール酸の生物機能Ⅳ
　　　―カフェ酸エステルによる発がん
　　　抑制効果……………………………198

11 ポリフェノール……………………199
　11.1 ポリフェノールとは……［金沢和樹］…199
　　11.1.1 ポリフェノールの分析………200
　　11.1.2 ポリフェノール含有食品……202
　　11.1.3 日常食品のポリフェノール含量
　　　……………………………………203
　　11.1.4 ポリフェノール類の機能性……208
　11.2 フェニルプロパノイド
　　……………………［金沢和樹］…208
　　11.2.1 フェニルプロパノイド類の機能性
　　　……………………………………209
　　11.2.2 生体内有効性が高いフェニルプロパ
　　　ノイド………………………………210

11.3 フラボン・フラボノール………………[金沢和樹]…211
  11.3.1 体内吸収と体内動態………………212
  11.3.2 フラボン・フラボノール類の抗酸化能………………213
  11.3.3 タンパク質機能調節作用………216
11.4 イソフラボン………………[上原万里子]…221
  11.4.1 イソフラボンの歴史………………221
  11.4.2 イソフラボンの基本構造と分布………………222
  11.4.3 主要イソフラボンの機能性………222
  11.4.4 イソフラボン代謝と腸内フローラ………………226
  11.4.5 疫学研究が示すイソフラボンの機能性と安全性………………228
11.5 フラバノン………………[金沢和樹]…231
  11.5.1 フラバノン類の機能性………………231
  11.5.2 循環器疾患予防………………233
  11.5.3 薬理効果………………233
11.6 カテキン………………[金沢和樹]…234
11.7 アントシアニン………………[金沢和樹]…238
11.8 カルコン………………[金沢和樹]…238
11.9 アントラキノン………………[金沢和樹]…239

12 フラビン………………[金沢和樹]…241
12.1 フラビン類の機能………………241
  12.1.1 抗酸化能………………242
  12.1.2 フラビン酵素………………242
  12.1.3 電子伝達系での役割………………242
  12.1.4 エネルギー運搬体としての機能………………243
  12.1.5 異物代謝系での機能………………243
12.2 欠乏症………………243

13 薬理活性成分………[村上 明・大東 肇]…244
13.1 亜熱帯産ショウガ科植物の活性成分………………244
  13.1.1 クルクミン………………245
  13.1.2 1'-アセトキシチャビコールアセテート………………246

  13.1.3 ゼルンボン………………248
13.2 そのほか注目される薬理活性成分………249
  13.2.1 ガルシノール………………249
  13.2.2 シリマリン………………249
  13.2.3 カルノソール………………249
  13.2.4 トリプトライド………………250

14 含硫化合物………………[森光康次郎]…254
14.1 はじめに………………254
14.2 ネギ属野菜に含まれる含硫化合物………254
  14.2.1 抗菌活性………………255
  14.2.2 植物病原菌や昆虫に対する忌避活性………………255
  14.2.3 脂質に関連する循環器系疾患の抑制効果………………255
  14.2.4 アラキドン酸代謝阻害とヒト血小板凝集阻害活性………………256
  14.2.5 発がん抑制………………258
  14.2.6 タマネギの催涙性………………258
  14.2.7 口臭・体臭の発生やそのほかの好ましくない生理作用………………259
14.3 アブラナ科野菜に含まれる含硫化合物………………259
  14.3.1 発がん抑制と第二相解毒酵素誘導………………260
  14.3.2 スルフォラファンとワサビスルフィニル………………260
14.4 そのほかの重要な含硫化合物例：α-リポ酸………………261

15 アルカロイド………………[大東 肇]…264
15.1 メチルキサンチン類………………265
15.2 辛味性アミド類………………266
15.3 アブラナ科植物のインドール系アルカロイド………………266
15.4 ソラナムアルカロイド………………267

16 機能性揮発性成分………………[中谷延二]…268
16.1 揮発性成分………………268
16.2 食用植物由来の揮発性香気成分………269

16.2.1　野菜類の香気成分 …………… 269
　　16.2.2　果実類の香気成分 …………… 269
　　16.2.3　香辛料の香気成分 …………… 269
　16.3　揮発性香気成分の機能性 ………… 271
　　16.3.1　心理・生理的機能 …………… 271
　　16.3.2　抗菌機能 ……………………… 271
　　16.3.3　抗酸化機能 …………………… 273
　　16.3.4　抗変異原性 …………………… 274

17　非グリセミック甘味料 ……［朝倉富子］… 276
　17.1　アスパルテーム ……………………… 276
　　17.1.1　物理的性質 …………………… 276
　　17.1.2　甘味度 ………………………… 277
　　17.1.3　機能性 ………………………… 277
　　17.1.4　安全性 ………………………… 277
　　17.1.5　用途 …………………………… 278
　　17.1.6　甘味と構造 …………………… 278
　17.2　糖アルコール ………………………… 278
　17.3　各論 …………………………………… 279
　　17.3.1　エリスリトール ……………… 279
　　17.3.2　キシリトール ………………… 280
　　17.3.3　ソルビトール ………………… 281
　　17.3.4　マンニトール ………………… 281
　　17.3.5　マルチトール ………………… 282
　　17.3.6　ラクチトール ………………… 283
　17.4　ソーマチン …………………………… 283
　　17.4.1　ソーマチンの構造と性質 …… 283
　　17.4.2　組換え体を用いた発現生産 … 285
　　17.4.3　一般的性質 …………………… 285
　　17.4.4　用途 …………………………… 286
　17.5　モネリン …………………………… 286
　　17.5.1　モネリンの立体構造 ………… 287
　　17.5.2　モネリンの発現生産 ………… 287
　17.6　ネオクリン ………………………… 287
　　17.6.1　ネオクリンの構造と性質 …… 288
　　17.6.2　精製方法 ……………………… 289
　　17.6.3　発現生産 ……………………… 289

第Ⅲ編　食品機能評価法

1　疫学 ……………………［佐々木　敏］… 294
　1.1　疫学 ………………………………… 294
　　1.1.1　疫学の目的 …………………… 294
　　1.1.2　疫学研究の方法 ……………… 294
　　1.1.3　記述疫学 ……………………… 295
　　1.1.4　生態学的研究 ………………… 297
　　1.1.5　横断研究 ……………………… 298
　　1.1.6　因果の逆転 …………………… 299
　　1.1.7　交絡因子 ……………………… 299
　　1.1.8　交絡因子の影響を取り除く方法
　　　　　　…………………………………… 301
　　1.1.9　コホート研究 ………………… 301
　　1.1.10　相対危険と寄与危険 ………… 302
　　1.1.11　症例対照研究 ………………… 303
　　1.1.12　オッズ比 ……………………… 305
　　1.1.13　介入研究 ……………………… 305
　　1.1.14　ランダム化割付比較試験 …… 306
　　1.1.15　平均への回帰 ………………… 308
　　1.1.16　集団特性 ……………………… 310
　　1.1.17　Hill の基準 …………………… 311
　1.2　疫学のための統計学概論 ………… 311
　　1.2.1　分布 …………………………… 311
　　1.2.2　測定誤差 ……………………… 312
　　1.2.3　標準化 ………………………… 312
　　1.2.4　欠損 …………………………… 313
　　1.2.5　標準偏差・標準誤差・信頼区間
　　　　　　…………………………………… 313
　　1.2.6　有意性検定 …………………… 314
　　1.2.7　変数の種類 …………………… 314
　　1.2.8　t-検定（対応のない場合）…… 314
　　1.2.9　t-検定（対応のある場合）…… 315
　　1.2.10　順位の差の検定 ……………… 316

- 1.2.11 比較基準・内部比較・外部比較 …… 316
- 1.2.12 分散分析 …… 316
- 1.2.13 相関分析 …… 317
- 1.2.14 はずれ値と分布のひずみ …… 318
- 1.2.15 回帰分析 …… 318
- 1.2.16 カイ2乗検定 …… 318
- 1.2.17 多変量解析 …… 318
- 1.2.18 ダミー変数 …… 319
- 1.2.19 調査・研究人数の決め方 …… 319
- 1.3 栄養疫学 …… 321
  - 1.3.1 食事アセスメントの方法 …… 321
  - 1.3.2 調査期間・日間変動・季節間変動 …… 322
  - 1.3.3 栄養価計算と食品成分表 …… 323
  - 1.3.4 寄与率 …… 324
  - 1.3.5 系統誤差 …… 325
  - 1.3.6 摂取量の単位とその扱い …… 327
  - 1.3.7 食事記録法と食事思い出し法 …… 327
  - 1.3.8 食物摂取頻度法と食事歴法 …… 328
  - 1.3.9 生体指標 …… 329
  - 1.3.10 陰膳法 …… 329
  - 1.3.11 食行動・食知識・食の考え方と質問票 …… 329

2 機能性食品因子データベース
…… [卓 興鋼・渡邊 昌] … 330
- 2.1 がん予防と非栄養素食品因子フィトケミカル …… 330
- 2.2 FFFデータベースの設計 …… 331
  - 2.2.1 データベースの選択 …… 332
  - 2.2.2 FFFデータベース採録項目の決定 …… 332
  - 2.2.3 データの正規化 …… 332
  - 2.2.4 テーブル設計 …… 333
- 2.3 FFFデータベースのデータ収集 …… 335
- 2.4 おもな機能性食品因子の食品別含量 …… 338
  - 2.4.1 フラボノイド, ポリフェノール類 …… 338
  - 2.4.2 カロテノイド, テルペノイド類 …… 343
  - 2.4.3 含硫化合物, 揮発性成分 …… 344
- 2.5 おもな機能性食品因子の機能性 …… 344
- 2.6 ウェブで公開したFFFデータベース …… 345
  - 2.6.1 研究用データベースのログインとログアウト …… 345
  - 2.6.2 食品情報の検索 …… 346
  - 2.6.3 食品含量の検索 …… 346
  - 2.6.4 食品機能の検索 …… 346
  - 2.6.5 化学物質の検索 …… 347
  - 2.6.6 機能評価の検索 …… 347
  - 2.6.7 FFF含量の検索 …… 347
  - 2.6.8 文献の検索 …… 348
  - 2.6.9 利用規則画面 …… 348
  - 2.6.10 ヘルプ画面 …… 348
  - 2.6.11 情報広場画面 …… 348
- 2.7 今後の方向 …… 348

3 病態モデル動物
…… [勝間田真一・上原万里子] … 350
- 3.1 糖尿病モデル …… 350
  - 3.1.1 ストレプトゾトシン (STZ) 誘発糖尿病動物 …… 350
  - 3.1.2 NODマウス …… 350
  - 3.1.3 db/dbマウス …… 351
  - 3.1.4 GKラット …… 351
  - 3.1.5 SDTラット …… 351
- 3.2 高脂血症モデル …… 351
- 3.3 高血圧モデル …… 351
- 3.4 骨粗鬆症モデル …… 351
  - 3.4.1 卵巣摘出 (OVX) 動物 …… 351
  - 3.4.2 老化促進モデルマウス …… 352
  - 3.4.3 klothoマウス …… 352
  - 3.4.4 OCIF遺伝子欠損マウス …… 352
  - 3.4.5 SHRSR, SHRSP …… 352
- 3.5 生活習慣病関連遺伝子ノックアウト (KO) マウス …… 352
  - 3.5.1 インスリン受容体遺伝子KOマウス …… 352

3.5.2　IGF-1 受容体遺伝子 KO マウス
　　　　…………………………………………352
　3.5.3　GLUT 4 遺伝子 KO マウス………353
　3.5.4　アディポネクチン遺伝子 KO マウス
　　　　…………………………………………353
　3.5.5　ビタミン D 受容体遺伝子 KO マウス
　　　　…………………………………………353
3.6　病態モデル動物使用の実験例…………353
　3.6.1　糖尿病モデルラットの酸化ストレス
　　　　に対するレモンフラボノイドの影響
　　　　…………………………………………353
　3.6.2　db/db マウスにおけるヘスペリジン
　　　　とナリンジンの血糖低下作用は部分
　　　　的に肝臓中グルコース調節酵素によ
　　　　り介在されている…………………353
　3.6.3　卵巣摘出マウスにおいてフラクトオ
　　　　リゴ糖とイソフラボンの併用摂取は
　　　　大腿骨骨密度と equol 産生を増加さ
　　　　せる……………………………………353

4　培養細胞…………[阿部啓子・三坂　巧]…355
　実施例1　乳性タンパク質による骨芽細胞様細
　　　　　胞の増殖・分化の促進…………355
　実施例2　β-ラクトグロブリン加水分解物中に
　　　　　存在するコレステロール吸収阻害ペ
　　　　　プチドの同定………………………356
　実施例3　食品由来ポリフェノールの膵臓がん
　　　　　細胞成長への阻害効果の検証……356
　実施例4　非グリセミック甘味料によるヒト甘
　　　　　味受容体の活性化の検証…………357

5　転写因子………………[佐藤隆一郎]…359
　5.1　転写因子の構造………………………359
　5.2　代謝調節と転写因子…………………360
　5.3　転写因子活性評価法…………………360
　5.4　転写因子活性評価法の実施例………361
　5.5　機能性食品成分探索への利用………362

6　バイオマーカー…………………………363
　6.1　血清プロテオミクスによる同定
　　　　…………[内藤裕二・吉川敏一]…363
　　6.1.1　疾病予防バイオマーカーとは……363
　　6.1.2　疾病予防バイオマーカー探索・同定
　　　　　の研究戦略…………………………364
　　6.1.3　プロテインチップを用いたバイオ
　　　　　マーカー探索法……………………365
　　6.1.4　キーテクノロジーとしての質量分析計
　　　　　…………………………………………366
　　6.1.5　バイオマーカー探索研究の動向
　　　　　…………………………………………367
　6.2　酸化ストレスバイオマーカー
　　　　………………………[大澤俊彦]…369
　　6.2.1　脂質過酸化バイオマーカー………369
　　6.2.2　活性酸素傷害バイオマーカー……372
　　6.2.3　DNA 酸化傷害バイオマーカー……373
　　6.2.4　酸化ストレスバイオマーカーに特異
　　　　　的なモノクローナル抗体の作製…375
　6.3　抗体チップ作製…………[大澤俊彦]…377

第Ⅳ編　機能性食品とニュートリゲノミクス

1　概　　論………[阿部啓子・荒井綜一]…382
　1.1　機能性食品科学………………………382
　1.2　先端ライフサイエンス………………382
　1.3　ニュートリゲノミクス………………383
　1.4　オミクスの長所と短所………………383
　1.5　ニュートリゲノミクス研究の報告例
　　　　…………………………………………384
　1.6　機能性食品マーカーの開発とオミクス
　　　　…………………………………………386
　1.7　T・P・M 連動（co-ordination）の試み
　　　　…………………………………………387
　1.8　オミクスは食品システム生物学のツール

　　　　ボックス……………………………387
2　解　析　法………［阿部啓子・松本一朗］…388
　2.1　DNAマイクロアレイ実験……………389
　2.2　データの正規化………………………390
　2.3　データ解析Ⅰ―巨視的解析…………390
　　2.3.1　スキャタープロットおよび相関係数
　　　　……………………………………391
　　2.3.2　階層的クラスター解析……………391
　2.4　データ解析Ⅱ―発現量が異なる遺伝子
　　　の抽出…………………………………392
　2.5　データ解析Ⅲ―統計学的に発現量変動
　　　が観察された遺伝子について…………393
3　実　施　例………………………………394
　3.1　食餌タンパク質摂取の影響
　　　　…………………［加藤久典］…394
　3.2　低アレルゲン化小麦粉……［加藤久典］…397
　3.3　分離大豆タンパク質
　　　　………………［橘　伸彦・高松清治］…399
　　3.3.1　脂質代謝調節作用……………400
　　3.3.2　抗がん作用……………………402
　3.4　ココアの抗肥満作用に関するDNAマイ
　　　クロアレイ解析………［亀井優徳］…404
　　3.4.1　方法………………………………405
　　3.4.2　結果および考察………………407
　3.5　オリゴ糖………………［深澤朝幸］…412
　　3.5.1　フラクトオリゴ糖………………412
　　3.5.2　フラクトオリゴ糖の生理学的特性
　　　　……………………………………412
　　3.5.3　フラクトオリゴ糖の生理機能……413
　　3.5.4　フラクトオリゴ糖の免疫刺激……414
　　3.5.5　フラクトオリゴ糖を摂取したマウス
　　　　の小腸における遺伝子発現解析…414

　3.6　ローヤルゼリー……………［三島　敏］…417
　　3.6.1　ローヤルゼリーのエストロゲン様作用
　　　　……………………………………417
　　3.6.2　ローヤルゼリーの骨形成促進作用と
　　　　ニュートリゲノミクス解析………419
4　味覚ゲノミクス……［阿部啓子・松本一朗］…423
　4.1　味蕾に発現するイオンチャネルの解析
　　　　……………………………………424
　4.2　末梢感覚神経節の遺伝子発現プロファイ
　　　リング…………………………………425
　4.3　魚類味覚受容体の発見………………425
　　4.3.1　魚類T1R遺伝子ファミリーの同定
　　　　……………………………………426
　　4.3.2　魚類T2R遺伝子の同定…………426
　　4.3.3　受容体遺伝子の発現様式からみた味
　　　　細胞の多様性………………………426

5　安全性ゲノミクス………………［加藤久典］…428

6　臨床ゲノミクス
　　　　………［武田英二・奥村仙示・新井英一］…431
　6.1　炎症とゲノミクス………………432
　6.2　寿命とゲノミクス………………433
　6.3　糖質・脂質代謝とゲノミクス…………434
　6.4　栄養・機能性食品とゲノミクス………434

7　個人差のゲノム情報………………………438
　7.1　栄養スニップ…………［阿部啓子］…439
　7.2　病態スニップ…………［西野輔翼］…441

索　　　引………………………………………443

資　料　編………………………………………455

第Ⅰ編

機能性食品

1 機能性食品への道

1.1 医食同源

日本には昔から「医食同源」の中国思想が伝えられている．医療と食事は，元をただせば同じであることを示唆するこの四字熟語は，英訳すると，"Medicine and food share a common origin"（専門的には "Medicine and food are isogenic"）となろう．"Medicine" には「医」の意味と「薬」の意味があるので「薬食同源」ということもある．この場合，薬剤と食材の間に明確な区別がないという意味にもなる．朝鮮人参などがその例で，「薬用の植物」とも「食べる薬」ともいい得る．

医学の父と称される古代ギリシャのヒポクラテス（460〜377 B.C.）は食物にも関心が深く，「食を汝の薬とせん，薬を汝の食とせん」（"Let food be thy medicine and medicine be thy food"）と述べたという[1]．西洋版「薬食同源」である．

洋の東西を問わず，古くから，医と食の関係について，このような共通の認識があったことはたいへん興味深い．しかし，これらは単に経験則に過ぎず，科学の域にまでは達していなかった．

1.2 食の研究は栄養学から

1.2.1 食薬区分

科学としての食の研究が本格的に開始されたのは20世紀初頭である．当時の明治政府は，欧米型の「食薬区分」の政策をとっていた．そのため，食品行政は農林省が，医薬品行政は厚生省が担当するようになった．多分，そのことが学術面にも反映し，食品の研究は農学部が，医薬の研究は医学部が行う慣行になったらしい．その影響であろうか，とくに帝国大学（国立大学）の農学系の研究者は食の研究を薬理学の領域にまでは広げず，もっぱら栄養学の範囲にとどめたようだ．このことは，筆者の最初の師で，鈴木梅太郎（後述）門下の櫻井芳人先生の述懐するところであった．

1.2.2 脚気予防の研究

こうした制約の中で，栄養の研究へ踏み出した日本の食品学は1つの画期的な成果をあげた．じつは，当時（明治時代），脚気という病気が国内に蔓延し，国民病とさえいわれる状況だった．これは，玄米の搗精技術が進歩した結果，人々はおいしい白米を，副食（おかず）は依然として粗末なまま，たくさん食べる習慣になったためである．とりわけエネルギーを多く費やす仕事に従事する人が脚気に罹りやすかった．日露戦争（1904〜05年）では19万人の戦死者に対し，ほぼ同数の兵士が脚気のために命を落としたとされる[2]．

1.2.3 米ぬか成分オリザニンはビタミンの第1号

対策のための研究も開始された．しかし当時，東京帝国大学医学部の研究者たちはこの病気を感染症と考え，病原菌の解明を目指していた．一方で，病原菌でなく食習慣に着目した研究者がいた．東京帝国大学農学部・東京農業大学教授で日本農芸化学会創設者の鈴木梅太郎博士がその1人であった（図1.2.1）．博士は，玄米と白米の差異に着眼し，米ぬか中に有効成分があることをつきとめ，これを分離してオリザニンと命名した．イネの学名 *Oryza sativa* L. に因んだ名称である．しかし博士は，オリザニンを脚気の特効薬とまでは考えなかった．こんなところに，当時の医と農の確執を感じるのである．

鈴木博士は，その後さらに研究を重ねた結果，この物質がヒトにとって欠かすことのできない栄養素であることを実証した．その内容は，ドイツの生化学誌に「米ぬか成分オリザニンとその生理学的意義について」（Über Oryzanin：ein Bestand-

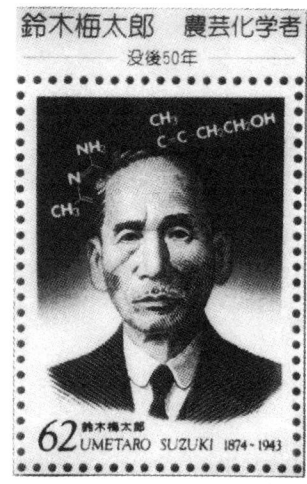

図 1.2.1　鈴木梅太郎 博士
「文化人切手：鈴木梅太郎」1993.11.4 発行.

teil der Reiskleie und seine physiologische Bedeutung）と題する 65 ページもの大論文として掲載されている[3]．

この直後，「ビタミン」という名称が提唱され，オリザニンはその第 1 号となった．現在ではビタミン B_1（チアミン）と改称され，コカルボキシラーゼ（チアミン二リン酸）という補酵素としてエネルギー代謝に関与すること，そして脚気はその欠乏症であることが明らかになっている．

1.2.4　食品学の主軸となった栄養学

ビタミンは医薬ではない．糖質，脂質，タンパク質，ミネラルとともに栄養素の仲間である．日本の研究者が，食品の研究から，栄養学の国際的発展に寄与する重要な成果をあげたことは，我々の大きな誇りである．一方で，これを「食薬区分」ゆえの成果であるとする見方もできるのである．

実践面への応用にもつながった．とりわけ第 2 次大戦前，食糧不足が深刻になると，ビタミンが多く残されている七分搗き米を法定米とする行政施策が打ち出された．戦後には，満田久輝博士（当時の京都大学農学部教授）がビタミン強化米を開発した[4]．

ビタミンばかりでなく，他の栄養素についての研究も，各国で多くの研究者によって行われた．こうして基礎と応用を含めた栄養学は，国際的にも食品学の主軸となった．

1.3　嗜好の研究が浮上

転機がやってきたのは，日本の高度経済成長期にあたる 1960 年代であった．この時代には，食糧問題がほぼ解消し，人々の体位も向上しはじめ，社会には食を楽しみ，日々の生活に潤いを与え，それによって人々の交流の輪を広げる風潮が色濃く浮上した．

呼応して，大学などでは食品のおいしさの原因となる香味（フレーバー）成分の解析研究が開始された．東京大学農学部の櫻井芳人教授（前述）はおいしさの研究に化学を導入することの意義を強調された最初の 1 人であった[5]．この直後から，「食品化学」という名の研究室が全国に続々と開設された．私自身も大学院生の頃，食糧化学の研究室で，機器分析によるダイズのフレーバー成分の解析を行った．

さらに，櫻井教授は，食品の物理的性質（物性）もおいしさに大きく寄与するとのお考えから，研究に工学的アプローチを加えることの重要性をも主張された．それが「食品工学」という研究室が広まる契機になったと考える．

たとえばコメでは，物性は米価を決める一手段としてとくに重要で，炊飯時の咀嚼物性（かみ心地）を数値で予測する機器として，農水省の研究者らが作製した食味計が利用された．つまり，この時期には，食品の価値の基準が栄養特性から嗜好特性へと移行してしまっていたのである．

当然のこととして産業界では，おいしい食品を開発する競争が激化しはじめた．さまざまなインスタント食品が市場を賑わすようになったのもこの頃である．その勢いは，他のあらゆる食品にも及んだ．こうして私たちは，おいしい食品の洪水の中に身を置き，史上初めてともいえる飽食と美食の時代を楽しんできたのである．食というものの本質を考えるとき，それ自体は誤りではない．

1.4 食品研究の転機

20世紀も終わりに近づいた頃，あたかも時計の振子が反転するかのようなことが起こりはじめた．恵まれ過ぎた食生活にありがちな美食・偏食で生じる病気への危惧と，食の改善によってこれを未然に防ぎたいという願望の強まりが，それである．顕在化しはじめた高齢化社会問題がこれに拍車をかけた．代謝症候群（メタボリック・シンドローム）の危険因子（リスク・ファクター）である．肥満をはじめ，糖尿病，心疾患，高血圧，高コレステロール血症，動脈硬化，骨粗鬆症，大腸がん，アレルギーなどの生活習慣病（厚生労働省はアレルギーを除外しているが，多くの免疫学者はこの病気は典型的な生活習慣病であるという）が世界的に大きな関心事となった．同時に，食品の研究にも画期的な転機が訪れた．

その研究の先導的役割を演じたのは1984年に開始され，1995年に一応の終了に至るまで活動した文部省（現文部科学省）重点領域「機能性食品」研究班であった．農と医の学際領域から選ばれた第一線の研究者数十名を擁し，農では藤巻正生（お茶の水女子大学長），千葉英雄（京大教授），荒井綜一（東京大学）ら，医では森亘（東大総長），井村裕夫（京大総長），高久史麿（国立国際医療センター総長），多田富雄（東大教授）ら（所属・職は当時のもの）をリーダーとするこの研究班は，明治以来の「食薬区分」の矛盾点を自らの研究活動を通して指摘し，そのうえで「食品機能論」というコンセプトを世界に先駆けて提唱したのである[6]． （荒井綜一）

2
機能性食品の概念と位置づけ

2.1 新しい考え方

2.1.1 食品機能論

従来，食品の価値の基準は「特性」という言葉で表されてきた．たとえば，この食品にはどんな栄養素が何％含有されているか，カロリーがどれくらいあるかなどを栄養特性といい，どんな香味成分が何ppm存在するか，粘性（ねばり）や弾性（歯ごたえ）はどの程度かなどを嗜好特性と呼ぶ．しかし，食品は必ず口に入れられ，そして体内に入る．口の中では，食品の成分と物性が味覚器官に対して（一部は嗅覚器官に対しても）何らかのはたらきを行う．消化管の中でも，そして吸収された後は血液中，筋肉組織内，臓器内でもさまざまなはたらきを行う．この「はたらき」を「機能」という言葉で置き換える．すると，食品には栄養面や感覚面での機能が存在することになる．そこで文部省研究班はこれを

　1次機能……栄養面でのはたらき
　2次機能……嗜好面でのはたらき

と，静的な「特性」からではなく，生体との相互作用を強調した動的な「機能」から類型化した．さらに，栄養から嗜好へという食品研究の経緯に照らして，食品の"第3のはたらき"ともいうべき生活習慣病予防上の機能の存在を予測して

　3次機能……予防面でのはたらき

という新たな類型を設けた．以上の考え方を「食品機能論」という．この提唱は，後に多くの大学に「食品機能学」という名の研究室や講義が誕生するきっかけとなった（なお，後日談になるが，この分類は厚生労働省の管理栄養士国家試験ガイドラインの中に，したがって受験者用の参考書類の中に引用されている）．

2.1.2 機能性食品の概念

こうした中で,はじめて提出された「機能性食品」は生活習慣病の1次予防(またはリスク低減)のはたらき(3次機能)をもつ新食品を意味する.「新食品」という理由は

① 「さまざまな生活習慣病のそれぞれに対応した目的指向型の食品であること」
② 「目的を達成するために計画的に設計した食品であること」

の2点にある.また,ここでいう「機能」に1次・2次機能は含めないのが原則である.そして,「機能」の起因となる物質のほとんどは栄養素でも嗜好成分でもなく,栄養学的にはこれまで無視・軽視されてきた非栄養性成分である.しかも,機能の実態は生体の生理統御系すなわち

  免疫系
  分泌系
  神経系
  循環系
  消化系

の調節(modulation)である[6].ただし,1次機能・2次機能・3次機能の間に当然オーバーラップする領域はある.

2.2 機能性食品の位置づけと研究の方向性

2.2.1 食品の第3の機能

ここで重要なのは,機能性食品をふつうの食品や医薬品から区別するという考え方である.図2.2.1はその考え方を示している[7].左端に栄養不良という状態がある.この状態の症状として,たとえば脚気というビタミン欠乏症があることは前に述べた.ビタミンばかりではない.私たちは,毎日いろいろな栄養素をバランスよく摂取することで栄養欠乏症を回避し,健康を増進しているのである.すなわち,栄養素というのは,健康な人でも,その基準量を毎日摂取し続けなければならない.しかも,これらを食品から摂取するのが正しい姿である.何らかの理由で,どうしてもバランスよく栄養が満たせない場合には,栄養補助食品(いわゆるサプリメント)を摂取する.

しかし私たちは,食生活の乱れ,そして過労,運動不足,喫煙,その他さまざまな生活習慣が原因で病気になる.そして,病気は多様である(英語で "health" は複数形をとらないが "disease" には複数形がある).さらに,それぞれの病気は突然発症するのではなく,たいていは予兆という段階を経て発症する.厚生労働省はこれを「半健康状態」と呼ぶ.

定期健康診断を例にとろう.終了後の面談で医師は検査データをみながらこんなことをいうかもしれない—「あなたの今回の総コレステロール値は 220 mg/dl を超えていないので,現時点では問題ありませんが,前々回よりも前回,前回よりも今回と徐々に上昇気味ですから,生活習慣に気をつけてください」と.これがアテローム性動脈硬化症という1つの生活習慣病の予兆であり,健康が半ば崩れかけはじめた状態なのである.が,

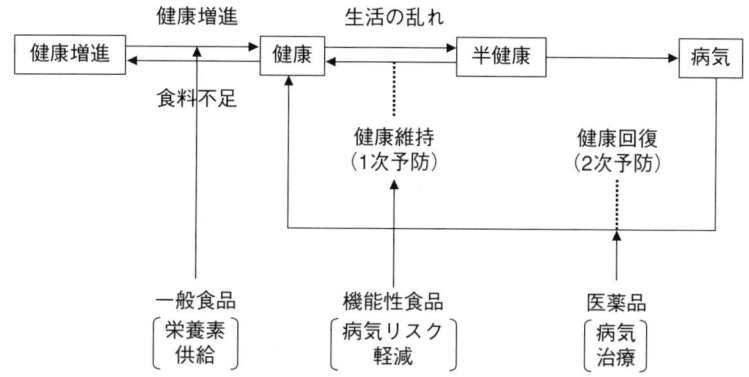

図 2.2.1 一般食品と機能性食品と医薬品の位置づけの1例

表 2.2.1 非栄養性の機能性食品成分とその効果の抄例

機能性食品成分	例（存在）	推定の効能
ポリフェノール（アグリコン）		
フラボノール	ケルセチン（タマネギなど）	遊離基補足
フラボン	ルテオリン（野菜）	抗酸化
イソフラボン	ゲニステイン（ダイズ）	抗骨粗鬆，抗がん
フラバノン	ナリンゲニン（柑橘類）	抗酸化，抗がん
カテキン	エピガロカテキンガレート（茶）	抗酸化，抗肥満
アントシアニン	ヴィティシン（赤ワイン）	抗酸化，抗動脈硬化
単純ポリフェノール	クロロゲン酸（コーヒーなど）	抗酸化
カロテノイド	リコペン（トマトなど）	一重項酸素消去
トリテルペノイド	ソヤサポニン（ダイズ）	抗酸化
トコフェロール類縁体	トコトリエノール（ダイズなど）	抗酸化
植物ステロール	β-シトステロール（ダイズ）	コレステロール低減
リグナン	セサミン（ゴマ）	抗酸化，抗悪酔い
イソチオシアネート	スルフォラファン（ブロッコリー）	抗がん，解毒
アルカロイド	カフェイン（コーヒーなど）	覚醒，抗肥満
フェニルプロパノイド	フェルラ酸（種実）	抗がん
機能性タンパク質		
難消化性ポリペプチド	プロラミン（コメ）	整腸
疎水性ポリペプチド	グリシニン（ダイズ）	コレステロール低減
プロテアーゼ阻害剤	オリザシスタチン（コメ）	抗ヘルペスウイルス
オリゴペプチド	Val-Pro-Pro（発酵乳）	血圧調節
アミノ酸	γ-アミノ酪酸（発酵食品）	血圧調節
有機酸	酢酸（食酢など）	血圧調節
機能性脂質	イコサペンタエン酸（魚）	中性脂肪低減
難消化性多糖	アルギン酸（海藻）	コレステロール低減
プレバイオティクス	ガラクトオリゴ糖（乳）	ビフィズス菌生育
プロバイオティクス	乳酸菌（ヨーグルト）	整腸
非グリセミック甘味物質	ネオクリン（食用熱帯植物）	抗糖尿，抗肥満

この段階ではいまだ病院で薬を処方してもらうほどではなく（未病の状態），日常の食生活に気をつけることで対処できるかもしれない．それに役立つのが，機能性食品なのである．学術的には，機能性食品を「生活習慣病のリスクを軽減し，その発症を遅らせることによって健康寿命を延ばすことに役立つ新食品」とする考え方が大勢を占めている．

すでにこのような考え方をもっていた「機能性食品」研究班（前記）は，いままで栄養面では無意味なもの，嗜好面ではじゃまなものとされてきた食品成分を，病気予防のはたらき（3次機能）の面から見直すところから研究を開始した．いわゆる非栄養性機能成分（表 2.2.1）を対象としたこの研究は，その後，国内外の多くの研究活動へと波及し，昨今の機能性食品の解析と開発の主軸となったのである．

2.2.2 "functional food" は国際語に

自然科学の分野で世界のトップ誌とされる「ネイチャー」（図 2.2.2）は，日本の機能性食品のこうした状況を「日本は食と医の境界に踏み込む」と報道した[8]．1993年の夏の頃であった．この直後から，海外でも "functional food" の語が使われはじめ，数年後にはこれが国際語として定着した[9],[10]．

文部省研究班の活動からは，多くの興味深い知見が出された．筆者はこれを監修し，1995年，「機能性食品の研究」と題する分厚い重点領域研究成果報告書[6]を出版した．この書は「機能性食

3

機能性食品をつくる

> Nature (1993)
>
> **NEWS**
>
> ## Japan explores the boundary between food and medicine
>
> **Tokyo & London.** Japan's leading cosmetics manufacturer Shiseido is now marketing rice as a health product. This is the first step by Japanese industry to create a new market for foods engineered to have special medical benefits.
>
> Last month, Shiseido became the first company in Japan to win approval from the Ministry of Health and Welfare to sell a "physiologically functional food", defined by new legislation introduced last September. Shiseido's product consists of rice from which the protein globulin has been removed for the benefit of those allergic to it.
>
> For unexplained reasons, allergy to rice has become common in Japan, afflicting thousands of people young and old. The allergy causes unsightly red lesions on the skin covering large areas of the body. The present cure, the avoidance of rice and its products (including *sake*) in the diet is not welcomed by the Japanese.
>
> Shiseido's engineered rice is one of many products being developed by hundreds of companies expecting to create a new niche in Japan's huge food market. Basic research in the field by university researchers is being supported by a large grant from the Ministry of Education, Science and Culture (MESC).
>
> Shiseido's rice is produced with an enzyme that removes the allergen while retaining 80 per cent of the nutritious rice seed protein. Reconstituted rice is given a glossy surface; its developers claim that its taste is that of ordinary rice and that it prevents allergy in about 70 per cent of patients.
>
> Another newly approved product is low-phosphate milk, produced by Morinaga Milk Company for patients with chronic kidney disorders. Thirteen others are in the final stages of the eight-step approval process (see figure), including oligosaccharide-based foods for regulating intestinal flora, peptide-based foods for regulating mineral absorption and a material based on soya bean protein for regulating blood cholesterol.
>
> According to Soichi Arai of Tokyo University's Department of Agricultural Chemistry, who is a member of one of the *ad hoc* committees set up by the Ministry of Health and Welfare, "at least 200 companies" are involved in the research and development of physiologically functional foods. Arai says that companies such as Nestlé are also involved. He is surprised that there seems to be less activity in the United States.
>
> Although it is not illegal in Japan to sell products such as these as food, approval allows companies to claim medical benefits on their labels. Critics are worried that the approval process, which takes one to two years, will not be strict enough, but Shiseido's rice was tested on about 2,000 patients before approval.
>
> The interest of the MESC is unusual. Arai heads a team of 57 researchers at 23 universities supported by approximately ¥700 million ($6.5 million) over three years. One of Arai's studies centres on an inhibitor of cysteine proteolysis isolated from rice which can inhibit the proliferation of viruses such as herpes virus on skin and eyes; his group hopes to breed transgenic rice with high levels of the inhibitor.
>
> David Swinbanks & John O'Brien

図 2.2.2 「ネイチャー」の記事

品」を題名に明記した最初の出版物となった．その後"Functional Foods"と銘打つ成書が続々と出版されている[11]~[24]．

顧みると，日本の研究者たちは100年も前から栄養学の面で，そして21世紀に入った今は機能性食品科学の面で，世界の先頭に立って活躍している．それは，日本人の心のどこかに潜在する「医食同源」の意識が彼らをこの道へと誘ったことの証ではなかろうか． （荒井綜一）

3.1 機能性食品設計の考え方

食品の研究は解析だけではなく，それに開発が加わってはじめてバランスのよい発展をみる．機能性食品科学も例外ではない．実用的な機能性食品が設計され，工業化され，市場導入されるところまで研究を拡張しなければならない．

機能性食品設計上の考え方には2とおりがある．1つは，機能性成分の量的強化を図り，発現する効果を最大限に引き出す方途である．この場合，機能性成分を純粋分離して利用するのは医薬品となってしまう可能性がある．もし，分離した成分が薬価収載されていれば食用には許可されまい．薬事法に抵触しなければ，普通食品に添加することによって機能性食品とすることができる．私見であるが，より好ましいものとして，原料食品を加工して機能性成分を濃縮したり，発酵や酵素反応によってその成分を増強したりする方法がある．将来的には分子育種も実行可能な機能性食品作製方法となろう（図3.1.1）．2つ目は，原料食品から有害成分を除去することにより，結果として病気予防に役立つ食品をつくることができる（図3.1.1）．この場合の有害成分は，毒素（たとえばフグ毒など）ではない．好例は，食品アレルギーの原因物質（食品アレルゲン）である．これを低減することにより，低アレルゲン食品を作製し得る．これについては1990年，筆者が東京学芸大学教育学部教授（当時）渡辺道子博士らと共同で開発した低アレルゲン米があって，機能性食品の具体例となった[25]．これについて少し詳しく述べたい．

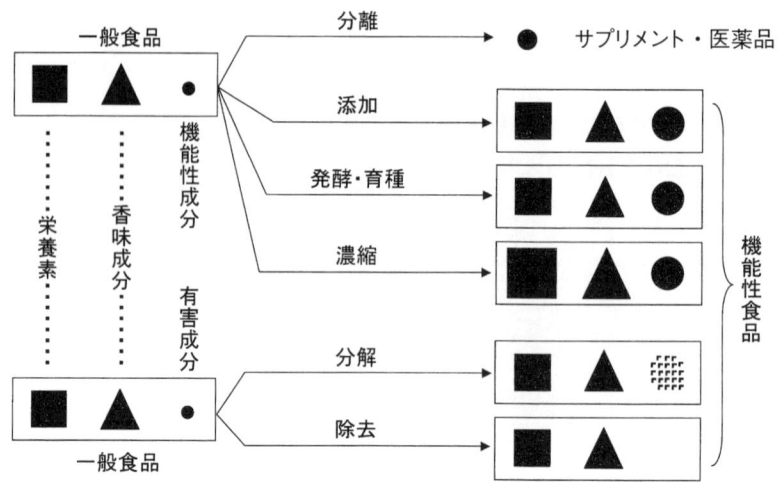

図 3.1.1　機能性食品の作製法

3.2　アレルギー低減食品のケース

アレルギーというのは，免疫系が異常なまでに敏感に作動してしまう病気で，食品の摂取が原因であるときは，食品アレルギーという．従来，ミルク，卵，ダイズ，コムギなどが代表的なアレルギー原因食品とされていたが，日本で最近，コメがその仲間入りをした．米食民族である日本人が，飯をはじめ，米菓や，ときとして酒なども，アレルギーの原因となるという理由で，免疫異常が回復しない限り，摂取するのを控えなければならないのであるから，由々しい問題である．

1つの食品がアレルギー原因食品であるということは，それにアレルゲン（たいていは特殊なタンパク質）が含まれているからである．しかも，アレルゲンは食品によって異なり，一様ではない．筆者らは，米粒に特殊な条件でタンパク質分解酵素（もちろん食品加工用として認可されてい

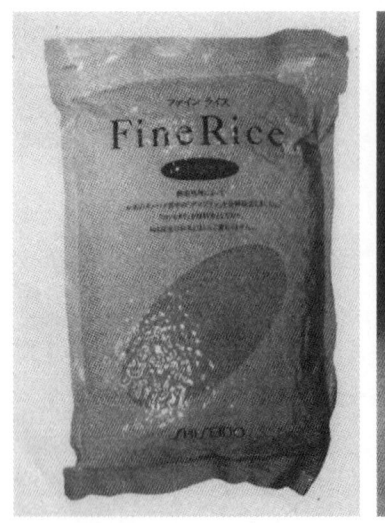
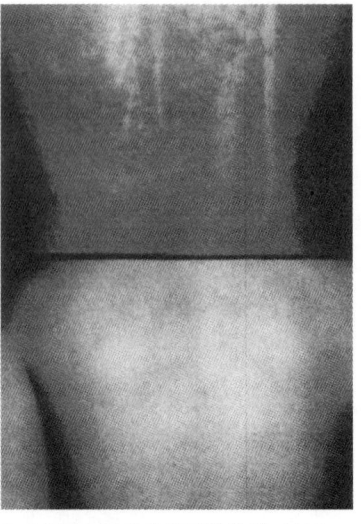

図 3.2.1　低アレルゲン米（左）とそのアトピー性皮膚炎予防効果（右上は通常米摂取，右下は低アレルゲン米摂取）

るもの）を浸み込ませ，所定時間後に水洗いして使用した酵素やコメアレルゲンであるグロブリン系タンパク質の分解物を除去し，表面パーボイリング乾燥という操作を施して，酵素処理米を作製した．普通米の炊飯とはやや異なる条件で炊くと，ほぼ通常の飯と同等のおいしさに仕上がる[25]．

ついで臨床試験に入った．横浜市立大学医学部皮膚科の池澤善郎教授が中心になり，全国13医療機関で，合計40名のコメアレルギー患者・保因者を対象に最大3カ月間の治験が行われた．その結果，被験者の約90％で多かれ少なかれ「有効」と判定された[26]．これは素晴らしい成績である．ただちに渡辺道子教授（前述）は民間企業と共同で，低アレルゲン米としての効果が確認された酵素処理米の工業化を行い，"Fine Rice"という商品名の製品が市場導入され，厚生省（当時）認可の特定保健用食品（トクホ）の第1号となった．1993年のことであった（現在では「病者用食品」という，より医薬品に近い「食品」に分類されている）．

3.3 行政のはたらき

3.3.1 トクホ制度

文部省「機能性食品」研究班が発足した数年後，筆者はこれを代表する立場で何度か厚生省に招かれ，機能性食品の法制化に向けての相談を受けた．その直後に，同省の生活衛生局（当時）新開発食品対策室に「機能性食品問題検討委員会」が設置された．検討の末，栄養改善法の一部を省令改正して1991年にでき上がったのが「特定保健用食品」（トクホ）の制度である[21]．

トクホは国が認定した機能性食品といってよい．その法制上の特徴は，健康訴求（health claim）の表示が許可されている点である．たとえば，血圧降下の機能のあるオリゴペプチドを含有する乳酸飲料には，「血圧の高めの方にご利用いただけます」という表示がある．このような表示は，普通食品では決して許可されないのである．

トクホは，現在までに600品目近くの商品が市場に出ているが，機能性食品のこうした行政上の取扱いには海外の関心も高く，トクホの英語名である "food for specified health use" の略称 "FOSHU"（フォッシュ）は外国人のしばしば口にするところである．

3.3.2 保健機能食品

最近になって，同省は栄養補助食品（いわゆるサプリメント）の普及に配慮し，これに「栄養機能食品」の名を与えた．そして，栄養機能食品とトクホを「保健機能食品」という類型に含めた（図3.3.1）[21]．いわば前者は1次機能を，後者は3次機能を訴求した食品であるといえる．文部省研究班が20年も前に，その考え方の重要性を指摘した「機能」が，今になって行政的に認知されたことになる．

（荒井綜一）

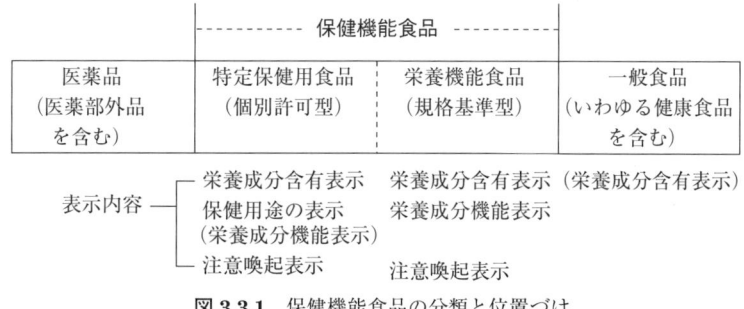

図3.3.1 保健機能食品の分類と位置づけ

4

機能性食品の国際化

4.1 欧米の動き

ミレニアムという言葉が流行した20世紀末,欧米の栄養学者たちは,食品の正しい摂取によって心臓病を軽減したいと考えていた.そんな折,日本が発信した「機能性食品」に大きな関心を示し,ただちに受け入れられたのは当然の成り行きだった.さらに彼らは,機能性食品を21世紀の食品産業の中核として育成しようと考えた.そのためには,栄養学に加えて,生理学,生化学,病理学,薬理学をも動員し,機能性食品科学という新しい学問体系を確立することが必要になる.

その音頭をとったのは,民間企業で構成される国際生命科学協会(ILSI)のヨーロッパ支部であった.これにより,①特定の食品成分が身体にプラスの効能・効果を与える場合,それを科学的に実証するための基礎研究,②従来の栄養学の枠を超えた視点(上記),つまり病気予防の視点で活用できる応用研究を,国際的ネットワークのかたちで確立しようとするシステムができ上がった.具体的には,ヨーロッパ食品産業界,EUおよび政府間連絡団体,そして学識経験者グループ(アカデミア)が1つの協力チームをつくり,自国の利益代表としてではなく中立的立場に立って意見・情報を交換し,機能性食品科学体系を築き,機能性食品産業を育てようというのが,その活動の骨子である.

こうして結成されたのが"The Functional Science in Europe"(FUFOSE)という組織で,機能性食品の科学的根拠にもとづく評価法を調査し,表示の実用化を促進するためのプロジェクト"Process for the Assessment of Scientific Support for Claims on Food"(PASSCLAIM)を開始した[23].ここでは,健康機能の表示として一般に認められてきた栄養上の表示を超えた「増強機能表示」(enhanced function claim)と「疾病リスク低減表示」(disease risk reduction claim)

表4.1.1 PASSCLAIMプロジェクトの概要

項　目	表示(この食品は「…」)	マーカー
1. 心臓・血管系の疾病リスク		
a. コレステロール	「血清コレステロールを低下させます」	LDLコレステロール減少
b. 脂肪・リポタンパク質	「HDLコレステロールを上昇させます」	HDLコレステロール増加
c. 血液凝固	「冠状心疾患のリスクを低くします」	血液凝固能・血栓溶解
d. 酸化障害	「酸化によるダメージを減らします」	酸化型LDL減少,hsCRP減少
e. ホモシステイン	「(これが多いと)血管内皮機能が障害されます」	血中ホモシステイン減少(葉酸の補給によって)
f. 血圧	「脳卒中のリスクを減らします」	血圧
2. 骨の疾病リスク		
a. ミネラル	「骨密度を上昇させます」	カルシウム利用能
3. 運動能力・(環境)適合性		
a. パワー	「筋力がつきます」	運動力
b. 耐久力	「耐久力がつきます」	疲労困憊までの時間
c. 水分保持	「水分状態が改善されます」	尿データ
d. 柔軟性	「しなやかになります」	屈曲能力
e. 組織への成長	「筋肉がつきます」	筋肉MRI
f. 遊離基消去活性	「酸化ストレスが予防されます」	過酸化脂質生成
g. 免疫	「感染頻度が減ります」	抗ワクチン抗体産生

に役立つ指標である「マーカー」(あるいは「バイオマーカー」)の研究を行っているのである(表4.1.1)[27].

EUでは,イギリス,オランダ,フランス,フィンランド,スウェーデン,ドイツが機能表示を前向きに検討している.たとえば,イギリスでは一般健康表示(generic health claims)の提案がある[28].

米国では,1990年代から,栄養素と医薬品の中間に位置づけられるニュートラスーティカル(nutraceutical)および栄養補助食品(dietary supplement)というかたちの機能性食品が承認され,販売されている.これらは,日本の特定保健用食品に相当すると考えてよかろう.

1999年に食品医療品局(FDA)は条件付健康強調表示(qualified health claim)の制度を導入し,これを栄養補助食品に適用した(表4.1.2)[29].

4.2 バイオマーカー開発競争

諸外国が日本の特定保健用食品制度を参考にして「表示」の問題を検討し,実施しているのは,機能性食品の存在価値が具体的に社会を納得させるものだからである.そして,科学的視点に立てば,「表示」を可能にする基盤はバイオマーカーのデータなのである.

すでに表4.1.1でバイオマーカー(あるいは単にマーカー)の例を示したが,バイオマーカーとは何かをもう一度説明したい.

私たちは中高年になると人間ドックを利用し,自分の健康をチェックする.ここでは,採血によっていくつかの健康指標が数値的にしらべられる.たとえば,GOT(現在はAST)やGPT(現在はALT)といった血中酵素の活性度が測られ,これらの値が有意に高くなると「肝臓の精密検査を受けなさい」と医師にいわれる.人間ドックでは,肝臓そのものの診断は行われない.酵素の値がそれを代弁しているわけである.これが,バイオマーカーなのである.表4.1.1にあるLDLコレステロールはアテローム性動脈硬化のバイオマーカーである.

最近,パリでILSIヨーロッパ主催の国際機能性食品会議が行われ,世界41カ国から300人を

表4.1.2 合衆国で許可されている表示の対象となる食品成分およびリスク低減の期待される疾患

食物成分	疾患
カルシウム	骨粗鬆症
ナトリウム(減)	高血圧
脂肪(減)	がん
飽和脂肪およびコレステロール(減)	冠状動脈性疾患
食物繊維を含む穀物製品,果物や野菜	がん
食物繊維(とくに水溶性繊維)を含む果物,野菜や穀物製品	冠状動脈性疾患
果物や野菜	がん
葉酸	神経管障害
糖アルコール(キシリトールなど)含有ガム	虫歯
全粒のオーツ麦,サイリウムの種皮などからの水溶性食物繊維を含む食品	冠状動脈性疾患
大豆タンパク質	心疾患
植物ステロール/スタノールエステル	冠状動脈性疾患
51%以上の全粒を含む穀物	心疾患
カリウム	高血圧,脳卒中
ω-3脂肪酸	冠状動脈性疾患
ビタミンB_6,B_{12},葉酸	血管病
抗酸化ビタミン(ビタミンC,E,β-カロテン)	がん
ホスファチジルセリン	老人性痴呆
セレニウム	がん

超す参加者があった．筆者は日本代表として特別講演を行い，パネル討論のステージにもあがった．その会議の結果は，イギリスの権威ある栄養学雑誌"British Journal of Nutrition"の特集号[30]に掲載されているが，これをみると，至る所に「バイオマーカー」という言葉がでてくる．いかに重要であるかの証左ともいえよう．

4.3 日本の対応

4.3.1 行政の動き

文部省の科学研究費による重点領域研究「機能性食品」の活動は1995年に一応の終了をみたが，2000年から新しい活動に入った．これは，文部科学省科学技術振興調整費による生活者ニーズ対応研究「食品中の非栄養性機能物質の解析と体系化」で，やはり筆者が代表者を務める大型研究（5年間10億円）であり，平成16年度（2004年）で終了した．ここでは，フラボノイド，カロテノイド，ペプチド，そして薬理活性をもつ食品成分の徹底的な解析がなされ，その結果をデータベース化する研究が行われた（序論参照）．

4.3.2 学界の動き

大学関係では，徳島大学と静岡県立大学が機能性食品関連の研究が評価されて，文部科学省21世紀COE（Center of Excellence）に認定された．

学術面をみると，1990年代に日本フードファクター学会（JASoFF）の活動がはじまり，第1回国際会議（ICoFF-1）が1995年に浜松で，名古屋大学の大澤俊彦教授の主催で開かれた．1999年には第2回国際会議（ICoFF-2）が京都大学の大東肇教授の主催で行われ，2003年には第3回を私自身が東京で開催し，いずれも成功裡に終始した．「機能性食品」の発信国である日本に，世界のこの分野の多くの研究者，技術者，学生が関心を示し，競ってこれらの国際会議に参加するために来日したのも，肯首できる．

一方，臨床医学の分野でも機能性食品への関心が高まっている．その1つに，2003年に創設された「日本機能性食品医用学会」がある．筆者は，医師ではないが，顧問を依頼されたので引き受けている．その国際会議が2006年は東京で開催される．

4.3.3 産業界の動き

産業界の動きも，ややスタートは鈍かったが，欧米の活況に刺激されたためであろうか，ようやく鋭いものになってきた．各社がそれぞれの立場で機能性食品を開発し，特定保健用食品の認可を得る試みを拡大する中で，何社かが協力し合い，一丸となって海外の情勢に対処しようとする新しい動きが出はじめた．その具体例として，特定非営利活動法人日本国際生命科学協会（ILSI Japan，約80社が会員）の中に，機能性食品の最新の動向を調査研究する会が開設された．

4.3.4 産学連携

今世紀に入って，諸々の面で産学連携の意義が強く唱えられるようになってきた．機能性食品分野でこれを具体化させた重要な事例がある．それは，ILSIジャパン参加企業のうちの約30社が共同出資し，東京大学（大学院農学生命科学研究科）に寄付講座「機能性食品ゲノミクス」（担任：松本一朗・助教授）を開設したことである．ここへは，各社の若い研究者たちが出向し，自社製品が生体に与える効能・効果を遺伝子レベルで，大学のスタッフたちと手を携えながら，詳細に解析し，新製品の開発に応用する研究が日夜行われているのである．

機能性食品ゲノミクスは，もはや食品学と遺伝子科学とが分け隔てできないことを実証する新科学である．

〔荒井綜一〕

5
ポストゲノム時代の機能性食品科学

5.1 ヒトゲノム計画の完了

1990年代にライフサイエンスの分野でヒトの全遺伝子を解読しようという国際的な大計画が開始された．私たちの身体をつくっている60兆個の細胞のそれぞれには，遺伝暗号の単位となるA（アデニン），T（チミン），G（グアニン），C（シトシン）をいろいろな順序で25億個も配列させた遺伝子群（ゲノム）が存在する．1つのゲノムは2万以上の種類の遺伝子からなり，個々の遺伝子はA, T, G, Cという塩基が何千何万と配列したDNAなのである．

塩基配列を各遺伝子について決定するのが"遺伝子の解読"であり，それによって全遺伝子の構造を解明するのがゲノム計画の目標である．その目標が，ドラフト配列の決定というかたちで21世紀に入るやいなや達成された[31),32)]．同時に，主要な動物，植物，微生物についてもゲノム計画が進行し，そのうちのいくつかはすでに達成されている．画期的な出来事である．

以前は，研究者それぞれが，関心のある遺伝子の取出し（クローニング）を行い，自前で塩基配列を決定していた．しかし，国際的ゲノム計画の完了の結果，ヒトを含めたいくつかの主要生物で，どんな遺伝子についてもコンピュータ検索によって誰でも簡単に情報入手が可能になった．世の中は，個々の遺伝子の解明を競い合っていた時代から，解明された遺伝子情報の利用を競い合う時代へと移った．これを"ポストゲノム時代の到来"という．その波は，機能性食品分野へも敏捷に押し寄せてきた．

5.2 ニュートリゲノミクスの誕生

ゲノム情報を最初に利用しはじめたのは，医薬品分野であった．ある薬を投与した後のヒトまたは動物の体内で，どの遺伝子がどのように変化するかを計測し，その薬のプラス面（効果）とマイナス面（副作用）を予測した．こうして誕生したのがファルマコゲノミクス（いわば医薬品ゲノム科学）である．その食品版がニュートリゲノミクス（いわば栄養ゲノム科学）である[33)]．誕生の背景には栄養学の新領域を自認するヨーロッパ機能性食品科学の発展がある．

2002年にオランダで第1回国際ニュートリゲノミクス会議が開かれた．これを皮切りに，同会議は同地で毎年行われ，世界的に強い関心を集めている．日本からも多くの企業の研究者・技術者が参加しはじめている．

日本でも大学の研究者たちがいち早くニュートリゲノミクスを導入したが，私の知る限り，その最初は東京大学農学部の阿部啓子教授であった．そして2003年12月，同学部にILSIジャパン寄付講座「機能性食品ゲノミクス」が開設され，食品企業30社の共同利用施設の役割を果たしていることは，前章でも述べた．国際的にみても，この新科学の強力な担い手は食品産業界なのである．

5.3 ニュートリゲノミクスの位置づけ

5.3.1 セントラルドグマ

ゲノム（遺伝子群）を構成する遺伝子DNAの種類は，ヒトの場合，約22000であることが判明した．ラットでもほぼ同等である．その遺伝子の各々がはたらきはじめる（発現する）ことにより，伝令RNA（mRNA）というかたちのメッセージが得られるが，この過程を転写（トランスクリプション）といい，生じたmRNAをトランスクリプトという．

いま，各遺伝子を包括して1つの群（すなわちゲノム）としてみると，生じた各mRNAも1つ

の群を形成することになり，これをトランスクリプトームと呼ぶ．つぎに，各々のmRNAは翻訳（トランスレーション）され，相当するタンパク質（プロテイン）が生じる．もし，そのタンパク質が酵素であれば，さまざまな代謝産物（メタボライト）をつくり出す．ここでも，"群"の考え方を導入すると，タンパク質群をプロテオーム，代謝産物群をメタボロームと呼ぶことになる．このプロセスをセントラルドグマという．

5.3.2 ニュートリゲノミクスはシステム生物学のツールボックス

ニュートリゲノミクスは，ある食品またはその成分を摂取させた結果として体内で起こる変化を，ゲノム→トランスクリプトーム→プロテオーム→メタボロームの流れに沿って体系的に解析し，生体を1つのシステムとして理解する新しい科学（システム生物学）に貢献する方法論である．この場合，対象となる解析法をそれぞれトランスクリプトミクス，プロテオミクス，メタボロミクスといい，合わせてオミクスと総称する．

摂取した食品またはその成分によって生体が受ける変化，たとえばバイオマーカーの増減や病態の強弱と直接関係するのは代謝産物である．しかし，無数ともいえる代謝産物の質と量を計測するメタボロミクスはいまだ実用の段階に至っていない．その上流にあるのがプロテオミクスであって，ようやく最近，部分的に実用化されはじめた．"部分的"というのは，多様な生体タンパク質のうちの特定の機能を示すタンパク質群のみを対象とするからである．

あらゆる生命プロセスの最上流にあってほとんどすべての生体事象を支配するのは遺伝子である．したがって，メタボロミクスとはやや距離を置くものの，生活習慣病の発症・予防のメカニズムの根源を知るうえに必要不可欠なものは，トランスクリプトミクスである．しかも，これはすでに実用化されている．ここで使用するのが，DNAマイクロアレイという小道具なのである（図5.3.1）．

5.4 DNAマイクロアレイ解析の概要

ある機能性食品またはその成分を摂取した結果，あるいは動物に投与した結果，肝臓，腎臓，消化管，血液，筋肉，そして脳などの臓器・組織に存在する22000種類の遺伝子のうち，どのようなものがどの程度に発現変動を受けるかをDNAマイクロアレイに映し出し，結果をコンピューターで解析し，数値で表すのがトランスクリプトミクスの基本である．この場合，被検した機能性食品（またはその成分）と対比し得るサンプルを対照として用いる．つまり，被検試料のデータは対照試料と比較しての相対値として出てくる．たとえば，大豆タンパク質の機能性をしらべる場合，対照としてカゼインを，たとえば減塩醤油のそれ

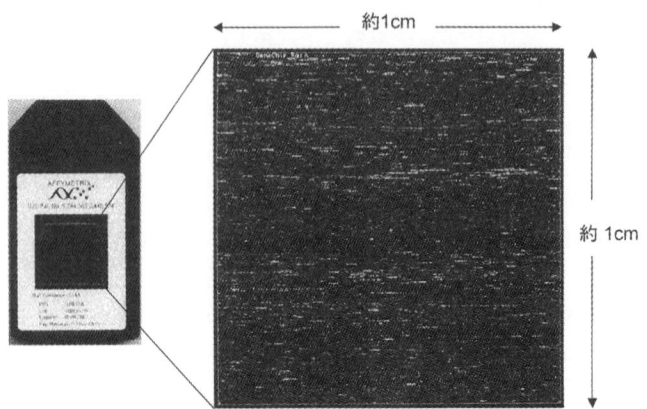

図5.3.1　DNAマイクロアレイ用器具（左）と測定結果の画像解析図

5. ポストゲノム時代の機能性食品科学

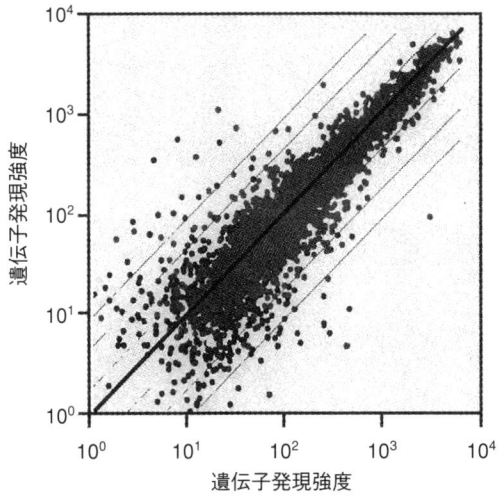

図 5.4.1 遺伝子発現プロフイル
横軸 (x 軸) は対照群,縦軸 (y 軸) は試験群.両者で発現強度が等しい遺伝子ではそのスポットが $y=x$ 上に載る.この線よりも上側(下側)にスポットがある場合,その遺伝子は対照群と比較して試験群で上向き(下向き)調節されたことになる.座標の数値から上向き(下向き)調節の倍率が算出される.

をしらべる場合,対照として濃口醤油を用いればよい.

被検試料の投与は対照試料の投与と比較して,どの遺伝子の発現が何倍くらい増大し(上向き調節され),何分の1ぐらいに減少した(下向き調節された)かは,対応する mRNA のマイクロアレイ計測によって判定する.実際には,図 5.4.1 で説明するようにアルゴリズムという方法でそれを解析するのであって,発現が上向き調節された遺伝子のスポットは $y=x$ の直線の上方に,下向き調節されたそれは,この直線の下方に無調節(変化なし)の遺伝子スポットは直線上に現れる.そして,倍率は直線からの距離から算出されるのである.

食品分野で,この解析を最初に行ったのはウィスコンシン大学の T. A. Prolla 博士のグループであった[34].彼らは,老化に及ぼすカロリー摂取の影響をしらべた結果,適度なカロリー制限は体タンパク質の新陳代謝を促し,使用済みタンパク質の蓄積を防ぐこと.それによって老化にありがちな代謝産物の酸化障害を遅らせることを 6000 種類もの遺伝子の発現変動の一斉分析から明らかにした.

最近,筆者の周辺でもトランスクリプトミクスを実施する研究者が増えてきた.

不二製油(株)グループは,東京大学 ILSI ジャパン寄付講座と共同で,大豆タンパク質の長期摂取が血中の中性脂肪およびコレステロールを低減させる理由を,同じくアレイ解析により詳しく調べた.その結果,前者については脂肪酸の生合成に関与する一連の酵素群の活性低下が,後者についてはコレステロールの代謝(胆汁酸の生成)に関与する酵素群の活性上昇が,それぞれの理由であることを明らかにした[35].

森永製薬(株)グループは,同寄付講座と共同で,ココアのポリフェノール(主にカテキン)が体脂肪を減少させるはたらきを示す理由をラット肝臓のアレイ解析から検証した.脂肪酸合成への転写因子 SREBP および脂肪酸輸送と関係する核内レセプター PPAR の下向き調節,熱産生(脂肪酸燃焼)に寄与する脱共役タンパク質(UCP)の上向き調節などがその理由であると推定し得た[36].

サントリー(株)グループは,やはり同寄付講座と共同で,ゴマのセサミンの機能をアレイ解析によって検証した.セサミンは抗酸化力の強い機能性成分である一方,酒酔いを和らげる効能があることも知られていた.解析の結果,この成分の摂取は,酒の強い人がもっているアルコール脱水素酵素の遺伝子発現よりも,むしろ酒酔いに関係するアルデヒド脱水素酵素の遺伝子発現を促すことが判明した[37].

筆者自身は,かつて特定保健用食品第1号に認定された低アレルゲン米に続いて,低アレルゲン小麦粉の開発を渡辺道子教授と共同で行った[38]~[40].さらに最近,その安全性の予測を加藤久典助教授とともに試みた.すなわち,安全性が保証されている通常の小麦粉を対照試料とし,開発した低アレルゲン小麦粉を被検試料としてラットに投与し,肝臓と小腸のアレイ解析を行った.そ

の結果，解析対象とした8000種類の遺伝子のうち，肝臓では30種類，小腸では63種類がわずかの程度の発現変動を受けたに過ぎなかった．つまり，ほとんどすべての遺伝子のスポットは図5.4.1の$y=x$直線上に重なったのである．さらに，発現変動した遺伝子にアレルギー関連，がん関連，その他病態に関連するものは皆無であった．したがって，両小麦粉の間に量的にも質的にも遺伝子発現の有意の差はなく，低アレルゲン小麦粉は通常小麦粉と同等に安全であることが予測された[41]．この方法は，食品安全性の事前予知のツールとして一般的に活用されるようになるであろう．　　　　　　　　　　　　　（荒井綜一）

6
個人差を考慮した機能性食品への道

　食品の安全性は，その機能性と同様に，きわめて強い関心を集めている．しかも，安全性・機能性ともに，含有される有害成分・有用成分の質的問題によってばかりでなく，摂取する側の個人差によっても大きく左右される．同じ薬を同じ量だけ飲んでも効く人もあれば効かない人もある．副作用が出る人もあれば出ない人もある．安全な食品であっても，食べ過ぎれば有毒になる．機能性食品でも過食・偏食によって有害にもなる．抗酸化成分が盛んに宣伝されているが，一度にたくさん摂り過ぎると，体内に蓄積されている間に酸化を促進する物質へと変化してしまう可能性があるので，注意を要することは以前から知られていた．

　では，個人差とは何だろうか．最新の知見によれば，要するにそれは個人個人の遺伝子の変異なのである．ヒトの22000種類の遺伝子のそれぞれには，ほんのわずかな塩基配列上の違いがある．何千何万と配列しているA, T, G, Cのどれか1つに違いがあれば，さまざまな型の変異遺伝子となってしまう．これを一塩基多型（single nucleotide polymorphism）といい，頭文字をとってSNP（スニップと発音）と呼ぶ．それが原因で，医薬品や食品に対する生体の応答に有無強弱が生じるのである．

　トウガラシのところで述べたβアドレナリン受容体を例にしよう．この遺伝子にはT→C変異によるSNPがある．この変異が起こると，生成するタンパク質はW 64 R（N末端から64番目に存在するトリプトファンがアルギニンに変わってしまったタンパク質）となる．しかも，約33%のヒトでこの変異が生じているという[42]．正常のβ

アドレナリン受容体が脂肪の燃焼のきっかけとなるのに対し，W64Rはその作用を示さない．つまり，トウガラシの摂取で肥満を予防しようとしても，3人に1人は効果がないことになる．これが個人差の実態なのである．

こういうところから，個人差を考慮した食事設計が必要だと考えられるようになった．こうして設計された食品をテーラーメード（通称オーダーメード）食品と呼ぶ．あたかも，その人の体型に合わせて仕立てられる特注の洋服に相当する．上記の例でいえば，3人に1人はカプサイシン以外の機能性成分を含有させた肥満予防食品が必要になる．

栄養学では"個"に対応した栄養（personalized nutrition）が重要視されはじめており，近い将来，現在の平均的な（average）栄養処方と併用されようとしている．同様の兆しが食品分野にもみえはじめた．テーラーメード機能性食品が市場に登場するのも遠い将来ではあるまい．

すでに機能性食品（いわゆる健康食品を含めて）の国際市場は年間10兆円に達しているという推計がヨーロッパから出されている[43]．テーラーメード食品市場がこれに加われば，さらに大きな経済効果を現出すると期待されるのである．

機能性食品科学の学術的意義に対してのみならず，この食品の産業的価値にも強い期待を馳せるゆえんである[44),45)]．　　　　　　　（荒井綜一）

参 考 文 献

1) Bowman, B. A. and Russell, R. M.: Present Knowledge in Nutrition, pp.740-749, ILSI Press, Washington, D.C., 2001.
2) 鈴木梅太郎, 井上兼雄：新訂栄養読本, pp.42-50, 日本評論社, 1941.
3) Suzuki, U., Shimamura, U. and Okada S.: *Biochem. Z.*, **43**, 89-153, 1912.
4) 日本農芸化学会編：農芸化学の100年, pp.9-10, 学会誌刊行センター, 1987.
5) 櫻井芳人：日本の食糧, pp.140-153, 真珠社, 1966.
6) 荒井綜一監修：機能性食品の研究（文部省科学研究費重点領域研究320成果報告集）, 学会出版センター, 1995.
7) Arai, S. and Fujimaki, M.: Bioprocesses and Biotechnology for Functional Foods and Nutraceuticals（Neeser, J.-R. and German, J. B., eds.）, pp.17-32, Marcel Dekker, Inc., New York-Based, 2004.
8) Swinbanks, D. and Brien, J. O': *Nature*, **346**, 180, 1993.
9) Arai, S.: *Brit. J. Nutr.*, **88**, S139-S143, 2002.
10) Arai, S.: *J. Sci. Food Agric.*, **85**, 1603-1605, 2005.
11) Mazza, G.: Functional Foods: Biochemical and Processing Aspects, Technomic Publishing Co., Inc., Lancaster-Basel, 1998.
12) Gibson, G. R. and Williams, C. M.: Functional Foods: Concept to Product, CRC Press, Boca Raton-Boston-New York-Washington, D.C., 2000.
13) Wildman, R. E. C.: Handbook of Functional Foods, CRC Press, Boca Raton-London-New York-Washington, D.C., 2001.
14) Hurst, W. J.: Methods of Analysis for Functional Foods and Nutraceuticals, CRC Press, Boca Raton-London-New York-Washington, D.C., 2002.
15) Shi, J., Mazza, G. and Le Maguer, M.: Functional Foods: Biochemical and Processing Aspects, CRC Press, Boca Raton-London-New York-Washington, D.C., 2002.
16) Watson, D. H.: Performance Functional Foods, CRC Press, Boca Raton-Boston-New York-Washington, D.C., 2003.
17) Korver, O., Kühn, M. C. and Richardson D.: The Functional Foods Dossier: Building Solid Health Claims, Foodlink Forum, The Netherlands, 2004.
18) Eisenbrand, G.:Functional Food: Safety Aspects, Wiley-Vch Verlag GmbH and Co., KGaA, Weinheim, Deutschland, 2004.
19) Hasler, C. M.: Regulation of Functional Foods and Nutraceuticals, IFT Press, Blackwell Publishing, Oxford, 2005.
20) 奥田拓道監修：機能性食品情報事典, 東洋医学舎, 2003.
21) 山田和彦, 松村康弘：健康・栄養食品アドバイザリースタッフ・テキストブック, 第一出版, 2003.
22) 奥田拓道監修：健康・栄養食品事典：機能性食品・特定保健用食品, 東洋医学舎, 2004.
23) 清水俊雄, 志村二三夫, 篠塚和正：機能性食品素材便覧, 薬事日報社, 2004.
24) 吉川敏一, 辻 智子：機能性食品ガイド, 講談社, 2004.
25) Watanabe, M., Miyakawa, J., Ikezawa, Z., Suzuki, Y., Hirano, T., Yoshizawa, T. and Arai, S.: *J. Food Sci.*, **55**, 781-783, 1990.
26) 荒井綜一, 池澤善郎, 渡辺道子, 宮川淳子：小児内科, **22**, 415-420, 1990.

27) Roberfroid, M. B. : *Brit. J. Nutr.*, **88**, S 133-S 138, 2002.
28) 清水俊雄：食品工業, **21**, 66-73, 2002.
29) ILSI Japan Report Series：機能性食品科学とヘルスクレーム（健康表示研究部会報告）, pp. 20-37, 2004.
30) Arai, S. : *Brit. J. Nutr.*, **88**, S 139-S 143, 2002.
31) Baltimore, D. : *Nature*, **409**, 814-919, 2001.
32) Venter, J. C., et al : *Science*, **291**, 1145-1434, 2001.
33) 荒井綜一：臨床栄養, **102**, 191-194, 2003.
34) Lee, C.-K., Klopp, R. G., Weindruch, R. and Prolla, T. A. : *Science*, **285**, 1390-1393, 1999.
35) Tachibana, N., Matsumoto, I., Fukui, K., Arai, S., Kato, H., Abe, K. and Takamatsu, K. : *J. Agric. Food Chem.*, **53**, 4253-4257, 2005.
36) Matsui, N., Ito, R., Nishimura, E., Yoshikawa, M., Kato, M., Kamei, M., Shibata, H., Matsumoto, I., Abe, K. and Hashizume, S. : *Nutrition*, **21**, 594-601 (2005).
37) Tsuruoka, N., Kidokoro, A., Matsumoto, I., Abe, K., Kiso, Y. : *Biosci. Biotechnol. Biochem.*, **69**, 179-188, 2005.
38) Watanabe, M., Watanabe, J., Sonoyama, K., and Tanabe, S. : *Biosci. Biotechnol. Biochem.*, **64**, 2663-2667, 2000.
39) Moriyama, M., Tokue, C., Ogiwara, H., Kimura, H. and Arai, S. : *Biosci. Biotechnol. Biochem.*, **65**, 706-709, 2001.
40) Tanabe, S., Tesaki, S., Yanagihara, Y., Mita, H., Takahashi, K., Arai, S. and Watanabe, M. : *Biochem. Biophys. Res. Commun.*, **223**, 492-495, 1996.
41) Narasaka, S., Endo, Y., Fu, Z., Moriyama, M., Arai, S., Abe, K. and Kato, H. : *Biosci. Biotechnol. Biochem.*, **70**, 1464-1470, 2006.
42) Kagawa, Y., Yanagisawa, Y. and Hasegawa, K. : *Biochem. Biophys. Res. Commun.*, **295**, 207-222, 2002.
43) Weststrate, J. A., van Poppel, G. and Vershuren, P. M. : *Brit. J. Nutr.*, **88**, S 233-S 235, 2002.
44) Müller M. and Kersten, S. : *Nature Reviews*, **4**, 315-322, 2003.
45) 荒井綜一：化学と工業, **58**, 647-650, 2005.

第Ⅱ編

機能性食品成分の科学

1 タンパク質・ペプチド

食品成分の中でタンパク質がもっとも重要であることは論を待たない。これは、タンパク質が生体内で酵素、ホルモン、その他情報伝達物質として、また筋肉や骨として重要な機能を果たしていること、そしてこのタンパク質が食事由来のタンパク質の消化分解産物であるアミノ酸を原料として体の中で生合成されることにもとづいている。しかし、アミノ酸の供給源としての機能だけで食品タンパク質の重要性は説明できるだろうか。あるタンパク質と同一アミノ酸組成のアミノ酸混合物が栄養的にそのタンパク質と等価でないことは、古典栄養学の示すところである。この等価でないことは、ただ単に、アミノ酸混合物とタンパク質加水分解の吸収の差だけでは説明できない。もっとも可能性のあるのは、タンパク質から消化分解されて生じてくるペプチドに何らかの生理機能があるためではないかという推論である。この生理機能分子源としてのタンパク質（プロペプチドライブラリー）という新しい観点からは、すべてのタンパク質が機能性タンパク質とみることができる。このような立場に対する科学的裏づけとなる研究の現状について、ここでは、食品タンパク質そのものと派生してくるペプチドについて、その構造と生理機能性とについて述べる。

〔河村幸雄〕

1.1 植物性タンパク質

古くから、カゼインなどの動物性タンパク質と比較して、植物性タンパク質は脂質代謝への影響をはじめとして多彩な機能性を有することが報告されている。これらの植物性タンパク質に関する研究は、大豆タンパク質を中心に古くから行われてきた。しかしながら、その作用発揮のメカニズムに関してはいまだ不明な点が多く、おそらく複合的な要因が関与していると推測される。すなわち、発揮しうる生理機能性がタンパク質成分のどのような因子によって引き起こされているのかという点が不明瞭なまま多くの現象が報告されているのが現状である。効果の発揮がタンパク質そのものによる効果か、タンパク質画分に含まれる混入分子によるものなのか、いまだ混乱している場合がある。

これまでの多くの研究ではタンパク質の機能性に関して、これらの組合せとして効果が発揮されているとしている例が多いと思われるが、今後の研究では、これらの複数の要因を分類して結果を吟味する必要があると考えられる。

実用化を指向した食品素材としての植物性タンパク質素材を考える場合は、作用発揮の本体やメカニズムが不明瞭であっても効果がみられればよしとする考え方もある。また、混入する微量有効成分も含めた複合系として植物性タンパク質素材をとらえる場合もある。

さて、これまでに知られている植物性タンパク質のおもな生理機能性についての報告のなかでもっとも多いのは、コレステロールや中性脂肪などの脂質代謝への影響である。その他には糖代謝への影響や、血圧降下作用、腎機能への影響、さらには抗がん・更年期障害への効果などが多い。また、これらの現象と関連するホルモンなどの内分泌系への干渉などもある。

本節では、植物性タンパク質の性質、とくに機能性に着目してこれまでの知見をまとめた。

1.1.1 植物性タンパク質の機能性発揮にかかわる要因

上述したとおり、植物性タンパク質の機能性が発揮される機構として、さまざまな要因が複雑にかかわっていることが多い（表1.1.1）。実験系によって、これらの複数の要因のうち、より影響力が大きい要因が関与して機能性を示すようにな

1. タンパク質・ペプチド

表 1.1.1 植物性タンパク質の機能性発揮にかかわる要因

機能性発揮にかかわる要因	効果発揮部位，関与する場所
アミノ酸組成	身体全体
消化抵抗性	消化管内・身体全体
消化過程における高次構造	消化管内
分解ペプチドによる効果	消化管内，血中，身体全体
混入する低分子化合物	消化管内，血中，身体全体
ホルモン様作用？	消化管内，血中，身体全体？

ると考えられる．ここでは，植物性タンパク質の機能性発揮にかかわる要因について概説する．

a. タンパク質のアミノ酸組成による効果

タンパク質はアミノ酸を供給する重要な栄養成分であるがゆえに，アミノ酸組成の影響は大きい．タンパク質を構成しているアミノ酸のうち体内で生合成できない必須アミノ酸は9種類（バリン，スレオニン，ロイシン，イソロイシン，リジン，メチオニン，フェニルアラニン，トリプトファン，ヒスチジン）あり，これらのアミノ酸の含有量が1つでも必要レベルに達していない場合は，アミノ酸供給源としてのタンパク質の栄養価に影響する．そのほかにも，多彩な生理機能性を有するNO（一酸化窒素）の産生にかかわるアルギニンの含量などもタンパク質の機能性に影響すると考えられる．

食品タンパク質の栄養価を評価する方法として，FAO/WHO/UNUにより設定されたアミノ酸スコアがある．1985年の発表では，年齢別に4群に分けて発表された．多くの動物性タンパク質ではスコア100を達成しているが，植物性タンパク質においては100に満たないものが多い．その中で例外的に100を達成している植物性タンパク質は大豆タンパク質である．1990年には消化吸収効率を考慮した評価法である「消化吸収率補正—アミノ酸スコア法（PDCAAS）」が設定された．この評価においても100（1）を示す植物性タンパク質は少ないが，ダイズはクリアしている．このように，成長に必要なアミノ酸の栄養価としてとらえた場合，大豆タンパク質は動物性タンパク質に近い優れた植物性タンパク質源といえるが，それ以外の多くの植物性タンパク質は必要なアミノ酸組成にやや満たないものが多い．

タンパク質を構成するアミノ酸には，特有の生理機能性を発揮するもの（表1.1.2）もあり，これらの特徴的なアミノ酸の含有量によっても，タンパク質の生理機能性に差が出る可能性がある．1つの食品タンパク質のアミノ酸組成が偏っていても，その偏りを補うようなアミノ酸組成を有する他のタンパク質と組み合わせて摂取することにより補正されることがある．このことからも，タンパク質源として複数のものを摂取することの重

表 1.1.2 アミノ酸の生理機能

アミノ酸の種類	生理機能
分枝鎖アミノ酸（バリン，ロイシン，イソロイシン）	筋肉タンパク質の合成亢進，分解抑制，筋肉でのエネルギー源
アルギニン	成長ホルモン分泌亢進，一酸化窒素（NO）前駆体として血管弛緩（抗動脈硬化），降アンモニア作用
グルタミン	消化管でのエネルギー源，消化管の修復，免疫賦活作用など
システイン	抗酸化作用，肝臓保護，解毒作用
アラニン	肝臓保護作用

要性が認識される．なお，コレステロールや中性脂肪低下作用などの脂質代謝調節能や成長ホルモン分泌亢進効果などの効果は逆に，アミノ酸スコアがやや低いほうが効果が出やすいと考えられている．したがって，植物性タンパク質のアミノ酸スコアによる機能性は，飢餓状態が支配する環境下でのタンパク質栄養の確保の際と，飽食状態が支配する環境下でタンパク質過栄養状態での脂質代謝改善などの機能性を期待する場合とで，まったく反対の効果を示すことになる．とくに，生活習慣病が問題となる先進国においてはタンパク質栄養の不足に陥ることはまれであり，そのような場合はむしろ多少アミノ酸スコアが低めのタンパク質を一部摂取するほうが好ましい効果を発揮しうる可能性もある．

b. 消化抵抗性や消化中間体による効果

一般に，植物性タンパク質は動物性タンパク質と比べて消化効率が悪い．また，最終的な消化効率は悪くないが，消化に時間がかかるものが多い．このような植物性タンパク質に固有の消化抵抗性は，さまざまな生理機能性を引き起こす可能性がある．このような消化抵抗性を有するタンパク質を「レジスタントプロテイン」と呼ぶこともある[1-2]．緩やかに消化されることはアミノ酸の吸収が緩やかになることを示しており，血中でのアミノ酸レベルの変動が緩やかになる．その結果，体内の過栄養状態が解消され，飽食の現代においてはむしろ好ましい．また，消化抵抗性を有する未消化タンパク質は消化管内において胆汁酸や中性脂肪，コレステロールや生体異物（毒素）などと会合し，これらの排泄を促進する効果が認められている．とくに，消化過程で生じる植物性タンパク質の部分分解物には疎水性領域に富むものが多く，この領域が脂質成分との結合や排泄促進に関与していると推測されている[3]．また，消化抵抗性のタンパク質は腸内細菌叢に影響を及ぼすことや抗がん作用も報告されている[4]．

c. 分解ペプチドによる効果

食品タンパク質が消化吸収される際には，すべてアミノ酸まで消化されるわけではなく，アミノ酸残基数として数個～数十個程度のペプチドまで分解を受けた後，その大きさのままで吸収される（ペプチド吸収）ことがあるということがわかってきた．このような消化過程で生成するペプチドには，さまざまな生理機能性を有するものがある．したがって，消化過程で生成しうる機能性ペプチドが植物性タンパク質の機能性発揮に関与している場合も十分にありうる．このような例としてもっとも研究が進んでいるのは，血圧調節にかかわるアンジオテンシン変換酵素（ACE）に対する阻害ペプチドであり，その活性の強さはまちまちではあるが，多くの種類の食品タンパク質由来消化ペプチド類にACE阻害活性がみられる．したがって，食品タンパク質の有する血圧調節効果は，これらの消化ペプチドがその作用を担っている可能性が高い．そのほかにも，脂質代謝調節能や免疫賦活能などを有するペプチドが食品タンパク質消化ペプチド類から分離・同定されている．なお，このペプチドによる生理機能性に関しては，他章を参考にされたい．

d. タンパク質画分に含まれる低分子化合物

食品タンパク質画分には，タンパク質以外にも種々の物質（とくに低分子生理活性化合物）が含まれていることが多く，これらの混入成分による生理機能性も無視できない．たとえば，食品素材や実験素材として用いられる市販大豆タンパク質の場合は，イソフラボン類やサポニン類，レシチンなどの混入があり，これらの成分が微量であっても有意な機能性を発揮する可能性がある．実際にエタノール処理などの方法によって植物性タンパク質からこれらの成分を洗浄除去すると，大豆タンパク質の脂質代謝への効果が低下することが報告されている[5-6]．とくに近年，植物が有するさまざまな非栄養性植物性低分子化合物（ファイトケミカルズ）の機能性に関する研究が進み，それらの多彩な機能性が明らかになるにつれ，植物性タンパク質の生理機能性の多くはこれらの混入物質による効果であるとする考え方が米国を中心に広がってきている[7]．しかしながら，この考え方に対しては反対意見も多く[8-9]，実際のところはタ

ンパク質そのものによる効果と，これら混入物による効果が複合的に作用していると考えるのが妥当であろう．

実際に食品素材として摂取する場合は，このような混入物も含めての食品タンパク質素材を摂取するわけであるので，これらの混入物も含めて食品タンパク質を統合的にとらえる考え方もある．応用・実用的な研究のためには，むしろそのほうが実際的である．

e. ホルモン様作用

一部の植物性タンパク質やその分解ペプチドは，ホルモン様作用を有することが示唆されている．

最近では，植物の感染特異的タンパク質（PR-Ps）のうち，PR-5 ファミリーに属するオスモチン（別名：ソーマチンライクプロテイン）が，インスリン感受性ホルモンとして近年注目を浴びているアディポネクチンの植物でのホモログであり，動物細胞のアディポネクチンレセプターに結合し活性化させることが報告された[10]．アディポネクチンは，生活習慣病の原因であるメタボリックシンドロームの改善効果があり，糖や脂質の代謝を改善する作用を有する．このオスモチンは種々の野菜や果物（ピーマン，バナナ，トマト，さくらんぼ，キウイ，りんご，など）に豊富に存在し，消化・分解されにくいことから，メタボリックシンドローム予防に役立つ可能性も論じられているが，後述するようにこれら PR-Ps は植物における主要なアレルゲンタンパク質でもあるので，注意が必要である．この例のように，植物タンパク質そのものが血中へ移行しホルモン作用を発揮することはアレルゲン性の問題以外にも，その吸収効率や生体内濃度など，実際に生体内で作用しうるかどうかは議論の分かれるところである．

1.1.2 植物性タンパク質の安全性
a. 成長阻害タンパク質など

長い食経験を有する植物性食品タンパク質は，基本的に安全性に問題はないと考えてよいが，ダイズやインゲン豆などに含まれるトリプシンインヒビターやアミラーゼインヒビター，レクチン類などには成長阻害活性や下痢，嘔吐などを引き起こすものもある．ただし，十分に加熱などの処理を行い変性させれば問題はない．また，これらの有害タンパク質も少量であればむしろ好ましいはたらきをする場合もあり（たとえば，トリプシンインヒビターには抗がん活性があることが知られている）[11],[12]．今後の研究の進展を期待したい．

b. アレルゲン

タンパク質食品素材の安全性に関して，もう1つ留意すべきこととしてアレルゲン性があげられる[13]．小児における食物アレルギーでは，卵や牛乳などの動物性タンパク質のみならず，植物性タンパク質がアレルゲンとなる例も多い．植物性タンパク質では，コムギやダイズ，ソバ，ナッツなどが多い．一方，成人での食物アレルギーも増加傾向にあり，その中でも果物や野菜におけるアレルギーが特徴的である．このような成人における植物性食品アレルギーは花粉症との関連で発症する例が多く，花粉抗原と植物食品タンパク質抗原との構造類似性から起こる交差反応性がその発症基盤となっている．植物性タンパク質の中でアレルゲンとなりやすい特性としては，貯蔵タンパク質のような大量に存在するものや，消化・加工抵抗性を有するもの，また植物が病害虫などによって被害を受けた際に発現を増加させる感染特異的タンパク質（pathogenesis-related proteins：PR-Ps）などがあげられる．このうち，PR-Ps がアレルゲンとなりやすい科学的な理由に関してはいまだ不明である．

1.1.3 代表的な植物性タンパク質と機能性成分
a. 大豆タンパク質[14],[15]

ダイズは含油率が高く，油糧植物として油脂の採取に使用されるが，タンパク質もきわめて多く含む．ダイズの約 35% をタンパク質が占め，またそのタンパク質はアミノ酸バランスに優れていることはよく知られている．

ここでは，もっとも広く使われまた研究も進ん

でいる植物性食品タンパク質の代表として大豆タンパク質について，その機能性や安全性について述べる．

① アミノ酸組成：「畑の肉」といわれるように，ダイズのアミノ酸組成は優れており，アミノ酸スコアも100を達成している．リジンに富むが，やや含硫アミノ酸が少ない傾向がある．このため，育種的な手法によってメチオニンなどの含硫アミノ酸の含量を高める試みもされている．

② タンパク質構成：大豆タンパク質は大きく分画すると，おもに3つの成分からなる．もっとも多い画分としては，11Sグロブリン（グリシニン）であり，つぎに7Sグロブリン（β-コングリシニン），その他の画分とに分けられる．11Sグロブリン（グリシニン）はA鎖（約35 kDa），B鎖（約20 kDa）のサブユニットからなり，これらがS-S結合によって結合している．糖鎖はもたない．一方，7Sグロブリン（β-コングリシニン）はα'，α，βの3つのサブユニットからなり，いずれも類似したアミノ酸配列を有する糖タンパク質である．その他の画分はおもにオイルボディー結合性の疎水性の高いタンパク質群からなる．

③ 加工特性：大豆タンパク質の特徴として，きわめて優れた加工特性を有することがあげられる．この性質から，さまざまな加工食品がつくられ消費されている．また，食用微生物による発酵されやすさも特徴的であり，ダイズを原料とした発酵食品は日本や中国はじめアジア諸国において重要な加工食品・調味料を提供している．また，加工食品に用いられるSPI（分離大豆タンパク質：soy protein isolate）も優れた特性を有するので，さまざまな目的で加工食品に用いられる．

④ 生理機能性：大豆タンパク質の機能性に関する研究は古く，Carroll[16]による植物性タンパク質を比較した研究に端を発している[16]．この研究では，多くの動物性タンパク質と植物性タンパク質を比較し，血清コレステロールに対する影響を解析した．

その後，おもにヒトを用いたSirtori[17]らによる精力的な研究と，わが国の菅野ら，鬼頭ら，不二製油のグループによる研究が行われてきた．菅野らは大豆タンパク質の消化過程で生じる胆汁酸結合ペプチドを同定し，大豆タンパク質の有するコレステロール低下作用の1つとして，胆汁酸結合による排泄促進を明らかにした[18]．ヒトやラットにおいて，コレステロールを材料にして肝臓にて合成された胆汁酸は，脂質成分の乳化の目的で腸管へと分泌される．その後，再吸収され肝臓へ再び戻る（胆汁酸の腸肝循環）．この際，腸管内で胆汁酸が何らかの物質と結合することによって再吸収が妨げられ，結果として糞中への胆汁酸の排泄が促進される．その結果，肝臓へ戻る胆汁酸は減少し，肝臓でのコレステロールからの胆汁酸合成が促進される．その原料となるコレステロールは，肝臓で生合成されるものと血中からLDLレセプターを介して取り込まれるものとに分けられる．血中からのコレステロール取込みが促進された結果，血中のコレステロールレベルは低下することになる[19]．植物性タンパク質の有するコレステロール低下作用の多くは，このような消化管での胆汁酸結合性にて効果を発揮していると考えられる．

植物性タンパク質による胆汁酸結合・排泄促進効果を確かめるには，糞中の胆汁酸またはその関連物質の増加量を解析することにより確認されることが多い．この効果をin vitroにて簡便に評価する方法も考案されており，スクリーニングなどには威力を発揮する[20]．

植物性タンパク質がコレステロール低下作用を引き起こす他の機構として，アミノ酸バランスが関与していることを重視する考え方もある．一般に植物性タンパク質は，動物性タンパク質と比べてアミノ酸バランスが劣っていることが多い．このようなアミノ酸組成のインバランスの結果，コレステロールや脂質の生合成系が影響を受け，血中コレステロールや血中中性脂肪の低下を引き起

こすことがある．

入谷らは，大豆タンパク質を与えたラットにおいて，肝臓の脂質代謝関連酵素活性の変動を明らかにした．そのメカニズムの1つとして，大豆タンパク質食による甲状腺ホルモン（チロキシン）の変動を観察している[21]．

大豆タンパク質またはその酵素分解物を培養肝細胞へ添加し，細胞機能への影響を調べた研究がある．Lovati[22]らは，単離したダイズβコングリシニン（7Sグロブリン）をHepG2細胞に添加し，LDLレセプター活性の上昇を見いだしている．LDLレセプターの活性が上昇すると血中のコレステロールは低下するので，このような作用が大豆タンパク質によるコレステロール低下作用の原因であると主張している．確かに，大豆タンパク質やその分解ペプチドが肝細胞へホルモン様作用を発揮する可能性は否定できない．ただしこの場合，混入しうるイソフラボンやサポニン，レシチンなどの影響をみている可能性も否定できないので，今後の慎重な検討が必要と考えられる．

近年，大豆タンパク質を分画し，各成分での生理機能性を評価する研究が進んできた．大豆タンパク質は大きく分けて7Sグロブリンと11Sグロブリンに分けられる．青山らはダイズから単離したβ-コングリシニン（7Sグロブリン）をラットに与え，血中脂質，とくに中性脂質の低下作用を報告した[23]．森山らも，肥満・糖尿病モデルマウスおよび正常マウスを用いて，同様の結果を報告している．彼らはメカニズムに関しても検討を加え，7Sグロブリンを与えたマウスにおいては肝臓でのβ酸化の亢進，脂肪酸合成酵素の抑制，糞中の中性脂質排泄亢進などを見いだした．さらに血糖値の低下，インスリン濃度の低下なども同時に引き起こされることを見いだしている[24]．

大豆タンパク質がインスリン濃度を低下させることについては，近年Ascencioら[25]によっても確認されている．

b．米ぬかタンパク質

注目すべき新しいタンパク質源としては，米ぬかタンパク質があげられる．

米ぬかはコメを玄米から精米した際に取り除かれる部分で，コメ油やトコトリエノール，ビタミンなどを豊富に含むとともに，タンパク質にも富む．この米ぬかからは，機能性タンパク質であるオリザシスタチンが単離されているが，そのほかにもこの米ぬかタンパク質には動物実験において，コレステロール低下作用や抗肥満作用，メタボリックシンドローム改善作用などが報告されている[26]．日本人が昔から食べてきたコメ（玄米）に含まれるタンパク質成分であるので，安全性には問題がないと思われる．また，そのアミノ酸スコアも良好であるため，新しい機能性食品素材として期待されている．

表 1.1.3　機能性を有するおもな植物タンパク質

植物タンパク質の種類	おもな由来植物	機能性
貯蔵タンパク質（難消化性タンパク質）	ダイズ，ソバ，キノア，ゴマ，コメ（糠）など	脂質代謝調節（コレステロール低下作用など），抗がん作用など
アミラーゼインヒビター	インゲンマメ，ソバ，コメ，コムギなど	アミラーゼ阻害による炭水化物の吸収抑制
トリプシンインヒビター[27]	ダイズ，コメ，ソバなど	トリプシン阻害，抗がん作用
レクチン	普遍的に存在	生体防御能
シスタチン[28]	コメ，コーン，コムギなど	システインプロテアーゼ阻害による抗ウイルス作用など
オスモチン（PR-5 family）	野菜・果実に普遍的に存在	アディポネクチンレセプター活性化？

c. そのほかの植物性タンパク質

ここで紹介した大豆タンパク質や米ぬかタンパク質のほかにも，ソバタンパク質，キノアタンパク質，アマランスタンパク質，ヒエタンパク質，ゴマタンパク質などにおいて機能性を調べた報告があり，これらの多くは動物性のタンパク質と比べると，降コレステロール効果などの脂質低下作用を示す．これらの場合も，その機能性発揮のメカニズムは明確ではないが，胆汁酸結合によるコレステロール低下作用やアミノ酸組成による影響などが関与していると考えられる．とくに，ソバタンパク質は消化抵抗性を有する代表的なレジスタントプロテインとして知られており，強い抗コレステロール効果を示すことが報告されている．また，キノアタンパク質，アマランスタンパク質，ヒエタンパク質などのいわゆる雑穀タンパク質はコムギやダイズなどにアレルギーを有する患者においても摂取できる場合があり，アレルギー患者での代替食として一部実用化されている．

植物性タンパク質は，動物性タンパク質と比べると一般にアミノ酸スコアがやや劣る物が多い．また，消化抵抗性を示す物も多く，ゆるやかな消化を示す．さらに，未消化のペプチドが胆汁酸や油脂成分を排泄する．このような性質はいうなれば「分子レベルの粗食」ともいえる．また，一部の植物性タンパク質やその分解ペプチドには特有のホルモン様作用や機能性を示すものがあり（表1.1.3），今後はそれらの作用発揮のメカニズムや実用化を目指した研究が進展すると考えられる．さらに，植物の有するさまざまな低分子生理活性物質のキャリヤーとしての植物性タンパク質素材のはたらきもあり，興味深い．またダイズにおいて研究が進められているように，植物性タンパク質の一部の成分を分離し，より機能性を濃縮した画分の開発なども今後は進められるであろう．この分野のますますの進展が期待される．

〈森山達哉〉

参 考 文 献

1) 加藤範久：医学のあゆみ，**218**(5)，413-416，2006.
2) Kato, N., Iwami, K.：*J. Nutr. Sci. Vitaminol.*, (Tokyo), **48**, 1-5, 2002.
3) Iwami, K., Sakakibara, K. and Ibuki, F.：*Agric. Biol. Chem.*, **50**, 1217-1222, 1986.
4) Kanamoto, R., Azuma, N., Miyamoto, T., Saeki, T., Tsuchihashi, Y. and Iwami K.：*Biosci. Biotechnol. Biochem.*, **65**, 999-1002, 2001.
5) Crouse, J. R. 3 rd, Morgan, T., Terry, J. G., Ellis, J., Vitolins M., and Burke, G. L.：*Arch. Intern. Med.*, **159**, 2070-2076, 1999.
6) Lucas, E. A., Khalil, D. A., Daggy, B. P. and Arjmandi, B. H.：*J. Nutr.*, **131**, 211-214, 2001.
7) Potter, S. M.,：*Nutr. Rev.*, **56**, 231-235, 1998.
8) Fukui, K. Tachibana, N., Fukuda, Y., Takamatsu, K. and Sugano, M.：*Nutrition.*, **11-12**, 984-990, 2004.
9) Fukui, K., Tachibana, N., Wanezaki, S., Tsuzaki, S., Takamatsu, K., Yamamoto, T., Hashimoto, Y. and Shimoda, T.：*J. Agric. Food Chem.*, **50**, 5717-5721, 2002.
10) Narasimhan, M. L., Coca, M. A., Jin, J, Yamauchi, T., Ito, Y., Kadowaki, T, Kim, K. K., Pardo, J. M., Damsz, B., Hasegawa, P. M., Yun, D. J. and Bressan, R. A.：*Mol Cell*, **17**, 171-180, 2005.
11) Weed, H. G.：*Carcinogenesis*, **6**, 1239-1241, 1985.
12) St. Clair, W., Billings, P.：*Cancer. Res.*, **50**, 580-586, 1990.
13) 森山達哉：食物アレルギー 免疫と栄養（横越英彦編），幸書房，2006.
14) 菅野道廣，尚 弘子編：大豆タンパク質の加工特性と生理機能，日本栄養食糧学会監修，建帛社，1999.
15) 森田雄平：大豆蛋白質，光琳，2000.
16) Carroll, K. K.：*Lipids. May*, **13** (5), 360-365, 1978.
17) Sirtori, C. R., Lovati, M. R., Manzoni, C., Monetti, M., Pazzucconi, F. and Gatti, E.：*J. Nutr.*, **125** (3 Suppl), 598 S-605 S, 1995.
18) Sugano, M. and Koba, K.：*Ann. N. Y. Acad. Sci.*, **676**, 215-222, 1993.
19) Messina, M. and Erdman, J. W., Jr. eds.：*J. Nutr.*, **125**, Suppl. 567 S-808 S, 1995.
20) 岩見公和，松田英治，小森猛夫，金本龍平：大豆たん白質研究，**4**, 58-64, 2001.
21) Iritani, N., Hosomi, H., Fukuda, H., Tada, K. and Ikeda, H.：*J Nutr.*, **126**, 380-388, 1996.
22) Lovati, M. R., Manzoni, C., Corsini, A., Granata, A., Fumagalli, R. and Sirtori, C. R.：*J. Nutr.*, **126**, 2831-2842, 1996.
23) Aoyama, T., Kohno, M., Saito, T., Fukui, K., Takamatsu, K., Yamamoto, T., Hashimoto, Y., Hiro-

tsuka, M. and Kito, M.：*Biosci. Biotechnol. Biochem.*, **65**, 1071-1075, 2001.
24) Moriyama, T., Kishimoto, K., Nagai, K., Urade, R., Ogawa, T., Utsumi, S., Maruyama, N. and Maebuchi, M.：*Biosci. Biotechnol. Biochem.*, **68**, 352-359, 2004.
25) Ascencio, C., Torres, N., Isoard-Acosta, F., Gomez-Perez, F. J., Hernandez-Pando, R. and Tovar, AR.：*J. Nutr.*, **134**, 522-529, 2004
26) 森山達哉, 築野卓夫：油脂, **59**, 83-90, 2006.
27) Kennedy, A. R.：*Am. J. Clin. Nutr.*, **68** (6 Suppl), 1406 S-1412 S, 1998.
28) Arai, S., Matsumoto, I., Emori, Y. and Abe, K.：*Agric. Food Chem.*, **50**, 6612-6617, 2002.

1.2 動物性タンパク質

動物性タンパク質には，乳タンパク質や卵タンパク質のように，本来食品（栄養）として摂取されることを使命とする栄養機能タンパク質と，筋肉タンパク質や酵素タンパク質のような，そうでない数多くの非栄養機能タンパク質がある．栄養機能タンパク質は，被分解性や必須アミノ酸含量に優れ，アミノ酸の供給源として一般的に優れている．食品タンパク質としてこのような栄養学的な見地からだけでなく，われわれの特定の生理機能にはたらきかける作用が，いわゆる食品の生理機能（3次機能）である[1]．

その発端となったのは，今のところ日本だけで認可使用されているようであるが，医薬としてのプロテアーゼ製剤のブロメリンである．局所に塗布するのではなく，経口で抗炎症作用が認められている．すなわち，酵素タンパク質本体か活性フラグメント（ペプチド）が吸収されたか，あるいはブロメリンの摂取刺激が生体内の抗炎症物質の発現を引き起こしたかのどちらかでないかと考えられる．同様な現象は，食品タンパク質全般に一般化できるのであろうか．主要な動物性食品である，乳タンパク質，卵タンパク質，筋肉タンパク質について，おもに消化分解されたときに発現してくる潜在的な生理機能性ペプチド源としての観点から考察した．

1.2.1 乳タンパク質

乳タンパク質は，卵タンパク質とともに本来栄養（機能）のためのタンパク質群からなる．乳タンパク質は，実用的には，カルシウムによる沈殿性からカゼイン（casein）類と沈殿しない乳漿タンパク質類に分類される．主要なタンパク質はカゼイン類, β-ラクトグロブリン（β-lactoglobulin）, α-ラクトアルブミン（α-lactalbumin），血清アルブミン（serum albumin），ラクトフェリン（lactoferrin），免疫グロブリン類（immunoglobulin），そのほか酵素類である．

牛乳タンパク質のカゼインは，食品タンパク質由来の生理活性ペプチドの概念の起源の1つとなったタンパク質である[2],[3]．これらの乳タンパク質の生理機能性（3次機能）は，タンパク質として示される場合（顕在的生理機能）とペプチドに分解されてから示される場合（潜在的生理機能）がある．はじめにタンパク質として示されるおもな生理機能を表1.2.1に示した．タンパク質自体のみでなくタンパク質分解酵素で分解されたペプチド類には，さらに多彩な生理機能性（潜在性生理機能）が認められる．それらの由来タンパク質

表1.2.1 乳タンパク質の顕在的生理機能

タンパク質	生理機能
α_{s1}-カゼイン	カルシウムやリンの吸収促進
κ-カゼイン	免疫抑制，抗アナフィラキシー
α-ラクトアルブミン	リンパ球の増殖抑制，カルシウム補足によるアポトーシス誘導
ラクトフェリン	抗菌活性，ウィルス感染防御
	腸管細胞の増殖促進，補体の活性化
免疫グロブリン	抗原特異的感染防御
ラクトペルオキシダーゼ	抗菌活性

表1.2.2 乳タンパク質のプロテアーゼ消化ペプチドの潜在的生理機能

タンパク質 （配列番号）	生理機能
α_{s1}-カゼイン	
（43—79）	カルシウム吸収促進
（1—23）	Tリンパ球増殖促進
（90—96）	鎮痛・オピオイド
（23—34）	降圧・ACE阻害
β-カゼイン	
（1—25）	カルシウム吸収促進
（60—64）	鎮痛・オピオイド，βカゾモルフィン
（177—183）	降圧・ACE阻害
（192—209）	リンパ球増殖促進
κ-カゼイン	
（106—169）	抗菌，抗ウィルス，グリコマクロペプチド・胃酸分泌抑制
（1—101）	IgMの産生促進
（35—42）	オピオイドアンタゴニスト　カゾキシンA
（58—61）	カゾキシン　B
（25—34）	カゾキシンC
（25—34）	オピオイド・ACE阻害
（106—116）	血小板凝集阻害
α-ラクトアルブミン	
（50—53）	鎮痛・オピオイド（α-ラクトルフィン）
β-ラクトグロブリン	
（102—105）	鎮痛・オピオイド（β-ラクトルフィン）
（146—149）	オピオイド・平滑筋作性
ラクトフェリン	
（17—41）	抗菌（塩基性ペプチド）ラクトフェリシン
ウシ血清アルブミン	
（115—143, 144—148）	インスリン様作用

とアミノ酸配列位置と生理機能を表1.2.2に示した[4]．

a．カゼイン類

乳タンパク質の中で一番多いタンパク質である．カゼインは，かつては自由界面電気泳動パターンとカルシウム存在下の沈殿性とから分類されていたが，現在では4種類の遺伝子によりコードされた固有のアミノ酸配列を有するα_{s1}[5]，α_{s2}[6]，β[7]，κ-カゼイン[8]に分類されている．牛乳100gあたりα_{s1}-カゼインが1.2から1.5g，α_{s2}-カゼインが0.3gから0.4g，β-カゼインが0.8から1.0g，κ-カゼインが0.2から0.4g，その他を入れて全体で約2.6から2.8g含まれている．カゼインは乳幼児の栄養および初期免疫として機能するため，タンパク質自体に初期免疫や抗アナフィラキシー活性が認められるのは合理的であろう．また，各カゼインタンパク質の1次構造と生理機能性ペプチド配列の位置を示した（図1.2.1）．

b．β-ラクトグロブリン（β-lactoglobulin）

分子量18 kDaで全乳漿タンパク質の約50%，牛乳100gあたり0.2〜0.4g含まれている．タンパク質自体に明瞭な生理機能は認められていないが，その潜在的な生理機能の中に，オピオイド（鎮痛・麻酔様）ペプチド活性がある．乳児の食事であるミルク中に，このようなペプチドを遊離するタンパク質が存在することは，意味のあることであろう．すなわち，β-ラクトグロブリンのキモトリプシン消化物から回腸収縮活性を指標にして単離されたβ-lactotensin（His-Ile-Arg-Leu）[9]は13残基からなる内因性ペプチドneurotensin（Pyr-Leu-Tyr-Glu-Asn-Lys-Pro-Arg-

α-s1 casein（ウシ）

```
  1 MKLLILTCLV AVALARPKHP IKHQGLPQEV LNENLLRFFV APFPEVFGKE
 51 KVNELSKDIG SESTEDQAME DIKQMEAESI SSSEEIVPNS VEQKHIQKED
101 VPSERYLGYL EQLLRLKKYK VPQLEIVPNS AEERLHSMKE GIHAQQKEPM
151 IGVNQELAYF YPELFRQFYQ LDAYPSGAWY YVPLGTQYTD APSFSDIPNP
201 IGSENSEKTT MPLW  214
```

　　MKLLILTCLV AVALARPKHP IKH（1-23）　　　Tリンパ球　増殖促進
　　LNENLLRFFV APFPEVFGKE KVNELSKDIG SESTEDQAME DIKQMEAESI
　　　（43-79）　　　　　　　　　　　　　カルシウム吸収促進
　　QGLPQEV LNEN（23-34）　　　　　　　　降圧・ACE阻害
　　RYLGYLE（105-111）　　　　　　　　　δオピオイド

β-casein（ウシ）

```
  1 MKVLILACLV ALALARELEE LNVPGEIVES LSSSEESITR INKKIEKFQS
 51 EEQQQTEDEL QDKIHPFAQT QSLVYPFPGP IPNSLPQNIP PLTQTPVVVP
101 PFLQPEVMGV SKVKEAMAPK HKEMPFPKYP VEPFTESQSL TLTDVENLHL
151 PLPLLQSWMH QPHQPLPPTV MFPPQQVLSL SQSKVLPVPQ KAVPYPQRDM
201 PIQAFLLYQE PVLGPVRGPF PIIV  224
```

　　MKVLILACLV ALALARELEE LNVPG（1-25）　カルシウム吸収促進
　　LQDKI（(60-64)　　　　　　　　　　　 鎮痛・オピオイド
　　VLSL SQS（177-183）　　　　　　　　　降圧、ACE阻害
　　QSKVLPVPQ KAVPYPQRD（192-209）　　　 リンパ球増殖促進
　　YPFPGP I（75-81）　　　　　　　　　　μ-オピオイド

K-casein（ウシ）

```
  1 MMKSFFLVVT ILALTLPFLG AQEQNQEQPI RCEKDERFFS DKIAKYIPIQ
 51 YVLSRYPSYG LNYYQQKPVA LINNQFLPYP YYAKPAAVRS PAQILQWQVL
101 SNTVPAKSCQ AQPTTMARHP HPHLSFMAIP PKKNQDKTEI PTINTIASGE
151 PTSTPTTEAV ESTVATLEDS PEVIESPPEI NTVQVTSTAV  190
```

　　NQEQPI RCEK（25-34）　　　　　　　　カゾキシンC，オピオイド
　　ERFFS DK（35-42）　　　　　　　　　 カゾキシンA，オピオイド
　　YIPIQYVLSR（46-55）　　　　　　　　 補体C3aアゴニスト
　　SNTVPAKSCQ AQPTTM（106-116）　　　　血小板凝集阻害

α-s1 casein（ヒト）

```
MRLLILTCLV AVALARPKLP LRYPERLQNP SESSEPIPLE SREEYMNGMN
RQRNILREKQ TDEIKDTRNE STQNCVVAEP EKMESSISSS SEEMSLSKCA
EQFCRLNEYN QLQLQAAHAQ EQIRRMNENS HVQVPFQQLN QLAAYPYAVW
YYPQIMQYVP FPPFSDISNP TAHENYEKNN VMLQW    185
```

　　YVPFPPF　ブラディキニンβ1アゴニスト
　　YVPFP　κ-オピオイド

図1.2.1　カゼイン類の1次構造と生理機能性ペプチドの位置

β-lactoglobulin

```
  1 MKCLLLALAL TCGAQALIVT QTMKGLDIQK VAGTWYSLAM AASDISLLDA
 51 QSAPLRVYVE ELKPTPEGDL EILLQKWENG ECAQKKIIAEK TKIPAVFKI
101 DALNENKVLV LDTDYKKYLL FCMENSAEPE QSLACQCLVR TPEVDDEALE
151 KFDKALKALP MHIRLSFNPT QLEEQCHI  178
```

IIAEK（97-101）	コレステロール吸収阻害
YLLF（118-121）	オピオイド
HIRL（162-165）	ニューロテンシンアゴニスト

図 1.2.2　β-ラクトグロブリンの1次構造と生理機能性ペプチドの位置

Arg-Pro-Tyr-Ile-Leu）とホモロジーはさほど高くないにもかかわらず，共通のレセプターを介して作用することがわかっている．neurotensin は2種類存在するレセプターサブタイプ NT_1 および NT_2 のうち，NT_1 に対して約50倍の選択性を示すのに対して，β-lactotensin は NT_2 に対して約50倍の選択性を示した．β-lactotensin は NT_2 選択的な天然リガンドとしては最初のペプチドである．

カゼインは血清コレステロールを上昇させるのに対して，乳清タンパク質であるβ-ラクトグロブリンはコレステロール低下作用を有するといわれている．血清コレステロールに対するβ-lactotensin の影響を検討した報告からは，β-lactotensin は高コレステロール食給餌ICR雄マウスに対する経口投与（100 mg/kg）の90分後に血清コレステロールを有意に低下させることが知られている[10]．このように，急速なコレステロール低下作用を示すペプチドの報告例はないので，そのメカニズムが検討された．SD系雄ラットにβ-lactotensin を経口投与した後，胆汁を30分ごとに採取し，体積と胆汁酸濃度を測定した．β-lactotensin 投与30〜60分後に胆汁酸分泌促進作用が認められた．neurotensin は経口投与で同様な作用を示さなかった．β-lactotensin のコレステロール低下作用および胆汁酸分泌促進作用はいずれも NT_2 レセプターアンタゴニストによりブロックされたが，NT_1 レセプターアンタゴニストによってはブロックされなかった．また，コレステロール低下作用および胆汁酸分泌促進作用は，いずれも dopamine D_1 および D_2 レセプターアンタゴニストによりブロックされることもわかった．β-ラクトグロブリンの1次構造中のオピオイド配列の位置を示した（図1.2.2）．

c.　α-ラクトアルブミン（α-lactalbumin）

分子量 14.2 kDa，123個のアミノ酸からなるCaを含む金属タンパク質で[11]，立体構造がリゾチームと酷似し抗菌活性がある可能性がある．また，ラクトース合成において重要な役割を果たし，α-ラクトアルブミンの少ない種の乳中には，ラクトースが少ないことが知られている．このタンパク質には，もともとリンパ球の増殖作用，Caタンパク質としてCaの補足作用による感染や汚染細胞に対するアポトーシス誘導作用が知られている．潜在的な生理機能としてオピオイドペプチド，α-ラクトルフィン[12]を遊離することは，β-ラクトグロブリンと同じくミルクタンパク質として合目的であると考えることができる．α-ラクトアルブミンの1次構造と生理機能性ペプチドの位置を図1.2.3に示した．

d.　ラクトフェリン（lactoferrin）

乳腺で合成される鉄を結合した，分子量78 kDa，アミノ酸689個からなる糖タンパク質である．牛の初乳には多いが，成熟乳には少ない．タンパク質分解酵素による加水分解で，抗菌活性を有する塩基性のラクトフェリシンと呼ばれる抗菌ペプチドを生成する．ペプシンによりオピオイドペプチド，ラクトフェロキシン[13]，また，血圧調節に関係するACE阻害ペプチド配列を1次構造中に有している（図1.2.4）．

α-lactalbumin（ウシ）

```
  1 MMSFVSLLLV GILFHATQAE QLTKCEVFRE LKDLKGYGGV SLPEWVCTTF
 51 HTSGYDTQAI VQNNDSTEYG LFQINNKIWC KDDQNPHSSN ICNISCDKFL
101 DDDLTDDIMC VKKILDKVGI NYWLAHKALC SEKLDQWLCE KL    142
```

YGLF（79-82）

図 1.2.3 α-ラクトアルブミンの１次構造と生理機能性ペプチド（μオピオイド）の位置

Lactoferrin（ウシ）

```
  1 MKLFVPALLS LGALGLCLAA PRKNVRWCTI SQPEWFKCRR WQWRMKKLGA PSITCVRRAF
 61 ALECIRAIAE KKADAVTLDG GMVFEAGRDP YKLRPVAAEI YGTKESPQTH YYAVAVVKKG
121 SNFQLDQLQG RKSCHTGLGR SAGWIIPMGI LRPYLSWTES LEPLQGAVAK FFSASCVPCI
181 DRQAYPNLCQ LCKGEGENQC ACSSREPYFG YSGAFKCLQD GAGDVAFVKE TTVFENLPEK
241 ADRDQYELLC LNNSRAPVDA FKECHLAQVP SHAVVARSVD GKEDLIWKLL SKAQEKFGKN
301 KSRSFQLFGS PPGQRDLLFK DSALGFLRIP SKVDSALYLG SRYLTTLKNL RETAEEVKAR
361 YTRVVWCAVG PEEQKKCQQW SQQSGQNVTC ATASTTDDCI VLVLKGEADA LNLDGGYIYT
421 AGKCGLVPVL AENRKSSKHS SLDCVLRPTE GYLAVAVVKK ANEGLTWNSL KDKKSCHTAV
481 DRTAGWNIPM GLIVNQTGSC AFDEFFSQSC APGADPKSRL CALCAGDDQG LDKCVPNSKE
541 KYYGYTGAFR CLAEDVGDVA FVKNDTVWEN TNGESTADWA KNLNREDFRL LCLDGTRKPV
601 TEAQSCHLAV APNHAVVSRS DRAAHVKQVL LHQQALFGKN GKNCPDKFCL FKSETKNLLF
661 NDNTECLAKL GGRPTYEEYL GTEYVTAIAN LKKCSTSPLL EACAFLTR       708 aa
```

SQPEWFKCRR WQWRMKKLGA PSITCVRRAF	抗菌
VAF	血圧降下，ACE 阻害
LLS	血圧降下，ACE 阻害
YLGSRYLTT	血圧降下，ACE 阻害

図 1.2.4 ウシラクトフェリンの１次構造と生理機能性ペプチドの位置
（*Biochem. Biophys. Res. Commun.*, **281**, 11-17, 2001.）

e. 血清アルブミン・免疫グロブリン

乳タンパク質には，乳腺で合成されるタンパク質以外に血液中から移行してくるタンパク質がある．その代表例が，血清アルブミンと免疫グロブリンである．血清アルブミンは，脂肪酸の運搬以外にその１次構造中にインスリン様の細胞増殖促進作用を示す配列があり，乳幼児の成長との関係をうかがわせる（図1.2.5）．また，オピオイド配列が存在する[14]．免疫グロブリンは，乳児の初期免疫に大きな役割を果たしている．これ以外に，何らかの潜在的な機能を有するかどうかは今後の問題である．

f. ミルク塩基性タンパク質（milk basic protein：MBP）

最近，単一タンパク質ではないが，牛乳中の等電点が塩基性のタンパク質の混合物で，塩基性タンパク質画分というべき調製物である．したがって，その作用が，その中のタンパク質によるのか，たとえばタンパク質に吸着した低分子の生理活性物質によるものかは今後の問題であるが，この定義による塩基タンパク質には骨形成促進および骨吸収効果が報告されている[15]．

1.2.2 卵タンパク質（egg proteins）

食品としてみた場合，卵白および卵黄はいずれもタンパク質含量が高く，卵白で約10％，卵黄

Serum albumin（ウシ）

```
  1 MKWVTFISLL LLFSSAYSRG VFRRDTHKSE IAHRFKDLGE EHFKGLVLIA
 51 FSQYLQQCPF DEHVKLVNEL TEFAKTCVAD ESHAGCEKSL HTLFGDELCK
101 VASLRETYGD MADCCEKQEP ERNECFLSHK DDSPDLPKLK PDPNTLCDEF
151 YLYEIARRHP YFYAPELLYY ANKYNGVFQE CCQAEDKGAC KVLASSARQR
201 LRCASIQKFG ER**ALKAWSVA R**LSQKFPKAE FVEVTKLVTD LTKVHKECCH
251 GDLLECADDR ADLAKYICDN QDTISSKLKE CCDKPLLEKS HCIAEVEKDA
301 IPENLPPLTA DFAEDKDVCK NYQEAKDAFL GSFLYEYSRR HPEYAVSVLL
351 RLAKEYEATL EECCAKDDPH ACYSTVFDKL KHLVDEPQNL IKQNCDQFEK
401 LGEYGFQNAL IVRYTRKVPQ VSTPTLVEVS RSLGKVGTRC CTKPESERMP
451 CTEDYLSLIL NRLCVLHEKT PVSEKVTKCC TESLVNRRPC FSALTPDETY
501 VPKAFDEKLF TFHADICTLP DTEKQIKKQT ALVELLKHKP KATEEQLKTV
551 MENFVAFVDK CCAADDKEAC FAVEGPKLVV STQTALA       607
```

ALKAWSVAR（213-220） 　　　　　補体Ｃ３ａ＆Ｃ５ａアゴニスト

図 1.2.5　血清アルブミンの１次構造と生理機能性ペプチドの位置

表 1.2.3　卵白タンパク質の顕在的生理機能

タンパク質	含量（％）	生理機能（特性）
オボアルブミン	54	リン糖タンパク質
オボトランスフェリン	13	抗菌活性，鉄タンパク質
オボムコイド	11	トリプシン阻害活性
オボムシン	1.5～3.5	赤血球凝集阻害
リゾチーム	3.5	溶菌，抗菌活性
Ｇ２＆Ｇ３グロブリン	8	免疫・感染防御
オボスタチン	0.5	広域プロテアーゼ阻害剤
シスタチン	0.05	チオールプロテアーゼ阻害剤
アビジン	0.05	細菌増殖抑制，ビオチン結合タンパク質

で約15％である．卵白は，卵黄と比べて単一のタンパク質が得られやすいために，タンパク質の潜在的な生理機能性についても研究がある程度進展している．一方，卵黄タンパク質については，大部分がリポタンパク質で生物学的な胚発生に関与する分子が多く，食品タンパク質としての研究，とくに潜在的生理機能についての研究は少ないのが現状である．

a．卵白タンパク質

卵白は，約40種のタンパク質を含有するが，主要なタンパク質について，そのタンパク質自体の顕在的生理機能を表1.2.3に示した．

b．オボアルブミン（ovalbumin）

分子量46 kDaの糖タンパク質で，卵白タンパク質の54％を占めるもっとも多いタンパク質である．１次構造からセルピンと呼ばれるプロテアーゼインヒビターファミリーの一員であるが，それ自身は阻害活性は示さない．近年，卵タンパク質の中でもっとも量が多いことから，そのプロテアーゼ消化物から多くのアンギオテンシン変換酵素阻害ペプチド配列が見いだされ[16]〜[18]，その潜在的な生理作用が予想されている（図1.2.6）．

c．オボトランスフェリン（ovotransferrin）

オボアルブミンについで含量の多いタンパク質である．血清トランスフェリンと，アスパラギン型糖鎖に差が認められるが，同一タンパク質であり[19]同様な生理機能性ペプチドの遊離が期待されている（トランスフェリンの項参照）．

d．卵黄タンパク質（york protein）

卵黄タンパク質の大部分は，リポタンパク質で

Ovalbumin（ニワトリ）

```
  1 MGSIGAASME FCFDVFKELK VHHANENIFY CPIAIMSALA MVYLGAKDST RTQINKVVRF
 61 DKLPGFGDSI EAQCGTSVNV HSSLRDILNQ ITKPNDVYSF SLASRLYAEE RYPILPEYLQ
121 CVKELYRGGL EPINFQTAAD QARELINSWV ESQTNGIIRN VLQPSSVDSQ TAMVLVNAIV
181 FKGLWEKAFK DEDTQAMPFR VTEQESKPVQ MMYQIGLFRV ASMASEKMKI LELPFASGTM
241 SMLVLLPDEV SGLEQLESII NFEKLTEWTS SNVMEERKIK VYLPRMKMEE KYNLTSVLMA
301 MGITDVFSSS ANLSGISSAE SLKISQAVHA AHAEINEAGR EVVGSAEAGV DAASVSEEFR
361 ADHPFLFCIK HIATNAVLFF GRCVSP
```

FCF（11–13）　　　　　　　　　　　　　　　血圧降下, ACE 阻害
NIFY（27–30）　　　　　　　　　　　　　　　血圧降下, ACE 阻害
LINS（145–148）　　　　　　　　　　　　　　血圧降下, ACE 阻害

図 1.2.6 卵白アルブミンの１次構造中のアンジオテンシン変換酵素阻害ペプチドの位置（下線部）

低密度リポプロテインが卵黄プラズマに高密度リポプロテインが卵黄顆粒に存在するが、タンパク質組成に関してはヘテロであり、それらの生理機能についても詳しくはわかっていない。また、微量タンパク質についてもリポビテリン、ホスビチン、β-リベチン、ビテロゲニンなど知られているが、詳細な生物学的機能や潜在的な機能性ペプチドの生成などの報告も少ない。

1.2.3　肉タンパク質（muscle proteins）

食品タンパク質源として、肉タンパク質は乳および卵タンパク質とともに主要なものである。畜肉、鶏肉および魚肉が主要な肉タンパク質であるが、いずれも筋肉タンパク質、筋漿タンパク質、結合組織タンパク質に分類することができる。食品としては、これらの混ざった肉製品としてとられることが多い。また量的に主要なのは筋肉タンパク質であるので、筋肉タンパク質からプロテアーゼ消化で遊離してくる生理機能性ペプチドに関する研究、とくに血圧関連のアンジオテンシン変換酵素阻害ペプチドの研究が多い。

a. 筋肉タンパク質由来のアンジオテンシン変換酵素阻害ペプチド

ブタ筋肉の主要タンパク質であるミオシンや収縮調節タンパク質をペプシン、キモトリプシン、トリプシンにより消化すると ACE 阻害活性が遊離することにもとづいて、それらのタンパク質の消化物の ACE 阻害活性（IC_{50}）が比較された[20]。ペプシン、キモトリプシン、トリプシン分解物について、ブタ筋肉ミオシンからのそれらは、それぞれ 112, 121, 166 μg/ml、比較として卵白アルブミンでは、それぞれ、45 μg/ml＜, 1000 μg/ml＜, 1000 μg/ml＜であった[21]。したがって、ブタ筋肉はいずれの消化管プロテアーゼによる加水分解でも、強い ACE 阻害ペプチドを遊離することが示された。筋肉タンパク質からは、一般的に優れた血圧上昇抑制作用を有するペプチドの遊離する可能性が示された。このうち、ブタ

Troponin C（ブタ）

```
  1 aqptdqqmda rsflseemia efkaafdmfd tdgggdistk elgtvmrmlg
 51 qtptkeelda iieevdedgs gtidfeeflv mmvrqmkeda qgkseeelae
101 cfrifdknad gyidseelge ilrssgesit deeieelmkd gdknndgkid
151 fdeflkmmeg vq
```

Rmlgqtptk（47–55）　　　　　　　　　　　　血圧降下・ACE 阻害

図 1.2.7 トロポニン C の１次構造と ACE 阻害ペプチドの位置

筋肉のペプシン分解物からは，IC_{50} が 34 μmol/l の強い ACE 阻害ペプチド RMLGQTPTK が単離され，それと 100% 相同な配列がブタ筋肉トロポニン C の 1 次構造に認められた[22]（図 1.2.7）．

一方，水産生物からも，魚肉のプロテアーゼ加水分解物に多くの ACE 阻害ペプチドが見いだされている．魚肉においてもミオシン，アクチン，トロポミオシン，トロポニンなどが筋肉の主要タンパク質であるが，イワシ，カツオから筋肉タンパク質の混合物を調製し，消化酵素のペプシン，トリプシン，キモトリプシンで分解したときのアンギオテンシン変換酵素（ACE）阻害活性を比較してみると，カツオで強く，イワシで低かった．イワシ筋肉をペプシン，キモトリプシン，トリプシンにより消化すると，消化物の IC_{50} はそれぞれ 620，1280，2030，カツオ筋肉からは，それぞれ 47，117，161 μg/ml であった[21]．カツオ[23),24)]，イワシ筋肉[25),26)] からは，数多くの ACE 阻害ペプチドが単離されている．また，一般的にペプシン分解は強い ACE 阻害ペプチドを産生する傾向があった．

実用的な意味で，加水分解ペプチド混合物で血圧低下作用が報告されている．サケの頭部の酵素分解物ペプチド混合物は，SHRSP の血圧を下げることが明らかになっている[27]．また，混合物の ACE 阻害活性で判断する限り，抗血圧上昇作用は大きくないと推定されるにもかかわらず，経口摂取で降圧効果を示すのは，ACE 阻害だけでなく何か別の作用機構が存在する可能性を示唆している．作用メカニズムについては，今後の重要な研究課題である．

b. 筋漿タンパク質

骨格筋の筋漿タンパク質の濃度は，約 50 mg/ml とされ，その多くは解糖系，TCA 回路の酵素類，ヘモグロビンやチトクロームのような色素タンパク質などである．筋漿タンパク質だけを食品として摂取することはまれであるが，肉タンパク質をプロテアーゼで消化したとき，生成してくる生理機能性ペプチドにこのような筋漿タンパク質起源のペプチドであることが報告されている．

c. 結合組織タンパク質

コラーゲンは結合組織の主要成分で腱，軟骨，骨，血管，皮膚に多く含まれ，多くは加水分解したゼラチンとして利用される．加水分解の程度を変えて吸収性をよくしたものが，コラーゲン（ゼラチン）として製品化されているが，保湿性はともかく，コラーゲン由来のペプチドが吸収されて効果を示すかどうかについては科学的には，今後の問題である．最近，ウシの皮のゼラチンの加水分解物から，ACE 阻害ペプチドが単離され[28]，コラーゲンも生理機能性素材としての発展が期待できる．

〔河村幸雄〕

参 考 文 献

1) 千葉英雄，荒井綜一：化学と生物，**26**（1），34，1988．
2) Brantl, V., Teshemacher H., Henschen, A. and Lottspeich, F.：*Hoppe Seylers Z Physiol Chem.*, **360**, 1211-1216, 1979.
3) Henschen, A., Lottspeich, F., Brantl, V. and Teschemacher, H.：*Hoppe Seylers Z Physiol Chem.*, **360**, 1217-1224, 1979
4) 大谷 元：タンパク質の科学（鈴木敦士，渡部終五，中川弘毅編），p.61，朝倉書店，1998
5) Alexander, L. I. and Beattie, C.W.：*Anim. Genet.*, **23**, 283-288, 1992.
6) Boisnard, M., Hue, D., Bouniol. C., Mercier, J.C. and Gaye, P.：*Eur. J. Biochem.*, **201**, 633-641, 1991.
7) Menon, R.S., Chang, Y.F., Jeffers, K.F. and Ham, R. G.：*Genomics,* **12**, 13-17, 1992.
8) Bergstrom, S., Hansson, L., Hernell, O., Lonnerdal, B., Nilsson, A.K. and Stromqvist, M.：*DNA Seq.*, **3**, 245-246, 1992.
9) Yamauchi, R., Usui, H., Yunden, J.,Takenaka, Y., Tani, F. and Yushikawa, M.：*Biosci. Biotechnol. Biochem.*, **67**, 940-943, 2003.
10) Yamauchi, M., Ohinata, K., Yoshikawa, M.：*Peptides*, **24**, 1955-1961, 2003.
11) Vilotte, J. L. and Soulier, S.：*Gene*, **119**, 287-292, 1992.
12) Yoshikawa, M., Tani, F.,Toshimura, H. and Chiba, H.：*Agric.Biol.Chem.* **50**, 2419-2425, 1986.
13) Tani, F., Iio, K., Chiba, H. and Yoshikawa, M.：*Agric. Biol. Chem.*, **54**, 1803-1810, 1990.
14) Takahashi, M., Yoshikawa, M., et al.：*Lett.Peptide Sci.*, **5**, 29-35, 1998.
15) Toba, Y., Takada, Y., Matsuoka, Y., Morita, Y.,

Motouri, M., Hirai, T., Suguri, T., Aoe, S., Kawakami, H., Kumegawa, M., Takeuchi, A., Itabashi, A.: *Biosci.Biotechnol.Biochem.*, **65**, 1353-1357, 2001.
16) Miguel, M., Aleixandre, M.A., Ramos, M., Lopez-Fandino, R.: *J. Agric. Food Chem.*, **54**, 726-731, 2006.
17) Davalos, A., Miguel, M., Bartolome, B., Lopez-Fandino, R.: *J. Food Prot.*, **67**, 1939-1944, 2004.
18) Miguel, M., Recio, I., Gomez-Ruiz, J. A., Ramos, M., Lopez-Fandino, R.: *J. Food Prot.*, **67**, 1914-1920, 2004.
19) Thibodeau, S. N., Lee, D. C. and Palmiter, R. D.: *J. Biol. Chem.*, **253** (11), 3771-3774, 1978.
20) Katayama, K., Fuchu, H., Sakata, A., Kawahara, S., Yamauchi, K., Kawamura, Y. and Muguruma, M.: *Asian-Aust.J.Animal Sci.*, **16** (3), 412-424, 2003.
21) Katayama, K., Fuchu, H., Sugiyama, M., Kawahara, S., Yamauchi, K., Kawamura, Y. and Muguruma M.: *Asian-Aust.J.Animal Sci.*, **16** (9), 1384-1389, 2003.
22) Katayama, K., Tomatsu, M., Fuchu, H., Sugiyama, M., Kawahara, S., Yamauchi, K., Kawamura, Y. and Muguruma M.: *Animal Science Journal*, **74**, 53-58, 2003.
23) Matsumura, N., Fujii, M., Takeda, Y., Sugita, K. and Shimizu, T: *Biosci.Biotechnol.Biochem.*, **57**, 695-697, 1993.
24) Matsumura, N., Fujii, M., Takeda, Y., Sugita, K. and Shimizu, T.: *Biosci.Biotechnol.Biochem.*, **57**, 1743-1744, 1993.
25) Matsufuji, H., Matsui, T., Seki, K., Osajima, K., Nakashima, M. and Osajima, Y.: *Biosci.Biotechnol.Biochem.*, **58**, 2244-2245, 1994.
26) 河村幸雄, 杉本敏男, 高根俊一, 佐竹幹雄: 微量栄養素研究, **6**, 117-121, 1989.
27) Ohta, T., Iwashita, A., Sasaki, S. and Kawamura, Y.: *Food Sci. Technol. Int. Tokyo*, **3**, 339-343, 1997.
28) Kim, S.-K., Byun, H.-G., Park, P.-J. and Shahidi, F.: *J. Agric. Biol. Chem.*, **49**, 2992-2997, 2001.

1.3 タンパク質分解物

1.3.1 タンパク質分解物とは

　タンパク質はさまざまな分子間相互作用を示し，それによってさまざまな加工学的特性を食品に付与する．タンパク質どうしが静電的相互作用，疎水的相互作用，ジスルフィド結合などによって結合し凝固する性質（ゲル化性），疎水的相互作用により脂質と相互作用して乳化状態を形成する性質（乳化性），空気と水との界面に吸着し起泡現象を引き起こす性質（起泡性）などは，多様な形態の食品を製造するうえで不可欠のものとなっている．しかし，経口流動食，栄養補助食品，ダイエット食品などに用いられるタンパク質素材には，上記のような各種特性よりも，むしろ優れた溶解性や熱安定性が求められる場合も多い．また，食物アレルギー患者用の低アレルゲン化食品製造のためには，抗原性をもつタンパク質を分解してアレルゲン活性を低下させたペプチド素材がしばしば用いられる．さらに，タンパク質分解物に含まれるさまざまなペプチドについて，ミネラル吸収促進，血圧上昇抑制，血清コレステロール吸収抑制，中性脂質上昇抑制，骨形成促進などの多様な生理機能性が見いだされるようになった現在では，タンパク質をあらかじめ分解し，ペプチドとして機能性食品などの製造に利用することも多くなっている．本項では，このような食品タンパク質由来ペプチド素材の特性について解説する．

1.3.2 ペプチドの食品化学的特性

　アミノ酸が2個以上結合して形成されるペプチドは，食品タンパク質を酸加水分解することによっても製造できるが，よりマイルドで化学的な変化を伴いにくい処理として，タンパク質を酵素的に分解して製造することが食品産業では古くから行われてきた．酵素としては，動物の消化管内プロテアーゼであるペプシン，トリプシン，キモトリプシン，パンクレアチンなどを用いて分解する場合と，食品製造用途で開発された各種微生物プロテアーゼや植物プロテアーゼを用いて分解する場合がある．これらのプロテアーゼ類は，タンパク質の特定のアミノ酸配列を認識して分解する特性，すなわち基質特異性が異なっており，使用する酵素の種類およびその反応条件（温度，pH，塩濃度，時間など）を変えることによって得られるペプチド群が異なるので，同一のタンパク質か

らでも異なった特性をもった多様なペプチド素材の製造が可能になる．消化管プロテアーゼは一般に基質特異性が高く，分解物中には比較的高分子量のペプチドが残存しやすいが，微生物由来プロテアーゼの場合には広い基質特異性をもつものも多いことから，平均アミノ酸残基2〜4程度の低分子ペプチド混合物を作成することが可能である．

低分子量になったペプチドは，両末端にアミノ基とカルボキシル基をもつために極性，親水性が高くなり，高分子量のペプチドやタンパク質に比べて一般に溶解性に優れている．また，加熱に対する安定性も高くなる．しかし，官能基の量が相対的に多くなるために，糖とアミノカルボニル反応を起こして褐色化するなど，望ましくない反応性が高まるという問題点もある．また，疎水性のアミノ酸を含むペプチド，とくにC末端に疎水性アミノ酸を含むペプチドには苦味があり，食品として使用するうえで問題になる場合もある[1]．そのような苦味ペプチドを除去するためにも，ペプチダーゼなどの酵素処理が利用される．

1.3.3 ペプチドの消化と吸収

経口摂取したタンパク質やペプチドは消化管内で消化分解され，より低分子量のペプチドやアミノ酸に変換される．主要な消化酵素としては，胃ではペプシン，十二指腸から空腸にかけてはトリプシンやキモトリプシンがある．ペプシンは，酸性条件下で芳香族アミノ酸などの疎水性アミノ酸部位を比較的よく分解する．しかし，pH 4のような弱酸性条件下では，かなり限定的にタンパク質を分解することもある．小腸で作用するトリプシンは，中性〜弱塩基性条件下でリジンやアルギニンのような塩基性アミノ酸のC末端側をかなり特異的に分解する．また，キモトリプシンはロイシン，芳香族アミノ酸，グルタミン，アスパラギン酸などのアミノ酸のC末端側に作用する．このような消化管プロテアーゼで分解されたペプチドは，小腸上皮細胞の刷子縁膜に存在するアミノペプチダーゼやカルボキシペプチダーゼによる最終消化を経て，より低分子のペプチドやアミノ酸となる[2]．

アミノ酸は，小腸上皮細胞の管腔側細胞膜に存在する多様なアミノ酸トランスポーター（amino acid transporter）によって，上皮細胞内に特異的かつエネルギー依存的に取り込まれ，さらに基底膜側に発現している多様なトランスポーターによって血液中に輸送される（図1.3.1）[3]．一方，ジペプチド，トリペプチドは，腸管上皮細胞の管腔側に存在するペプチドトランスポーター（peptide transporter 1：PepT 1）を介して吸収される．PepT 1によるペプチドの輸送は，ペプチドを構成しているアミノ酸の種類，配列にはあまり影響されないが，残基数には大きく依存しており，4残基以上のオリゴペプチドはPepT 1の基質とはならない[4]．PepT 1による，ペプチドの輸送はプロトン（H^+）依存的であることが知られている．腸管上皮細胞の管腔側表面には，ナトリウム/プロトン逆輸送体（Na^+/H^+-antiporter）などプロトンの細胞外分泌をつかさどる仕組みがあり，分泌されるプロトンのために細胞表面は弱酸性になっている．その結果として，細胞内外にできるプロトン勾配のため，プロトン依存的なトランスポーターであるPepT 1は活発にペプチドを細胞内に輸送する[5]．細胞内に入ったペプチドの多くは細胞内のペプチダーゼによって分解され，アミノ酸になる．これらのアミノ酸は，アミノ酸トランスポーターによって血液側に輸送される．なお，血液側の細胞膜に存在するペプチドトランスポーターはまだ同定されていない．最近，ペプチドトランスポーター系とアミノ酸トランスポーター系は，リンクして効率的なアミノ酸吸収を維持していることを示唆する実験結果が得られている[6]．

一方，4残基以上のオリゴペプチドの腸管吸収には，おもに細胞間隙を介した受動拡散による輸送経路（細胞間輸送経路：paracellular pathway）がかかわっていると推測される．腸管上皮細胞の細胞間接着装置であるタイトジャンクション（tight junction）の部分には，直径が1 nm前

1. タンパク質・ペプチド

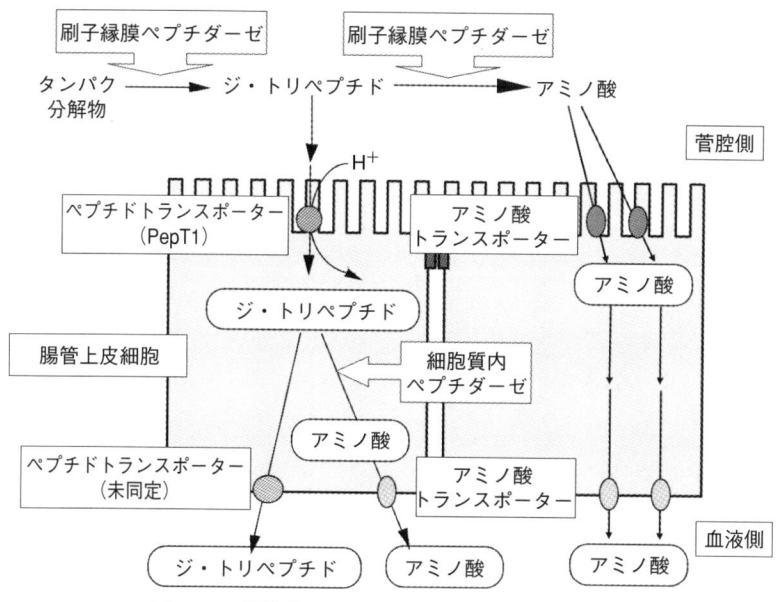

図1.3.1 腸管内でのペプチドの分解と腸管吸収経路

後の小孔が存在し，ミネラルイオンなど水溶性低分子物質の細胞層透過を可能にしていると考えられている[7]．タイトジャンクションを形成しているタンパク質は，細胞内の調節タンパク質を介してアクチンフィラメントなどの細胞骨格と相互作用しているので，細胞の生理的状況などを反映して小孔のサイズは拡大・縮小されることも知られている[8]．したがって，ミネラルイオンよりも分子量が大きい成分でも，状況によっては細胞間隙を通過する可能性がある．本来はトランスポーターによって能動輸送される糖やアミノ酸が，この経路を通る可能性も知られている[9),10]．われわれは，血圧上昇抑制活性をもつ3残基の乳由来ペプチドの腸管上皮透過性をヒト腸管上皮細胞株Caco-2の単層培養系を用いて検討し，このペプチドがPepT1を介して細胞内に輸送されるものの，それらは細胞内でほとんど分解されてしまうらしいこと，分解されずに細胞層を透過してきたものの主要な透過経路は細胞間隙経路と考えられることを示した[11]．Pauletti ら[12]も，残基数や電荷の異なるいくつかのペプチドのCaco-2細胞層透過性を調べることによって，ペプチド吸収における細胞間隙経路の重要性を指摘している．また，Pappenheimerら[13]は，酵素分解されにくいD-アミノ酸を用いて作成した8残基ペプチドを用い，これが細胞間隙経路を介して輸送されることを示唆している．

このように食品由来ペプチドには，「消化管内や腸管上皮細胞内で分解・吸収され，アミノ酸の給源として生体に利用される場合」と「細胞間隙経路などを介して，分解されずに体内に取り込まれ，機能性ペプチドとしてある種の生体調節機能を果たす場合」の両方が期待できる[2]．

1.3.4 食品由来のタンパク質分解物
a. 乳由来ペプチド

牛乳の場合，タンパク質は全体の約3％を占め，その約80％がカゼイン（α_{s1}，α_{s2}，β，κ-カゼインなど），約20％が乳清タンパク質（whey protein：WP）である．WPの主成分はβ-ラクトグロブリン（WPの約50％），α-ラクトアルブミン（同20％），免疫グロブリン（IgG1, IgG2, IgM, 分泌型 IgA），血清アルブミン，ラクトフェリンなどである．それ以外に，乳脂肪球膜成分中にもタンパク質が存在するが，その量は少ない．

カゼインやWPは，乳児の発育，成長に適した優れたアミノ酸組成をもっているが，カゼインは等電点がpH 4.6で弱酸性下では溶解しにくく，WPも熱変性を起こしやすいという欠点をもつ．そこで，これらの溶解性を高め，さらに消化吸収性や熱安定性を向上させて利用しやすくしたカゼイン分解物（カゼインペプチド），WP分解物（WPペプチド）が製造されている[14]．育児用ミルク，経腸栄養剤など，よい消化性が求められる食品の製造には，このようなペプチド素材を利用する場合が多い．また，乳タンパク質，とくにWPには筋肉増強や疲労回復に役立つとされているバリン，ロイシン，イソロイシンのような分岐鎖アミノ酸（branched-chain amino acids：BCAA）が豊富に含まれているので，乳ペプチドはスポーツ栄養食品の素材としてよく利用される[14),15]．

限定的な分解が行われたときには，分解物中にはさまざまな生理活性を示すペプチド断片が生じる可能性がある[16)〜19]．たとえば，カゼインペプチド中には，ミネラル吸収促進作用をもつカゼインホスホペプチド（CPP）や血圧上昇抑制作用をもつアンジオテンシン変換酵素阻害性ペプチドなどが見いだされており，これらの一部はすでに特定保健用食品の素材として機能性食品開発に用いられている．また，乳タンパク質分解物中には免疫活性化作用をもつペプチドや抗菌性ペプチド（ラクトフェリシンなど）が生成することが報告されている．

b. 卵由来ペプチド

鶏卵の主要なタンパク質は，おもに卵白中に存在する．卵白中でもっとも多いのはオボアルブミンであり，ついでオボトランスフェリン（コンアルブミン），オボムコイド，オボグロブリン，リゾチーム，オボムチンなどが主要なタンパク質である．一方，卵黄には血清中から移行して蓄積した低密度リポタンパク質（LDLあるいはLDF）と高密度リポタンパク質（リポビテリン）が存在する[20]．また，10％ものリンを含むタンパク質であるフォスビチンも存在する．それ以外に水溶性のタンパク質として免疫グロブリンが多量に含まれる．卵黄中の免疫グロブリンは，血液中のIgGが卵へ移行し蓄積したものである．鳥類のIgGは哺乳類IgGとは特性や構造がかなり異なっており，区別してIgY（immunoglobulin yolk）と呼ばれることが多い[21),22]．

卵のタンパク質には必須アミノ酸が多く，食品タンパク質の中で栄養価がもっとも高いとされている．また，体内吸収性にも優れているので，そのペプチドは栄養補給を目指すサプリメントの材料として利用されている．卵白タンパク質および卵黄タンパク質を分解したペプチド素材が製造され，この種の目的に用いられている．

c. 肉関連ペプチド

肉関連タンパク質としては，魚肉由来のものと畜肉・鶏肉由来のものがある．また，アクチン，ミオシンなどの筋肉タンパク質由来のもの，コラーゲンのような肉基質タンパク質由来のもの，さらにはヘモグロビン，ミオグロビンのような血色素タンパク質由来のものに大別される．

魚肉タンパク質は，もともとは鰹節に代表されるような調味料製造の原料素材として利用されていたが，近年，カツオやイワシの筋肉分解物の中に血圧上昇抑制作用を示すジペプチドなどの生理活性オリゴペプチドが生成することが明らかになり，機能性食品素材として注目されるようになった[23]．

コラーゲンの熱変性によって生じるゼラチンは，乳化作用，起泡作用，ゲル化作用，安定化作用など優れた物性機能を示すことから，加工食品の素材として広く用いられてきた[24]．その後，酵素的分解あるいは酸分解によって製造されるコラーゲンペプチドが，高吸収性ペプチドあるいは肉質軟化剤などとして用いられるようになった[25]．近年では，健康ブームに乗って，コラーゲンあるいはその分解物の市場がさらに拡大している．コラーゲンペプチドの主たる原料はウシ，ブタ，魚であり，精製技術の向上に伴って，無味無臭に近い高純度のペプチドが製造できるようになっている．これらのペプチドは，健康食品あるいは美容

食品用途での利用が急増している．コラーゲンペプチドを経口摂取すると，血液中における Pro-Hyp（Hyp：ヒドロキシプロリン），Pro-Hyp-Gly のようなコラーゲン由来ペプチド断片の濃度が上昇し，これらのペプチドが比較的速やかに腸管から吸収されることがヒトを用いた試験で報告されている[26]．ジペプチドやトリペプチドは，PepT1 によって腸管から能動的に輸送される際にペプチダーゼにより分解されるが，Hyp や Pro を含むペプチドはペプチダーゼによる分解を受けにくく，それがこれらのペプチドとしての高い吸収性の理由と考えられる．コラーゲンペプチドは，経口摂取によって骨代謝を活性化することが報告されているほか[27]，皮膚の再生，関節炎の発症抑制などさまざまな効果が期待されている．

と畜血液は，畜産廃棄物としてその処理技術の向上が求められており，血液タンパク質の利用もその一環として進められてきた．血液には約 18% のタンパク質が含まれており，その 60% は赤血球に由来するヘモグロビン，約 30% が血清タンパク質であるアルブミンとグロブリンである．血液タンパク質は，メチオニンとイソロイシンの含量が少ないほかは，栄養的に優れたアミノ酸に富んでいる[28]．また，アルブミンをはじめとする血清タンパク質は，溶解性，乳化安定性，起泡性，ゲル形成性などの物性機能が優れているために，そのまま肉加工品，ベーカリー製品などに利用することが容易である．一方，ヘモグロビンは pH6 以下の酸性条件でないと溶解しない，ヘム鉄に起因する色や味覚の完全な除去がむずかしいなどの理由からその利用が制限されてきた[29]．近年，ヘム鉄を除いたグロビンタンパク質を酵素処理することによって生成された分解物が機能性食品素材として利用されるようになってきた．グロビンペプチド中に生成するテトラペプチド，トリペプチドの中に血中の中性脂質レベルを低下させる作用をもつものが見いだされ[30]，これらを添加した食品が，中性脂肪の低減機能をもつ特定保健用食品として認可されている．

d. 大豆由来ペプチド

大豆タンパク質は栄養学的に優れ，また多様な物性機能を示すことから，食品産業ではさまざまな用途に用いられている．主要成分は，7S グロブリン（β-およびγ-コングリシニン），11S グロブリン（グリシニン），2S（α-コングリシニン）および 15S などである．大豆タンパク質は，その 80% 以上が分子量 10 万以上であり，疎水結合やジスルフィド結合により凝集して不溶化しやすい，カルシウムなどのミネラルと結合して沈殿しやすいなどの特性があるために，タンパク質素材としての利用が限定されるという問題があった．そこで，大豆タンパク質を酵素処理してオリゴペプチドにまで低分子化した素材が開発されている[31]．このような大豆ペプチド素材は高い溶解性をもち，ゲル化抑制作用がある．また，高いアミノ酸スコアを維持し，体内での消化吸収が速いために栄養補助食品，経口流動食などの素材として優れている．

大豆タンパク質には，血清コレステロール上昇抑制作用があることが以前から知られていたが，大豆タンパク質の分解物にも同様の機能があることが見いだされ，両者は血清コレステロール上昇抑制機能をもつ特定保健用食品の素材として利用されている[32],[33]．その作用機構は，腸管内でのコレステロールや胆汁酸の捕捉による吸収阻害（腸肝循環の阻害）とされているが，肝臓などでの脂質代謝系に大豆ペプチドが直接作用し，コレステロール代謝そのものを調節することを示唆する報告も出されている[34]．

e. コムギ由来ペプチド

コムギの主要タンパク質であるグルテン（グルテニンとグリアジン）は，リジンとスレオニンの 2 つの必須アミノ酸が制限アミノ酸となっており，栄養学的には劣ったタンパク質といわれている．また，ドウ（パン生地）の形成というユニークな物性機能をもったタンパク質ではあるものの，溶解性が低く，一般的なタンパク質素材としての利用性は低い[35]．そこで，グルテンを酵素処理し，溶解性の高いペプチドとする試みが進めら

れた[36]. グルテンペプチドはグルタミンを約25%含むことから，こうして作成された分解物はグルタミンペプチドと呼ばれる．

グルタミンは，体内の遊離アミノ酸の中ではタウリンと並んでもっとも多量に存在するものであり，その80%は骨格筋に含まれている．運動に伴うストレス負荷など特殊な生理的条件下では，骨格筋からグルタミンが血液中に放出され，それが各種組織に供給されてそれぞれの組織の機能維持に役立つ．また，腸管細胞はエネルギー源としてグルタミンを必要とし，ここではグルタミンはある種の必須アミノ酸となっている[37]. ヒト試験を含めた多くの研究から，グルタミンは筋肉の回復促進，疲労低減化，持久力向上，タンパク合成促進，グリコーゲン補給など筋肉の機能向上に役立つこと，また，感染リスク低減化，異物の腸管透過性低下など免疫にかかわる生体機能を向上させることが明らかになっている．

グルタミンは必須アミノ酸ではないが，ある種のストレス環境下では外部からの摂取が必要となるアミノ酸なので，スポーツ飲料として，あるいは臨床目的の素材として利用されるケースが想定されている．しかし，遊離のグルタミンは加熱や高温条件下で不安定であり，グルタミン酸やピログルタミン酸に変化する[36]. したがって，グルタミンを安定な形で食品中に添加するためには，遊離態ではなくペプチド態での利用が必要になる．グルタミンペプチドでは，N末端に存在するグルタミン残基以外のグルタミンは安定であり，高温処理によっても失われることがない．

1.3.5 低アレルゲン化タンパク質分解物

わが国では，アレルギー症状を示す人が全体の3割に達するという統計があるが，その主要なアレルギーの1つが食物アレルギーである．食物アレルギー，とくにアトピー性皮膚炎患者を対象に調べた結果では，卵，ダイズ，コムギ，牛乳，コメが主要なアレルギー感作食品となっている[38]. このような食物アレルギーの予防や治療法としては，原因食品の厳格な除去が有効な方法として用いられているが，身体にとって必要な栄養素の供給源としての食品という視点からいうと，アレルゲン成分のみを除去した食品を製造して利用することが望ましい．そこで，アレルゲンを除去あるいは低減化した食品の開発が進められている．

食物アレルギーを惹起する食品の主要なアレルゲンタンパク質としては，卵ではオボアルブミンやオボムコイド，牛乳ではα_{s1}-カゼインやβ-ラクトグロブリンなどが知られている．一方，ヒトにとって異物性が高く，近年アレルギー患者数が増加している植物タンパク質についても，さまざまなアレルゲンタンパク質が同定されるようになった[39]. これらのタンパク質のアレルゲン性を消去・除去するには，加熱や超高圧処理などによる変性があるが，もっとも有効なのは加水分解して抗原性をもたない低分子量のペプチドにしてしまうことであり，この手法を用いたさまざまな低アレルゲン化食品が製造されている．

a. コメの低アレルゲン化

コメの主要アレルゲンとしては，以前からグロブリンの存在が指摘されていた[40]. Matsudaら[41]は，そのうちの16 kD グロブリンを主要なアレルゲンとして同定した[41]. Watanabeら[42]は，このようなアレルゲンタンパク質を酵素分解してアレルゲン性を低下させたコメの作製を試み[42]，コメに感作されているアトピー性皮膚炎患者の約90%に有効な低アレルゲン米の作製に成功している[43]. このケースでは，食用のタンパク質分解酵素であるアクチナーゼと界面活性剤を含む緩衝液にコメを浸漬し，さらに脱気した条件下で酵素反応を進める，という手法を用いることにより，米粒の形態を保ったままアレルゲン性が低減化されたコメが作製された．この低アレルゲン米は，1993年に厚生省（当時）から特定保健用食品第1号の認可を受けた[43].

b. 小麦タンパク質の低アレルゲン化

コムギのアレルギーでは，喘息とアトピー性皮膚炎が高頻度に起こることが知られている．喘息を引き起こす原因アレルゲンとしてはα-アミラーゼインヒビター，アシルCoAオキシダーゼな

どが知られており，皮膚炎の原因としてはグルテンの構成タンパク質であるグルテニンが報告されている[39]．Tanabeら[44]はグルテンのB細胞エピトープ（IgE結合部位）の最小単位としてGln-Gln-Gln-Pro-Proという構造を同定し，このうちN末端のGlnと2つのProがエピトープとなるために必須であることを見いだした．コムギには，このようなペプチドの繰り返し配列が多数存在し，これがマスト細胞上のIgEを架橋し，皮膚炎症状を惹起すると考えられる．そこで，これらの配列をもつタンパク質を酵素分解して低アレルゲン化を実現しようとする試みがなされた．アクチナーゼを用いて処理することにより，患者血清との反応性が失われた低アレルゲン化小麦粉が作製され，それを利用した低アレルゲン化パン，マフィン，パスタなどの製造が可能になっている[45]．また，Gln-Gln-Gln-Pro-ProのN末端をアセチル化したものは，IgEとは結合する活性を維持しているものの，IgEを架橋する活性はもっていないので，ハプテンとして抗アレルギー作用を示すことも期待されている[44]．

c. 大豆タンパク質の低アレルゲン化

ダイズの主要なアレルゲンとしてはGlym 30 K，Glym 28 K，Glym 60 Kと呼ばれるタンパク質やトリプシンインヒビターが同定されている[38],[39]．これらのアレルゲンの除去法として酵素による分解が検討された．興味深いことに，納豆，味噌，醤油など，製造過程で十分な発酵期間を経た食品ではアレルゲンが著しく分解されている．納豆の場合では，約1日の発酵でほとんどの大豆タンパク質は分子量1万以下に分解され，患者血清に対する反応はほぼ完全に消失するという[38]．このような現象に着目し，納豆菌や醤油麹菌由来のプロテアーゼを用いた低アレルゲン化大豆加工食品の製造も行われている．

d. 乳タンパク質の低アレルゲン化

調製粉乳の主成分となる牛乳タンパク質の低アレルゲン化も重要な課題である．酵素分解による低アレルゲン化に関しては，タンパク質を十分に分解し遊離アミノ酸や数残基以下のペプチドにしてしまう徹底分解と，分子量数千以上のフラグメントを残す部分分解が行われている[46]．前者はアレルゲン構造をほぼ破壊しているため，アレルゲン活性はほとんどないが，苦味ペプチドが生じる，コストがかかるなどの欠点がある．一方，部分分解ではアレルゲン活性が残り，一部の患者には有効でない．近年では徹底分解でなくても，十数残基以下になっていればアレルゲン性はほぼ低下することが見いだされており，適度に分解したペプチドが調製粉乳の素材として用いられるようになっている[47]．また，カゼインやβ-ラクトグロブリンのトリプシン分解ペプチドは経口免疫寛容を誘導すること[48],[49]，アレルゲンタンパク質のT細胞エピトープ領域を含むペプチドにそのような活性があることも見いだされており[50]，このようなペプチドを用いたアレルギーの予防，治療法が検討されている．また，乳酸菌などの発酵過程でアレルゲンタンパク質を分解し，その活性を低下させる試みも行われている．

e. そのほか

鶏卵中の主要アレルゲンタンパク質であるオボアルブミン，オボトランスフェリン，リゾチーム，オボムコイドなどについてもエピトープ解析が進み，タンパク質分解による低アレルゲン化の試みがなされているが[51]，たとえばオボムコイドの場合には，その酵素分解に対する抵抗性がきわめて高いなどの問題があって，実用的な低アレルゲン化素材開発はむずかしいようである．

畜肉タンパク質の主要なアレルゲンタンパク質としては，血清アルブミンが知られている．Tanabeら[52]は牛血清アルブミンの主要なB細胞エピトープにはGlu-X-X-Valという配列があることを見いだし，この配列をもつアナログペプチドによるアレルギー抑制の可能性を示唆した．

1.3.6 そのほかのタンパク質分解物

遺伝的疾患であるフェニルケトン尿症の対策としては，乳幼児期にフェニルアラニンの摂取を制限することが重要である．Maedaら[53]は，乳タンパク質であるβ-ラクトグロブリンをまずペプ

シンで処理してペプチド分解物とし，得られたペプチド中のC末端にフェニルアラニンが存在するケースが多いことを利用して，つぎにC末端フェニルアラニンをカルボキシペプチダーゼのような酵素で切断・除去した．こうして調製されたペプチド混合物では，フェニルアラニン濃度が数分の1に減少しており，フェニルケトン尿症患者用の調製粉乳の有用な素材となることが見いだされた[54]．

このように，タンパク質の分解は，さまざまな生理活性ペプチドを生成する目的のみならず，多様な用途のタンパク質食品を製造するための基盤技術として重要である． （清水　誠）

参 考 文 献

1) 西村敏英：化学と生物，**39**，177-183，2001．
2) Shimizu, M.：*BioFactors*，**21**，43-47，2004．
3) 薩　秀夫，清水　誠：臨床栄養，**100**，155-160，2002．
4) Meredis, D. and Boyd, C. A. R.：*J. Membrane Biol.*，**145**，1-12，1995．
5) Shimada, T.：*J. Physiol.*，**392**，113-129，1987
6) Daniel, H.：*Annu. Rev. Physiol.*，**66**，361-384，2004．
7) 月田承一郎，古瀬幹夫：生化学，**72**，155-162，2000．
8) 清水　誠ほか：蛋白質核酸酵素，**44**，874-880，1999．
9) Turner, J. R.：*Adv. Drug Deliv. Rev.*，**41**，265-281，2000．
10) Madara, J. L. and Carlson, S.：*J. Clin. Invest.*，**87**，454-462，1991．
11) Satake, M., et al.：*Biosci. Biotechnol. Biochem.*，**66**，378-384，2002．
12) Pauletti, G. M., et al.：*Pharm. Res.*，**14**，164-168，1997．
13) Pappennheimer, J. R., et al.：*Proc. Natl. Acad. Sci. USA*，**91**，1942-1945，1994．
14) 小久保貞之，田村吉隆：乳業技術，**54**，13-26，2004．
15) Meisel, H.：*Int. Dairy J.*，**8**，363-373，1998．
16) Tome, D. and Debabbi, H.：*Int. Dairy J.*，**8**，383-392，1998．
17) Schanbacher, F. L., et al.：*Int. Dairy J.*，**8**，393-403，1998．
18) Pihlant-Leppala, A.：*Trend. Food Sci. Technol.*，**11**，347-356，2001．
19) Korhonen, H. and Pihlant, A.：*Int. Dairy J.*，**16**，in press．
20) Anton, M., et al.：*Food Chem.*，**83**，175-183，2003．
21) Shimizu, M., et al.：*J. Food Sci.*，**53**，1360-1366，1988．
22) Shimizu, M., et al.：*Biosci. Biotechnol. Biochem.*，**56**，270-274，1992．
23) Yokoyama, K., et al.：*Biosci. Biotechnol. Biochem.*，**56**，1541-1545，1992．
24) Courts, A.：Applied Protein Chemistry（Grant, R. A. ed.），pp. 1-29，Applied Science Pub., 1980．
25) Foegeding, E. A. and Larick, D. K.：*Meat Sci.*，**18**，201-214，1986
26) Iwai, K., et al.：*J. Agric. Food Chem.*，**53**，6351-6536，2005．
27) Wu, J., et al.：*J. Bone Miner. Metab.*，**22**，547-553，2004．
28) Ranken, M. D.：Applied Protein Chemsitry（Grant, R. A. ed.），pp. 169-180，Applied Science Pub., 1980．
29) Mandal, P. K., et al.：*J Food Sci. Tehcnol.*，**36**，91-105，1999．
30) Kagawa, K., et al.：*Life Sci.*，**58**，1745-1755，1996．
31) 高松清治：食品と開発，**40**，12-15，2005．
32) Gatchalian-Yee, M., et al.：*J Nutr. Sci. Vitaminol.*，**40**，499-504，1995．
33) Nagaoka, S., et al.：*J. Nutr.*，**129**，1725-1730，1999．
34) Lovati, M.：*J. Nutr.*，**130**，2543-2549，2000．
35) Day, L., et al.：*Trend. Food Sci. Technol.*，**17**，82-90，2006．
36) Tanabe, S., et al.：*J. Food Biochem.*，**16**，235-248，1993．
37) Nimmagudda, R.：*FOOD Style 21*，**6**，62-68，2002．
38) 小川　正：食の科学，**321**，20-29，2004．
39) Tsuji, H., et al.：*Nutr. Res.*，**21**，925-934，2001．
40) Shibasaki, M., et al.：*J. Allergy Clin. Immunol.*，**64**，259-265，1979．
41) Matsuda, T., et al.：*Agric. Biol. Chem.*，**52**，1465-1470，1988．
42) Watanabe, M., et al.：*J. Food Sci.*，**55**，781-783，1990．
43) Watanabe, M.：*Trend. Food Sci. Technol.*，**4**，125-128，1993．
44) Tanabe, S., et al.：*Biochem. Biophys. Res. Commun.*，**219**，290-293，1996．
45) Tanabe, S. and Watanabe, M.：*Food Sci. Technol. Res.*，**5**，317-322，1999．
46) Mizumachi, K. and Kurisaki, J.：Nutraceutical Proteins and Peptides in Health and Disease（Mine, Y. and Shahidi, F. ed,），pp. 431-444，CRC Taylor & Francis, 2006．
47) Siemensma, A. D., et al.：*Trend. Food Sci. Technol.*，**4**，16-21，1993．
48) Hachimura, S., et al.：*Biosci. Biotechnol. Biochem.*，**57**，1674-1677，1993．

49) Pacquet, R., et al.: *J. Allergy Clin. Immunol.*, **105**, 514-521, 2000.
50) Hoyne, G. f., et al.: *Immunology*, **83**, 190-195, 1994.
51) Rupa, P. and Mine, Y.: Nutraceutical Proteins and Peptides in Health and Disease (Mine, Y. and Shahidi, F. ed.), pp. 445-459, CRC Taylor & Francis, 2006.
52) Tanabe, S., et al.: *Mol. Immunol.*, **41**, 885-890, 2004.
53) Maeda, A., et al.: *Agric. Biol. Chem.*, **51**, 1501-1507, 1987.
54) Arai, S., et al.: *Agric. Biol. Chem.*, **52**, 287-288, 1988.

1.4 生理活性ペプチド

体内には多数の生理活性ペプチドが存在し、ホルモンや神経伝達物質として作用している。これら内因性生理活性ペプチドはすべて、特定の前駆体タンパク質の酵素分解によって生成する。食品タンパク質のように、従来は生理活性ペプチドの前駆体とは見なされていなかったタンパク質の酵素消化によって派生するオリゴペプチドの中にも、生理活性を示すものがあることが判明している。このような最初の例は、カゼインペプトンから単離されたオピオイドペプチド β-casomorphin であるが、その後、乳タンパク質をはじめとする動物タンパク質のみならず、植物タンパク質の酵素消化物からも多様な生理活性ペプチドが単離されている[1)~6)]。それらが作用する、標的ごとに分類すると、①レセプターリガンド、②酵素阻害ペプチド、③腸管吸収調節ペプチド、④抗菌ペプチド、および⑤抗酸化ペプチド、となる。

内因性生理活性ペプチドの多くは、強力な活性を有するにもかかわらず、経口投与では無効である。一方、食品タンパク質由来の生理活性ペプチドは、一般的に比活性は弱いにもかかわらず、分子量が比較的小さいことや、ペプチダーゼ抵抗性をもつものがあるなどの理由から、経口投与で有効な場合があり、各種生活習慣病に対する予防機能が期待されている。食品タンパク質由来の生理活性ペプチドの中には、*in vivo* での効果がいまだ確認できていないものもあるが、このようなものも含めて、以下では、生理作用の多様性について記述する。

1.4.1 オピオイドペプチド

a. β-casomorphin

体内にはモルヒネ様の鎮痛作用を示す約20種類のオピオイドペプチドが存在する。これらはすべてN末端にYGGFM/Lというエンケファリン配列を有し、プロオピオメラノコルチン、プロエンケファリン、およびプロダイノルフィンという3種類の前駆体タンパク質から派生することが知られている[7)]。これら内因性オピオイドペプチドは一般的にペプチダーゼ抵抗性が小さい。Brantlら[1)]は血液中にプロナーゼ抵抗性のオピオイド活性を認め、これが食品由来であるという仮説にもとづいて、市販カゼインペプトンからオピオイドを単離した。その構造YPFPGPIは牛乳 β-カゼインの第60~66残基に相当することから β-casomorphin-7 と命名した。β-casomorphin-7のプロナーゼ処理により派生するYPFPG（β-casomorphin-5）はさらに強力なオピオイド活性を示す[8)]。オピオイドレセプターには μ-、δ- および κ-レセプターという3種類のタイプが存在するが、β-casomorphin類は内因性オピオイドペプチドと異なり、モルヒネと共通の μ-レセプターに対して選択性を示すペプチドとして注目された。とくに、β-casomorphin-4 amide（YPFP-NH$_2$: morphiceptin）は当初、合成によって得られ、その後、カゼイン投与動物の消化管中にも存在が確認されたペプチドであるが、μ 選択性が高い代表的なオピオイドとして用いられている[9), 10)]。なお今日では、血液中に存在する、プロナーゼ抵抗性のオピオイド活性は β-casomorphin ではなく、ヘモグロビン β 鎖から派生する hemorphin-4（YPWT）に由来すると考えられている[2)]。β-casomorphin および hemorphin には、内因性オピオイドペプチドの Tyr-Gly-Gly-Phe の代わりに、Tyr-Pro-芳香族アミノ酸残基、という共通構造がみられるが、Pro を含むこの構造がペプチダーゼ抵抗性を賦与している。なお、この共通構造は、化学合成ランダムライブラリー

表 1.4.1　各種タンパク質から派生するオピオイドペプチド

構造　（名称）	起　源
Tyr-Pro-芳香族アミノ酸型	
YPFPGPI（β-casomorphin-7）	β-カゼイン
YPFPG（β-casomorphin-5）	β-カゼイン
YPFVEPI（ヒトβ-casomorphin-7）	ヒトβ-カゼイン
YPFV（ヒトβ-casomorphin-4）	ヒトβ-カゼイン
YPFVVN（soymorphin-6）	ダイズβ-コングリシニンβ
YPFT（cytochrophin-4）	シトクロム b
YPWT（hemorphin-4）	ヘモグロビンβ鎖
Tyr-Pro-非芳香族アミノ酸型	
GYYPT（gluten exorphin A 5）	高分子グルテニン
YPISL（gluten exorphin C）	グルテン
YPLGQ（gluten exorphin D）	グリアジン
YPLDLF（rubiscolin-6）	Rubisco large subunit
YPVEPF（neocasomorphin）	β-カゼイン
Tyr-X_1-X_2-芳香族アミノ酸型	
RYLGYLD（α-casein exorphin）	$α_{s1}$-カゼイン
YGGWL（gluten exorphin B 5）	グルテン
YGLF-NH_2（α-lactorphin）	α-ラクトアルブミン
YLLF-NH_2（β-lactorphin）	β-ラクトグロブリン
YPSF-NH_2（ヒト casorphin）	ヒトβ-カゼイン
YVPFP（ヒト$α_{s1}$-casomorphin）	ヒト$α_{s1}$-カゼイン
Tyr-Gly/Ser-芳香族アミノ酸型	
YGFQNA（serorphin）	血清アルブミン
YGFLP（ヒトβ-casein（41-44））	ヒトβ-カゼイン
YGFGG（historphin）	ヒストン H 4
YGFIL（valentorphin）	カルボキシペプチダーゼ A，B
YSFGG（kapporphin）	IgG κ 鎖

から得られ，脳内にも存在するとされているμレセプター選択的なオピオイドペプチド，endomorphin-1（YPWF-NH_2），および endomorphin-2（YPFF-NH_2）中にも存在する[11]．

β-casomorphin-7 が市販のカゼインペプトンから単離されたにもかかわらず，牛乳β-カゼインから実際にβ-casomorphin-7 を生成させるための酵素的条件は長らく不明であった．われわれは，牛乳β-カゼイン遺伝変異体のうち，第 67 番目の残基が His となっている A^1，B，および C 型という，マイナーな遺伝変異体からのみ，膵臓エラスターゼ，およびロイシンアミノペプチダーゼの作用によってβ-casomorphin-7 が生成することを証明した[12]．第 67 番目の残基が Pro となっている，β-カゼインの主要な遺伝変異体である A^2，および A^3 型からは，オピオイド活性が弱いβ-casomorphin-9，およびβ-casomorphin-11 が生成するが，β-casomorphin-7 は生成しない[12]．

β-casomorphin 類の生理的意義については，幼動物の睡眠を促進するなど，種々の仮説が提出されてきたが，真の意義はいまだ不明である．β-casomorphin 類は neuro 2 a 細胞において神経突起の伸長を促進することが見いだされている[13),14)]．なお，人乳β-カゼイン中には，YPFVEPI という[15),16)]，類似の配列が存在するが，そのオピオイド活性は牛乳β-casomorphin-7 より小さい．また，ラットβ-カゼイン中には該当配列は存在しない．

b.　α-casein exorphin

β-casomorphin が報告されたのと同じ 1979 年，Zioudrou らは小麦グルテン，およびカゼイ

んなど，種々の食品タンパク質の酵素消化物がオピオイド活性を有することを見いだし，これら外因性オピオイドを，exorphin と呼ぶことを提唱した[17]．その後，彼らは α_{s1}-カゼイン由来の RYLGYLE，RYLGYL，および YLGYLE がマウス輸精管標本においてオピオイド活性を示すことを見いだし，これらを α-casein exorphin と命名した[18]．これらのオピオイド活性は，いずれも小さいが，中では RYLGYLE がもっとも強く，δ レセプター選択的である．

Miclo らは牛乳 α_{s1}-カゼインからトリプシン消化物によって派生する 10 残基のペプチド，YLGYLEQLLR が $GABA_A$ レセプターのベンゾジアゼピン部位に対して，diazepam の約 1/10000 の親和性を有し，マウスへの経口投与の際に抗不安作用を示すことから α-casozepin と命名した[19]．本ペプチドには，diazepam binding inhibitor（DBI）とのホモロジーが認められる．本ペプチドの N 末端には α-casein exorphin 配列が存在する．

c. gluten exorphin

gluten exorphin の構造は，われわれが 5 種類のオピオイドペプチドを小麦グルテン消化物から単離・構造決定するまで 10 年以上，不明であった．われわれは小麦グルテンのペプシン・サーモリシン消化物から 5 種類のオピオイドペプチド（GYYPT，GYYP，YGGWL，YGGW，および YPISL）を単離し，それぞれを gluten exorphin-A 5，-A 4，-B 5，-B 4，および-C と命名した[5),6)]．同じペプチドはペプシンおよび膵臓エラスターゼ消化によっても生成することも判明している[20]．これらはいずれも，δ レセプター選択性を示す点で β-casomorphin 類と異なっている．これらの中で gluten exorphin-B 5 は［Leu］enkephalin の Phe が Trp に置換された構造に相当し（[Trp^5][Leu] enkephalin），マウス輸精管のアッセイ系において，これらペプチドの中でもっとも強力なオピオイド活性を示すが，enkephalin 類似構造のため，in vivo での持続性はあまり期待できない．gluten exorphin-B 5 は 3 mg/kg の腹腔内投与 20 分後に血中プロラクチンレベルを有意に上昇させることが報告されている[21]．

一方，gluten exorphin-A 5 および-C では，β-casomorphin および hemorphin とは異なり，Tyr-Pro-非芳香族アミノ酸残基という構造がみられ，オピオイド活性の発現には，第 3 残基は必ずしも芳香族アミノ酸である必要はないことが判明した．この，Tyr-Pro-非芳香族アミノ酸残基，という構造はペプチダーゼ類に対する抵抗性が高い．たとえば，ペプチダーゼ感受性の前記 gluten exorphin-B 5 の場合，経口投与により食後のインスリンレベルを一過性に上昇させるには 300 mg/kg という高用量が必要であったが，gluten exorphin-A 5 の場合はその 1/10 の用量に相当する 30 mg/kg で同様な作用がみられた[22]．

興味深いことに，gluten exorphin-A 5 は鎮痛作用は弱いが，300 mg/kg の経口投与により，学習促進作用を示し，また，同用量で抗不安作用を示す傾向がみられた[23]．

d. rubiscolin

Ribulose bisphosphate carboxylase/oxygenase（Rubisco）は，光合成の際の炭酸固定に関与する酵素であり，緑葉タンパク質の 1/3～1/2 を占めることから，地球上でもっとも豊富に存在するタンパク質といわれている．Rubisco は，また植物タンパク質としては例外的に良好な必須アミノ酸組成を有しており，食糧タンパク資源として優れている．ホウレンソウ Rubisco large サブユニット由来の YPLDLF および YPLDL はマウス輸精管標本のオピオイドアッセイ系で活性を示すことから，δ レセプター選択的なオピオイドであることがわかった．それぞれを rubiscolin-6 および-5 と命名した[24]．Rubisco large サブユニットの 1 次構造は種間でホモロジーが高く，本配列はすべての高等植物の Rubisco large サブユニット中に存在する[25]．Rubiscolin もまた，Tyr-Pro-非芳香族アミノ酸残基，という構造をもつオピオイドペプチドに分類される．rubiscolin-6 はマウスに対して，100 mg/kg 経口投与の際に学習促進，および抗不安作用，300 mg/kg で鎮

痛作用を示した[26]．なお，δ オピオイドである rubiscolin-6 による鎮痛作用には，μ オピオイドの場合のような耐性形成がみられない．

e. soymorphin

ダイズ β-conglycinin β サブユニット中にはヒト β-casomorphin-4 に相当する YPFV という配列が存在する．そこで，酵素消化条件を検討したところ，ペプシンおよび膵臓エラスターゼの作用により，YPFVVN が派生することが判明した．本ペプチドを soymorphin-6 と命名した[27]．本ペプチドは，β-casomorphin 同様，μ レセプター選択性を示した．soymorphin-6 はマウスへの 10 mg/kg の経口投与により抗不安作用を示すが，その作用機構は δ オピオイドである rubiscolin-6 とは異なる．なお，膵臓エラスターゼ，およびロイシンアミノペプチダーゼによる消化では，YPFVV (soymorphin-5)，および YPFV (soymorphin-4, または human β-casomorphin-4) が派生することも判明している．

f. neocasomorphin

牛乳 β-カゼインのペプシン-キモトリプシン消化物から，モルモット回腸のアッセイ系でオピオイド活性を示す YPVEPF が得られた．本ペプチドを β-neocasomorphin と命名した[12]．本ペプチドは gluten exorphin-A 5, gluten exorphin-C, および rubiscolin 同様，Tyr-Pro-非芳香族アミノ酸残基，という配列を有するが，δ レセプター選択的なこれらのペプチドとは異なり，μ レセプター選択性を示す．

g. 乳タンパク質中に存在するそのほかのオピオイド配列

人乳 β-カゼインの第 41～44 残基，および第 59～63 残基に存在する YGFLP，および YPSF-NH$_2$ を合成したところ，モルモット回腸のアッセイ系でオピオイド活性を示した (IC_{50} = 30, および 270 μM) 前者を β-casorphin と命名した[28]．

人乳 α$_{s1}$-カゼインの 1 次構造にもとづいて合成された YVPFP は κ レセプター選択性を示し，α$_{s1}$-casomorphin と命名されているが，その酵素的な生成条件は不明である[29]．本ペプチドに相当する配列は，牛乳 α$_{s1}$-カゼイン中には存在しない．なお，本ペプチドはわれわれが動脈弛緩ペプチドとして，人乳カゼイン消化物から単離した casoxin D (YVPFPPF) の N 末端 5 残基に相当する[30]（後述）．

牛乳 α-ラクトアルブミンおよび β-ラクトグロブリンのそれぞれ第 50～53 残基，および第 102～105 残基に相当する YGLF-NH$_2$ and YLLF-NH$_2$ を合成したところ，モルモット回腸のアッセイ系でオピオイド活性を示した (IC_{50} = 50 および 160 μM)．そこでこれらを，α-lactorphin および β-lactorphin と命名した[28]．モルモット回腸での α-lactorphin 活性はオピオイドアンタゴニストである naloxone によりブロックされたが，β-lactorphin のそれはブロックされなかった．非アミド型の α-lactorphin は α-ラクトアルブミンのペプシン消化によって生成する．

h. そのほかの各種タンパク質から派生するオピオイドペプチド

ウシ血清アルブミンのペプシン消化によって派生する YGFGNA は，マウス輸精管およびモルモット回腸のアッセイ系でオピオイド活性を示した (IC_{50} = 8.5 μM, および 230 μM)．マウス輸精管での活性のほうが強いため，本ペプチドも δ レセプター選択的であることがわかった．本ペプチドを serorphin と命名した[31]．

serorphin 同様，YGF 配列を含むオピオイドペプチドとしては，histone H 4 中に存在する YGFGG，および carboxypeptidases A および B に存在する YGFIL が合成され，それぞれ，historphin，および valentorphin と命名された[32]．マウス輸精管アッセイ系において，historphin は IC_{50} = 2.5 μM オピオイド活性を示した．類似のオピオイドペプチドとしては，免疫グロブリン κ-鎖に存在する YSFGG が合成され，kapporphin と命名されている[33]．

1.4.2 回腸収縮ペプチド

モルモット回腸摘出標本によるアッセイ系を用

いてオピオイドペプチドをスクリーニングする過程で，われわれは各種タンパク質消化物には，オピオイドとは逆に，回腸を収縮させる活性を示すペプチドが存在することを見いだした．回腸にはオピオイドレセプター以外に，種々のレセプターが存在し，それらは収縮反応とカップルしているため，多様な生理活性ペプチドの鋭敏な検出系として優れているのである．

a. β-lactotensin

β-ラクトグロブリンのキモトリプシン消化物から得られた回腸収縮ペプチドはHIRLという構造の，第146〜149残基に相当するペプチドであり，β-lactotensinと命名した[34]．本ペプチドは，13残基の内因性ペプチドneurotensinとのホモロジーがわずかしかないにもかかわらず，共通のレセプターに対して弱い親和性を示した．neurotensinには少なくとも，2種類のレセプターサブタイプ（NT_1およびNT_2）が存在し，回腸収縮活性はNT_1レセプターを介している．neurotensinはNT_2レセプターよりもNT_1レセプターに対して，約50倍選択的に結合するのに対して，β-lactotensinは逆に，NT_2レセプターに対して50倍の選択性を示した．すなわち，β-lactotensinはNT_2レセプターに選択的な最初の天然リガンドであることがわかった．本ペプチドは，中枢作用としては，耐性形成のない非オピオイド性の鎮痛作用，および学習促進作用を示した[35]．また，末梢作用としては，胆汁酸分泌促進作用，およびコレステロール低下作用を示した[36),37]．

b. 補体C3aアゴニストペプチド

κ-カゼインのトリプシン消化物から抗オピオイドペプチドとして単離したcasoxin C（YIPIQYVLSR）は第25〜34残基に由来するペプチドである[38]．casoxin Cは，オピオイドレセプターに対する弱い親和性を示すことから，当初，オピオイドアンタゴニストであると予測されたが，その抗オピオイド作用は，オピオイドレセプター上での拮抗ではなく，下流の情報伝達経路上でのクロストークによるものであることがわか

った．すなわち，casoxin Cは補体C3aレセプターと結合し，ヒスタミン，アセチルコリンおよびプロスタグランジンE_2などを放出することによって，回腸収縮作用を示すが，その際放出されるアセチルコリンが，μオピオイドによるアセチルコリン放出抑制と拮抗し，その鎮痛作用を抑制するものと考えられる[39]．補体C3aは，補体系活性化の際，補体C3（Mw.19万）のN末端から派生する，77残基からなるペプチドである[40]．補体C3aは回腸収縮作用以外に，種々の免疫促進作用を示すペプチドであるが，そのC末端に存在する，疎水性アミノ酸残基-X_1-Leu-X_2-Argという配列がC3a活性の発現に必須であることが知られている．casoxin CのC末端はこの条件を満たすことから，C3aレセプターアゴニストとして作用し，回腸収縮および抗鎮痛作用以外にファゴサイトシス促進作用および抗健忘作用を示すことを見いだしている[41]．タンパク質から派生するほかのC3aアゴニストとしては，コメアルブミン由来のoryzatensin（GYPMYPLPR）[42),43)]，血清アルブミン由来のalbutensin A（ウシ：ALKAWSVAR，ブタ：AFKAWSLAR．ヒト：AFKAWAVAR）[4]などを見いだしている．

c. 補体C5aアゴニストペプチド

補体C5aは補体C5から派生する74残基のペプチドであり，補体C3a同様，回腸収縮，免疫促進などの活性を示すが，その作用はC3aよりはるかに強い．ヒトラクトフェリンのトリプシン消化物から，回腸収縮ペプチドとして単離したFKDCHLARは補体C5aのC末端配列KDMGLGRとホモロジーがあり，C5aアゴニストであることが判明した[44]．なお，C5aアゴニスト活性には，C3aアゴニスト活性の発現に必要な条件に加えて，C末端から7番目に塩基性アミノ酸残基が存在することが必要である．

1.4.3 記憶増強ペプチド

神経系に作用する食品タンパク質由来ペプチドの中では，δオピオイドであるgluten exorphin A5[23)]，およびrubiscolin-6[26)]，NT_2アゴニストで

ある β-lactotensin が経口投与の際に学習促進作用を示す．一方，μ オピオイドである β-casomorphin 5[45]，および補体 C 3 a[41] は脳室内投与の際に，スコポラミン投与，または脳虚血処置によって誘発される記憶の低下を抑制するという抗健忘作用が認められる．

1.4.4 アンジオテンシン変換酵素阻害ペプチド

アンジオテンシン変換酵素（ACE）は，ジペプチジルカルボキシペプチダーゼであり，動脈収縮・昇圧作用をもたないアンジオテンシン I （DRVYIHPFHL）の C 末端からジペプチド（HL）を遊離させることによって，昇圧作用をもつアンジオテンシン II を生成する．同じ酵素であるキニナーゼ II が動脈拡張・血圧降下作用を有するブラジキニン（RPPGFSPFR）の分解にも関与する[46]．したがって，本酵素の阻害物質は血圧降下作用を示す．蛇毒由来のキニナーゼ II 阻害ペプチドをもとにして設計された captopril のように，多くの ACE 阻害物質が血圧降下薬として用いられている[47]．タンパク質由来の ACE 阻害ペプチドの最初の例としては，ゼラチンの微生物コラゲナーゼ消化物からの報告がある[48]．丸山らは微生物培養液から ACE 阻害物質を探索する過程で単離した 3 種類のペプチド（FFVAPFPEVFGK, TTMPWL, AVPYPQR）は，いずれも培地として添加されたカゼインペプトンに由来する物質であり，実際に牛乳カゼインのトリプシン消化によって同じペプチドが派生する[4],[49]．これらのうち，FFVAPFPEVFGK および TTMPWL は $α_{s1}$-カゼインに由来する ACE 阻害ペプチドであるが，AVPYPQR は β-カゼインに由来する ACE 基質ペプチドである．カゼイン以外にも種々の動物性および植物性食品タンパク質の酵素消化物から ACE 阻害ペプチドが単離されている[50]～[56]．程度の差はあるが，ほとんどすべてのタンパク質の酵素消化物は，見かけ上の ACE 阻害活性を示すといって過言でない．これは，ACE はかなり基質特異性が広い酵素であるため，タンパク質の消化物中には ACE の基質になるペプチドが存在するからである．一般的に，阻害物質のみならず，酵素基質も共存するほかの基質と拮抗し，見かけ上の酵素阻害活性を示すが，その阻害は一時的なものであり，基質が消費されるとともに消失する．したがって，持続的な酵素阻害作用が必要な in vivo の血圧降下系では，ACE 基質ペプチドは無効である．このことが，タンパク質消化物の見かけ上の ACE 阻害活性は必ずしも，血圧降下作用とは相関しないことの原因の 1 つになっている[57],[58]．ACE 阻害活性の測定前に数時間 ACE プレインキュベーションを行うことによって，あるペプチドが，真の ACE 阻害ペプチドであるか，または ACE 基質ペプチドであるかを見分けることができる．真の ACE 阻害物質の場合，プレインキュベーションのあるなしにかかわらず，その IC_{50} 値は不変であるが，ACE 基質ペプチドの場合は，プレインキュベーションにより変化する．ACE とのプレインキュベーション前後の HPLC パターンを比較することによっても，真の ACE 阻害物質と基質を見分けることができる．これまでに報告されている，食品タンパク質由来のいくつかの ACE 阻害ペプチドについて検討したところ，ジペプチドのすべて，およびトリペプチド多くは真の ACE 阻害物質であった．一方，4 残基以上のペプチドの場合，かなりのものは ACE 基質であり，ACE の作用によって，C 末端からジペプチドを遊離しつつ，最終的にジペプチドまたはトリペプチドにまで分解される．このような ACE 基質でも，分解によって派生したペプチドが強力な ACE 阻害活性を有する場合には，血圧降下作用がみられることがわかった．このような，ペプチドをプロドラッグ型の ACE 阻害ペプチドと呼ぶ[57],[58]．消化管プロテアーゼなど，ACE 以外の酵素によって体内で真の阻害ペプチドに変換されるペプチドもプロドラッグ型ペプチドに分類される．一般的に，ACE 阻害をもつジペプチドおよびトリペプチドの血圧降下作用は持続時間が短いが（2～4 時間），プロドラッグ型 ACE 阻害ペプチドは持続時間が長い傾向がある（4～8 時間）．これは，腸管吸収速度が

遅いことや，活性型ペプチドへの変換に時間を要するためと考えられる．以上の結果は，タンパク質の消化によって派生するACE阻害ペプチドの血圧降下作用は，in vitroでの酵素阻害活性からだけでは予測できず，in vivoにおけるペプチドの動態（消化，および吸収）によって左右されることを意味している．

食品タンパク質由来のACE阻害ペプチドを有効成分とする数種類の特定保健用食品が認可されている．血圧降下作用を示す物質がACE酵素阻害活性を示した場合には，その原因をただちにACE阻害に帰属しがちである．しかしながら，食品中にはACE阻害以外の機構によって，血圧降下作用を示す物質が存在し得る．薬理学的には，ある物質がアンジオテンシンIによる動脈収縮または血圧上昇作用を抑制するが，アンジオテンシンIIによる動脈収縮または血圧上昇作用を抑制しない場合にのみ，それらをACE酵素阻害による血圧降下作用であると判定できる．

なお，酸乳由来のACE阻害ペプチドが，SHRに対する0.3 mg/kgの単回投与で血圧降下作用を示したという報告があり，再現性がないことから，研究者間で混乱をきたしている．これは，ACE阻害活性がカプトプリルの数百分の1に過ぎないペプチドが，カプトプリルより強い血圧降下作用を示すというものであるが，われわれを含む複数の研究室の追試では，当該ペプチドにそのような低用量での血圧降下作用は確認できなかった．血圧降下作用は種々の因子の影響を受けやすいので，効果の再現性を確認することが重要である．

―メモ― 食品タンパク質由来のACE阻害ペプチドの中には，casokininやlactokininなど，-kininという名称が与えられているものがあるが[59]，kininの本来の定義はbradykininやtachykininのように，それ自身が血管系に作用する物質を指すものであり，それ自身は血管系に対する直接作用はもたず，ACE阻害作用によってbradykininの作用を増強するペプチドをkininと呼ぶのは誤りである．

1.4.5 動脈弛緩ペプチド

体内には，アンジオテンシン，およびブラジキニンのように，動脈に対して収縮，または弛緩作用を示すペプチドが存在し，血圧の調節に関与している．腸間膜動脈のような細い動脈は抵抗性血管と呼ばれ，その収縮，または弛緩によって，血圧は大きく変動する．

実験の簡便さゆえにしばしば用いられるが，腹部大動脈のような太い動脈の収縮・弛緩は血圧にはほとんど影響しない．タンパク質から派生するペプチドの中には，腸間膜動脈に対して弛緩作用を示すものがある．

a. ovokinin

卵白アルブミンのペプシン消化物は，イヌ腸間膜動脈に対して弛緩活性を示した．活性成分は第358～365残基由来のFRADHPFLでありovokininと命名した．ovokininはブラジキニンレセプターサブタイプの1つB_1レセプターに対して親和性を示し，その動脈弛緩作用はブラジキニンB_1レセプターアンタゴニストであるDes-Arg^9-[Leu^8]-bradykininによりブロックされることから，B_1レセプターを介したものであることがわかった[60]．ovokininの動脈弛緩作用はまた，シクロオキシゲナーゼ阻害剤であるインドメタシンによってブロックされることから，内皮細胞由来のプロスタグランジンが弛緩作用を仲介していると考えられる．ovokininは自然発症高血圧ラット（SHR）に対して，卵黄エマルションとして20 mg/kgの用量で経口投与することにより，血圧降下作用を示した[61]．

一方，卵白アルブミンのキモトリプシン消化物からは，SHRの腸間膜動脈に対して弛緩活性を示すRADHPFが得られた[62]．本ペプチドの構造は，ovokininのN末端およびC末端から1残基ずつ短縮したovokinin（2-7）に相当する．ovokinin（2-7）はブラジキニンB_1，およびB_2レセプターのいずれに対しても親和性をもたず，その弛緩作用はB_1，およびB_2アンタゴニストのいずれによってもブロックされなかったことから，レセプターは不明である．しかしながら，そ

の弛緩作用は一酸化窒素（NO）合成酵素阻害剤 N^G-nitro-L-arginine methyl ester hydrochloride（L-NAME）によって阻害されることから，下流で内皮細胞由来のNOを介することが判明した．ovokinin（2-7）は 10 mg/kg の卵黄エマルションとしての経口投与により，SHR に対する血圧降下作用を示した[62]．なお，ovokinin（2-7）静脈内投与の際の血圧降下作用はブラジキニン B_2 レセプターアンタゴニストである HOE 140 によってブロックされるという報告があるが[63]，ovokinin（2-7）は B_2 レセプター対する親和性を示さず，また，その動脈弛緩活性は HOE 140 によってブロックされないことから，その作用はブラジキニン作用の増強または放出促進によるのであろう．

b. casoxin D

人乳カゼインのペプシン消化物から回腸収縮ペプチドとして単離した YVPFPPF（casoxin D）は人乳 $α_{s1}$-カゼインに由来するペプチドであり，ovokinin 同様，ブラジキニン B_1 レセプターに対して親和性を示し，イヌ腸間膜動脈に対しては弛緩作用を示す．その作用は B_1 アンタゴニストである Des-Arg^9-[Leu^8]-bradykinin によりブロックされることから，B_1 レセプターを介したものである[30]．

c. RIY

ナタネタンパク質の subtilisin 消化物から ACE 阻害ペプチドとして得られた RIY は napin に由来するペプチドである．RIY は SHR から摘出した腸間膜動脈に対して弛緩作用を示した[55],[64]．本ペプチドの動脈弛緩作用はコレシストキニン CCK_1 レセプターアンタゴニストである lorglumide によってブロックされたが，RIY 自身は CCK_1 レセプターに対する親和性は示さないことから，何らかのレセプターを介してコレシストキニンの放出を促進することにより，動脈弛緩作用を示すと考えられる．なお，食品タンパク質由来の ACE 阻害ペプチドの血圧降下作用は，通常，25 週齢以降の SHR では低下する傾向がみられるが，RIY は 30 週齢でも 20 週齢とほぼ同等の血圧降下作用を示した[55]．本ペプチドのように，動脈弛緩活性と ACE 阻害活性を併せもつペプチドは，30 週齢以降の SHR に対しても血圧降下を示す傾向がある．

d. MRW

MRW はホウレンソウ Rubisco のペプシン・パンクレアチン消化物から得られたプロドラッグ型 ACE 阻害ペプチド MRWRD から ACE 自身の作用によって派生する ACE 阻害ペプチドであり，動脈弛緩活性，および抗酸化活性（DPPH ラジカル消去能）を併せもつことが判明している[56]．本ペプチドの動脈弛緩活性はインドメタシンで阻害されることから，プロスタグランジン類の関与が示唆される．本ペプチドも高齢 SHR に対して血圧降下作用を示した．

1.4.6 摂食調節ペプチド

原らは，ダイズ $β$-conglycinin のペプシン消化物が血中コレシストキニンレベルを高めることによって，摂食抑制作用を示すことを見いだした[65]．また，$β$-conglycinin $β$ サブユニットの第 51～63 残基に相当する Arg 残基に富んだモデルペプチドを合成し，このペプチドがコレシストキニンの分泌を促進することによって，摂食抑制作用を示すことを見いだした[66]．

われわれは，ナタネタンパク質の subtilisin 消化物から ACE 阻害ペプチドとして単離した RIY が 100 mg/kg の経口投与で摂食抑制作用を示すことを見いだした[67]．その作用は，コレシストキニン CCK_1 レセプターアンタゴニストである lorglumide によってブロックされた．しかしながら，RIY は CCK_1 および CCK_2 レセプターに対しては親和性を示さないことから，コレシストキニンの放出を促進することによって摂食抑制作用を示すと考えられる．

われわれはヒト血清アルブミンから派生する補体 C3a アゴニストである albutensin A（AFK-AWAVAR）が脳室内投与の際に摂食抑制作用を示すことを見いだすとともに，補体 C3a そのものが，同様な摂食抑制作用を有することをはじめ

1.4.7 免疫調節ペプチド
a. ファゴサイトシス促進ペプチド
（1） 乳タンパク質由来のマクロファージ活性化ペプチド

Jolles らはマクロファージによる異物の貪食（ファゴサイトシス）を促進するペプチドとして，牛乳 β-カゼイン由来の LLY, PGPIPN, α_{s1}-カゼイン由来の TTMPLW, 人乳 β-カゼイン由来の VEPIPY, GFL および未知人乳カゼイン由来の GLF を報告した[69〜71]．われわれは，これらのうち，GLF は実際は α-ラクトアルブミンから派生することを見いだしている．これらペプチドの作用を仲介するレセプターはいまだ明らかでない．

（2） 補体 C3a，および C5a アゴニストペプチド

回腸収縮ペプチドとして単離された，前述の補体 C3a アゴニスト casoxin C[39], oryzatensin[42], および albutensin A[41]はいずれも好中球によるファゴサイトシスを促進することがわかった．また，ヒトラクトフェリンのトリプシン消化物から，回腸収縮活性を指標にして単離された補体 C5a アゴニストペプチド FKDCHLAR は 10^{-5} M 以上の濃度でファゴサイトシス促進活性を示した[44]．

（3） 卵白アルブミン由来のファゴサイトシス促進ペプチド

手塚らは卵白アルブミンのペプシン消化によって派生する VNVHSSLR，また，キモトリプシン消化によって派生する RGGLEPINF がファゴサイトシス促進作用を示すことを見いだした[72]．

（4） 大豆タンパク質由来のファゴサイトシス促進ペプチド

免疫グロブリンGから派生する tuftsin (TKPR) および rigin (GRPR) が，マクロファージおよび好中球によるファゴサイトシスを促進することが知られている[73],[74]．大豆グリシニンA1aサブユニット中に存在する類縁配列 QRPR，および HCQRPR を合成したところ，いずれもファゴサイトシス促進作用を示した[75]．後者はトリプシンの作用によって生成する．

つぎに，ヒト好中球によるファゴサイトシス促進活性を指標にして，われわれは大豆タンパク質のトリプシン消化物から MITLAIPVNKPGR という構造のペプチドを単離し soymetide-13 と命名した[76]．本ペプチドは β-conglycinin β サブユニットに由来する．N 末端のメチオニン残基はファゴサイトシス促進活性に必須であり，本ペプ

表 1.4.2 食品タンパク質由来のファゴサイトシス促進ペプチド

構　造	起　源
VEPIPY	ヒト β-カゼイン
GLF	α-ラクトアルブミン
GFL	ヒト β-カゼイン
LLY	β-カゼイン
TTMPLW	α_{s1}-カゼイン
PGPIPN	β-カゼイン
YIPIQYVLSR（casoxin C）	κ-カゼイン
Caseinomacropeptide	κ-カゼイン
ALKAWSVAR（albutensin A）	血清アルブミン
FKDCHLAR	ラクトフェリン
VNVHSSLR：OVA (77-84)	卵白アルブミン
RGGLEPINF：OVA (126-134)	卵白アルブミン
HCQRPR	ダイズグリシニンA1a
MITLAIPVNKPGR（soymeteide-13）	ダイズ β-コングリシニン α'
MIII	ダイズグリシニンA5A4

チドは細菌由来の走化性ペプチドであるformyl-Met-Leu-Phe（fMLP）と共通のレセプターを介して作用することが，アンタゴニストを用いた実験から判明した．fMLPレセプターに対するsoymetide-13の親和性はfMLPそのものの約1/15000であった．fMLPは好中球に対して，約10^{-8}Mでは走化性，約10^{-7}Mではファゴサイトシス，10^{-6}M以上では活性酸素の産生を促すことから，高用量では炎症を誘発するとされているが，soymetide-13はレセプター親和性が低いためそのような危険性が少ない．われわれがダイズを摂取して，soymetideが血中に吸収された場合には，あたかも細菌感染が低レベルで起こった場合と同じ経路で免疫系が活性化されるものと考えられる．soymetideのファゴサイトシス促進活性に最小限必要な構造はN末端4残基に相当するMITL（soymetide-4）である．*in vitro* でのファゴサイトシス促進作用ではsoymetide-4の活性はsoymetide-13より小さいが，マウスに経口投与した際のtumor necrosis factor（TNF）誘導作用では，soymetide-4はsoymetide-13より強い活性を示した．これは，分子量が小さいsoymetide-4のほうが吸収性が高いことによるものと考えられる．subtilisinおよびトリプシン消化によって，大豆グリシニンから派生するMIIIも類似の機構により，ファゴサイトシス促進活性を示すことをわれわれは最近見いだしている．

（5）そのほかの免疫調節ペプチド

後述するように，カゼインの1次構造中で，リン酸基はホスホセリン残基が局在化しているが，その部分を含むホスホペプチドが抗体産生を増強することが大谷らにより見いだされている[77]．また，乳タンパク質からは多様な免疫調節ペプチドが派生することも判明している[78]．

1.4.8 抗脱毛ペプチド

soymetide-4経口投与の際の種々の作用を検討する過程でわれわれは，抗がん剤etoposideによる授乳ラットの脱毛が300 mg/kg，6日間の投与により抑制されることを見いだした[79),80)]．fMLP

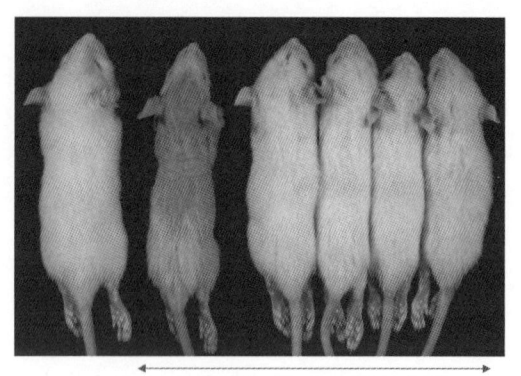

図 1.4.1　soymetide-4の脱毛抑止効果

抗がん剤による脱毛はもっとも重大な副作用の1つである．単なる美容上の問題だけでなく，女性の場合はこれが嫌で科学療法を拒否するケースがあり，医療の成功にもからんでくる問題である．この脱毛がsoymetide-4の経口投与で防がれることをわれわれは見いだした．以下の抗脱毛試験では，哺乳SDラットを用いている．11〜13日齢に制がん剤エトポシドを投与すると20日目までに脱毛が起こるが，このときにsoymetide-4を投与すると脱毛が防がれる．

Soymetide-4の経口投与8日間により，エトポシド誘発脱毛が抑えられた．左端はコンシロール2番目はエトポシド投与で脱毛が起こっていて，右の4匹は大豆ペプチドで脱毛が防がれている．

も腹腔内投与では同様な作用を示したが，経口投与では無効であった．これは，両ペプチドの腸管吸収の差を反映していると考えられる．soymetide-4はetoposide同様，毛周期依存性の脱毛を誘発する抗がん剤Ara Cによる脱毛に対しても抑制作用を示したが，毛周期非依存性の脱毛を誘発する抗がん剤シクロホスファミドによる脱毛は抑制しなかった．

ほかのファゴサイトシス促進ペプチドについても検討したところ，α-ラクトアルブミン由来のGLFも，同様の抗脱毛作用を示すことがわかった[81)]．

1.4.9 脂質調節ペプチド

a. コレステロール低下ペプチド

高コレステロール食投与の条件下では，食餌中の植物性タンパク質は動物性タンパク質よりも血

清コレステロール低下作用が大きいことがCarrollにより報告されている[82]. 大豆タンパク質はコレステロール低下作用を示すが, 菅野らは大豆タンパク質から生じた非消化性の高分子ペプチドが胆汁酸を吸着し, その再吸収を阻害することによって血清コレステロールを低下させることを見いだした[83].

長岡らはβ-ラクトグロブリンがコレステロール低下作用を有することを見いだし, その作用はトリプシンの作用により派生するIIAEK (lactostatin) のコレステロール吸収阻害作用によることを示した[84].

われわれは, 牛乳β-ラクトグロブリンのキモトリプシン消化によって派生する回腸収縮ペプチドHIRL (β-lactotensin) を100 mg/kgの用量で, 高コレステロール食給餌マウスに単回経口投与した場合, 90分後に, 血清コレステロールを有意に低下させることを見いだした[36]. また, β-lactotensinはラットにおいて, 経口投与60〜90分後に胆汁酸の分泌を促進した[37]. これらの作用は, neurotensin NT_2 レセプターを介しており, その下流でドーパミンを介することがわかった.

われわれはまた, 牛乳κ-カゼインおよび大豆グリシニンから派生するトリペプチドLSRが, 経口投与180分後に血清コレステロールを低下させることを見いだした. 本ペプチドも, 胆汁酸分泌促進作用を示す. LSR配列は多くのホルモン中に存在するが, その作用を仲介するレセプターは不明である.

b. 中性脂肪低下ペプチド

香川らは, ヘモグロビン消化物由来のVVYPが血清中性脂肪を低下させることを見いだした[85]. 本ペプチドは, 膵臓リパーゼを阻害することによって脂肪の吸収を阻害する一方, リポプロテインリパーゼ, および肝臓リパーゼを活性化することによって, 遊離脂肪酸レベルを高め, その代謝を促進する. 本ペプチドを含有するヘモグロビン消化物を有効成分とする特定保健用食品が認可されている.

1.4.10 ミネラル吸収促進ペプチド

乳中のカルシウムは, 無機カルシウム塩より腸管吸収が良好であることは古くから知られており, それには, クエン酸, 乳糖とともにカゼインが寄与するとされている. $α_{s1}$-, $α_{s2}$-, およびβ-カゼインに含まれるリン酸はホスホセリン残基が1次構造上でクラスターとして存在し, カルシウム結合部位としてカゼインミセルの形成関与している. カゼインのトリプシン消化によって, $α_{s1}$-, およびβ-カゼインから派生するホスホペプチドは, モル比で約100倍のカルシウム塩の沈殿を妨げることができ, 可溶性カルシウムの濃度を高めることによって, 結果的にカルシウムの腸管吸収を促進する[86]. 本ペプチドによるヒトでのカルシウム吸収促進作用については, 通常の条件では差は認められないが, 血液中カルシウムレベルが低い群でのみ促進作用が認められている.

側鎖に負電荷を有するグルタミン酸およびアスパラギン酸の含量が高い, ダイズ, および魚肉由来ペプチドも, *in vitro* でカルシウム塩の沈殿形成を妨げることが報告されているが, *in vivo* で実際にカルシウム吸収促進作用を示すかについては証明されていない[87].

1.4.11 抗菌ペプチド

動物体内には, 白血球のdefensinのような種々の抗菌ペプチドが存在し, 生体防御の一翼を担っている[88]. 一般的に, これら抗菌ペプチドは塩基性アミノ酸残基を含む両親媒性ヘリックス構造をもち, その表面に存在する正電荷をもった部分が標的細胞膜のリン脂質と相互作用し, 傷害を与えることによって殺菌作用を示す. このようなペプチドはまた, 腫瘍細胞に対しても傷害性を示す場合がある.

ラクトフェリンは鉄イオン (Fe^{2+}) に強い親和性を有することから, 細菌の生育に必要な鉄を奪うことによって静菌作用を示すが, そのペプシン消化によってN末端から生成するペプチドが強力な殺菌作用を有することが見いだされ, lactoferricinと命名された[89]. lactoferricinはまた,

表 1.4.3 食品タンパク質から派生する抗菌ペプチド

構造（名称）	起　源
FKCRRWQWRMKKLGAPSITCVRRAF（lactoferricin）	牛乳ラクトフェリン
RPKHPIKHQGLPQEVLNENLLRF（isracidin）	牛乳 α_{s1}-カゼイン
IKHQGLPQE	牛乳 α_{s1}-カゼイン
VLNENLLR	牛乳 α_{s1}-カゼイン
α_{s2}-casein（165-203）（casocidin-I）	牛乳 α_{s2}-カゼイン
LKKISQRYQKFALPQY：α_{s2}-casein（164-179）	牛乳 α_{s2}-カゼイン
VYQHQKAMKPWIQPKTKVIPYVRYL：α_{s2}-casein（183-207）	牛乳 α_{s2}-カゼイン
FFSDK	牛乳 κ-カゼイン
GYGGVSLPEWVCTTF ALCSEK	牛乳 α-ラクトアルブミン
VAGTWY	牛乳 β-ラクトグロブリン
AASDISLLDAQSAPLR	牛乳 β-ラクトグロブリン
IPAVFK	牛乳 β-ラクトグロブリン
VLVLDTDYK	牛乳 β-ラクトグロブリン
hen's egg lysozyme（1-38）	卵白リゾチーム
ovotransferrin（109-200）（OTAP-92）	オボトランスフェリン

抗がん作用，免疫調節作用などの多様な活性を示すことも知られている[90]．

類似のペプチドはオボトランスフェリン，卵白リゾチーム，カゼイン，α-ラクトアルブミン，および β-ラクトグロブリンなどからも派生する（表 1.4.3）．これらペプチドの多くはペプシンの作用によって派生するが，トリプシンの作用により活性を失うことから，おもに胃内で作用すると考えられる．lactoferricin については，口内炎の予防への利用が試みられている．

1.4.12　抗酸化ペプチド

種々のアミノ酸が抗酸化作用を有することが知られているが，ペプチドの中にもラジカル消去やキレート形成など，種々の作用機構によって抗酸化作用を示すものがある．疎水性が高いペプチドは脂質に対する親和性を有することから，アミノ酸より優れた抗酸化性を示す場合がある．大豆タンパク質に含まれているオリゴペプチドの抗酸化能に関しては，村本らの系統的な研究がある[91]．

魚介類や鶏肉に含まれているジペプチド，アンセリンおよびカルノシンも抗酸化作用を示す[92]．

（吉川正明）

参　考　文　献

1) Brantl, V., Teschemacher, H., Henschen, A. and Lottspeich, F.：*Hoppe Seyler's Z. Physiol. Chem.*, **360**, 1211-1216, 1979.
2) Brantl, V., Gramsch, C., Lottspeich, F., Mertz, R., Jaeger, K.H. and Herz, A.：*Eur. J. Pharmacol.*, **125**, 309-310, 1986.
3) Maruyama, S., Nakagomi, K., Tomizuka, N. and Suzuki, H.：*Agric. Biol. Chem.*, **49**, 1405-1409, 1985.
4) Takahashi, M., Moriguchi, S., Minami, T., Suganuma, H., Shiota, A., Takenaka, Y., Tani, F., Sasaki, R. and Yoshikawa, M.：*Lett. Peptide Sci.*, **5**, 29-35, 1998.
5) Fukudome, S. and Yoshikawa, M.：*FEBS Lett.*, **296**, 107-111, 1992.
6) Fukudome, S. and Yoshikawa, M.：*FEBS Lett.*, **316**, 17-19, 1993.
7) Numa, S.：The Peptides（Udenfriend, S. and Meienhofer, J. eds.）, pp.1-23, Academic Press, 1984.
8) Henschen, A., Lottspeich, F., Brantl, V. and Teschemacher, H.：*Hoppe Seyler's Z Physiol Chem.*, **360**, 1217-1224, 1979.
9) Chang, K. J., Lillian, A., Hazum, E., Cuatrecasas, P. and Chang, J. K.：*Science*, **212**, 75-77, 1981.
10) Chang, K. J., Su, Y. F., Brent. D. A. and Chang, J. K.：*J. Biol. Chem.*, **260**, 9706-9712, 1985.
11) Zadina, J.E., Hackler, L., Ge, L.J. and Kastin, A.

12) Jinsmaa, Y. and Yoshikawa, M.：*Peptides*, **20**, 957–962, 1999.
13) Yoshikawa, M., Yoshimura, T. and Chiba, H.：*Agric. Biol. Chem*., **48**, 3185–3187, 1984.
14) Brantl, V.：*Eur. J. Pharmacol.*, **106**, 213–214, 1984.
15) Sakaguchi, M., Murayama, K., Yabe, K., Satoh, M., Takeuchi, M. and Matsumura, E.：*Neuro. Sci. Lett.*, **251**, 97–100, 1998.
16) Sakaguchi, M., Murayama, K., Jinsmaa, Y., Yoshikawa, M. and Matsumura, E.：*Biosci. Biotechnol. Biochem.*, **67**, 2501–2504, 2003.
17) Zioudrou, C., Streaty, R. A. and Klee, WA.：*J. Biol.Chem*., **254**, 2446–2449, 1979.
18) Loukas, S., Varoucha, D., Zioudrou, C., Streaty, R. A. and Klee, W. A.：*Biochemistry*, **22**, 4567–4573, 1983.
19) Miclo, L., Perrin, E., Driou, A., Papadopoulos, V., Boujrad, N., Vanderesse, R., Boudier, J. F., Desor, D., Linden, G. and Gaillard, J. L.：*FASEB J.***15**, 1780–1782, 2001.
20) Fukudome, S., Jinsmaa, Y., Matsukawa, T., Sasaki, R. and Yoshikawa, M.：*FEBS Lett.*, **412**, 475–479, 1997.
21) Fanciulli, G., Dettori, A., Fenude, E., Demontis, M. P., Alberico, E., Delitala, G., Anania, V.：*Pharmacol Res*., **47**, 53–85, 2003.
22) Fukudome, S., Shimatsu, A., Suganuma, H. and Yoshikawa, M.：*Life Sci*., **57**, 729–734, 1995.
23) Takahashi, M., Fukunaga, H., Kaneto, H., Fukudome, S. and Yoshikawa, M.：*Jpn. J. Pharmacol*., **84**, 259–265, 2000.
24) Yang, S., Jinsmaa, Y., Sonoda, S., Doyama, N., Lipkowski, A. W., Kawamura, Y. and Yoshikawa, M.：*FEBS Lett*., **509**, 213–217, 2001.
25) Yang, S., Sonoda, S., Chen, L. and Yoshikawa, M.：*Peptides*, **24**, 503–508, 2003.
26) Yang, S., Kawamura, Y. and Yoshikawa, M.：*Peptides,* **24**, 325–328, 2003.
27) Agui,S., Ohinata, K. and Yoshikawa, M.：Peptide Science 2005 (Wakamiya, T., ed.), pp.195–198, The Japanese Peptide Society, 2006.
28) Yoshikawa, M., Tani, F., Yoshimura, T. and Chiba, H.：*Agric. Biol. Chem*., **50**. 2419–2421, 1986.
29) Kampa, M., Loukas, S., Hatzoglou, A., Martin, P., Martin, P. M. and Castanas, E.：*Biochem. J*., **319**, 903–908, 1996.
30) Yoshikawa, M., Suganuma, H., Shiota, A., Tani, F., Usui, H., Kurahashi, K. and Chiba, H.：Peptide Chemistry 1992 (Yanaihara, N., ed.) pp. 572–575, ESCOM, 1993.
31) Tani, F., Shiota, A., Chiba, H. and Yoshikawa, M.： β–Casomorphins and Related Peptides：Recent Developments (Brantl, V. and Teschemacher, H., eds), pp.49–53, VCH, 1994.
32) Kharchenko, E. P., Bagrov, A. Y.：*Doklady Akademii Nauk SSSR* **289**, 1009–1012, 1987.
33) Kharchenko, E. P., Kalikhevich, V. N., Shestak, K. I., Sokolova, T. Y.：*Doklady Akademii Nauk SSSR,* **297**, 740–743, 1987.
34) Yamauchi, R., Usui, H., Yunden, J., Takenaka, Y., Tani, F. and Yoshikawa, M.：*Biosci.Biotechnol. Biochem.*, **67**, 940–943, 2003.
35) Yamauchi, R., Ohinata, K. and Yoshikawa, M.：*Peptides*, **24**, 1955–1961, 2003.
36) Yamauchi, R., Sonoda, S., Jinsmaa, Y. and Yoshikawa, M.：*Life Sci.*, **73**, 1917–1923, 2003.
37) Takeda, S., Yamauchi, R., Usui, H., Kawamura, Y. and Yoshikawa, M.：Peptide Science 2004 (Y. Shimohigashi, ed.), pp. 259–262, The Japanese Peptide Society, 2005.
38) Chiba, H., Tani, F. and Yoshikawa, M.：*J. Dairy Res*., **56**, 363–366, 1989.
39) Takahashi, M., Moriguchi, S., Suganuma, H., Shiota, A., Tani, F., Usui, H., Kurahashi, K., Sasaki, R. and Yoshikawa, M.：*Peptides*, **18**, 329–336, 1997.
40) Ember, J.A. and Hugli, T. E.：*Immunopharmacology*, **38**, 3–15, 1997.
41) Jinsmaa, Y., Takahashi, M., Takahashi, M., Yoshikawa, M.：*Life Sci*., **67**, 2137–2143, 2000.
42) Takahashi, M., Moriguchi, S., Yoshikawa, M.and Sasaki, R.：*Biochem. Mol.Biol. Int*., **33**, 1151–1158, 1994.
43) Takahashi, M., Moriguchi, S., Ikeno, M., Kono, S., Ohata, K., Usui, H., Kurahashi, K., Sasaki, R. and Yoshikawa, M.：*Peptides*, **17**, 5–12, 1996.
44) Mori,T., Moriguchi, S., Minami, T., Takenaka,Y. and Yoshikawa, M.：Peptide Sci. 2002 (Tamada, T., ed.), pp.183–186, The Japanese Peptide Society, 2003.
45) Sakaguchi, M., Koseki, M., Wakamatsu, M., and Matsumura, E.：*Biosci. Biotechnol. Biochem*., **67**, 2501–2504, 2003.
46) Yang, H. Y., Erdos, E. G. and Levin, Y. J.：*Pharmacol. Exp. Ther*., **177**, 291–300, 1971
47) Ondetti, M. A., Rubin, B. and Cushman, D. W.：*Science*, **196**, 441–444, 1977.
48) Oshima, G., Shimabukuro, H. and Nagasawa, K.：*Biochim. Biophys. Acta*, **566**, 128–137, 1979
49) Maruyama, S., Mitachi, H., Awaya, J. and Suzuki, H.：*Agric. Biol. Chem.*, **51**, 2557–2561,

1987.
50) Kohama, Y., Matsumoto, S., Oka, H., Teramoto, T., Okabe, M. and Mimura, T. : *Biochem. Biophys. Res. Commun.*, **155**, 332-337, 1988.
51) Miyoshi, S., Ishikawa, H., Kaneko, T., Fukui, F., Tanaka, S. and Maruyama, S. : A*gric. Biol. Chem.*, **55**, 1313-1318, 1991.
52) Yokoyama, K., Chiba, H. and Yoshikawa, M. : *Biosci. Biotech. Biochem.*, **56**, 1541-1545, 1992
53) Kawamura, Y. : *J. Agric. Res. Quant.*, **211**, 1992.
54) Nakamura, Y., Yamamoto, N., Sakai, K., Okubo, A., Yamazaki, S. and Takano, T. : *J. Dairy Sci.*, **78**, 777, 1995.
55) Marczak, E. D., Usui, H., Yang, Y., Yokoo, M., Lipkowski, A. W. and Yoshikawa, M. : *Peptides*, **24**, 791-798, 2003.
56) Yang, Y., Marczak, E. D., Yokoo, M., Usui, H. and Yoshikawa, M. : *J. Agric, Food. Chem.*, **51**, 4897-4902, 2003.
57) Fujita, H., Yokoyama, K. and Yoshikawa, M. : *J. Food Sci.*, **65**, 564, 2000.
58) 吉川正明, Marczak, E. D., 藤田裕之 : *FOOD Style 21*, **8**(7), 45-50, 2004.
59) FitzGerald, R. J. and Meisel, H. : *Nahrung*, **43**, 165-167, 1999.
60) Fujita, H., Usui, H., Kurahashi, K., Yoshikawa, M. : *Peptides*, **16**, 785-790, 1995.
61) Fujita, H., Sasaki, R. and Yoshikawa, M. : *Biosci. Biotechnol. Biochem.*, **59**, 2344-2345, 1995.
62) Matoba, N., Usui, H., Fujita, H. and Yoshikawa, M. : *FEBS Lett*, **452**, 181-184, 1999.
63) Scruggs, P., Filipeanu, C. M., Yang, J., Chang, J. K. and Dun, N. J. : *Regul. Pept.*, **120**, 85-91, 2004.
64) Marczak, E. D., Usui, H., Shimano, T., Yokoo, M., Mori, T., Lipkowski, A. W., Kawamura, Y. and Yoshikawa, M. : Peptide Science 2003 (Ueki M., ed.), pp. 85-88, 2004.
65) Nishi, T., Hara, H. and Tomita, F. : *J. Nutr.*, **133**, 352-357, 2003.
66) Nishi, T., Hara, H., Asano, K. and Tomita, F. : *J. Nutr.*, **133**, 2537-2542, 2003.
67) Marczak, E. D., Ohinata, K., Lipkowski, A. W. and Yoshikawa, M. : Peptides, in press, 2006.
68) Ohinata, K., Inui, A., Asakawa, A., Wada, K., Wada, E. and Yoshikawa, M. : *Peptides*, **23**, 127-133, 2002
69) Parker, F., Migliore-Samour, D., Floc'h, F., Zerial, A., Werner, G. H., Jolles, J., Casaretto, M., Zahn, H. and Jolles, P. : *Eur. J. Biochem.*, **145**, 677-682, 1984.
70) Berthou, J., Migliore-Samour, D., Lifchitz, A., Delettre, J., Floc'h, F. and Jolles, P. : *FEBS, Lett.*, **218**, 55-58, 1987.
71) Migliore-Samour, D., Floc'h, F. and Jolles, P. : *J. Dairy Res.*, **56**, 357-362, 1989.
72) 手塚裕之ほか:日本農芸化学会大会講演要旨集, p. 163, 1995.
73) Najjar, V. A. and Nishioka, K. : *Nature*, **228**, 772, 1970.
74) Veretennikova, N. I., Chipens, G. I., Nikiforovich, G.V. and Betinsh, Ya. R. : *Int. J. Peptide Protein Res.*, **17**, 430, 1981.
75) Yoshikawa, M., Kishi, K., Takahashi, M., Watanabe, A., Miyamura, T., Yamazaki, M. and Chiba, H. : Ann. N. Y. Acad. Sci., 685, Immunomodulating Drugs (V.St.Georgiev and Yamaguchi, H., eds.), pp. 375-376, 1993
76) Tsuruki, T., Kishi, K., Takahashi, M., Tanaka, M., Matsukawa, T. and Yoshikawa, M. : *FEBS Lett.*, **540**, 206-210, 2003.
77) Hata, I., Higashiyama, S. and Otani, H. : *J. Dairy Res.*, **65**, 569-578, 1998.
78) 大谷 元:畜産食品の事典(細野明義, 沖谷明紘, 吉川正明, 八田 一編), pp.174-178, 朝倉書店, 2002.
79) Tsuruki, T., Takahata, K. and Yoshikawa, M. : *J. Invest. Dermatol.*, **122**, 848-850, 2004.
80) Tsuruki, T., Takahata, K. and Yoshikawa, M. : *Peptides*, **26**, 707-711, 2005.
81) Tsuruki, T. and Yoshikawa, M. : *Biosci. Biotechnol. Biochem.*, **69**, 1633-1635, 2005.
82) Carroll, K. K. : *Nutr. Rev.*, **36**, 1-5, 1978.
83) Sugano, M., Yamada, Y., Goto, S. and Yoshida, K. : *Monogr. Atheroscler.*, **16**, 85-96, 1990.
84) Nagaoka, S., Futamura, Y., Miwa, K., Awano, T., Yamauchi, K., Kanamaru, Y., Tadashi, K. and Kuwata, T. : *Biochem. Biophys. Res. Commun.*, **281**, 11-17, 2001.
85) Kagawa, K., Matsutaka, H., Fukuhama, C., Watanabe, Y. and Fujino, H. : *Life Sci.*, **58**, 1745-1755, 1996.
86) Lee, Y. S., Noguchi, T. and Naito, H. : *Br. J. Nutr.*, **49**, 67-76, 1983.
87) Kumagai, H., Ishida, S., Koizumi, A., Sakurai, H. and Kumagai, H. : *J. Agric. Food Chem.*, **50**, 172-176, 2002.
88) Ganz, T., Selsted, M. E. and Lehrer, R. I. : *Eur. J. Haematol.*, **44**, 1-8, 1990.
89) Tomita, M., Bellamy, W., Takase, M., Yamauchi, K., Wakabayashi, H. and Kawase, K. : *J. Dairy Sci.*, **74**, 4137, 1991.
90) Mader, J. S., Salsman, J., Conrad, D. M. and

Hoskin, D. W.: *Mol. Cancer Ther.*, **4**, 612-624, 2005.
91) Gifford, J. L., Hunter, H. N. and Vogel, H. J.: *Cell Mol. Life Sci.*, **62**, 2588-2598, 2005.
92) Abe, H.: *Biochemistry (Mosc)*, **65**, 757-765, 2000.

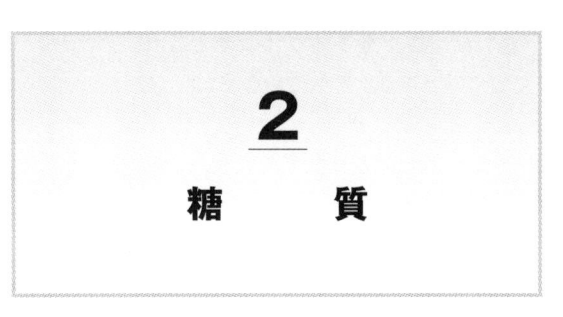

2 糖 質

糖質が示す機能性としては，ビフィズス菌増殖活性に伴う整腸作用，抗う蝕作用，高血圧抑制作用，コレステロール抑制作用，免疫賦活化作用，骨粗鬆症抑制作用，血清脂質低下作用などの報告があり，機能性食品素材として注目されてきている．しかしながら，これらの報告の多くは，マウスをはじめとする実験動物を用いた研究結果にもとづくものがほとんどである．本章では，とくに人について生体調節機能が報告されているものに絞って紹介することとする．

2.1 単　　糖

単糖 (monosaccharides) は1分子中に，3ないし9個の炭素原子をもつ炭水化物である．これまで生体内では，グルコース以外の糖質を合成する代謝経路が存在するため，食事によって摂取する糖としてはグルコースがもっとも重要であるとされてきたが，最近になって，実際の糖化反応にはグルコース以外の糖，たとえばマンノースなどが利用されていることがわかってきた．さらに，これらの糖は，食事に含まれる糖から供給されていることも明らかになった[1)～3)]．植物が生産する単糖は200種類ほど存在するといわれているが，身体を健康に保つ機能を果たすためにわれわれ人間が利用しているのは，その中の10種類以下である．今までに同定されているそれらの糖は，グルコース，*N*-アセチルグルコサミン，*N*-アセチルガラクトサミン，マンノース，ガラクトース，キシロース，フコース，そしてシアル酸である[4)]．

2.1.1　N-アセチルグルコサミン

N-アセチルグルコサミン（N-acetylglucosamine）は、グルコースの2位にある水酸基がアセトアミド基に置換したアミノ糖である（図2.2.1）。性質としては、ショ糖に似た味があり、甘味はショ糖の半分である。また、N-アセチルグルコサミンは、アスパラギンの側鎖のアミド基中の窒素原子に付加するか（N-結合）、セリンまたはトレオニンの側鎖中の窒素原子に付加することによって、膜の糖タンパク質中に存在している糖である。これまでに報告されている生理機能としては、肌質改善効果[5]や変形性関節症改善効果[6],[7]などがある。肌質改善効果を確認した実験例の1つとして、1日あたり100 mgのN-アセチルグルコサミンを8週間摂取させ、肌水分量を測定した実験があげられる。この実験ではプラセボ群には、同量の乳糖を含ませ、二重盲検試験で行っている。図2.1.2に示すように、摂取4週および8週後で肌水分含有量に有意な差（危険率5％）が観察された。このとき、プラセボ群には、肌水分含量の大きな変化は認められなかった。同時に、顕微鏡による3次元的皮膚表面解析装置によって肌表面の状態を調べた結果からも、N-アセチルグルコサミン摂取によるなめらかさの回復がみられる[5]。

2.1.2　シアル酸

シアル酸（sialic acid）は、N-アセチルノイラミン酸（N-acetylneuraminic acid：Neu 5 Ac）、N-グリコリルノイラミン酸（N-glycolylneuraminic acid：Neu 5 Gc）、デアミノノイラミン酸〔deaminoneuraminic acid：KDN；2-ケト-3-デオキシ-D-グリセロ-D-ガラクト-ノノン酸（2-keto-3-deoxy-D-glycero-D-galactononurosonic acid）〕のアセチル化、硫酸化、メチル化、ラクチル化あるいはラクトン形成などに起因する置換体とあわせてほぼ40種類からなる酸性糖の総称である（図2.1.3）。シアル酸は、ウイルスから脊椎動物にいたるあらゆる動物の細胞表面上の糖タンパク質や糖脂質、ムコ多糖などの複合糖質の糖鎖の非還元末端部位に、モノシアリル基として存在しており、リガンド-受容体および細胞-細胞間相互作用に重要な役割を果たしている。シアル酸はまた、レセプター糖鎖構造に必須の糖で、細胞間の情報伝達などに関与する重要な鍵分子として機能している。たとえば、ヒトの赤血球膜に存在する糖脂質の末端のNeu 5 Acがはずれると、その赤血球は老廃物として肝臓で分解されて捨てられる[8]。また、受精の際に1匹の精子が卵子に進入すると、シアリダーゼが分泌されて精子の末端にあるNeu 5 Acが切断されて、ほかの精子がすべて壊されて排除される[9]。

2.1.3　ピニトール

ピニトール（pinitol）は、ミオ-イノシトールの光学異性体であるカイロ-イノシトールのメチルエステル化合物で、IUPAC命では3-O-メチル-D-カイロ-イノシトールである（図2.1.4）。この糖は、ダイズ、黒豆、松葉、カーネーション

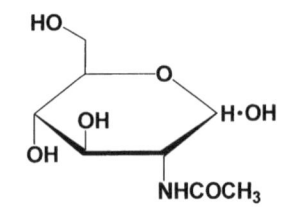

図 2.1.1　N-アセチルグルコサミンの構造

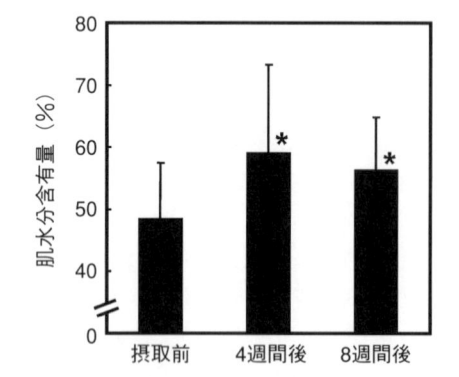

図 2.1.2　肌水分含量に対するN-アセチルグルコサミン摂取の効果（文献5）から一部改変）．
＊：危険率（$p < 0.05$）で有意差

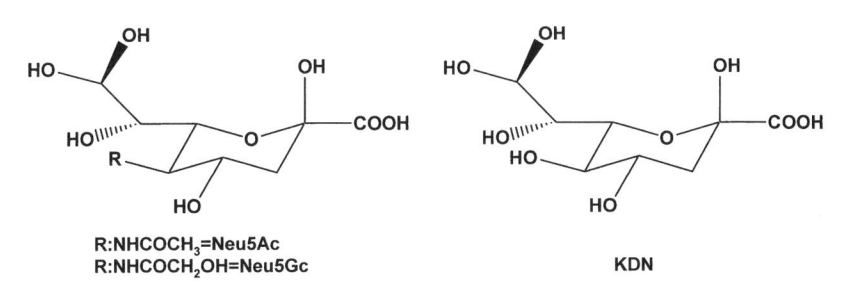

図 2.1.3　代表的なシアル酸の構造

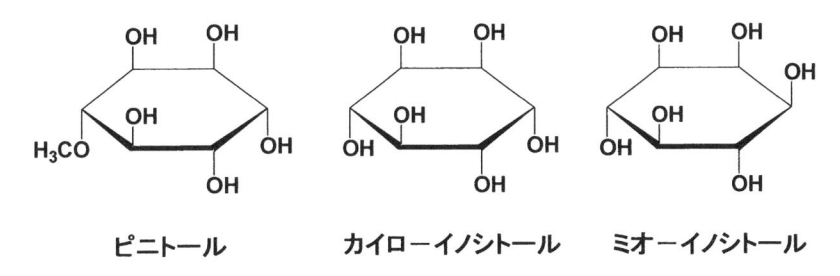

図 2.1.4　ピニトールとその関連物質の構造

やエゾウコギに多く含まれている．糖尿病患者ではカイロ-イノシトール含量が著しく低く，外部からカイロ-イノシトールを摂取することで血糖値が正常化することが知られていた[10]．一方，生体内ではピニトールはカイロ-イノシトールに変換される[11]ことが報告されている．このようなことから，植物に多く含まれるピニトールによる人への糖尿病治療が試みられ，1日あたり1200 mgのピニトールを13週間摂取することにより，インスリン抵抗性の改善および血糖値の正常化が認められ，2型糖尿患者に対する長期投与効果[12]が報告されている．同時に，糖尿病患者の血漿コレステロール濃度は204.9 mg/dlから197.7 mg/dlに7.2 mg/dl減少し，血漿HDL-コレステロール濃度は43.3 mg/dlから47.0 mg/dlに3.7 mg/dl増加することも報告されている．一般に，総コレステロールの増加およびHDL-コレステロールの減少は，心血管系疾患の危険要因なので，ピニトールの長期にわたる服用によりこれらの値が改善されることは，循環器系糖尿病性合併症の予防につながるものである．それ以外にも，動物実験において，カラゲニン足浮腫ラット試験における抗炎症作用[13],[14]が報告されている．

2.1.4　アラビノース

通常天然に存在する糖はD型であるが，アラビノース（arabinose），ラムノース，フコースは天然界では珍しくL型で存在し，フラノース型をしている（図2.1.5）．甘味としては，スクロースと似ているが，甘味度はスクロースの半分である．体内に摂取されたL-アラビノースは，小腸では吸収されにくく，腸内細菌に資化され，短鎖脂肪酸や乳酸を生産する．インスリン非依存型糖尿病患者に1個あたりスクロースを30 g含んだゼリーかL-アラビノースを0.9 g添加したゼリーを終夜絶食させた後に摂取させ，30，60，120分後に血糖値と血清インスリン値を測定する実験をしたところ，血糖値の上昇および血清インスリ

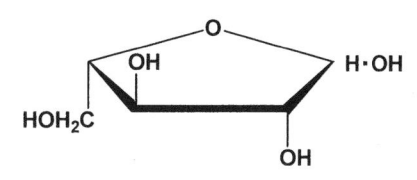

図 2.1.5　アラビノースの構造

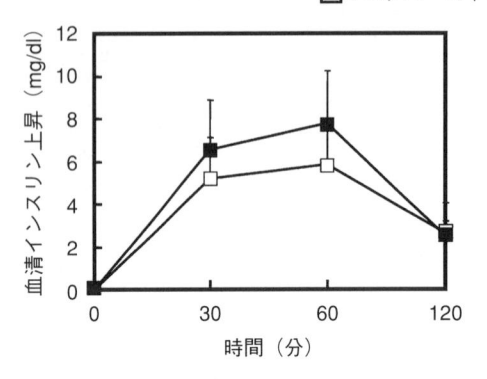

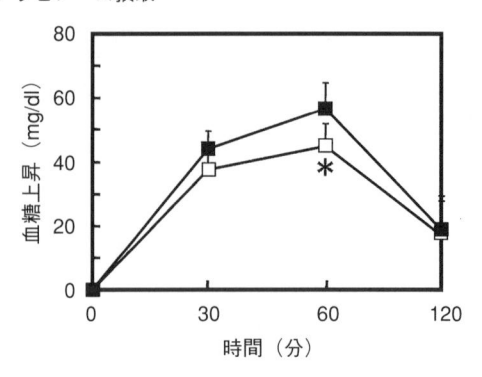

図2.1.6 スクロース含有食品摂取後の血糖値および血清インスリン値におよぼすL-アラビノースの効果（文献15）から一部改変）．＊：危険率（$p<0.05$）で有意差

ン上昇の抑制が認められた（図2.1.6）[15]．この理由は，小腸にいたったアラビノースは，スクロース加水分解酵素であるスクラーゼを阻害[16]するので，スクロースの分解・吸収が抑えられ，スクロース摂取に起因する血糖値上昇および血清インスリン上昇を抑制したためと考えられる．このことから，アラビノースは，2000年12月に血糖値分野の特定保健用食品として許可されている．さらに最近では，アラビノースと食物繊維の併用によって，血糖値上昇抑制効果の強化，血糖値曲線下面積の低減効果が報告されている[17]．

2.2　機能性オリゴ糖

オリゴ糖（oligosaccharides）とは，2〜10個の単糖がグリコシド結合で結合している炭水化物のことである．植物では，貯蔵物質として広く分布しているが，動物ではおもに複合糖質として存在している．最近，オリゴ糖の機能性としてプレバイオティクス（prebiotics）が注目されている．プレバイオティクスという言葉は，1995年ギブソンとロバーフロイドによって提唱され，「腸内の有用菌の増殖を促進させたり，有害菌の増殖を抑制することによって宿主に有益にはたらく難消化性の食品成分」と定義されている[18]．オリゴ糖の中でもとくに，難消化性の炭水化物であるキシロオリゴ糖，フラクトオリゴ糖，大豆オリゴ糖，イソマルトオリゴ糖，乳果オリゴ糖，ラクチュロースやガラクトオリゴ糖などは，プレバイオティクスとして特定保健用食品に利用されている．ヒトの腸には，すでにプロバイオティクスが存在するので，プレバイオティクスの摂取により，その増殖が促進され，プロバイオティクス摂取の場合と同様の共生効果（シンバイオティクス：synbiotics）が期待される．

2.2.1　キシロオリゴ糖

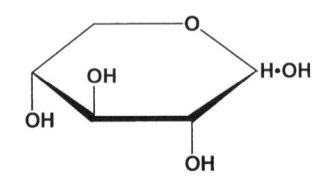

キシロオリゴ糖（xylo-oligosaccharide）はキシロース（xylose）（図2.2.1）が，2〜7個程度，β-1,4結合した構造をもつヘミセルロース由来の糖である．また，一部アラビノース，グルクロン酸などの側鎖をもつ．キシロオリゴ糖は消化酵素の影響を受けずに胃や小腸を通過し，そのままの状態で大腸まで届くのが特徴である[19]．キシロオリゴ糖を毎日1gあるいは2gを3週間，健常

図2.2.1　キシロオリゴ糖の構成糖であるキシロースの構造

表 2.2.1 キシロオリゴ糖による糞便中の腸内フローラ菌数の変化(文献21)から一部抜粋)

	摂取前	1週間後	2週間後	3週間後	中止後6週間
Bifidobacterium	9.64±0.32	9.92±0.63	10.04±0.39	10.14±0.25*	9.58±0.60
Clostridium	9.72±0.33	9.26±0.58	9.70±0.57	9.58±0.43	9.26±0.54

献体数=5, 平均値±標準誤差, *:$p<0.025$ (Student t-test).

(50～60歳)な男性5名ずつに摂取させ, 1, 2, 3週間後および摂取中止6週間後に採便を行い, 便中の腸内フローラ, pHおよび水分含量を測定した. その結果, 総菌数では変化が認められなかったが, 2g摂取群では, ビフィズス菌 (*Bifidobacterium*) 数は3週間目に危険率2.5%で有意に増加した. しかしながら, このオリゴ糖の摂取を止めると, ビフィズス菌数は摂取前と同レベルにまで減少した. 一方, 腐敗発酵菌であるクロストリジウム菌 (*Clostridium*) はキシロオリゴ糖摂取期間中に増加は認められなかった (表2.2.1). このように, キシロオリゴ糖を摂取すると, 徐々に腸管でビフィズス菌を選択的に増殖させることから, 腸内フローラの改善に有効であることが明らかとなった[20],[21]. さらに, キシロオリゴ糖によって便の水分量を適切に保つことができるので, 1日あたり0.7g以上摂取することにより, 便性の改善およびp-クレゾール, インドール, スカトールなどの腸内有害産物の抑制に効果があることも明らかにされている[22],[23]. また, 増殖したビフィズス菌は, 消化管内で食物繊維を分解して新たにつくられたキシロオリゴ糖も栄養源にすることができる[19]ので, 食物繊維としてセルロースを摂取した場合でも, 大腸内で腸内フローラによって分解されて生成したキシロオリゴ糖によって腸内細菌叢が改善されることが推測される.

2.2.2 イソマルトオリゴ糖

グルコースが$α$-1,4でグリコシド結合したオリゴ糖をマルトオリゴ糖, $α$-1,6-結合のみからなるオリゴ糖をイソマルトオリゴ糖 (isomaltooligosaccharide) という (図2.2.2). これらのオリゴ糖は, 清酒, みりん, 味噌などの日本伝統の発酵食品に含まれており, 単に甘味成分としてだけではなく, 旨味やこくを呈する糖である. イソマルトオリゴ糖の生理機能としては, 健常人および高齢者に摂取させると, 糞便中のビフィズス菌が増殖し[24], 最少有効量は健常人の場合, 1日の摂取量として8～10g必要であるという報告がある[25]. このほかに, 健常人にイソマルトオリゴ糖として1日に10gを摂取させ, 糞便の重量, pH, 水分, 腸内菌叢, 有機酸および腸内腐敗産物を測定した結果, ビフィズス菌数と乳酸桿菌

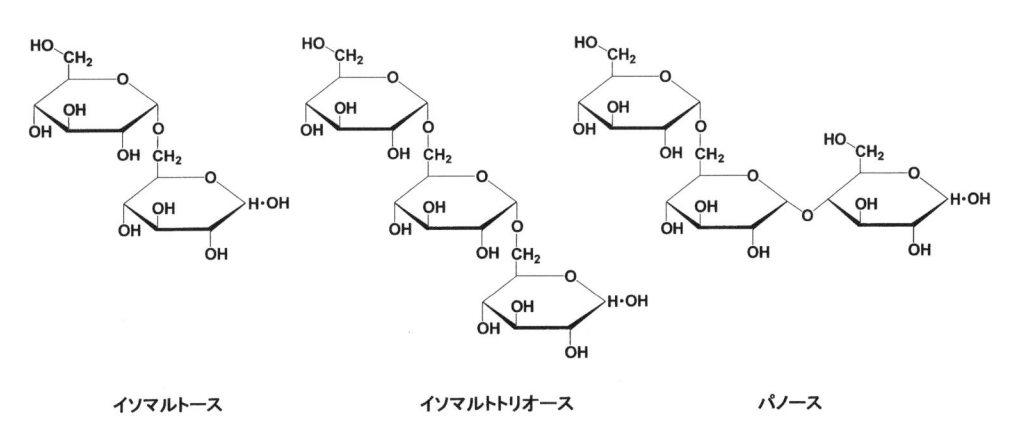

イソマルトース　　　　　イソマルトトリオース　　　　　パノース

図 2.2.2 イソマルトオリゴ糖類の構造

(*Lactobacillus*) 数の有意な増加，クロストリジウム出現率の抑制とバクテロイデス占有率の有意な低下，有機酸，特に乳酸と酢酸含有量の増加，pH の有意な低下および腐敗産物の低下がみられた[26]．このような背景から，マルトオリゴ糖を使用した食品には，「おなかの調子を整える」旨の整腸作用に関する機能が表示できる特定保健用食品として許可されている．

2.2.3 ガラクトオリゴ糖

ガラクトオリゴ糖（galacto-oligosaccharide）は，ガラクトースを主成分とするオリゴ糖の総称で，2～6個の糖が結合したものを指すことが多く，母乳や牛の初乳の中に含まれている（図2.2.3）．人に対する生理機能としては，1日あたり1gまたは3gのガラクトオリゴ糖を3週間摂取させた結果，糞便中のビフィズス菌数および占有率はともに有意に増加し，逆に Bacteroidaceae は菌数および占有率とも有意に減少した．また，糞便 pH の有意な低下，β-グルクロニダーゼおよびβ-グルコシダーゼ活性，アンモニア，フェノール，p-クレゾール，インドールの有意な減少，さらに，酢酸の増加，イソ-吉草酸およびイソ-酪酸の減少が認められたという報告がなされている[27]．また，ガラクトオリゴ糖摂取により，有害性クロストリジウム菌が検出される人の減少，潰瘍性大腸炎の原因あるいは促進物質として疑われているコハク酸の減少，胆汁酸総量の減少も報告されている[28]．これらの結果は，ガラクトオリゴ糖が消化管下部に到達し，有用菌を増殖させ有害菌を減らすという腸内菌叢改善作用と腸内有害産物の生成抑制作用を有していることを示している．これ以外にも，便通改善や便性改善効果も報告されている[29]．

2.2.4 ラクトスクロース

ラクトスクロース（lactosucrose）（乳果オリゴ糖）は，β-D-フラクトフラノシル 4-*O*-β-D-ガラクトピラノシル-α-D-グルコピラノシド（β-D-fractofranosyl 4-*O*-β-D-garactopyranosyl-

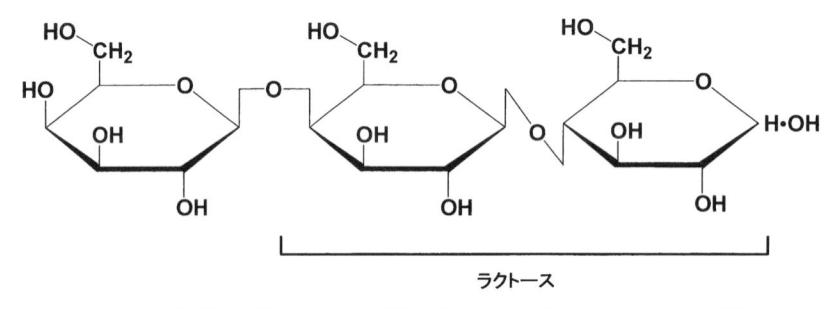

図 2.2.3 代表的なガラクトオリゴ糖であるガラクトシルラクトースの構造

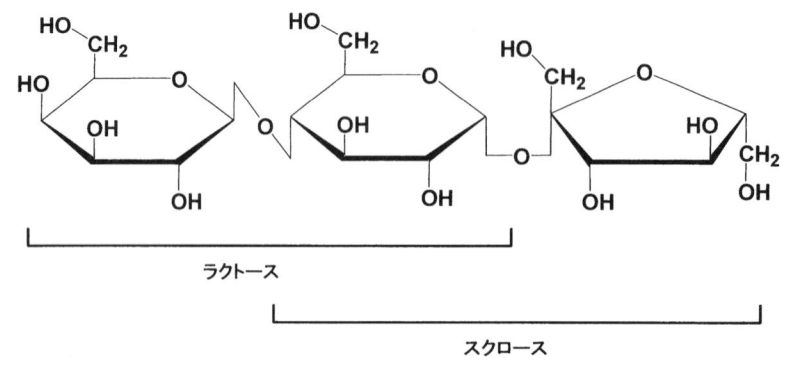

図 2.2.4 ラクトスクロースの構造

α-D-glucopyranoside)で,スクロースとラクトースの部分構造を有する三糖である(図2.2.4).ラクトスクロースの資化性について腸内細菌株を用いて調べた結果,ビフィズス菌に対して非常に高い資化性を示し[30)〜32)],ヒトを対象にした試験では,ビフィズス菌数ならびに総菌数に対する占有率の有意な上昇が認められている[31),32)].またその際,アンモニア,硫化物,フェノール,エチルフェノール,p-クレゾール,スカトールなどの腸内腐敗産物の有意な減少も認められている.このような腐敗産物の減少は,ビフィズス菌の増加に伴う酢酸,プロピオン酸,乳酸などの短鎖脂肪酸生成による腸内pHの低下およびクロストリジウム菌などの腐敗菌の減少などに起因しているものと考えられる.ラクトスルロースには,このような生理機能があり,便性・便秘改善の効果を示すことから[32)〜35)],「おなかの調子を整える」旨が表示できる特定保健用食品として許可されている.これ以外にも,腸管からのカルシウムやマグネシウムの吸収率の上昇や,骨代謝マーカーである尿中デオキシピリデノリン含量の減少がみられることから,骨の構造をつかさどるコラーゲンの分解抑制効果の可能性が示唆されている[36)].また,乳糖を分解できないために下痢や腹痛を訴える乳糖不耐症者に対しての軽減作用も報告されている[37)].

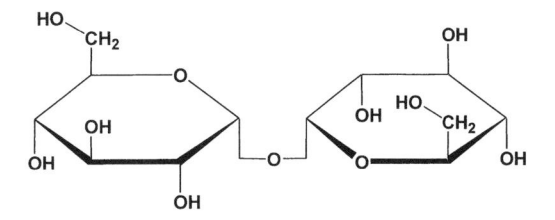

図2.2.5 トレハロースの構造

2.2.5 トレハロース

トレハロース(trehalose)は,非還元糖で,2つのグルコースが$α,α$-1,1結合した二糖である(図2.2.5).この糖は,自然界に広く分布し,とくにキノコ,酵母,エビおよび海藻に多く含まれる[38)〜40)].トレハロースには,タンパク質などの生体高分子成分や細胞を,乾燥や凍結による障害から保護する作用があることから[41)],"生命の糖","復活の糖"と呼ばれている.実際マルトースやスクロースに比べて水和殻の水分子の運動性が低く,水和殻の値が大きいという特徴[42)]があり,トレハロースは水の保持能を有している.生理機能としては,骨粗鬆症抑制作用[43)],ポリグルタミン病と呼ばれる一連の神経変成疾患に対する緩和作用[44)],ドライアイに対するトレハロース点眼液の有効性[45),46)]などの報告がある.

2.2.6 ダイフラクトースアンハイドライドⅢ

ダイフラクトースアンハイドライドⅢ(difructose anhydride Ⅲ:DFAⅢ)は,フラクトース2分子が環状で結合したもので,天然ではヒガンバナ(*Lycoris radiata*)に存在し,カラメル[47),48)]やローストチコリ[49)]などにも微量に含まれている(図2.2.6).カルシウムとともにDFAⅢを人に摂取させた場合,カルシウムのみを摂取した場合に比べて,カルシウムの吸収が促進することが報告されている(図2.2.7)[50)].さらに,骨代

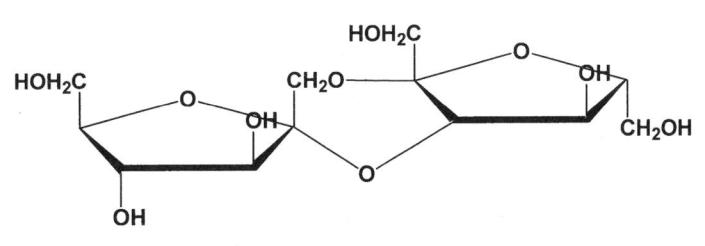

図2.2.6 ダイフラクトースアンハイドライドⅢの構造

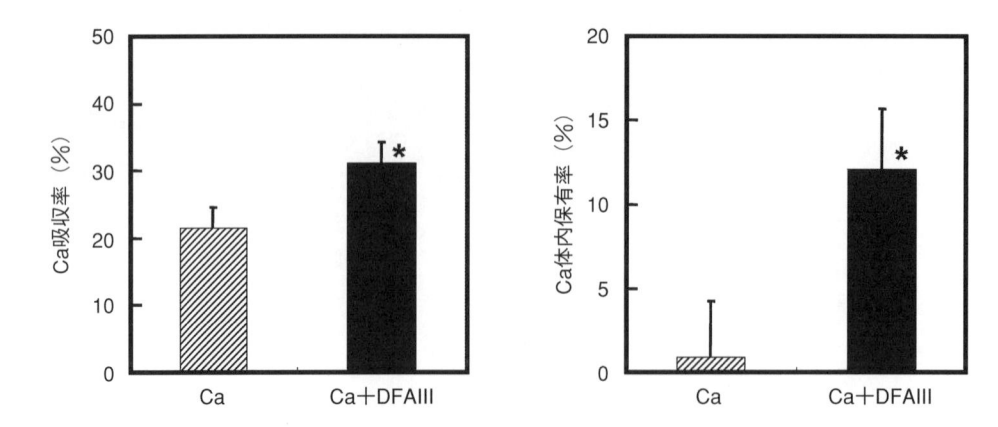

図2.2.7 ヒトのカルシウム吸収率および体内保有率におよぼすDFAIIIの影響（文献50）から一部改変）．＊：危険率（$p<0.05$）で有意差

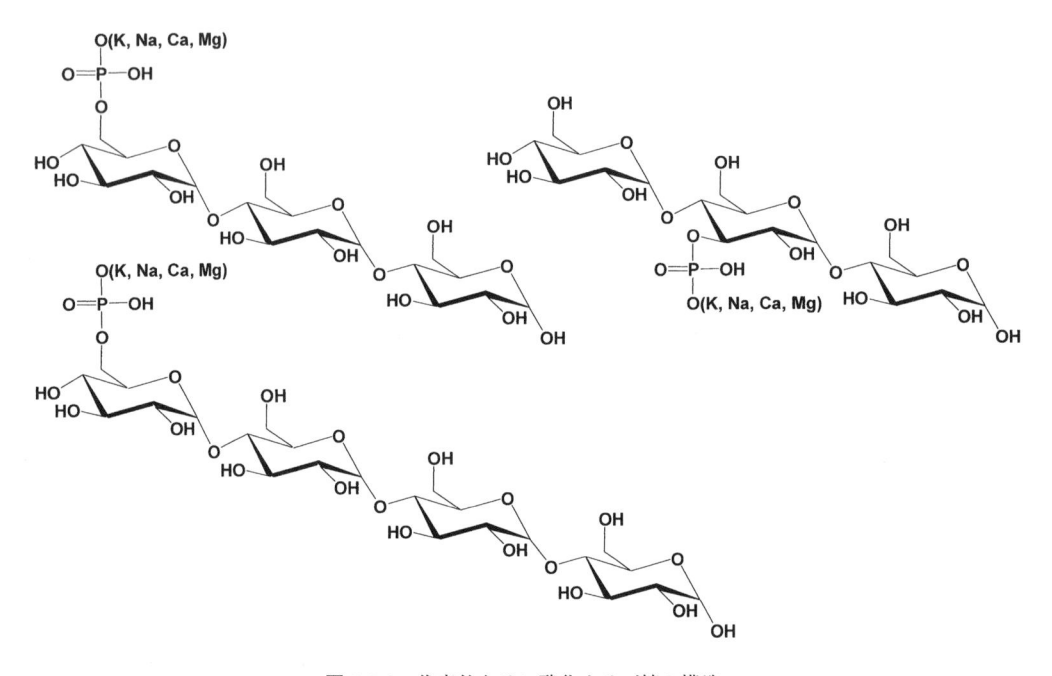

図2.2.8 代表的なリン酸化オリゴ糖の構造

謝関連パラメーターである副甲状腺ホルモン，1,25-$(OH)_2$ビタミンD，カルシトニンおよび血清Caには影響しなかったが，DFAIII摂取によりオステオカルシン濃度が有意に上昇することから，カルシウム吸収促進作用による骨形成促進の可能性が示唆されている[51]．

2.2.7 リン酸化オリゴ糖

リン酸化オリゴ糖（phosphoryl oligosaccharide）の主成分は，α-グルコースの3位にリン酸基の結合したオリゴ糖（3^3-phosphoryl malotetraose など）と6位にリン酸基が結合したオリゴ糖（6^3-phosphoryl malotetraose など）からなる混合物である（図2.2.8）．in vitro の実験で，リン酸化オリゴ糖はう蝕原性細菌であるミュータンスレンサ球菌に資化されず，スクロースの発酵によるプラーク内のpH低下および人工プラーク（非水溶性グルカン）形成を抑制するとと

もに，エナメル質の脱灰を抑制する効果を有している[52),53)]．また，リン酸化オリゴ糖による歯エナメル質の再石灰化効果は *in vitro* での報告[54)]だけでなく，人口腔内試験においても確認されており[55),56)]，口内の歯が再石灰化しやすい環境に整え，歯を丈夫で健康にするという特定保健用食品として許可されている．

2.3 多糖類

多糖類（polysaccharides）とは，たくさんの単糖分子がグリコシド結合でつながったもので，酸処理または酵素処理で単糖またはその誘導体に加水分解されるものを多糖類という．加水分解で1種類の単糖しか生じないものを均一多糖（homopolysaccharides），2種類以上の単糖からなるものを混成多糖（heteropolysaccharaides）と呼ぶ．

2.3.1 β-グルカン（β-glucan）
a. キノコの由来
（1）レンチナン

レンチナンは，シイタケ（*Lentinula edodes*）子実体の熱水抽出物から分離，精製された高分子多糖である．構成糖はグルコースのみからなるホモ多糖であり，分子量分布は40～80万（ゲル浸透クロマトグラフィーおよびレーザーラマン光散乱による測定），平均分子量は50万である．基本構造は図2.3.1に示したように，主鎖をなすβ-1,3-D-グルコース残基5個に対して2個のβ-1,6-D-グルコピラノシドが側鎖として結合したβ-グルカンである[57)]．これまでの研究で，手術不能または再発胃がん患者において，抗がん剤テガフール経口投与に対して，レンチナンの静脈投与を併用することによって生存期間の延長が報告されている[58)]．また，手術不可能あるいは再発性胃がんの患者を対象に，レンチナンを併用（静脈注射）した化学療法と化学療法単独を比較した際，化学療法のみの患者では，ナチュラルキラー細胞（NK cells）活性の減少とサプレッサーT細胞および誘導型サプレッサーT細胞数の増加が，レンチナンを併用した患者では，ナチュラルキラー細胞活性の維持とヘルパーT細胞および細胞傷害性T細胞数の増加が認められている[59)]．さらに，マウスをはじめとする動物実験からも，活性マクロファージ[60)～63)]，キラーT細胞[64)]，ナチュラルキラー細胞[65)～67)]，抗体依存型マクロファージ仲介性細胞障害作用[68)]など免疫応答系細胞の活性を増強することが明らかにされている．一方，レンチナンは，直接的に腫瘍細胞を障害する作用はない．これらの結果を総合すると，レンチナンの抗腫瘍性機構は，宿主介在性による生体防御機構を賦活化することによって発現していると考えられる[69)]．さらに，レンチナンの経口投与により腸管が刺激を受け，リンパ球の活性化によって免疫能が増強することが最近明らかにされている[70)]．一方，筆者らは，小腸上皮細胞様セルラインであるCaco 2細胞とマクロファージ様セルラインであるRAW 264.7細胞を，半透膜で遮ったトランズウェルを用いて，Caco 2細胞を粘膜側にレンチ

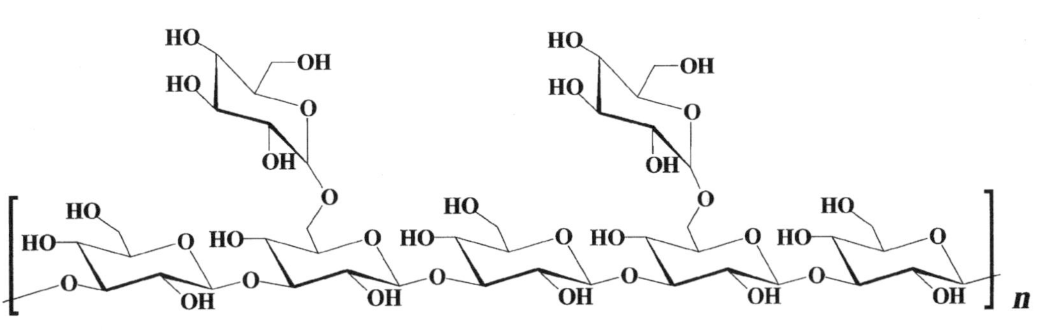

図 2.3.1　レンチナンの構造

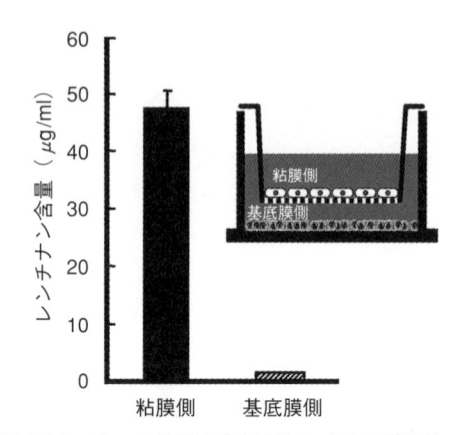

図 2.3.2 Caco 2 細胞の有無がレンチナン透過性におよぼす影響（文献 72 から一部改変）．レンチナン溶液（50 μg/ml）を粘膜側に 200 μl 加え，24 時間 CO_2 インキュベーター中で培養後，それぞれの側の培地中のレンチナン含量を ELISA 阻害法で測定．

ナンを添加して，24 時間後に粘膜側と基底膜側のレンチナン含量を，抗レンチナン抗体を用いた ELISA 阻害法[71]で測定した．その結果，レンチナンはほとんどすべてが粘膜側に残っており，基底膜側への透過は認められなかった（図 2.3.2）．このことは，平均分子量が 50 万の高分子体であるレンチナンは，小腸からは吸収されないことを示していると考えられる[72]．

（2）シゾフィラン

シゾフィランは，スエヒロタケ（*Schizophyllum commune*）をグルコース液体培地で培養した際に菌体外に産生される高分子多糖体で，β-1,3-グリコシド結合からなる直鎖状の主鎖に，側鎖として β-1,6-グリコシド結合が分岐している[73]．分岐の度合いは，主鎖のグルコース残基 3 個に対して 1 個の割合である．シゾフィランは水中では高粘性を示すが，ジメチルスルホキシド中では比較的低粘性になる．この原因は，水溶液中では 3 量体を形成するためであり，分子量が 500 万～700 万にも達している[74]．臨床試験については，子宮頸がんにおける放射線療法との併用において，無投与群に比べて生存率で有意な差があることが報告されている[75]．シゾフィランの抗腫瘍

性についてもマウスなどを用いた研究がなされており，レンチナンと同様，宿主介在性の免疫賦活化作用であることが明らかになっている[76]．また，シゾフィランの場合は，抗腫瘍性と構造相関についても多くの研究が行われており，分子量が 5 万以上で，かつ三重らせん構造をもたないと抗腫瘍性は示さないことがわかっている[77]．

（3）免疫賦活化機構

キノコ由来多糖による免疫賦活化機構について多くの報告がなされており，それらを総合すると，その機構は，免疫系の細胞，とくにマクロファージ（macrophage）と T 細胞に対する賦活作用によるものと考えられる．すなわち，難消化性グルカンによって刺激を受けたマクロファージは活性化マクロファージへと分化し，インターロイキン（interleukin）-1（IL-1）などのモノカインが分泌される．つぎに，これらはヘルパー T 細胞亜群を活性化し，活性化した T 細胞から IL-2 や腫瘍壊死因子（tumor necrosis factor）-α（TNF-α）などが分泌され，さらに活性化マクロファージが増幅される．このようにして活性化した T 細胞やマクロファージは，エフェクター前駆細胞である未熟ナチュラルキラー細胞，未熟細胞傷害性 T 細胞を成熟化させ，腫瘍細胞に対する攻撃力を発揮するようになる[78],[79]．

マクロファージはどのようにしてキノコ由来多糖を認識するのかについては，まだはっきりとしたことはわかっていない．しかしながら，最近の研究で初期免疫に重要であるトルライクレセプター（toll-like receptor：TLR）の関与が示唆されつつある[80]．C 3 H/HeN および C 3 H/HeJ マウスの腹腔にチオグリコレートを投与して得られた滲出性マクロファージを，β-グルカンで刺激して TNF-α 産生の経時的変化をみると，図 2.3.3 に示すように，C 3 H/HeN においては，TNF-α 産生量は，刺激後 3 時間で最大に達し，その後 24 時間まで徐々に減少した[80]．一方，C 3 H/HeJ においては，刺激後 1 時間でわずかな増加が認められたが，その後はほとんど TNF-α 産生量は認められなかった．C 3 H/HeN と C 3 H/HeJ の違

2. 糖質

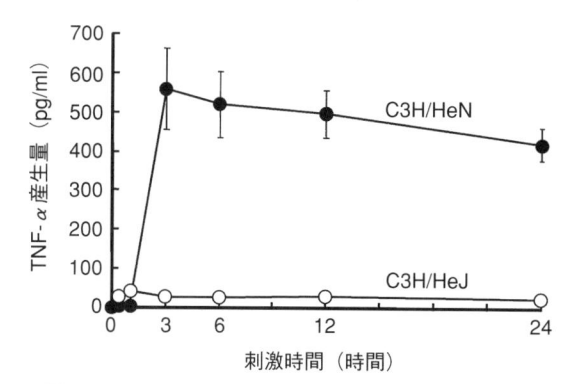

図 2.3.3 キノコ由来多糖で刺激した滲出性マクロファージからの TNF-α 産生量の経時的変化[80]

いは，C3H/HeJ の第4染色体上に異常があり，C3H/HeN では，TLR4 の712番目がプロリンであるのに対して，C3H/HeJ ではヒスチジンに置換しているために，LPS 低応答性を示すマウスである[81],[82]．また，同じように β-グルカンで野生型や TLR2 ノックアウトマウスを刺激した際には，TNF-α 産生が認められたが，TLR4 ノックアウトマウスでは抑制される[83]．以上の結果から，キノコ由来の多糖である β-グルカンは，マクロファージ表面上に存在する TLR4 を介して認識され，マクロファージを活性化し TNF-α 産生のための情報伝達が行われていることが示唆された．また，TNF-α で刺激されたマクロファージは，誘導型一酸化窒素合成酵素（inducible nitric oxide synthase：iNOS）の発現を経て[84],[85]，がん細胞の増殖を抑制する作用のある NO を産生することがわかっている[86],[87]．さらに，TLR4 が LPS/エンドトキシンを認識して，転写因子 NF-κB を活性化することもわかっている[88]．実際，β-グルカンで刺激したマクロファージから核内タンパク質を抽出して，バンドシフトアッセイにより NF-κB の活性化を測定してみると，刺激後30分で活性化されていた[83]．以上の結果から，考察される β-グルカンによるマクロファージの活性化機構を図2.3.4 に示す．マクロファージは，①最初に TLR4 を介して β-グルカンを認識，②転写因子である NF-κB の活性化，③TNF-α mRNA の転写，④TNF-α による iNOS mRNA の転写，⑤iNOS によるアルギニン

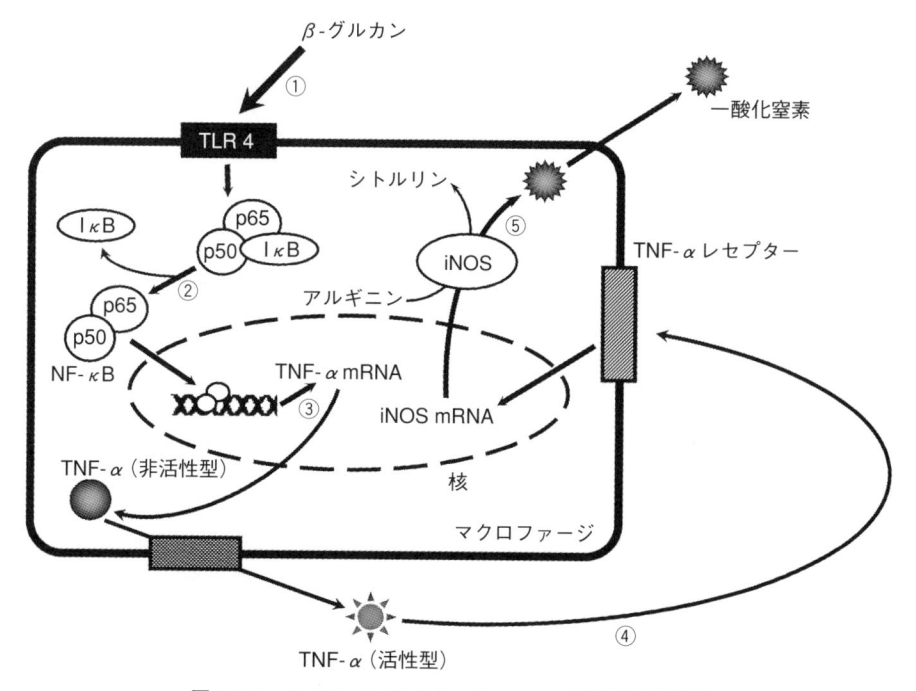

図 2.3.4 β-グルカンによるマクロファージ活性化機構[80]

からのNO産生という経路により活性化される[80]．

b．オート麦

オート麦（*Avena sativa*）由来のβ-グルカンは，β-1,3，および1,4結合をもつ水溶性食物繊維である．生理活性としては，血清中のコレステロール，その中でもLDLが顕著に低下することが報告されている[89),90)]．それによると，オート麦を56gあるいは84g含んだ食事を6週間摂取させた場合，血漿中のLDL濃度はそれぞれ15.9%および11.5%減少するが，通常中性脂肪とHDLには影響は認められなかった．この原因として，オート麦由来のβ-グルカンが水溶性であることによる腸管内容物の粘性の上昇が必須要件の1つと考えられている．すなわち，グルカンがハイドロコロイドとなり，低濃度でも非常に高い粘性を示すので，消化管内で胆汁酸排泄が促進され，脂肪やコレステロールの吸収を抑制するためと考えられる．糖質代謝調節作用についても報告されており[91),92)]，この作用もβ-グルカンがもつ粘性が関与していると考えられている．すなわち，食物の小腸での滞留時間が長くなり，デンプンや他の資化できる糖質の消化が遅延されるので，結果として血糖値応答が緩やかになり，血糖値上昇が抑制される．また同時に，インスリン分泌も穏やかになることから，インスリン非依存型糖尿病患者の改善効果[93),94)]や高血圧抑制効果[95)]も報告されている．

これら糖代謝に関連する機能性以外にも，人における免疫賦活効果についてβ-グルカンでは初めてオート麦由来グルカンで報告されている．具体的な実験内容は参考文献[96)]を参照いただき，一部を紹介する．1日100mgのβ-グルカンを付加した試験食を4週間摂取させ，2週間後および4週間後に血液中のNK細胞活性とtwo-color解析によるリンパ球表面マーカーCD16+/CD56－の細胞比率測定を行った．その結果，被験食区とプラセボでは有意な差は認められなかったが，被験食区の経時的比較では，ナチュラルキラー細胞活性が摂取前の27.25±9.82%から摂取後2週間で36.17±13.66%と危険率4%で有意な増加が，摂取後4週間では，35.08±14.04%と危険率が7%ではあるが有意な増加が認められている．また，リンパ球のtwo-color解析においても，同様に摂取前の1.90±1.32%から摂取4週間後で2.93±1.85%と危険率4%で有意な増加が観察されている．さらに，摂取前のナチュラルキラー細胞活性値（25.64±8.46%）が40%以下と低めの人に限って解析すると，危険率5%以下で摂取前に比べて，摂取2週間後（35.00±13.68%）と4週間後（35.09±14.72%）で有意に高値を示した（図2.3.5）．ナチュラルキラー細胞はおもに血液中で，生体異物を認識し，ウイルス感染細胞や，一部の腫瘍細胞を傷害する細胞であり，抗原特異性や，MHC拘束性はなく，以前に遭遇したことがない標的細胞も傷害することができる．すなわち，β-グルカン摂取により，われわれは生体防御においてマクロファージと並んで自然免疫にかかわる免疫応答細胞であるナチュラルキラー細胞を活性化させることができることを示唆するものであり，免疫力が高くなる可能性が考えられる．

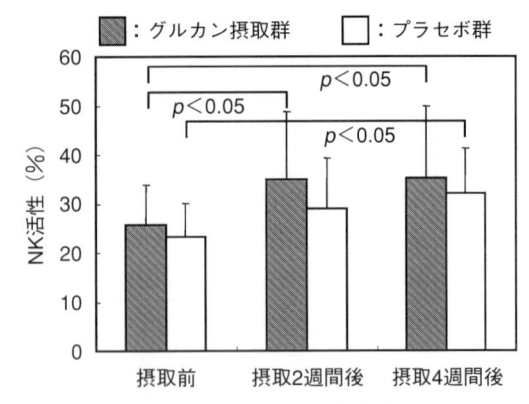

図2.3.5 NK活性におけるオーツ麦由来β-グルカン摂取の影響（文献96）から一部改変）

2.3.2 難消化性デキストリン

一般にデキストリンは，消化・吸収に優れ，人体のエネルギー源となる炭水化物として利用されてきたが，難消化性デキストリン（indigestible

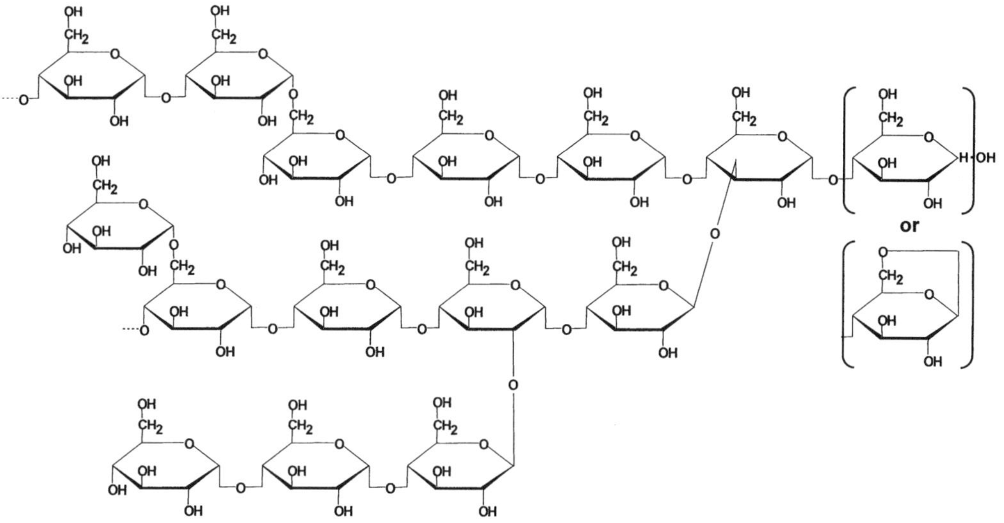

図 2.3.6 難消化性デキストリンの構造

dextrine) とは，消化し難いデキストリンのことである（図 2.3.6）．製造方法としては，加熱処理した馬鈴薯デンプンをアミラーゼで加水分解し，未分解物より難消化性成分を分取して脱塩，脱色して調製される水溶性食物繊維である．デキストリンは構成糖がD-グルコースで，古くから食品に利用されている．

経口摂取した難消化性デキストリンの約90%は大腸に到着し，その約半分が腸内で資化され，残りは糞便として排泄される．実際，腸内細菌による資化性を調べると，ビフィズス菌に資化されやすく，クロストリジウム菌には資化されないことが報告されている[97]．人に対する糞便の研究もなされており，1日あたり20 gの難消化性デキストリンを5日間摂取させると，糞便の湿重量，乾燥重量，排便回数が有意に上昇するが，糞便の水分含有率の増加は認められていない[98]．このことは，難消化性デキストリンが腸内細菌叢を改善し，しかもその一部が糞便に取り込まれることによる便量の増加との相乗効果による整腸作用の結果と推定される．

それ以外にも，食後血糖上昇抑制効果や血清脂質低下作用が認められている．健常成人男性にブドウ糖に換算して75 gの糖質を含む糖液を単独あるいは難消化性デキストリン30 gを添加して空腹時に経口摂取させた後，血糖値，インスリン，腸管グルカゴンの経時的変化を調べた結果，難消化性デキストリン存在下において血糖値の低下，インスリン分泌と腸管グルカゴンの抑制が確認されている[99]．腸管グルカゴンはインクレチンの一種であり，血糖を上昇させ，インスリンと拮抗して作用し，糖代謝に重要な役割を果している

表 2.3.1 難消化性デキストリン反復投与による糖代謝および脂質代謝の変化（文献103）から一部改変）

（単位：mg/dl）

	実験開始前	2週間後	4週間後	8週間後	12週間後
血糖値	147±17	112±25	107±7	147±21	103±7*
総コレステロール	265±10	211±29	209±22*	205±10**	209±9**
中性脂肪	243±34	163±33	134±24*	148±11*	176±42

献体数=5，平均値±標準誤差，*：$p<0.05$　**：$p<0.01$（Student t-test）．

ペプチドホルモンであるので，難消化性デキストリンを摂取した場合，血糖値の上昇を抑制すると同時に腸管グルカゴンの分泌をおさえることによって，糖質負荷後のインスリン分泌が抑制されたと考えられる．また，空腹時の難消化性デキストリンの単独摂取の場合，血糖値の変化はみられず，低血糖を誘発しないことも確認されている[100]．これまでにも，食物繊維を糖質と同時に摂取すると，食後の血糖上昇が抑制されるという報告はなされている[101),102]．血清脂質低下作用については，高脂血症を伴ったインスリン非依存型糖尿病患者を対象に，難消化性デキストリンを20gずつ3カ月間摂取させると血糖値，総コレステロール，中性脂肪値がそれぞれ 147 ± 17, 265 ± 10, 243 ± 34 mg/dl から 103 ± 7, 209 ± 9, 176 ± 42 mg/dl に低下すると報告されている（表2.3.1）[103]．

2.3.3 しょうゆ多糖類

日本の伝統的発酵食品である醤油中には，その製造工程中にダイズ由来のペクチンが可溶化し，ガラクツロン酸を主成分とする酸性多糖が含まれている．この多糖を含んでいる醤油にアルコールを混合して得られる沈殿物および醤油を透析処理した際にできる非透析物を混合したしょうゆ多糖（shoyu polysaccharides）には，通年性アレルギーやスギ花粉症に対するアレルギー症状の改善作用が報告されている．

通年性アレルギーとは，イヌ皮くず，ネコ皮くず，ヤケヒョウダニ，ハウスダストなどによってくしゃみ，鼻水，鼻づまり，目のかゆみなどのアレルギー症状を引き起こすことを指す．この通年性アレルギーを示す患者に，1日あたり600 mgを4週間にわたってしょうゆ多糖を摂取させ，二重盲検法によって人臨床試験を行ったところ，アレルギー所見の合計点数は，摂取4週間後ではプラセボ群と比較して危険率5%で有意な改善効果が認められている[104]．スギ花粉症に対しても同じような効果が認められており，摂取量は通年性アレルギーと同じ条件で行われているが，服用期間は8週間である．その結果，しょうゆ多糖を摂取

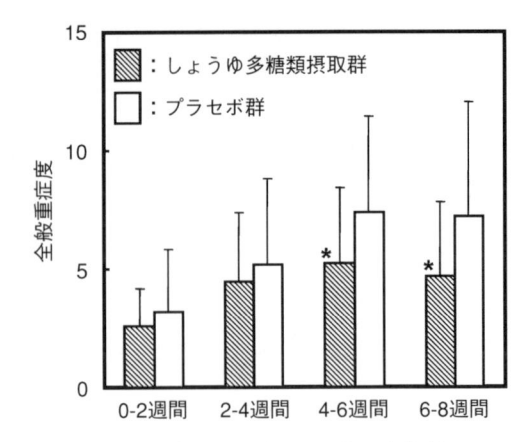

図2.3.7 スギ花粉症に対するしょうゆ多糖類のアレルギー症状抑制効果（文献105），106）から一部改変）．全般重症度は，アレルギー所見のスコア値として表示．＊：危険率（$p<0.05$）で有意差

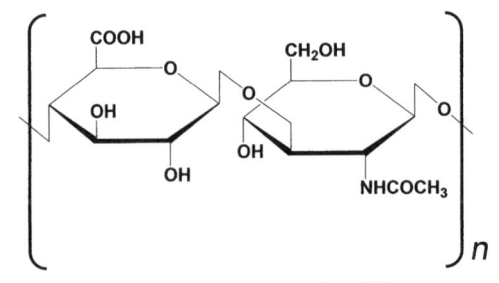

図2.3.8 ヒアルロン酸の構造

することで，スギ花粉が飛散を開始してから1週間後にあたる4週間後には，アレルギー症状の改善効果が危険率5%で有意差が認められ，その効果は8週間後までも持続することが示された（図2.3.7）[105),106]．

2.3.4 ヒアルロン酸

ヒアルロン酸（hyaluronic acid）は，N-アセチルグルコサミンとグルクロン酸が交互に結合した繰り返し構造をもつ高分子多糖体であり，コンドロイチン硫酸と同様，ムコ多糖類である（図2.3.8）．この物質は，牛の眼の硝子体成分として最初に単離された高分子多糖であり，水に可溶で，溶解すると高い粘性を示し，皮膚，腱，筋肉，軟骨，脳，血管など，脊椎動物のあらゆる結

表 2.3.2 左眼下の水分含量に対するヒアルロン酸の効果（文献109）から一部改変）[107]

（単位：％　平均値±標準誤差）

	実験開始前	3週間後	6週間後
ヒアルロン酸摂取群	45.6±7.5	51.9±11.2*	51.9±9.5*
プラセボ群	45.8±12.0	45.5±13.1	47.9±15.5

献体数=22，平均値±標準誤差，＊：$p<0.1$ (Student t-test).

合組織に存在している．また，一部の微生物にも存在している．生体内では，細胞接着や細胞の移動などを制御していることが知られている．タンパク質と結合すると強い親和性をもつことから，細胞間隙に存在して細胞外液の保持に寄与している．皮膚においては，ヒアルロン酸が失われると細胞外液をとどめておく能力が弱まるため，水分含量の減少や，細胞の新陳代謝が衰えるために，皮膚の柔軟性が失われる．一方で，傷により失われた細胞，血管，上皮などを修復する際にもヒアルロン酸が関与しており，皮膚に創傷ができたときに塗布するとケロイド状にならないで再生することが報告されている．また，眼内注射による白内障治療の補助剤としての有効性が示されている[107],[108]．このような外用薬としてのヒアルロン酸の効果以外では，経口摂取することによる保湿効果が報告されている[109]．日頃慢性的に肌荒れを感じているヒトに，1日240 mgのヒアルロン酸を6週間摂取させ，皮膚水分含量を測定した結果，プラセボ群では大きな差は認められなかったが，ヒアルロン酸摂取群では，3週間目で左眼下の水分量が有意に増加した（表2.3.2）．皮膚科的問診では，ヒアルロン酸の経口摂取により，3週間で顔面における乾燥および潮紅の改善，6週間で潮紅，びらん，鱗屑の改善が有意に認められている．このように，ヒアルロン酸を経口摂取することにより，皮膚を改善する機能があることが示唆された．

〈水野雅史〉

参 考 文 献

1) Alton, G., Hasilik, M., Niehues, R., Panneerselvam, K., Etchison, J. R., Fana, F. and Freeze, H. H.：*Glycobilogy*, **8**（3），285-295, 1998.
2) Berger, V., Perier, S., Pachiaudi, C., Normand, S., Louisot, P. and Martin, A.：*Metabolism*, **47**（12），1499-1503, 1998.
3) Freeze, H. H.：*J. Pediatr.*, **133**（5），593-600, 1998.
4) Murray, R. K.：Harper's Biochemstry (Murray, R. K., Granner, D. K., Mayes, P. A. and Rodwell, V. W., eds), pp.648-666, Appleton & Lanage, 1996.
5) 梶本修身，大磯直毅，又平芳春，菊池数晃，高橋文生：新薬と臨牀，**49**（5），71-80, 2000.
6) 梶本修身，又平芳春，菊池数晃，坂本朱子，梶谷祐三，平田 洋：新薬と臨牀，**52**（3），301-312, 2003.
7) 梶本修身，宮林紀子，中川聡史，梶本佳孝：新薬と臨牀，**54**（2），53-65, 2005.
8) Thomas, P. and Zamcheck, N.：*Dig. Dis. Sci.*, **28**（3），216-224, 1983.
9) Dell, A., Morris, H. R., Easton, R. L., Patankar, M. and Clark, G. F.：*Biochim. Biophys. Acta*, **1473**（1），196-205, 1999.
10) Ortmeyer, H. K., Huang, L. C., Zhang, L., Hansen, B. C. and Larner, J.：*Endocrinology*, **132**（2），646-651, 1993.
11) Davis, A., Christiansen, M., Horowitz, J. F., Klein, S., Hellerstein, M. K. and Ostlund, R. E. Jr.：*Diabetes Care*, **23**（7），1000-1005, 2000.
12) Kim, J. I., Kim, J. C., Kang, M. J., Lee, M. S., Kim, J. J. and Cha, I. J.：*Eur. J. Clin. Nutr.*, **59**（3），456-458, 2005.
13) Singh, R. K., Pandey, B. L., Tripathi, M. and Pandey, V. B.：*Fitoterapia*, **72**（2），168-170, 2001.
14) Cuellar, M. J., Giner, R. M., Recio, M. C., Just, M. J., Manez, S., Cerda, M., Hostettmann, K. and Rios, J. L.：*J. Nat. Prod.*, **60**（11），1158-1160, 1997.
15) 井上修二，讃井和子，世利謙二：日本栄養・食糧学会誌，**53**（6），243-247, 2000.
16) Semenza, G. and von Balthazar, A. K.：*Eur. J. Biochem.*, **41**（1），149-162, 1974.
17) 特許第3659631号
18) Gibson, G. R. and Roberfroid, M. B.：*J. Nutr.*,

19) 岡崎昌子, 好田祐史, 泉 玲子, 藤川茂昭, 松元信也：日本栄養・食糧学会誌, **44** (1), 41-44, 1991.
20) Okazaki, M., Fujikawa, S. and Matsumoto, N.：*Bifidobacteria Microflora*, **9** (2), 77-86, 1990.
21) 岡崎昌子, 藤川茂昭, 松元信也：日本栄養・食糧学会誌, **43** (6), 395-401, 1990.
22) 小林 巧, 岡崎昌子, 藤枝茂昭, 古賀邦正：日本農芸化学会誌, **65** (11), 1651-1653, 1991.
23) 藤川茂昭, 岡崎昌子, 松元信也：日本栄養・食糧学会誌, **44** (1), 37-40, 1991.
24) Kohmoto, T., Fukui, F., Takaku, H., Machida, Y., Arai, M. and Mitsuoka, T.：*Bifidobacteria Microflora*, **7** (2), 61-69, 1988.
25) Kohmoto, T., Fukui, F., Takaku, H. and Mitsuoka, T.：*Agric. Biol. Chem.*, **55** (8), 2157-2159, 1991.
26) 金子俊之, 河本高伸, 菊地弘恵, 塩田真夫, 弥武経也, 飯野久和, 辻 啓介：日本家政学会誌, **44** (4), 245-254, 1993.
27) 玉井 智, 中村泰之, 小沢 修, 山内謙三：応用糖質科学, **41** (3), 343-348, 1994.
28) 長南 治, 柴原(曽根)春恵, 高橋理恵, 池田雅和, 菊池(早川)弘子, 石川文保, 木村一雅, 松本圭介：日本食品科学工学会誌, **51** (1), 28-33, 2004.
29) 松本一政, 高田敏彦, 結城功勝, 川上幸治, 酒井隆史, 野本康二, 木村一雅, 松本圭介, 飯野久和：腸内細菌学雑誌, **18** (1), 25-35, 2004.
30) Minami, Y., Yazawa, K., Tamura, Z., Tanaka, T. and Yamamoto, T.：*Chem. Pharm. Bull.*, **31** (5), 1688-1691, 1983.
31) 藤田孝輝, 原 耕三, 堺 修造, 三宅俊雄, 山下昌之, 恒富保彦, 光岡知足：澱粉科学, **38** (3), 249-255, 1991.
32) Hara, H., Li, S. T., Sasaki, M., Murayama, T., Terada, A., Ogata, Y., Fujita, K., Ishigami, H., Hara, K., Fujimori, I. and Mitsuoka, T.：*Bifidobacteria Microflora*, **13** (2), 51-63, 1994.
33) 緒方幸代, 藤田孝輝, 石神 博, 原 耕三, 寺田 厚, 原 宏佳, 藤森 勲, 光岡知足：日本栄養・食糧学会誌, **46** (4), 317-323, 1993.
34) 北岡久美子, 斎藤香子, 田中竹美, 緒方幸代, 比企留実子, 藤田孝輝, 三国克彦, 原 耕三, 瀬戸恵一：新薬と臨床, **44** (4), 228-236, 1995.
35) 飯野久和, 田中竹美, 藤田孝輝, 三国克彦, 原 耕三：医学と薬学, **33** (4), 855-862, 1995.
36) 菊地恵理子, 村上州史, 藤田孝輝, 池田 宏, 則井三奈, 菅野靖子, 寺本房子：日本食品新素材研究会誌, **6** (1), 7-13, 2003.
37) 奥 和之, 笠木 健, 澤谷郁夫, 福田恵温, 栗本雅司：日本栄養・食糧学会誌, **55** (6), 353-356, 2002.
38) Birch, G. G.：*Adv. Carbohydr. Chem.*, **18**, 201-225, 1963.
39) Elbein, A. D.：*Adv. Carbohydr. Chem. Biochem.*, **30**, 227-256, 1974.
40) 奥 和之, 澤谷郁夫, 茶圓博人, 福田恵温, 栗本雅司：日本食品科学工学会誌, **45**, 381-384, 1998.
41) Crowe, J. H., Crowe, L. M., Carpenter, J. F., Rudolph, A. S., Wistrom, C. A., Spargo, B. J. and Anchordoguy, T.J.：*Biochim. Biophys. Acta*, **947** (2), 367-384, 1988.
42) 櫻井 実, 井上義夫：生物物理, **37**, 326-330, 1997.
43) Nishizaki, Y., Yoshizane, C., Toshimori, Y., Arai, N., Akamatsu, S., Hanaya, T., Arai, S., Ikeda M. and Kurimoto, M.：*Nutr.Res.*, **20** (5), 653-664, 2000.
44) Tanaka, M., Machida, Y., Niu, S., Ikeda, T., Jana, N. R., Doi, H., Kurosawa, M., Nekooki, M. and Nukina, N.：*Nat. Med.*, **10** (2), 148-154, 2004.
45) Matsuo, T., Tsuchida, Y. and Morimoto, N.：*Ophthalmology*, **109** (11), 2024-2029, 2002.
46) Matsuo, T.：*Jpn. J. Ophthalmol.*, **48** (4), 321-327, 2004.
47) Manley-Hariis, M. and Richards, G. N.：*Carbohydr. Res.*, **287** (2), 183-202, 1996.
48) Ratsimba, V., García Ferníndez, J. M., Defaye, J., Nigay, H. and Voilley, A.：*J. Chromatogr. A*, **844** (1-2), 283-293, 1999.
49) Defaye, J. and García Ferníndez, J. M.：*Zuckerind*, **120**, 1, 1995.
50) Shigematsu, N., Okuhara, Y., Shoomi, T., Tomita, F. and Hara, H.：*Biosci. Biotechnol. Biochem.*, **68** (5), 1011-1016, 2004.
51) 田村亜紀子, 重松典宏, 奥原康英, 塩見卓也, 菊地裕人, 高木紀充, 有塚 勉, 原 博, 浅野行蔵, 冨田房男：製糖技術研究会誌, **51**, 27-32, 2003.
52) Kamasaka, H., Imai, S., Nishimura, T., Kuriki, T. and Nishizawa, T.：*J. Dent. Hlth.*, **52**, 66-71, 2002.
53) Imai, S., Kamasaka, H., Inaba, D., Nisizawa, T. and Hanada, N.：*J. Dent. Res.*, **81**, A351, 2002.
54) Inaba, D., Minami, K., Kamasaka, H. and Yonemitsu, M.：*Dent. Soc. Iwate Med. Univ.*, **27**, 197-202, 2003.
55) Inaba, D., Kamasaka, H., Minami, K., Nishimura, T., Kuriki, T., Imai, S. and Yonemitsu, M.：*J. Dent. Hlth.*, **52**, 112-118, 2002.
56) Inaba, D., Minami, K., Kamasaka, H., Kuriki, T., Imai, S. and Yonemitsu, M.：*J. Dent. Hlth.*, **53**,

8-12, 2003.
57) Chihara, G., Hamuro, J., Maeda, Y., Arai, Y. and Fukuoka, F.：*Cancer Res.,* **30** (11), 2776-2281, 1970.
58) 出口鐵男, 古江 尚, 木村 正, 近藤達平, 服部孝雄, 伊藤一二, 小川暢也：癌と化学療法, **12** (2), 366-378, 1985.
59) Ochiai, T., Isono, K., Suzuki, T., Koide, Y., Gunji, Y., Nataga, M. and Ogawa, N.：*Int. J. Immunother.,* **8** (3), 161-169, 1992.
60) Minato, K., Mizuno, M., Terai, H. and Tsuchida, H.：*J. Agric. Food Chem.,* **47** (4), 1530-1532, 1999.
61) Morinaga, H., Tazawa, K., Tagoh, H., Muraguchi, A. and Fujimaki, M.：*Jpn. J. Cancer Res.,* **85** (12), 1298-1303, 1994.
62) Borchers, A. T., Stern, J. S., Hackman, R. M., Keen, C. L. and Gershwin, M. E.：*Proc. Soc. Exp. Biol. Med.,* **221** (4), 281-293, 1999.
63) Mizuno, M., Kawakami, S., Hashimoto, T., Ashida, H. and Minato, K.：*Int. J. Med. Mushrooms,* **3** (4), 355-360, 2001.
64) Hamuro, J., Rollinghoff, M. and Wagner, H.：*Immunogoly,* **39** (4), 551-559, 1980.
65) Hamuro, J. and Chihara, G.：Immunomodulation Agents and Their Mechanism (Fenichel, R. L. and Chirigos, M. A., eds), pp.409-436, Marcel Dekker, New York, 1984.
66) Peter, G., Karoly, V., Imre, B., Janos, F. and Kaneko, Y.：*Immunopharmacol. Immunotoxicol.,* **10** (2), 157-163, 1988.
67) Tani, M., Tanimura, H., Yamaue, H., Iwahashi, M., Tsunoda, T., Tamai, M., Noguchi, K. and Arii, K.：*Eur. J. Clin. Pharmacol.,* **42** (6), 623-627, 1992.
68) Herlyn, D., Kaneko, Y., Powe, J., Aoki, T. and Koprowski, H.：*Jpn. J. Cancer Res.,* **76** (1), 37-42, 1985.
69) 千原呉郎：キノコの化学・生化学（水野 卓・川合正允編著）, pp.323-331, 学会出版センター, 1992.
70) Wierzbicki, A., Kiszka, I., Kaneko, H., Kmieciak, D., Wasik, T. J., Gzyl, J., Kaneko, Y. and Kozbor, D.：*Vaccine,* **20**(9-10), 1295-1307, 2002.
71) Mizuno, M., Minato, K. and Tsuchida, H.：*Biochem. Mol. Biol. Int.,* **39** (4), 679-685, 1996.
72) 水野雅史：きのこの生理活性と機能（河岸洋和監修）, pp.128-134, シーエムシー出版, 2005.
73) Komatsu, N., Okubo, S., Kikumoto, S., Kimura, K. and Saito, G.：*Gann,* **60** (2), 137-144, 1969.
74) Norisuye, T., Yanaki, T. and Fujita, H.：*J. Polym. Sci. Polym. Phys. Ed.,* **18**, 547-558, 1980.
75) Okamura, K., Suzuki, M., Chihara, T., Fujiwara, A., Fukuda, T., Goto, S., Ichinohe, K., Jimi, S., Kasamatsu, T., Kawai, N., Mizuguchi, K., Mori, S., Nakano, H., Noda, K., Sekiba, K., Suzuki, K., Suzuki, T., Takahashi, K., Takeuchi, K., Takeuchi, S., Yajima, A. and Ogawa, N.：*Cancer,* **58**, (4), 865-872, 1986.
76) Kikuchi, M., Iwano, K. and Numazaki, Y.：*Int. J. Immunopharmac.,* **2**, 173-174, 1980.
77) Kojima, T., Tabata, K., Itoh, W. and Yanaki, T.：*Agric. Biol. Chem.,* **50** (1), 231-231, 1986.
78) 山下 昭：キノコの化学・生化学（水野 卓・川合正允編著）, pp.341-347, 学会出版センター, 1992.
79) Wasser, S. P., Didukh, M. Y. and Nevo, E.：*Mycologia Balcanica,* **2**, 221-250, 2005.
80) 水野雅史：*Bio Medical Quick Review Net,* **12**, 1-5, 2003.
81) Poltorak, A., He, X., Smirnova, I., Liu, M. Y., Van Huffel, C., Du, X., Birdwell, D., Alejos, E., Silva, M., Galanos, C., Freudenberg, M., Ricciardi-Castagnoli, P., Layton, B. and Beutler, B.：*Science,* **282**, 2085-2808, 1998.
82) Hoshino, K., Takeuchi, O., Kawai, T., Sanji, H., Ogawa, T., Takeda, Y., Takada, K. and Akira, S.：*J. Immunol.,* **162** (7), 3749-3752, 1999.
83) Mizuno, M. and Kawakami, S.：Int. J. Med. Mushrooms, **8** (3), 223-229, 2006.
84) Xie, Q. W., Cho, H., Kashiwabara, Y., Baum, M., Weidner, J. R., Elliston, K., Mumford, R. and Nathan, C.：*J. Biol. Chem.,* **269** (45), 28500-28505, 1994.
85) Lorsbach, R. B., Murphy, W. J., Lowenstein, C. J., Snyder, S. H. and Russell, S. W.：*J. Biol. Chem.,* **268** (3), 1908-1913, 1993.
86) Dileepan, K. N., Lorsbach, R. B. and Stechschulte, D. J.：*J. Leukoc. Biol.,* **53** (4), 446-453, 1993.
87) Lowenstein, C. J. and Snyder, S. H.：*Cell,* **70** (5), 705-707, 1992.
88) Hoffmann, J. A., Kafatos, F. C., Janeway, C. A. and Ezekowitz, R. A.：*Science,* **284**(5418), 1313-1318, 1999.
89) Anderson, J. W., Story, L., Sieling, B., Chen, W. J., Petro, M. S. and Story, J.：*Am. J. Clin. Nutr.,* **40** (6), 1146-1155, 1984.
90) Davidson, M. H., Dugan, L. D., Burns, J. H., Bova, J., Story, K. and Drennan, K. B.：*JAMA,* **266** (8), 1079-1080, 1991.
91) Braaten, J. T., Wood, P. J., Scott, F. W., Riedel, K. D., Poste, L. M. and Collins, M. W.：*Am. J. Clin. Nutr.,* **53** (6), 1425-1430, 1991.
92) Hallfrisch, J., Scholfield, D. J. and Behall, K. M.：

Am. J. Clin. Nutr., **61** (2), 379-384, 1995.
93) Tappy, L., Gugolz, E. and Wursch, P.: *Diabetes Care,* **19** (8), 831-834, 1996.
94) Braaten, J. T., Scott, F. W., Wood, P. J., Riedel, K. D., Wolynetz, M. S., Brule, D. and Collins, M.W.: *Diabet. Med.*, **11** (3), 312-318, 1994.
95) Pins, J. J., Geleva, D., Keenan, J. M., Frazel, C., O'Connor, P. J. and Cherney, L. M.: *J. Fam. Pract.*, **51** (4), 353-359, 2002.
96) 山口典男:機能性糖質素材の開発と食品への応用(井上國世監修), pp. 435-447, シーエムシー出版, 2005.
97) 大隈一裕, 松田 功, 勝田康夫, 半野敬夫:澱粉科学, **37** (2), 107-114, 1990.
98) 里内美津子, 若林 茂, 大隈一裕, 藤原啓子, 松岡 瑛:栄養学雑誌, **51** (1), 31-37, 1993.
99) 若林 茂:日内分泌会誌, **68**, 623-635, 1992.
100) 徳永勝人, 松岡 茂:糖尿病, **42** (1), 61-65, 1999.
101) Jenkins, D. J., Goff, D. V., Leeds, A. R., Alberti, K. G., Wolever, T. M., Gassull, M. A. and Hockaday, T. D.: *Lancet*, **2** (7978), 172-174, 1976.
102) Jenkins, D. J., Wolever, T. M., Nineham, R., Teyler, R., Metz, G. L., Bacon, S. and Hockaday, T. D.: *Br. Med. J.*, **2** (6154), 1744-1746, 1978.
103) 野村 誠, 中嶋泰子, 阿部 裕:栄養・食糧学会誌, **45** (1), 21-25, 1992.
104) Kobayashi, M., Matsushita, H., Shioya, I., Nagai, M., Tsukiyama, R., Saito, M., Sugita, T., Sugimura, T. and Yamamoto, K.: *Int. J. Mol. Med.*, **14** (5), 885-889, 2004.
105) Kobayashi, M., Matsushita, H., Tsukiyama, R., Saito, M. and Sugita, T.: *Int. J. Mol. Med.*, **15** (3), 463-467, 2005.
106) Kobayashi, M.: *J. Biosci. Bioeng.*, **100** (2), 144-151, 2005.
107) Goa, K. L. and Benfield, P.: *Drugs*, **47** (3), 536-566, 1994.
108) Chen, W. Y. and Abatangelo, G.: *Wound Repair Regen.*, **7** (2), 79-89, 1999.
109) 梶本修身, 小田中亘, 坂本和加子, 吉田一也, 高橋文生:新薬と臨牀, **50** (5), 90-102, 2001.

3 プロバイオティクス

　腸管内には100種以上, 100兆個もの常在細菌が生息し, さまざまな生理作用を有している.「腸内フローラのバランス改善を介して宿主に有益にはたらく生菌添加物」として1989年Fullerによってプロバイオティクス(probiotics)が定義された[1]. その後, 腸内フローラを介さない場合も含める形でSalminenらにより「生体に保健効果をもたらす生菌剤」と定義されるにいたった[2]. 乳酸菌, ビフィズス菌をはじめ, 納豆菌なども含まれ, アレルギー軽減, 感染防御, 炎症性腸疾患軽減, 整腸作用などさまざまな効果が報告されている(表3.1.1). それぞれの機能を発揮するための重要な特性として, 胃酸耐性などにより生きた状態で腸管に達すること, 粘液, 腸管細胞に対する付着性, ほかの微生物に対する作用, そしてその免疫調節機能があげられる. 一方, プロバイオティクスは生菌の作用とされるが, 生菌の効果の範囲を限定することは現実にはむずかしく, 今後の議論の対象であろう. 本稿では, おもだった機能ごとに述べる.

3.1 アレルギー軽減効果

3.1.1 アレルギー

　アレルギーとは, 通常は無害な環境中の物質に対して免疫系が過剰あるいは異常に反応し, さまざまな症状を引き起こすことである[3]. 花粉, ダニ, 食物などに対して, アトピー性皮膚炎, じん麻疹などの皮膚症状に加え, 喘息, 消化器症状などが認められる. アレルギー罹患者は, 年々増加しており, たとえば花粉症に関しては, 成人の20%を超えるとされる. その軽減は, 社会的課

3. プロバイオティクス

表 3.1.1 プロバイオティクスの保健効果

保健効果	メカニズム
アレルギー軽減	Th1・Th2バランス，腸内フローラ改善，制御性T細胞，腸管上皮による調節，腸管バリア機能強化
感染防御	病原体と競合，IgA産生増強
炎症性腸疾患軽減	腸内フローラの改善，代謝産物
抗がん効果	NK活性増強，発がん物質抑制
整腸作用	腸内フローラ改善，腐敗残物減少
過敏性腸症候群（IBS）の軽減	腸内の細菌異常増殖の抑制
ストレス軽減	腸内フローラの改善
血圧効果	アンジオテンシン変換酵素阻害ペプチド生成，GABA生成

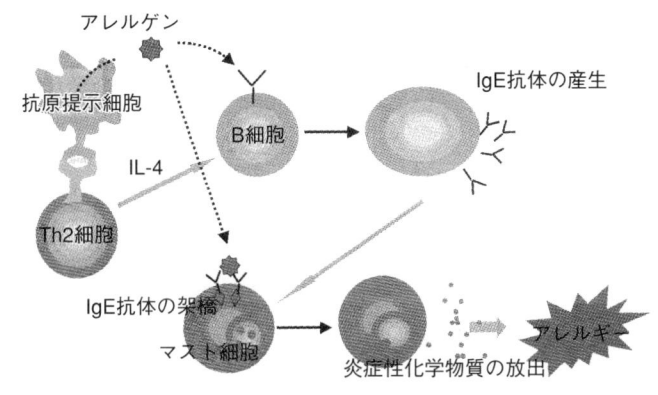

図 3.1.1 アレルギーの発症機構

題となっている．

アレルギー発症の原因物質をアレルゲンといい，基本的にはタンパク質である．アレルゲンに特異的なT細胞，および抗体がアレルギー発症にかかわる（図3.1.1）．アレルゲン摂取から1時間以内に症状が現れる即時型のアレルギーに関しては，免疫グロブリンE（IgE）抗体によって引き起こされることが明らかとなっている．IgE抗体はマスト細胞表面に発現しているIgEレセプターに結合し，これがアレルゲン分子によって架橋され，その刺激が細胞内に伝えられると，細胞内に蓄積したヒスタミン，ロイコトリエンなどの炎症性物質が放出され症状を引き起こす．T細胞に関しては，外来抗原を認識するCD4T細胞にTh1，Th2の2つのタイプがあり，インターロイキン（IL)-4，IL-5を産生するTh2細胞がB細胞のIgE産生を誘導し，この一連の反応に関与する．

3.1.2 腸内細菌とアレルギー

微生物とアレルギーの関係については，免疫系の正常な発達に細菌感染からの刺激が必要で，近年の先進国におけるアレルギー患者の増加には，衛生改善に伴う感染症の減少や正常なフローラの形成の遅れが影響している可能性が指摘されており，「衛生学説」と呼ばれている．

その後，アレルギー児と非アレルギー児の間の腸内フローラの比較などの疫学調査から，アレルギー児あるいは後にアレルギーを発症する乳児の腸内フローラには，ビフィズス菌やラクトバチルス属が少ないか，定着が遅れていることが示されている．Bjorkstenら[4]は，スウェーデンとエストニアの2歳児の糞便を調べ，*Lactobacillus*と*Bifidobacterium*の検出率がアレルギー児で健常児と比較して低く，大腸菌などの好気性菌が高いことを見いだした．また，2歳でのアレルギー診断でアレルギー反応陽性となった乳児では，1歳

までの *Bifidobacterium* の検出率が低かった[5]．また，Kalliomakiらの前向き疫学調査でも1歳時点でアレルギー反応陽性と診断された子どもも3週時点の糞便菌叢は *Clostridium* の菌数が優位に高く，*Bifidobacterium* が少ない傾向にあった[6]．これらの結果は，乳幼児期早期の腸内細菌が免疫系に影響を及ぼし，アレルギー疾患の発症に関与する可能性を示している．

3.1.3 プロバイオティクスのアレルギー抑制効果

上記の腸内細菌に関する知見および乳酸菌などを用いた実験動物，培養細胞を用いた実験を背景に，アトピー性皮膚炎を中心にヒトの臨床試験が行われ，効果が示されるようになった．Majimaaらは，病歴から牛乳アレルギーと判断されるアトピー性皮膚炎児に対し，加水分解乳に *Lactobacillus* GG を加えたものを1カ月投与し，有意な症状の軽減を報告している[7]．そのほか，*Bifidobacterium lactis* Bb-12[8]や，*Lactobacillus rhamnosus* + *Lactobacillus reuteri*[9]の効果も示されている．また，*Lactobacillus acidophilus* の投与で通年性鼻炎の症状を軽減することが報告されている[10]．

さらにKalliomakiら[11]は，その予防効果についても示し，注目された．出産前から母親に *Lactobacillus* GG を投与し，さらに出産後も新生児に与えたところ，乳酸菌投与群では，2歳までのアトピー性皮膚炎の発症頻度は有意に減少した．その後，4歳の時点でも投与群で，アトピー性皮膚炎の発症頻度は有意に低かった[12]．これらの知見は，プロバイオティクスの投与によりアレルギーの予防，軽減が可能であることを示している．

3.1.4 プロバイオティクスによるアレルギー抑制機序

動物モデルにおいて，乳酸菌のサイトカイン産生調節作用，IgE抑制効果が示されている．これは，菌体刺激によりマクロファージがIL-12を産生し，これによりTh1/Th2バランスがTh1

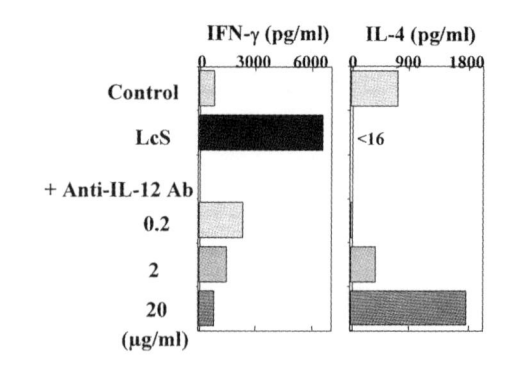

図3.1.2 A　乳酸菌によるTh2分化の抑制（文献13）より改変）

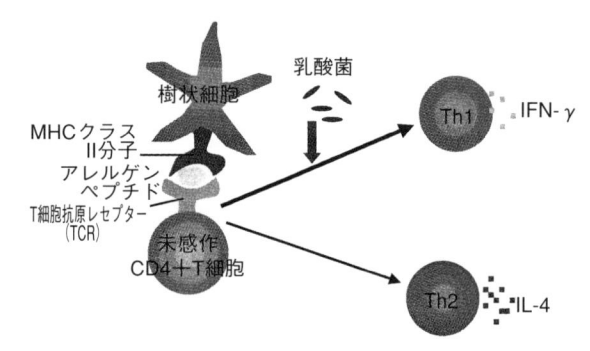

図3.1.2 B　乳酸菌によるTh2分化の抑制

よりに傾き，IFN-γを産生されるためであることが明らかとなっている[13],[14]．われわれも，*Lactobacillus casei* がIL-12産生誘導を介して，Th1分化誘導を促進することを示した（図3.1.2）[13]．図3.1.2 Aの実験では，未感作の卵白アルブミン（OVA）特異的T細胞を多量に含むOVA特異的T細胞抗原レセプタートランスジェニックマウス由来のT細胞を抗原提示細胞，OVAとともに *Lactobacillus casei* strain Shirota（LcS）存在・非存在下（control）で培養して，T細胞の分化を誘導した．1週間後，再度の抗原刺激の際に分泌されるIFN-γ，IL-4を測定してTh1/Th2分化を評価した．また，培養中に抗IL-12抗体を添加して，IL-12の役割について観察した．図3.1.2 Bにおいて，LcS菌の効果について模式図で示した．一方，菌種菌株によってはIL-12の作用以外にもアポトーシス誘導によりTh2応答が抑制される可能性も考えられる．

Pohjavuori ら[15]は牛乳アレルギー児に Lactobacillus GG を投与し，末梢血単核球の IFN-γ 産生能が上昇していることを報告しており，上記の動物実験の結果と合致している．一方で，授乳中の母親に与えた例では，アトピー性皮膚炎は抑制したが，IgE 値には差が認められず，母乳中でのTGF-β 量が上昇していた[16]．また Pessi ら[17]は，Lactobacillus GG 投与により血清中の IL-10 の増加が認められたことを報告している．Lactobacillus johnsonii が腸上皮細胞と末梢血単核球の共培養において，TGF-β を誘導することが示されており[18]，また Lactobacillus paracasei がマウス T 細胞の IL-10，TGF-β 産生を誘導することが示されている[19]．これらの結果から，制御性 T 細胞が誘導されている可能性も考えられる．また，プロバイオティクス菌が腸管上皮細胞や樹状細胞に作用して，サイトカインの分泌などを誘導し，免疫応答，アレルギー反応を調節する可能性がある（詳細は後述）．以上のように，作用機序として，Th 1/Th 2 バランスの改善，制御性 T 細胞による抑制性サイトカインの産生，腸内フローラの改善，腸管上皮細胞による調節，腸管バリア機能の強化をはじめとして，さまざまな機構がはたらいている可能性がある．図 3.1.3 にアレルギー軽減効果を含め，プロバイオティクスの免疫調節機能についてまとめた．

3.2 感染防御増強作用

プロバイオティクスの感染防御効果についても多くの報告がある．ロタウイルス下痢症は生後 6 カ月から 2 歳までの乳幼児期に発症し，嘔吐に続き急激な水様性下痢となる．以前からロタウィルス性下痢症に対するプロバイオティクスの効果が知られている．L. rhamnosus，L. reuteri により，下痢発症期間の低下が示されている[20],[21]．また，インフルエンザについても感染防御効果も示されている[22]．このような感染防御増強効果のメカニズムについては十分に検証されていないが，動物実験などの知見から，一般に感染防御能増強の機構として消化管で付着して病原体と競合することに加え，腸管上皮のバリア機能の増強，免疫調節機能があげられる．免疫調節機能としては，粘膜面における IgA 産生が重要と考えられる．乳酸菌やビフィズス菌の経口投与により，腸管の IgA 量が上昇することが以前より示されている[23]．

近年，注目されているのは，ピロリ菌に対する効果である．H. pylori は胃炎，潰瘍の原因であると考えられており，胃がんのリスクファクターである可能性が示されている．Lactobacillus gasseri の投与により動物実験モデルでの感染防御作用，in vitro においてピロリ菌増殖やウレア

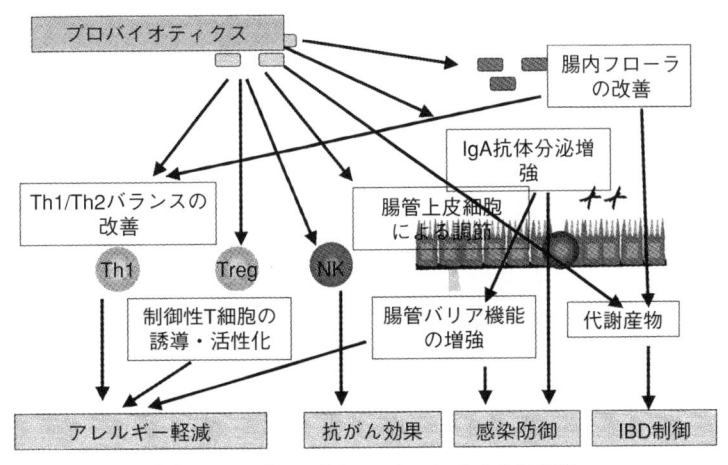

図 3.1.3 プロバイオティクスによる免疫調節

ーゼ活性を抑制することが示されている[24),25)]．これらにもとづき，ヨーグルトとして摂取したヒト試験において除菌効果やさらに尿素呼気試験での△Cの低下，ペプシノーゲンI/IIの上昇がみられ[26)]，ヨーグルトの感染防御増強効果を示した機能性食品の例として注目された．なお，食品としての感染防御増強とはやや異なるが，プロバイオティクス菌の歯周病に対する効果も期待されている[27)]．

3.3 炎症性腸疾患（IBD）への効果

炎症性腸疾患（IBD）は，潰瘍性大腸炎（UC），およびクローン病（CD）のことを狭義に指す．UCは大腸に限局して潰瘍と炎症が生じ，連続性病変が認められる．一方，CDは小腸，大腸を含め，全消化管に非連続性に発症する．欧米では多くの罹患者がいるが，日本でも近年急増している．

炎症性腸疾患は，腸内細菌の観点からは，有用な細菌と有害な細菌とのバランスの崩れが発症に関与する．IL-10欠損マウスなどの遺伝子改変動物において通常環境で飼育した場合と無菌化した場合との比較から，腸内細菌の炎症性腸疾患への関与が示される[28)]．

IL-10欠損マウスにおいて乳酸菌が腸炎を予防，改善することが明らかになり[29)]，IBDに対するプロバイオティクスの有効性が期待されるようになった．IBDには多様なモデル動物が存在するが，IL-10欠損マウス，DSS（デキストラン硫酸）腸炎の報告が多い．IL-10欠損マウスは，自然発症型のモデルであり，病変が散在性であることから，クローン病のモデルとされる．種々の乳酸菌の投与により，IL-10欠損マウスにおける腸炎発症が抑制されることが報告されている[30),31)]．なお，プロバイオティクスの直接効果とはいえないが，IL-10産生乳酸菌により腸炎が予防されることも報告され注目された[32)]．一方，DSS腸炎は潰瘍性大腸炎のモデルとして開発され[33)]，この場合も多くの乳酸菌による抑制効果が報告されている[34),35)]．

ヒトの潰瘍性大腸炎については，Ishikawaらが*B. breve*，*B. bifidum*，*L. acidophilus*を混合した発酵乳が優位に再発を抑制して，寛解維持効果を認めている[36)]．この場合，*Bacteroides*属の減少，酪酸の有意な低下を認めている．Katoらはプラセボ群と比較しても有意な改善を報告しており，プロピオン酸，コハク酸の有意な低下を認めている[37)]．これらより，腸内フローラと有機酸の変化が改善効果に関係していると考えられる．クローン病についても小規模な試験が多いが，効果が認められている[38)]．

3.4 抗がん効果，NK細胞への効果

疫学研究において，結腸がんの低い発生率と*Lactobacillus*や*Bifidobacterium*を含む発酵乳との関連が指摘されている[39)]．また，動物モデルでは，乳酸菌あるいはその培養液，発酵乳の摂取による薬剤などで誘発した大腸がんの発生率の減少，生存期間の延長が報告されている[40),41)]．さらに，乳酸菌培養液，発酵乳の給与により移植した腫瘍細胞の発育が抑制されることも示されている[42)]．

このプロバイオティクスによる抗がん効果のメカニズムについては，まだ完全には解明されていないものの，複数の機構が示唆されている．その1つが免疫機能の調節であると考えられる．*L. casei* strain Shirotaの場合，腫瘍を移植されたマウスに対し，IFN-γ，TNF-α，IL-1βのサイトカインの産生を誘導し[43)]，NK活性の上昇も報告されている．さらに最近，ヒトにおいてもプロバイオティクス菌の摂取によりNK活性が上昇することが報告されている[44)]．一方，免疫調節とは別に，腸内フローラを調節することにより，腐敗菌により産生される発がんプロモーター，発がん物質を抑制すると考えられる．メカニズムとして発がん性物質や変異原が菌に吸着される効果があげられる[45)]．乳酸菌の経口摂取により焼いた肉の摂取による尿中の変異原が減少することが報告

されている[46]．また，β-グルクロニダーゼ，ニトロダクターゼといった発がん関連酵素活性の低下も知られている[47]．

3.5　腸管免疫系に対する作用

以上のようにプロバイオティクスは，免疫応答の調節を介して，アレルギー，炎症性腸疾患や感染症など，個々の疾患，種々の疾患の予防や軽減が期待される．プロバイオティクスが実際経口摂取された場合，最初に接するのは腸管免疫系である．ここで，プロバイオティクスの免疫系に対するそのほかの作用について，腸管免疫系における免疫応答機構に関する知見をもとに述べておきたい．

3.5.1　腸管免疫系

腸管は，栄養吸収器官である一方で，経口的に侵入した病原体に対する生体防御の最前線である．そのため，腸管免疫系においては，病原菌の腸管粘膜からの侵入阻止，毒素の中和，アレルゲンの侵入阻止などのはたらきを担う IgA 抗体分泌や，食品タンパク質抗原に対して過剰な免疫応答を防ぐ機構である経口免疫寛容の誘導など，特徴的な免疫応答が誘導される．

腸管の免疫器官は，総称して腸管リンパ装置（gut-associated lymphoid tissue：GALT）と呼ばれる．GALT はパイエル板，粘膜固有層，腸管上皮などからなる（図3.5.1）．この中で，外来異物の進入ルートとして重要であり，IgA 抗体応答の誘導部位となっているのがパイエル板である．管腔の抗原はパイエル板のM細胞に取り込まれ，パイエル板内に存在する樹状細胞をはじめとする抗原提示細胞によりT細胞に提示される．パイエル板B細胞もその抗原を認識し，T細胞の作用を受けて表面に膜型IgAを発現するsIgA$^+$細胞へ分化する．sIgA$^+$B細胞はパイエル板より出て，腸間膜リンパ節を経て，粘膜固有層へ移動（ホーミング）すると考えられている．粘膜固有層には多数のIgA分泌細胞が存在し，上皮層を介してIgAが管腔側に排出される（図3.5.1）．また，最近，IgA$^+$細胞への分化が粘膜固有層でも誘導されることが示されている[48]．もう一方の外来異物の侵入ルートは，腸管上皮である．上皮細胞は，サイトカインを産生することなどによる免疫調節機能があることが知られている．また近年，樹状細胞が，上皮細胞間から，管腔側の抗原を取り込み，また上皮細胞と相互作用することが示されている[49]．小腸絨毛の上皮層内には，T細胞集団である腸管上皮内リンパ球（intraepithelial lymphocyte：IEL）が存在する．IEL は多くの種類のT細胞亜集団（サブセット）から構成され，とくにほかの免疫器官ではまれな γδT 細胞抗原レセプター（TCR）を発現するT細胞が多く存在し（通常は αβTCR を発現する），また通常の末梢 CD8$^+$細胞が CD8αβ ヘテロダイマー鎖を発現するのに対して CD8αα ホモダイマーを発現するものが多い．γδIEL が腸

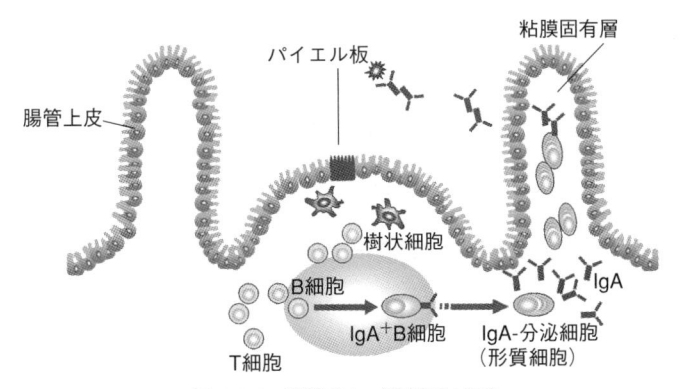

図3.5.1　腸管リンパ装置(GALT)

管上皮の発達に重要な役割を有すること[50]，また TCR α β CD 8 α IEL が炎症を抑制する効果があることが報告されている[51]ものの，IEL の機能については解明されてない点が多い．

一方で腸管免疫系のもう1つの大きな特徴は，腸管を介して吸収されるタンパク質に対し，免疫抑制機構がはたらくことである．この現象は経口免疫寛容と呼ばれ，おもに CD 4$^+$ T 細胞によるものである．その機序として，経口抗原により抗原特異的 T 細胞のアポトーシスが誘導される，経口抗原により IL-10，TGF-β 免疫抑制因子を産生する制御性 T 細胞が誘導される，経口抗原を認識した T 細胞がサイトカイン分泌能，増殖能の低い状態に変化する，の3つが知られている[52]．

3.5.2 腸管免疫系に対するプロバイオティクスの作用

上記の腸管免疫系の発達と応答には，腸内フローラが実に重要な役割を果たしている．たとえば，無菌マウスでは通常マウスよりも α β TCR を発現する IEL の数が大きく減少[53]，経口免疫寛容が誘導されにくいことが報告されている[54]．また，腸内常在細菌に対する IgA 抗体産生応答が実際誘導されていることが最近示された[55]．この点からも，プロバイオティクスによる免疫調節機能の多くの部分が腸管免疫系を介していることが推測できる．しかしながら，その詳細については十分明らかにされていない．プロバイオティクス菌が腸管上皮細胞や樹状細胞に作用して，サイトカインの分泌などを誘導し，免疫応答，アレルギー反応を調節する可能性がある．乳酸菌が上皮細胞の炎症性サイトカイン IL-8 の産生を抑制する[56]，あるいは樹状細胞の IL-10 産生を誘導する例[57]も報告されている．このほか，乳酸菌の経口投与により，腸管のバリア機能の増強を示唆する結果も認められている[58]．

また，これらプロバイオティクスが直接免疫担当細胞や上皮細胞に作用する場合，どのような物質が活性を有するかについても十分に明らかとな

っていない．レセプターとしては，免疫系の微生物認識にかかわる TLR（toll-like receptor）により認識されることが，最近多くの実験系で示されている．この点，TLR により認識される微生物由来成分であるリポ多糖や非メチル化 CpG オリゴヌクレオチドにより，アレルギー反応が抑制できることが動物モデルで示されており[59],[60]このような成分が作用している可能性が考えられる．

3.6 整腸作用

免疫調節作用以外のプロバイオティクスのおもな作用として，整腸作用があげられる．整腸作用とは，腸内菌叢の改善，腐敗産物の減少，排便回数，便性状の向上として評価できる．ヒトの試験で，糞便中のビフィズス菌が増加し，アンモニアなど腐敗成分が減少することが知られる[61]～[63]．さらに，便秘傾向のヒトにおいて排便回数が増加することが示されている．ヨーグルトを中心に多くの製品が，特定保健用食品として表示許可をすでに得ている．

3.7 過敏性腸症候群（IBS）に対する効果

過敏性腸症候群（IBS）は，腹部不快感と便通異常を特徴とし，近年，重要な消化器病として認識されるようになってきている．IBS は，消化管と中枢神経系の機能関連の異常とされる．IBS 患者の多くに腸内細菌の異常増殖が認められ，抗生物質投与により改善することが報告されている[64]．そして，乳酸菌の投与によって腹部不快感などの症状が軽減されることを示す複数の報告があり，これらは，細菌の異常増殖の抑制によるものと考えられる[65]～[67]．

3.8 抗ストレス効果

上記 IBS においてのストレスとも関連するが，広くストレスに対するプロバイオティクスの効果についても報告されている．この場合も，腸内フ

ローラがストレスにより変化することが明らかになっている.質問状により慢性ストレス状態と判断された者に L. acidophilus, B. bifidum, B. longum (およびビタミン)の合剤を投与したことにより,不安,抑うつ,疲労感の有意な改善がみられたと報告されている[68].また,極限状態におかれた宇宙飛行士では,腸内フローラの異常が認められるが,あらかじめ Bifidobacterium を投与しておくことにより改善される[69].慢性疲労症候群に対する効果も示唆されている.慢性疲労症候群は,持続的な慢性疲労を主症状とするもので,消化器症状の合併も高率で多くが過敏性腸症候群とされる.なお,ストレスに関連して定期試験前の大学生へ L. casei を投与することにより,試験後のリンパ球減少,NK細胞減少が有意に改善されたとの報告もある[70].

3.9 血圧降下作用

高血圧は脳卒中などのリスクファクターである.発酵乳の摂取により伝承的に高血圧抑制がいわれていたが,これが実験的に示され,特定保健用食品として表示許可を得るにいたっている.以下に記すようにこれらの場合は,おもに発酵産物の効果が示されている.

Lactobacillus helveticus による脱脂乳の発酵物の摂取による血圧効果作用が明らかになっている.高血圧モデルラット (SHR) における血圧降下作用が示され[71],その有効成分がカゼインの乳酸菌プロテアーゼ分解作用で生成されるペプチド Val-Pro-Pro, Ile-Pro-Pro であることが明らかとなっている[72].このラクトトリペプチドは,血圧調節にかかわる重要酵素であるアンジオテンシン変換酵素の活性を阻害し,アンジオテンシン阻害薬と類似の構造を有し,合成ペプチドにも血圧効果作用が認められている[71].

これとは別に2種の乳酸菌,Lactobacillus casei strain Shirota と Lactococcus lactis の脱脂乳発酵物の効果が示されている[73],[74].L. casei のはたらきによりカゼインよりグルタミン酸が遊離し,続いて L. lactis によりグルタミン酸がγ-アミノ酪酸 (GABA) に変換される.GABA は脳内に存在する抑制性の神経伝達物質とされているが,血管の弛緩作用を有し交感神経系を抑制して血圧を低下すると考えられている.実際,2種の乳酸菌による発酵酸乳の摂取によりヒトの血圧降下作用が認められている.一方で,L. casei Shirota の菌体の凍結乾燥物も SHR ラット,ヒトに対して降圧効果が確認された[75].これは,菌細胞膜成分の多糖-ペプチドグリカン複合体が活性本体であり,この複合体からプロスタサイクリンが血管を拡張し,血圧を下げると考えられている.

以上のように,プロバイオティクスに多彩な生体調節効果があることが明らかとなっている.とくに整腸作用,血圧効果作用に関して,特定保健用食品として上市されており,今後免疫調節機能などに関しても期待される.一方で,その機構については未解明な部分が残されている.とくに,生菌での効果の場合,腸管各細胞への直接作用のほか,消化管での動態(腸管への到達,付着性),ほかの細菌などとの競合,代謝産物の作用が関係し複雑である.また,菌体の活性物質についても精製の困難さ,また複数成分の複合的な効果であることから同定は簡単ではない.各因子を分離した地道な解析はもちろんのこと,遺伝子組換え・ミュータント菌,ゲノム情報,ノトバイオート動物,遺伝子改変動物などを用いた多角的解析による今後のメカニズム解明に期待したい.

（八村敏志・清水　誠）

参　考　文　献

1) Fuller, R.: *J. Appl. Bacterol.*, **66**, 365-378, 1989.
2) Salminen, S., et al.: *Br. J. Nutr.*, **80**, S147-S171, 1998.
3) 笹月健彦監訳：免疫生物学．南江堂，pp.471-500, 2003.
4) Bjorksten, B., et al.: *Clin. Exp. Allergy*, **29**, 342-346, 1999.
5) Bjorksten, B., et al.: *J. Allergy Clin. Immunol.*, **108**, 516-520, 2001.

6) Kalliomaki, M., et al.：*J. Allergy Clin. Immunol.*, **107**, 129-134, 2001.
7) Majamaa, H., et al.：*J. Allergy Clin.Immunol.*, **99**, 179-185, 1997.
8) Isolauri, E., et al.：*Clin. Exp. Allergy*, **30**, 1604-1610, 2000.
9) Rosenfeldt, V., et al.：*J. Allergy Clin. Immunol.*, **111**, 389-395, 2003.
10) Ishida, Y., et al.：*J. Dairy Sci.*, **88**, 527-533, 2005.
11) Kalliomaki, M., et al.：*Lancet*, **357**, 1076-1079, 2001.
12) Kalliomaki, M., et al.：*Lancet*, **361**, 1869-1871, 2003.
13) Shida, K., et al.：*Int. Arch. Allergy Immunol.*, **115**, 278-287, 1998.
14) Murosaki, S., et al.：*J. Allergy Clin. Immunol.*, **102**, 57-64, 1998.
15) Pohjavuori, E., et al.：*J. Allergy Clin. Immunol.*, **114**, 131-136, 2004.
16) Rautava, S., et al.：*J. Allergy Clin. Immunol.*, **109**, 119-121, 2002.
17) Pessi, T., et al.：*Clin. Exp. Allergy*, **30**, 1804-1808, 2000.
18) Haller, D., et al.：*Gut*, **47**, 79-87, 2000.
19) von der Weid, T., et al.：*Clin. Diagn. Lab. Immunol.*, **8**, 695-701, 2001.
20) Guandalinin, L., et al.：*J. Pediatr. Gastroenterol. Nutr.*, **30**, 54-60, 2000.
21) Shornikova, A. V., et al.：*J. Pediatr. Gastroenterol. Nutr.*, **24**, 399-404, 1997.
22) Yasui, H., et al.：*Clin. Diagn. Lab. Immunol.*, **6**, 186, 1999.
23) Takahashi, T., et al.：*Biosci. Biotechnol. Biochem.*, **62**, 10, 1998.
24) Kabir, A. M., et al.：*Gut*, **41**, 49-55, 1997.
25) Midolo, P. D., et al.：*J. Appl. Bacteriol.*, **79**, 475-479, 1995.
26) Sakamoto, I., et al：*J. Antimicrobiol. Chemother.*, **47**, 709-710, 2001.
27) Nikawa, H., et al.：*Int. J. Food Microbiol.*, **95**, 219-223, 2004.
28) Sellon, R. K., et al.：*Infect. Immun.*, **66**, 5224-5231, 1998.
29) Madsen, K. L., et al.：*Gastroenterology*, **116**, 1107-1114, 1999.
30) Schultz, M., et al.：*Inflamm. Bowel Dis.*, **8**, 71-80, 2002.
31) McCarthy, J., et al.：*Gut*, **52**, 975-980, 2003.
32) Steidler, L., et al.：*Science*, **289**, 1352-1355, 2000.
33) 大草敏史ほか：日本消化器病会誌, **82**, 1327-1336, 1985.
34) Fujiwara, M., et al.：*Digestion.*, **67**, 90-95, 2003.
35) Rachmilewitz, D., et al.：*Gastroenterology*, **126**, 520-528, 2004.
36) Ishikawa, H., et al.：*J. Am. Coll. Nutr.*, **22**, 56-63, 2003.
37) Kato, K., et al.：*Aliment Pharmacol. Ther.*, **20**, 1133-1141, 2004.
38) Gupta, P., et al.：*J. Pediatr. Gastroenterol. Nutr.*, **31**, 453-457, 2000.
39) Shahani, K. M., and Ayebo, A. D.：*Am. J. Clin. Nutr.*, **33**, 2448-2457, 1980.
40) Goldin, B. R., and Gorbach, S. L.：*J. Natl. Cancer Inst.*, **64**, 263-265, 1980.
41) Schackelford, L. A., et al.：*Nutr. Cancer*, **5**, 159-164, 1983.
42) Kato, I., et al.：*Gann*, **72**, 517-523, 1981.
43) Matsuzaki, T., et al.：*Int. J. Food Microbiol.*, **41**, 133-140, 1998.
44) Nagao, F., et al.：*Biosci. Biotechnol. Biochem.*, **64**, 2706-2708, 2000.
45) Orrhage, K., et al.：*Mutat. Res.*, **311**, 239-248, 1994.
46) Hayatsu, H., and Hayatsu, T., et al.：*Cancer Lett.*, **73**, 173-179, 1993.
47) Goldin, B. R., and Gorbach, S. L.：*Am. J. Clin. Nutr.*, **39**, 756-761, 1984.
48) Fagarasan, S. and Honjo, T.：*Nat. Rev. Immunol.*, **3**, 63, 2003.
49) Rimoldi, M., et al.：*Nat. Immunol.*, **6**, 507, 2005.
50) Komano, H., et al.：*Proc. Natl. Acad. Sci. USA*, **92**, 6147, 1995.
51) Poussier, P., et al.：*J. Exp. Med.*, **195**, 1491, 2002.
52) 藤本賢一郎ほか：臨床免疫, **40**, 607-612, 2003.
53) Umesaki,Y., et al.：*Infect.Immun.*, **67**, 3504, 1999.
54) Sudo, N., et al.：*J. Immunol.*, **159**, 1739, 1997.
55) Macpherson,A.J.,et al.：*Science*, **288**, 2222, 2000.
56) Ma, D., et al.：*Infect. Immun.*, **72**, 5308-5314, 2004.
57) Drakes, M., et al.：*Infect. Immun.*, **72**, 3299-3309, 2004.
58) Madsen, K., et al.：*Gastroenterology*, **121**, 580-591, 2001.
59) Bashir, M., et al.：*J. Immunol.*, **172**, 6978, 2004.
60) Liu, N., et al.：*Nat. Immunol.*, **4**, 687, 2003.
61) Ogata, T., et al.：*Bioscience Microflora*, **16**, 53-58, 1997.
62) Ishida, H., et al.：*Pharmacometrics*, **61**, 203-213, 2001.
63) Yaeshima, T., et al.：*Bioscience Microflora*, **16**, 73-77, 1997.
64) Pimentel, M., et al.：*Am. J. Gastroenterol.*, **98**, 412-419, 2003.
65) Nobaek, S., et al.：**95**, 1231-1238, 2000.
66) Sen, S., et al.：*Dig. Dis. Sci.*, **47**, 2615-2620, 2002.
67) Mahony, M., et al.：*Gastroenterology*, **128**, 541-551, 2005.

68) Gruenwald, J., et al.: *Adv. Ther.,* **3**, 141-150, 2002.
69) Lizko, N. N., et al.: *Nahrung,* **31**, 443-447, 1987.
70) Marcos, A., et al.: *Eur. J. Nutr.,* **43**, 381-389, 2004.
71) Nakamura, Y., et al.: *J. Dairy Sci.,* **78**, 1253-1257, 1995
72) Nakamura, Y., et al.: *J. Dairy Sci.,* **78**, 777-783, 1995.
73) 梶本修身ほか: 健康・栄養食品研究, **6**, 1-14, 2003.
74) 梶本修身ほか: 日本食品科学工業会誌, **51**, 79-86, 2004.
75) Nakajima, K., et al.: *J. Clin. Biochem. Nutr.,* **18**, 181-187, 1995.

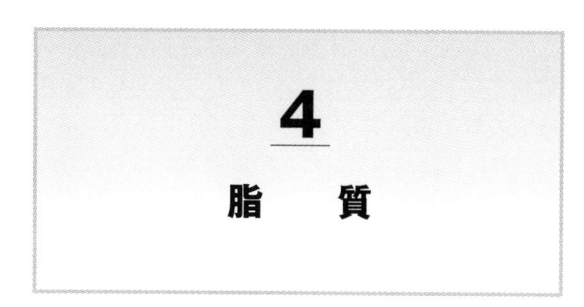

4 脂 質

4.1 長・中鎖脂肪酸

近年，脂肪酸の生理機能がつぎつぎと明らかにされ，なかでもドコサヘキサエン酸 (DHA)，エイコサペンタエン酸 (EPA) などの n-3 系長鎖脂肪酸やアラキドン酸，ジホモ-γ-リノレン酸 (DGLA) などの n-6 系長鎖脂肪酸，また最近では中鎖脂肪酸にも注目が集まっている．

「日本人の食事摂取基準 (2005 年版)」では，脂質の摂取基準として，飽和脂肪酸，n-3 系脂肪酸，n-6 系脂肪酸，コレステロールが新たに設けられ，「目安量」と「目標量」が設定されたように，エネルギー比率だけでなく油脂の質についても考慮されるようになった．また，国外では米食品医薬品局 (FDA) が EPA・DHA を含む食品に冠状動脈心疾患のリスク低減に関する限定的健康表示を認めており，n-3 (または ω-3) 系脂肪酸に対する消費者の注目度は高く，米国での市場は拡大傾向にあり，日本でも同様の傾向にある．一方，n-6 (または ω-6) 系脂肪酸であるアラキドン酸や DGLA は n-3 系脂肪酸にとっての魚油のようなよい供給源がなかったために研究が遅れていたが，最近微生物での生産が可能となり，急速に研究が進展しつつある．その研究の成果を生かした商品も市場に登場しており，今後の進展が期待される．また，生活習慣病の原因として肥満が注目されており，抗肥満効果を期待した中鎖脂肪酸を利用したトリアシルグリセロールが開発されている．本節では，最近の研究成果を中心に，とくに長・中鎖脂肪酸の機能性について解説する．

4.1.1 アラキドン酸

アラキドン酸がヒトや動物の細胞膜の主要構成

成分であること，血圧や炎症反応，血小板凝集に関与するプロスタグランジンやロイコトリエンの前駆物質であることはよく知られていた．しかし，機能性食品の素材として研究されはじめたのは最近である．発酵技術を用いた生産法がここ十数年で確立したこと，栄養学的意義が見直されはじめたこと，乳幼児や高齢者に対する効果が明らかになったことなどが，その大きな要因と思われる．ここでは，a. 発酵法によるアラキドン酸油脂の生産，b. アラキドン酸の栄養学的意義，c. 乳幼児や高齢者に対するアラキドン酸の効果，について最近の知見を述べる．

a. 発酵法によるアラキドン酸油脂の生産

食品に含まれる脂肪酸のうち，リノール酸やα-リノレン酸のような炭素数18の不飽和脂肪酸は油糧植物から豊富に得ることができるが，アラキドン酸や EPA, DHA のような炭素数20以上の長鎖高度不飽和脂肪酸は，動物性食品にしか含まれない．後述する EPA や DHA には魚油というよい供給源があったために早くから研究開発が進んだが，アラキドン酸は，卵黄やレバーに比較的多く含まれるものの，機能性食品としての研究開発はほとんどなされていなかった．その流れを変えたきっかけは，日本が伝統的に得意とする発酵技術であった．

1987年に山田ら[1]は，*Mortierella* 属糸状菌がグルコースを含む単純な培地で旺盛に生育し，アラキドン酸を含有するトリアシルグリセロールを油滴小胞として菌体内に著量蓄積することを見いだした．現在，土壌から分離した *Mortierella alpina* 1S-4株を大型通気攪拌培養槽で発酵させる生産法が実用化されており，総脂肪酸中のアラキドン酸の割合は40％以上に達している[2]．アラキドン酸油脂は菌体内に含まれるため，集菌，抽出，さらに，一般的な植物油と同様の精製工程を経て精製油となる．精製油は一般の植物油と同じく，ほとんどトリアシルグリセロールからなっており，植物油と同様に使用できる．発酵状態を厳密に制御できるため品質が安定しており，機能性食品の素材として適している．

b. アラキドン酸の栄養学的意義

機能性食品としてのアラキドン酸が長年注目されなかったもう1つの理由は，リノール酸を摂取すればアラキドン酸を摂取する必要はないと信じられていたことにある．

炭素数が18のリノール酸は，体内で不飽和化と炭素鎖の延長を受けて，γ-リノレン酸，ジホモ-γ-リノレン酸，アラキドン酸などに変換される（図4.1.1）．動物はリノール酸を生合成する能力がないため，これらの不飽和脂肪酸を食事から摂取する必要がある．このため，これらは総じて「必須脂肪酸」と呼ばれる．必須脂肪酸という概念が提唱され，その活性本体が不飽和脂肪酸であることが見いだされたのは1920年代であり[3]，一時はビタミンFとも呼ばれた．必須アミノ酸と同じく，現在ではビタミンとして扱われることはないが，自ら生合成できず食事から摂取する必要があるという点はビタミンと同様である．

食事から摂取する量は，アラキドン酸よりリノール酸のほうが圧倒的に多い．このため，アラキドン酸の摂取量はほとんど考慮されず，生体内のアラキドン酸はほとんどリノール酸から生合成されると信じられてきた．リノール酸からアラキドン酸への変換能が高いラットやマウスから得られた多くの知見もそれを示唆した．しかし，ヒトにはその考え方を単純にあてはめられないことが最近報告されている．

健康な女性に^{13}C ラベルしたリノール酸やα-リノレン酸を摂取させ，1週間にわたる呼気，血漿，皮下脂肪での挙動を調べた報告[4]によると，リノール酸やα-リノレン酸の大部分は実はβ酸化を受けてエネルギー源となること，アラキドン酸への変換量はごく微量であることが明らかとなった．また，食事中のn-3系高度不飽和脂肪酸の量が多いと，アラキドン酸への変換が低下することも示されている[5]．DHA や EPA の摂取が多い日本人については，つねにアラキドン酸への変換が抑制された状態にあるのかもしれない．

アラキドン酸の摂取量については，国内では関東が0.14 g/日，関西が0.19〜0.20 g/日という

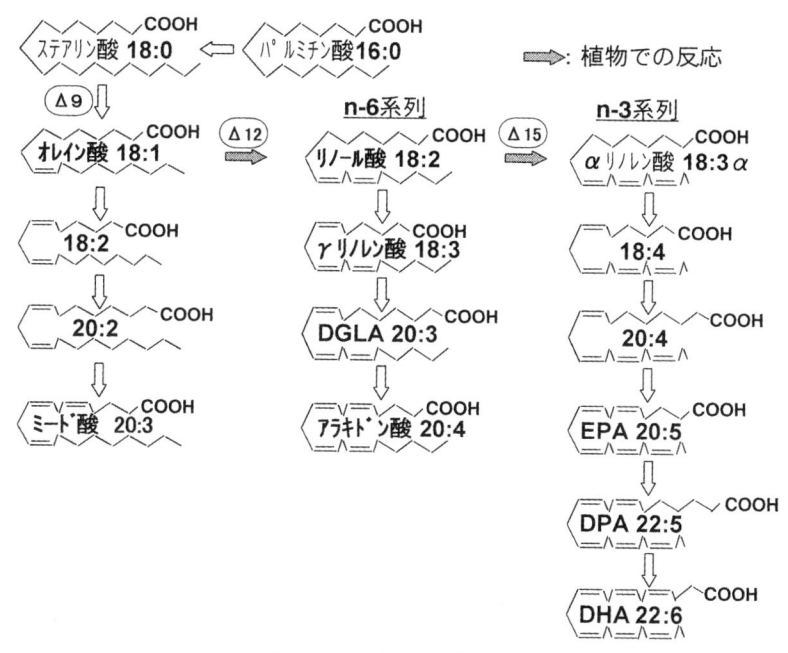

図 4.1.1 高等動物における長鎖脂肪酸の生合成経路
DGLA：ジホモ-γ-リノレン酸，EPA：エイコサペンタエン酸，DPA：ドコサペンタエン酸，DHA：ドコサヘキサエン酸．

報告[6]，高齢者男性が 169 mg/日，女性が 142 mg/日という報告[7]，フランスでは男性が 0.20 g/日，女性が 0.15 g/日という報告[8]がある．脂質摂取量全体から見ればわずかな量ではあるが，日本人の DHA 摂取量の数分の1くらいに相当し，決して無視できる量ではない．体内のアラキドン酸量に及ぼす脂肪酸摂取の影響について，現在川端らが調査中であるが，血中のアラキドン酸量は少なくともリノール酸の摂取量には相関せず，アラキドン酸の摂取量に相関していることを明らかにしている[9]．

アラキドン酸は，卵，肉類などに多く含まれるが，魚にも多く含まれていることはあまり知られていない．魚というと DHA や EPA を連想しがちであるが，アラキドン酸の主要な供給源の1つでもある（表 4.1.1）．伝統的な日本食の機能性，その健康とのかかわりを考えるうえでも，アラキドン酸の摂取量を考慮した栄養研究が今後望まれる．

表 4.1.1 アラキドン酸や DHA が含まれる食品
（可食部 100 g に含まれるアラキドン酸（ARA）および DHA の量（mg））

肉類	ARA	DHA
豚レバー	301	81
牛レバー	166	8
鶏ハツ	151	25
豚バラ	109	—
若鶏もも	76	76

卵類	ARA	DHA
鶏卵（卵黄）	431	457

魚介類	ARA	DHA
きす	59	174
かれい	57	202
あじ（焼）	123	1108
さば（水煮）	213	2371
ぶり（焼）	189	2284
うに	305	47
するめ	92	637

（五訂日本食品標準成分表，日本食品脂溶性成分表（2000）から抜粋）

c. 乳幼児や高齢者に対するアラキドン酸の効果

（1） 乳幼児に対するアラキドン酸の効果

乳児にとってはミルクが唯一の食事である．母乳を与えられない場合に代替する調整乳は，できるだけ母乳の成分に近づくよう工夫されている．

母乳には，量は少ないもののアラキドン酸やDHAが含まれている．これは，リノール酸やα-リノレン酸からアラキドン酸やDHAへの変換能が乳幼児で低いため，母乳から補給する必要があるためと考えられている．しかし，かつての調整乳にはアラキドン酸もDHAも含まれていなかった（表4.1.2）．これは，調整乳には脱脂粉乳が使用されているためで，DHAは魚油を利用して母乳の脂肪酸組成に近づけることができたが，アラキドン酸については供給源がなかったこともあり，あまり考慮されていなかった．そのような中，アラキドン酸の重要性がCarlsonら[10]によって示された．すなわち，早産児を調整乳群（体重 1054 ± 193 g, $n=29$）と魚油添加調整乳群（体重 1139 ± 164 g, $n=30$）に分け，成長の違いを検討した．血漿ホスファチジルコリン中の各種脂肪酸濃度と体重，身長，頭部外周の関係を評価した結果，アラキドン酸と体重（$r=0.43$, $p<0.02$），身長（$r=0.44$, $p<0.02$）の間で正の相関が認められた[10]．

この研究を発端として，早産児，成熟児でのアラキドン酸，DHAの役割に関する研究が精力的に進められ，母乳と同じレベルまでアラキドン酸の割合を高める必要性が明らかになるとともに，前駆体であるγ-リノレン酸では効果がなく[11]，アラキドン酸そのものを与えなければならないことが示された[12]．

最近，乳幼児の脳の発達においてもアラキドン酸とDHAの摂取が重要であることが報告されている．成熟児56名を3群に分け，それぞれ調整乳，DHA配合調整乳，DHA＋アラキドン酸配合調整乳を生後5日目から17週目まで与え，18カ月目に子どもの総合的な知能，運動量を比較した（図4.1.2）．精神運動発達指標（歩行，ジャンプ，お絵描き）では有意な差は認められなかったが，DHAのみでなくアラキドン酸も配合することにより全米平均を上回る結果が得られている．また，精神発達指標（記憶，単純な問題の解決力，言語能力）においても，DHA＋アラキドン酸配合調整乳群は調整乳群と比較して有意に高値を示した[13]．

すでにいくつかの公的機関から推奨摂取量が公表され（早産児・成熟児：アラキドン酸，DHAともに20 mg/kg体重/日（英国栄養学会）），アラキドン酸とDHAを配合した調整乳が欧米を中心に発売されている．

表 4.1.2 母乳と調整乳の脂肪酸組成の比較

脂肪酸		母乳	調整乳
14:0	ミリスチン酸	5.5	5.0
16:0	パルミチン酸	20.5	19.8
18:0	ステアリン酸	6.8	6.3
18:1	オレイン酸	36.4	32.4
18:2 (n-6)	リノール酸	15.0	18.9
18:3 (n-3)	α-リノレン酸	2.1	1.5
20:1	エイコセン酸	0.7	0.4
20:2 (n-6)	エイコサジエン酸	0.2	tr
20:3 (n-6)	ジホモ-γ-リノレン酸	0.3	0
20:4 (n-6)	アラキドン酸	0.5	0
20:5 (n-3)	イコサペンタエン酸（EPA）	0.1	0
22:6 (n-3)	ドコサヘキサエン酸（DHA）	0.5	0
	その他	11.4 (%)	15.7 (%)

（四訂日本食品標準成分表から）

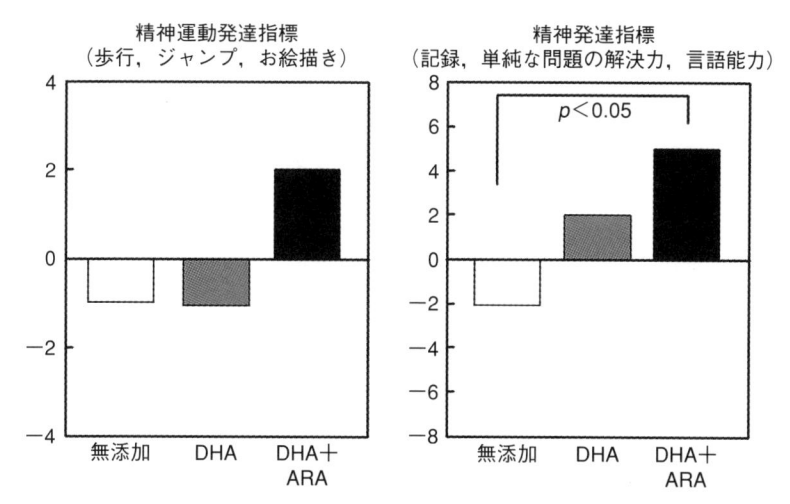

図 4.1.2 授乳期にアラキドン酸配合調整乳を与えた乳児の 18 カ月目における知能・運動能力への効果
無添加：調整乳群，DHA：ドコサヘキサエン酸配合調整乳群，DHA＋アラキドン酸：ドコサヘキサエン酸＋アラキドン酸配合調整乳群．全米平均からの差（%）で表示．

（2）高齢者の脳機能に対するアラキドン酸の効果

高齢者においても，リノール酸からアラキドン酸への変換能が低いことが知られている．加齢に伴う脳機能の低下にもアラキドン酸が関係することが明らかになってきた．

若齢ラットと老齢ラットの脳のアラキドン酸量を比較すると老齢ラットで低下しており，それがアラキドン酸強化飼料の摂取により改善できること，また，記憶の指標の1つとされる脳海馬の長期増強（long-term potentiation：LTP）の低下も同時に改善されることが報告された[14]．そこで，老化に伴う脳機能の低下がアラキドン酸の摂取で改善できるかどうか，動物とヒトで検討した．

老齢ラット（18.5 カ月）を 2 群（$n=8$）に分け，それぞれに対照飼料とアラキドン酸配合飼料（アラキドン酸摂取量は約 40 mg/ラット/日）を与え，20.3 カ月目からモリス型水迷路で場所課題訓練を実施した．すなわち，プール内の決まった場所に，水面下のみえない台を設置し，異なる複数の出発点からこの台へ泳ぐことを学習させた．つぎに，台を取り除いて 60 秒間遊泳させ，台のあった領域の探索行動で記憶の最終確認を行った（プローブテスト）．なお，若齢コントロールとして，3 カ月齢ラットに対照飼料を摂取させ同様の訓練に供した．すると，アラキドン酸を摂取した老齢ラットと若齢ラットは有意に長時間，台のあった領域を探索したが，対照飼料を摂取した老齢ラットにはそのような傾向はなかった（図 4.1.3）[15),16)]．

ヒトでの有効性に関する試験は，脳波事象関連電位 P 300 の応答を調べることにより評価した．すなわち，2 種類の音（高音 2 kHz・低音 1 kHz）をランダムに聞かせる際に，低頻度（20%）の高音を聞いたときにボタンを押すという課題を与え，実際に音を鳴らしてから約 300 ミリ秒後に認められる特徴的なピーク（P 300）までの時間（潜時）と振幅を算出した．加齢とともに潜時が長くなり，振幅が小さくなることが知られている[17)]．

健康な高年被験者 20 名に対して，ダブルブラインドクロスオーバー法にて，アラキドン酸含有油脂（アラキドン酸 240 mg 相当量）あるいはプラセボを 4 週間摂取させた．その結果，アラキドン酸含有油脂を摂取した後は，摂取する前と比較して潜時が短くなり，振幅が大きくなることが確認された．プラセボでは，このような変化は認められなかった．また，この応答の変化は，被験者

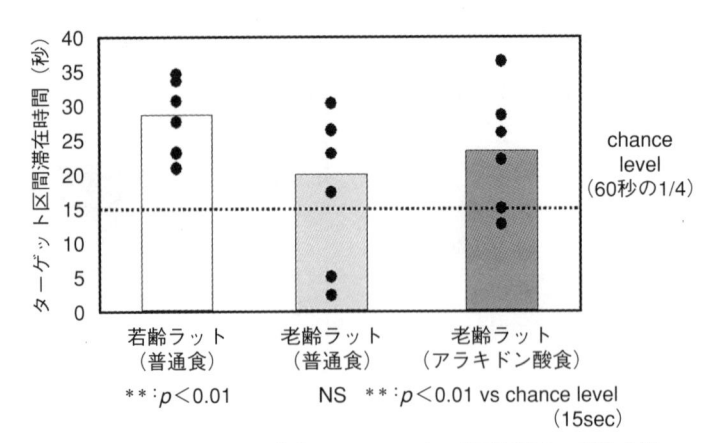

図 4.1.3 老齢および若齢ラットにおける学習記憶能の試験成績
モリス型水迷路で場所課題訓練を実施し，学習で覚えた水面下にあるみえない台を取り除いたときに，各群のラットが訓練時に台のあった区間（ターゲット区間）に滞在していた時間．有意差は，無作為に泳いだときにターゲット区間に滞在すると考えられる時間（チャンスレベル）に対する実際の滞在時間の差を示す．

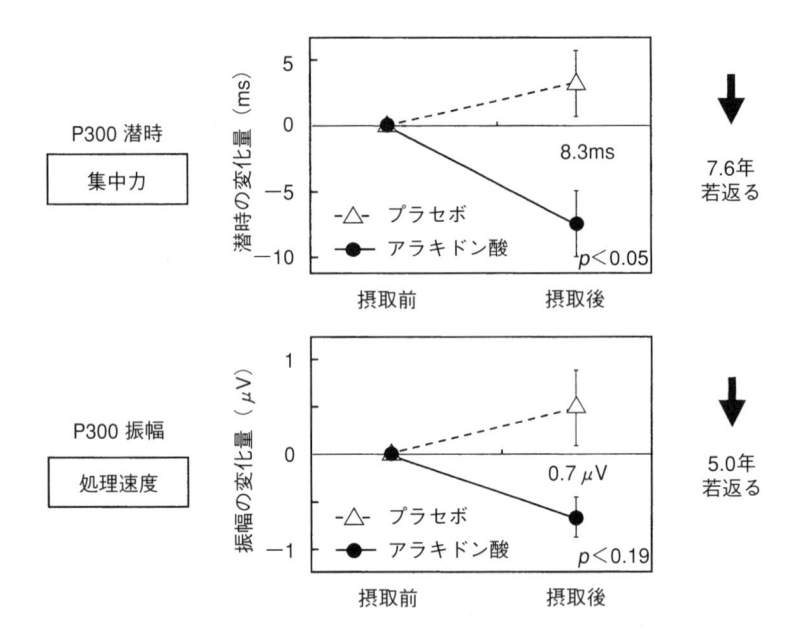

図 4.1.4 高年者の認知能力に対するアラキドン酸含有油脂カプセル摂取の効果
アラキドン酸含有油脂（アラキドン酸 240 mg 相当）とプラセボ油脂（等量のオリーブ油）を1日1回，1カ月間摂取した健康高年者20名の脳波事象関連電位 P 300 の比較（ダブルブラインドクロスオーバー試験）．潜時は P 300 の波形が出現するまでの時間を示し，振幅は P 300 の波形の大きさを示す．統計処理には，2元配置分散分析を用いた．

の血清リン脂質中のアラキドン酸量と有意な相関が認められ，アラキドン酸が有効成分であることが示唆された[18]．年齢と潜時，振幅の相関から算出すると，アラキドン酸の摂取により情報処理速度においては7.6年，集中力においては5.0年，脳が若返ったことになる（図 4.1.4）．

なお，アラキドン酸摂取に関する安全性についても報告されており，健常成人男性が食事由来の

アラキドン酸（210 mg/日）のほかに 1500 mg/日を 50 日間経口摂取したが，有害事象および副作用は認められていない[19]．

d. 神経活性作用をもつアナンダミドと 2-アラキドノイルモノグリセロール

最近，従来のエイコサノイドとはまったく機能の異なる生理活性物質であるアナンダミドと 2-アラキドノイルモノグリセロールがアラキドン酸を構成脂肪酸とする化合物として相ついで発見された．

鎮痛，鎮静，神経緊張の解除，多幸感，眠気，幻覚，興奮，離人感，短期記憶の阻害，時間感覚の変化など，多岐にわたる神経活性作用をもつカンナビノイドと呼ばれる一連の化合物が知られていたが，この化合物の受容体が脳内に存在することが明らかにされたことから，受容体に作用する内因性化合物の研究が精力的に行われ，アナンダミド（アラキドン酸がエタノールアミンとアミド結合した化合物）と 2-アラキドノイルモノグリセロールが相ついで同定された．

アナンダミドに関しては，アラキドン酸の代わりに，ほかの脂肪酸を構成脂肪酸とするアナンダミドを化学合成して活性を調べたところ，炭素数が 20 以上で，二重結合が 3 以上の n-6 経路の高度不飽和脂肪酸で強い活性を示すことが明らかとなった[20]．

2-アラキドノイルモノグリセロールの場合は，アラキドン酸が 2 位に結合していることが活性発現に重要で，さらに，結合するアラキドン酸をほかの脂肪酸に置き換えた実験では，結合する不飽和脂肪酸の $\Delta 5$ 位の炭素に二重結合していることが重要であることが明らかになった．その中でも活性はアラキドン酸が結合した場合がもっとも高く，脂肪酸の存在割合から考えて 2-アラキドノイルモノグリセロールのみが内因性活性化合物といえる[21]．

カンナビノイドの受容体には，神経系を中心に発現している CB 1 受容体（脳型）と炎症・免疫系の細胞を中心に発現している CB 2 受容体（末梢型）が存在し，それぞれ中枢神経作用と抗炎症・免疫抑制作用に関与することが明らかとなっている．これまで述べてきたアラキドン酸そのもの，あるいはエイコサノイドの作用とこのカンナビノイド受容体を介した作用との関係がどうなっているのかには今後の研究課題である．

4.1.2 ジホモ-γ-リノレン酸（DGLA）

DGLA はアラキドン酸の直接の前駆体であり（図 4.1.1），アラキドン酸発酵の副生成物としても得られるが，現在では $\Delta 5$ 不飽和化酵素の欠損した突然変異株を取得し，実用的な製造方法の開発にいたっている[22]．

DGLA もまた主要な n-6 系脂肪酸の 1 つであり，生体内のほぼすべての組織中にアラキドン酸の数分の 1〜十分の 1 程度の量が含まれており，抗炎症作用，抗アレルギー作用などさまざまな作用が報告されているプロスタグランジン 1 グループの直接の前駆体でもある．DGLA はアラキドン酸と同じく，卵や肉，魚介類に含まれているものの，含量が微量であるために産業利用はできなかったが，発酵生産した DGLA 油脂を用いた新たな展開が期待されている．

DGLA の前駆体である γ-リノレン酸を含む月見草油やボラージ油がアトピー性皮膚炎や月経前症候群に有効であるといわれている．γ-リノレン酸を含有する月見草油は，イギリス，イタリア，ニュージーランド，韓国においてアトピー皮膚炎に対する医薬品として認可されており，国内でも美肌効果を有する機能性食品素材として利用が進められている．そのメカニズムとしてはおもに，γ-リノレン酸が体内で DGLA に変換されて効果を発揮するとされている[23],[24]．しかし，ヒトではそれほど DGLA へ変換されないとする報告もあり[25]，詳細は不明であった．最近，体内の DGLA レベルを増加させる効果は，γ-リノレン酸の摂取より DGLA の摂取のほうがはるかに高いことが，ラット[26]およびモルモット[27]で確認できた（図 4.1.5）．当たり前のことであるが，体内の DGLA レベルを高めるためには，DGLA を摂取することがもっとも有効である．DGLA も

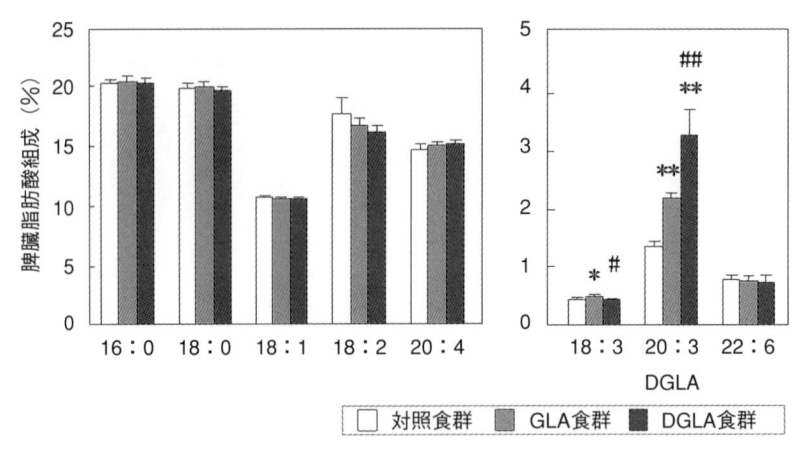

図4.1.5 ジホモ-γ-リノレン酸 (DGLA) またはγ-リノレン酸 (GLA) を含む飼料で飼育したモルモットの脾臓リン脂質の脂肪酸組成

総脂肪酸中の1.6%がDGLAまたはGLAからなる飼料でモルモットを12日間飼育した．16：0，パルミチン酸，18：0，ステアリン酸，18：1，オレイン酸，18：2，リノール酸，20：4，アラキドン酸，18：3，GLA，20：3，DGLA，22：6，ドコサヘキサエン酸．*：$p<0.05$，**：$p<0.01$ vs 対照食群；#：$p<0.05$，##：$p<0.01$ vs GLA食群．

日々の食事からつねに摂取しているn-6系脂肪酸であり，今後，DGLAについても，ヒトの摂取量や健康に与える影響についての研究がさらに進展することが期待される．

4.1.3 エイコサペンタエン酸 (EPA)

n-3系長鎖脂肪酸が一躍脚光を浴びるようになったのは，1970年代初頭のBangとDyerberg[28]によって行われたグリーンランド住民の疫学調査が端緒である．すなわち，イヌイットがデンマーク人（白人）と同程度の高脂肪食をとっているにもかかわらず，心筋梗塞の患者が著しく少なく，血漿脂質についても中性脂肪や総コレステロール値が低いことを見いだした．その後，同グループは摂取食品および血漿脂質の詳細な分析を行い，イヌイットが魚や海獣を主食とすることにより，n-3系長鎖脂肪酸をn-6系長鎖脂肪酸より多量に摂取していることを明らかにした．同様の疫学調査は，後に日本でも漁村と農村の間で行われているが，同様の結果が得られている[29]．

EPAはイワシなどの青魚の脂肪に含まれる必須脂肪酸の1つである．現在，魚油由来のEPAをエチルエステル化して，閉塞性動脈硬化症に伴う潰瘍，疼痛および冷感の改善あるいは高脂血症の治療に医薬品として用いられているほか，DHAとEPAを豊富に含む魚油を中性脂肪の低減を目的とした健康食品（特定保健用食品としても認可されているものもある）として利用されている．

なぜ，n-3系長鎖脂肪酸であるEPAやDHAを摂取すると心疾患が少ないのかについては，現時点では下記のように説明されている．EPAやDHAは，動物組織ではn-6系のアラキドン酸と同様に主として生体膜を構成しているリン脂質に分布しており，さらにn-6とn-3系の長鎖脂肪酸は図4.1.6に示したように，共通する酵素系によって鎖長延長，不飽和化されるので，両者の代謝は拮抗的な関係にある．さらに，炭素数20の両系の長鎖脂肪酸，すなわちアラキドン酸とジホモ-γ-リノレン酸およびEPAは膜リン脂質から酵素ホスホリパーゼA_2によって切り出されたのち，図4.1.7に示した一連の酵素群によってエイコサノイドと総称される生理活性の高い物質に代謝される．しかし，その活性の強さはアラキドン酸とEPAでは非常に異なることが明らかになった．すなわち，Dyerbergの疫学調査とほぼ同時

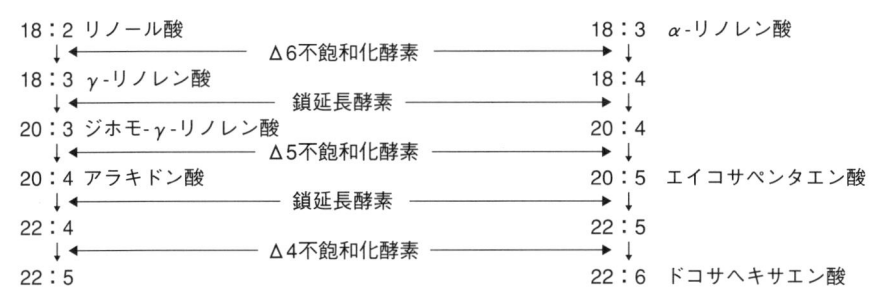

```
18:2 リノール酸                                    18:3 α-リノレン酸
  ↓ ←――――― Δ6不飽和化酵素 ―――――→ ↓
18:3 γ-リノレン酸                                  18:4
  ↓ ←――――― 鎖延長酵素 ―――――――→ ↓
20:3 ジホモ-γ-リノレン酸                            20:4
  ↓ ←――――― Δ5不飽和化酵素 ―――――→ ↓
20:4 アラキドン酸                                  20:5 エイコサペンタエン酸
  ↓ ←――――― 鎖延長酵素 ―――――――→ ↓
22:4                                              22:5
  ↓ ←――――― Δ4不飽和化酵素 ―――――→ ↓
22:5                                              22:6 ドコサヘキサエン酸
```

図 4.1.6 高等動物における n-6 系および n-3 系長鎖脂肪酸の代謝経路

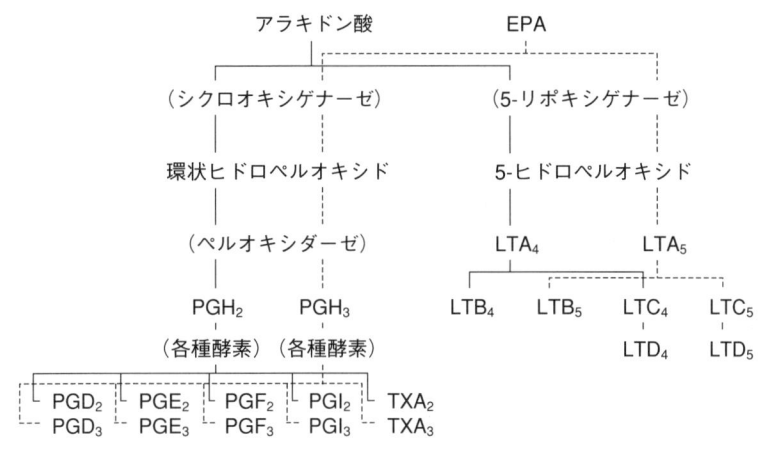

図 4.1.7 アラキドン酸およびエイコサペンタエン酸 (EPA) からのエイコサノイドの生合成経路
PG：プロスタグランジン，TX：トロンボキサン，LT：ロイコトリエン

期に，Needleman ら[30]は EPA の代謝および生理活性について検討し，EPA から生成するトロンボキサン A_3（TXA_3）はアラキドン酸由来の TXA_2 とは異なり，血小板凝集活性を示さないが，プロスタグランジン I_3（PGI_3）は PGI_2 と同様に血小板凝集作用ならびに血管拡張作用を有することを明らかにした．これらの結果から，魚油摂取がエイコサノイドの代謝調節により血液凝固による血栓の生成を抑制するため，イヌイットが心筋梗塞になりにくいという機構が明らかになった．現在，EPA のエチルエステルは閉塞性動脈硬化症の薬として認可され，使用されている．

魚の消費量の少ない欧米人に比較して，日本人では血清脂質中の EPA 含量が高く，また油脂からのエネルギー摂取量が全エネルギーの約 25% と比較的低いことが，日本人の心筋梗塞による死亡が西欧先進国より少ない原因と考えられている．

EPA の生理機能としては，血小板凝集抑制作用[30〜32]，抗炎症作用[33],[34] および赤血球変形能の亢進と血液粘度の改善[35]などがあるが，多くは膜リン脂質中のアラキドン酸が EPA で置換されることによって産生されるエイコサノイドのバランスに変化が生ずるためと考えられている．また，血中トリアシルグリセロールの低下作用[36]，肝臓での超低密度リポタンパク質（VLDL）合成抑制やコレステロールの異化排泄促進作用による血清脂質改善作用なども報告されている．

4.1.4　ドコサヘキサエン酸（DHA）

DHA は n-3 系脂肪酸の中でも海産魚の魚油中に数%〜10% 程度含まれていることが知られて

いたが，イワシ油をはじめとする複雑な脂肪酸組成を有する一般の魚油からDHAのみを選択的に抽出することは困難であった．1990年にマグロやカツオの眼窩脂肪にDHAが高濃度に蓄積されていることが発見され，DHAを高濃度含有する油脂を工業的に製造することが可能となった．DHAは，ヒトにおいても脳，網膜や心臓などに多く含まれていることが知られており，細胞膜の構成成分として生理的に重要な役割を担っていると考えられる．

a. 乳児に対するDHAの効果

Uauyら[37]は，81名の早産児を母乳群，魚油添加調整乳群および植物油添加調整乳群に分け，網膜活動電位（ERG）波形を調査し，その網膜機能の違いを検討した．その結果，母乳あるいは魚油添加調整乳を与えた群に比較して植物油添加調整乳を与えた群では正常な網膜機能が低下していることが示唆された．この事実は，未熟児におけるn-3系長鎖脂肪酸の必要性を示している．

この研究はさらに進展して，現在ではn-3系長鎖脂肪酸だけでなく，n-6系長鎖脂肪酸であるアラキドン酸も必要であることが判明しており，この詳細についてはアラキドン酸の項を参照されたい．

b. 脳機能の維持・回復に対するDHAの効果

Soderbergら[38]はアルツハイマー病で死亡した人（平均年齢80歳）とほかの疾患で死亡した人（平均年齢79歳）の脳リン脂質中の脂肪酸組成を比較した結果，とくに海馬においてDHAやアラキドン酸の含量がアルツハイマー病の人で減少していることを報告している．また，McGahonら[39]は老齢ラットにDHAを強化した飼料（アラキドン酸も少ないが含有している）を8週間摂取させることにより，記憶のメカニズムと考えられ，加齢により低下するシナプスの可塑性のうち長期増強（LTP）の反応性が若齢ラットのレベルまで回復することを示した．これらの結果より，加齢や疾患により減少した脳内の高度不飽和脂肪酸，とくにDHAやアラキドン酸の減少が脳機能の低下を引き起こしている可能性が明らかになってきた．

一方，ヒトでの有効性に関しては，宮永ら[40]が脳血管性認知症13例およびアルツハイマー型認知症5例に対して，1日あたりDHA 700～1400 mg含む市販の魚油カプセルを6カ月間投与し，知的機能，日常生活活動作能力や精神・神経症状について効果を確認する試験を実施している．この試験において，脳血管性認知症13例中10例およびアルツハイマー型認知症5例中全例にやや改善以上の効果があり，とくに精神・神経症状における意志の伝達，意欲・発動性の向上，せん妄，徘徊，うつ状態，歩行障害の改善が認められたと報告している．

また，Hamazakiら[41]はダブルブラインド法により，健康な学生42名のうち，22名にDHA 1500～1800 mg含む魚油カプセルを，20名にほとんどDHAを含まない大豆油主体のプラセボカプセルを3カ月間摂取させ，他者への攻撃性の変化に関する試験を実施している．この試験において，摂取後の評価は試験期間中にあたり，プラセボカプセル摂取群ではストレスで他者への攻撃性が有意に増加したのに対し，魚油カプセル摂取群では他者への攻撃性に変化はなかったと報告している．

このほかにもDHAの神経系，循環器系，炎症やアレルギーに関する有効性の報告は多数あり，疾病や老化に起因する酸化ストレスにより減少した細胞膜中のDHAを補給することにより，こうした効果を示していると考えられる．ただし，そのほとんどはDHAを高濃度含有する魚油を用いた実験および試験による結果であり，魚油中にEPAやアラキドン酸も含まれている可能性があり，その効果がDHAそのものによるのか，それともEPAやアラキドン酸との併用効果なのかは明らかでない．たとえば，前述の浜崎ら[41]の試験において投与した魚油中にも6.7%のEPAと3.3%のアラキドン酸が含まれており，魚油カプセルを3カ月間摂取した後の血清中の脂肪酸組成も，DHAだけでなくEPAやアラキドン酸も増加する傾向にあったことが示されている．

c. DHA とセサミン

DHA を単独で摂取すると，血中の過酸化脂質が上昇することが知られている．これは，DHA が血中で活性酸素により酸化を受けるためで，ゴマ種子あるいは精製ゴマ油中に約 0.5% 含有するセサミンを用いて，より効果的に DHA を摂取する方法が検討されている．

ラットを対照群，セサミン群，DHA 群および DHA＋セサミン群の 4 群に分けて 5 週間低 α-トコフェロール飼料下で飼育した．5 週間の飼育後，血漿トリグリセリド中の DHA 量，血漿中の α-トコフェロール量および過酸化脂質を測定した．その結果，図 4.1.1 に示すように，DHA 群では血漿トリグリセリド中の DHA 量の増加が認められ，セサミンを併用した DHA＋セサミン群ではさらに有意な DHA 量の増加が認められた．また，このとき，DHA＋セサミン群では，DHA 群に比べて血漿中の過酸化脂質濃度が有意に低下した．以上より，DHA はセサミンと併せて摂取することにより，DHA の酸化分解が抑制されて効果的に摂取できることが明らかになった（図 4.1.8）[42]．

さらに，セサミンを DHA と併用することにより，肝臓内の脂肪酸の分解を促進することが最近の研究で明らかになってきている．

α-リノレン酸，EPA，DHA などの n-3 長鎖脂肪酸は，脂肪酸の β 酸化を誘導する食品成分として知られている．しかし，ラットでの動物実験において，十分に β 酸化酵素の誘導を引き出すためには，食事中に 3〜10% のレベルで添加する必要がある．これに対して，セサミンは 0.1〜0.2% の添加で大きな β 酸化の誘導を引き起こす．セサミン 0.4〜0.5% 添加レベルではミトコンドリアの β 酸化は約 2 倍，ペルオキシゾームの活性は約 10 倍に増加する．さらに，セサミンを 0.5% 含む飼料は各種のミトコンドリア酵素の mRNA レベルを 2〜10 倍に，ペルオキシゾーム酵素（アシル-CoA 酸化酵素，ペルオキシゾーム 2 頭酵素，ペルオキシゾーム 3-ケトアシル-CoA 開裂酵素）の mRNA を 6〜50 倍にも上昇させる．セサミンはおそらくペルオキシゾーム増殖因子応答性受容体（peroxisome proliferator-activated receptor：PPAR）のリガンドとしてはたらき，脂肪酸 β 酸化酵素の遺伝子発現の上昇を引き起こすものと推測されている[43]．

4.1.5 中鎖脂肪酸

中鎖脂肪酸（medium-chain fatty acid）の定義は研究者によって異なるが，一般的には炭素数 8〜10 の飽和脂肪酸とされており，オクタン酸（慣用名カプリル酸）とデカン酸（慣用名カプリン酸）を指すことが多い．

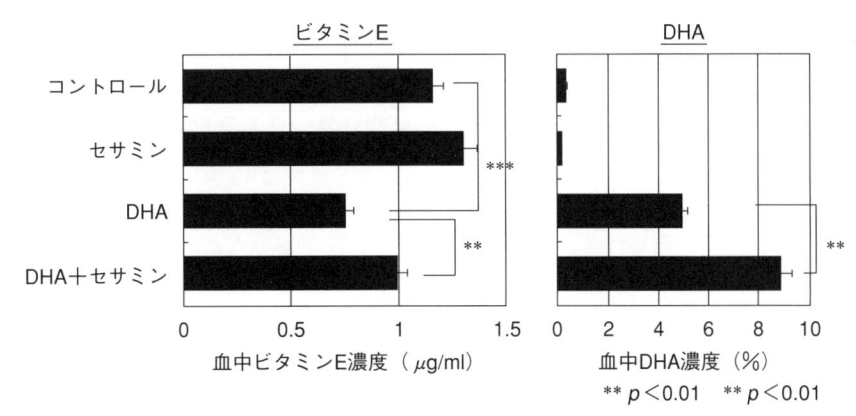

図 4.1.8 セサミンによる血液中のビタミン E およびドコサヘキサエン酸（DHA）量の保護作用
 セサミン群：セサミン 2 g/kg 添加飼料，DHA 群：DHA 5 g/kg 添加飼料，DHA＋セサミン群：DHA 5 g/kg＋セサミン 2 g/kg 添加飼料，飼育期間は 5 週間，全飼料とも，ビタミン E を 10 mg/kg 含有する．

中鎖脂肪酸は，その吸収や代謝が長鎖脂肪酸と大きく異なり，ユニークな生理作用をもっているために，機能性食品の素材として用いられている．ここでは，a.中鎖脂肪酸を含む食品，b.中鎖脂肪酸トリアシルグリセロール，c.中鎖・長鎖脂肪酸トリアシルグリセロールについて述べる．

a. 中鎖脂肪酸を含む食品

日常摂取する食品としては，牛乳（総脂肪酸の約4％が中鎖脂肪酸）や乳製品にもっとも多く含まれており，日本人が1日に摂取する中鎖脂肪酸の量は約200 mgとされている．高濃度の中鎖脂肪酸を含むものとしては，ヤシ油（中鎖脂肪酸が約15％），パーム核油（同7％）が知られている．

また，母乳にも中鎖脂肪酸が2％程度含まれている．後述の吸収特性などの性質により，乳児の効率的なエネルギー源としてはたらくと考えられている．

b. 中鎖脂肪酸トリアシルグリセロール

中鎖脂肪酸の機能を利用した素材としては，中鎖脂肪酸トリアシルグリセロール（MCT）がよく知られている．

通常の食事に含まれる油脂のほとんどは長鎖脂肪酸から構成されており，MCTと対比して長鎖脂肪酸トリアシルグリセロール（LCT）と呼ぶことがある．LCTは，膵臓から分泌された膵リパーゼによって十二指腸で分解され，2分子の遊離脂肪酸と1分子のモノアシルグリセロールとなる．胆汁酸とミセルを形成して腸間膜から吸収された後LCTに再合成され，リポタンパクのカイロミクロンに取り込まれて，リンパ管経由で全身に運ばれる．

一方，MCTは舌リパーゼや胃リパーゼでほとんど分解され，十二指腸に到達したときには遊離脂肪酸とグリセロールとなっているため，膵リパーゼの作用はほとんど必要としない．また，極性が高いため胆汁酸とミセルを形成せずに吸収される．その後，トリアシルグリセロールに再合成されず，ほかの水溶性の栄養素と同じように門脈を経て肝臓へ運ばれる．肝臓に運ばれた中鎖脂肪酸は蓄積されず，β酸化を受けてエネルギーとして用いられる．

このようにMCTは，消化機能が不十分であっても吸収されやすく，すぐに高いエネルギーとして利用される特性をもっている．母乳に含まれるMCTも，消化機能が未発達な乳児の成育に役立っていると考えられている．また，この特性を積極的に利用して，術後のエネルギー補給のための治療食としても長年用いられてきた．

さらに，脂肪として蓄積されずエネルギー源として利用されることに着目し，体脂肪蓄積に対する効果が調べられた．摂取カロリーを2200 kcalとしたうえで，MCTまたは通常の食用油（約10 g）を12週間摂取させたところ，MCTが体脂肪蓄積抑制効果をもつことが確認された[44]．また，5 gのMCTを含むマーガリンの12週間の摂取によっても，体脂肪重量の有意な低下がみられている[45]．

c. 中鎖・長鎖脂肪酸トリアシルグリセロール

このように，中鎖脂肪酸のユニークな性質が明らかとなってきたが，MCT自体は物性に問題があり（発煙点の低さや発泡性の高さなど），そのまま利用することはむずかしかった．これらの問題点を解決するために，MCTとLCTを粉末リパーゼでエステル交換した中鎖・長鎖脂肪酸トリアシルグリセロール（MLCT）が開発された[46]．MLCT中の中鎖脂肪酸含量は約12％である．

摂取カロリーを2200 kcalとしたうえで，MLCTまたは通常の食用油（約14 g）を12週間摂取させたところ，摂取4, 8, 12週間後の体重や体脂肪量，ウエスト周囲などが，食用油群に比べてMLCT群で優位に低下した[47]．この試験における中鎖脂肪酸摂取量は約1.6 gに相当し，上述のMCTの試験と比べるとかなり少ないが，同程度の有効性が認められている．MLCTの安全性についても確認され，2002年には特定保健用食品として「体に脂肪がつきにくい」という許可表示を得ている．

EPAやDHAなどのn-3系長鎖脂肪酸は，グリーンランドでの疫学調査があったこと，魚油に

多く存在し機能性食品素材としての開発が比較的容易であったことから，これまで機能性研究に関してはn-3系長鎖脂肪酸が先行した．その中にはEPAのように，アラキドン酸から生成するプロスタグランジンやロイコトリエンの合成あるいは作用を軽減することでその機能が説明されてきたものもある．近年，このアラキドン酸も微生物で生産することが可能となり，機能性食品素材としての使用も可能となった．遅ればせながらアラキドン酸をはじめとするn-6系長鎖脂肪酸の機能解明の研究が進展してきた．驚いたことにアラキドン酸は，悪玉どころか乳幼児にとっても高齢者にとっても不可欠な栄養素であることが明らかになってきた．また，心配されていた安全性についても少なくとも通常摂取量では何も問題ないことが判明した．さらに，リノール酸を摂取していれば十分に生体内でアラキドン酸が合成できると考えられていたのが覆されつつある．いったいわれわれは何をどの位摂取すればよいのだろう．大規模な脂質栄養の調査が必要な時期にきているのではないだろうか．

しかし考えてみれば，アラキドン酸はわれわれの体を構成するすべての細胞の細胞膜に存在する．その役割は細胞の内外を分けるだけでなく，生理活性物質であるプロスタグランジンやロイコトリエンを生成して生理機能を調節し，またほかの細胞とのコミュニケーションを担うレセプターの機能維持にも大きな役割を果たしていることも最近の研究でわかってきている．これまではその一面を強調しすぎたことに問題があった．もっと広い視野に立って，n-3あるいはn-6のどちらがという考えではなく，バランスを考えたうえでの生理機能の研究がこれからの課題と考える．

脂肪酸の微生物生産技術は世界に先駆けて日本で開発された．機能性食品素材としての有用性は，これまでに述べたようにきわめて高いと考えられる．本研究をさらに発展させて世界に発信していきたい．

（木曽良信・河島　洋・石倉義之）

参　考　文　献

1) Yamada, H., Shimizu, S., Shinmen, Y.: *Agric. Biol. Chem.,* **51**, 785-790, 1987.
2) Higashiyama, K., Yaguchi, T., Akimoto, K., Fujikawa, S. and Shimizu, S.: *J. Am. Oil Chem. Soc.,* **75**, 1815-1819, 1998.
3) Burr, G. O. and Burr, M. M.: *J. Biol. Chem.,* **82**, 345-367, 1929.
4) McCloy, U., Ryan, M. A., Pencharz, P. B., Ross, R. J. and Cunnane, S. C.: *J. Lipid Res.,* **45**, 474-485, 2004.
5) Emken, E. A., Adlof, R. O. and Gulley, R. M.: *Biochim. Biophys. Acta,* 1213, 277-288, 1994.
6) 平原文子：脂質栄養学，**4**, 73, 1995.
7) 安藤富士子ほか：高齢者の抑うつと栄養に関する疫学的研究, 厚生科学研究費補助金長寿科学総合研究事業（平成11～13年度総合研究報告書），p. 24, 2002.
8) Astorg, P., Arnault, N., Czernichow, S., Noisette, N., Galan, P. and Hercberg, S.: *Lipids,* **39**, 527-535, 2004.
9) 川端輝江，平山朝子，長谷川恭子：第58回日本栄養・食糧学会大会講演要旨集, p. 217, 2004.
10) Carlson, S. E., Werkman, S. H., Peeples, J. M., Cooke, R. J. and Tolley, E. A.: *Proc. Natl. Acad. Sci. USA,* **90**, 1073-1077, 1993.
11) Makrides, M., Neumann, M. A., Simmer, K. and Gibson, R. A.: *Lipids,* **30**, 941-948, 1995.
12) Kohn, G., Sawatzki, G. and van Biervliet, J. P.: *Eur. J. Clin. Nutr.,* **48**, S 1, 1994.
13) Bayley Scales of Infant Development, 2 nd editon/ Development Medicind & Child Neurology, **42**, 174-181, 2000.
14) McGahon, B. M., Murray, C. A., Horrobin, D. F. and Lynch, M. A.: *Neurobiol. Aging,* **20**, 643-653, 1999.
15) Kotani, S., Nakazawa, H., Tokimasa, T., Akimoto, K., Kawashima, H., Toyoda-Ono, Y., Kiso, Y., Okaichi, H. and Sakakibara, M.: *Neurosci. Res.,* **46**, 453-461, 2003.
16) Okaichi, Y., Ishikura, Y., Akimoto, K., Kawashima, H., Toyoda-Ono, Y., Kiso, Y. and Okaichi, H.: *Physiol. Behav.,* **31**, 617-623, 2005.
17) Hirayasu, Y., Samura, M., Ohta H. and Ogura, C.: *Clin. Neurophysiol.,* **111**, 187-194, 2000.
18) Ishikura, Y., Ikeda, G., Akimoto, K., Kidokoro, A., Hata, M., Kusumoto, A., Kiso, Y. and Koga, Y.: *Clin. Neurophys.*（投稿中）.
19) Nelson, G. J., Schmidt, P. C., Bartolini, G., Kelley, D. S. and Kyle, D.: *Lipids,* **32**, 421-425, 1997.
20) Mechoulam, R., Hanus, L. and Martin, B. R.:

Biochem. Pharmacol., **48**, 1537-1544, 1994.
21) Sugiura, T., Kodaka, T., Nakane, S., Miyashita, T., Kondo, S., Suhara, Y., Takayama, H., Waku, K., Seki, C., Baba, N. and Ishima, Y.：*J. Biol. Chem.,* **274**, 2794-2801, 1999.
22) Jareonkitmongkol, S., Kawashima, H., Shirasaka, N., Shimizu, S. and Yamada, H.：*Appl. Environ. Microbiol.,* **58**, 2196-2200, 1992.
23) Miller, C. C. and Ziboh, V. A.：*Biochem. Biophys. Res. Comm.,* **154**, 967-974, 1988.
24) 中島寿昭, 青山倫也：機能性脂質の新展開（鈴木修, 佐藤清隆, 和田俊編）, pp.232-240, シーエムシー, 2001.
25) Henz, B. M., Jablonska, S., van de Kerkhof, P. C., Stingl, G., Blaszczyk, M., Vandervalk, P. G., Veenhuizen, R., Muggli, R. and Raederstorff, D.：*Br. J. Dermatol.,* **140**, 685-688, 1999.
26) 佐川利恵, 伊藤友実, 澤田留美, 脊山洋右, 河島洋, 小野佳子, 堀川千賀, 木曽良信, 藤原葉子：第58回日本栄養・食糧学会大会講演要旨集, p.219, 2004.
27) 堀川千賀, 立石法史, 出雲貴幸, 小野佳子, 河島洋, 澤田留美, 藤原葉子, 木曽良信：第58回日本・栄養食糧学会大会講演要旨集, p.219, 2004.
28) Bang, H. O. and Dyerberg：*Acta Med. Scand.,* **192**, 85, 1972.
29) Hirai, A., Hamazaki, T., Terano, T., Nishikawa, T., Tamura, Y., Kumagai, A. and Jajiki：*J. Lancet,* **2** (8204), 1132-1133, 1980.
30) Needleman, P., Raz, A., Minkes, M., Ferrendelli, J. A. and Sprecher, H.：*Proc. Natl. Acad. Sci. USA,* **76**, 944-948, 1979.
31) Needleman, P., Minkes, M. and Raz, A.：*Science,* **193**, 163, 1976.
32) Gryglewski, R. J., Salmon, J. A., Ubatuba, F. B., Weatherly, B. C., Moncada, S. and Vane, J. R.：*Prostaglandins,* **18**, 453-478, 1979.
33) Terano, T., Salmon, J. A. and Moncada, S.：*Prostaglandins,* **27**, 217, 1984.
34) Terano, T., Kojima, T., Seya, A., Tanabe, E., Hirai, A., Makuta, H., Ozawa, A., Fujita, T., Tamura, Y., Okamoto, S. and Yoshida, S.：*Adv. Prostaglandin Thromboxane Leukotriene Res.,* **19**, 610, 1989.
35) Woodcock, B. E., Smith, E., Lambert, W. H., Jones, W. H., Galloway, J. H., Greaves, M. and Preaton, F. E.：*Br. Med. J.,* **288**, 592, 1984.
36) Harris, W. L.：*J. Lipid Res.,* **30**, 785-807, 1989.
37) Uauy, R., Birch, E., Birch, D. and Peirano, P.：*J. Pediatr.,* **120**, S 168-180, 1992.
38) Soderberg, M., Edlund, C., Kristensson, K. and Dallner, G.：*Lipids,* **26**, 421-425, 1991.
39) McGahon, B. M., Martin, D. S. D., Horrobin, D. F. and Lynch, M. A.：*Neuroscience,* **94**, 305-314, 1999.
40) 宮永和夫, 米村公江, 高木正勝, 貴船亮, 岸芳正, 宮川富三雄, 矢澤一良, 城田陽子：臨床医薬, **11**, 881-901, 1995.
41) Hamazaki, T., Sawazaki, S., Itomura, M., Asaoka, E., Nagao, N., Nishimura, N., Yazawa, K., Kuwamori, T. and Kobayashi, M.：*J. Clin. Invest.,* **97**, 1129-1134, 1996.
42) Yamashita, K., Kagaya, M., Higuti, N. and Kiso, Y.：*Biofactors,* **11**, 11-13, 2000.
43) Arachchige, P. G., Takahashi, Y. and Ide, T.：*Metabolism,* **55**, 381-390, 2006.
44) Tsuji, H., Kasai, M., Takeuchi, H., Nakamura, M., Okazaki, M. and Kondo, K.：*J. Nutr.,* **131**, 2853-2859, 2001.
45) Nosaka, N., Maki, H., Suzuki, Y., Haruna, H., Ohara, A., Kasai, M., Tsuji, T., Aoyama, T., Okazaki, M., Igarashi, O. and Kondo, K.：*J. Atheroscler. Thromb.,* **10**, 290-298, 2003.
46) Negishi, S., Shirasawa, S., Arai, Y., Suzuki, J. and Mukataka, S.：*Enzyme Microb. Technol.,* **32**, 66-70, 2003.
47) Kasai, M., Nosaka, N., Maki, S., Negishi, S., Aoyama, T., Nakamura, M., Suzuki, Y., Tsuji, T., Uto, H., Okazaki, M. and Kondo, K.：*Asia Pac. J. Clin. Nutr.,* **12**, 151-160, 2003.

4.2 構造脂質

　脂質は，糖質やタンパク質とともに3大栄養素の1つであり，「原則として有機溶媒には溶けるが水には溶けず，分子中に鎖状または環状の炭化水素基をもち，かつ生物体に存在するかまたは生物体に由来する天然物質」と定義されている[1,2]．しかしその定義は，研究者や研究分野により必ずしも一致しない．脂質は一般に，単純脂質，複合脂質および誘導脂質に大別される．単純脂質は脂肪酸とアルコールが結合したエステル型脂質であり，グリセロールやセラミドなどが含まれる．複合脂質は，分子中にリン，硫黄，窒素や糖などを含む脂質であり，リン脂質や糖脂質などが含まれる．誘導脂質は，脂質の加水分解によって誘導される脂質であり，脂肪酸やステロイドなどが含まれる．従来，脂質の役割は，エネルギー源，細胞の構成分および生体ホルモンの原料であ

るとされてきた．その後の脂質研究の進展により，脂質の新たな機能性が明らかになっている．たとえば，（エ）イコサペンタエン酸（eicosapentaenoic acid：EPA）やドコサヘキサエン酸（docosahexaenoic acid：DHA）などの高度不飽和脂肪酸による血中コレステロール低減効果や血栓抑制作用などが見いだされ[3]，機能性食品や医薬品に応用されている[4),5)]．近年，グリセリドにおいては，脂肪酸の機能性がグリセロールとの結合位置に影響を受けることが明らかになり，脂肪酸組成と結合位置の両方が重要と考えられるようになった．この視点から，機能性油脂として脂肪酸組成とともに，その機能性に着目した構造脂質（structured lipids）の開発が行われている[6)]．

構造脂質は，脂肪酸の機能をより強く発揮させるため，グリセロール骨格の特定の位置に，特定の脂肪酸を結合させたトリアシルグリセロールである[2)]．本項では，構造脂質の消化吸収，代謝を中心に，機能性，食品への応用などについて紹介する．

4.2.1 トリアシルグリセロールの消化吸収と代謝

食事で摂取する脂質の大部分は，炭素数14〜18の長鎖脂肪酸からなるトリアシルグリセロール（long-chain fatty acid triacylglycerol：LCT）である．トリアシルグリセロールは，グリセロール骨格に脂肪酸が3つエステル結合した構造をとる（図4.2.1）．3つのR基は異なったアルキル基を示しており，上の炭素からsn-1位，sn-2位，sn-3位と規定される．グリセロール骨格に結合する脂肪酸の組合せにより，数多くの分子種が存在する．食用油脂のほとんどは，さまざまなトリアシルグリセロール分子種の混合物である．

通常，摂取されたトリアシルグリセロールの一部は，胃を通過する際に，胃リパーゼのはたらきで選択的にsn-3位の脂肪酸が加水分解され，sn-1,2-ジアシルグリセロールと脂肪酸を生じる．つぎに，未分解のトリアシルグリセロールと胃リパーゼで分解されたsn-1,2-ジアシルグリセロールと脂肪酸の混合物は，胆汁酸塩により乳化され，十二指腸，小腸に送られる（図4.2.2）．トリアシルグリセロールは，十二指腸および小腸内で膵リパーゼやカルボキシエステルリパーゼの作用を受け，sn-2-モノアシルグリセロールと脂肪酸を生じる．胃リパーゼの作用を受けて生成したsn-1,2-ジアシルグリセロールも膵リパーゼにより加水分解され，sn-2-モノアシルグリセロールと脂肪酸を生成する．このように十二指腸および小腸では，1分子のトリアシルグリセロールから2分子の遊離脂肪酸と1分子のsn-2-モノアシルグリセロールが生成される[4),6)]．生成した遊離脂肪酸とsn-2-モノアシルグリセロールは，胆汁酸およびリン脂質とともに複合ミセルを形成する．複合ミセルはそのままでは微絨毛膜に取り込まれないため，脂肪酸とsn-2-モノアシルグリセロールはミセルより分離され，単純拡散により微絨毛膜を通過し，小腸上皮細胞に取り込まれる．一般

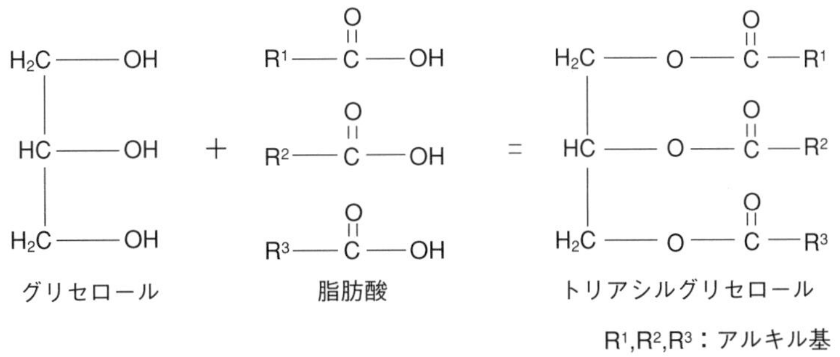

図 4.2.1 トリアシルグリセロールの化学構造

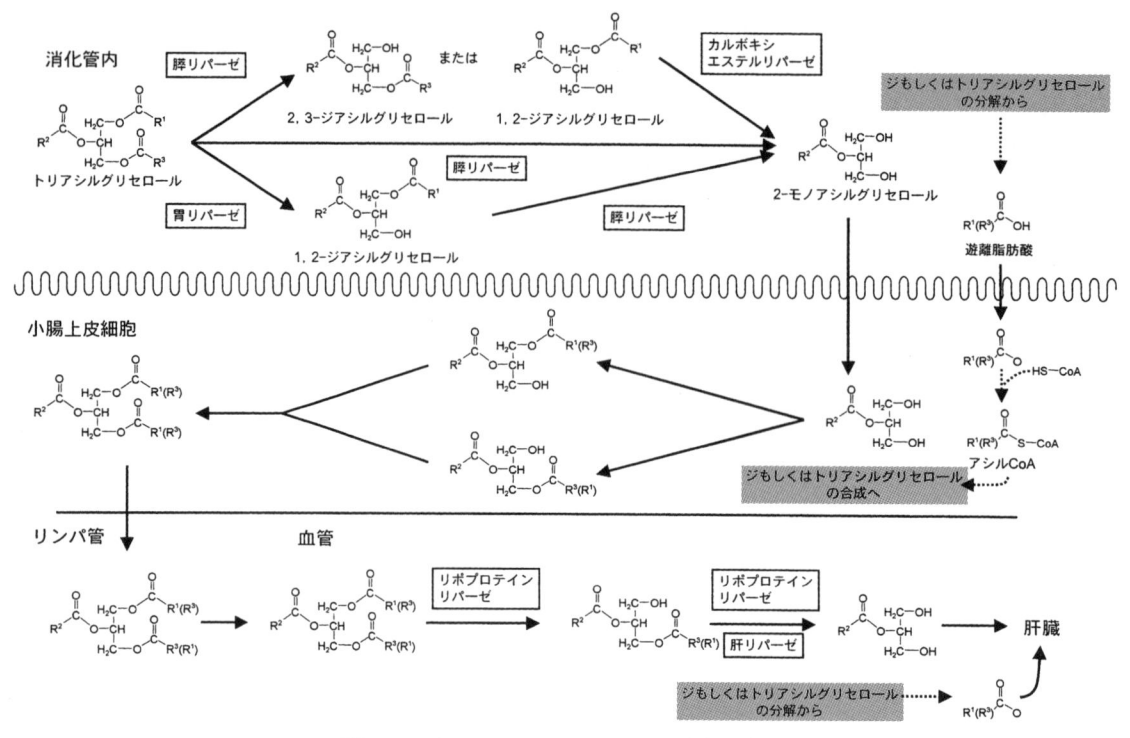

図 4.2.2 トリアシルグリセロールの消化と呼吸

的に，sn-2-モノアシルグリセロールは胆汁酸溶解性が高く吸収性がよいため，sn-2位に結合している脂肪酸はより速く吸収される．

脂肪酸と sn-2-モノアシルグリセロールが小腸上皮細胞内に吸収された後，sn-2-モノアシルグリセロールはモノアシルグリセロールアシルトランスフェラーゼで sn-1,2-ジアシルグリセロールと sn-2,3-ジアシルグリセロールに再アシル化される．再アシル化に使われる脂肪酸は，消化管から吸収された脂肪酸だけでなく，細胞内で新しく生合成された脂肪酸も用いられる．新しく生成した sn-1,2-ジアシルグリセロールと sn-2,3-ジアシルグリセロールは，ジアシルグリセロールアシルトランスフェラーゼでさらにアシル化され，新しいトリアシルグリセロールになる．このとき，トリアシルグリセロールの sn-1位と sn-3位には脂肪酸がランダムに結合するが，sn-2位の脂肪酸の約80％は食事由来のトリアシルグリセロール構造を反映している．この経路は2-モノアシルグリセロール経路と呼ばれる．脂肪酸のほとんどはこの経路でトリアシルグリセロールに再合成され，リン脂質やステロール，アポタンパク質などとともにカイロミクロンを形成する[7]．

カイロミクロンは球状の脂質輸送体であり，親水基をもつリン脂質や遊離コレステロールおよびアポタンパク質で表面が覆われ，内部にトリアシルグリセロールやコレステロールエステルなどを含有する．カイロミクロンは小腸上皮細胞からリンパ管へ分泌され，胸管を通って鎖骨下大静脈に合流し，体内を循環する．カイロミクロンは循環過程で，リポタンパク質リパーゼの作用により，内部に含有するトリアシルグリセロールが加水分解を受ける．リポタンパク質リパーゼは sn-1,3位両方に作用するが，sn-1位を優先的に加水分解する[8),9)]．sn-3位にパルミチン酸やステアリン酸が結合している場合は，膵リパーゼにより sn-3位も加水分解され，sn-2-モノアシルグリセロールを生成する．しかし，アラキドン酸やEPA

がsn-1,3位にある場合は，リポタンパク質リパーゼでは十分に加水分解されず，sn-2,3-ジアシルグリセロールが残る．これらのジアシルグリセロールは，肝リパーゼにより加水分解される．加水分解を受け生じた脂肪酸は各細胞に取り込まれ，エネルギー源として使用されるか，トリアシルグリセロールに変換され貯蔵される．トリアシルグリセロールを約70%失ったカイロミクロンは，カイロミクロンレムナントと呼ばれる[10]．カイロミクロンレムナントはレムナント受容体を介して肝臓に取り込まれ，分解され，エネルギー源となる[11),12]．

4.2.2 脂肪酸の結合位置と消化・吸収

トリアシルグリセロールを構成する脂肪酸の結合位置は，消化と吸収に大きく影響すると考えられている．たとえば，母乳と牛乳の脂肪吸収率を比較すると，母乳のほうが高い吸収率を示す．ヒト母乳中の全脂肪酸のうち約22～27%は，パルミチン酸（P）から構成されている．母乳にはsn-1,3位にオレイン酸（O），sn-2位にパルミチン酸が結合した1,3-ジオレオイル-2-パルミトイルグリセロール（1,3-dioleoyl-2-palmitoyl glycerol：OPO）のトリアシルグリセロール分子種が多く含まれており（表4.2.1）[28]，このトリアシルグリセロール構造の特殊性が，乳児の脂肪の吸収をよくしていると推定されている[13]．

近年，OPO構造がパルミチン酸の吸収をよくすることがAoeら[14]により明らかにされた．彼らはリパーゼを用いて，OPOと1,2-ジオレオイル-3-パルミトイルグリセロール（1,2-dioleoyl-3-palmitoyl glycerol：OOP）のようなパルミチン酸の結合位置が異なるトリアシルグリセロールを合成した．これらをラット胃内に投与し，胸管リンパへの吸収性に及ぼす脂肪酸結合位置の影響を調べた．その結果，リンパ液中のトリアシルグリセロール濃度はOPO投与群でOOP投与群と比較して有意に高く，脂肪酸吸収量で比較してもパルミチン酸の吸収が有意に高く，OPO構造がパルミチン酸の吸収をよくしていることが証明された．逆に，sn-1,3位にパルミチン酸やステアリン酸のような長鎖飽和脂肪酸が結合した場合，吸収率が低くなることが報告されている[15]．パルミチン酸はsn-2位に結合している場合に吸収率が上昇することがわかった．この理由として，遊離のパルミチン酸は融点が体温より高く，腸内pHではCa^{2+}などの金属と反応し，金属セッケンを形成するため吸収が悪くなると推定されている．

4.2.3 構造脂質の脂質代謝への影響

パーム油は動物脂と似て，飽和脂肪酸を多く含む植物油脂であるが，動物脂でみられるような血漿コレステロールの上昇は起こらないという報告がある[16]．Suganoら[17]は，飽和脂肪酸含量の高いパーム油が血漿コレステロールを上昇させない要因の1つは，1,3位にパルミチン酸を有するトリアシルグリセロール構造，すなわち1,3-ジパルミトイル-2-オレオイルグリセロール（1,3-dipalmitoyl-2-oleoyl glycerol；POP）にあることを示唆している．パーム油とそのエステル交換油脂を成人に与えた研究[18]では，エステル交換油脂を摂取した成人で血漿総コレステロール，HDL，LDL-コレステロールの濃度の増加が認められている．しかし，HDL/LDLコレステロール比や血漿トリアシルグリセロール濃度に差はなかった．また，パーム油と同じ脂肪酸組成を有するラードのエステル交換油脂をラットに投与すると，血漿トリアシルグリセロール濃度が低下したこと

表4.2.1 ヒト母乳と人工調整乳の脂肪酸組成とsn-2位脂肪酸組成（文献28）

脂肪酸	ヒト母乳		人工調整乳	
（重量%）	脂肪酸	sn-2位脂肪酸	脂肪酸	sn-2位脂肪酸
C 12:0	4.1±0.4	2.5±0.4	8.9	4.5
C 14:0	5.5±0.4	6.2±0.8	4.7	1.0
C 16:0	21.0±0.5	54.2±1.5	22.3	4.8
C 16:1	3.1±0.2	3.5±0.3	0.2	0.2
C 18:0	7.1±0.3	2.9±0.4	5.1	1.3
C 18:1	40.2±0.7	17.1±0.8	37.1	58.8
C 18:2	13.4±0.8	8.1±0.7	17.9	27.1
C 18:3	1.5±0.1	0.9±0.1	2.1	1.8

が報告されている[19]．しかし，1,3位にオレイン酸，2位にパルミチン酸からなるOPOおよび1,2位にオレイン酸，3位にパルミチン酸からなるOOPをラットに摂取させた試験では，トリアシルグリセロール構造の違いが脂質代謝に影響を及ぼさなかったという報告もある[20]．これに対しAoyamaら[21]は，パルミチン酸（P）とオレイン酸（O）からなる構造脂質（POPと1,2-ジパルミトイル-3-オレオイルグリセロール（1,2-di-palmitoyl-3-oleoyl glycerol：PPO））を加えた食餌をラットに投与し，代謝に及ぼすトリアシルグリセロール構造の違いを調べた．その結果，血漿コレステロール濃度がPPO投与群よりPOP投与群で有意に低い値を明らかにした．また，糞中へのコレステロール排泄は，POP投与群のほうが高いことを認めている．この血漿コレステロール低下作用の要因は，POP投与群はPPO投与群より食餌コレステロール吸収量も有意に低下していたことから，脂肪酸の結合位置の違いがミセルの形成にも大きく影響を与えたためと考えられた．Innisら[22]は，トリアシルグリセロールの2位にパルミチン酸が結合した油脂を含む調整乳を仔豚に与えたところ，血漿中のパルミチン酸やコレステロールパルミテートの含量が増加したことを観察している．さらに，Redgraveら[23]は，オレイン酸（O）とステアリン酸（S）からなるトリアシルグリセロール（1,3-ジオレオイル-2-ステアロイルグリセロール（1,3-dioleoyl-2-stearoyl glycerol；OSO）と1,2-ジオレオイル-3-ステアロイルグリセロール（1,2-dioleoyl-3-stearoyl glycerol：OOS））をラットに投与した際の血中からの代謝速度が，OSOのほうがOOSより遅いことを明らかにし，脂肪酸の結合位置の違いが脂質の代謝速度にも影響する可能性を示唆した．

4.2.4 中鎖脂肪酸を構成分とする構造脂質

中鎖脂肪酸トリアシルグリセロール（medium-chain fatty acid triacylglycerol：MCT）は，中鎖脂肪酸を含むように調製されたトリアシルグリセロールである．通常の食事に含まれる長鎖脂肪酸からなる長鎖脂肪酸トリアシルグリセロール（LCT）とは大きく異なる消化吸収経路を通り，迅速に体内に吸収される．MCTでは，胃内でsn-1,2,3位に結合する脂肪酸が胃リパーゼにより容易に加水分解される（図4.2.3）．その後，ほとんどが遊離の中鎖脂肪酸として十二指腸および小腸に到達し，腸管内で胆汁酸塩と複合ミセル化されることなく小腸上皮細胞に吸収される．吸収された中鎖脂肪酸の大部分はトリアシルグリセロールに再合成されず，グルコースやアミノ酸と同様に門脈を通って肝臓に直接運ばれる．門脈を通って肝臓に到達した中鎖脂肪酸は素早くβ酸化を受け，エネルギー源として使われ，最終的に二酸化炭素と水に分解される[24]．これらのことからMCTは，手術後患者，消化吸収機能障害患者，未熟児や高齢者の栄養源として利用されている[25),26]．また，このような中鎖脂肪酸の代謝的特徴から，つぎの効果が確認されている．中鎖脂肪酸はβ-酸化が速いため，動物試験において中鎖脂肪酸の熱産生が長鎖脂肪酸よりも大きいことが認められ，酸素消費量と二酸化炭素排泄量から算出される食事誘発性体熱産生（DIT）の上昇が高くなることが，ヒトの試験で確認されている[26]．また，中鎖脂肪酸は門脈経由で直接肝臓に到達し速やかに代謝され，リンパ経由で全身の循環系には入っていかないため，カイロミクロンに取り込まれにくく血中トリアシルグリセロールの上昇がないとされる．MCTの血中トリアシルグリセロール低下作用についても，高カイロミクロン血症患者および健常者[27),28]で確認され，体脂肪蓄積抑制効果をもつことが明らかになっている[29]．しかし，MCTのみの摂取では必須脂肪酸が不足するためこれを補う必要がある．MCTと必須脂肪酸を含有するLCTを単純に混合しただけでは，必須脂肪酸の吸収は十分でない．前述したように，膵リパーゼはトリアシルグリセロールのsn-1,3位のアシル基を加水分解し，遊離脂肪酸とsn-2-モノアシルグリセロールを生成する．しかし，遊離脂肪酸は体内で不溶化しやすく，トリアシルグ

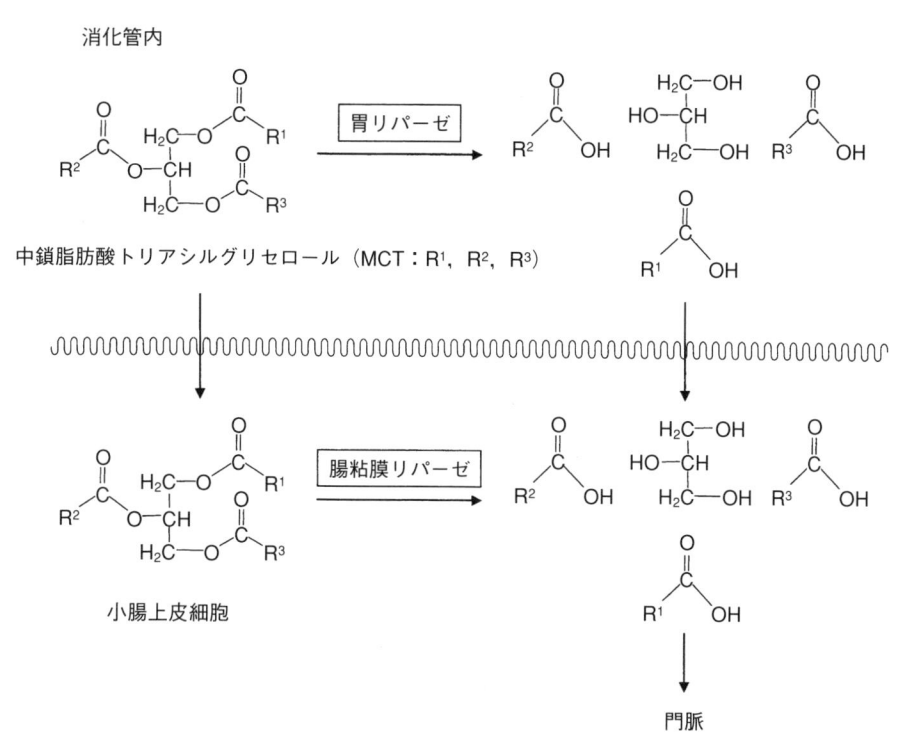

図 4.2.3 中鎖脂肪酸トリアシルグリセロールの消化と呼吸

リセロールの sn-1, 3 位に結合している脂肪酸残基は吸収されにくい．一方，sn-2-モノアシルグリセロールは吸収されやすい．したがって，sn-2 位に存在する脂肪酸が，sn-1, 3 位に存在する脂肪酸より，小腸での吸収が促進される．これらのことから，トリアシルグリセロールの sn-2 位に必須脂肪酸（長鎖脂肪酸；long-chain fatty acid），sn-1, 3 位に炭素数 6〜10 の中鎖脂肪酸（medium-chain fatty acid）を結合させた構造脂質（MLM；順に sn-1, 2, 3 位の脂肪酸を示す）が注目されている．

Ikeda ら[30]は，リノール酸（L）とオクタン酸（C_8）からなる構造脂質を合成し，リノール酸の吸収性を比較した．その結果，2 位にリノール酸と 1, 3 位にオクタン酸が結合したトリアシルグリセロール（C_8LC_8）は，2 位にオクタン酸と 1, 3 位にリノール酸が結合したトリアシルグリセロール（LC_8L）やトリリノレイン（LLL）よりもリノール酸の吸収率が有意に高くなることを報告している．Christensen ら[31]も，オクタン酸，デカン酸（カプリン酸）とリノール酸からなるトリアシルグリセロールでは，2 位にあるリノール酸は吸収されやすいことを報告している．また，Christensen ら[32]は，EPA や DHA を含む魚油と MCT の混合油，およびそのランダムエステル交換油をラットに投与したカニュレーション実験で，グリセロールの 2 位にある EPA や DHA は，選択的に小腸で吸収されてリンパに輸送されやすいという，リノール酸の場合と類似した結果を示している．

4.2.5 構造脂質の化学的製造

トリアシルグリセロールを適当な条件で，ある種の反応に供すると，トリアシルグリセロール分子内または分子間でアシル基の交換が起こり，脂肪酸の組合せの異なった油脂を製造できる（図 4.2.4）．これを狭義のエステル交換反応という．また，トリアシルグリセロール間だけでなく，適

1) エステル交換反応

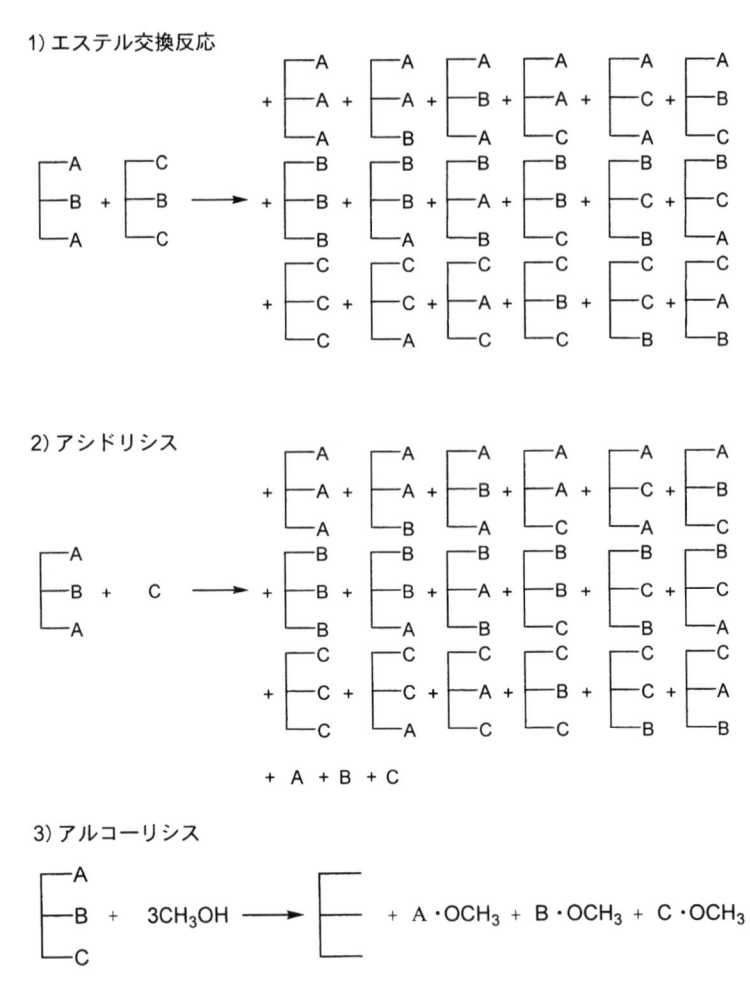

$$\begin{matrix} A \\ B \\ A \end{matrix} + \begin{matrix} C \\ B \\ C \end{matrix} \longrightarrow \text{（AAA, AAB, ABA, AAC, ACA, ACB, BBB, BBA, BAB, BBC, BCB, BCC, CCC, CCA, CAC, CBC, CBA, CAB ... 等の組合せ）}$$

2) アシドリシス

$$\begin{matrix} A \\ B \\ A \end{matrix} + C \longrightarrow \text{（種々の組合せのトリアシルグリセロール）} + A + B + C$$

3) アルコーリシス

$$\begin{matrix} A \\ B \\ C \end{matrix} + 3CH_3OH \longrightarrow \begin{matrix} - \\ - \\ - \end{matrix} + A\cdot OCH_3 + B\cdot OCH_3 + C\cdot OCH_3$$

Eはグリセロール，A, B, Cは種類の異なる脂肪酸を示す

図 4.2.4 化学的エステル交換反応

当な条件でトリアシルグリセロールと脂肪酸を反応させることで脂肪酸の組合せの異なる油脂および遊離の脂肪酸を生じることができる．この油脂と脂肪酸の置換反応の1つにアシドリシスがある．さらに，トリアシルグリセロールとアルコールを適当な条件で反応させると，新しいエステルを製造することができ，この置換反応をアルコーリシスという．広義のエステル交換反応は，上記の反応を総称している．油脂は260℃以上の高温に長時間さらすと脂肪酸の置換反応が起こるが，劣化が起こるため実用的でない．そのため，エステル交換反応を行うには触媒が不可欠である．化学触媒反応を用いるエステル交換反応では，グリセロールの脂肪酸結合位置がランダムに変わるので，ランダムエステル交換と呼ばれる．ランダムエステル交換反応では，脂肪酸の位置選択性がない．しかし，通常70～150℃で行う触媒下エステル交換反応をさらに低温反応で行うと，結晶化したトリ飽和脂肪酸型のトリアシルグリセロールと，結晶化しないトリ不飽和脂肪酸型のトリアシルグリセロールの2成分を得ることが可能である．このようなエステル交換をダイレクトエステル交換（指向性エステル交換）と呼ぶ．しかし，ダイレクトエステル交換で得られるトリアシルグ

リセロールの脂肪酸配列もランダムであり位置特異性はない．このエステル交換反応を用いて工業的に生産されている構造脂質として，サラトリム（SALATRIM）とカプレニン（caprenin）があげられる．両者の詳細については後述する．

4.2.6 構造脂質のリパーゼによる製造

特定の化学構造をもつ構造脂質の製造には，グリセロール骨格の特定の水酸基のアシル化，あるいは特定の位置のアシル基を交換する，位置特異的な反応が求められる．ある種のリパーゼはグリセロール骨格の特定の位置にのみ作用するものが知られており，この性質を利用することでトリアシルグリセロールの位置特異的反応が可能になる．リパーゼは，動物，植物から微生物の細胞や器官に局在し，アシルグリセロールの加水分解反応における触媒としてはたらく．酸とアルコールのエステル化，油脂や脂肪の分子内エステル化などの合成にも用いられている．リパーゼの触媒する反応は，加水分解反応（hydrolysis）と合成反応（synthesis）の2つに大別される．後者の合成反応はさらに，エステル化反応（esterifica-

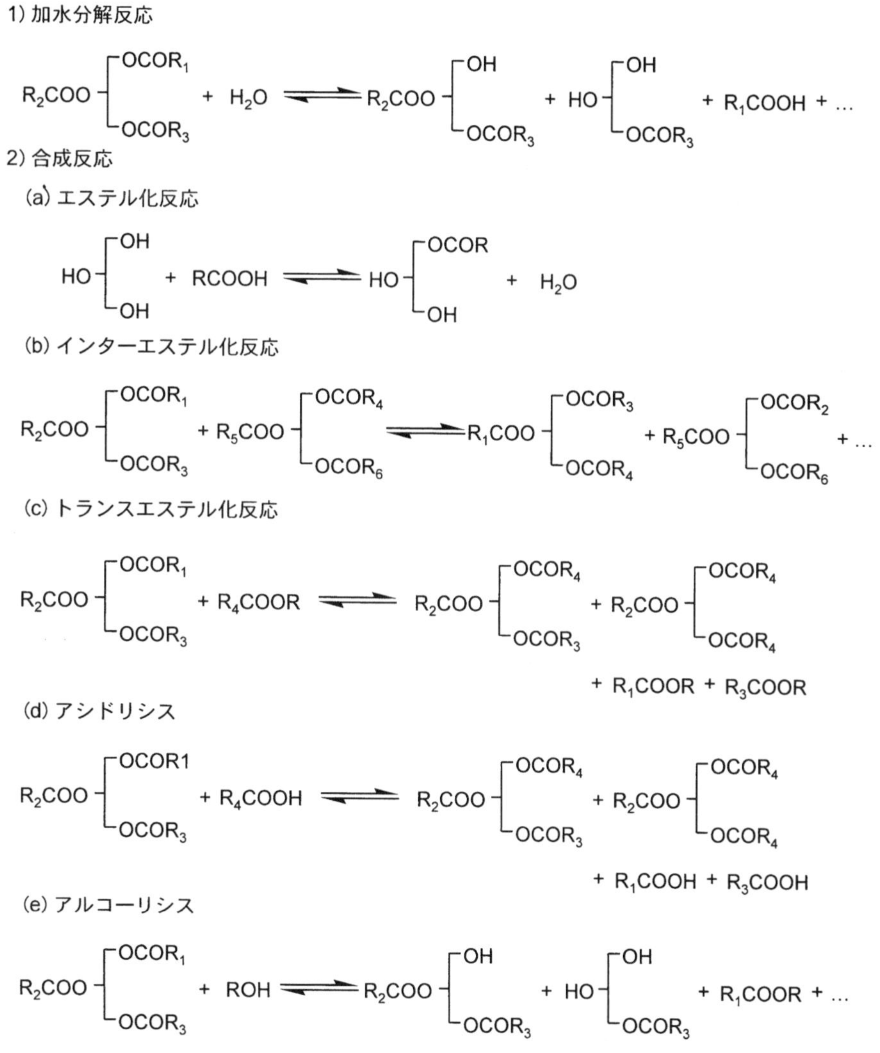

1) 加水分解反応

$$R_2COO{-}\begin{bmatrix}OCOR_1\\OCOR_3\end{bmatrix} + H_2O \rightleftharpoons R_2COO{-}\begin{bmatrix}OH\\OCOR_3\end{bmatrix} + HO{-}\begin{bmatrix}OH\\OCOR_3\end{bmatrix} + R_1COOH + \ldots$$

2) 合成反応

(a) エステル化反応

$$HO{-}\begin{bmatrix}OH\\OH\end{bmatrix} + RCOOH \rightleftharpoons HO{-}\begin{bmatrix}OCOR\\OH\end{bmatrix} + H_2O$$

(b) インターエステル化反応

$$R_2COO{-}\begin{bmatrix}OCOR_1\\OCOR_3\end{bmatrix} + R_5COO{-}\begin{bmatrix}OCOR_4\\OCOR_6\end{bmatrix} \rightleftharpoons R_1COO{-}\begin{bmatrix}OCOR_3\\OCOR_4\end{bmatrix} + R_5COO{-}\begin{bmatrix}OCOR_2\\OCOR_6\end{bmatrix} + \ldots$$

(c) トランスエステル化反応

$$R_2COO{-}\begin{bmatrix}OCOR_1\\OCOR_3\end{bmatrix} + R_4COOR \rightleftharpoons R_2COO{-}\begin{bmatrix}OCOR_4\\OCOR_3\end{bmatrix} + R_2COO{-}\begin{bmatrix}OCOR_4\\OCOR_4\end{bmatrix} + R_1COOR + R_3COOR$$

(d) アシドリシス

$$R_2COO{-}\begin{bmatrix}OCOR1\\OCOR_3\end{bmatrix} + R_4COOH \rightleftharpoons R_2COO{-}\begin{bmatrix}OCOR_4\\OCOR_3\end{bmatrix} + R_2COO{-}\begin{bmatrix}OCOR_4\\OCOR_4\end{bmatrix} + R_1COOH + R_3COOH$$

(e) アルコーリシス

$$R_2COO{-}\begin{bmatrix}OCOR_1\\OCOR_3\end{bmatrix} + ROH \rightleftharpoons R_2COO{-}\begin{bmatrix}OH\\OCOR_3\end{bmatrix} + HO{-}\begin{bmatrix}OH\\OCOR_3\end{bmatrix} + R_1COOR + \ldots$$

図 4.2.5 リパーゼにより触媒される油脂の修飾反応（文献33）

tion），インターエステル化反応（interesterification），トランスエステル化反応（transesterification），油脂と脂肪酸を置換させるアシドリシス（acidolysis），油脂とアルコールを反応させて新しいエステルを製造するアルコーリシス（alcoholysis）に分けられる（図4.2.5）[33]．動物や植物組織由来のリパーゼは，工業的に利用するには生産性が低く高価である．また組織，器官外に取り出すと不安定なものが多い．一方，微生物由来のリパーゼは大量生産が可能であり，人為的に変異を起こさせて利用目的に合致したリパーゼを生産させることも可能である．微生物由来のリパーゼは工業的に生産され，油脂の分解，エステル合成，乳製品のフレーバー製造などさまざまな用途に利用されている[34]．

4.2.7 構造脂質の食品への応用

中・長鎖トリアシルグリセロール（MLCT）油は，食後の血中の中性脂肪が上昇しにくい，またはMLCT油は身体に脂肪がつきにくい食品油として，特定保健用食品に認可され販売されている．前述したように，MCTは血中トリアシルグリセロールの上昇抑制作用を示す．しかし，MCTの発煙点は160度より低いため，調理油としての使用は困難だった．そのため，中鎖脂肪酸の栄養特性をもち，食用油として十分な加熱調理適性を有するMLCT油が開発された．Noguchiら[35]は，ラットを用いてMLCTの体脂肪蓄積抑制効果を報告している．また，Kasaiら[36]はヒトを対象とした試験で，MLCTに体脂肪蓄積抑制効果があることを報告した．

低カロリー油脂として菓子類に利用されているものにサラトリム（Salatrim）とカプレニン（caprenin）がある（図4.2.6）．サラトリムは，炭素数16〜22の長鎖脂肪酸（おもにステアリン酸）と炭素数2〜4の短鎖脂肪酸（酢酸，酪酸など）からなる構造脂質の総称である．主成分は長鎖脂肪酸1分子と短鎖脂肪酸2分子または長鎖脂肪酸2分子と短鎖脂肪酸1分子からなる．短鎖脂肪酸は長鎖脂肪酸に比べカロリーが低く，長鎖脂肪酸は短鎖脂肪酸より吸収されにくい．とくに，炭素数18のステアリン酸は約40%が排泄されるといわれる．サラトリムのカロリーは4.5〜5.5 kcal/gと低く，通常の油脂の約半分である．サラトリムの合成には，長鎖脂肪酸としてナタネ（カノーラ）硬化油，綿実硬化油，大豆硬化油が用いられ，短鎖脂肪酸にはトリアセチン（triacetin），トリプロピオニン（tripropionin），トリブチリン（tributyrin）が用いられている．長鎖脂肪酸源と短鎖脂肪酸源の組合せにより，種々の物性と栄養特性を有するサラトリムを調製することができ，5種類のサラトリムが明らかにされている[37]．現在，日本では常温で固体のサラトリム-Cと，常温で液状のサラトリム-Mが販売されている．サラトリム-Cは，融点が32.5℃で，カカオバターの代替としてチョコレートなどに利用できる．サラトリム-Mは，凝固点が20.8℃で，乳脂，ショートニングの代替としてアイスクリーム，焼き菓子に利用しやすい液状タイプの油脂である．一方，カプレニンは，中鎖脂肪酸（オクタン酸とデカン酸（カプリン酸））と炭素数22のベヘン酸からなるトリアシルグリセロールであ

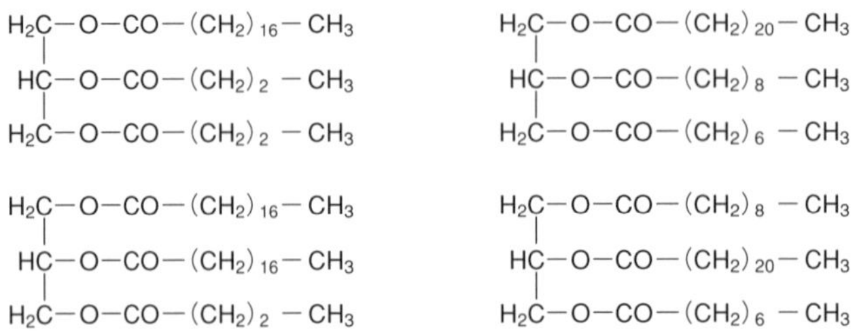

(A) サラトリム

$H_2C-O-CO-(CH_2)_{16}-CH_3$
$HC-O-CO-(CH_2)_2-CH_3$
$H_2C-O-CO-(CH_2)_2-CH_3$

$H_2C-O-CO-(CH_2)_{16}-CH_3$
$HC-O-CO-(CH_2)_{16}-CH_3$
$H_2C-O-CO-(CH_2)_2-CH_3$

(B) カプレニン

$H_2C-O-CO-(CH_2)_{20}-CH_3$
$HC-O-CO-(CH_2)_8-CH_3$
$H_2C-O-CO-(CH_2)_6-CH_3$

$H_2C-O-CO-(CH_2)_8-CH_3$
$HC-O-CO-(CH_2)_{20}-CH_3$
$H_2C-O-CO-(CH_2)_6-CH_3$

図4.2.6 低カロリー油脂の構造

る．ココナッツ油または，パーム油とナタネ油を原料に製造されている．ベヘン酸は，カプレニンの総脂肪酸の40〜54％を占める．中鎖脂肪酸は脂肪としてからだに蓄積されにくく，ベヘン酸は融点が高く吸収されにくい．そのため，大部分はそのまま排泄されるという特徴をもつ．カプレニンのカロリーも4.3 kcal/gと低く，低カロリー油脂として位置づけられている．カプレニンはその融解特性がカカオバターに類似しており，低カロリーのチョコレートなどに応用できるとされている．

構造脂質は，特定の位置に，特定の脂肪酸を結合することにより，生体への利用性や機能性を高めることを目的としたものである．脂質代謝にかかわる酵素の多くは位置特異性を有し，生体がトリアシルグリセロール構造を認識し，それに応じた反応をすることが明らかになってきている．現在，さまざまな基質特異性をもった微生物由来のリパーゼが発見され，任意の構造脂質の調製が可能になってきている．構造脂質研究の進展には，脂質分析と製造技術のさらなる進歩が必要である．

最近では，リン脂質の構造脂質化研究も行われ，多数の報告がなされている．吸収と代謝を含めた生理的な機能について，今後の研究の進展が大いに期待される分野である． 〔宮澤陽夫〕

参考文献

1) 宮澤陽夫，藤野泰郎：脂質・酸化脂質分析入門，学会出版センター，2000.
2) Myher, J. J., Kuksis, A. and Marai, L.：*J. Chromatogr.*, **452**, 93-118, 1988.
3) Kanazawa, A., Miyazawa, T., Hirono, H., Hayashi, M. and Fujimoto, K.：*Lipids*, **26**, 53-57, 1991.
4) Mattson, F. H. and Volpenhein, R. A.：*J. Biol. Chem.*, **237**, 53-55, 1962.
5) Babayan, V. K.：*Lipids.*, **24**, 417-420, 1987.
6) Mattson, F. H. and Volpenhein, R. A.：*J. Biol. Chem.*, **239**, 2772-2777, 1964.
7) Mansbach, C. N. II. and Parthasarathy, S.：*J. Lipid Res.*, **23**, 1009-1019, 1982.
8) Morley, N. and Kuksis, A.：*J. Biol. Chem.*, **247**, 6389-6393, 1972.
9) Morley, N., Kuksis, A., Buchnea, D. and Myher, J. J.：*J. Biol. Chem.*, **250**, 3414-3418, 1975.
10) Hamilton, J. A., Miller, K. W. and Small, D. M.：*J. Biol. Chem.*, **258**, 12821-12826, 1983.
11) Spooner, P. J. R., Bennett, C. S., Gantz, D. L., Hamilton, J. A. and Small, D. M.：*J. Biol. Chem.*, **263**, 1444-1453, 1988.
12) Spooner, P. J. R., Gantz, D. L., Hamilton, J. A. and Small, D. M.：*J. Biol. Chem.*, **265**, 12650-12655, 1990.
13) Filer, L. J., Mattoson, F. H. and Fomon, S. J.：*J. Nutr.*, **99**, 293-298, 1969.
14) Aoe, S., Yamamura, J., Matsuyama, H., Hase, M., Shiota, M. and Miura, S.：*J. Nutr.*, **127**, 1269-1273, 1997.
15) Aoyama, T., Fukui, K., Taniguchi, K., Nagaoka, S., Yamamoto, T. and Hachimoto, Y.：*Nutr. Res.*, **15**, 1005-1010, 1995.
16) Cottrell, R. C.：*Am. J. Clin. Nutr.*, **53**, 989 S-1009 S, 1991.
17) Sugano, M. and Lee, J. H.：*J. Dispersion. Sci. Technol.*, **10**, 643-652, 1989.
18) Zock, P. L., Vries, J. H. M., Fouw, N. J. and Katan, M. B.：*Am. J. Clin. Nutr.*, **61**, 48-55, 1995.
19) Renaud, S. C., Ruf, J. C. and Petithory, D.：*J. Nutr.*, **125**, 229-237, 1995.
20) Pufal, D. A., Quinlan, P. T. and Salter, A. M.：*Biochim. Biophy. Acta*, **1258**, 41-48, 1995.
21) Aoyama, T., Fukui, K., Taniguchi, K., Nagaoka, S., Yamamoto, T. and Hashimoto, Y.：*J. Nutr.*, **126**, 225-231, 1996.
22) Innis, S. M., Dyer, R., Quinlan, P. and Diersen-Schege, D.：*J. Nutr.*, **125**, 73-81, 1995.
23) Redgrave, T. G., Kodali, D. R. and Small, D. M.：*J. Biol. Chem.*, **263**, 5118-5123, 1988.
24) Kaunitz, H., Salnetz, C. A., Johnson, R. E., Babayan, V. K. and Barsky, G.：*J. Am. Oil Chem. Soc.*, **35**, 10-14, 1958.
25) Babayan, V. K.：*Lipids*, **22**, 417-420, 1987.
26) Kasai, M., Nosaka, N., Maki, H., Suzuki, Y., Takeuchi, H., Aoyama, T., Ohra, A., Harada, Y., Okazaki, M. and Kondo, K.：*J. Nutr. Sci. Vitaminol.*, **48**, 536-540, 2002.
27) Furman, R. H., Howard, R. P., Brusco, O. J. and Alaupovic, P.：*J. Lab. Clin. Med.*, **66**, 912-926, 1965.
28) Calabrese, C., Myer, S., Munson, S, Turet, P. and Birdsall, T. C.：*Altern. Med. Rev.*, **4**, 23-28, 1999.
29) Tsuji, H., Kasai, M., Takeuchi, H., Nakamura, M., Okazaki, M. and Kondo, K.：*J. Nutr.*, **131**, 2853-2859, 2001.
30) Ikeda, I., Tomari, Y., Sugano, M., Watanabe, S.

and Nagata, J. : *Lipids,* **26**, 369-373, 1991.
31) Christensen, M. S., Nullertz, A. and Hoy, C. E. : *Lipids,* **30**, 521-526, 1995.
32) Christensen, M. S., Hoy, C. E., Becker, C. C. and Redgrave, T. G. : *Am. J. Clin. Nutr.,* **61**, 56-61, 1995.
33) Villeneuve, P. and Foglia, T. A. : *INFORM,* **8**, 640, 1997.
34) 岩井美枝子 : リパーゼ-その基礎と応用, 幸書房, 1991.
35) Noguchi, O., Shimada, H., Kubota, F., Tsuji, H. and Aoyama, T. : *J. Oleo Sci.,* **51**, 699-701, 2002.
36) Kasai, M., Nosaka, N., Maki, H., Negishi, S., Aoyama, T., Nakamura, M., Suzuki, Y., Tsuji, H., Uto, H., Okazaki, M. and Kondo, K. : *Asia Pacific J. Clin. Nutr.,* **12**, 151-160, 2003.
37) Softly, B. J., Huang, A. S., Finley, J. W., Petersheim, M., Yarger, R. G., Chrysam, M. M., Wieczorek, R. L., Otterburn, M. S., Manz, A. and Templeman, G. J. : *J. Agric. Food Chem.,* **42**, 461-467, 1994.

4.3 リン脂質

リン脂質は,分子内にリンを含む脂質である[1].研究の起源は古く,1811年にVauquelinら[2]により,リンを含んだ油性の化合物が脳のエタノール抽出物から発見されたことに始まる.Gobley[3]は脳や卵黄からリンを含む脂質を粗精製し,レシチン(lecithin)と名づけた.このレシチンからグリセロールリン酸が得られることが見いだされ[3],コリンを有することも明らかになった.この頃に,エタノールアミンを有するセファリン[4]や,スフィンゴシンとコリンからなるスフィンゴミエリン[4]も発見された.現在では,リン脂質が細胞膜や赤血球膜,さらには細胞内小器官の膜など生体膜の主要な構成分であり,生物の体を形づくるうえで重要な成分であることが知られている.また,近年になりさまざまな機能性が期待されるようになった食品成分の1つでもある.本項では,代表的なリン脂質の種類,分布,化学的性質,生理機能,および機能性食品素材としての有用性について述べる.

4.3.1 リン脂質の種類

リン脂質は,グリセロールを基本骨格とするグリセロリン脂質(図4.3.1)と,セラミド(長鎖アミノアルコールと脂肪酸が酸アミド結合した脂質)を基本骨格とするスフィンゴリン脂質(図4.3.2)の2種類に大別できる.

グリセロリン脂質は,sn-1,2-ジアシルグリセロールを疎水性骨格とし,sn-3位の水酸基に各種の極性基(親水性)がリン酸エステル結合した構造をとる.グリセロリン脂質には,sn-3位の極性基の違いにより,ホスファチジルコリン(図4.3.1A),ホスファチジルエタノールアミン(セファリン,図4.3.1B),ホスファチジルセリン(図4.3.1C),ホスファチジルイノシトール(図4.3.1D),ホスファチジルグリセロール(図4.3.1E),ホスファチジン酸(図4.3.1F)などがある.一方,ジホスファチジルグリセロール(カルジオリピン,図4.3.1G)は,図のようにグリセロール骨格を2つ有する.sn-2位には,リノール酸のような炭素数16~22の不飽和脂肪酸が結合していることが多い.sn-1位には飽和型炭素鎖(C_{16}, C_{18})が多く,その結合様式により,エステル結合のジアシル型,ビニルエーテル結合のアルケニルアシル型(プラズマローゲン),エーテル結合のアルキルアシル型に分類される(図4.3.1H).レシチンは,厳密にはホスファチジルコリンの別名だが,健康食品の分野では上記のリン脂質やトリアシルグリセロール,脂肪酸,炭水化物などを含む粗精製脂質の状態を指すこともある.

スフィンゴリン脂質は,セラミドの1位にリン酸が結合した化合物で,代表的なものはスフィンゴミエリン(図4.3.2)である.スフィンゴミエリンの構成脂肪酸は直鎖脂肪酸であり,スフィンゴシン塩基の炭素数は18の場合が多い.

4.3.2 リン脂質の化学的性質

リン脂質は分子内に疎水基(脂肪族,長鎖アルキル)とともに極性基(リン酸塩基)を有するため,極性脂質の範ちゅうに入る(図4.3.1~

4. 脂　　質

脂肪酸側鎖（疎水基）　　グリセ　リン酸コリン
（下図は1-palmitoyl-2-linoleoylの場合）ロール骨格　（極性基）

A　ホスファチジルコリン

B　ホスファチジルエタノールアミン

C　ホスファチジルセリン

D　ホスファチジルイノシトール

E　ホスファチジルグリセロール

F　ホスファチジン酸

G　ジホスファチジルグリセロール（カルジオリピン）

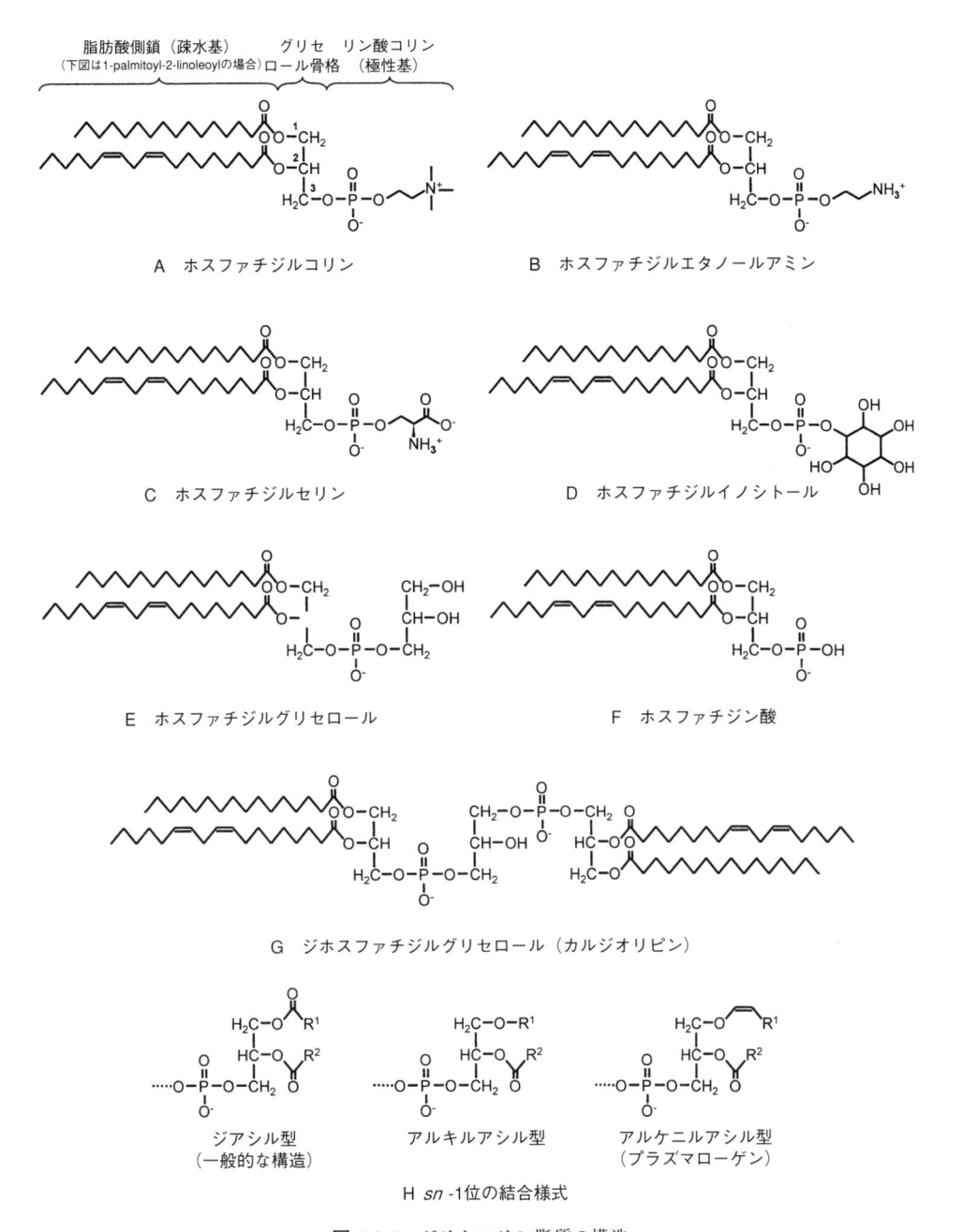

ジアシル型　　　　アルキルアシル型　　アルケニルアシル型
（一般的な構造）　　　　　　　　　　　（プラズマローゲン）

H　sn-1位の結合様式

図 4.3.1　グリセロリン脂質の構造

4.3.3）．親水性と疎水性の両方の性質を兼ね備えた両親媒性を有するため，油脂，アセトン，メタノール，エタノール，クロロホルムなどの脂溶性溶媒によく溶ける．その一方で，水にもミセル構造をとって分散する（図4.3.3A）．このミセルは，リン脂質の極性基（親水性）が外の水側，疎水基（疎水性，親油性）が内側を向いた構造である[5]．また，極性の影響で，分子量が近いトリアシルグリセロールと比べ融点が高い．たとえば，ホスファチジルコリンの場合，脂肪酸側鎖の分子

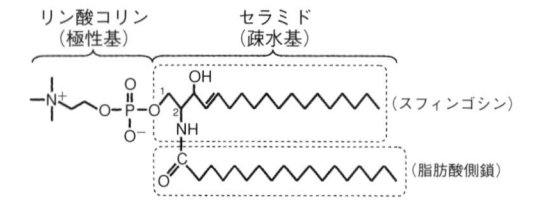

図4.3.2 スフィンゴリン脂質の構造

4.3.3 リン脂質の分布と生理機能

グリセロリン脂質は天然に広く分布し，生体膜の形態維持と機能調節にかかわる．動植物では，ホスファチジルコリンとホスファチジルエタノールアミンが主要なグリセロリン脂質である．ホスファチジルエタノールアミンは微生物に多く，ホスファチジルセリンは動物の脳や神経組織に多く含まれ，ジホスファチジルグリセロールは心臓に局在する．ホスファチジルイノシトールは，ほかのリン脂質よりも存在量は少ないが，細胞内のシグナル伝達にかかわり，細胞機能を調節する．ホスファチジン酸は生体膜に少量ながら存在する．ホスファチジルコリン，ホスファチジルエタノールアミンをはじめとするグリセロリン脂質は，ほとんどの食品に含まれるばかりでなく，食品や医薬品の添加物，乳化剤，安定剤，抗酸化剤などとしても幅広く用いられている．

前述のとおり，グリセロリン脂質の sn-2 位は

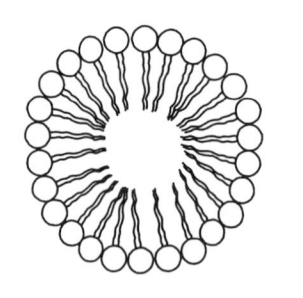

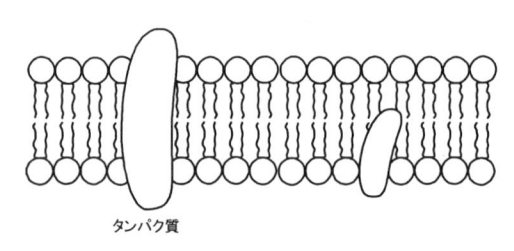

種により異なるが，融点は200℃前後である．

細胞膜に代表される生体膜は，一部の細胞内小器官以外では脂質二重層の中にタンパク質がモザイク状に存在し，タンパク質はその中を浮遊して拡散により移動する「流動モザイクモデル」をとっている（図4.3.3 B）[6]．生体膜がリン脂質により構成される理由は，この両親媒性によるものである．

A ミセル構造　　B 流動モザイクモデル

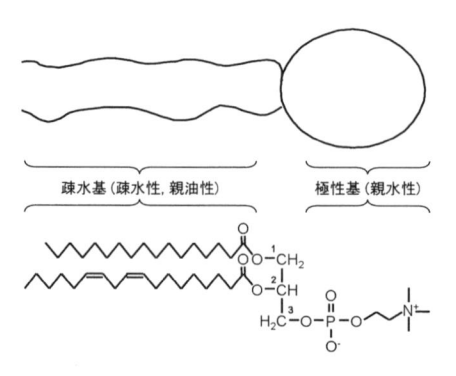

※ 上図の○と～は，それぞれ親水基と疎水基を意味する．

図4.3.3 リン脂質による膜構造

$p < 0.05$

図4.3.4 糖尿病患者の血漿の老化物質（過酸化リン脂質）

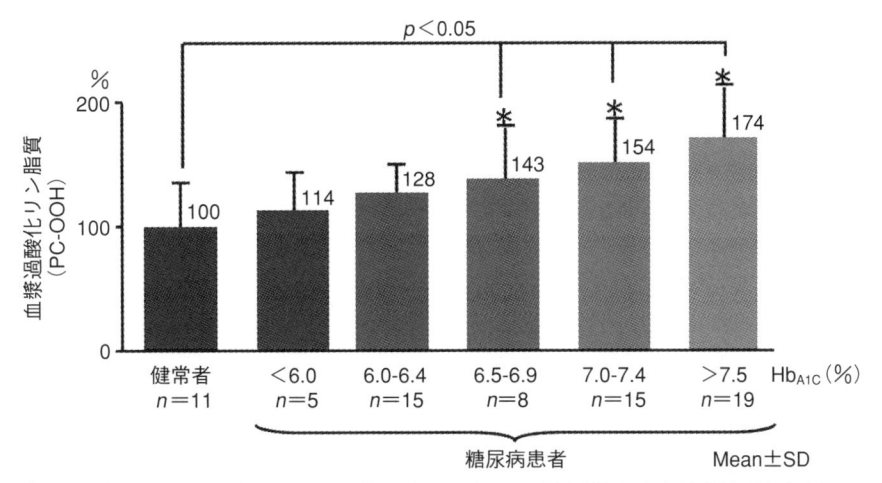

(Age 61± 12yr DM 62± 17 yr cont.; Duration 13± 10yr DM; TC 196 ±30 DM 189 ± 32 cont.; LDL-C 112± 12 DM 106 ± 31 cont.; HDL-C 64 ± 1 DM 61± 13 cont.)
(Nagashima,T., Miyazawa,T., et al.: *Diabet. Res. Clin. Pract* .,2002.)

多価不飽和脂肪酸である場合が多く，酸化されやすい．生体膜を構成するリン脂質の酸化は，細胞や組織の正常な機能を損ない，疾病の発症と進展にかかわる[7]．たとえば，糖尿病患者の血漿では，ホスファチジルコリンの過酸化物（ホスファチジルコリンヒドロペルオキシド（PC-OOH））が多くみられる（図4.3.4）[8]．

プラズマローゲンは哺乳類，鳥類，細菌類に広く分布する．ヒトの体内では脳や心臓に多い．認知症患者では脳のプラズマローゲン含量の減少が知られている[9]．プラズマローゲンは抗酸化性が示唆されてきたが，最近，脳神経細胞の抗アポトーシス因子であることが発見されている（図4.3.5）[10]．

グリセロリン脂質の大部分は，消化の過程でトリアシルグリセロールと同様に，脂肪酸のエステル結合が加水分解される．しかし，一部は分解されずに，そのままの形で血中に移行する[11]．このことは，高度不飽和脂肪酸を有するものなど，機能性リン脂質を開発するうえで重要な性質となる．

スフィンゴミエリンは動物の脳や神経組織に多く，植物と微生物には少ない．スフィンゴミエリンはおもに細胞膜の外側に一定量存在し，膜の安

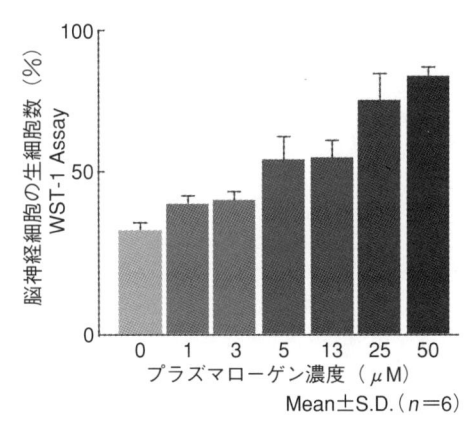

図4.3.5 プラズマローゲンによる脳神経細胞の抗アポトーシス作用[10]

定化と神経の電気的情報伝達にかかわるとされている[12]．

4.3.4 機能性食品素材としてのリン脂質

近年になり，一部のリン脂質の特徴的な機能が知られるようになった．しかし，市販の健康食品に示される効能では，特定保健用食品（トクホ）などを除き，明確な科学的根拠にもとづくものは少ない．

たとえばレシチンでは，「血中コレステロールや中性脂肪の低下作用」があるとされる．そのメ

カニズムは「レシチンの強い乳化作用によって，血管に付着したコレステロールを溶かし血液の流れをよくする，あるいは固まるのを防ぎ付着しないようにする」とされている．しかし，血中のリン脂質の大部分は赤血球膜やリポタンパク質（low density lipoprotein：LDL など）として存在するため，このような効能は期待できない．また，高コレステロール血症の治療に対しても経口摂取で効果がないことの報告もある[13]．一方で，リン脂質結合大豆ペプチドの LDL-コレステロール低下作用が認められ[14],[15]，特定保健用食品として「コレステロールが高めの方に役立つ食品」の表示が許可されている．これは，リン脂質よりも大豆ペプチドの影響によるものとも考えられる．また，「脳の活性化やボケ防止」もよくみられる効能である．このメカニズムは「ホスファチジルコリンに含まれるコリンが，神経伝達物質であるアセチルコリンの材料となる」などとされている．確かにホスファチジルコリンはアセチルコリンの材料であるが，もともと十分な量が摂取されているホスファチジルコリンを過剰に摂取しても，アセチルコリンの生産が増加するとは考えにくい場合もある．アルツハイマー症や神経障害の治療には効果はみられないことの報告がある[13]．

ドコサヘキサエン酸（docosahexaenoic acid：DHA）や（エ）イコサペンタエン酸（eicosapentaenoic acid：EPA）などの高度不飽和脂肪酸を含むリン脂質は，抗酸化[16]，抗炎症[17]などの機能が知られている．リン脂質は消化管内で一部は消化を受けずにそのままの形でも体内に取り込まれるため，リン脂質型にした場合により強い活性が発現すると期待されている[11]．たとえば，$sn-2$ 位に DHA を有するリン脂質は，脳卒中を起こしやすくしたラット実験で，有効な脳卒中予防効果が示されている[18]．このとき，DHA 含有トリアシルグリセロールや DHA を含まないリン脂質では，脳卒中予防効果がみられなかったとされる．また，DHA を有するホスファチジルコリンは，レチノイン酸と併用することでヒト前骨髄性白血病細胞（HL-60）の分化を促進すると報告されている[19]．DHA を有するホスファチジルセリンは，酪酸ナトリウムと併用することで固着性がん細胞であるヒト結腸がん細胞（Caco-2）の分化を促進することが認められている[19]．この 2 つの報告は，DHA 含有リン脂質の抗がん作用を示唆している．ほかにも，学習能の向上[20]や，DHA 型や EPA 型のリン脂質を多く含む魚油摂取による血液粘度の低下[21]が報告されている．

ビニルエーテル構造を有するプラズマローゲンは，認知症患者の脳で健常脳より少ないことが知られている[9]．プラズマローゲンには，脳神経細胞の保護作用が期待されている．マウス培養神経細胞である Neuro-2A の実験では，そのアポトーシスをプラズマローゲンが濃度依存的に抑制することが確認されている[10]（図 4.3.5）．

リン脂質は食品に大量に含まれる成分であり，日々の摂取量も多い．したがって，「ありふれた構造」のリン脂質に，目覚ましい機能性を期待するには工夫が必要である．長鎖不飽和脂肪酸を有するものやプラズマローゲンなど「特殊な構造」のリン脂質の機能性については，いまだ研究途上であり，今後の大きな発展が期待される．

〔宮澤陽夫〕

参考文献

1) 宮澤陽夫，藤野泰郎：脂質・酸化脂質分析法入門，学会出版センター，2000．
2) Vauquelin, L. N.：*Ann. Mus. Hist. Nat.,* **18**, 212, 1811.
3) Gobley, N. T.：*J. Pharm. Chim., Paris,* **17**, 401, 1850.
4) Thudichum, J. L. W.：A treatise on the chemical constitution of the brain, London, 1884.
5) Danielli, J. F. and Davson, H.：*J. Cellu. Comp. Physiol.,* **5**, 495-508, 1935.
6) Singer, S. J. and Nicolson, G. L.：*Science,* **175**, 720-731, 1972.
7) Kaneda, T. and Miyazawa, T.：*World Rev. Nutr. Diet.,* **50**, 186-214, 1987.
8) Nagashima, T., Oikawa, S., Hirayama, Y., Tokita, Y., Sekikawa, A., Ishigaki, Y., Yamada, R. and Miyazawa, T.：*Diabet. Res. Clin. Pract.,* **56**, 19-25, 2002.
9) Ginsberg, L., Rafique, S. and Xuereb, J. H.：*Brain Res.,* **698**, 223-226, 1995.

10) Yamashita, S., Kanno, S., Nakagawa, K. and Miyazawa, T.: 97 th AOCS Ann. Meeting Exp. Abstract, 63, 2006.
11) Galli, C., Sirtori, C. R., Mosconi, C., Medini, L., Gianfranceschi, G., Vaccarino, V. and Scolastico, C.: *Lipids*, **27**, 1005-1012, 1992.
12) Miyaji, M., Jin, Z. X., Yamaoka, S., Amakawa, R., Fukuhara, S., Sato, S. B., Kobayashi, T., Domae, N., Mimori, T., Bloom, E. T., Okazaki, T. and Umehara, H.: *J. Exp. Med.*, **202**, 249-259, 2005.
13) Stockton, C. V.: Pharmacist's Letter/Prescriber's letter Natural Medicine Comprehensive Database, 5 th ed., Therapeutic Research Faculty, 2003.
14) Hori, G., Wang, M. F., Chan, Y. C., Komatsu, T., Wong, Y., Chen, T. H., Yamamoto, K., Nagaoka, S. and Yamamoto, S.: *Biosci. Biotechnol. Biochem.*, **65**, 72-78, 2001.
15) 堀 悟郎, 保田国伸, 菅原伸治, 長岡 利, 山元一弘: 薬理と治療, **31**, 571-578, 2003.
16) Song, J. H. and Miyazawa, T.: *J. Food Lipids*, **4**, 109-117, 1997.
17) Wallace, J. L. and Whittle, B. J.: *Eur. J. Pharmacol.*, **124**, 209-210, 1986.
18) Inoue, Y.: *New Food Industry*, **43**, 22, 2001.
19) 高橋是太郎, 細川雅史: 水産機能性脂質, 恒星社厚生閣, 2004.
20) 大久保剛: 脂質栄養学, **11**, 125, 2002.
21) 藤田孝夫: 水産食品と栄養, p.63, 恒星社厚生閣, 2004.

4.4 糖 脂 質

　植物性食品に含まれる糖脂質は，疎水性鎖の構造の違いにより分類される．代表的なものとして，基本部分がアシルグリセロールであるグリセロ糖脂質，セラミドであるスフィンゴ糖脂質，ステロールであるステロール糖脂質がある（図4.4.1)[1],[2]．このような糖脂質は，穀類，豆類，野菜類，果実類および，これらの加工食品に特徴的に含まれている脂質成分である[3]〜[10]．食品中の糖脂質は日常的に摂取されているにもかかわらず，その体内での消化吸収や生理機能についての知見はきわめて少ない．その原因は，植物など食品に含まれている糖脂質の一斉分析法が確立されていないことがあげられる．ここでは，蒸発型光散乱検出器（evaporative light scattering detector：ELSD）を用いた食品糖脂質の一斉分析，植物糖脂質の種類，機能性食品としての展望を述べる．

4.4.1 植物糖脂質のELSDによる一斉分析

　ELSDは，高速液体クロマトグラフ（HPLC）の検出器としてよく用いられているが，脂質分析にはあまり利用されていない．検出原理はシンプルで，カラムから溶出した試料をネブライザーでガス（窒素や空気など）とともに噴霧，蒸発し，残った溶出物（測定物質）にレーザー光を照射して，散乱光の強度から脂質を検出する（図4.4.2)[11],[12]．したがって，ELSDは，気化しないすべての化合物を検出でき，精度も高い．測定物質間の応答係数差が比較的少ないため，移動相溶液の制約がほとんどなく（不揮発性の塩は使用不可である），濃度勾配によるグラジエント溶出を用いても，ベースラインがほとんど変動しない特色があり，脂質分析に有利である．脂質のように特異吸収をもたない物質の検出にELSDは有効であり，ほかの検出器では使用できないクロロホルムなどの紫外部吸収をもつ溶媒が使用可能なことも利点である．

　筆者らは，このHPLC-ELSDの特徴を利用し，これまで困難であった脂質クラスの網羅的一斉分析の至適条件を検討した．その結果，クロロホルム/メタノール/水系のグラジエント溶出を用い，食品糖脂質の一斉分離定量に成功した（図4.4.3)[13]．ELSDクロマトグラムの糖脂質成分は，ESI/TOF/MSを用いて構造確認した（図4.4.4）．この方法で穀類，豆類，野菜類，果実類などの糖脂質含量を調べると，日本人は1日に約600 mgの植物性糖脂質を食品から摂取していることがわかった（表4.4.1）．この量は，1日の脂質摂取量の約1%に相当し，食品成分として体内で機能性を発揮するのには十分な量と考えられた．

モノガラクトシルジアシルグリセロール（MGDG）　　ジガラクトシルジアシルグリセロール（DGDG）

グリセロ糖脂質

R:H　ステリルグリコシド（SG）
R:acyl　アシルステリルグリコシド（ASG）

ステロール糖脂質

セレブロシド（CMH）

スフィンゴ糖脂質

図4.4.1　糖脂質の化学構造

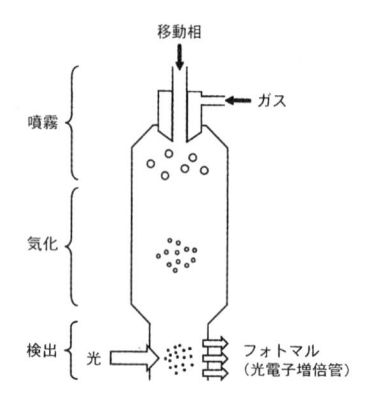

図4.4.2　蒸発型光散乱検出器（ELSD）の原理

4.4.2　糖脂質の種類

糖脂質にはグリセロ糖脂質，スフィンゴ糖脂質，ステロール糖脂質がある．構造に，分子内にリン酸を含むリン糖脂質，スルホン酸を含む硫糖脂質，さらには脂肪酸のカルボキシル基に糖がエステル結合した脂肪酸糖などもある．いずれの糖脂質も，アグリコンが脂質の配糖体である．

4.4.3　グリセロ糖脂質

グリセロ糖脂質は，グリコシルグリセリドともいう．親水性基として糖鎖，疎水性基としてジアシルグリセロールのグリセロール骨格をもち，植物性食品には糖の違いによりモノガラクトシルジアシルグリセロール（MGDG），ジガラクトシルジアシルグリセロール（DGDG），スルホキノボシルジアシルグリセロール（SQDG）などがある．グリセロ糖脂質は，動植物と微生物に広く分布する．とくに，植物では葉緑体の脂質の約80％を占め，地球上でもっとも多量に存在する極性脂質である．しかし，グリセロ糖脂質を経口的に摂取させた消化吸収は，これまであまりよく知られていなかった．そこで，ラットにグリセロ糖脂質を経口投与したときの消化管内動態をHPLC-ELSD法で調べた[14]．その結果，小腸内でグリセロ糖脂質の脂肪酸のエステル結合は，すみやかに加水分解されることがわかった．一方，従来の仮説と大きく異なり，グリセロ糖脂質のガラクトースとグリセロールのガラクトシド結合は

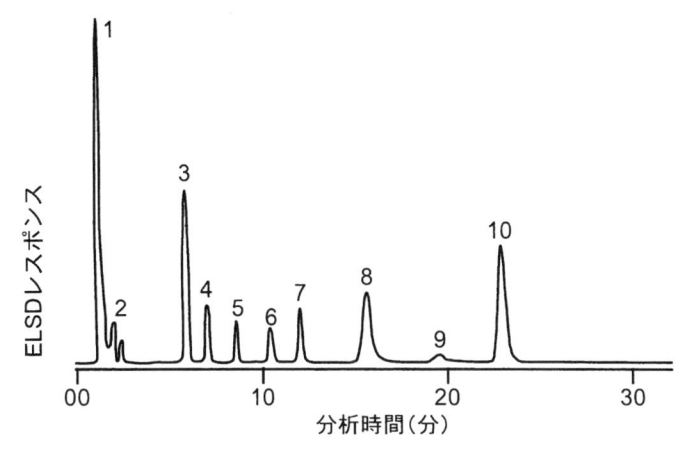

トマトの総脂質（140 μg）を HPLC-ELSD で分析
1. 中性脂質，2. 遊離脂肪酸，3. アシルステリルグリコシド（ASG），4. モノガラクトシルジアシルグリセロール（MGDG），5. ステリルグリコシド（SG），6. セレブロシド（CMH），7. ジガラクトシルジアシルグリセロール（DGDG），8. ホスファチジルエタノールアミン（PE），9. ホスファチジルイノシトール（PI），10. ホスファチジルコリン（PC）

図 4.4.3 植物糖脂質とリン脂質の一斉分析[13]

表 4.4.1 日本人の糖脂質摂取量（mg/日/人）[13]

	平均摂取量* （g/日/人）	ASG	SG	CMH （mg/日/人）	MGDG	DGDG	糖脂質の合計
コメ	203.4	48.0	3.9	5.1	1.4	1.2	59.7
コムギ	116.0	29.6	6.3	24.4	46.5	155.6	262.5
オオムギ	1.3	0.5	0.5	0.1	0.2	2.3	3.6
トウモロコシ	2.6	0.4	0.1	0.3	1.2	2.0	4.0
甘薯	14.4	2.2	0.8	2.0	1.4	3.2	9.7
馬鈴薯	49.0	2.6	0.3	1.5	1.0	2.3	7.6
ダイズ	18.4	7.0	2.1	1.5	0.0	0.9	11.5
そのほかの豆類	8.6	4.2	0.3	1.0	1.2	3.0	9.7
緑黄色野菜	41.1	7.7	32.0	2.3	5.4	25.0	72.5
そのほかの野菜	292.2	26.3	15.8	7.9	22.8	18.4	91.3
ミカン	21.6	2.7	0.8	1.0	1.2	0.2	6.0
リンゴ	29.3	0.4	0.9	2.1	0.2	0.3	4.0
そのほかの果実	99.2	9.2	1.8	3.6	5.6	3.6	23.8
合計		140.9	65.6	52.9	88.2	218.3	565.9

*：平成8年度 食料需給（農林水産大臣官房調査課）による．
ASG，アシルステリルグリコシド；SG，ステリルグリコシド；CMH，セラミドモノヘキソシド（セレブロシド）；MGDG，モノガラクトシルジアシルグリセロール；DGDG，ジガラクトシルジアシルグリセロール

小腸内で安定であり，脱アシル化物であるガラクトシルグリセロールとして盲腸まで到達することがわかった．したがって，グリセロ糖脂質の盲腸内環境への影響[15]が新たな機能として考えられた（図 4.4.5, 4.4.6）．

また，海藻やホウレン草に多く分布している

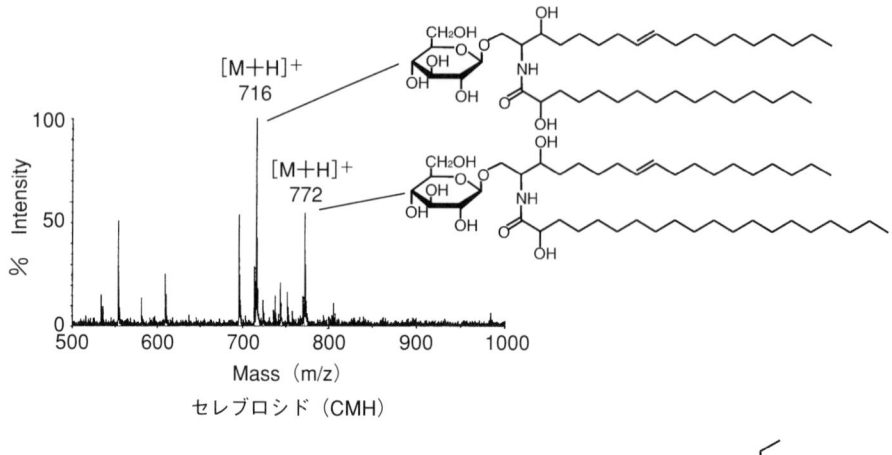

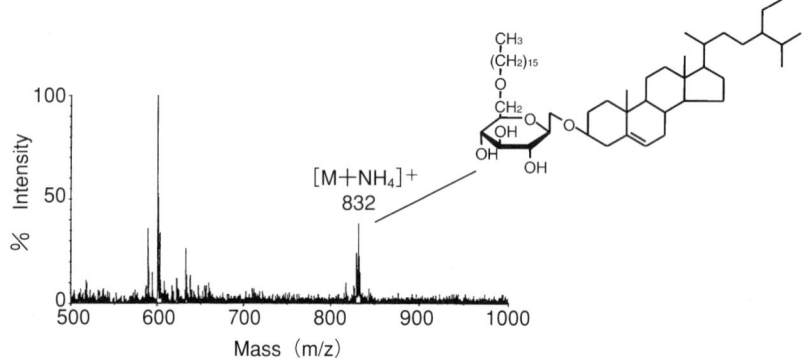

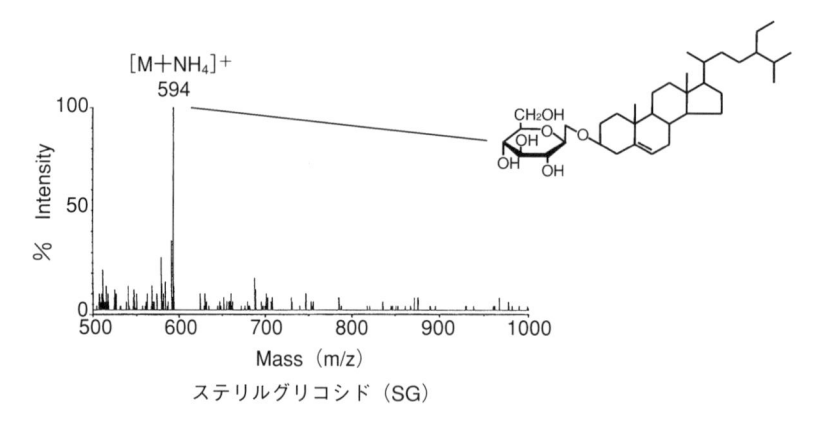

図 4.4.4　糖脂質の ESI/TOF/MS スペクトル[1]

SQDG は，癌細胞増殖抑制[16]，抗ウィルス[17]，P-セレクチンレセプター阻害[18]などの生理活性が報告されている．海苔由来の含硫グリセロ糖脂質である SQDG によるテロメラーゼ阻害作用の発見は，食品でがんを抑えるという観点から新たな機能性を示唆する[19]．

4.4.4　スフィンゴ糖脂質

スフィンゴ糖脂質は，スフィンゴシンを基本部分に糖鎖と長鎖脂肪酸をもち，モノグリコシルセ

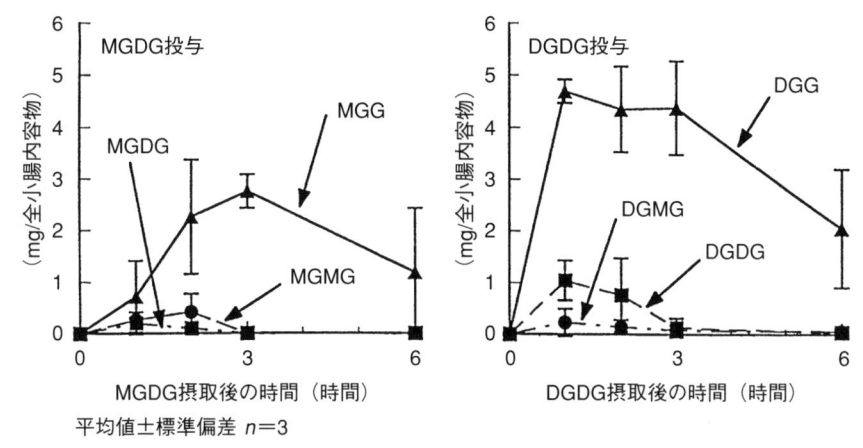

図 4.4.5 ラットに経口投与したグリセロ糖脂質の経時変化[4]

モノガラクトシルジアシルグリセロール（MGDG）およびジガラクトシルジアシルグリセロール（DGDG）をラットに経口投与（20 mg/ラット）し，消化管内のグリセロ糖脂質と分解産物を経時的に測定．

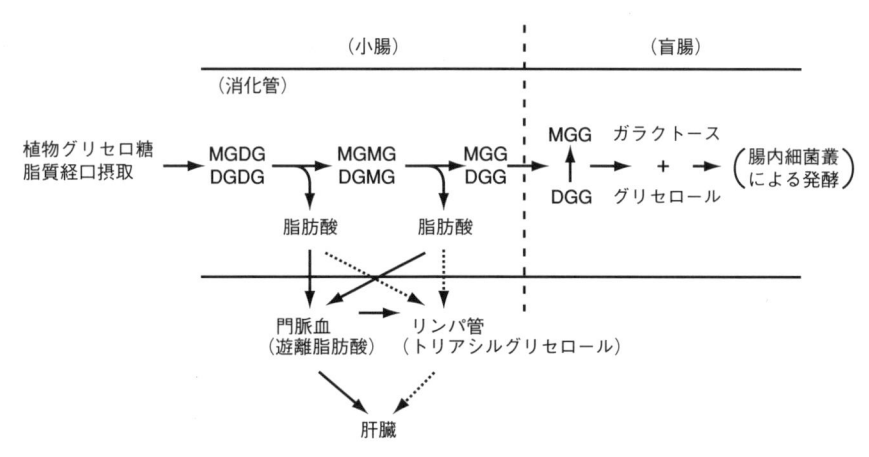

MGMG，モノガラクトシルモノアシルグリセロール；DGMG，ジガラクトシルモノアシルグリセロール；MGG，モノガラクトシルグリセロール；DGG，ジガラクトシルグリセロール

MGDG：モノガラクトシルジアシルグリセロール，DGDG：ジガラクトシルジアシルグリセロール，
MGMG：モノガラクトシルモノアシルグリセロール，DGMG：ジガラクトシルモノアシルグリセロール，
MGG：モノガラクトシルグリセロール，DGG：ジガラクトシルグリセロール

図 4.4.6 グリセロ糖脂質の消化管内動態[4]

ラミドとポリグルコシルセラミドがある．モノグリコシルセラミドは，セラミドとグルコースあるいはガラクトースがグリコシド結合した化合物である．コメやコムギなどの穀類に多く[20]，動物の皮膚脂質の成分でもある．近年，穀類由来のモノグリコシルセラミドが皮膚の水分蒸発の防止に有効とされる報告があり，食品や化粧品に利用されつつある．ポリグルコシルセラミドは動物性食品に多く含まれており，構成糖はグルコース，ガラクトース，マンノース，ガラクトサミン，シアル酸など多様である．ポリグルコシルセラミドは種類が多いので，糖の構成によって，セラミドヘキソシド（ヘキソースのみを含む），グロボキシド（ヘキソースとヘキソサミンを含む），ヘマトシド（ヘキソースとシアル酸を含む），ガングリオシド（ヘキソース，ヘキソサミンおよびシアル酸を含

む）などに分けられる．

スフィンゴ脂質やその代謝産物は細胞の分化，増殖あるいはアポトーシスなどの細胞内情報伝達に関与していることが報告されている[21),22)]．経口投与された動物起源のスフィンゴ脂質は腸内酵素のはたらきにより加水分解され，絨毛細胞により吸収される[23),24)]．近年，植物由来スフィンゴイド塩基によるがん細胞のアポトーシス誘導の研究が行われ，植物スフィンゴ脂質がヒト大腸がん細胞株DLD-1のアポトーシスを誘導することが示された[25)]．植物由来のスフィンゴ脂質では細胞内で加水分解を受けるが，動物由来のスフィンゴ脂質より体内への吸収が少ないことが報告されている[24)]．また，植物や酵母由来のスフィンゴイド塩基がヒト結腸がん細胞株Caco-2にアポトーシスを誘導することや[26)]，消化管内でのスフィンゴシンの吸収にはP-糖タンパク質が関与することが示唆されている[27)]．

4.4.5 セラミド

スフィンゴ糖脂質のおもな供給源は牛脳であったが，牛海綿状脳症（BSE）の発生以降[28)]，人体にとって安全な天然資源である植物性食品や酵母などを原料としたものに切り替わりつつある．セラミド（長鎖アミノアルコールと脂肪酸とが酸アミド結合した脂質）は，スフィンゴリン脂質やスフィンゴ糖脂質の構成成分であるが，自然界にもごく少量ながら広く分布している．細胞の増殖やアポトーシスなどの細胞機能にセラミドが関与することが明らかとなり，細胞内情報伝達物質としての研究が近年盛んに行われている[28),29)]．

セラミドは，皮膚バリア機能，細胞増殖促進，細胞分化の制御に関与し[29)]，角質層スフィンゴ糖脂質量と肌荒れの負の相関[30)]など，皮膚の機能性への関与や抗菌作用[31)~33)]についても報告されている．

4.4.6 ステロール糖脂質

ステロール糖脂質は植物性食品に多く含まれていて，植物ステロールと糖（グルコース）がグリコシド結合した化合物で，糖がアシル化されていないステリルグリコシド（SG）とアシル化されたアシルステリルグリコシド（ASG）がある．ステロール糖脂質は植物に広く分布し，植物の生体膜の重要成分である．しかし，その生理機能は不明な点が多いが，臨床試験で果物や野菜に含まれる植物性ステロールの摂取によって，血漿のLDL（低密度リポタンパク質）-コレステロールの低減効果や循環器疾患リスクの減少が報告されている[34),35)]．

4.4.7 機能性食品としての応用

セレブロシドやグリセロ糖脂質を中心に植物糖脂質の機能性は，抗がん作用，保湿作用，抗菌作用について応用研究が行われている．グリセロ糖脂質やステロール糖脂質は，乳化剤としての利用例がある．スフィンゴ糖脂質であるセレブロシドには，発茸促進[36)]や水浸ストレス性腫瘍への抵抗性[37)]などの生物活性が見いだされている．植物や酵母は，機能性糖脂質の有力な供給源となりうる．ヒトの糖脂質摂取量は1日に数百ミリグラムに達するので，機能性食品の成分としての新たな生理作用の解明など，この分野の研究発展が望まれる．

〈宮澤陽夫〉

参 考 文 献

1) 宮澤陽夫，藤野泰郎：脂質・酸化脂質分析入門，学会出版センター，2000．
2) 五十嵐脩，宮澤陽夫：食品の機能化学，弘学出版，2002．
3) Sastry, P. S.: *Adv. Lipid Res.*, **12**, 251-310, 1974.
4) Miyazawa, T., Ito, S. and Fujino, Y.: *Agric. Biol. Chem.*, **38**, 1387-1391, 1974.
5) Miyazawa, T., Ito, S. and Fujino, Y.: *Cereal Chem.*, **51**, 623-629, 1974.
6) Miyazawa, T. and Fujino, Y.: *Agric. Biol. Chem.*, **42**, 1979-1980, 1978.
7) 宮澤陽夫，藤野安彦：日本農芸化学会誌，**52**，37-43，1978．
8) Fujino, Y. and Miyazawa, T.: *Biochim. Biophys. Acta*, **572**, 442-451, 1979.
9) Harwood, J. L.: Plant acyl lipids, Vol.4, pp.1-55, Academic Press, New York, 1980.

10) Fujino, Y. : *Yukagaku,* **32**, 67-81, 1983.
11) Charelesworth, J. M. : *Anal. Chem.,* **50**, 1414-1420, 1978.
12) Stolywo, A., Colin, H. and Guiochon, G. : *J. Chromatogr.,* **265**, 1-18, 1983.
13) Sugawara, T. and Miyazawa, T. : *Lipids,* **34**, 1231-1237, 1999.
14) Sugawara, T. and Miyazawa, T. : *J. Nutr. Biochem.,* **11**, 147-152, 2000.
15) Sugawara, T. and Miyazawa, T. : *J. Nutr. Sci. Vitaminol.,* **47**, 299-305, 2001.
16) Sahara, H., Ishikawa, M., Takahashi, N., Ohtani, S., Satao, N., Gasa, S., Akio, T. and Kikuchi, K. : *Br. J. Cancer,* **75**, 324-332, 1997.
17) Gustafson, K. R., Cardellina, J. H., Fuller, R. W., Weislow, O. S., Kiser, R. F., Snader, K. M., Patterson, G. M. and Boyd, M. R. : *J. Natl. Cancer Inst.,* **81**, 1254-1258, 1989.
18) Golik, J., Dickey, K., Todderud, G., Lee, D., Alford, J., Huang, S., Klohr, S., Eustice, D., Aruffo, A. and Agler, M. L. : *J. Nat. Prod.,* **60**, 387-389, 1997.
19) Eitsuka, T., Nakagawa, K., Igarashi, M. and Miyazawa, T. : *Cancer Lett.,* **212**, 15-20, 2004.
20) Fujino. Y. : *Yukagaku,* **32**, 67-81, 1983
21) Hannun, Y. A. and Linardic, C. M. : *Biochim. Biophys. Acta,* **1154**, 223-236, 1993.
22) Hannun, Y. : *Science,* **274**, 1855-1859, 1996.
23) Nyberg, L., Duan, R. and Nilsson, A. : *J. Nutr. Biochem.,* **11**, 244-249, 2000.
24) Sugawara, T., Kinoshita, M., Ohnishi, M., Nagata, J. and Saito, M. : *J. Nutr.,* **133**, 2777-2782, 2003.
25) Sugawara, T., Kinoshita, M., Ohnishi, M. and Miyazawa, T. : *Biosci. Biotechnol. Biochem.,* **66**, 2228-2231, 2002.
26) Aida, K., Kinoshita, M., Sugawara, T., Ono, J., Miyazawa, T. and Ohnishi, M. : *J. Oleo Sci.,* **53**, 503-510, 2004.
27) Sugawara, T., Kinoshita, M., Ohnishi, M., Tsuzuki, T., Miyazawa, T., Nagata, J., Hirata, T. and Saito, M. : *Biosci. Biotechnol. Biochem.,* **68**, 2541-2546, 2004.
28) Adam, D. : *Nature,* **412**, 467, 2001.
29) Geilen, C. C., Wieder, T. and Orfanos, C. E. : *Arch. Dermatol. Res.,* **289**, 559-566, 1997.
30) Imokawa, G. : *J. Jpn. Oil Chem. Soc.,* **44**, 751-766, 1995.
31) Bibel, D. J., Miller, S. J., Brown, B. E., Pandey, B. B., Elias, P. M., Shinefield, H. R. and Aly, R. : *J. Invest. Dermatol.,* **98**, 632-638, 1989.
32) Bibel, D. J., Aly, R. and Shinefield, H. R. : *J. Invest. Dermatol.,* **98**, 269-273, 1992.
33) Bibel, D. J., Aly, R. and Shinefield, H. R. : *Clin. Exp. Dermatol.,* **20**, 395-400, 1996.
34) de.Jong. A., Plat. J. and Mensink, R. P. : *J. Nutr. Biochem.,* **14**, 362-369, 2003.
35) Moreau, R. and Hicks, K. : *Lipids,* **39**, 769-776, 2004.
36) Kawai, G., Ohnishi, M., Fujino Y. and Ikeda, Y. : *J. Biol. Chem.,* **261**, 779-784, 1986.
37) Okuyama, E. and Yamazaki, M. : *Chem. Pharm. Bull.,* **31**, 2209-2219, 1983.

5 イソプレノイド

表5.1.1 テルペンの分類

名称	炭素数	イソプレン単位数
モノテルペン	10	2
セスキテルペン	15	3
ジテルペン	20	4
セスタテルペン	25	5
トリテルペン	30	6
テトラテルペン	40	8
ポリテルペン	>40	>8

5.1 テルペン

テルペン（またはテルペノイド, terpene）はステロイド（steroid）とともにイソプレノイド（isoprenoid）類と呼ばれ，フラボノイド（flavonoid）やアルカノイド（alkanoid）と同様，炭素鎖構造をもつ植物の2次代謝産物である．多くのテルペンはハーブ類に豊富に含まれており，この物質を含む植物の精油は，古くから香料，香辛料，民間薬として世界的に利用されてきた．テルペンについての研究は歴史が古く，発がん予防活性などの生理活性が数多く報告されていることからも，最近では，機能性食品として利用できるのではないかと考えられており，実際に販売されているものもある．レチノイドやカロテノイド（carotenoid）も広義にはテルペンに分類されるが，これらの作用については本書の他章（第Ⅱ編 6.カロテノイド）や優れた成書[1),2)]を参照していただき，本章では，レチノイドやカロテノイドを除くテルペンを炭素鎖数に応じて分類し，自然界に広く存在するテルペンのうち，生理機能面から興味のある一部の知見について概説したい．

5.1.1 テルペンの分類と生合成

種々の植物から得られる有機化合物のうち，炭素数が5の倍数で，n個のイソプレン，あるいはイソペンタンから構成される物質はテルペンと総称され，現在，ステロイドを含む天然のテルペンは15000～20000種も存在するといわれている．テルペンは，一般的に分子構造中のイソプレンユニットの数で分類されており（表5.1.1），炭素数が5個のイソプレンを基本骨格としたものをヘミテルペン（$n=1$, C 5）と呼び，それが2つ縮合されるとモノテルペン（$n=2$, C 10）になる．これにイソプレンが1つ追加されるたびに，「sesqui-, di-, sesta-, tri-」という接頭語が付加され，それぞれセスキテルペン（$n=3$, C 15），ジテルペン（$n=4$, C 20），セスタテルペン（$n=5$, C 25），トリテルペン（$n=6$, C 30）と呼ばれる．また，イソプレンユニットが6つ付加したものはテトラテルペン（$n=8$, C 40），それ以上付加したものをポリテルペン（$n>8$, >C 40）と呼ぶ．なお，セスタテルペンはきわめてまれな化合物群である．

最近の研究から，植物はメバロン酸経路と非メバロン酸経路という2つの異なるテルペン生合成経路をもつことが明らかとなった（図5.1.1）．まず，テルペンの生合成の第1段階はイソプレン単位の生成であり，この段階が2つの経路で異なる．前者の経路では，アセチルCoAが3分子縮合し，NADPHによって還元され，中間体であるメバロン酸が生成する．さらにこれが脱炭酸や脱水し，イソプレン単位の起源である2つのC_5分子であるイソペンテニル二リン酸（IPP）およびジメチルアリル二リン酸（DAP）になる．後者の経路では，ピルビン酸とグリセルアルデヒド三リン酸が結合し，中間体として1-デオキシ-D-キシリロース-5-リン酸を生成し，さらにこれがメチル基の転移や還元を経て，IPPおよびDAPになる．植物がこの2つの経路を使い分けている理由については，現在，活発に研究が行われており，研究成果が待たれる．

テルペンの生合成の第2段階はイソプレン単位の結合であり，DAPにつぎつぎとIPPが付加し

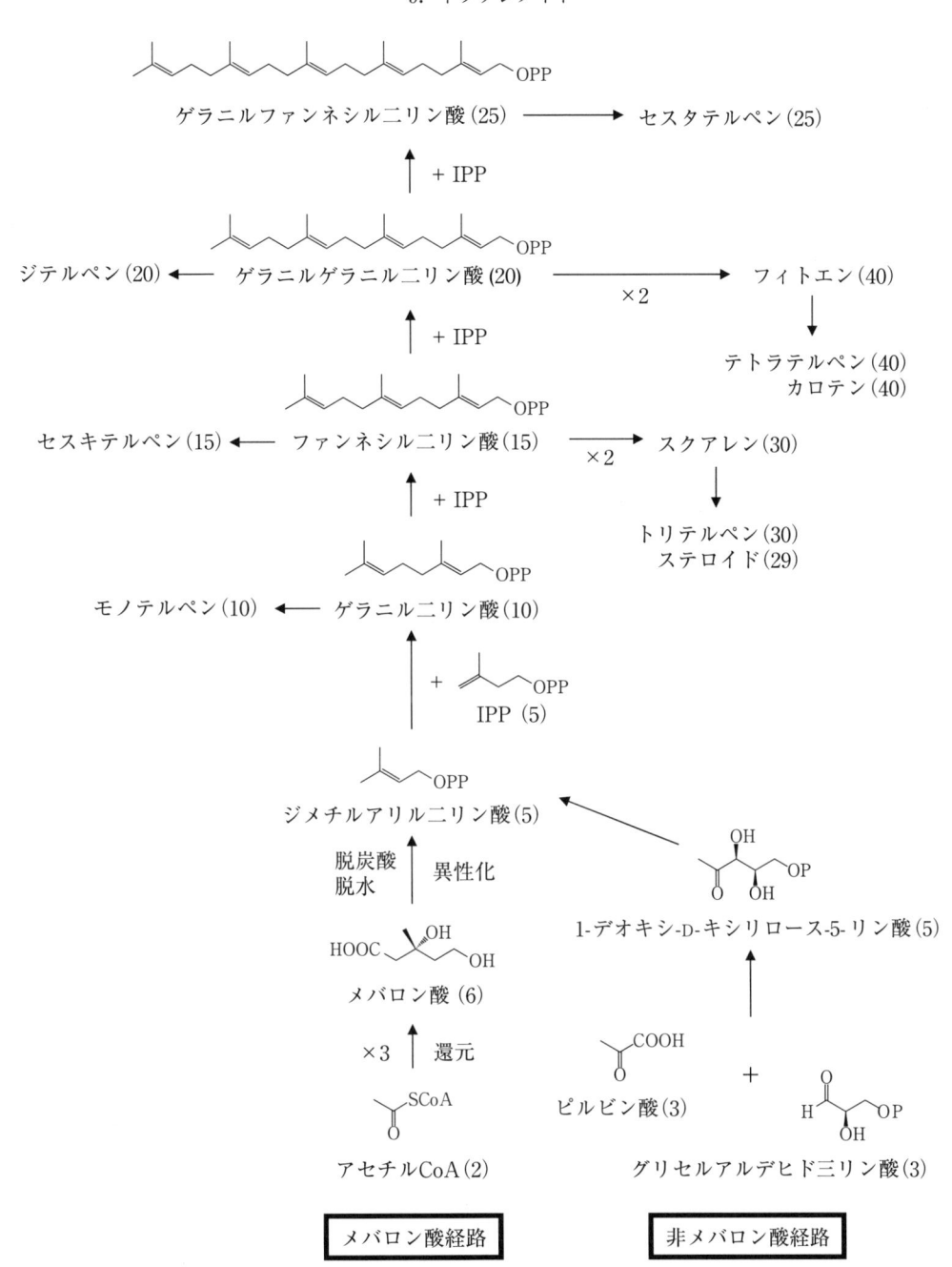

図 5.1.1 テルペンの生合成経路
( ) 内の数字は炭素数を表している．IPP はイソペンテニル二リン酸の略語．

ていくことによって，炭素数が 5 個ずつ増えていき，すべてのモノテルペンはゲラニル二リン酸から，セスキテルペンはファルネシル二リン酸から，ジテルペンはゲラニルゲラニル二リン酸から，セスタテルペンはゲラニルファルネシル二リン酸から生成される．トリテルペンとテトラテルペンは生成経路が違っており，トリテルペンはファルネシル二リン酸が 2 分子結合して生成するス

クアレンから，テトラテルペンはゲラニルゲラニル二リン酸が2分子結合して生成するフィトエンから生成される．スクアレンはトリテルペンの前駆体であるだけでなく，酸化的脱メチル化（－CH_3→－$COOH$→－$H+CO_2$）によって炭素を1つ失いステロイドの原料にもなる．

5.1.2 モノテルペン（C 10）

モノテルペンはイソプレンの中でもっとも分子量が小さく，自然界に400種類以上存在しているといわれている．その多くは植物の精油成分として存在しており，医薬品，化粧品，食品などに幅広く使用されている．たとえば，クスノキから得られる（+）-カンファー（camphor）（図5.1.2）

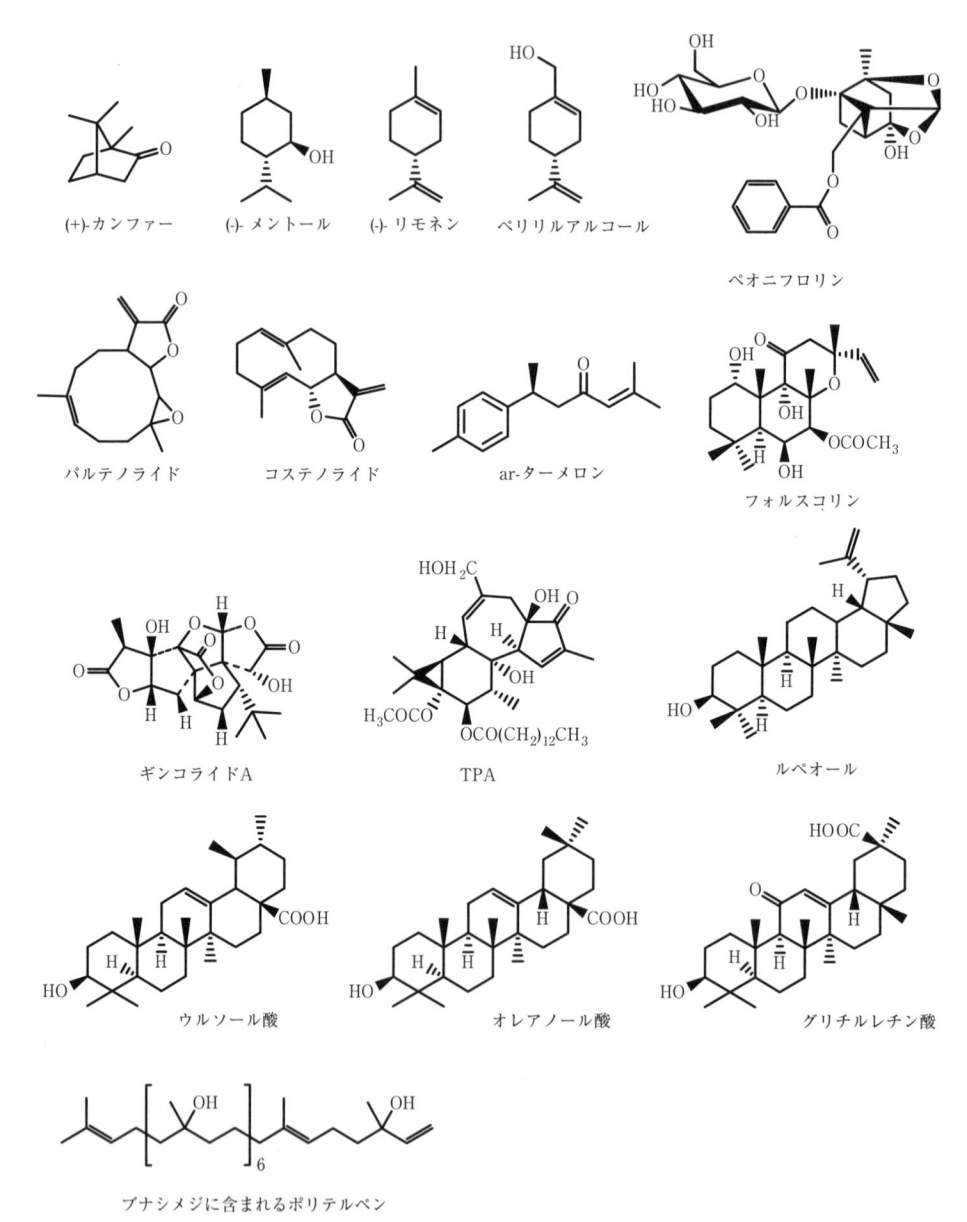

図5.1.2 本章で概説したテルペン化合物の構造

は局所刺激作用があるため，神経痛，炎症，打撲などの擦剤として，シソ科ハッカ（*Mentha arvensis* var *piperascents*）やセイヨウハッカ（*Mentha piperita*）に含まれる（−）−メントール（menthol）（図5.1.2）は鎮痛，制痒剤として利用されている．また，モノテルペン配糖体も少数ながら天然に存在している．その中で，マウス皮膚発がんに対する抑制作用[3]やヒトT細胞白血病細胞Jurkatのアポトーシス誘導作用が報告されている[4]ペオニフロリン（paeoniflorin）（図5.1.2）は，生薬シャクヤク（*Paeonia lactiflora* Pallas）に含まれており，シャクヤクを配合する数多くの漢方処方の薬効に重要な成分である．また，興味深いことに，グリチルリチン酸との併用によりマウス横隔膜神経において相乗的な筋弛緩作用を示すことも知られている[5]．

このグループで現在，機能的に注目されている化合物の1つとして，カンキツ類（ウンシュウミカン，ナツミカン，ダイダイなど）の精油に含まれる（−）−リモネン（limonene）（図5.1.2）をあげることができる．（−）−リモネンに関する発がん予防研究のパイオニアであるGouldらは，1984年，ラットにおける乳がん抑制活性を報告した[6]．その後，彼らや他のグループによって，（−）−リモネンや同族のペリリルアルコール（perillyl alcohol）（図5.1.2）に関して，大腸[7],[8]，胃[9]，肝臓[10]，食道[11]などの臓器における発がん予防作用も確認されている．

これらモノテルペンの作用機構として，発がん物質の抱合・排泄を促進する第2相解毒酵素活性の誘導[12]などが報告されているが，もっとも有効な作用はRasタンパク質のファルネシル化阻害作用と考えられる．Rasは多くのがんで変異しており，おもな作用は細胞増殖やトランスフォーメーション，細胞内活性酸素の産生である．Rasの活性発現には細胞膜への移行が不可欠であるが，この過程にはタンパク質の翻訳後調節が関与しており，ファルネシル・トランスフェラーゼ（FTPase）によって，ファルネシル二リン酸がRasタンパク質のcystein残基に付加する．このように疎水性修飾を受けたRasは細胞膜に移行し，さまざまな標的タンパク質を活性化する．（−）−リモネンなどの多くのテルペンは擬似基質として，FTPaseを阻害することでRasを不活性化し，炎症抑制，血管新生抑制，増殖抑制およびアポトーシス誘導などの作用で発がん予防に寄与していると推察されている．実際，（−）−リモネンだけの作用ではないと考えられるが，カンキツ類の果皮を食事に多く取り込んでいる人ほど皮膚がんの発生が少ないという興味深い疫学結果も得られている[13]．

カンキツ類は古くから薬用利用が盛んな植物素材の1つであり，生薬の原料として頻用されていることからも，多彩な薬効をもっていることが予想できる．（−）−リモネンなどの精油成分は副作用もほとんどないため，機能性食品として利用できるのではないだろうか．

5.1.3 セスキテルペン（C15）

セスキテルペンは，抗炎症作用や抗がん作用を有するものが多く知られており，機能性成分としてとくに注目されているテルペンである．

薬草ナツシロギク（英名：feverfew，*Tanacetum parthanium*）には抗炎症作用を有すパルテノライド（parthenolide）（図5.1.2）が含まれており，1000年以上，頭痛，胃痛，発熱，そして不規則な月経のための治療薬として全世界で使われてきたにもかかわらず，長い間，その作用機序は不明であった．ところが最近，Kwokら[14]が，この物質がIκBに結合することで，転写因子NFκBの核内移行を強力に抑制すると見いだした[14]のをきっかけに，その分子機構を解明する研究が急速に行われるようになった．また，UVB誘発マウス皮膚がんに対しても抑制効果を示し，その機序としては，p38 MAPKとJNKの抑制作用を介した，転写因子AP-1の阻害であると示唆されている[15]．さらに興味深いことに，抗がん剤抵抗性の乳がん細胞にパルノライドと抗がん剤を併用すると，NFκBの活性を阻害することで，抗がん剤の効果が高まることも示されている[16]．NF κBとAP-1は多くの炎症関連遺伝子の発現に関与していることから，これらを抑制するパルノライドは炎症が関与する疾病を予防するための機能性食品の開発に利用できるかもしれない．

パルノライドとよく似た構造のセスキテルペンとして木香（*saussurea lappa*）に含まれる生薬にコステノライド（costunolide）（図5.1.2）があり，発がん抑制効果やアポトーシスの誘導作用などが確認されている[17)〜19)]．

また，秋ウコン（*Curcuma longa* L.）には多くのセスキテルペンが含まれており，ar-ターメロン（ar-turmerone）（図5.1.2），α-ターメロン（α-turmerone），β-ターメロン（β-turmerone），β-アトラントン（β-atlantone），ガーマクロン（germacrone）などが知られている．この中でもっとも研究が進んでいるのはar-ターメロンであり，iNOSやCOX-2の発現抑制作用[20)]，がん細胞のアポトーシス誘導作用[21)]，血小板凝集抑制作用[22)]や糖尿病マウスにおける血糖低下作用[23),24)]を有している．少数ながら，そのほかの物質に関してもいくつか報告があり，たとえば，β-アトラントンは白血球のアポトーシス誘導作用，β-ターメロンとガーマクロンはマクロファージにおけるNO産生抑制効果が報告されている[25)〜27)]．セスキテルペンではないが，秋ウコンには強力な抗炎症作用を有するクルクミン（curcumin，第Ⅱ編9.クルクミノイド）も含まれており，上述した物質との組合せ効果が期待できる．

ハナショウガ（別名：ニガショウガ，*Zingiber zerumbet* Smith）の根茎の精油成分には，ゼルンボン（zerumbone）が含まれている．この物質に関する作用は，他章（第Ⅱ編13.薬理活性成分）に詳しく記述されているので参照していただきたい．

5.1.4　ジテルペン（C 20）

インドやインドネシア原産のシソ科植物であるコレウス（*Coleus forskohlii*）には，フォルスコリン（forskolin）(図5.1.2）が含まれており，漬物や香辛料の原料として珍重されている．本物質は，過去数十年にわたる多くの研究から薬理作用があることが示され，アレルギー疾患ならびに，呼吸器系および心循環系の健康維持における有効な作用[28)]や血小板凝集阻害による抗がん転移作用[29)]などが確認されている．また，もっともさかんに研究されている生理作用は，体脂肪の燃焼効果による抗肥満作用[30)]であろう．この作用機構として，ATPを切断し，細胞内のサイクリックAMP（cAMP）を増大させることで，活性化したプロテインキナーゼがホルモン感受性リパーゼを活性化し，このリパーゼが脂肪組織の構成単位であるトリグリセリドを分解するメカニズムが提示されている[31)]．この物質は，ダイエットに効果のある機能性食品として極光を浴びており，現在では製品化され（商品名：フォースリーン，スレンダーフォースなど），すでに店頭に並んでいる．

イチョウ（*Ginkgo biloba*）は中国では何千年もの間，記憶力を回復させ，呼吸困難（喘息や気管支炎）などを和らげるために利用されており，このような背景から，イチョウ葉に関する研究は1950年代から活発に行われ，現在では400を超える研究論文が報告されている．イチョウ葉には，数種のフラボノイドやジテルペンのギンコライド（ginkgolide）（図5.1.2）が含まれることが知られている．ギンコライドは5員環ラクトン，テトラヒドロフラン環，およびシクロペンタン環が複雑に縮合した，かご型構造をしており，イチョウ以外には発見されていない．発見当初，本物質はあまり注目されなかったが，近代社会になりアレルギー症状が問題視され始めたことをきっかけに加速的に注目されるようになった．なぜなら，アレルギー反応は血管内皮細胞から過剰に放出されたPAF（血小板活性化因子）が血管の組織と結合することで引き起こされるが，ギンコライドはPAFと構造が似ているため，拮抗剤として利用できるのではないかと考えられたからである．実際，この予想は的中し，ギンコライドはPAFによるアレルギー反応（炎症反応）を抑制した．また，PAFを拮抗阻害することから，血小板凝集抑制作用，血栓形成の抑制[32),33)]やアルツ

ハイマー病の改善効果[34]も見いだされている．さらに，LPSで刺激を加えたマクロファージにおいて，NFκBの活性化を抑制しTNF-αの産生を減少させること[35]も確認されており，抗PAF作用と併せて，抗炎症作用を有している可能性が示唆される．この物質を主成分とするイチョウ葉エキスは，多くの臨床実験を行った結果，ほとんど副作用がなく，上述した効果が確認できたため[36]，機能性食品として商品化が進み（商品名：Egb 761，Bio Ginkgo 27/7 & 24/6など），動脈硬化や，アルツハイマー病の改善などが期待されている．しかしながら，これらの商品はいくつかの製造過程を経て，不純物を除去し，活性成分を濃縮したものであるため，これらの薬理作用はイチョウの単一の活性成分によるものかもしれないし，抽出物中に含まれる多くの活性成分の複合的な作用によるものかもしれない．

ミョウガ（*Zingiber mioga* Roscoe.）に含まれるジテルペンジアルデヒドのガラナール（galanal）AおよびB，さらに，ローズマリー（*Rosemarinus officinalis* L.）やセージ（*Salvis officinalis* L.）に含まれるカルノソール（carnosol）は多彩な生理作用が知られているが，これらの物質に関する知見は，他章（第Ⅱ編13．薬理活性成分）を参照していただきたい．

これまで述べてきたイソプレノイドは，すべて機能性食品として有用であると考えられるが，逆に，炎症を誘導するジテルペンも存在する．たとえば，食用されているわけではないが，トウダイグサ科ハズ（*Croton tiglium*）の種子には，強い皮膚刺激作用を有する12-*O*-tetradecanoylphorbol-13-acetate（TPA）（図5.1.2）が含まれる．本物質は，今日では強い発がんプロモーター活性で知られ，実験動物に皮膚がんを発生させることは有名である[37]．TPAは，内因性ジアシルグリセロールと類似の構造をしており，ジアシルグリセロールと同様にPKC-αを活性化することで[38),39]，転写因子AP-1のDNA結合活性を増加させ[40]，表皮角化細胞の分化，発がんプロモーションおよび皮膚炎症を引き起こす[41]〜[45]．

このように，すべてのテルペンが好ましい機能性だけを有しているわけではなく，逆の効果もあり得ることを念頭に入れておく必要がある．

5.1.5　トリテルペン（C 30）

植物に普遍的に存在しているトリテルペンは，天然に80種類以上の骨格が確認されており，この多様な構造をもつトリテルペンは，医薬品や予防薬の開発の資源としてもっとも注目されている化合物群である．NIH（National Institutes of Health）のデータベースに登録されている生物活性トリテルペンの数は最近の10年間で約7倍に急増しており，潜在的医薬品資源としての重要性がうかがわれる．

オリーブ，マンゴー，イチジクなどに含まれるトリテルペンのルペオール（lupeol）（図5.1.2）はさまざまな研究が行われている．たとえば，がんに対する効果として，ODC活性やPI 3 K/AKT経路の阻害による抗発がんプロモーション作用[46]や，アンドロゲン感受性前立腺がん細胞や膵臓腺がん細胞のアポトーシス誘導作用が報告されている[47),48]．また，動脈硬化に対しては，発症にかかわる酸化LDLの産生を抑制する反面，抗酸化酵素の産生を誘導することで，高コレステロール症の動脈硬化を抑制すると提示されている[49]．

生理機能を示すトリテルペンのうち古くからもっとも注目されてきたものの1つは，ウルソール酸（ursolic acid：UA）（図5.1.2）ではないだろうか．その作用機序は多岐にわたり，炎症性刺激を与えた細胞や動物モデルにおいてその効果が多く報告されている．

約20年前に，私たちの研究室は，EBウイルスを用いて食素材に含まれる発がんプロモーション抑制成分の探索研究を開始した．その過程で，UAやその構造異性体のオレアノール酸（oleanolic acid：OA）（図5.1.2）が，既知の抗炎症成分グリチルリチン酸（glycyrrhetinic acid：GA）（図5.1.2）と同程度の抑制活性を示すことを見いだした[50]．また，TPAによるマウ

ス皮膚発がんプロモーションにおいても，UA と OA は GA と同等以上の腫瘍形成抑制作用を示した[51]．これらの作用機序についてはいまだ明らかになっていないが，Aggarwal ら[52]は，IKK と NFκB の p65 のリン酸化抑制が重要な役割を果たし，それらによって，COX-2，MMP-9，cyclinD1 が抑制されると考えている[52]．

また，LPS で刺激したマウスマクロファージを用いた実験では，UA および *Cussonia bancoensis* の茎から単離された UA の 23 位のメチル基がヒドロキシル基に置き代わった類縁体が，炎症メディエーターである iNOS や COX-2 の発現を抑制するという知見も得られている[53],[54]．この作用機序も，上述した腫瘍形成抑制作用と同様に，NFκB の活性化抑制が関与している．一方，本物質は，caspase-3↑→Bax↑ という一般的なアポトーシス経路を誘導することで，子宮内膜がん細胞や大腸がん細胞，さらにメラノーマ細胞のアポトーシス誘導作用も有している[55]〜[57]．

UA を含む生薬やハーブの一部が，さまざまなアジアの国々で，抗炎症性民間薬として伝承的に利用されてきた事実[58],[59]を考えると，実験室においてこれらの抗炎症活性が認められたことは，非常に興味深いことである．

これまで，UA が優れた抗炎症作用などを有することを述べてきたが，最近，その普遍性に疑問符を投げかける細胞実験結果が You ら[60]によって報告された[60]．それは，マウスマクロファージ RAW 264.7 細胞に UA を添加した場合，NFκB が活性化し，炎症メディエーターである iNOS や TNF-α の発現を誘導するというもので，その 3 年前に Sporn らが報告した結果[53]と相反するものである．

ここで注目すべきことは，両者の実験系が異なるという点である．Sporn らの報告では，UA は刺激剤である LPS によって炎症状態にしたマクロファージで，炎症メディエーターの発現を抑制した．一方，You ら[60]の実験では，「resting macrophage」と表現される，無刺激のマクロファージに対する UA の効果が調べられている[60]．すなわち，マクロファージの生物学的な状態（刺激系あるいは無刺激系）によって，NFκB の活性化に対する UA の効果がまったく逆転するということを示している（図 5.1.3）．

そこでわれわれは，この一連の対照的な研究結果に興味をもち，炎症メディエーターの産生に対する UA の効果を同じ細胞系（無刺激）で検討した．その結果，炎症性サイトカインの一種である MIF（macrophage migration inhibitory factor）の産生を増強する初めての低分子化合物として UA を見いだした[61]．この分子機構に関して RNAi を含むさまざまな手法で解析した結果，UA 刺激によって活性化した ERK2 が，細胞内にプールされている MIF タンパク質の細胞外への放出を促すというメカニズムが明らかとなった（図 5.1.3）．

UA 刺激によって，どのような経路で ERK2 が活性化されるのか，また，*in vivo* での炎症誘起作用の有無は現在検討中であるが，最近，当研究室で，UA の炎症関連メディエーターの産生増強作用が，マウスやヒトのプライマリーな細胞でも観察されたこと（未発表）から，これらの結果と You らの報告[60]と併せて考えると，無刺激のマクロファージに対する UA の作用性は pro-inflammatory であると判断してもいいのかも知れない．

5.1.6 ポリテルペン（>C40）

概説してきた炭素鎖数 30 以下のテルペン類に比べ，ポリテルペンの報告は非常に少ない．その理由の 1 つに天然含有量が少なく，効率のよい単離精製法が確立されていなかったことがあげられる．しかしながら，近年，高効率のポリテルペン抽出法が開発され，ポリテルペンの機能に関心が急速に高まってきている．

キノコ類には，機能性成分としてポリテルペン化合物が含まれていることがわかってきた．たとえば，白楡木茸属のキノコに属するブナシメジ（*Hypsizigus marmoreus* (Peck) Bigelow）に含まれる苦味成分のポリテルペン（図 5.1.2，

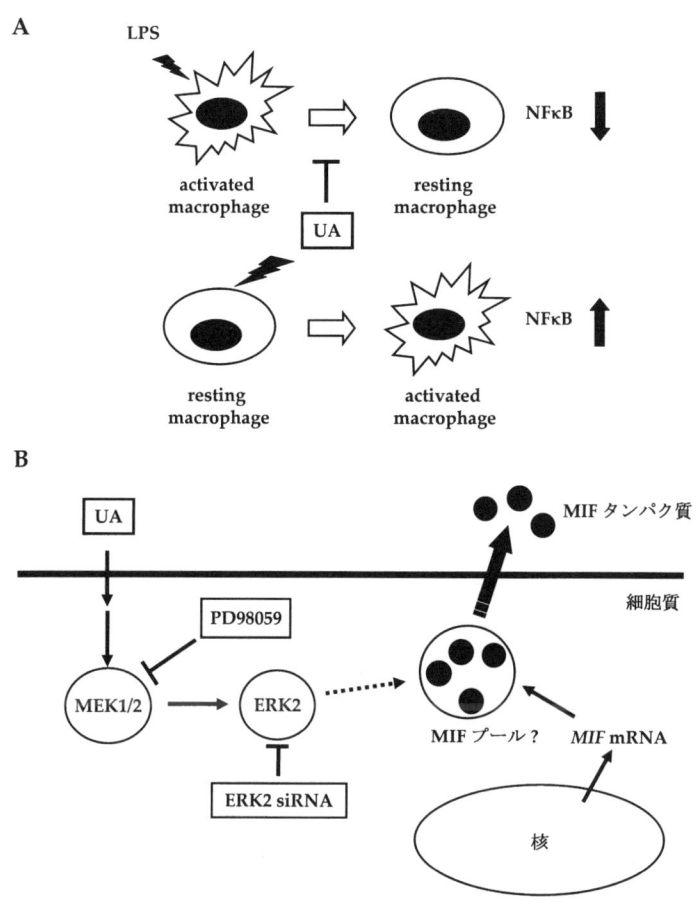

図 5.1.3 マクロファージにおける UA の二面性（A）および MIF の放出機構（B）

A. UA は LPS でマクロファージを活性化する系では NFκB を抑制し，炎症メディエーターの誘導を抑制する[52]が，無刺激（resting）状態では逆に NFκB を活性化し，それらを誘導する[59]. B. 無刺激のマクロファージにおいて，UA は ERK2 の活性化を介して，構成的に存在している MIF タンパク質（炎症メディエーター）を細胞外へ放出する[60].

M_w. 738, $C_{45}H_{86}O_7$）を高効率で単離し，大量生産する方法が確立された[62]. 本物質は，胃がん細胞および白血球のアポトーシス誘導作用や，固形腫瘍を移植したマウスに 5% および 10% で混餌投与すると，NK 細胞の活性化を介し，腫瘍増殖抑制作用を示すことが見いだされている[62]. 注目すべきは，経口投与ではキノコ多糖類の β-グルカンはそのような効果がほとんど確認できなかったのに対し，ポリテルペンでは効果が確認できたということである．すなわち，キノコを経口摂取した場合に発現される抗腫瘍作用は，β-グルカンなどの高分子化合物の作用ではなく，ポリテルペンの作用である可能性が示唆された．

しかしながら，キノコ類の機能性成分がポリテルペンであると結論づけるのにはいく分早いかも知れない．なぜならば，今回実験に用いている餌中のポリテルペン量がキノコの含有量に比べ多いからである．ポリテルペンに関する生理機能の研究は，最近始まったばかりであり，今後の研究が期待される．

テルペンを含むさまざまな食品因子が炎症性発

がんや動脈硬化などの化学予防に有効ではないかと注目されている．しかしながら，一般的に植物中のテルペンは存在量が極微量で，なおかつ分離精製が煩雑である．また，合成も困難なため，量的供給が要因となり，in vivo の活性評価や臨床試験までいたらないものが多く存在するのが現状である．では，テルペンを利用した機能性食品の開発は困難なのだろうか．決してそうではないであろう．なぜなら，ゲノムの解読がほぼ終わった現在では，多くのテルペン生合成酵素遺伝子群のクローニングが容易になり，今後，これらを利用した代謝工学によってテルペンの安定供給系が創出されることが予想され，機能性食品の開発は大いに期待できるからである．

上述したように，近年，UAには炎症状態では炎症メディエーターの誘導を抑制するが，無刺激下での休止（resting）状態では逆にそれらを誘導する作用が明らかとなった．このような作用はUAに特異的ではないと，著者らは考えている．私見の域を超えないが，ヒトは長年の食経験の伝承・積み重ねによって，健康状態に合わせて摂取する素材を変化させてきたのではないだろうか．たとえば，健康状態が好ましくない場合，生理活性が強い物質が含まれている素材を適切量摂取することで栄養素や生理機能性成分の摂取バランスを保ってきたと思われる．つまり，健康なときにはあえて非栄養性微量成分を摂取しようとはせず，病的な場合にのみこれを多用したと考えられる．

このようなことは，野生動物の行動観察研究からも支持される．たとえば，アフリカに棲むチンパンジーは，多様な植物種が存在するにもかかわらず，一般に栄養目的では限られた種のみを利用し，残る多くの種は少量ずつ，適時食されることが知られている．下痢や血尿が観察されるチンパンジーが好んで食べる植物は，健康なチンパンジーは決して食べようとはしない[63),64)]．つまり，チンパンジーは，そのような植物を健康の維持や回復などの薬として利用しているため，健康なチンパンジーは摂取するとカラダに異変が起こると理解しているのであろう．

こうしたことからも，本稿で紹介したUAの両面性は，有効な作用のみを凝視するのではなく，多様な角度からの客観的評価が必要であるという警鐘を鳴らしているように思える．上述したように，テルペンには有益な抗炎症作用を有しているものが多いが，無刺激状態に対する作用について調べられているものは少なく，UAのような逆作用を有している物質はほかにも存在すると考えられる．したがって，安全性の高い機能性食品の開発には，正常細胞や組織に対する作用性についての研究が不可欠であり，このような視野に立った研究が活発になされるべきである．

どんなに優れた食品因子や薬剤であっても摂取量や摂取タイミングを誤れば，それは「毒」へと転ずる．したがって，さまざまな機能性成分について，作用機構，体内動態，急性・慢性毒性，さらには摂取する状態による違いを詳細にかつ多岐にわたって慎重に評価したうえで，理論的な摂取量・投与量・タイミングを設定することが安全で有効な機能性食品の開発につながると考えられ，またそのような戦略が今後構築されていくであろう．

（池田泰隆・村上　明・大東　肇）

謝　辞

ここに記した研究の多くは，文部科学省技術振興調整費の補助を受けました．ここに厚く謝意を表します．

参 考 文 献

1) 西野輔翼編著：がん化学予防の最前線，医学ジャーナル，2000．
2) 西野輔翼，フレデリック・カチック：なぜマルチカロチンがガンを抑制するのか，メンタル出版，2000．
3) Yoshimi, N., et al.：*Jpn. J. Cancer. Res.*, **83**, 1273-1278, 1992.
4) Tuboi, H., et al.：*J. Cell Biochem.*, **93**, 162-172, 2004.
5) Kimura, M., et al.：*Jpn. J. Pharmacol.*, **36**, 275-282, 1984.
6) Elegbede, J. A., et al.：*Carcinogenesis.*, **5**, 661-

664, 1984.
7) Kawamori, T., et al.：*Carcinogenesis.*, **17**, 369-372, 1996.
8) Reddy, B. S., et al.：*Cancer. Res.*, **57**, 420-425, 1997.
9) Uedo, N., et al.：*Cancer. Lett.*, **137**, 131-136, 1999.
10) Giri, R. K., et al.：*Oncol. Rep.*, **6**, 1123-1127, 1999.
11) Liston, B. W., et al.：*Cancer. Res.*, **63**, 2399-2403, 2003.
12) Elegbede, J. A., et al.：*Carcinogenesis.*, **14**, 1221-1223, 1993.
13) Hakim, I. A., et al.：*Nutr. Cancer.*, **37**, 161-168, 2000.
14) Kwok, B. H., et al.：*Chem. Biol.*, **8**, 759-766, 2001.
15) Won, Y. K., et al.：*Carcinogenesis.*, **25**, 1449-1458, 2004.
16) Patel, N. M., et al.：*Oncogene.*, **19**, 4159-4169, 2000.
17) Ohnishi, M., et al.：*Jpn. J. Cancer. Res.*, **88**, 111-119, 1997.
18) Mori, H., et al.：*Cancer. Lett.*, **83**, 171-175, 1994.
19) Hibasami, H., et al.：*Int. J. Mol. Med.*, **12**, 147-151, 2003.
20) Lee, S. K., et al.：*J. Environ. Pathol. Toxicol Oncol.*, **21**, 141-148, 2002.
21) Ji, M., et al.：*Int. J. Mol Med.*, **14**, 253-256, 2004.
22) Lee, H. S.：*Bioresour. Technol.*, **97**, 1372-1376, 2006.
23) Kuroda, M., et al.：*Biol. Pharm. Bull.*, **28**, 937-939, 2005.
24) Nishiyama, T., et al.：*J. Agric. Food Chem.*, **53**, 959-963, 2005.
25) Matsuda, H., et al.：*Bioorg. Med. Chem. Lett.*, **8**, 339-344, 1998.
26) Peak, S. H., et al.：*Archives of Pharmacal Research.*, **19**, 91-94, 1996.
27) Murakami, A., et al.：*Asia Pacific J. Cancer. Prev.*, **6**, 437-448, 2005.
28) Kreutner, W., et al.：*Agents Actions.*, **28**, 173-184, 1989.
29) Agarwal, K.C., et al.：*Int. J. Cancer.*, **32**, 801-804, 1983.
30) Han, L. K., et al.：*Yakugaku Zasshi.*, **125**, 449-453, 2005.
31) Metzger, H., et al.：*Arzneimittelforschung.*, **31**, 1248-1250, 1981.
32) Koch, E., et al.：*Phytomedicine.*, **12**, 10-16, 2005.
33) Akiba, S., et al.：*Biochem. Mol Biol. Int.*, **46**, 1243-1248, 1998.
34) Maurer, K., et al.：*J. Psychiatr. Res.*, **31**, 645-655, 1997.
35) Nie, Z.G., et al.：*Yao. Xue. Xue. Bao.*, **39**, 415-418, 2004.
36) Le Bars, P.L.：*Dement. Geriatr. Cogn. Disord.*, **11**, 230-237, 2000.
37) Murakami, A., et al.：*Int. J. Cancer.*, **110**, 481-490, 2004.
38) Chen, C. C., et al.：*J. Immunol.*, **165**, 2719-2728, 2000.
39) Lee, J. Y., et al.：*J. Biol. Chem.*, **275**, 29290-29298, 2000.
40) Angel, P., et al.：*Oncogene.*, **20**, 2413-2423, 2001.
41) Hansen, L.A., et al.：*Cancer. Res.*, **50**, 5740-5745, 1990.
42) Mills, K. J., et al.：*Carcinogenesis.*, **13**, 1113-1120, 1992.
43) Dlugosz, A. A., et al.：*Cancer. Res.*, **54**, 6413-6420, 1994.
44) Lee, Y. S., et al.：*Mol Carcinogenesis.*, **18**, 44-53, 1997.
45) Wang, H. Q., et al.：*J. Cell Sci.*, **112**, 3497-3506, 1999.
46) Saleem, M., et al.：*Oncogene.*, **23**, 5203-5214, 2004.
47) Saleem, M., et al.：*Cancer. Res.*, **65**, 11203-11213, 2005.
48) Saleem, M., et al.：*Carcinogenesis.*, **26**, 1956-1964, 2005.
49) Sudhahar, V., et al.：*Life Sci.*, **78**, 1329-1335, 2006.
50) Ohigashi, H., et al.：*Cancer. Lett.*, **30**, 143-151, 1986.
51) Tokuda, H., et al.：*Cancer. Lett.*, **33**, 279-285, 1986.
52) Shishodia, S., et al.：*Cancer. Res.*, **63**, 4375-4383, 2003.
53) Suh, H., et al.：*Cancer. Res.*, **58**, 717-723, 1998.
54) Sin, K. M., et al.：*Planta Med.*, **70**, 803-807, 2004.
55) Achiwa, Y., et al.：*Oncol. Rep.*, **13**, 51-57, 2005.
56) Harmanda, P. O., et al.：*Int. J. Cancer.*, **114**, 1-11, 2005.
57) Andersson, D., et al.：*Anticancer. Res.*, **23**, 3317-3322, 2003.
58) Manez, S., et al.：*Eur. J. Pharmacol.*, **334**, 103-105, 1997.
59) Mahato, S. B., et al.：*Phytochemistry.*, **27**, 3037-3067, 1998.
60) You, H. J., et al.：*FEBS Lett.*, **509**, 156-160, 2001.
61) Ikeda, Y., et al.：*Biochem. Pharmacol.*, **70**, 1497-1505, 2005.
62) http：//agribio.takara-bio.co.jp/technology/kinoko_index.html
63) Ohigashi, H., et al.：*J. Chem. Ecol.*, **20**, 541-553, 1994.
64) Ohigashi, H.：*Nippon Shokuhin Kagaku Kogaku Kaishi.*, **42**, 859-868, 1995.

5.2 ユビキノン

5.2.1 ユビキノンとは

ユビキノン（ubiquinone：UQ）は水に不溶な脂溶性物質であり，生体内で合成されるビタミン様物質である．一般的には，コエンザイムQ（CoQ）といわれている．UQはベンゾキノン誘導体であり，側鎖のイソプレン構造の繰り返しの数（n）はヒトを含む高等動物では10である．したがって，これらをUQ-10あるいはコエンザイムQ10という．生体内でUQは2電子還元されたヒドロキノン体であるユビキノール（ubiquinol）としても存在する．ミトコンドリアの呼吸鎖電子伝達系の補因子としてはたらき，NADHCoQレダクターゼおよびコハク酸CoQレダクターゼによりNADHおよびコハク酸から電子を受け取って還元され，CoQ-シトクロムcレダクターゼによりシトクロムcに電子を渡して酸化される．

1957年，Craneら[1]がウシミトコンドリアから単離し，電子伝達系に関与する補酵素であることからコエンザイムQ10と命名した[1]．一方1958年，Mortonら[2]がビタミンA欠乏ラット肝臓より単離し，生物界にubiquitousに（広汎に）存在するキノンであることからユビキノンと命名した[2]．同年に，両物質が同一成分であることがわかるとともに，Folkersら[3]により化学構造が決定された（図5.2.1）[3]．

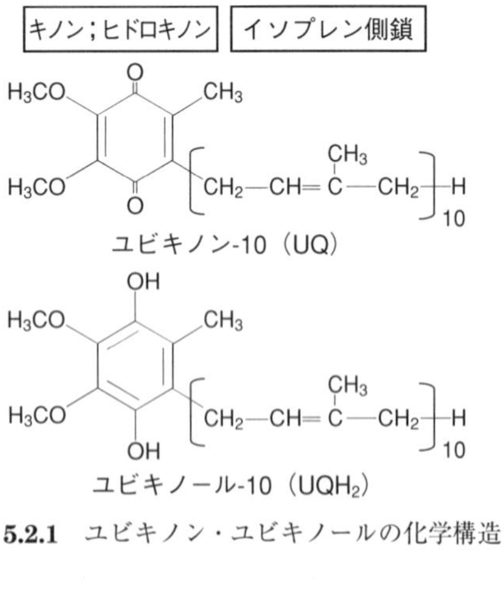

図5.2.1 ユビキノン・ユビキノールの化学構造

1972年にLitarru[4]がヒトの心臓病患者ではUQが欠乏することを報告した[4]．1973年，日本でうっ血性心不全治療の医薬品として世界で初めて認可され，1991年には一般用医薬品として薬局薬店での販売が認可された．その後，米国を中心にサプリメントとして流通し始め，現在は代表的なサプリメントの1つになっている．日本でも2001年に食薬区分が変更され，UQは食品成分として扱うことができるようになり，サプリメントとしての利用が高まってきた．生体内で合成される物質ではあるが，青魚や肉類などの食品素材にも幅広く含まれている．食事から摂取するUQ量は5〜10 mg/日程度である．食事から摂取したUQの吸収率は低く，摂取したUQの60％は吸収されずに排泄される．また，摂取したUQの3％が血漿に分布すると見積もられている[5]．

5.2.2 ユビキノンの機能と安全性

生合成過程においてベンゾキノン環の部分はチロシンから，イソプレン側鎖の部分はアセチルCoAを経由してメバロン酸から合成される．このイソプレン側鎖が合成される過程は，コレステロール合成系と共通する．したがって，イソプレン側鎖合成にかかわるHMG-CoAレダクターゼを阻害するスタチンなどの高脂血症治療薬は，コレステロールとともにUQの合成も抑制する可能性がある．事実，これらの高脂血症治療薬の服用は血漿UQの濃度を低下させるという報告がある[6]．これらの治療薬を用いる場合には，CoQの併用が望ましいという考えがある．ただし，UQがスタチン服用の副作用を抑えることの確証はない．ヒト臓器のコレステロール量は加齢により増加するが，UQ量は逆に減少する．ピーク時の19〜21歳では，UQ量（μg/g組織）は肺（6.0±0.4），心臓（110.0±9.4），肝臓（61.2±7.3），膵臓（21.0±3.0），腎臓（98.0±10.4）であり，とくに心臓や腎臓に多い[7,8]．これらの臓器で80歳代では，最大時の半分程度に減少する．ヒト表皮でも加齢とともに減少することが報告されている[9]．このような加齢とともに起こるUQ

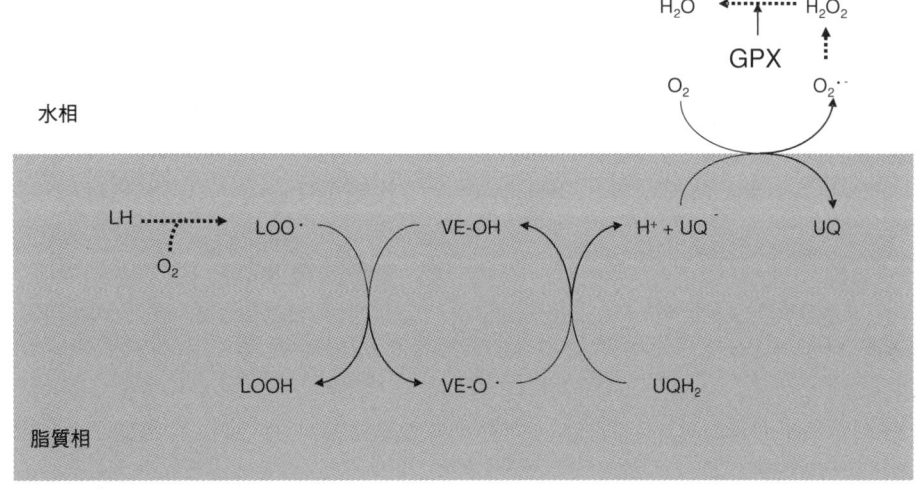

図 5.2.2 ユビキノール 10 とビタミン E による脂質過酸化反応抑制の相乗作用
LH：不飽和脂質，LOO・：脂質ペルオキシラジカル，LOOH：脂質ヒドロペルオキシド，VE–OH：ビタミン E，VE–O・：ビタミン E ラジカル，UQH_2：ユビキノール，UQ^-：ユビキノンのセミキノンラジカル，UQ：ユビキノン，GPX：グルタチオンペルオキシダーゼ

の減少を補うべきであるとの考えがある．

　生体内では，還元型であるユビキノールとしておもに存在し，強力な抗酸化作用を発揮することができる．さらに，ユビキノールはそれ自体がラジカル捕捉作用を示すとともに，脂質過酸化反応の抑制においてビタミン E との相乗作用を発揮するともいわれる（図 5.2.2）[10]．すなわち，ビタミン E が脂質相で連鎖反応抑制にはたらくと，ビタミン E ラジカルが発生する．これは場合によっては新たな脂質過酸化反応の引き金となり，トコフェロールを介した連鎖反応（tocopherol-mediated peroxidation：TMP））が亢進することがある．水相に存在するビタミン C にはビタミンラジカルと反応することで TMP を避ける作用があることが示されているが，脂質相ではユビキノールがビタミン E ラジカルを還元再生し，自身は安定なユビキノンに変換する．この過程で生じたスーパーオキシドは水相に運ばれて過酸化水素となり，水相のグルタチオンペルオキシダーゼで消去されると考えられている．

　生体膜やリポタンパク質中のユビキノール当量は，ビタミン E よりはるかに少量であり，この機構が生体内で有効に機能することの証拠はな

表 5.2.1 ヒト LDL の組成

化合物	LDL 中の分子数 (molecule/LDL) 粒子
タンパク	
アポタンパク B-100	1
脂質	
リン脂質	700
コレステロール	600
コレステロールエステル	1600
トリアジルグリセロール	180
抗酸化物質	
α-トコフェロール	6〜12
γ-トコフェロール	0.5
ユビキノール	0.5〜0.8
リコピン	0.2〜0.7
β-カロテン	0.1〜0.4

い．しかし，血漿中のユビキノールはリポタンパクに結合し，ビタミン E とともに脂溶性抗酸化物質として酸化ストレス防御にはたらくと考えられる（表 5.2.1）．

　UQ を医薬品として使用する場合の上限量は 30 mg/日であるが，サプリメントとしてはこれをはるかに超える量が摂取されている．経口で適切に摂取する限り安全性は高いといわれるが，そ

の基準は定まっていない．　　　　（寺尾純二）

参考文献

1) Crane, F. L., Hatefi, Y., Lester, R. L. and Widmer, C. : *Biochim. Biophys. Acta.*, **25**, 220-221, 1957.
2) Morton, R. A. : *Nature*, **187**, 1764-1767, 1958.
3) Shunk, C. H., Linn, B. O., Wong E. L.,Wittreich, P. E., Robinson, F. M. and Folkers, K. : *J. Am. Chem. Soc.*, **80**, 4753, 1958.
4) Littarru, G. P., Ho, L. and Folkers, K. : *J.Vitam. Nutr. Res.*, **42**, 413-434, 1972.
5) Weber, C., S. Jakobsen, T., Mortensen, S. A., Paulsen, G. and Holmer, G. : *Int. J. Vitam. Nutr. Res.*, **64**, 311-315, 1994.
6) Mabuchi, H., Higashisaka, T., Kawashiri , M., Katsuda, S., Mizuno, M., Nohara, A., Inazu, A., Koizumi, J. K. and Kobayashi, J. : *J. Aheroscler. Thromb.*, **12**, 111-119, 2005.
7) Karen, A., Applkvist, E. L. and Dallner, G. : *Lipids.*, **24**, 579-584, 1989.
8) Watts, G. F., Castelluccio, C., Rice–Evans, C., Taub, N. A., Baum, H. and Quinn, P. J. : Plasma coenzyme Q (ubiquinone), C 1055-1057.
9) Hoppe, U., Bergemann, J., Diembeck, W., Ennen, J., Gohla S., Hattis, I., Jacob, J.,Kielholz, J., Mei, W., Pollet, D., Schachtschabel, D., Sauermann, G., Schreiner, V., Stab, F. and Steckel, F. : *Biofactors*, **9**, 371-378, 1999.
10) Bowry, V. W., Mohr, D., Cleary, J. and Stocker, R. : *J. Biol. Chem.*, **17**, 5756-5763, 1995.

5.3 メナキノン

5.3.1 ビタミンK同族体

メナキノン（menakinone）はビタミンKの一種で，ビタミンK2とも呼ばれる．メナキノンの構造は，ナフトキノン環にn個のイソプレン単位が結合したもので，MK-nで表され，14種の同族体が存在する（図5.3.1）．MK-7〜MK-11は腸内細菌により合成され，MK-5〜MK-10（とくにMK-7）は納豆菌により合成される．MK-4は食品にはごく少量しか含まれていないが，わが国では骨粗鬆症治療薬として使われている[1]．天然にはメナキノンのほかに，緑黄色野菜や海藻などによって生合成されるフィロキノン（ビタミンK_1）が存在する．ラットでは吸収されたフィロキノンはMK-4に変換されるが，ヒトでは血中濃度から考えてその変換率は低いといわれている．そのほか，合成品ではビタミンK_3〜K_7がある．メナジオン（K_3）はビタミンK作用がほかに比べて強い．ビタミンKは脂溶性であり，熱に安定であるが，アルカリや紫外線には不安定である．

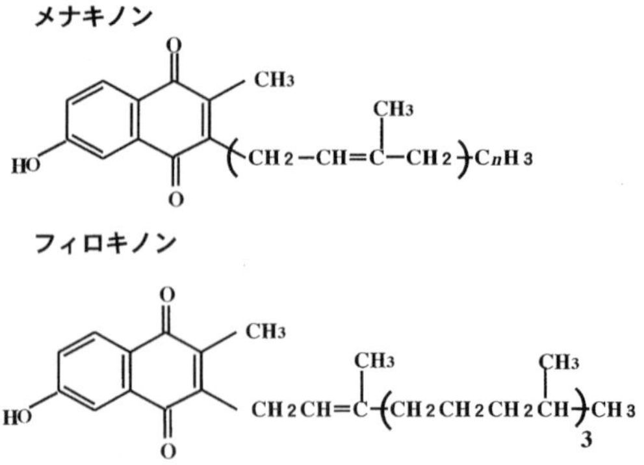

図5.3.1 メナキノンとフィロキノンの構造式

5.3.2 メナキノンの生理作用

a. 血液凝固促進作用

ビタミンKは血液凝固に必須のビタミンとして発見された．KはKoagulation（ドイツ語で凝固）に因んで名づけられた．フィロキノンおよびメナキノンは血液凝固因子であるプロトロンビン，第Ⅶ, Ⅸ, Ⅹ因子の生合成の過程において，グルタミン酸をγ-カルボキシグルタミン酸（Gla）に変換するときの補酵素としてはたらく．Glaが導入されたこれらの因子はカルシウムと結合し，正常な血液凝固が起こる．新生児では腸内細菌叢によるビタミンKの産生がほとんどないことから欠乏症に陥りやすい．欠乏により，消化管の出血が認められる．薬剤としては，フィロキノンおよびメナキノンがビタミンK欠乏症の予防や新生児低プロトロンビン血症，分娩時出血，抗生物質投与中に起こる低プロトロンビン血症の治療薬として使用されている．

b. 骨代謝調節作用

骨はコラーゲンなどの骨基質にミネラルが沈着して形成される．フィロキノンおよびメナキノン

はいずれも骨基質タンパク質であるオステオカルシン（bone Gla protein：BGP）の γ カルボキシル化（Gla 化）に必須の補酵素としてはたらく．オステオカルシンはビタミン K 依存性のカルシウム結合タンパク質で，Gla 残基を介してヒドロキシアパタイト中のカルシウムと結合することから，骨ヒドロキシアパタイト構造の維持に関与していると考えられている[2]．オステオカルシンの Gla 化活性はフィロキノンに比べてメナキノンのほうが強い．in vitro の試験では MK-4 は骨吸収をつかさどる破骨細胞の形成を抑制するが，フィロキノンにはこの作用は認められない[3]．

食事性のビタミン K と骨代謝の関係については，いくつかの疫学的研究が報告されている．高齢女性において，低ビタミン K 栄養状態では血中の低 γ カルボキシル化オステオカルシン濃度が増加すること，さらに非 γ カルボキシル化オステオカルシン濃度と大腿骨頸部骨折のリスクが正の相関を示すことが報告されている[4),5)]．また，日本人においては MK-7（おもに納豆から摂取）の摂取量と大腿骨頸部骨折に負の相関が[6]，欧米においてもフィロキノンの摂取量と大腿骨頸部骨折[7]に負の相関が認められており，ビタミン K の摂取が骨折を予防することが明らかにされている．さらに，血中フィロキノン濃度と大腿骨頸部骨折が負の相関を示すことも報告されているが，血中フィロキノン濃度と骨密度との間には相関関係は認められない[7]．このことより，ビタミン K は骨の石灰化ではなく骨質の改善を介して骨折を予防する可能性が示唆される．

一方，MK-4 にはフィロキノンには認められない骨密度減少抑制作用があり，現在わが国では骨粗鬆症における骨量・疼痛改善の治療薬として使われている[1]．骨粗鬆症は骨量が減少して骨の微細構造が変化した結果，骨折しやすくなった病態であるが，MK-4（45 mg/日）を 2 年間服用した骨粗鬆症患者の骨折率は，プラセボ群に比べて有意に低かったという[1]．MK-4 は，骨密度の改善に比べて明らかに骨折頻度の改善効果が顕著である．これは MK-4 が骨の微細構造や骨基質タンパクなどで評価される「骨質」を改善することにより骨強度を増加させるためである．

筆者らは，4 つのイソプレン単位（ゲラニルゲラニル基）のカルボン酸であるゲラニルゲラノイン酸（GGA）が in vitro において骨芽細胞の分化を促進し，破骨細胞の形成を抑制すること，さらに老化促進マウスの骨量を増加させることを報告している[8]．一方，ゲラニルゲラニル基のアルコール体であるゲラニルゲラニオールは，コレステロール合成経路の酵素を阻害することにより，Rho や Rab などの低分子 GTP 結合タンパク質のプレニル化を抑制して，破骨細胞あるいはその前駆細胞のアポトーシスを誘導する[9]．このことから，MK-4 の骨量減少抑制作用の一部はイソプレン単位による破骨細胞の形成抑制およびその機能の抑制が関与している可能性が示唆される．

c. 肝がん予防効果

メナキノンの新しい作用として，肝がん予防効果が報告されている[10]．Habu ら[11]は，肝硬変の患者をプラセボ群と MK-4（45 mg/日）に無作為に分け，2 年間の介入試験を行った．その結果，肝がんに進行した患者はプラセボ群では 19 名中 9 名であり，MK-4 投与群では 21 名中 2 名であったという．MK-4 による肝がん発症率の抑制は統計学的に有意であった[11]．また，動物試験においてもメナキノンは肝がんの再発を抑制することが報告されている．前述のゲラニルゲラノイン酸も同様に，ヒトにおいて肝がんの転位を抑制することが以前より明らかにされていること，フィロキノンにはこの効果は認められないことから，メナキノンの肝がん発症抑制作用は側鎖のイソプレン単位に起因するものと考えられる．

d. 心疾患予防効果

ビタミン K は食物から摂取されると肝臓へ運ばれ，おもに血液凝固因子を活性化するが，ビタミン K が十分量に存在する場合には，血管，骨，軟骨に運ばれて余分な石灰化を防ぐ可能性が示唆されている[12]．血管壁を構成する平滑筋細胞には，ビタミン K 依存性のマトリクス Gla タンパク質（matrix Gla protein：MGP）が発現してい

るが，石灰化が進んだヒト平滑筋の培養細胞では組織の損傷を防ぐため，MGPの発現が亢進している[13]．また，MGP欠損マウスの研究から，MGPが血管壁の石灰化を抑制することが明らかにされた[14]．これにより，ビタミンK依存性のMGPのGla化は血管壁の石灰化を抑制している可能性が示唆された．血管の石灰化は動脈硬化につながるため，ビタミンK欠乏は動脈硬化の危険因子の1つであることが示唆される．

血管の石灰化と骨粗鬆症には深い関係がある．閉経後女性の骨密度と血管の石灰化には負の相関が認められており[15]，この現象は「カルシウムパラドクス」と呼ばれている．すなわち，カルシウムが過剰に骨から動員されると血管壁で石灰化が起こりやすくなる．したがって，ビタミンKが欠乏すると骨組織のオステオカルシン（BGP）および血管のMGPの合成が低下し，その結果，骨質の低下と血管壁の石灰化が促進すると考えられる．実際に4500名を対象とした最近の観察研究では，メナキノンの摂取量と心疾患の発症率の間に負の相関が認められた[16]．

e．ビタミンKの新しい作用とその作用機序

これまで，ビタミンKはタンパク質の修飾を介して生理作用を発揮すると考えられてきたが，最近メナキノンが核内受容体を介して種々の遺伝子発現を調節することが明らかにされた[17]．すなわち，オーファンレセプターであるSXR（ステロイド生体異物受容体）がメナキノンの核内受容体であることが*in vitro*および*in vivo*の実験で示された．これらのことから，メナキノンはSXRを介して標的遺伝子の転写調節因子としてはたらく可能性も示唆されている．

5.3.3 ビタミンKの食事摂取基準（2005年版）

ビタミンKの食事摂取基準はフィロキノンとメナキノンの合計量として策定された．この際，メナキノンについては，MK-7をMK-4に換算して用いることとされた．ビタミンKの摂取基準は，健康人において血液凝固因子の活性化に必要なビタミンK摂取量を指標として目安量が設定された[18]．ビタミンKの目安量は成人男子75 μg/日，成人女子60〜65 μg/日である．ビタミンKの上限量は設定されていないが，これは骨粗鬆症患者がビタミンK製剤を1日当たり45 mg摂取しても副作用が認められないことによる．

5.3.4 機能性食品成分としてのメナキノン

保健機能食品は，不足した栄養の補給・補完を目的とした栄養機能食品と健康の保持増進を目的とした特定保健用食品がある．現在，栄養機能食品には12種類のビタミンと5種類のミネラルが栄養成分として許可されているが，脂溶性ビタミンではKのみが許可されていない．これは，日本人はビタミンKが不足している状況とはいえないことに加え，血液凝固作用と骨形成促進作用の必要量がかけ離れているため，下限量の設定が困難であることも理由となっている．一方，特定保健用食品に関しては，メナキノン高濃度生産菌（*Bacillus subtilis* OUV 23481株）が「骨の健康が気になる方」のための食品の関与成分として許可されている[19]．この納豆の摂取により，血中のメナキノン濃度が上昇し，オステオカルシンの合成が促進することが明らかになっている．

5.3.5 ビタミンKの安全性

フィロキノン（K_1）およびメナキノン（K_2）は，大量に摂取しても毒性がないことが報告されているが，合成品であるメナジオン（K_3）は人体に悪影響を与える．現在，ヒトに対してメナジオンの使用は中止されている．なお，ビタミンKは血液凝固を促すことから，心疾患の患者で抗血液凝固薬であるワーファリンを服用している場合には，食事からのビタミンKの摂取は禁忌である．

〔石見佳子〕

参 考 文 献

1) Shiraki, M., Shiraki, Y., Aoki, C. and Miura, M. : *J. Bone Miner. Res.*, **15**, 515-521, 2000.
2) Booth, S.L. : *Nutr. Rev.*, **55**, 282-284, 1997
3) Hara, K., Akiyama, Y., Nakamura, T., Murota, S.

and Morita, I., et al.: *Bone,* **16**, 179-184, 1995
4) Minisola, S. and Romagnoli, E.: *Bone.*, **19**, 565, 1996.
5) Takahashi, M., Naitou. K., Ohishi, T., Kushida, K. and Miura, M.: *Clin. Endocrinol,* **54**, 219-224, 2001.
6) Kaneki, M., Hedges, S. J., Hosoi, T., Fujiwara, S., Lyons, A., Crean, S. J., Ishida, N., Nakagawa, M., Takechi, M., Sano, Y., Mizuno, Y., Hoshino, S., Miyao, M., Inoue, S., Horiki, K., Shiraki, M., Ouchi, Y. and Orimo, H.: *Nutrition.*, **17**, 315-321, 2001.
7) Booth, S. L., Tucker, K. L., Chen, H., Hannan, M. T., Gagnon, D. R., Cupples, L. A., Wilson, P. W., Ordovas, J., Schaefer, E. J., Dawson-Hughes, B. and Kiel, D. P.: *Am. J. Clin. Nutr.,* **71**, 1201-1208, 2000.
8) Wang, X., Wu, J., Shidoji, Y., Muto, Y., Ohishi, N., Yagi, K., Ikegami, S., Shinki, T., Udagawa, N., Suda, T. and Ishimi, Y.: *J. Bone. Miner. Res.,* **17**, 91-100, 2002.
9) Fisher, J. E., Rogers, M. J., Halasy, J. M., Luckman, S. P., Hughes, D. E., Masarachia, P. J., Wesolowski, G., Russell, R. G., Rodan, G. A. and Reszka, A. A.: *Proc. Natl. Acad. Sci. USA,* **96**, 133-138, 1999.
10) Otsuka, M., Kato, N., Shao, R. X., Hoshida, Y., Ijichi, H., Koike, Y., Taniguchi, H., Moriyama, M., Shiratori, Y., Kawabe, T. and Omata, M.: *Activation.Hepatology.*, **40**, 243-251, 2004.
11) Habu, D., Shiomi, S., Tamori, A., Takeda, T., Tanaka, T., Kubo, S. and Nishiguchi, S.: *JAMA,* **21** (292), 358-61, 2004.
12) Adams, J. and Pepping, J.: *Am. J. Health-Syst. Pharm.,* **62**, 1574-1581, 2005.
13) Spronk, H. M., Soute, B. A., Schurgers, L. J., Cleutjens. J. P., Thijssen, H. H., De Mey, J. G. and Vermeer, C.: *Biochem. Biophys. Res. Commun.,* **289**, 485-490, 2001.
14) Luo, G., Ducy, P., McKee, M. D., Pinero, G. J., Loyer, E., Behringer, R. R. and Karsenty, G.: *Nature,* **386**, 78-81, 1997.
15) Barengolts, E. I., Berman, M., Kukreja, S. C., Kouznetsova, T., Lin, C. and Chomka, E. V.: *Calcif. Tissue. Int.,* **62**, 209-13, 1998.
16) Geleijnse, J. M., Vermeer, C, Grobbee, D. E., Schurgers, L. J., Knapen, M. H., van der Meer, I. M., Hofman, A. and Witteman, J. C.: *J. Nutr.,* **134**, 3100-3105, 2004.
17) Tabb, M. M., Sun, A., Zhou, C., Grun, F., Errandi, J., Romero, K., Pham, H., Inoue, S., Mallick, S., Lin, M., Forman, B. M. and Blumberg, B.: *J. Biol. Chem.,* **278**, 43919-43927, 2003.
18) 日本人の食事摂取基準（2005年版）第一出版, 2005
19) Tsukamoto, Y., Ichise, H., Kakuda, H. and Yamaguchi, M.: *J. Bone. Miner. Metab.,* 18216-18222, 2000.

5.4 ステロール

ステロール（sterol）は芳香族アルコールの一種で、3位に水酸基をもつ炭素数27～29のステロイドの総称である。ステリンともいう。動植物界に幅広く分布しており、生体膜の重要な構成成分である。ステロールは細胞膜中では脂肪酸などとのエステル型あるいは配糖体として存在し、膜の堅さや物質の透過性の調節に関与している。一般に、動物ステロールとしてコレステロールが、植物ステロールとして、スチグマステロール、β-シトステロール、カンペステロールなどが（図5.4.1）、また菌類ステロールとして、エルゴステロールなどがある。植物ステロールはとくに豆類や穀類の胚芽に多く含まれており、米油、大豆油、ごま油、菜種油から摂取できる。また、「食品添加物リスト」には「乳化剤」として掲載され、食品用途をはじめ、シャンプー、クリームなど、化粧品にも利用されている。植物ステロールは無味無臭で、熱安定性も高い。

5.4.1 機能性食品成分としての植物ステロール

植物ステロールは、小腸でコレステロールの吸収を抑制することにより血漿コレステロールを低下させる[1,2]。植物ステロールは化学的には動物性のコレステロールとよく似ているが、ヒトの生体内では異なった動態を示す。すなわち、コレステロールが平均して50％程度も小腸で吸収されるのに対し、植物性ステロールは5％以下程度に過ぎない。コレステロールは小腸で胆汁酸に溶けて吸収されるが、化学的な構造が類似した植物ステロールも同じように胆汁酸ミセルに溶ける性質があるため、これらが共存するとコレステロールと植物性ステロールが競い合い、胆汁酸ミセル

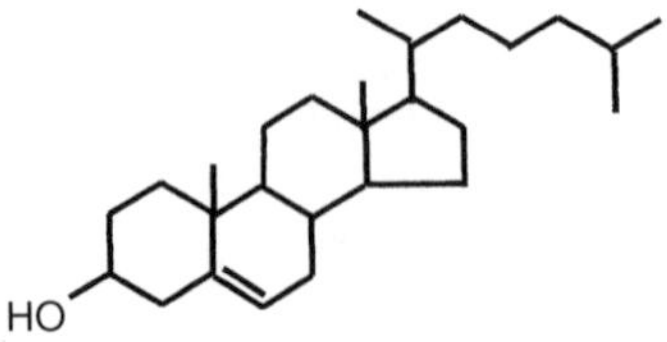

コレステロール

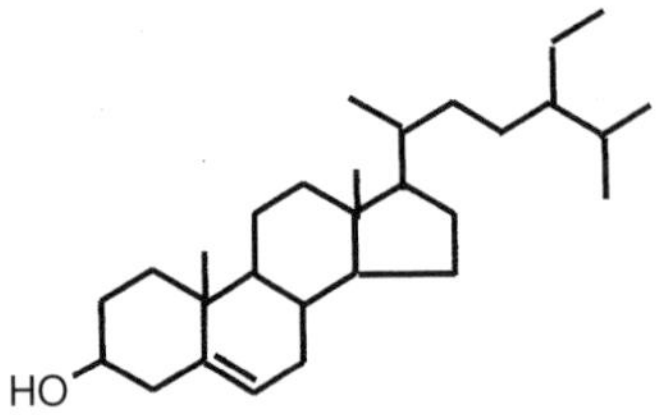

β-シトステロール

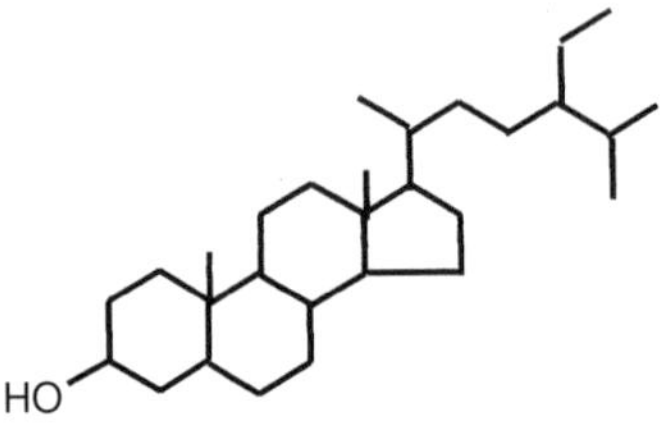

β-シトスタノール

図 5.4.1 ステロールの構造式

に溶けるコレステロールの量が低下する。その結果，吸収されるコレステロール量も減少する。胆汁酸に溶けた植物ステロールは吸収されずそのまま排泄される。植物ステロールの二重結合を飽和させた植物スタノール（図 5.4.1）は，植物ステロール以上のコレステロール低下作用がみられることが明らかになっている。

以前植物ステロールは高脂血症の治療薬として使われていた。一方，最近では植物ステロールを含有する油脂やマーガリンが「コレステロールが高めの方」の特定保健用食品として厚労省より許可されている[3]。日本人が食事から摂取する植物ステロールは 200〜400 mg/日であるが，コレステロール低下作用の有効量は 800 mg/日程度と考えられている。過剰摂取により一部のヒトでは下痢を起こしたり，またビタミン A の吸収阻害を起こす可能性がある[4]。

（石見佳子）

5.5 植物性エストロゲン

食物として摂取されている植物の中には，エストロゲン様活性のある非ステロイド化合物があり，これらは植物性エストロゲンと呼ばれている（図 5.5.2）。植物性エストロゲンは，ステロイドホルモンであるエストロゲンの受容体に結合し，生体内で弱いエストロゲン様作用を示すとともに，性ホルモンの生合成や代謝，がん細胞の増殖や分化などに影響を及ぼす。イソフラボン，クーメスタン，フラボノイドの一部，リグナンなどがこれに含まれる[5]。イソフラボンはダイズ，クズ（葛根）などに，クーメスタンはレッドクローバーに，フラボノイド類ではアピゲニンが茶葉に，リグナンはコムギ，オオムギなどの穀類や野菜や油脂に富んだ種子（アマニやゴマ）などに含まれている。欧米人に比べてアジア人では乳がんや前立腺がんなどのホルモン依存性のがんの発症率が低いが，この理由として植物性エストロゲンを含む食品を多く摂取していることがあげられている[6]。また，近年では植物性エストロゲンの骨代謝改善効果も報告されている[7]。

5.5.1 イソフラボン

大豆イソフラボン（isoflavone）は，ダイゼイン，ゲニステイン，グリシテインでそのほとんどが配糖体（おのおのダイジン，ゲニスチン，グリシチン）およびそのマロニル体やアセチル体として存在している。ダイズ中の含有量はおよそ 0.2〜0.3% である。イソフラボンの構造は女性ホルモンであるエストロゲンに類似しているが（図 5.5.1），エストロゲン受容体に対する親和性はエストロゲンの約 1/1000〜1/10000 である。イソフラボン配糖体は，腸内細菌の β-グリコシダーゼにより糖が切断され活性型のアグリコンとなって約 1/3 が吸収され，残りのアグリコンはさらに腸内細菌によって代謝を受けてから吸収される。ダイゼインは腸内細菌により，エストロゲン活性の

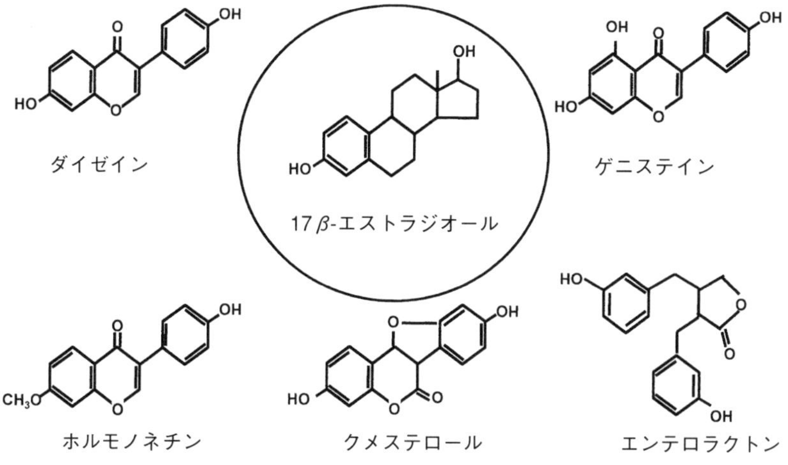

5. イソプレノイド

図 5.5.1 植物性エストロゲンの構造式

（ダイゼイン、17β-エストラジオール、ゲニステイン、ホルモノネチン、クメステロール、エンテロラクトン）

より強いエクオールあるいは O-DMA に代謝される. イソフラボンの生理作用としては，エストロゲン様作用，抗エストロゲン作用，抗酸化作用，チロシンキナーゼ阻害作用，アロマターゼ阻害活性，性ホルモン結合性グロブリンの産生促進作用などが報告されている[8]. これらの多様な作用により，乳がん[9),10)]や骨粗鬆症の予防[11)～21)]，更年期症状の緩和[22),23)]などが期待されている. Natural Medicine Comprehensive Database には，大豆イソフラボンの骨粗鬆症に対する予防効果は「おそらく有効である」と記載されている[24)].

5.5.2 クーメスタン

クーメスタン類に属するクメステロールは牧草のムラサキウマゴヤシクローバー，種々のスプラウトに含まれる植物性エストロゲンである（図 5.5.2）. オーストラリアの羊が大量のクローバーを摂取して不妊症を呈したという報告があるが，これはクメステロールのエストロゲン作用によるものと推察されている[25)]. クメステロールはイソフラボンやリグナンに比べてエストロゲン様作用が強い. 現在骨粗鬆症治療薬として使われているイプリフラボンは，クメステロールをもとに合成されたものである. 骨粗鬆症治療におけるイプリフラボンの服用量は，1日3回，1回200 mg である.

5.5.3 リグナン

リグナン（lignan）は分子内にC6C3単位を2つもつ植物由来の天然物で，植物の生育や捕食から自己を守る役割を果たしている[26)]. リグナンは食物繊維の多い食物に含まれており，穀類ではコムギ，オオムギ，ライ麦などに，豆類ではインゲン豆，レンズ豆などに，また亜麻の種子（アマニ油）やゴマなどに含まれている[27)]. リグナンはヒトや動物の大腸内で腸内細菌によってエンテロラクトンやエンテロジオールに代謝され，エストロゲン様作用を示す.

アマニ油にはリグナンのSDG（セコイソラリシレシノール配糖体）が豊富に含まれており，その含量は0.7～1.9%である. アマニリグナンは前立腺がんなどのホルモン依存性のがんの予防に有効である可能性が示唆されている[28)]. また，SDGおよびその代謝産物には抗酸化作用が認められる.

ゴマ油に多く含まれているゴマリグナンには，セサミン，セサモリン，セサミノールなどがあり，ゴマ油中の含有量は0.1～1%である. セサミンもヒトの生体内でエンテロラクトンに変換されることが報告されている[29)]. セサミノールは強

い抗酸化性を示す．ゴマリグナンの機能性としては，コレステロール低下作用，血圧低下作用，抗がん作用などが報告されている[30]．

5.5.4 植物性エストロゲンの機能性

a. エストロゲン様作用と抗エストロゲン作用

植物性エストロゲンが，エストロゲン受容体を介してエストロゲン様作用を示すことは，細胞，動物，ヒトで証明されている[31]．一方，抗エストロゲン作用はゲニステイン，クメステロール，エクオールなどについて in vivo 試験で確認されているが，乳がん細胞などを用いた in vitro の試験では確認されてない[32]．植物性エストロゲンの抗エストロゲン作用のメカニズムの詳細は明らかではない．なお，リグナンには抗エストロゲン作用は認められない[33]．植物性エストロゲンは，ほてりなどの更年期症状の緩和に有効であると報告されているが[22]，有効性は認められないとの報告もある[23]．

b. 植物性エストロゲンとがん予防

イソフラボンとリグナンは，性ホルモン結合タンパク質（SHBG）の合成を促進する[34]．SHBGは性ホルモンに結合してその作用を抑制することから，SHBGの合成促進はホルモン依存性のがんの発症リスクを低下させる可能性があるといわれている．一方，イソフラボンおよびリグナンの代謝産物であるエンテロラクトンは性ホルモンの合成に関与する酵素の活性を抑制する作用がある．すなわち，テストステロンをジヒドロテストステロンに変換する5α-リダクターゼ活性を低下させる[35]．5α-リダクターゼ阻害剤が前立腺肥大治療薬であることを考慮すると，イソフラボンは前立腺肥大および前立腺がんの予防に有効である可能性が示唆される．また，イソフラボンやエンテロラクトンは，アンドロゲンをエストロゲンに変換するアロマターゼ活性を阻害することからも，乳がんや前立腺がんの予防に有効である可能性が示唆されている[36]．

c. 植物性エストロゲンと骨代謝

植物性エストロゲンが，閉経後女性の骨代謝を改善することが報告されている．閉経後5年間はエストロゲンの分泌低下により急速に骨量が減少する．骨量と骨質が低下して骨折しやすくなった病態が骨粗鬆症であるが，近年，疫学調査によりダイズの摂取量と骨密度が正の相関を示すことが報告された[14),15]．さらに，ヒトにおける植物性エストロゲンの介入試験も各国で相ついで行われた[16)〜22]．その結果，45〜90 mgのアグリコン型の植物性エストロゲンの摂取により，腰椎や大腿骨の骨密度が上昇あるいは低下が抑制された．一方，オランダの試験では，イソフラボンの有効性は認められなかった[19]．筆者らは，イソフラボンの閉経後女性の骨密度に対する影響を評価するため，二重盲検無作為割付比較試験を行った．閉経後5年以内の健常な日本人女性を対象に，1日あたり75 mgの大豆イソフラボン配糖体（アグリコン換算47 mg）を半年間介入したところ，摂取群とプラセボ群の骨密度には有意な差は認められなかったが，ダイゼインの代謝産物でよりエストロゲン活性の強いエクオールの産生に着目して解析すると，エクオール産生者は非産生者に比べて大腿骨頸部の骨量の減少率が有意に低値を示した[21]．なお，1年間の介入では大腿骨頸部Ward's三角部の骨量の減少が抑制された[37]．閉経後の日本人女性の骨代謝に対するイソフラボンの影響は，今後さらにエビデンスを蓄積する必要がある．

d. 機能性食品成分としての大豆イソフラボン

現在，わが国では大豆イソフラボンを含む飲料が「骨の健康が気になる方」のための特定保健用食品として許可されている．当該飲料のヒト試験では，平均年齢56歳の健常女性26名に大豆イソフラボン配糖体40 mgを含む飲料を2週間摂取してもらい，3週間の間隔でクロスオーバー試験を実施したところ，尿中の骨吸収マーカーであるデオキシピリジノリンが低下した[38]．一方，食品安全委員会は，大豆イソフラボンアグリコンの安全な1日の摂取目安量の上限値は70〜75 mg/日，特定保健用食品から日常の食事に上乗せして摂取する場合の上限値は30 mg/日とするとの報告書

をまとめた[39]. また, 胎児, 乳幼児, 妊娠期や授乳期の女性では, 大豆イソフラボンを特定保健用食品から摂取することは推奨しないとした.

〈石見佳子〉

参考文献

1) Sugano, M., Morioka, H. and Ikeda, I.: *J. Nutr,* **107**, 2011-2019, 1977.
2) Katan, M.B., Grundy, S.M., Jones, P., Law, M., Miettinen, T. and Paoletti, R.: *Mayo. Clin. Proc.,* **78**, 965-978, 2003.
3) 大山勝彦, 関 慎二, 日高一郎, 芳野寿子, 辻 宏明, 田口信夫, 中島成生, 近藤和雄: 栄養学雑誌, **59**, 271-276, 2001.
4) 脂質研究の最新情報, 第一出版, 2000.
5) Murphy, P. H. and Hendrich, S.: *Adv. Food Nut. Res.,* **44**, 195-246, 2002.
6) Ingram, D., Sanders, K., Kolybaba, M. and Lopez. D.: *Lancet,* **350** (9083), 990-994, 1997.
7) Draper, C. R., Edel, M. J., Dick, I. M., Randall, A. G. and Martin, G. B.: *J. Nutr,* **127**, 1795-1799, 1997.
8) 家森幸男, 太田静行, 渡邊 昌編: 大豆イソフラボン, 幸書房, 2001.
9) Adlercreutz, C. H., Goldin, B. R., Gorbach, S. L., Hockerstedt, K. A., Watanabe, S., Hamalainen, E. K., Markkanen, M. H., Makela, T. H., Wahala, K. T. and Adlercreutz, T.: *J. Nutr.,* **125**, 757 S-770 S, 1995.
10) Yamamoto, S., Sobue, T., Kobayashi, M., Sasaki, S. and Tsugane, S.: *J. Natl. Cancer. Inst.,* **95**, 906-913, 2003.
11) Ishida, H., Uesugi, K., Hirai, K., Toda, T., Nukaya, H., Yokotsuka, K. and Tsuji, K.: *Biol. Pharm. Bull.,* **21**, 62-66, 1998.
12) Ishimi, Y., Miyaura, C., Ohmura, M., Onoe, Y., Sato, T., Uchiyama, Y., Ito, M., Wang, X., Suda, T. and Ikegami, S.: *Endocrinology,* **140**, 1893-1900, 1999.
13) Ishimi, Y., Arai, N., Wang, X., Wu, J., Umegaki, K., Miyaura, C., Takeda, A. and Ikegami, S.: *Biochem. Biophys. Res. Commun.,* **274**, 697-701, 2000.
14) Somekawa, Y., Chiguchi, M., Ishibashi, T. and Aso, T.: *Obstet. gynecol.,* **97**, 109-115, 2001.
15) Ho, S. C., Chan, S. G., Yi, Q., Wong, E. and Leung, P. C.: *J. Bone Miner. Res.,* **16**, 1363-1369, 2001.
16) Potter, S.M., Baum, J. A., Teng, H., Stillman, R. J., Shay, N. F. and Erdman. J. W., Jr.: *Am. J. Clin. Nutr.,* **68**, 1375 S-1379 S, 1998.
17) Morabito, N., Crisafulli, A., Vergara, C., Gaudio, A., Lasco, A., Frisina, N., D'Anna, R., Corrado, F., Pizzoleo, M. A., Cincotta, M., Altavilla, D., Ientile, R. and Squadrito, F.: *J. Bone Miner. Res.,* **17**, 1904-1912, 2002.
18) Atkinson, C., Compston, J. E., Day, N. E., Dowsett, M. and Bingham, S. A.: *Am. J. Clin. Nutr.,* **79**, 326-333, 2004.
19) Kreijkamp–Kaspers, S., Kok, L., Grobbee, D. E., de Haan, E. H., Aleman, A., Lampe, J. W. and van der Schouw, Y. T.: *JAMA,* **292**, 65-74, 2004.
20) Uesugi, T., Fukui, Y. and Yamori, Y.: *J. Am. Coll. Nutr.,* **21**, 97-102, 2002.
21) Wu, J., Oka, J., Higuchi, M., Tabata, I., Toda, T., Fujioka, M., Fuku, N., Teramono, T., Okuhira, T., Ueno, T., Uchiyama, S., Urata, K., Yamada, K. and Ishimi, Y.: *Metabolism,* **55**, 423-433, 2006.
22) Uesugi, S., Watanabe, S., Ishiwata, N., Uehara, M. and Ouchi, K.: *Biofactors,* **22**: 221-228, 2004.
23) Atkinson, C. and Lampe, J. W.: *Exp. Biol. Med.,* **230**, 155-170, 2005.
24) Stockton, C. V.: Natural Medicine Comprehensive Database 5 th ed., Therapeutic Research Faculty, 2003.
25) Bennet, H. W., Underwood, E. J. and Shier, F. L.: *J. Dept. Agric West Aust.,* **23**, 1-12, 1946.
26) Dinkova-Kostova, A.T., Gang, D. R., Davin, L. B., Bedgar, D. L.,Chu, A. and Lewis, N. G.: *J. Biol. Chem.,* **271**, 29473-29482, 1996.
27) Tham, D. M., Gardner, C. D. and Haskell, W. L.: *J. Clin. Endcrinol. Metab.,* **83**, 2223-2235, 1998.
28) Demark-Wahnefried, W., Price, D. T., Polascik, T. J., Robertson, C. N., Anderson, E. E., Paulson, D. F., Walther, P. J., Gannon, M. and Vollmer, R. T.: *Urology.,* **58**, 47-52, 2001.
29) Penalvo, J.L., Heinonen, S. M., Aura, A. M. and Adlercreutz, H.: *J. Nutr.,* **135**, 1056-1062, 2005.
30) Nakabayashi, A., Kitagawa, Y., Suwa, Y., Akimoto, K., Asami, S., Shimizu, S., Hirose, N., Sugano, M. and Yamada, H.: *Int. J. Vitam. Nutr. Res.,* **65**, 162-168. 1995.
31) Adlercreutz, H. and Muzur, W.: *Ann. Med.,* **29**, 95-120, 1997.
32) Makela, S., Davis, V. L., Tally, W. C., Korkman, J., Salo, L., Vihko, R., Santti, R. and Korach, K. S.: *Environ. Health Perspect.,* **102**, 572-578, 1994.
33) Jordan, V. C., Koch, R., Bain, R. R. and McLachlan, J. A., ed.: Estrogen in the environment II.Influences on Development.New York, Elsevier, pp. 221-234, 1985.
34) Adlercreutz, H., Hockerstedt, K., Bannwart, C., Bloigu, S., Hamalainen, E. and Fotsis, T.: *Ollus. J. Steroid Biochem.,* **27**, 1135-44, 1987.

35) Loss, R. K.：*Lancet*, **339**, 887-889, 1992.
36) Adlercreutz, H.：*J. Steroid Biochem. Mol. Biol.*, **44**, 147-153, 1993.
37) Wu, J., Oka, J., Tabata, I., Higuchi, M., Toda, T., Fuku, N., Ezaki, J., Sugiyama, F., Uchiyama, S., Yamada, K. and Ishimi, Y.：*J. Bone Miner. Res.*, **21**, 780-789, 2006.
38) 寺本貴則，坂本朱子，戸田登志也，奥平武則，古結一郎：健康・栄養食品研究, **3**, 53-62, 2000.
39) 食品安全委員会新開発食品専門調査会，平成18年5月．

6
カロテノイド

6.1 はじめに[1),2)]

　カロテノイドとは，長鎖の共役系二重結合を構造にもつ黄色から赤色ないし紫色（吸収極大400〜550 nm）の色素類の総称である．自然界には，600種類以上のカロテノイドが存在する．その多くは，炭素数40個のイソプレノイドを基本骨格とするが，中には炭素数30や45, 50のカロテノイドもある．植物およびある種のカビ，酵母，細菌はカロテノイドを *de novo* 合成できるが，動物にはその合成能力はない．ただし，鳥類や魚類は吸収したカロテノイドをさらに酸化的に代謝変換した後蓄積することができる．熱帯に生息する鳥類や魚類が色鮮やかであるのは，このカロテノイドのためである．一方，ほ乳動物は食物由来のカロテノイドをそのまま蓄積すると考えられてきた．通常の食生活でヒトが食物成分として摂取するカロテノイドは40種類を超える程度であるが，ヒト血漿にはそのうちβ-カロテンやリコペン，ルテインなど10種類以上のカロテノイドやそれらの代謝物が存在している．ヒト血漿におけるカロテノイドの分布は食物成分として摂取したカロテノイドを反映している．

　カロテノイドを構造から分類すると，酸素を含まない炭化水素カロテノイド（カロテン類やリコペンなど）と含酸素カロテノイド（キサントフィル類）に分類できる．また，イオノン環の有無からは，環状カロテノイド（カロテン類やキサントフィル類）と非環状カロテノイド（リコペンやフィトエンなど）に分類できる．キサントフィル類の一種であるアスタキサンチンはエビ・カニなどの甲殻類やサケ・マスなどの魚類に豊富に含まれる色素であり，動物性カロテノイドとも呼ばれ

る．一般的によく知られているカロテノイドはβ-カロテンである．1981年にWackenroderによってニンジン（*Daucus Coarota* L.）から単離されカロテンと名づけられた後，1931年にKarrerによって構造式が決定された

カロテノイドのもっとも確実な生理機能はプロビタミンAである．すなわち，食物成分として摂取したカロテノイドは小腸上皮細胞で酸化開裂酵素（β-カロテン15,15'-オキシゲナーゼ）により，ビタミンAに変換されてはじめてビタミンA作用を発揮する．しかし，天然に存在するカロテノイドのうち，プロビタミンAとなるものは30種類程度に過ぎない．ヒト血漿にはβ-カロテンやα-カロテンのようなプロビタミンAカロテノイドばかりでなく，ルテインやリコペンなどの非プロビタミンAカロテノイドが豊富に存在する．ほかのほ乳動物に比べてヒトの血漿はカロテノイド濃度が高く，その種類も豊富である．理由は不明であるが，ヒトは食物由来のカロテノイドをそのままの形で吸収して体液や組織に蓄積しやすい動物である．したがって，食物由来のそれぞれのカロテノイドにはプロビタミンA活性以外にもさまざまな生理機能があると考えられる．1981年にPetoら[3]は摂取β-カロテンがそれ自体で抗がん作用を発揮する可能性を指摘した．この報告以来，β-カロテンは発がんの化学予防物質として期待され，野菜果実などの植物性食品の抗がん作用はβ-カロテンに由来すると予想されてきた．事実，β-カロテンの大規模ヒト介入試験として中国林県で行われた研究（Linxian study）では，β-カロテンを含む抗酸化物質の摂取が発がんを抑制する結果が得られた．しかし，その後のヒト介入試験結果はβ-カロテンのがん予防効果を示すものではなく，ATBC試験やCARET試験においては，むしろβ-カロテン摂取が喫煙者の発がんを促進する結果となった（表6.1.1)[4]～[7]．この意外な結果については多くの議論があるが，食品から摂取されるカロテノイドの場合と単一のβ-カロテンを過剰に摂取した場合の違いが指摘されている．そこで，多種類のカロテノイドを組み合わせて摂取することが重要であるとの考えが強まっている．この点でβ-カロテン以外の非プロビタミンAカロテノイドの生理機能性にも関心が向けられつつある．たとえば，リコペン摂取には前立腺がん予防効果への期待が寄せられている．一方，キサントフィル類であるルテインやゼアキサンチンは眼球の網膜組織に特異的に蓄積するカロテノイドであり，とくに網膜

表6.1.1　β-カロテンの大規模介入試験

介入試験	対象	栄養素の量	期間	おもな結果	文献
Linxian study	中国・河南省林県住民（約3万人）	2～3種類の栄養素を組み合わせて4群に分け，毎日投与	1986～1991	β-カロテン（15 mg）・ビタミンE（30 mg）・セレン（50 mg）の投与群の死亡率が全がんで13%，胃がんで21%低下	4)
ATBC trial	フィンランドの男性喫煙者（約3万人）	β-カロテン20 mgとビタミンE 50 mgを毎日	1985～1993	β-カロテン投与群の肺がんになる率が18%上昇	5)
Physicians' study	米国の男性医師（約2万2千人）	β-カロテン50 mgとアスピリンを1日おきに	1982～1995	β-カロテンにがんの予防効果も害もなし	6)
CARET study	米国の喫煙者・アスベストを吸った人達（約1万8千人）	β-カロテン30 mgとビタミンA 25000 IUを毎日	1988～1998	投与群の肺がんになる率が28%上昇，投与中止	7)

黄斑部の視覚機能の恒常性に寄与するものと考えられる．実際にルテインに富む野菜の摂取が加齢性黄斑変性症の予防にはたらく可能性が示されている．

6.2 カロテノイドの構造と性質

カロテノイドは，一般的に，イソプレンが8個結合した長鎖イソプレノイドの炭化水素骨格（炭素数40）に共役した多数の二重結合をもった構造をしている（図6.2.1）．そのため，きわめて疎水性の高い物質であり，黄色〜赤色を呈し，抗酸化性を示す．カロテノイドは，紫外・可視光領域の光を吸収し，食品に黄色〜赤色を与える．図6.2.2に示すように，それぞれのカロテノイドは特徴的な紫外・可視スペクトルを示し，450 nm付近に吸収極大を示すものが多い．リコペンは，470 nmの吸収を中央にして3つのシャープな極大吸収を示す．共役二重結合数が7個のリコペンの同族体であるζ-カロテンは399 nmに中

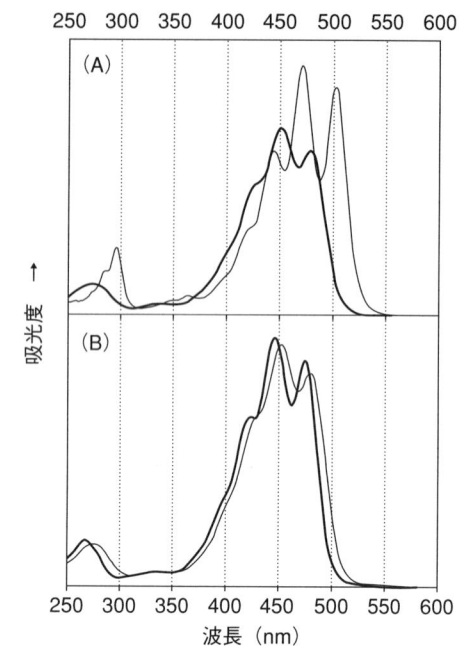

図6.2.2 カロテノイドの紫外・可視スペクトル
(A) ヘキサン中のβ-カロテン（―――）とリコペン（―――）のスペクトル
(B) エタノール中のルテイン（―――）とゼアキサンチン（―――）のスペクトル

央の極大吸収を示すように，極大吸収波長は共役二重結合の数が多いほど長波長側へシフトする（表6.2.1）．両端にβ-イオノン環をもつβ-カロテンでは，環内の二重結合が直鎖部分の共役二重結合と同じ平面にない．そのため，極大吸収波長は450 nmと短波長側へシフトし，極大吸収のピークは鈍くなっている．また，カルボニル基が共役系に加わったカンタキサンチンなどでは，長波長側に極大吸収がシフトし，3つの極大吸収が1つとなり，スペクトルの微細構造がなくなっている．ほとんどのカロテノイドの共役二重結合はトランス型であるが，シス型の二重結合をもつものは吸収スペクトルに特徴的なシス-ピークを示し，13-シス-β-カロテンの場合には340 nmに極大吸収ピークがある．また，シス型カロテノイドでは，低波長側へスペクトルが少しシフトする．極大吸収波長ではきわめて大きな分子吸光係数（表6.2.1）をもつため，HPLCの検出器として紫外・可視吸光光度計を用いることによってカロ

図6.2.1 ヒト血漿に含まれる主要なカロテノイド

表 6.2.1 主要なカロテノイドの紫外・可視光領域の吸収極大と吸光係数[116]

カロテノイド	極大吸収波長		分子吸光係数		
	nm	溶媒	ε_{mol}	λ (nm)	溶媒
フィトエン	276, 286, 297	ヘキサン	49800	286	ヘキサン
フィトフルエン	331, 348, 367	ヘキサン	85500	348	ヘキサン
ζ-カロテン	377, 399, 425	エタノール	138000	400	ヘキサン
ニューロスポレン	416, 440, 470	エタノール	157000	440	ヘキサン
リコペン	444, 470, 502	石油エーテル	184900	470	石油エーテル
γ-カロテン	437, 462, 494	ヘキサン	147900	462	ヘキサン
β-カロテン	425, 450, 477	ヘキサン	138900	450	石油エーテル
9-シス-β-カロテン	420, 445, 472	ヘキサン	136900	445	ヘキサン
13-シス-β-カロテン	340, 419, 443	ヘキサン	112200	443	ヘキサン
α-カロテン	422, 445, 473	ヘキサン	145300	445	ヘキサン
カンタキサンチン	466	石油エーテル	124100	466	石油エーテル
β-クリプトキサンチン	428, 450, 478	エタノール	135700	450	ヘキサン
ゼアキサンチン	428, 450, 478	エタノール	140900	450	エタノール
ルテイン	422, 445, 474	エタノール	144800	445	エタノール
アスタキサンチン	478	エタノール	125100	470	ヘキサン
カプサンチン	476	エタノール	121000	483	ベンゼン
ビオラキサンチン	419, 440, 470	エタノール	153000	440	エタノール
9'-シス-ネオキサンチン	413, 437, 466	エタノール	136700	437	エタノール
フコキサンチン	426, 449, 475	エタノール	109400	448	アセトン
ビキシン	429, 457, 484	エタノール	165500	456	石油エーテル
クロセチン	401, 423, 447	エタノール	141700	422	石油エーテル

表 6.2.2 カロテノイドの溶解度[8),9)]

溶 媒	溶解度（mg/l）				
	β-カロテン	ルテイン	ゼアキサンチン	β-クリプトキサンチン	リコペン
n-ヘキサン	600	20			
油脂（トリオレオイルグリセロール）	1180		22	3370	<1
ジエチルエーテル	1000	2000			
クロロホルム	2000	6000			
ジクロロメタン	6000	800			
テトラヒドロフラン	10000	8000			
酢酸エチル	500	800			
アセトン	200	800			
エタノール	30	300			
メタノール	10	200			

テノイドの高感度検出が可能である．また，フォトダイオードアレイ検出器でスペクトルを測定するとカロテノイドの同定のための情報が容易に得られる．

カロテノイドは，一般的に疎水性が高いので，水に不溶で各種有機溶媒に溶解する．表6.2.2に示すように，テトラヒドロフランがもっとも高い溶解度をもつことがわかる．クロロホルム，ジクロロメタンも高い溶解度を示す．抽出によく利用されている極性のアセトンや非極性のヘキサンなどもある程度の溶解度を示すが，それほど高くはない．また，食品においてカロテノイドを溶解，分散させるために重要な油脂でも，β-カロテンは0.1%程度しか溶解しない[8),9)]．カロテノイドは，長鎖の共役二重結合をもつため，酸素や過酸化物などによる酸化分解を受けやすい．また，光

照射，加熱，酸などによって容易に幾何異性体を生成する．キサントフィルの中には，酸やアルカリ処理にとくに不安定なものがある．たとえば，ビオラキサンチンやネオキサンチンなどの5,6-エポキシドは，酸性下で容易に5,8-エポキシド（ジヒドロフラン）へ転移される．アルカリ性下では，アスタキサンチンがアスタセンへ酸化され，カロテナール類はアセトンとアルドール縮合反応を起こしアーティファクトを生成する．

6.3 カロテノイドの吸収・代謝

6.3.1 消化・吸収

食品から摂取されるカロテノイドの消化・吸収性は，油脂類などのほかの脂溶性成分に比べ，低いことが知られている．消化・吸収されるためには，最初に，食品からカロテノイドが遊離されなければならない．一般的に，野菜類のカロテノイドは固い細胞壁のため遊離されにくく，調理・加工によって組織が破壊されると吸収性が改善される[10]．カロテノイドは疎水性がきわめて高く，そのままでは消化管内で分散されにくいため，食餌油脂などに溶解し消化管中に分散される必要がある．胆汁として十二指腸へ分泌される胆汁酸やホスファチジルコリンは，直接的に，あるいは油脂の分散を促進することによってカロテノイドの小腸管腔での分散性を高める．また，油脂の摂取は胆汁の分泌を促進する．さらに，膵液中に分泌されるリパーゼなどの脂質加水分解酵素が油/水エマルションに作用し，小さな粒径（6〜50 nm）の混合ミセルが生成する．このミセルは，脂肪酸，モノアシルグリセロール，リン脂質，コレステロールおよび胆汁酸から構成される．混合ミセルに可溶化されたカロテノイドが小腸上皮細胞から吸収されることになる．このように，消化過程において，油脂が重要なはたらきをしており，脂質を含む食品を摂取すること，あるいは油脂で調理することによってカロテノイドの生体利用性が高くなる．たとえば，野菜カロテノイドの生体利用性が脂質の多いアボカドと食べ合わせることによって高まることが示されている[11]．

混合ミセルに可溶化されたカロテノイドの小腸上皮細胞への取込みは，単純拡散にしたがうものと考えられてきた[12],[13]．さまざまな食品由来のカロテノイドについて，Caco-2小腸上皮モデル細胞への取込みを調べた例では，カロテノイドの疎水性が高いほど細胞へ取り込まれやすいことが見いだされ[14]，細胞膜を構成する脂質二重層を疎水性が高いものほど透過しやすいという単純拡散の特徴とよく一致する結果が示されている．しかし，最近，スカベンジャーレセプタークラスBタイプI（SR-BI）などのレセプターがカロテノイドの腸管吸収に関与することが報告されている．SR-BIは肝臓に発現し，HDLコレステロールを取り込むレセプターとして見いだされたものであるが，小腸にも発現しほかの類似レセプターとともに種々の脂質の吸収に関与しているものと考えられている．SR-BIノックアウトマウスでは高脂肪高コレステロール食を与えたとき，野生株に比べβ-カロテンの腸管吸収が抑制されることが示されている[15]．また，ショウジョウバエの目の細胞において，SR-BIと類似したスカベンジャーレセプターがカロテノイドの取込みに必須であることが証明されている[16]．しかし，生理的条件下において，このようなレセプターあるいは単純拡散による取込みが実際どの程度寄与しているかは，今後の研究課題である．

小腸上皮細胞へ取込まれたカロテノイドは，細胞内で合成されるトリアシルグリセロールとともにカイロミクロンに組み込まれてリンパ液中に放出され血流に入る．カイロミクロンの主成分であるトリアシルグリセロールは，リポプロテインリパーゼによって分解され各組織に取り込まれる．カロテノイドは，残ったカイロミクロンレムナントとともに一度肝臓に取り込まれる．その後，一部がVLDLに組み込まれ肝臓から分泌され，最終的にLDLとなって各組織に取り込まれ蓄積されるものと考えられている．

哺乳動物におけるカロテノイドの吸収と蓄積は，種によって著しく異なっていることが知られ

ている.ラット,マウス,ウサギ,ブタなどではほとんどカロテノイドは蓄積されないが,ウシやウマではβ-カロテンが蓄積されキサントフィル類はほとんど蓄積されない.一方,ヒトを含む霊長類などではカロテン類とキサントフィル類の両者が蓄積される,このような種による相違は,消化過程,腸管吸収,あるいは体内の代謝に起因するかはいまだに不明である.

6.3.2 代　　謝

小腸上皮細胞へ取り込まれたβ-カロテンやα-カロテンなどのプロビタミンAの一部は,β-カロテン15,15'-オキシゲナーゼによって分子中央の二重結合で酸化分解され,レチナールへ変換される[17].レチナールはレチノールへ還元され,レチノール脂肪酸エステルへ変換される.レチノール脂肪酸エステルは,未変化のプロビタミンAやほかのカロテノイドとともにカイロミクロンに組み込まれ,リンパ液中へ分泌される.したがって,小腸は,ビタミンAを合成するもっとも重要な器官である.β-カロテン15,15'-オキシゲナーゼは,小腸以外に,肝臓,腎臓,脳,胃,精巣,網膜色素上皮にも存在し[18],血液からのレチノールの供給とは別に,各組織でのβ-カロテンからのビタミンAの供給に関与している可能性が考えられている.ゼブラフィッシュの胚においては,この酵素がプロビタミンAからレチノイン酸の生成に関与し正常な胚発生に必須であることが示されている[19].ビタミンAには過剰症が知られているが,β-カロテンを多量に摂取してもそのような症状は現れないので,β-カロテンオキシゲナーゼ活性は厳密に調節されているものと考えられている.分子レベルでその調節機構の解析が進められ,レチノイン酸とその核内レセプターであるRARがβ-カロテンオキシゲナーゼを転写レベルで負に調節していることが示されている[20].また,遺伝子の上流域にはペルオキシゾーム増殖因子応答領域が存在し,ペルオキシゾーム増殖因子活性化レセプター(PPAR)やRXRのリガンドによって転写が促進されることが報告されている[21].

β-カロテン15,15'-オキシゲナーゼ遺伝子と相同性の高い遺伝子としてRPE65とBCO2が見いだされている.RPE65は網膜色素上皮に存在する全-トランス-レチノール脂肪酸エステル結合タンパク質であり視覚に必須の役割を担っている.BCO2は,β-カロテンの9,10位の二重結合を特異的に酸化開裂し,β-10'-アポカロテナールとβ-イオノンを生成させ,また,リコペンにも作用することが報告されている[22].この非対称な酸化開裂反応は,レチノイン酸生成経路として従来から提唱されていたeccentric開裂経路の反応に類似している.しかし,このeccentric開裂が示されている実験系では,β-カロテンの二重結合に対する位置特異性は広く,さまざまな鎖長のカルボニル化合物が生成している.また,二重結合位置に非特異的な開裂は,脂質ラジカルなどの活性酸素との反応により容易に起こることも知られている.したがって,BCO2がeccentric開裂経路に関与しているかは明確ではなく,その生理的役割はまだわかっていない.β-カロテン15,15'-オキシゲナーゼはプロビタミンAに対して作用するが,基質特異性が広いBCO2はさまざまなカロテノイドの酸化分解にかかわっている可能性が考えられる.

ヒト血清に含まれるカロテノイドの詳細な分析から体内でのカロテノイド代謝が推定されている.Khachikら[23]は,34種類(幾何異性体を含む)のカロテノイドがヒト血清および母乳に含まれることを示し,そのうち9種類は食品にはほとんど検出されないことから代謝産物と推定した.リコペンの代謝産物として,2,6-サイクロリコペン-1,5-ジオールがヒト血清中に見いだされている(図6.3.1).リコペンの酸化物であるリコペン-1,2-エポキシドから2,6-サイクロリコペン-1,5-エポキシドを経て,酵素的もしくは非酵素的な加水分解によって生成するものと考えられている[23].主要なヒト血漿中のルテイン代謝産物は,アヒドロルテイン(3-ヒドロキシ-3',4'-ジデヒドロ-β,γ-カロテンおよび3-ヒドロキシ-2',3'

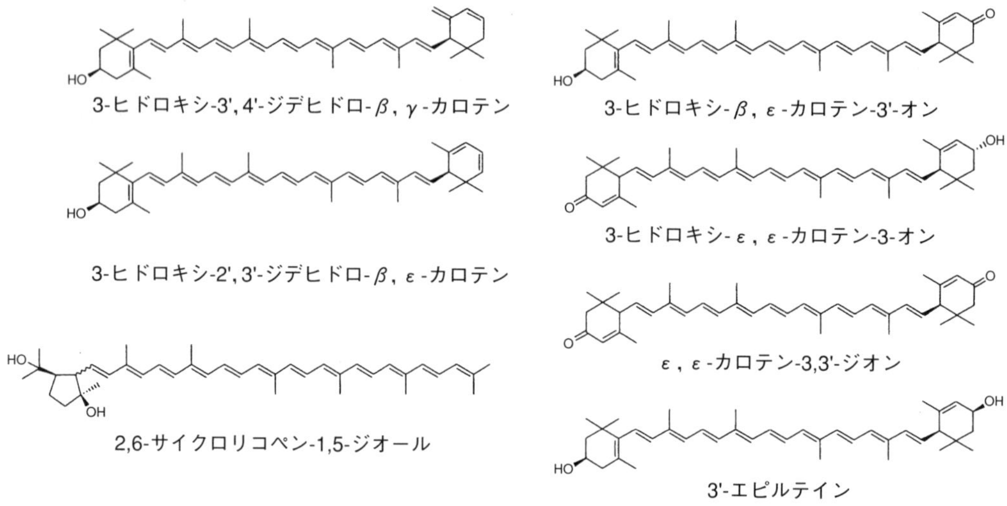

図 6.3.1 ヒト血漿に含まれるルテインとリコペンの代謝産物

-ジデヒドロ-β, ε-カロテン）であり，食品中のルテインが胃酸による脱水反応を受けて生成したものと考えられている[24]．そのほかに，3-ヒドロキシ-β, ε-カロテン-3'-オン，3'-ヒドロキシ-ε, ε-カロテン-3-オン，ε, ε-カロテン-3,3'-ジオンおよび3'-エピルテインも見いだされている[25]．これらは，体内においてルテインから酸化，還元および異性化を繰り返して生成すると考えられている．これらの一連の反応により，ルテインからゼアキサンチンへの代謝変換が起きているものと考えられている[26]．4,4'-ジメトキシ-β-カロテンを投与したヒト血漿にカンタキサンチンが検出されること[27]，カプサンチンを投与した血漿にはカプサントンが生成すること[28]，フコキサンチンを投与したマウスでは肝臓のミクロソーム画分に存在するNAD依存の脱水素酵素のはたらきでアマローシアキサンチンAに変換されること[29]などから，哺乳動物ではカロテノイドの2級の水酸基を酸化してカルボニル基に変換する代謝活性があるものと推定される．上記したルテインの脱水素産物もこのような代謝活性によって生成する可能性が考えられる．

カロテノイドは，活性酸素と反応することによって抗酸化作用を示すが，その反応に伴いさまざまな酸化産物が生成する．エポキシドやエンドペルオキシドなどの炭素骨格を保持した酸化産物や共役二重結合の酸化開裂により生成する低分子のカルボニル化合物などが生じる[30]．アスタキサンチンを摂取したヒトの血漿中に，アスタキサンチンの9,10位での酸化開裂に由来する酸化産物が検出されている[31]．また，ヒト黄斑では，ゼアキサンチンの酸化開裂産物として，3-ヒドロキシ-β-イオノンと3-ヒドロキシ-14'-アポカロテナールが検出されている[32]．したがって，生体内での酸素ラジカルとの反応あるいは上記した9,10位二重結合に特異的なオキシゲナーゼ反応などによって，鎖長の短い断片への酸化的代謝が起きているものと考えられる．

体内に蓄積されたカロテノイドの一部は，つねに代謝分解や排泄によって消失していくものと考えられるが，その詳細は未解明である．^{14}Cでラベルしたルテインをヒトに投与し吸収・代謝を解析した結果では，腸管から吸収されたルテインの約10分の1は尿中に排泄されることが示されている[33]．また，胆汁にカロテノイドが含まれていることも報告されている[34]．したがって，体内に蓄積されたカロテノイドが，未変化のまま，あるいは代謝産物として尿や便へ排泄されているもの

と考えられる．血液中のカロテノイドの半減期は，極性の高いキサントフィルでは短く，アスタキサンチンで16時間[35]，カプサンチンで20時間[36]と報告されている．通常，血漿に検出されるカロテノイドでは，ルテインで10日[33]，ゼアキサンチンで12日[37]，β-カロテンで6～11日，リコペンで5日[38]あるいは9日[36]と報告されている．ルテインより極性の高いキサントフィルは，代謝が速く組織には蓄積されにくい可能性が考えられる．

ほとんどのカロテノイドの共役二重結合は全トランス型であるが，食品中には9-シス-β-カロテンや13-シス-β-カロテンなどのシス型のカロテノイドが少量含まれる．シス型のカロテノイドは全トランス型とは異なった体内動態を示すことが知られている．ヒトが9-シス-β-カロテンを摂取しても，血漿β-カロテン中の9-シス-β-カロテンの割合が増加しないこと，全トランス-β-カロテン摂取に比べ血漿中の総β-カロテン濃度の上昇が少ないことが報告されている[39]．9-シス-β-カロテンは全トランス型に比べ吸収されにくく，また，血流に入るまでに吸収された9-シス-β-カロテンの大部分が全トランス型に異性化されるものと考えられている[40]．一方，リコペンでは，摂取するリコペン中のシス型の割合は低いにもかかわらず，ヒト体内に蓄積されたリコペンでは50％以上はシス体である．シス型のリコペンは全トランス型に比べ，腸管混合ミセルに可溶化されやすいため，シス型が選択的に吸収されることが1つの原因と考えられている[41]．このようなシス型のカロテノイドの生物活性はまだよくわかっていない．

6.3.3 カロテノイドの蓄積

ヒト血漿中の主要なカロテノイドは，α-カロテン，β-カロテン，リコペン，β-クリプトキサンチン，ルテインおよびゼアキサンチンであり，ルテインより極性の高いキサントフィルは通常検出されない．日本人男性（平均年齢64歳）の血清カロテノイド濃度は，β-カロテン，$0.32\,\mu M$；リコペン，$0.11\,\mu M$；β-クリプトキサンチン，$0.17\,\mu M$；ルテイン＋ゼアキサンチン，$0.91\,\mu M$；総カロテノイド，$1.78\,\mu M$と報告されている[42]．一方，サプリメントとしてカロテノイドを長期間，多量に摂取すると著しく血漿カロテノイド濃度が増加する．フィンランドで行われた大規模なα-トコフェロールとβ-カロテンの介入試験（20 mg β-カロテン/日，6.7年間）では，血漿β-カロテン濃度が$0.37\,\mu M$から$5.81\,\mu M$へと約15倍増加している[43]．血漿中のカロテノイドのほとんどがリポタンパク質に存在し，β-カロテン，リコペン，β-クリプトキサンチンなどの非極性のカロテノイドは主としてLDLに分布する．ルテインやゼアキサンチンなどの極性の高いキサントフィルは，LDLとHDLに同程度分布している[44]．血漿カロテノイド濃度に対して，摂取する食品以外に種々の因子が影響する．男性は女性より，喫煙者は非喫煙者より濃度が低いことが知られている．また，飲酒量やボディ・マス・インデックス（BMI）と逆相関している[45],[46]．血漿に見いだされるカロテノイドがヒトの各臓器中にも蓄積されている．とくに，肝臓，副腎，精巣の蓄積量が多く，血漿より高い濃度で蓄積されている[47]．網膜の黄斑[48]にはルテインとゼアキサンチンが蓄積され，ルテインに対するゼアキサンチンの割合がほかの組織に比べ高い特徴がある．

6.4　カロテノイドの抗酸化活性

カロテノイドの抗酸化作用の機構は，一重項酸素消去とラジカル捕捉に分けられる．一重項酸素（$^1O_2$）消去活性はカロテノイドに特徴的なものであり，他の抗酸化ビタミンであるビタミンCやビタミンEに比べてきわめて強い活性をもつ．基底状態の三重項酸素（$^3O_2$）から励起された$^1O_2$は親電子付加反応により，生体成分の二重結合へ直接結合し（ene反応），ヒドロペルオキシドやエンドペルオキシドなどの有機過酸化物を形成する．生体内での$^1O_2$生成には光増感酸化反応（Type-II）が関与することが多い（図6.4.1）．

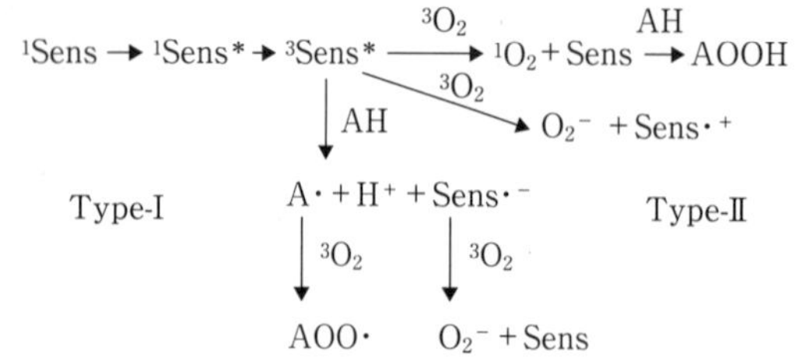

$$^1\text{Sens} \rightarrow {}^1\text{Sens}^* \rightarrow {}^3\text{Sens}^* \xrightarrow{{}^3\text{O}_2} {}^1\text{O}_2 + \text{Sens} \xrightarrow{\text{AH}} \text{AOOH}$$

$$\xrightarrow{{}^3\text{O}_2} \text{O}_2^- + \text{Sens}\cdot^+$$

$$\downarrow \text{AH}$$

Type-I　　　$A\cdot + H^+ + \text{Sens}\cdot^-$　　Type-II

$$\downarrow {}^3\text{O}_2 \quad\quad \downarrow {}^3\text{O}_2$$

$$\text{AOO}\cdot \quad\quad \text{O}_2^- + \text{Sens}$$

Sens: sensitizer（増感剤）

図 6.4.1 光増感酸化反応の機構

$$H_2O_2 + Cl^- \rightarrow OCl^- + H_2O$$
$$H_2O_2 + OCl^- \rightarrow {}^1O_2 + H_2O + Cl^-$$

図 6.4.2 過酸化水素の酸化による一重項酸素の生成

Type-II型増感色素としてクロロフィルやクロロフィル分解物（フェオフィチンやフェオフォルバイドなど）があげられる．ヘム代謝異常で乗じるポルフィリン症ではプロトポルフィリンが血中に蓄積し，可視光が当たると $^1O_2$ を産生するために酸化障害が起こる．紫外線や可視光線による皮膚障害にも皮膚中の増感剤から発生する $^1O_2$ が関与するといわれている．$^1O_2$ の別の発生系は貪食過程の好中球やマクロファージによる生成である．これらの細胞は，ミエロペルオキシダーゼ–過酸化水素–塩素イオン系で過塩素酸イオンを産生すると同時に $^1O_2$ も放出することが知られている（図6.4.2）．最近では，同様の反応により脂質過酸化物（脂質ヒドロペルオキシド）からの $^1O_2$ 産生も報告されている[49]．したがって，炎症過程における組織の酸化障害の一因として $^1O_2$ が関与する可能性がある．さらに，脂質過酸化反応の中間体である脂質ペルオキシラジカルの2分子反応で $^1O_2$ が発生するが，これは Russel 機構と呼ばれている（図6.4.3）．

カロテノイドは物理的に $^1O_2$ を消去できる．すなわち，$^1O_2$ から励起エネルギーを受け取ることにより，励起されたカロテノイドは熱エネルギーを放出し，基底状態のカロテノイドに戻る．したがって，カロテノイドは繰り返し $^1O_2$ を消去できる（図6.4.4）．その消去活性には，9個以上の共役二重結合が必要であるため，これを満たさないビタミンA（レチノールやレチノイン酸）には $^1O_2$ 消去活性はない．一方，食物由来のカロテノイドの多くは11個の共役系をもつため，$^1O_2$ 消去能を発揮できる．非環状カロテノイドであるリコペンやイオノン環にオキソ基をもつカンタキサンチンやアスタキサンチンのほうが β-カロテンよりも活性が強い．生体中にはビリルビン，ビリベルジン，ビタミンEなどの $^1O_2$ 消去物質が存在するが，いずれもその活性はカロテノイドに比べて極端に弱い（表6.4.1）[50)〜52)]．したがって，$^1O_2$ による酸化障害に対する生体防御においてカロテノイドは最前線ではたらく物質とされる．

ラジカル捕捉については，カロテノイドは低酸素分圧において強い抗酸化作用を発揮することが報告されている．脂溶性のカロテノイドが存在する脂質相では，不飽和脂質のフリーラジカル連鎖過酸化反応が進行する．ビタミンEのような脂溶性ラジカル捕捉剤は，連鎖反応を担う脂質ペルオキシラジカル（LOO·）を捕捉消去することにより連鎖反応の進行を止める．カロテノイドでは

Physical Quenching（物理的消去）
$$^1O_2 + Q \xrightarrow{k_q} {}^3O_2 + Q$$

Chemical Quenching（化学的消去）
$$^1O_2 + Q \xrightarrow{k_r} QO_2$$

図 6.4.4 クエンチャー（Q）としてのカロテノイドの一重項酸素消去機構

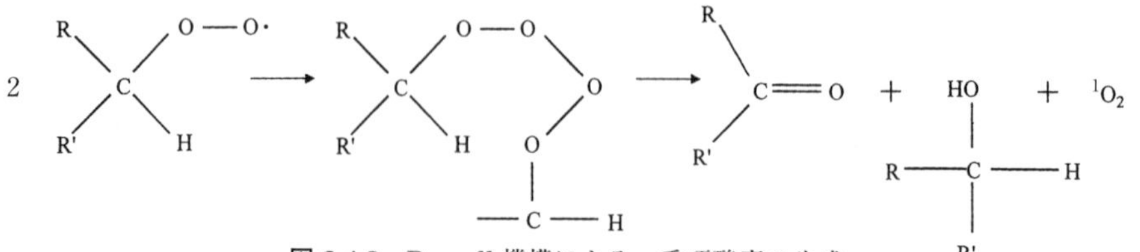

図 6.4.3 Russell 機構による一重項酸素の生成

表 6.4.1 カロテノイドの一重項酸素消去能

	一重項酸素消去速度反応定数		ペルオキシラジカル捕捉反応速度定数
	$10^9 M^{-1}s^{-1}$	$10^6 M^{-1}s^{-1}$	$10^6 M^{-1}s^{-1}$
反応系：エタノール/クロロホルム/水（50：50：1）[50]		リポソーム[51]	ベンゼン[52]
リコペン	31000	n.d.	n.d.
β-カロテン	14000	19	<0.01
カンタキサンチン	21000	17	n.d.
アスタキサンチン	24000	19	n.d.
α-トコフェロール	300	3	0.32

* n.d.：not determined

$$L^{\cdot} + O_2 \rightarrow LOO^{\cdot} \quad \text{(連鎖開始反応)} \quad (1)$$
$$LOO^{\cdot} + LH \rightarrow LOOH + L^{\cdot} \quad \text{(連鎖成長反応)} \quad (2)$$
$$LOO^{\cdot} + Car \rightarrow \underline{LOO-Car}^{\cdot} \quad (3)$$
$$\underline{LOO-Car}^{\cdot} + LOO^{\cdot} \rightarrow \text{安定生成物（低酸素条件下）} \quad (4)$$
$$\underline{LOO-Car}^{\cdot} + O_2 \rightarrow \text{連鎖成長反応（高酸素条件下）} \quad (5)$$

LOO$^{\cdot}$：ペルオキシラジカル　LH：脂質　Car：カロテノイド
LOO-Car$^{\cdot}$：カロテノイドの酸素付加物　L$^{\cdot}$：脂質ラジカル
LOOH：脂質ヒドロペルオキシド

図 6.4.5 脂質のラジカル連鎖酸化反応に対するカロテノイドの抑制作用

共役二重結合へのラジカル付加が起こるが，低酸素状態では生成した捕捉炭素ラジカルが共鳴安定化するために，連鎖反応が抑えられラジカル停止反応が優勢になると考えられる（図6.4.5）．しかし，その活性は同じ脂溶性ラジカル捕捉物質であるビタミンEに比べてかなり弱い．また，一般に生体内のカロテノイド濃度はビタミンE濃度よりも低いことから考えて，脂質過酸化を抑制するラジカル捕捉剤としてはビタミンEが重要であり，カロテノイドの効果は補助的であると考えられる．一方，内皮細胞由来血管弛緩因子として発見された一酸化窒素（NO）は多彩な生理活性を有することがわかってきた．ところがNOはO_2^-と容易に反応して酸化障害性の強いペルオキシナイトライド（ONOO$^-$）を発生する．ONOO$^-$やその共役酸であるペルオキシナイトライド酸に対してカロテノイドは強い反応性があることが示された[53]．すなわち，NOにより誘導される生体障害をカロテノイドが抑制するかもしれない．このように，カロテノイドはほかの食品由来抗酸化成分であるビタミンEやビタミンCなどと連携して生体内抗酸化作用を発揮すると考えられる．

6.5 そのほかの生物活性

カロテノイドは，長鎖共役二重結合という特徴的な化学構造に由来するラジカル捕捉や一重項酸素消去活性によって体内での酸化ストレスを抑制し，がんや心血管疾患の予防に寄与しているものと考えられている．さらに，抗酸化性やプロビタミンA活性以外に，個々のカロテノイドが，細胞周期の阻害，分化誘導，アポトーシス誘導，細胞間のギャップジャンクションの増強や免疫機能の亢進などの生物活性を示すことが報告されている．

6.5.1 発がん動物モデルにおける生物活性

β-カロテン,α-カロテン,リコペン,β-クリプトキサンチン,ルテインおよびゼアキサンチンなどのカロテノイドについて,肝臓がん,大腸がん,皮膚がん,肺がんなどの化学発がん動物モデルを用いて発がん抑制効果が示されている[54]. とくに,大腸がんモデルでの効果を示した報告が多い. たとえば,高脂肪食で飼育したラットにおいて,アゾキシメタンで誘発される変異陰窩(aberrant crypt foci)数と大腸がんの発生率が飼料中のβ-カロテン量(〜20 mg/kg飼料)に依存して減少することが示されている[55]. 一方,同様な発がんモデルで,β-カロテンやルテインの投与量が少ない場合(〜200 mg/kg飼料)では変異陰窩数が抑制されるが,投与量が多い場合は(2 g/kg飼料)逆に増加することから,発がん抑制作用は投与量に依存し,過剰な投与は好ましくないことが示唆されている[56]. マウス皮膚2段階発がんの実験系では,β-カロテンを60あるいは600 mg/kg飼料で投与した場合に皮膚がんの発生率が抑制されている[57]. 疫学研究によって前立腺がんの危険率と負の相関性が示す食品成分としてリコペンが注目されているが,N-メチル-N-ニトロソウレアとテストステロンで誘発されるラット前立腺がんでは,トマト粉末投与は前立腺がんによる致死率を抑制したが,リコペンの投与には抑制効果が認められていない[58]. しかし,ラット前立腺がん細胞移植モデルにおいて,リコペンの投与ががん組織において壊死領域を増加させることが示され,次項で示すようながん細胞の増殖抑制作用が報告されている[59].

6.5.2 がん細胞増殖抑制作用

1989年の村越らによるα-カロテンのヒト神経芽細胞腫由来細胞の増殖抑制に関する報告[60]以降,種々のがん細胞に対するカロテノイドの増殖抑制作用が報告されてきている. とくに,前立腺がん予防で注目されているリコペンについての報告が多い. リコペンがアンドロゲン非依存性ヒト前立腺がん細胞に対して,細胞周期をG0/G1期で停止させ増殖を阻害し同時にアポトーシスを誘導すること[61],また,正常前立腺上皮細胞に対してcyclin Dの発現を抑制し増殖を阻害する[62]ことが示されている. 前立腺がん細胞を移植したマウスへリコペンを投与すると,がん細胞の増殖が抑制されることも認められている[61]. ラットへの前立腺がん細胞移植モデルでは,リコペンががん組織においてテストステロン活性化および増殖因子IGF-IとIL-6の発現を抑制することが示されている[59]. このようなリコペンの細胞増殖抑制作用が疫学研究によって示唆される前立腺がん予防に関与している可能性が考えられる.

β-カロテンは種々の大腸がん細胞の増殖を阻害することが報告され,大腸発がんに関与するシクロオキシゲナーゼ-2の発現抑制とそれに伴うプロスタグランジンE2の生成阻害[63]に起因することが示唆されている. クロセチン,クロシン,ルテイン,β-カロテン,リコペンなどはHL-60ヒト前骨髄性白血病細胞に分化を誘導し,増殖を阻害することが報告されている[64].

6.5.3 アポトーシス誘導作用

アポトーシス機構の破綻はがんのイニシエーションやプロモーションに関与しており,アポトーシス誘導はがん予防や治療にとって重要な現象である. カロテノイドによるアポトーシス誘導は,1995年にβ-カロテンによるヒト子宮頸部異形成由来細胞の増殖抑制においてはじめて報告され,β-カロテンはEGFレセプタータンパクの発現を抑制し,アポトーシスを誘導することが示されている[65]. ヒト前立腺がん細胞については,β-カロテンがレチノイン酸と同様に,DU 145細胞にアポトーシス誘導することが報告されている[66]. リコペンは,LNCaPヒト前立腺がん細胞に対し細胞周期をG2/M期で停止させ増殖を阻害し,高濃度ではミトコンドリアの透過性亢進を伴うアポトーシスを誘導することが報告されている[67),68]. 実際に,ヒトがトマト製品としてリコペンを摂取した場合,前立腺肥大患者や前立腺がん患者において,前立腺でのアポトーシス細胞の割

合が増加することが示されている[69]．一方，食品由来の15種類のカロテノイドの中で，とくに緑葉野菜に含まれるネオキサンチンや褐藻類に含まれるフコキサンチンがヒト前立腺がん細胞に強いアポトーシス誘導活性をもつことが見いだされている[70),71]．

Palozzaらは，β-カロテンがヒト大腸がん細胞およびHL-60細胞にアポトーシスを誘導することを見いだし，β-カロテン処理が細胞内過酸化物を増大させ，AP-1やNFκ-Bなどの酸化還元状態に応答する因子を介してアポトーシスを引き起こしていること[72]を示唆している．β-カロテン以外に，ヒト大腸がん細胞に対してカンタキサンチン[73]やフコキサンチン[74]がアポトーシスを誘導することが報告されている．そのほかに，HL-60細胞に対してフコキサンチン[75),76]とリコペン酸化産物[77]，メラノーマ細胞に対してβ-カロテン[78]とカンタキサンチン[73]，乳がん細胞に対してルテイン[79]，子宮頸がん細胞に対してクロシン[80]が，アポトーシスを誘導することが報告されている．

6.5.4 ギャップ結合の増強

カロテノイドのがん予防にかかわる作用機構の1つとして，細胞間ギャップ結合の増強が考えられている[81]．隣接する細胞との接着部位で低分子物質が透過できるギャップ結合が形成され，この結合を介する細胞間の相互作用によって組織の恒常性が維持されている．がん組織ではギャップ結合の減少のため相互作用が低下し，細胞増殖の制御ができなくなっていると考えられている．マウス繊維芽細胞C3H/10T1/2において，β-カロテン，カンタキサンチン，ルテイン，リコペンおよびレチノイン酸が，ギャップ結合を増強し，メチルコラントレンによる悪性形質転換を抑制することが示されている[81]．このギャップ結合の増強は，ギャップ結合のタンパク質をコードする遺伝子connexin 43の発現の増大に起因する[82]．アスタキサンチンやリコペンなどの非プロビタミンAカロテノイドによるconnexin 43タンパクの発現増大にはレチノイン酸やβ-カロテンとは異なったメカニズムがはたらいていることが示唆されている[83]．このような，in vitroで見いだされたカロテノイドによるギャップ結合の増強は，α-カロテン，β-カロテンやリコペンを投与したラットの肝臓においても観察されている[84]．また，β-カロテンを摂取したヒトの大腸粘膜において，connexin 43のmRNAの発現が増加することも報告されている[85]．

6.5.5 免疫機能の亢進

カロテノイドの免疫賦活作用は，がん予防において重要な生物活性の1つとして注目されてきた．とくに，がんの危険率が高く，免疫機能が低下する高齢者に対して，カロテノイドの効果が期待される．1992年にChandraら[86]は，高齢者へβ-カロテンを含むビタミン混合物を投与すると，免疫機能が亢進し感染症の罹患率が低下することを報告している[86]．また，高齢者へのβ-カロテンの長期投与によって，細胞性免疫を担うナチュラルキラー細胞（NK細胞）活性が高くなることが見いだされている[87]．一方，非喫煙健常男性へのβ-カロテンの投与（15 mg/日，25日間）によって，MHCクラスII分子のHLA-DRや接着分子（ICAM-1やLFA-3）を発現する単球の割合が増加すること，また，単離した単球によるTNF-αの分泌が促進されることが見いだされ，抗原提示においてもβ-カロテンが免疫賦活作用をもつことが示されている[88]．

免疫賦活はβ-カロテン以外にリコペン，ルテイン，カンタキサンチン，アスタキサンチンにも報告されており，ビタミンAに依存しないカロテノイド固有の性質と考えられている．免疫賦活の詳細な機構は現在のところほとんど未解明であるが，抗酸化性物質として酸化ストレスへの感受性が高い免疫細胞を保護すること，免疫機能に対して抑制的に作用するアラキドン酸代謝産物生成に対する影響などが考えられている[89]．近年アレルギー疾患が急速に広がり，社会的問題にもなっている．このうち，I型アレルギーの発症にはア

レルゲンの感作によるIgE抗体の産生と再度のアレルゲンの体内侵入によるケミカルメディエーターの放出が関与する．マウスをモデル動物とした実験において，β-カロテンとビタミンEの同時摂取がIgE産生を強く抑制することが見いだされた[90]．IgE産生にはレドックス感受性転写因子NFκ-Bやレドックス感受性サイトカインIL-12が関与することが知られている．したがって，両者が抗酸化活性を発揮してIgEの産生因子を抑えたと推測される．このことは，ビタミンEとともにβ-カロテンを長期摂取することによりアレルギー体質への移行を予防できる可能性を示すものであり，今後の研究が期待される．

そのほかのカロテノイドの生物活性として，血小板凝集阻害[91]，ヒト大動脈平滑筋細胞の増殖阻害[92]，ヒト大動脈内皮細胞の接着分子の発現抑制[93]などが示され，抗酸化性とともに，動脈硬化予防への寄与が期待されている．また，マクロファージのコレステロール合成を抑制すること，血漿LDLコレステロール濃度を低下させることなどが報告され，カロテノイドが脂質代謝にも影響することも示唆されている[94]．

6.6 疫学・臨床試験

6.6.1 発がん

ヒト発がんの原因の35%は摂取する食物に由来するとされる．また，食物中には発がんを抑制する物質が存在することも明らかになってきたが，これら発がんにかかわる食品成分を特定することはむずかしい．しかし，疫学研究により，緑黄色野菜摂取と発がんには負の相関があることが報告され，さらに野菜成分としてβ-カロテンの摂取量と発がんにも負の相関があることが明らかとなった．1981年Petoら[3]は，β-カロテンのがん予防効果はプロビタミンA以外の作用によることを示唆した．この論文を契機に，β-カロテン摂取が発がんリスクを低下させることを示す疫学研究報告が相ついだ．そこで，上述したように，米国がん研究所が中心となって，β-カロテン投与によるがん予防の大規模な介入試験がつぎつぎに行われた．これらは，2〜3万人を対象とした大規模な研究であり，β-カロテンを単独あるいはほかの成分と組み合わせて5〜13年の長期にわたり，投与したものである．このような研究はβ-カロテン以外にはなく，化学予防物質としてのβ-カロテンにどれだけの期待がかけられていたかが想像できる．食道がんや胃がんの多発地域である中国河南省林県の研究（Linxian study）[4]では，β-カロテン，ビタミンE，セレンの併用摂取群でがん死亡率が低下し，とくに胃がん死亡リスクが21%有意に減少した．これは，β-カロテンを含む抗酸化物質の抗がん作用がヒトで確認されたはじめての報告である．しかし，喫煙者を対象としたフィンランドにおけるATBC研究[5]や米国のCARET研究[7]ではβ-カロテン摂取群で肺がん発生率が逆に増加したことが報告され，カロテノイドの抗がん効果に期待していた人々に衝撃を与えた．その多くが非喫煙者である米国医師を対象にしたPhysicians'研究[6]では，β-カロテン服用で発がんに対してリスク上昇も抑制作用もどちらもみられなかった．これらの研究結果は，過剰のβ-カロテン摂取が喫煙者において発がん促進物質として作用することを推測させるものであり，さまざまな議論がなされている．すなわち，投与量が食事から摂取が推奨されている6 mg程度より多い（20〜50 mg）ため，生体内で酸化促進剤としてはたらき，発がんをむしろ進行させた可能性が指摘されている．いずれにせよ，これらの介入試験結果は食事から摂取する多様なカロテノイドの機能を否定するものではなく，むしろ野菜や果実に含まれるβ-カロテン以外のカロテノイドが注目を高めることになった．たとえば，Physicians'研究において，前立腺がん罹患危険率は血漿リコペン濃度と強く逆相関することが示された[95]．リコペンはトマトに含まれる主要カロテノイドであるが，多くの疫学調査により高頻度のトマト摂取は前立腺がんのリスク低下を招くことも示唆された[96]〜[99]．化学発がん剤を用いた動物の発がん実験では，β-カロテン

よりもそれ以外のカロテノイド（α-カロテンやルテインなど）が強い抗腫瘍活性を示すことが多数報告されている．発がん動物モデルではα-カロテンや上述のキサントフィル類ばかりでなく，ワカメやコンブなどに豊富に含まれるカロテノイドであるフコキサンチンに強い発がん抑制効果があることも報告されている．西野ら[100]は，リコペンを含む混合カロテノイドとα-トコフェロールの同時摂取がプロモーション期の肺がんを抑制し，さらに肝硬変患者の腫瘍進行を抑えることを見いだした．この研究結果は，ほかの食品抗酸化成分とカロテノイドを同時摂取することにより，生体内で強い抗発がん作用が発揮されることを示すものである．このように，日常摂取する多様なカロテノイドに抗がん作用が期待されることから，カロテノイドの介入試験は野菜などの食品摂取の観点から改めて行われる必要がある．

6.6.2 循環器系疾患

フランスのトゥールーズ市と北アイルランドのベルファスト市の疫学調査[101]から，トゥールーズに比べて心疾患の罹患率が高いベルファスト住民では，β-クリプトキサンチンおよびルテインの血漿濃度がトゥールーズ住民に比べて低いことが示された．Los Angels Atherosclerosis Study[102]において，血清ルテイン濃度が800 nmol/l 以上のグループでは動脈内膜肥大はほとんどみられないが180 nmol/l 以下のグループでは有意に増加するという結果が得られた．そのほかの疫学調査においても，総カロテノイドとβ-カロテンの摂取あるいは血清濃度と心臓血管系疾患リスクの間に負の相関関係があることがいくつか報告されている[103]．たとえば，55〜95歳の年配の男女を対象にしたオランダのロッテルダムでの4年間の追跡調査[104]では，β-カロテンの高摂取において心臓疾患リスクの軽減が認められた．これらの疫学調査から，カロテノイドによる心臓疾患予防にはある程度の可能性があることが示唆される．

6.6.3 加齢性網膜黄斑変性症と白内障

黄斑とは網膜中心部に存在する直径5〜6 mmの小斑点であり，光受容体が集積していることから太陽光線を直接受けている．視覚に重要なはたらきをしており，加齢に伴う黄斑変性は視覚に重篤な機能低下をもたらす．最近では，欧米を中心にこの加齢性黄斑変性症（age-related macular degeneration：AMD）が増加しつつあり，65歳以上の人の約20%が罹患しているといわれる．日本でも生活習慣の変化に伴って，最近では患者数が増加している．ところで，ヒト網膜に存在するカロテノイドはゼキサンチンとルテインというキサントフィルのみであり，かつ黄斑部位に集中している．ヒトのほかの組織や器官には，β-カロテンを含むさまざまなカロテノイドが分布するのに対して，これは特徴的である．太陽光線の中で，とくに青色光線（440 nm）は赤色光線（590 nm）のおよそ100倍のエネルギーを放ち強い障害をもたらす．ルテインは445 nmの吸収極大をもつことから，青色光線を効率よく吸収する．太陽光線が集まる網膜黄斑は非常に酸化されやすい組織であり，光ストレスによる黄斑組織の酸化変性がAMD発症の原因と考えられる．したがって，黄斑中のこれらキサントフィル類が青色光の有効な遮断剤あるいは抗酸化剤として機能することにより，AMDの発症予防や改善にはたらくことが期待される．一方，白内障では，レンズ内で酸化修飾されたタンパク質が蓄積することにより視覚に異常をきたす．太陽光の入口に位置するレンズに存在するカロテノイドは網膜黄斑に比べ濃度は低いものの，やはりルテインとゼアキサチンのみである．レンズでも両者は青色光線の遮断剤あるいは抗酸化剤として作用する可能性がある．

視覚異常に対するルテインの介入試験報告例を表6.6.1に示した．高齢の男性AMD患者14名にホウレンソウ（ルテイン14 mgを含む）あるいは精製ルテインを1年間投与し病変の改善を観察した結果，種々の視覚機能において60%以上の回復が認められた[105]．さらに，萎縮性加齢性網膜黄斑変性病と診断された患者90名へルテイン

表 6.6.1 ルテインの介入試験

対　　象	投与方法	結　　果	文献
加齢性網膜黄斑疾患（AMD）患者男性 14 人	ホウレンソウ 140 g（ルテイン 14 mg 含）または精製ルテイン 14 mg を毎日 1 年間	個人間に差はあるが視力機能の改善	105)
色素性網膜炎患者 16 人	ルテイン 40 mg/日を 9 週間，続いて 20 mg/日を 17 週間	視力の改善	106)
AMD 50 人	ルテイン 15 mg/日を 18 カ月	プラセボ群に比べ視力が 2 倍回復	107)
AMD 患者 90 人	ルテイン 10 mg/日または（ルテイン 10 mg＋混合抗酸化剤）/日を 12 カ月	MPD，眩輝，コントラスト感受性および視力の改善	108)
白内障患者 5 人	ルテイン 15 mg/日を 2 年間	視力，眩輝の改善	109)

を投与させると網膜の色素沈着が増加し，視覚の機能上昇が認められるという報告も続いた[106]．色素性網膜炎患者に対するルテインの介入試験でも有意な症状の改善が認められた[107),108)]．白内障に対する介入試験では，老人性白内障患者へのルテイン 15 mg 投与で視力と眩輝の改善が認められた[109]．ベンガルサルに長期間にわたりルテイン欠乏食を投与し続けると，網膜からすべての色素が消失して網膜黄斑変性症を発症したが，再度ルテインあるいはゼアキサンチンを供給することにより網膜に色素が再沈着された[110]．この事実は，ルテイン，ゼアキサンチンが網膜の色素保持に必須な食物成分であり，低ルテイン食は欠乏症を引き起こすことを示唆している．

6.6.4 皮膚障害

皮膚は，太陽光に直接暴露される組織である．太陽光のうち短波長紫外線は表皮で反射されるが，長波長の光はより皮膚深層へ到達する．照射を受けた皮膚の光化学反応は，生体側に吸収された光エネルギーが生体内に存在する増感物質の作用により，各種の活性酸素種を生じることによる．生じた一重項酸素，スーパーオキシドなどの活性酸素種は脂質，核酸，タンパク質そのほかの生体構成成分と容易に反応する．一方，形態からみると，皮膚の紫外線障害は紅斑，黒化などの急性障害とシワ，シミで代表される光老化などの慢性障害に分けられる．カロテノイドは皮膚に蓄積しやすいことから，光暴露により生成する活性酸素種を捕捉消去することで，光による皮膚障害を予防することができる．たとえば，皮膚の紫外線紅斑に対して β-カロテンは経口サンプロテクタントとして利用されている．

皮膚におけるカロテノイドのヒト介入試験がいくつか報告されている．Stahl らのグループ[111]と Lee らのグループ[112]は *Dunaliella salina* 由来カロテノイド（94％が β-カロテン，ほかは α-カロテン，クリプトキサンチン，ゼアキサンチン，ルテイン）を摂取すると紫外線暴露により生成する紅斑が抑制されるとともに，血清中の過酸化脂質量が減少したことを示した．さらに，Stahl ら[113]は β-カロテンや混合カロテノイド（β-カロテン，リコペン，ルテインの等量混合物）を長期間摂取させたところ，血清中のカロテノイド濃度が上昇し，紫外線照射により誘導される紅斑が有意に抑制されることを報告した．一方，リコペンに富むトマトペーストを 1 日あたり 40 g（リコペンとして 16 mg）として 10 週間食すると，血漿と皮膚中のリコペン濃度が高くなるとともに紫外線により誘導される紅斑が抑えられた[114]．

また，β-カロテン摂取したマウスの皮膚ホモジネートでは，UVA 照射により誘導される脂質

過酸化をカロテノイドが抑えたが，その抑制機構にカロテノイドによる$^1O_2$の消去が関与することが明らかにされた[115]．これらの事実から，カロテノイドをサプリメントあるいは食品から摂取することは皮膚の光照射誘導紅斑を抑制し，皮膚の光老化防止に寄与すると期待される．

(寺尾純二・長尾昭彦・板東紀子)

参 考 文 献

1) 寺尾純二, 長尾昭彦：油化学, **48**, 115-125, 1999.
2) 寺尾純二, 長尾昭彦：オレオサイエンス, **2**, 339-346, 2002.
3) Peto, R., Doll, R., Buckley, J. D. and Sporn, M. B.：*Nature,* **290**, 201-208, 1981
4) Blot, W. J., Li, J. Y., Taylor, P. R., Guo, W. and Dawsey, S., et al.：*J. Natl. Cancer Inst.,* **85**, 1483-1492, 1993.
5) Albanes, D. H., Heinon, O. P., Taylor, P. R., Virtamo, J. and Edwards, B. K., et al.：*J. Natl. Cancer. Inst.,* **88**, 1560-1570, 1996.
6) Henekens, C. H., Buring, J. E., Manson, J. E., Stampfer, M. and Rosner, B., et al.：*New Engl. J. Med.,* **334**, 1145-1149, 1996.
7) Omenn, G. S., Goodma, G. E., Thornquist, M. D., Balmesw, J. and Cullen, M. R., et al.：*New Engl. J. Med.,* **334**, 1150-1155, 1996.
8) Craft, N. E. and Soares, J. H.：*J. Agric. Food Chem.,* **40**, 431-434, 1992.
9) Borel, P., Grolier, P., Armand, M., Partier, A., Lafont, H., Lairon, D. and Azais-Braesco, V.：*J. Lipid Res.,* **37**, 250-261, 1996.
10) van Het Hof, K. H., West, C. E., Weststrate, J. A. and Hautvast, J. G.：*J. Nutr.,* **130**, 503-506, 2000.
11) Unlu, N. Z., Bohn, T., Clinton, S. K. and Schwartz, S. J.：*J. Nutr.,* **135**, 431-436, 2005.
12) Hollander, D. and Ruble, P. E. Jr.,：*Am. J. Physiol.,* **235**, E 686-691, 1978.
13) Scita, G., Aponte, G. S. and Wolf, G.：*J. Nutr. Biochem.,* **3**, 118-123, 1992.
14) Sugawara, T., Kushiro, M., Zhang, H., Nara, E., Ono, H. and Nagao, A.：*J. Nutr,* **131**, 2921-2927, 2001.
15) van Bennekum, A., Werder, M., Thuahnai, S. T., Han, C. H., Duong, P., Williams, D. L., Wettstein, P., Schulthess, G., Phillips, M. C. and Hauser, H.：*Biochemistry*（*Mosc*）*.,* **44**, 4517-4525, 2005.
16) Kiefer, C., Sumser, E., Wernet, M. F. and von Lintig, J.：*Proc. Natl. Acad. Sci. U. S. A,* **99**, 10581-10586, 2002.
17) Goodman, D. S., Olson, J. A. and Raymond, B. C.：*Methods Enzymol.,* **15**, 462, 1969.
18) Yan, W., Jang, G. F., Haeseleer, F., Esumi, N., Chang, J., Kerrigan, M., Campochiaro, M., Campochiaro, P., Palczewski, K. and Zack, D. J.：*Genomics,* **72**, 193-202, 2001.
19) Lampert, J. M., Holzschuh, J., Hessel, S., Driever, W., Vogt, K. and von Lintig, J.：*Development,* **130**, 2173-2186, 2003.
20) Bachmann, H., Desbarats, A., Pattison, P., Sedgewick, M., Riss, G., Wyss, A., Cardinault, N., Duszka, C., Goralczyk, R. and Grolier, P.：*J. Nutr.,* **132**, 3616-3622, 2002.
21) Boulanger, A., McLemore, P., Copeland, N. G., Gilbert, D. J., Jenkins, N. A., Yu, S. S., Gentleman, S. and Redmond, T. M.：*FASEB J.,* **17**, 1304-1306, 2003.
22) Kiefer, C., Hessel, S., Lampert, J. M., Vogt, K., Lederer, M. O., Breithaupt, D. E. and von Lintig, J.：*J. Biol. Chem.,* **276**, 14110-14116, 2001.
23) Khachik, F., Pfander, H. and Traber, B.：*J. Agric. Food Chem.,* **46**, 4885-4890, 1998.
24) Khachik, F., Englert, G., Beecher, G. R. and Smith, J. C. Jr.,：*J. Chromatogr. B. Biomed. Appl.,* **670**, 219-233, 1995.
25) Khachik, F., Spangler, C. J., Smith, J. C., Jr., Canfield, L. M., Steck, A. and Pfander, H.：*Anal. Chem.,* **69**, 1873-1881, 1997.
26) Khachik, F., de Moura, F. F., Zhao, D. Y., Aebischer, C. P. and Bernstein, P. S.：*Invest. Ophthalmol. Vis. Sci.,* **43**, 3383-3392, 2002.
27) Zeng, S., Furr, H. C. and Olson, J. A.：*Am. J. Clin. Nutr.,* **56**, 433-439, 1992.
28) Etoh, H., Utsunomiya, Y., Komori, A., Murakami, Y., Oshima, S. and Inakuma, T.：*Biosci. Biotechnol. Biochem.,* **64**, 1096-1098, 2000.
29) Asai, A., Sugawara, T., Ono, H. and Nagao, A.：*Drug Metab. Dispos.,* **32**, 205-211, 2004.
30) Kim, S. J., Nara, E., Kobayashi, H., Terao, J. and Nagao, A.：*Lipids,* **36**, 191-199, 2001.
31) Kistler, A., Liechti, H., Pichard, L., Wolz, E., Oesterhelt, G., Hayes, A. and Maurel, P.：*Arch. Toxicol,* **75**, 665-675, 2002.
32) Prasain, J. K., Moore, R., Hurst, J. S., Barnes, S. and van Kuijk, F.：*J. Mass Spectrom.,* **40**, 916-923, 2005.
33) de Moura, F. F., Ho, C. C., Getachew, G., Hickenbottom, S. and Clifford, A. J.：*Lipids,* **40**, 1069-1073, 2005.
34) Leo, M. A., Ahmed, S., Aleynik, S. I., Siegel, J. H., Kasmin, F. and Lieber, C. S.：*J. Hepatol.,* **23**, 550-556, 1995.

35) Mercke Odeberg, J., Lignell, A., Pettersson, A. and Hoglund, P. : *Eur. J. Pharm. Sci.,* **19**, 299-304, 2003.
36) Oshima, S., Sakamoto, H., Ishiguro, Y. and Terao, J. : *J. Nutr.,* **127**, 1475-1479, 1997.
37) Hartmann, D., Thurmann, P. A., Spitzer, V., Schalch, W., Manner, B. and Cohn, W. : *Am. J. Clin. Nutr.,* **79**, 410-417, 2004.
38) Cohn, W., Thurmann, P., Tenter, U., Aebischer, C., Schierle, J. and Schalch, W. : *Eur. J. Nutr.,* **43**, 304-312, 2004.
39) Ben-Amotz, A. and Levy, Y. : *Am. J. Clin. Nutr.,* **63**, 729-734, 1996.
40) You, C. S., Parker, R. S., Goodman, K. J., Swanson, J. E. and Corso, T. N. : *Am. J. Clin. Nutr.,* **64**, 177-183, 1996.
41) Boileau, A. C., Merchen, N. R., Wasson, K., Atkinson, C. A. and Erdman, J. W., Jr. : *J. Nutr.,* **129**, 1176-1181, 1999.
42) Ozasa, K., Ito, Y., Suzuki, K., Watanabe, Y., Wakai, K. and Tamakoshi, A. : *J. Epidemiol.,* **15**, S 220-S 227, 2005.
43) Albanes, D., Virtamo, J., Taylor, P. R., Rautalahti, M., Pietinen, P. and Heinonen, O. P. : *Am. J. Clin. Nutr.,* **66**, 366-372, 1997.
44) Romanchik, J. E., Morel, D. W. and Harrison, E. H. : *J. Nutr.,* **125**, 2610-2617, 1995.
45) Galan, P., Viteri, F. E., Bertrais, S., Czernichow, S., Faure, H., Arnaud, J., Ruffieux, D., Chenal, S., Arnault, N., Favier, A., Roussel, A. M. and Hercberg, S. : *Eur. J. Clin. Nutr.,* **59**, 1181-1190, 2005.
46) Rock, C. L., Thornquist, M. D., Kristal, A. R., Patterson, R. E., Cooper, D. A., Neuhouser, M. L., Neumark-Sztainer, D. and Cheskin, L. J. : *J. Nutr.,* **129**, 855-864, 1999.
47) Stahl, W., Schwarz, W., Sundquist, A. R. and Sies, H. : *Arch. Biochem. Biophys.,* **294**, 173-177, 1992.
48) Beatty, S., Nolan, J., Kavanagh, H. and O'Donovan, O. : *Arch. Biochem. Biophys.,* **430**, 70-76, 2004.
49) Miyamoto, S., Martinez, G.R., Rettori, D., Augusto, O., Medeiros, M. H. and Dimascio, P. : *Proc. Natl. Acad. Sci., USA,* **103**, 293-298, 2006.
50) Dimascio, P., Kaiser, S.,Sies H. : *Arch. Biochem. Biophys.,* **274**, 532-538, 1989.
51) Fukuzawa, K., Inokami, Y., Tokumura, A., Terao, J. and Suzuki, A. : *Lpids*, **33**, 751-756, 1998.
52) Tsuchihashi, H., Kigoshi, M., Iwatsuki, M. and Niki, E. : *Arch. Biochem. Biophys.,* **323**, 137-147, 1995.
53) Scheidegger, R., Pande, A. K., Bounds, P. L. and Koppenol, W. H. : *Nitric Oxide,* **2**, 8-16, 1998.
54) Nishino, H., Tokuda, H., Murakoshi, M., Satomi, Y., Masuda, M., Onozuka, M., Yamaguchi, S., Takayasu, J., Tsuruta, J., Okuda, M., Khachik, F., Narisawa, T., Takasuka, N. and Yano, M. : *Biofactors,* **13**, 89-94, 2000.
55) Alabaster, O., Tang, Z., Frost, A. and Shivapurkar, N. : *Carcinogenesis,* **16**, 127-132, 1995.
56) Raju, J., Swamy, M. V., Cooma, I., Patlolla, J. M., Pittman, B., Reddy, B. S., Steele, V. E. and Rao, C. V. : *Int. J. Cancer,* **113**, 798-802, 2005.
57) Ponnamperuma, R. M., Shimizu, Y., Kirchhof, S. M. and De Luca, L. M. : *Nutr. Cancer,* **37**, 82-88, 2000.
58) Boileau, T. W., Liao, Z., Kim, S., Lemeshow, S., Erdman, J. W., Jr. and Clinton, S. K. : *J. Natl. Cancer Inst.,* **95**, 1578-1586, 2003.
59) Siler, U., Barella, L., Spitzer, V., Schnorr, J., Lein, M., Goralczyk, R. and Wertz, K. : *FASEB J.,* **18**, 1019-1021, 2004.
60) Murakoshi, M., Takayasu, J., Kimura, O., Kohmura, E., Nishino, H., Iwashima, A., Okuzumi, J., Sakai, T., Sugimoto, T., Imanishi, J.and Iwasaki, R. : *J. Natl Cancer Inst.,* **81**, 1649-1652, 1989.
61) Tang, L. L., Jin, T. Y., Zeng, X. B. and Wang, J. S. : *J. Nutr.,* **135**, 287-290, 2005.
62) Obermuller-Jevic, U. C., Olano-Martin, E., Corbacho, A. M., Eiserich, J. P., van der Vliet, A., Valacchi, G., Cross, C. E. and Packer, L. : *J. Nutr.,* **133**, 3356-3360, 2003.
63) Palozza, P., Serini, S., Maggiano, N., Tringali, G., Navarra, P., Ranelletti, F. O. and Calviello,G. : *J. Nutr.,* **135**, 129-136, 2005.
64) Amir, H., Karas, M., Giat, J., Danilenko, M., Levy, R., Yermiahu, T., Levy, J. and Sharoni, Y. : *Nutr. Cancer,* **33**, 105-112, 1999.
65) Muto, Y., Fujii, J., Shidoji, Y., Moriwaki, H., Kawaguchi, T. and Noda, T. : *Am. J. Clin. Nutr.,* **62**, 1535 S-1540 S, 1995.
66) Hall, A. K. : *Anticancer. Drugs,* **7**, 312-320, 1996.
67) Hwang, E. S. and Bowen, P. E. : *J. Med. Food,* **7**, 284-289, 2004.
68) Hantz, H. L., Young, L. F. and Martin, K. R. : *Exp. Biol. Med.,* **230**, 171-179, 2005.
69) Kim, H. S., Bowen, P., Chen, L. W., Duncan, C., Ghosh, L., Sharifi, R. and Christov, K. : *Nutr. Cancer,* **47**, 40-47, 2003.
70) Kotake-Nara, E., Kushiro, M., Zhang, H., Sugawara, T., Miyashita, K. and Nagao, A. : *J. Nutr.,* **131**, 3303-3306, 2001.
71) Kotake-Nara, E., Asai, A. and Nagao, A. : *Cancer Lett.,* **220**, 75-84, 2005.
72) Palozza, P., Serini, S., Torsello, A., Di Nicuolo, F.,

Piccioni, E., Ubaldi, V., Pioli, C., Wolf, F. I. and Calviello, G. : *J. Nutr., 133*, 381-388, 2003.
73) Palozza, P., Maggiano, N., Calviello, G., Lanza, P., Piccioni, E., Ranelletti, F. O. and Bartoli, G. M. : *Carcinogenesis, 19*, 373-376, 1998.
74) Hosokawa, M., Kudo, M., Maeda, H., Kohno, H., Tanaka, T. and Miyashita, K. : *Biochim. Biophys. Acta,* **1675**, 113-119, 2004.
75) Hosokawa, M., Wanezaki, S., Miyauchi, K., Kurihara, H., Kohno, H., Kawabata, J., Odashima, S. and Takahashi, K. : *Food Sci. Technol. Res., 5*, 243-246, 1999.
76) Kotake-Nara, E., Terasaki, M. and Nagao, A. : *Biosci. Biotechnol. Biochem., 69*, 224-227, 2005.
77) Zhang, H., Kotake-Nara, E., Ono, H. and Nagao, A. : *Free Radic. Biol. Med., 35*, 1653-1663, 2003.
78) Palozza, P., Serini, S., Torsello, A., Di Nicuolo, F., Maggiano, N., Ranelletti, F. O., Wolf, F. I. and Calviello, G. : *Nutr. Cancer, 47*, 76-87, 2003.
79) Sumantran, V. N., Zhang, R., Lee, D. S. and Wicha, M. S. : *Cancer Epidemiol. Biomarkers Prev., 9*, 257-263, 2000.
80) Escribano, J., Alonso, G. L., Coca-Prados, M. and Fernandez, J. A. : *Cancer Lett., 100*, 23-30, 1996.
81) Zhang, L. X., Cooney, R. V. and Bertram, J. S. : *Carcinogenesis, 12*, 2109-2114, 1991.
82) Zhang, L. X., Cooney, R. V. and Bertram, J. S. : *Cancer Res., 52*, 5707-5712, 1992.
83) Vine, A. L. and Bertram, J. S. : *Nutr. Cancer, 52*, 105-113, 2005.
84) Krutovskikh, V., Asamoto, M., Takasuka, N., Murakoshi, M., Nishino, H. and Tsuda, H. : *Jpn. J. Cancer Res., 88*, 1121-1124, 1997.
85) Frommel, T. O., Lietz, H. and Mobarhan, S. : *Nutr. Cancer, 22*, 257-265, 1994.
86) Chandra, R. K. : *Lancet, 340*, 1124-1127, 1992.
87) Santos, M. S., Meydani, S. N., Leka, L., Wu, D., Fotouhi, N., Meydani, M., Hennekens, C. H. and Gaziano, J. M. : *Am. J. Clin. Nutr., 64*, 772-777, 1996.
88) Hughes, D. A., Wright, A. J., Finglas, P. M., Peerless, A. C., Bailey, A. L., Astley, S. B., Pinder, A. C. and Southon, S. : *J. Lab. Clin. Med., 129*, 309-317, 1997.
89) Hughes, D. A. : *Proc. Nutr. Soc., 58*, 713-718, 1999.
90) Bando, N., Yamanishi, R. and Terao, J. : *Biosci. Biotechnol. Biochem., 67*, 2176-2182, 2003.
91) Hsiao, G., Wang, Y., Tzu, N. H., Fong, T. H., Shen, M. Y., Lin, K. H., Chou, D. S. and Sheu, J. R. : *J. Lab. Clin. Med., 146*, 216-226, 2005.
92) Carpenter, K. L., Hardwick, S. J., Albarani, V. and Mitchinson, M. J. : *FEBS Lett., 447*, 17-20, 1999.
93) Martin, K. R., Wu, D. and Meydani, M. : *Atherosclerosis, 150*, 265-274, 2000.
94) Fuhrman, B., Elis, A. and Aviram, M. : *Biochem. Biophys. Res. Commun., 233*, 658-662, 1997.
95) Gann, P. H., Ma, J., Giovannucci, E., Willett, W., Sacks, F. M., Hennekens, C. H. and Stampfer, M. J. : *Cancer Res., 59*, 1225-1230, 1999.
96) Giovannucci, E., Ascherio, A., Rimm, E. B., Stampfer, M. J., Colditz, G. A. and Willett, W. C. : *J. Natl. Cancer Inst., 87*, 1767-1776, 1995.
97) Giovannucci, E., Rimm, E. B., Liu, Y., Stampfer, M. J. and Willett, W. C. : *J. Natl. Cancer Inst., 94*, 391-398, 2002.
98) Wu, K., Erdman, J. W. Jr., Schwartz, S. J., Platz, E. A. and Leitzmann, M., et al. : *Cancer Epidemiol. Biomarkers Prev., 13*, 260-269, 2004.
99) Kucuk, O., Sarkar, F. H., Sakr, W., Djuric, Z. and Plllak, M. N., et al. : *Cancer Epidemiol. Biomarkers Prev., 10*, 861-868, 2001.
100) Nishino, H., Murakoshi, M., Ii, T., Takemura, M. and Kuchide, M., et al. : *Cancer and Metastasis Reviews,* **21**, 257-264, 2002.
101) Howard, A. N., Williams, N. R., Palmer, C. R., Cambou, J. P., Evans, A. E., Foote, J. W., Narques-Vidal, P., McCrum, E. E., Ruidavets, J. B., Nigdikar, S. V., Rajput-Williams, J. and Thunham, D. I. : *Int. J. Vitam. Nutr. Res., 66*, 113-118, 1996.
102) Dwyer, H., Navab, M., Dwyer, K. M., Hassan, K. and Sun, P., et al. : *Circulation, 103*, 2922-2917, 2001
103) Knekt, P., Ritz, J., Pereira, M. A., O'Reilly, E. and Augustsson, K., et al. : *Am. J. Clin. Nutr., 80*, 1508-1520, 2004.
104) Klipstain-Grobush, K., Geleijnse, J. M., den Breeijen, J. H., Boeing, H., Hofman, A., Grobbee, D. E. and Witteman, J. C. M. : *Am. J. Clin. Nutr., 69*, 261-266, 1999.
105) Riher, S. : *J. Am. Optom Assoc., 70*, 24-36, 1999a.
106) Dagnelie, G., Zorge, I. S. and McDonald, T. M. : *Optometry, 71*, 147-164, 2000.
107) Massacesi, A. L., Faletra, R., Gerosa, F., Staurenghi, G. and Orzalesi, N. : *Assoc. Res. Vision Ophthalmol., 42*, S 234, 2001.
108) Richer, S., Stiles, W., Statkute, L., Pei, K. Y. and Frankowski, J., et al. : *Proceedings of the Association for Research in Vision and Ophthalmonogy FL,* **B 539**, 2002.
109) Olmedilla, B., Orarado, F., Gil-Martinez, E. and Blanco, I., et al. : *Nutr., 19*, 21-24, 2003.
110) Neuringer, M., Johnson, E. J., Snodderly, D. M.,

Sandstrom, M. M. and Schalch, W. M. : *Assoc. Res. Vision Ophthalmol.*, **42**, S 224, 2001.
111) Stahl, W., Heinrich, U., Jungmann, H., Sies, H. and Tronnier, H. : *Am. J. Clin. Nutr.*, **71**, 795-798, 2000.
112) Lee, J., Jiang, S., Levine, N. and Watson, R. R. : *Proc. Soc. Exp. Biol. Med.*, **223**, 170-174, 2000.
113) Heinrich, U., Gärtner, C., Wiebusch, M., Eichier, O., Sies, H., Tronnier, H. and Sthal, W. : *J. Nutr.*, **133**, 98-101, 2003.
114) Sthal, W., Heinrich, U., Wiseman, S., Eichler, O., Sies, H. and Tronnier, H. : *J. Nutr.*, **131**, 1449-1451, 2001.
115) Bando, N., Hayashi, H., Wakamatsu, S., Inakuma, T., Miyoshi, M., Nagao, A., Yamauchi, R. and Terao, J. : *Free Radic. Biol. Med.*, **37**, 1854-1863, 2004.
116) Britton, G. UV/Visible spectroscopy in carotenoids volume 1 B, edited by Britton, G., Liaaen-Jensen, S. and Pfander, H. : pp.13-62, Basel, Switzerland, Birkhäuser Verlag, 1995.

7 トコフェロール・トコトリエノール

ビタミンEの発見は,それまでに既知であったビタミンやタンパク質を含む飼料でネズミを飼育しても,成長などに異常がないのに繁殖しなくなるという1920年のMattillら[1]の栄養実験にはじまる.この飼料に新鮮なレタスや小麦麦芽あるいは牧草のアルファルファを加えると,ネズミの繁殖能力が回復することを見いだしたのはEvansおよびBishop(1922年)[2]であり,この有効成分をXと命名した.この未知栄養因子Xは,1924年にSure[3]によりビタミンEと名づけられた.ビタミンEの化学構造は,1936年にEvansら[4]により決定され,トコフェロールと命名された.トコフェロール(tocopherol)とは,ギリシャ語のtocos(子どもを産む)とpherol(力を与える)を合わせた言葉で,olは水酸基をもつアルコールを意味する.その後,1950年代の中頃までに,自然界から8種類のビタミンE同族体(α-, β-, γ-, δ-トコフェロールと,α-, β-, γ-, δ-トコトリエノール)が発見されるとともに[5],実験動物のビタミンE欠乏症として,上記の生殖障害のほかに,筋萎縮症,脳軟化症,貧血,肝壊死などが相ついで見いだされた[6].これらの欠乏症を引き起こす共通の原因として当時考えられたのが「酸化ストレス」であった.いまから約50年も前にTappel[7]は,「ビタミンE欠乏動物ではフリーラジカル連鎖反応によって体内の脂質過酸化が亢進し,これが生体機能を障害する」と提唱した.その後,ビタミンEの研究はいくつかの節目を経て進展したが,大きなブレークスルーは,α-トコフェロールと特異的に結合するタンパク質 α-tocopherol transfer protein(α-TTP)の発見である[8].最近では,α-TTPの

機能解析を通して，ビタミンEの摂取量と組織分布量および生理機能の関係が分子レベルで明らかにされつつある．本章では，ビタミンEであるトコフェロールとトコトリエノールの，種類，化学的性質，分布，生理機能について解説する．

7.1 ビタミンEの種類

ビタミンEは，食用油脂，植物性食品，動物性食品に広く分布している．ビタミンEはクロマン環に側鎖が結合した両親媒性の化合物であり，飽和側鎖（フィチル側鎖）を有するトコフェロールと，不飽和側鎖（イソプレノイド側鎖）を有するトコトリエノールに大別される（図7.1.1）．それぞれ，クロマン環に結合するメチル基の数と位置の違いによって，4種類の異性体（α-, β-, γ-, δ-のトコフェロールおよびトコトリエノール）が存在する．構造的には，5,7-ジメチル，5-あるいは7-メチル，さらにメチル基のないビタミンEも考えられるが，これらは天然からは見いだされていない．それは，植物のビタミンE生合成経路（図7.1.2）として，トコフェロール経路とトコトリエノール経路の2種類があり，いずれもホモゲンチジン酸とフィチルピロリン酸あるいはゲラニルゲラニルピロリン酸と縮合・環化してはじめにδ型になり，つぎにメチル基が導入されてβおよびγ型へ，さらにメチル化されてα型に生合成されるためと考えられている[9]．動物におけるビタミンEの生合成（たとえば，β-, γ-, δ-トコフェロールがメチル化されてα-トコフェロールになる，あるいはトコトリエノールからトコフェロールに変換される）は知られていない．最近，上記の8種類のビタミンE同族体に加えて，側鎖に1つの二重結合をもつ2

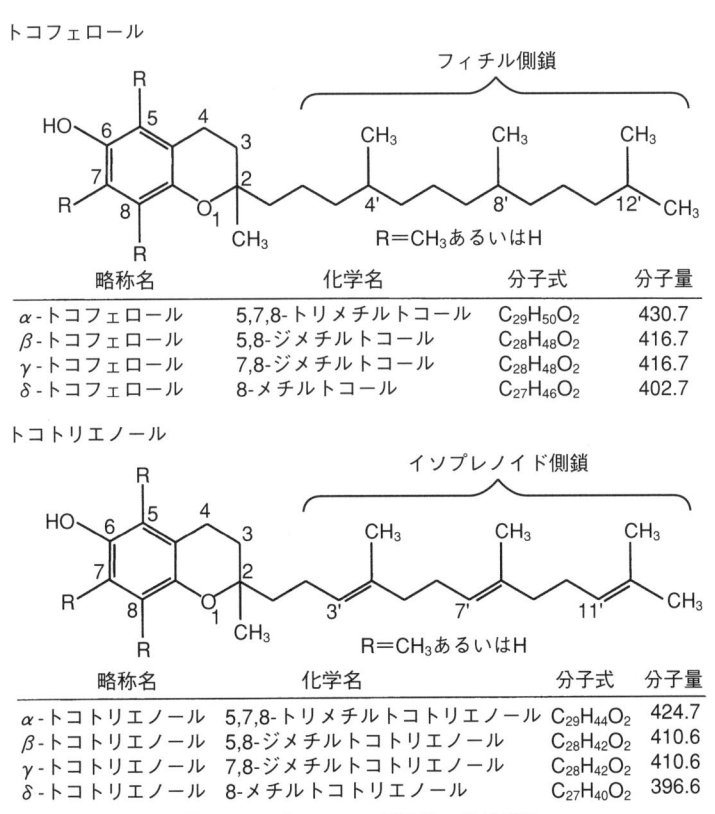

略称名	化学名	分子式	分子量
α-トコフェロール	5,7,8-トリメチルトコール	$C_{29}H_{50}O_2$	430.7
β-トコフェロール	5,8-ジメチルトコール	$C_{28}H_{48}O_2$	416.7
γ-トコフェロール	7,8-ジメチルトコール	$C_{28}H_{48}O_2$	416.7
δ-トコフェロール	8-メチルトコール	$C_{27}H_{46}O_2$	402.7

略称名	化学名	分子式	分子量
α-トコトリエノール	5,7,8-トリメチルトコトリエノール	$C_{29}H_{44}O_2$	424.7
β-トコトリエノール	5,8-ジメチルトコトリエノール	$C_{28}H_{42}O_2$	410.6
γ-トコトリエノール	7,8-ジメチルトコトリエノール	$C_{28}H_{42}O_2$	410.6
δ-トコトリエノール	8-メチルトコトリエノール	$C_{27}H_{40}O_2$	396.6

図7.1.1 ビタミンE同族体の化学構造

ホモゲンチジン酸

フィチルピロリン酸 → 3-フィチルトルキノール

ゲラニルゲラニルピロリン酸 → 3-テトラプレニルトルキノール

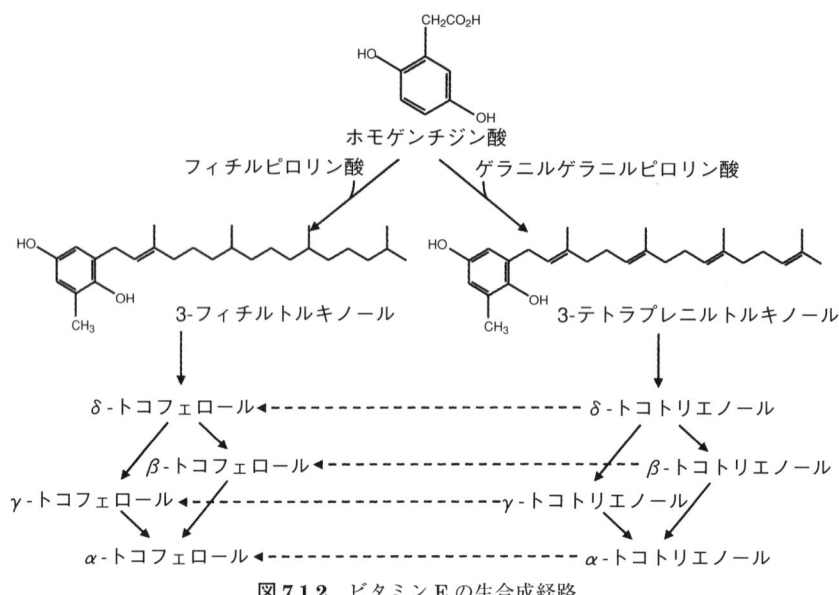

δ-トコフェロール ←-------- δ-トコトリエノール
β-トコフェロール ←-------- β-トコトリエノール
γ-トコフェロール ←-------- γ-トコトリエノール
α-トコフェロール ←-------- α-トコトリエノール

図7.1.2 ビタミンEの生合成経路

α-トコモノエノール

海洋生物由来のトコフェロール

図7.1.3 α-トコモノエノールと海洋生物由来のトコフェロール marine-derived tocopherol の化学構造

種のα型ビタミンEが発見された（図7.1.3）[10]。1つはα-トコモノエノールで、植物中でα-トコトリエノールの側鎖が還元されてα-トコフェロールが生合成されるときの中間体と考えられている。もう1つは、サケの卵など低温環境の海洋生物にみられる marine-derived tocopherol である。

ビタミンEの立体構造に関して、トコフェロールはクロマン環上2位と側鎖4'および8'位に不斉炭素原子計3個を、トコトリエノールはクロマン環上2位に不斉炭素と3'および7'位に2個の二重結合をもつ。したがって、各同族体にはそれぞれ8種類の立体異性体の存在が考えられる。しかし、天然に存在するトコフェロールは3個の不斉炭素すべてがR構造（RRR-）であり、トコトリエノールも不斉炭素はR構造で側鎖の二重結合はすべてトランス型である（図7.1.4）。ビタミンE同族体のうち、α-トコフェロールは化学合成され医薬品などに利用されている。最近の化学合成α-トコフェロールは *all-rac*-α-トコフェロール（8種類の立体異性体の等量混合物）であり、これは全合成イソフィトールが原料に用いられるためである。天然フィトールを原料にして合成されたα-トコフェロールは、RRR-と2-*epi*（クロマン環上2位の立体異性体）との等量混合物であり 2-*ambo*-α-トコフェロールと呼ばれる。α-トコトリエノールを還元したα-トコフェロールは4種類の立体異性体の混合物で 4'-*ambo*-8'-*ambo*-α-トコフェロールという。ビタミンEのクロマン環の6位の水酸基から多くの誘導体が合成されているが、安定で生物活性を有するカルボン酸エステル誘導体として、アセテート、サクシネート、ニコチネート、リノレートな

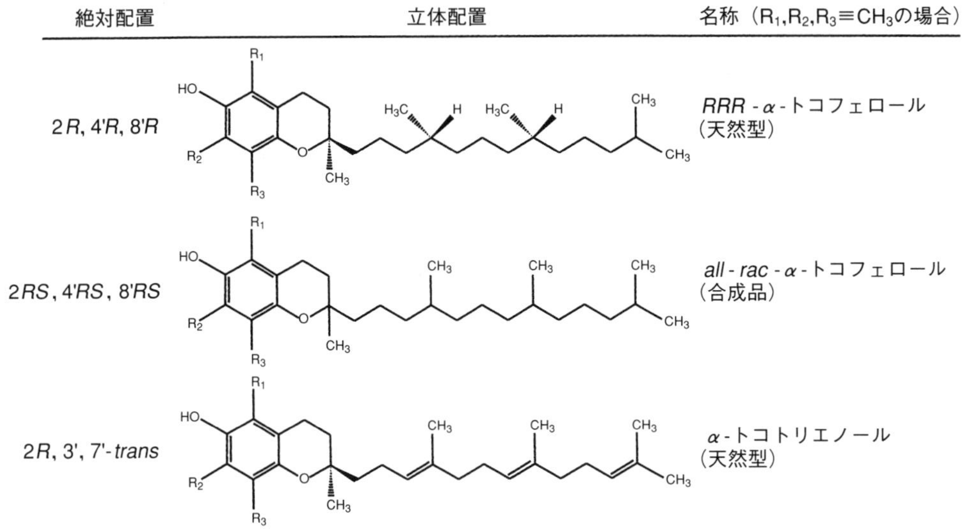

絶対配置	立体配置	名称（R₁,R₂,R₃≡CH₃の場合）
2R, 4'R, 8'R	（構造式）	RRR-α-トコフェロール（天然型）
2RS, 4'RS, 8'RS	（構造式）	all-rac-α-トコフェロール（合成品）
2R, 3', 7'-trans	（構造式）	α-トコトリエノール（天然型）

図 7.1.4　ビタミンEの立体異性体

どがある．スルホン酸エステルやエーテル誘導体の活性は低いとされている．

7.2　ビタミンEの化学的性質と生物活性

トコフェロールとトコトリエノールはともに，無色ないし淡黄色で粘稠性の油状物質であり，油脂，アセトン，エタノール，クロロホルムなどの脂溶性溶媒によく溶けるが，水には不溶である．ビタミンEは空気中で徐々に酸化され暗赤色に変色する．この酸化は，光，熱，アルカリで促進される．天然と合成トコフェロールの区別は，核磁気共鳴分光法（NMR），ガスクロマトグラフィー，高速液体クロマトグラフィーではむずかしい．天然α-トコフェロールをアルカリ性赤血塩で酸化すると2量体を生成して右旋性を示すが，合成α-トコフェロールからの2量体は旋光性を示さないので，天然と合成トコフェロールの判別ができる．

トコフェロールは不斉元素3つを，トコトリエノールは不斉元素1つと二重結合2つをもっているため，各同族体にそれぞれ8種類の立体異性体が存在するが，天然のものはすべて d 体である（図7.1.4）．化学合成α-トコフェロール（all-rac 体）は dl 体であり，その誘導体（アセテート）1 mg が1国際単位（IU）と規格されている．ラットの抗不妊試験にもとづく生物活性は，dl-α-トコフェロールアセテートを100とした場合，d-α-トコフェロールが150，d-β-トコフェロールが45，d-γ-トコフェロールが13，d-δ-トコフェロールが0.4以下，d-α-トコトリエノールが16，d-β-トコトリエノールが4，d-γ-および d-δ-トコトリエノールは非常に小さい値である．生物活性に影響する構造部位はクロマン環2位，ついで側鎖4位であり，いずれも R 配置は S 配置より活性が高いとされる．

生体内でビタミンEは，抗酸化作用や膜安定化作用を示す[11),12)]．ビタミンE発見の発端になった抗不妊作用は，この抗酸化作用に起因することが明らかにされている．抗酸化の作用部位は一般に生体膜脂質であり，ビタミンEが脂質過酸化反応の過程で活性酸素や脂質ラジカルを捕捉して（図7.2.1），生体膜リン脂質を構成している不飽和脂肪酸の過酸化を防ぐ機構が考えられている[13),14)]．ビタミンEは，生体膜に存在する非ヘム鉄タンパク質を保護して安定化するとされている．これらの機構でビタミンEはリソソーム膜を安定化して，自己消化を防ぐことも知られる．

ペルオキシルラジカル（LOO·）との反応

一重項酸素（$^1O_2$）との反応

図 7.2.1　ビタミン E とラジカル・活性酸素の反応

ミトコンドリアでは，呼吸鎖の安定化や酸化の過程で生じる活性酸素の消去にはたらいて呼吸機能を維持することが報告されている．アセテートやニコチネートなどのエステル型ビタミン E は，非エステル型ビタミン E に比べ高い酸化安定性を示すが，生体内ではエステル型ビタミン E の存在量は少ない．

7.3　ビタミン E の分布

トコフェロールは植物界に広く分布し，とくに含有量の多いのは小麦胚芽油（150～550 mg%，α と β が主），大豆油（100～300 mg%，α，γ，δ が主），トウモロコシ油（70～250 mg%，α と γ が主）などである[9]．動物油ではタラ肝油に多い．トコトリエノールは米ぬか油やパーム油に特徴的に多く含まれている．ラットにビタミン E を投与すると，ラット体内の α-トコフェロールは，ほとんどの組織に分布し，とくに，肺，脾臓，肝臓，脂肪組織などに多く，脳には移行しにくいことが示される（図 7.3.1）．しかし，近年，山下ら[32]により，ゴマなどに含まれるセサミンと同時に摂取することで脳への移行量が増加すると報告されている[32]．一方，γ-トコトリエノール

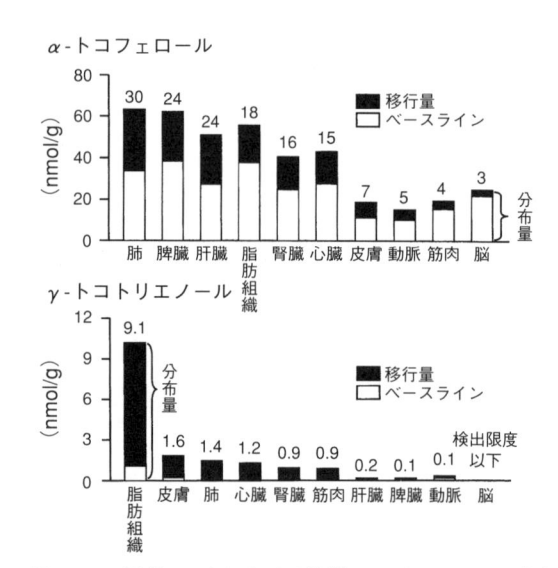

図 7.3.1　正常ラットにおける臓器へのビタミン E の移行と分布　カラム上の値は移行量

は脂肪組織に多く移行し蓄積する（図 7.3.1）．γ-トコトリエノールは，α-トコフェロールと異なり，肝臓や脾臓には少ない（図 7.3.1）．血管組織へのビタミン E の分布量は，ほかの組織に比較すると少ない（図 7.3.1）．細胞内では，細胞小器官の脂質膜に多く分布する．ヒト血中のビタミン E はおもに α-トコフェロールであり，その濃度は約 400 μg/dl である．また，ビタミン E

(α-トコフェロール)の1日の摂取目安量は,成人男性で9 mg,成人女性で8 mgである(2005年「日本人の食事摂取基準」).摂取上限量は,成人男性で800 mg,成人女性で600 mgとなっている.ただし,食事中の不飽和脂肪酸摂取を増加させると,血漿および臓器中のビタミンE濃度が減少し,脂質過酸化が促進されることから,食事形態によりビタミンEの摂取量を考慮する必要がある[33)~35)].

7.4 ビタミンEの生理機能

ビタミンEの生理機能の研究は,植物油にビタミンEを加えると,油中のビタミンAの酸化的分解と損失が抑えられたという1931年のCummingsおよびMattillら[15)]の油脂実験に始まる.このビタミンEの作用は"anti-oxidant activity"(抗酸化作用)と呼ばれ,当時の精力的な研究により,ビタミンEによる油脂の酸化防止機序が明らかにされた.その後の研究の進展により,ビタミンEは,油脂の酸化を抑えるのと同様に,ヒトや動物の体内においても脂質の抗酸化作用を示すことが明らかにされてきた.

生体内における活性酸素の主要な生成経路として,動物は基底状態の酸素(三重項酸素,$^3O_2$)を水(H_2O)へ4電子還元してエネルギー生産を行うが,この過程で三重項酸素($^3O_2$)から反応性に富むスーパーオキシド(O_2^-),過酸化水素(H_2O_2),ヒドロキシルラジカル(HO・)などの活性酸素が生じると考えられている.ほかに,一重項酸素($^1O_2$),ペルヒドロキシルラジカル(HOO・),脂質ラジカル(ペルオキシルラジカル(LOO・),アルコキシルラジカル(LO・),アルキルラジカル(L・))なども活性酸素種である.活性酸素,フリーラジカルは,脂質を過酸化する(図7.4.1)[16)].脂質過酸化の第1次生成物は,脂肪酸(LH)の不飽和二重結合に酸素分子が付加した脂質ヒドロペルオキシド(LOOH)である.たとえば,アラキドン酸(20:4,n-6,Δ5, 8, 11, 14)の場合,二重結合にはさまれた活性メチレン基のビスアリル水素(たとえば13位の水素)が活性酸素により引き抜かれる(図7.4.2).そ

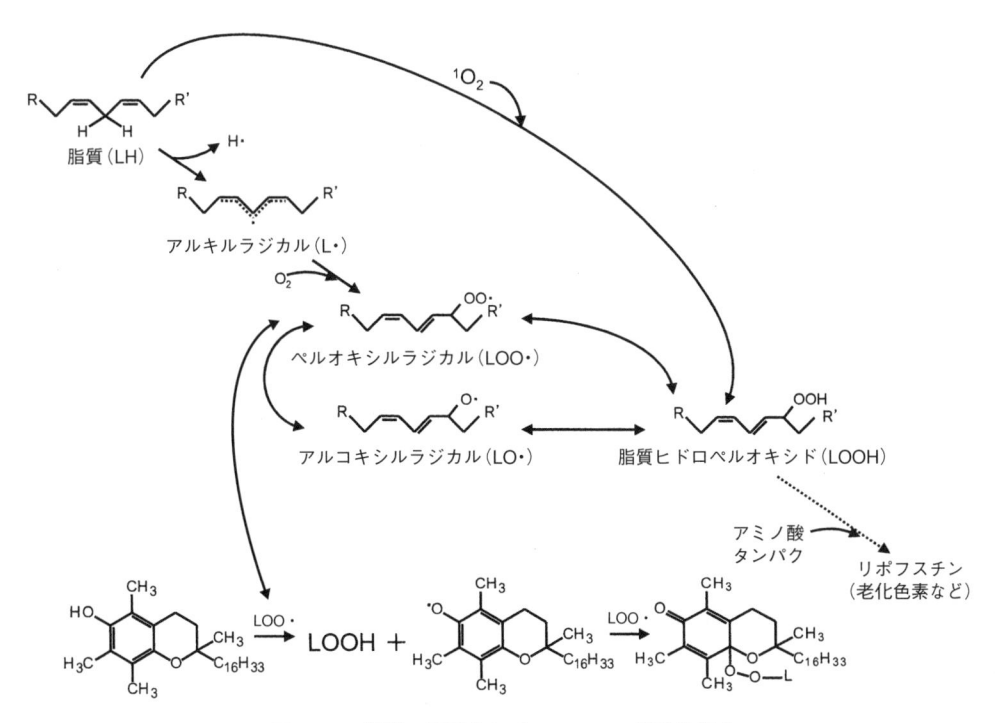

図7.4.1 脂質の過酸化とビタミンEの抗酸化機序

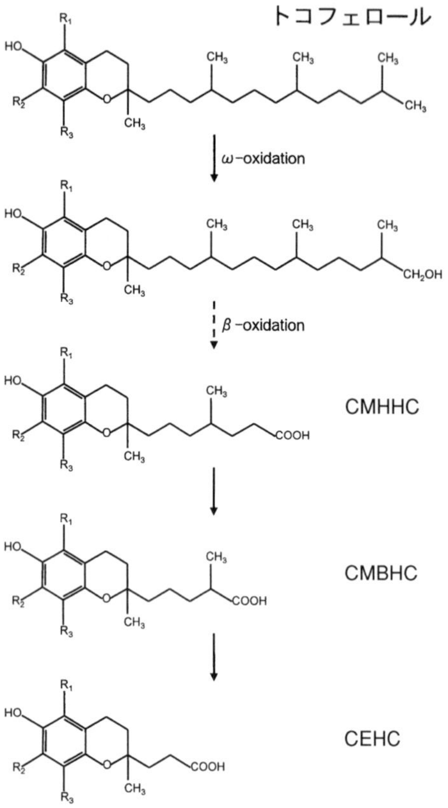

図 7.4.2 トコフェロールの代謝機構
CMHHC, 2(6'-carboxy-4'-methylhexyl)-6-hydroxychroman;
CMBHC, 2(4'-carboxy-4'-methylbutyl)-6-hydroxychroman;
CEHC, 2(2'-carboxyethyl)-6-hydroxychroman
 α-, R_1-CH_3, R_2-CH_3, R_3-CH_3; γ-, R_1-H, R_2-CH_3, R_3-CH_3

化を誘発する活性酸素とフリーラジカルを捕捉し,これらを安定化することであるとされている(図7.4.1)[17].ビタミンEは,脂質過酸化の過程で生じるペルオキシルラジカル(LOO・)を速やかに捕捉し,これに水素を渡して安定な非ラジカル体にする.この反応でビタミンE自身はラジカルになるが,これはさらにペルオキシルラジカルと反応して安定な8a-ペルオキシ-6-クロマノン(非ラジカル体)になる.これら一連の反応により,ビタミンEは脂質ラジカル連鎖反応を停止させ,脂質過酸化を抑制する.ビタミンEがペルオキシルラジカル(LOO・)を捕捉する能力は,多くの合成抗酸化剤より強く,ビタミンEが優れたラジカル捕捉型の抗酸化剤であることが示されている.ビタミンE同族体の溶媒中でのLOO・捕捉活性の強さの順はα->β->γ->δ-トコフェロールであり,α-トコフェロールが一番強いとされている.

生体内におけるビタミンE同族体の生物活性の違いは,それらの血中濃度の違いにおもに起因する.摂取したビタミンEは腸における吸収,リンパ管を介した腸から肝臓への輸送において,ビタミンE同族体間でほとんど差はないと考えられている.一方,肝臓に輸送されたビタミンEは,同族体の中でα-トコフェロールが優先的に血中に放出され,末梢組織へ運ばれることが知られる.これは,肝臓に多く発現しているα-TTPがα-トコフェロールと特異的に結合するためと考えられている.ビタミンE同族体のα-TTPに対する親和性は,それらの生物活性とよく相関している[18].一方,そのほかのビタミンE同族体,たとえばγ-トコフェロールは,薬物代謝酵素であるシトクロムP450によりフィチル側鎖が酸化されて2,7,8-trimethyl-2-(2'-carboxyethyl)-6-hydroxychroman(γ-CEHC)を生じる(図7.4.2).これは,おもに尿中に排泄される.また,ほかのビタミンE同族体の尿中排泄物としてα-CEHC,δ-CEHCも見いだされている.さらに,最近,トコトリエノールからも同じ尿中代謝産物CEHC類を生じることが明らかとなって

の後に,二重結合の共鳴に伴ってラジカルが11位に移動する.これに分子状酸素が付加してペルオキシルラジカル(LOO・)が生じる.ペルオキシルラジカルはほかの脂肪酸のアリル水素を引き抜き,アラキドン酸ヒドロペルオキシド(たとえば,11-ヒドロペルオキシアラキドン酸)になる.この反応で新たな脂肪酸ラジカル(炭素ラジカル)が生じ,反応が繰り返され酸化が進み,ヒドロペルオキシドが蓄積する.光増感反応で生じる一重項酸素($^1O_2$)は,脂肪酸の二重結合部分に直接付加して,ヒドロペルオキシドを生成する.

ビタミンEの抗酸化メカニズムは,脂質過酸

いる.

7.5 ビタミンEの生体内抗酸化作用

生体膜を構成するリン脂質の酸化変性は，細胞障害と密接に関係するため重要である．たとえば，ヒト血漿の低密度リポタンパク質（LDL）粒子の表面は，リン脂質（ほとんどがホスファチジルコリン，PC）で覆われている．LDLリン脂質の構成脂肪酸は，リノール酸やアラキドン酸などの不飽和脂肪酸が多く，血流中で血管内壁と接触することで過酸化される．LDLリン脂質が過酸化されると，PCからホスファチジルコリンヒドロペルオキシド（PC-OOH）が生じる．脂質過酸化が関与する病気は，動脈硬化，糖尿病などの老化性疾病である．化学発光検出-高速液体クロマトグラフ（CL-HPLC）法によるヒト試験[19]から，高脂血症者の血漿PC-OOH濃度は100～700 nMの広範囲に分布し，その平均値は360 nMで，健常者の2～2.5倍高いことが知られている（図7.5.1）．血漿PC-OOHの増加は，酸化LDLの生成を意味し，動脈硬化の発症と進展に強くかかわる．一方，血漿のビタミンE（α-トコフェロール）は，血漿あたりでは高脂血症者と健常者で差はないが，血漿リン脂質に対するモル比では健常者の12 mol α-トコフェロール/10^3 mol リン脂質に対し，高脂血症者では低値（8 mol α-トコフェロール/10^3 mol リン脂質）である（表7.5.1）．このことから，高脂血症者における生体膜リン脂質の過酸化反応の防止能力の低下（α-トコフェロール量低下による抗酸化防御系のぜい弱化）と，その結果としてのPC-OOH蓄積が，動脈硬化の発症と進展の重要な因子であると考えられている．

上記の高脂血症者の知見[19]から，ビタミンEの生体内抗酸化因子としての重要性がうかがえる．しかし，生体内では過酸化の標的である不飽和脂肪酸の量はビタミンEの1000倍以上も存在するので，ビタミンEの抗酸化作用はビタミンE単独で行われているものではないと推定される．ビタミンCや還元型ユビキノン，およびグルタチオンペルオキシダーゼがビタミンEの抗酸化反応に共役して，ビタミンEの還元再生にかかわり，これら一連の反応により生体膜脂質過酸化と酸化障害を防止していると考えられる．また，上記のヒト試験[19]や，ほかの数多くの細胞実験，動物試験の結果から，ヒトのビタミンEの日常的な摂取は，動脈硬化などの虚血性疾患の予防につながると期待される．しかし，疫学調査では，ビタミンEの有効性を示唆する報告は多いものの，効果がないという報告も少なくはない．ビタミンEの生理機能（生体内抗酸化作用）を確証するた

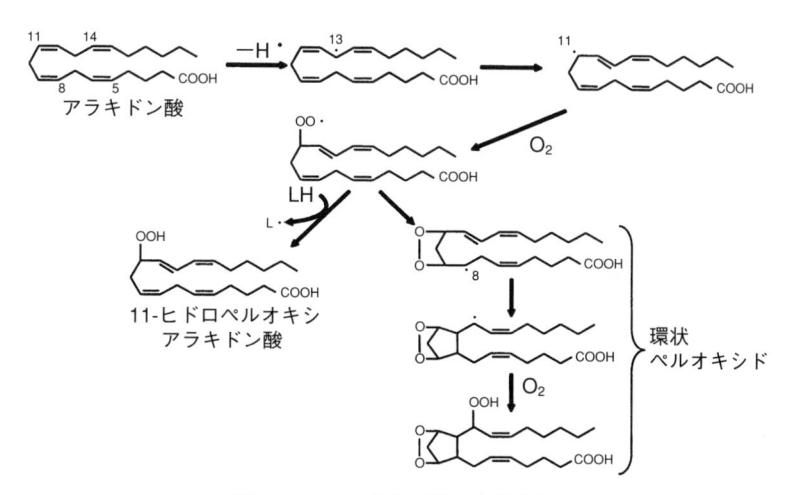

図7.5.1 アラキドン酸の自動酸化

表 7.5.1 高脂血症者の表現型別による血漿のビタミン[19]

表現型	α-トコフェノール	
	nM	mol/10³mol リン脂質
健常者 ($n=15$)	23±2	12±2
IIa ($n=19$)	24±2	7±1*
IIb ($n=24$)	30±3	8±1*
IV ($n=14$)	24±2	8±1*
コントロール群 ($n=13$)	25±2	8±1*

平均値±SE, *：$p<0.05$ vs 健常者.
IIa 型, 高コレステロール（>220 mg/dl）
IIb 型, 高コレステロール（>220 mg/dl）高トリグリセリド（>150 mg/dl）
IV 型, 高トリグリセリド（>150 mg/dl）
コントロール群, 治療によって血漿コレステロールとトリグリセリドが正常に維持されている群.

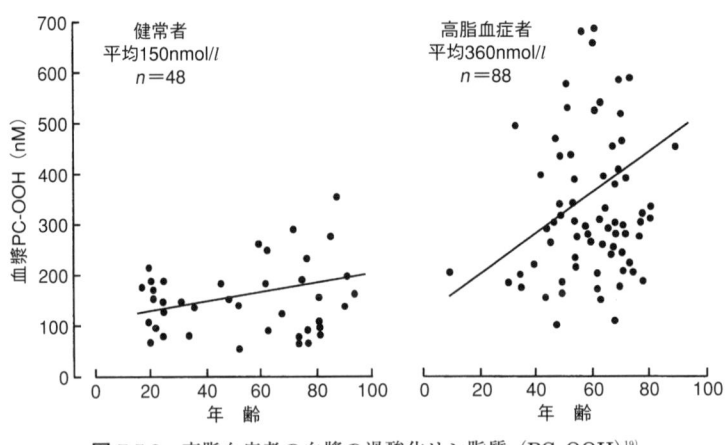

図 7.5.2 高脂血症者の血漿の過酸化リン脂質（PC-OOH）[19]

めの詳細かつ大規模なヒト臨床試験の実施が望まれる．

7.6 抗酸化以外のビタミンEの作用

ビタミンEの生理機能について，上記の活性酸素フリーラジカルを直接捕捉する作用（直接的な抗酸化作用）以外に，細胞内シグナル伝達の調節を介した酸化ストレス抑制作用（間接的な抗酸化作用），および抗酸化とはあまり関係しない作用が近年数多く報告されている[20]．たとえば，ビタミンEによる動脈硬化予防に関する研究分野では，ビタミンEが酸化LDLにより誘導されるICAM 1, VCAM 1, インテグリンなどの細胞接着因子の発現を抑制すること[21]，protein phosphatase 2 A（PP 2 A）を活性化することでprotein kinase C（PKC）活性を抑制し，PKCに依存する血管平滑筋細胞の増殖を阻害すること[22]，c-jun N-terminal kinase（JNK）を阻害することで，酸化LDLによる冠動脈平滑筋細胞のアポトーシスを抑制すること[23]などである．ビタミンEと神経細胞障害の関係では，ビタミンEがJNKを阻害して，グルタミン酸による神経細胞のアポトーシス誘導を抑制することが報告されている[24]．一方，α-トコフェロール以外のトコフェロール異性体にみられる作用として，γ-トコ

フェロールによる冠動脈疾患やがんの予防[25),36)]，γ-トコフェロールの尿中代謝産物である 2,7,8-trimethyl-2-(2'-carboxyethyl)-6-hydroxychroman による Na 利尿ホルモン作用[26)]が報告されている．

近年，ビタミン E 同族体であるトコトリエノールが，トコフェロールに比べ，強い特徴的な生理機能（抗がん，コレステロール低下作用，神経細胞保護）を示すことが報告されている．たとえば，培養細胞試験でトコトリエノールは，ヒト乳がん細胞にアポトーシスを誘発し細胞増殖抑制を示すが，この活性の強さの順はδ-トコトリエノール＞γ-トコトリエノール＞α-トコトリエノール≫α-トコフェロールである[27)]．トコトリエノールとトコフェロールのラジカル捕捉能は大差がないのに，こうした活性の違いがみられる理由として，トコトリエノールの細胞内への移行のしやすさと，細胞内でのシグナル伝達の調節能の高さが考えられる．また，最近の興味深い報告として，トコトリエノールに強力な血管新生阻害作用[28)〜30)]やテロメアーゼ活性抑制作用[37)]が発見されている．食素材の中で，トコトリエノールはこめ糠やパーム油に多く含まれている．血管新生病である糖尿病性網膜症やリウマチ性関節炎，がんは，患者数が近年増大している．この血管新生病の予防に，米ぬかトコトリエノールが応用されつつある[31)]．

（宮澤陽夫）

参 考 文 献

1) Cummings, M. J. and Mattill, H. A.：*J. Nutr.,* **3**, 421-432, 1931.
2) Evans, H. M. and Bishop, K. S.：*Science,* **56**, 649-651, 1922.
3) Sure, B.：*J. Biol. Chem.,* **58**, 693-709, 1924.
4) Evans, H. M., Emerson, O. H. and Emerson, G. A.：*J. Biol. Chem.,* **113**, 319-332, 1936.
5) Pennock, J. F., Hemming, F. W. and Kerr, J. D.：*Biochim. Biophys. Res. Commun.,* **17**, 542-548, 1964.
6) 美濃 真：活性酸素・フリーラジカル，**2**, 156-161, 1991.
7) Tappel, A. C. and Zalkin, H.：*Arch. Biochem. Biophys.,* **80**, 333-336, 1959.
8) Traber, M. G. and Arai, H.：*Annu. Rev. Nutr.,* **19**, 343-355, 1999.
9) 美濃 真，貴島静正：ビタミンハンドブック，pp.49-72，化学同人，1989.
10) Yamamoto, Y., Fujisawa, A., Hara, A. and Dunlap, W. C.：*Proc. Natl. Acad. Sci. USA,* **98**, 13144-13148, 2001.
11) Serbinova, E., Kagan, V., Han, D. and Packer, L.：*Free Radic. Biol. Med.,* **10**, 263-275, 1991.
12) Meydani, M.：*Lancet,* **345**, 170-175, 1995.
13) Miyazawa, T., Suzuki, T., Fujimoto, K. and Kaneda, T.：*J. Biochem. (Tokyo).,* **107**, 689-693, 1990.
14) Suzuki, T., Miyazawa, T., Fujimoto, K., Otsuka, M. and Tsutsumi, M.：*Lipids,* **28**, 775-778, 1993.
15) Cummings, M. J. and Mattill, H. A.：*J. Nutr.,* **3**, 421-432, 1931.
16) 宮澤陽夫，仲川清隆：脂質栄養と健康（日本栄養・食糧学会監修），pp.243-260，建帛社，2005.
17) 美濃 真：ビタミン研究のブレークスルー，日本ビタミン学会編，pp.63-65，学進出版，2002.
18) Hosomi, A., Arita, M., Sato, Y., Kiyose, C., Ueda, T., Igarashi, O., Arai, H. and Inoue, K.：*FEBS Lett.,* **409**, 105-108, 1997.
19) Kinoshita, M., Oikawa, S., Hayasaka, K., Sekikawa, A., Nagashima, T., Toyota, T. and Miyazawa, T.：*Clin. Chem.,* **46**, 822-828, 2000.
20) 福澤健治：ビタミン，**79**, 431-443, 2005.
21) Yoshida, N., Manabe, H., Terasawa, Y., Nishimura, H., Enjo, F., Nishino, H. and Yoshikawa, T.：*Biofactors,* **13**, 279-288, 2000.
22) Ricciarelli, R., Tasinato, A., Clement, S., Ozer, N. K., Boscoboinik, D. and Azzi, A.：*Biochem. J.,* **334**, 243-249, 1998.
23) Wu, K., Zhao, Y., Li, G. C. and Yu, W. P.：*World J. Gastroenterol.,* **10**, 1110-1114, 2004.
24) Sen, C. K., Khanna, S. and Roy, S.：*Ann. NY Acad. Sci.,* **1031**, 127-142, 2004.
25) Wagner, K. H., Kamal-Eldin, A. and Elmadfa, I.：*Ann. Nutr. Metab.,* **48**, 169-188, 2004.
26) Uto, H., Kiyose, C., Saito, H., Ueda, T., Nakamijra, T., Igarashi, O. and Kondo, K.：*J. Nutr. Sci. Vitaminol.,* **50**, 277-282, 2004.
27) Yu, W., Simmons-Menchaca, M., Gapor, A., Sanders, B. G. and Kline, K.：*Nutr. Cancer,* **33**, 26-32, 1999.
28) Inokuchi, H., Hirokane, H., Tsuzuki, T., Nakagawa, K., Igarashi, M. and Miyazawa, T.：*Biosci. Biotechnol. Biochem.,* **67**, 1623-1627, 2003.
29) Miyazawa, T., Inokuchi, H., Hirokane, T., Tsuzuki, T., Nakagawa, K. and Igarashi, M.：*Biochemistry (Moscow),* **69**, 67-69, 2004.

30) Miyazawa, T., Tsuzuki, T., Nakagawa, K. and Igarashi, M. : *Ann. NY Acad. Sci.,* **1031**, 401-404, 2004.
31) Nakagawa, K., Eitsuka, T., Inokuchi, H. and Miyazawa, T. : *Biofactors,* **21**, 5-10, 2004.
32) Abe, C., Ikeda, S. and Yamashita, K. : *J. Nutr. Sci. Vitaminol. (Tokyo)*, **51**, 223-230, 2005.
33) Oarada, M., Furukawa, H., Majima, T. and Miyazawa, T. : *Biochim. Biophys. Acta,* **1487**, 1-14, 2000.
34) Song, J. H., Fujimoto, K. and Miyazawa, T. : *J. Nutr.,* **130**, 3028-3033, 2000.
35) Song, J. H. and Miyazawa, T. : *Atherosclerosis,* **155**, 9-18, 2001.
36) Takahashi, K., Komaru, T., Takeda, S., Takeda, M., Koshida, R., Nakayama, M., Kokusho, Y., Kawakami, Y., Yamaguchi, N., Miyazawa, T., Shimokawa, H. and Shirato, K. : *J. Mol. Cell. Cardiol.,* **41**, 544-554, 2006.
37) Eitsuka, T., Nakagawa, K. and Miyazawa, T. : *Biochim. Biophys. Res. Commun.,* **348**, 170-175, 2006.

8 ゴマリグナン

リグナン（lignan）とは，フェノール環と炭素数3個の側鎖からなるp-ヒドロキシフェニルプロパン2分子が，β-β位で酸化的に結合した化合物およびその類縁化合物の総称である．リグナンは幅広く植物界に存在しており，とくに木材組織を構成する高分子構造体であるリグニンの最小単位としてよく知られているほか，生薬や漢方薬などの薬理成分としても著名である．リグナンの生合成は，シキミ酸経路で生成したp-ヒドロキシフェニルプロパン誘導体の一電子酸化反応により始まり，共鳴したラジカルの重合によって基本骨格が形成され，さらに酸素分子の導入により種々のリグナンへと誘導される．リグナンの生理活性については，とくに生薬の有効成分としての研究報告が多くなされている．たとえば，メギ科ミヤオソウ属の抗腫瘍性成分であるpodophyllotoxin類や，ハマビシ科 *Larrea diivaricata* 由来のリポキシゲナーゼ阻害物質dihydroguaiaretic acid，魚毒性分justicidin類などが著名な生理活性リグナンとして知られている（図8.1.1）．そのほか，抗菌，抗カビ，植物ホルモン様作用など，多種多彩な生理活性が報告されている[1]．

このように，植物由来生理活性物質としてのリグナンは一般的であり，近年健康維持，疾病予防成分として注目を浴びつつあるゴマリグナンも例に漏れず，古くからその存在は知られていた．ゴマ種子には多量の脂質が含まれているにもかかわらず，高温など劣悪な環境下において貯蔵されていても高い発芽率を保つという，ほかの油脂原料植物種子とは異なる特異的な性質をもつことも知られていたが，その理由は最近まで明らかとなっていなかった．さらに，古来からゴマ種子が健康

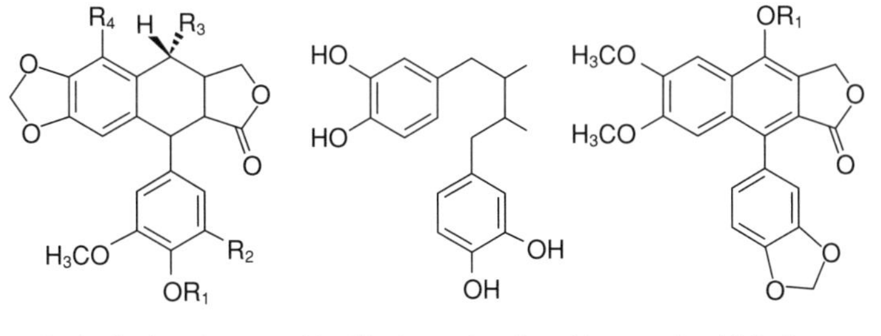

図 8.1.1 生理活性リグナン類

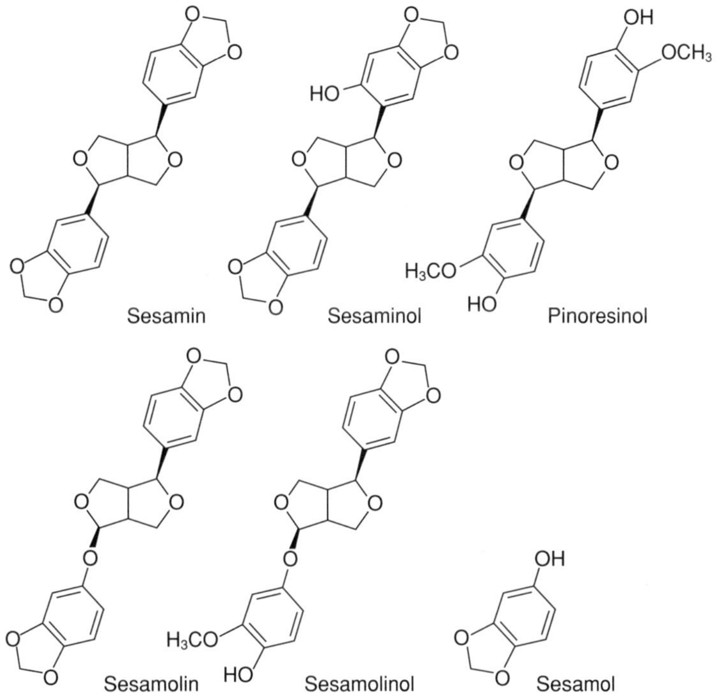

図 8.1.2 ゴマに含まれる生物学的抗酸化性リグナン類

によいといわれてきたが，その化学的根拠も不確実であった[2]．このような背景から，われわれの研究グループでは，ゴマの機能性が酸化ストレスに対する予防効果にもとづくのではないかとの作業仮説のもと，長年にわたり研究を続けている．これまでにゴマ種子やゴマ油中に存在する生物学的抗酸化性リグナン類（図 8.1.2）を得ることに成功し，抗酸化機能発現機構などの化学的特性や生体内での機能性の証明，食品産業廃棄物の有効利用を視野に入れた新たな抗酸化性機能性食品の開発などへ研究を進展している．本章では，おもにゴマリグナン類を中心に，その機能性について詳細に解説してみたい．

8.1 ゴマとゴマリグナンの化学[2],[3]

ゴマは紀元前 3000 年頃にはすでにナイル川流域で栽培され，その後世界の重要な油脂資荷作物として各地域に広まった．日本でもゴマ油は高品質であるため古くから珍重された．さらに，不飽和脂肪酸を多く含んでいるにもかかわらず，先述のように長期間貯蔵しても高い発芽率を保つ点

や，機能性を有するサプリメント的食品として古くから使用されてきた点でも，ゴマはほかの油脂資源種子とは異なる特異性を有している．ゴマの効能について，とくに知られているのは紀元前3世紀頃書かれた「神農本草経」であり，その内容は，「ゴマを食すると心臓，肝臓，脾臓，腎臓や肺の機能を高め，肌や骨，脳にも活力を与え，長期にわたりゴマを服用すると身が軽くなり，老化も予防される」と記されている．また，中薬大辞典には「肝腎を補い，五臓を潤す．気力，活力，筋力を増す．消炎，止痛，禿頭に髪を生じる．婦人の乳少を治す．精液を補い益す．」と紹介され，日本薬局方にも用途が記載されている．一方，インドでも「ヨガ」と同時代に始まった伝統的代替医療術である「アーユルヴェーダ」でもゴマ油が必須であり，複数の薬草とともにともに加熱して得られた液を体に塗布，滴下させる療法が近年注目を浴びている．現在の日本の食生活においても必須なゴマであるが，実際日本ではほとんど生産されておらず，もっぱら輸入に頼っているのが現状である．輸入先は中国やインド，ミャンマー，タイといったアジア諸国であり，未加工のまま輸入され，搾油用と食品用に分けられ利用されている．このような歴史的，経済的背景をもつゴマであるが，ゴマの機能性食品としてのポテンシャルは，そのユニークな化学組成，化学特性にあるといえる．

ゴマ種子の約50%は油脂であり，ゴマ油はナタネ油や大豆油に比べて高品位，高品質とされてきた．構成脂肪酸としてはリノール酸とオレイン酸といった不飽和脂肪酸が大部分を占めているが，酸化的劣化に対して高い安定性を示すこと，特有の芳香を有すること，旋光性を有することなど，ほかの多くの植物油には認められない特異な機能特性より重宝されてきたものと考えられる．さらに，ゴマ種子の約20%はタンパク質で，構成アミノ酸も豊富であることが知られている．とくに，含硫アミノ酸であるメチオニンやシステインなど，8種のアミノ酸において大豆タンパク質より優れた資源であるといえ，有用な植物性タンパク質源としても注目されている．また，ゴマは鉄分，カルシウム，リン，セレンなどのミネラルやビタミンB_1，B_2，ナイアシン，ビタミンEなどの優れた供給源でもある．ビタミンEに関しては，α-トコフェロールは少なく，γ-トコフェロールが大部分を占めているところが特徴的である．つぎに説明するゴマリグナン類との間で，抗酸化作用などに関して相乗効果が認められており[4]，ゴマの機能性を評価するうえできわめて重要な成分として認識されつつある．

ゴマ種子中の主要なリグナン類は脂溶性のセサミン，セサモリンと水溶性のセサミノール配糖体であり，そのほかにセサモリノール，ピノレジノールやその配糖体など，微量成分の存在が報告されている．とくにセサミン，セサモリンは含量が多く，いずれもゴマ種子中に0.3〜0.5%という高含量で存在する．生合成に関して，ゴマリグナン類も例にもれず，先述のようにフェニルプロパノイド経路から派生する植物2次代謝産物であり，コニフェリルアルコールの酸化的重合反応により生じたピノレジノールがゴマリグナンの共通生合成前駆体と考えられている．セサミンの生合成は，ピノレジノールへのシトクロムc依存的なメチレンジオキシブリッジの生成により完了することが最近明らかとなった[5]．一方，セサミノールはさらにセサミンから直接，あるいはセサモリンを経て生合成され，さらに配糖体化され水溶性画分に貯蔵される経路が推定されている．また，これらゴマリグナン類は発芽時に著しく含量が変化することが観察されており興味深い．ゴマ種子の発芽時において，脂溶性のセサミンやセサモリンの含量が顕著に低下し，代わってセサミノール配糖体やピノレジノール配糖体が蓄積することが知られている[6]．この発芽時におけるリグナン類の量的，質的変化は，リグナンフェノール型配糖体によるものだけでなく，さらに抗酸化作用の強いカフェー酸を含んだ配糖体の関与も明らかにされている．また，これら抗酸化性の強い配糖体類は品種特異的に分布することが指摘されており，「ごまぞう」などのセサミン，セサモリン含

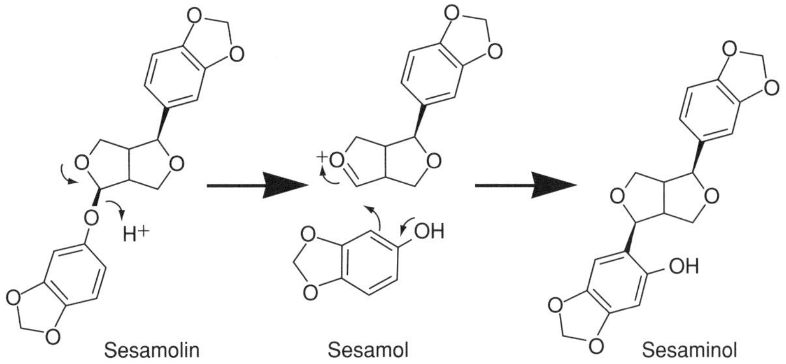

図 8.1.3 精製過程でのセサモリンからセサミノールへの変換

量の多い種では，抗酸化性配糖体の発芽による生成量も多いことが示唆されている[7].

ゴマ油は，ほかの不飽和脂肪酸を多く含む植物油と比較して，開封後の酸化的劣化が起きにくく，貯蔵安定性が優れていることは前にも述べたが，製造工程でのリグナン類の化学変化が大きく寄与していることが明らかとなっている.「ゴマ焙煎油」については，黄色色素であるメラノイジンとセサモリンの熱分解物であるセサモールが主要な抗酸化物質であることは古くから示唆されてきたが，搾油後脱色や脱臭などの行程を経て精製される「太白油」，「白絞油」では，精製過程でセサモリンが抗酸化活性の高いセサミノールへと変換されることが明らかとなっている（図8.1.3)[8]. この2次的に生成したセサミノールはトコフェロールの4〜5倍含まれ，精製ゴマ油のもつ抗酸化性の活性本体であるとの結論にいたっている[9].

一方，ゴマリグナン類を摂取した際に生成する代謝産物として，植物エストロゲン作用を有するエンテロラクトンやエンテロジオール（図8.1.4）が明らかにされつつあり[10]，大豆イソフラボンに期待される抗骨粗鬆症作用やホルモン依存性がんの予防などの機能性が期待されている.これまでに，ゴマ種子摂取ラットの血清中にもエンテロラクトンやエンテロジオールが検出されている.

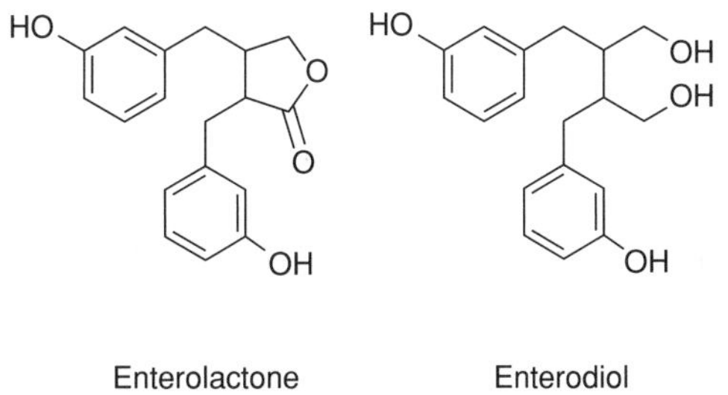

8.2　セサミンの機能性

セサミン（sesamin）の機能性に関して，古くはチドメグサの止血有効成分として見いだされたものなどがあるが，京都大学の清水らのグループを中心に，糸状菌のジホモ-γ-リノレン酸からアラキドン酸への変換に重要な$\Delta 5$不飽和化酵素をセサミンが特異的に阻害するという発見[11]以来，注目が集まった. 古来より，ゴマには肝機能改善効果があるといわれてきた一方で，その化学的根拠は示されていなかったが，糸状菌での結果をヒントに，セサミンの脂質代謝系への影響に関する研究がさかんに行われている. 研究成果として，セサミンはとくに肝臓の脂肪酸代謝系の変動を介し，肝臓脂肪酸組成の修飾作用[12]や血清コレステロール濃度の低下作用[13]を発揮することが明らかとなっている. セサミンは，ラット肝臓のミトコンドリアとペルオキシゾームのβ酸化活性を上昇させ，関与する諸酵素の活性とmRNAレベルを亢進するだけでなく，脂肪酸合成系酵素の活性とmRNAレベルを低下させることも明らかとなっ

図 8.1.4 エンテロラクトンとエンテロジオール

ている．これらの遺伝子発現には，セサミンの転写因子ペルオキシゾーム増殖因子応答性受容体（PPAR-γ）のリガンドとしての作用が重要であることも示唆されている[14]．一方，脂肪酸合成低下は，ステロール調節エレメント結合タンパク質（SREBP-1）の遺伝子発現低下と活性化の抑制に起因するとされ，サセミンの機能性に関する分子機構も明らかになりつつある[15]．

脂質代謝改善効果に続いて，アルコール分解促進作用[16]，血圧上昇抑制効果[17]~[19]，発がん抑制作用[20]，免疫機能改善効果[21]など，多様な機能性が報告されている．これらの機能の一部でγ-トコフェロールとの相乗効果がヒトでも実証されている[22]．セサミンはゴマリグナンとしてはもっとも高濃度に含まれているにもかかわらず，これまで研究者の関心を集めなかったのは，それ自体が in vitro で抗酸化作用を発揮しないことが大きな原因であった．しかし最近，セサミンは肝臓組織において代謝されて生体内抗酸化活性を示すことが明らかになっており[23]，その生理機能について多くの研究成果が報告されるようになってきている．セサミンのみでは特定保健用食品としては認可を受けていないが，優れた抗酸化機能を有することから，現在ドコサヘキサエン酸（DHA）やトコトリエノールと組み合わせた機能性サプリメントなど，その用途は広がりをみせている．

8.3 セサモリンの機能性

セサミンとともにゴマ種子中に大量に含まれている脂溶性リグナンであるセサモリンであるが，生体内での生理作用についての報告例は多くはない．これまでに，われわれの研究グループでは，ラットを用いたセサモリンの体内動態，生体内抗酸化作用に関する検討を行ってきた[24]．その結果，摂取されたセサモリンは胃でセサモールやセサモリノールに変換後，吸収され，各組織に分布することが明らかとなった．セサモリンは約25%が吸収されること，とくに肝臓や腎臓に代謝物が蓄積し，脂質の過酸化を有意に抑制するという結果を得ている．セサモリンもセサミン同様 in vitro ではまったく抗酸化作用を示さず，これまでゴマ油の精製過程におけるセサミノールの前駆体としての役割しか見いだされていなかったが，本研究により，生体内に取り込まれた後，抗酸化作用を発揮することが明らかとなり，セサミンと同様な機能性が期待されることから，今後の研究の進展に興味が持たれる．

8.4 セサミノールの機能性

ゴマ精製油である「太白油」の酸化抵抗性がセサミノール（sesaminol）によるものであることは先述したが，セサミノールの機能性が期待される理由としてはその強力な抗酸化作用にある．低密度リポタンパク質（LDL）は酸化されるとマクロファージによって貪食され，泡沫細胞となることが粥状動脈硬化症の発症メカニズムであると考えられているが，このLDLの銅イオンやフリーラジカル誘発脂質過酸化に対して，セサミノールが顕著に抑制作用を示すことを見いだし，研究を開始した．ヒトLDLの酸化的傷害をチオバルビツール酸反応物（TBARS）のような比色マーカーだけでなく，4-ヒドロキシノネナールなど脂質過酸化分解物に特異的な抗体を用いた免疫化学的手法での評価を行ったところ，ビタミンEはもちろん，著名な抗高脂血漿剤であるプロブコールよりも遥かに強力な抑制効果が明らかとなった[25]．その作用機構についても検討を行った結果，有機ラジカル種と直接結合することで縮合物を形成し，脂質過酸化反応を抑制すること[26]，あるいは図8.4.1に示すようなラジカル反応を経て安定なCompound Aへと変化することで，脂質過酸化連鎖反応を停止させることが明らかとなった[27]．また後者については，生体内においてもセサミノールが同様の機構で抗酸化作用を示すことを証明するために，四塩化炭素により肝臓に脂質過酸化反応を誘導したラットにセサミノール配糖体を経口投与したところ，肝臓ホモジネート中でのCompound Aの検出に成功している．

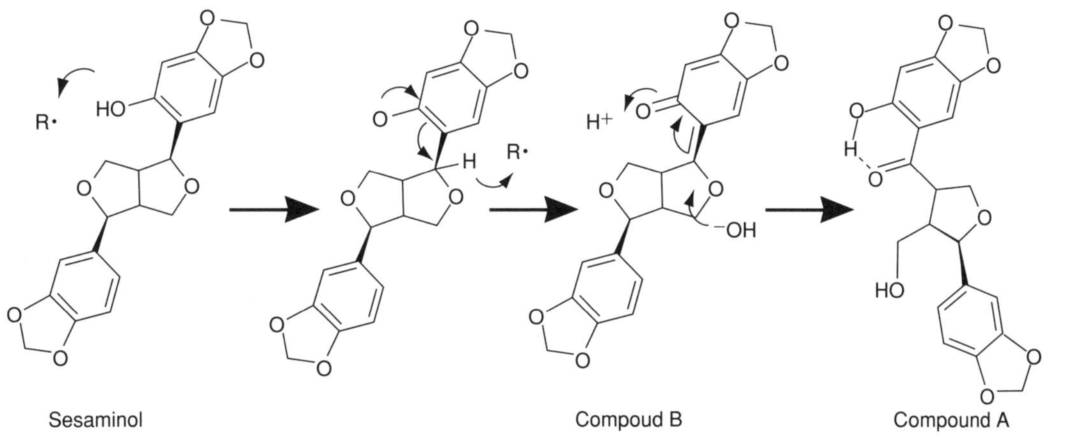

図 8.4.1 セサミノールの抗酸化作用発現機構

このように，リグナンの中でももっとも生体内抗酸化機能が期待されるセサミノールであるが，以前はゴマ油精製行程で生じる脱色・脱臭スカムと呼ばれる廃棄物中より高コストをかけて得ていたが，近年の研究の結果，ゴマ種子の水溶性画分に配糖体として大量に存在することが明らかとなり[28]，ゴマ脱脂粕をセサミノールの新たな供給源として注目しており，後に詳しく説明するようにその有効利用を目指して研究している．このセサミノール配糖体も多くの脂溶性リグナン類と同様にそれ自身抗酸化性を示さないが，摂取した場合，とくに腸内細菌のもつβ-グルコシダーゼのはたらきにより，アグリコンが遊離し腸管から吸収され，生体内での抗酸化機能発現を可能にしているものと考えている[3]．われわれの研究グループでは，セサミノール配糖体高含有のゴマ脱脂粕の新しい機能性食品としての可能性を追求するため，最終的にはヒトを対象とした臨床研究が必要であるが，最初の第一歩としてウサギを用いた *in vivo* での検討を行った．具体的には，高コレステロール負荷したウサギでのゴマ脱脂粕の動脈硬化発症に対する効果を調べた．実験開始後9週間で高コレステロール血症を誘発したので，ウサギ血清より LDL を調整し，銅イオンによる脂質過酸化度を測定したところ，ゴマ脱脂粕投与群では有意な酸化抵抗性を示し，生体内での抗酸化作用発現が示唆された[29]．また，大動脈内のコレステロール沈着も有意に抑制し，ゴマ脱脂粕が LDL の脂質過酸化反応だけでなく，動脈硬化発症の進展を予防する可能性が明らかとなった．セサミノールの寄与に関してなど，今後の課題も多いが，ゴマやゴマ脱脂粕の安全性はこれまでの食習慣から問題ないと考えられ，動脈硬化予防食品としての開発の展開が期待される．

8.5 セサミノール配糖体含有素材の有効利用

前項において，セサミノール配糖体を高含有するゴマ脱脂粕が新規機能性食品素材の候補として有望であることを述べてきたが，われわれは食品化学的な見地から応用に向けての基礎的な知見を得ようと試みを始めている．未利用資源の素材は，その嗜好性（味，香，色など）や消化性の悪さから応用の可能性を大きく狭めているものが多い．また，セサミノール配糖体も，その生体利用率は活性化に代謝が必要なことからそれほど高くないことが推察され，有効利用するためには改善の余地が残されている．そこで注目したのが，食の歴史上もっとも重要な発見の１つである「発酵」である．食品と微生物のかかわりは古く，まだ微生物の存在が知られていない時代から，ビール，ワイン，清酒，蒸留酒などの酒類，ヨーグルト，チーズなどの乳製品，しょう油，みそなどの

調味料として，おもに食品の保存を目的に発酵技術が利用されてきた．近代になって，その発酵の主役である微生物がつぎつぎに分離され，その発酵や酵素の仕組みが解明された結果，発酵食品やアミノ酸発酵といった食品に関連する分野だけでなく，抗生物質をはじめとする有用化学物質生産の新たな手法として，医学や化学の発展にも役立ってきた．近年，さかんに行われている食品の機能性に関する研究においても，食品加工における微生物発酵の新たな合目的性として，従来からの腐敗の防止，保存性の向上，嗜好性の改善に加えて，機能性の向上が明らかとなり，注目を集めつつある．これは，単なる「発酵」という伝統的な食品製造技術の再認識にとどまることなく，科学的根拠にもとづいた，安全で高機能性を有する新たな機能性発酵食品の開発を目指したものである．前置きが長くなったが，ゴマ脱脂粕に関しても，発酵を利用した新しい機能性食品素材の開発のための基礎的知見を得ることを目的として，嗜好性，吸収性の改善や抗酸化活性の向上を指標に，発酵に利用する微生物の選抜，新規機能成分の探索およびその精製，構造決定を行った．

まず，セサミノール配糖体を各種麹菌にて発酵を施し，抗酸化活性の変動と代謝産物の変動を解析した．その結果，発酵前のセサミノール配糖体はほとんど抗酸化作用を示さないにもかかわらず，発酵7日目付近からすべての菌種で抗酸化活性の上昇が確認できた．つぎに，新規代謝産物の探索を行ったところ，セサミノール配糖体のピークは培養後すぐに消失し，新たな代謝物の生成を示す複数のピークが観察された．このピークを単離精製し，NMRなど各種機器分析に供した結果，図8.5.1に示すような，メチレンジオキシ基が開裂して，カテコール構造となったセサミノールカテコールとその立体異性体であることが明らかとなった[30]．セサミンについても同様に実験を行い，セサミンジカテコールを生成することも明らかにしている．このカテコール化という化学的変換は，セサミンの生体内での抗酸化作用発現に重要な肝臓における代謝[23]と同様の反応であり，

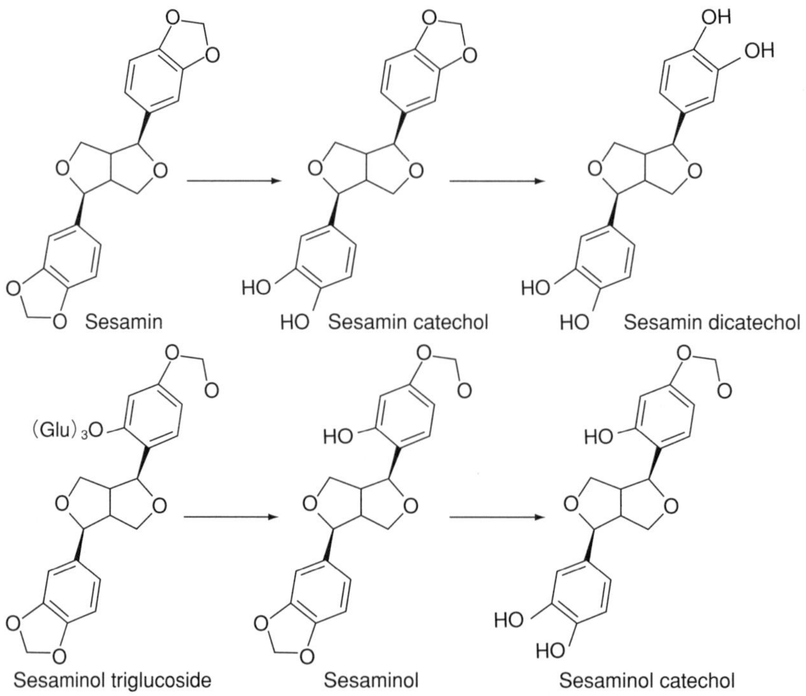

図 8.5.1 セサミン，セサミノール配糖体の微生物変換によって生成する新規リグナン類

生体内での機能性発現の活性本体である代謝物を麹菌発酵処理によって人工的に調整する方法を初めて見いだしたという点で，大変興味深い．セサミノールカテコールは新規物質であるが，セサミノール配糖体を摂取した場合に，生体内で生成するか否かについては不明であり，今後の研究課題である．しかし，これまでに予備実験ながら，肝臓ミクロソーム画分を用いてセサミノールの代謝について検討したところ，微生物発酵で生じたセサミノールカテコールの生成を確認しており，セサミノール配糖体が腸内細菌のβ-グルコシダーゼによってセサミノールに変換される事実と併せて，セサミノールカテコールが生体内で生成している可能性を期待させる．また，これらカテコール型リグナンの抗酸化活性について検討したところ，セサミノールカテコールがもっとも強い抗酸化活性を示し，セサミノールの約2倍，α-トコフェロールの約3倍の活性を示した．以上に加えて，最近ゴマ脱脂粕の発酵においても，抗酸化活性が上昇することを観察しており[31]，含有成分の変化と抗酸化活性との対応性について，今後検討する予定である．

食品中のフラボノイドやリグナンなど，ポリフェノールのもつ機能性は，抗酸化活性とタンパク質機能調節作用に大別される．これまでの研究によると，生体の脂質過酸化や遺伝子の酸化的損傷を抑えることで，生活習慣病予防に寄与できると考えられるのは，多様なポリフェノール化合物群の中で，カテコール構造を有するものがとくに有効であるとの示唆がなされている．われわれが単離同定した新規代謝物もこのカテコール構造を有し，強力な抗酸化作用を発揮することも確認している．これらは本来，生体内の腸内細菌や肝臓での代謝によって生成し，機能性を発揮する活性本体ではないかとの推察から，きわめて重要度の高い生体内代謝産物と考えられる．また，とくにゴマリグナン配糖体は吸収率という点ではそれほど優れていないことが想定されていたが，発酵処理によって，より脂溶性が高く，それ自身が抗酸化活性を示すアグリコン，セサミノールへの変換が効率よく行われることも明らかにしている．さらにこの一連の研究は，10円/1kgでも引き取り手がないといわれるゴマ脱脂粕を糸状菌にて発酵することで，高機能性を付与できる可能性を示しており，未利用資源の有効利用という点においても，きわめて重要な基礎的データであると考えている．発酵により調製可能なこれらを経口摂取することで，さまざまな生理作用がより有効的に発揮されるのか，あるいは吸収率が大きく改善されるのかについての最終的な結論は，これからの研究を待たなければならないが，それらリグナン代謝産物の物性，反応性を考慮すれば，前駆体であるセサミノール配糖体などよりも効率よく吸収され，抗酸化作用を発揮するのではないかとの期待が膨らむ．

以上のように本稿では，*in vitro* での非抗酸化性リグナンは生体内では生物学的に活性な抗酸化剤であり，またさらにゴマに発酵処理を施すことによって高抗酸化素材へと進化させる可能性を述べてきた．今後，これらリグナン類自身やゴマから派生した新規機能性素材が，ヒトでどの程度有効であるかを明らかにしなければならない．また，ヒト体内での有効形態を明確にし，エンテロラクトンなどの代謝産物の機能性への寄与をいかほどか，毒性など副作用があるか否かも明確にしなければならない．さらに，最近の研究で見いだしたカテコール型リグナン類の代謝・排泄の機構も明らかにし，それらのバイオアベイラビリティを未発酵ゴマと比較することで明確にしたいと考えている．これらが明らかにできれば，抗酸化機能だけでなく，バイオアベイラビリティを上げるという点で素材としての有効性が確実なものとなり，日常の食事で病気を予防あるいは治癒する新たな食品素材の開発を示唆できるものと考えている．

（中村宜督・大澤俊彦）

参 考 文 献

1) Saleem, M., Kim, H. J., Ali, M. S. and Lee, Y. S. : *Nat. Prod. Rep.,* **22**, 696-716, 2005.

2) 大澤俊彦：日本油化学会誌, **48**, 1041-1048, 1999.
3) 大澤俊彦：食の科学, **334**, 8-14, 2005.
4) Yamashita, K., Nohara, Y., Katayama, K. and Namiki, M.：*J. Nutr.*, **122**, 2440-2446, 1992.
5) 小埜栄一郎，中井正晃，福井祐子，富森菜美乃，水谷正子，佐竹 炎，齋藤雅之，幹 渉，勝田眞澄，田中良和：第20回日本ゴマ科学会要旨集, p.11-12, 2005.
6) 栗山健一，土屋欣也，無頼井建夫：日本農芸化学会誌, **69**, 685-693, 1995.
7) 福田靖子：ゴマその科学と機能性（並木満夫編），pp.160-161, 丸善プラネット, 1998.
8) Fukuda, Y., Isobe, M., Nagata, M., Osawa, T. and Namiki, M.：*Heterocycles,* **24**, 923-926, 1986.
9) 大澤俊彦：日本食品科学工学会誌, **52**, 7-18, 2005.
10) Penalvo, J. L., Heinonen, S. M., Aura, A. M. and Adlercreutz, H.：*J. Nutr.*, **135**, 1056-1062, 2005.
11) Shimizu, S., Akimoto, K., Shinmen, Y., Kawashima, H., Sugano, M. and Yamada, H.：*Lipids,* **26**, 512-516, 1991.
12) Kamal-Eldin, A., Frank, J., Razdan, A., Tengblad, S., Basu, S. and Vessby, B.：*Lipids,* **35**, 427-435, 2000.
13) Hirata, F., Fujita, K., Ishikura, Y., Hosoda, K., Ishikawa, T. and Nakamura, H.：*Atherosclerosis,* **122**, 135-136, 1996.
14) Ashakumary, L., Rouyer, I. A., Takahashi, Y., Ide, T., Fukuda, N., Aoyama, T., Hashimoto, T., Mizugaki, M. and Sugano, M.：*Metabolism,* **48**, 1303-1313, 1999.
15) Ide, T., Ashakumary, L., Takahashi, Y., Kushiro, M., Fukuda, N. and Sugano, M.：*Biochim. Biophys. Acta,* **1534**, 1-13, 2001.
16) Akimoto, K., Kitagawa, Y., Akamatsu, T., Hirose, N., Sugano, M., Shimizu, S. and Yamada, H.：*Ann. Nutr. Metab.*, **37**, 218-224, 1993.
17) Matsumura, Y., Kita, S., Morimoto, S., Akimoto, K., Furuya, M., Oka, N. and Tanaka, T.：*Biol. Pharm. Bull.*, **18**, 1016-1019, 1995.
18) Kita, S., Matsumura, Y., Morimoto, S., Akimoto, K., Furuya, M., Oka, N. and Tanaka, T.：*Biol. Pharm. Bull.*, **18**, 1283-1285, 1995.
19) Matsumura, Y., Kita, S., Tanida, Y., Taguchi, Y., Morimoto, S., Akimoto, K. and Tanaka, T.：*Biol. Pharm. Bull.*, **21**, 469-473, 1998.
20) Hirose, N., Doi, F., Ueki, T., Akazawa, K., Chijiiwa, K., Sugano, M., Akimoto, K., Shimizu, S. and Yamada, H.：*Anticancer Research,* **12**, 1259-1266, 1992.
21) Gu, J. Y., Wakizono, Y., Dohi, A., Nonaka, M., Sugano, M. and Yamada, K.：*Biosci. Biotechnol. Biochem.*, **62**, 1917-1924, 1998.
22) Frank, J.：*J. Plant Physiol.*, **162**, 834-843, 2005.
23) Nakai, M., Harada, M., Nakahara, K., Akimoto, K., Shibata, H., Miki, W. and Kiso, Y.：*J. Agric. Food Chem.*, **51**, 1666-1670, 2003.
24) Kang, M. H., Naito, M., Tsujihara, N. and Osawa, T.：*J. Nutr.*, **128**, 1018-1022, 1998.
25) Kang, M. H., Naito, M., Sakai, K., Uchida, K. and Osawa, T.：*Life Sci.*, **66**, 161-171, 2000.
26) Kang, M. H., Katsuzaki, H. and Osawa, T.：*Lipids,* **33**, 1031-1036, 1998.
27) 土江愛和，稲吉正紀，三宅義明，中村宜督，大澤俊彦：第20回日本ゴマ科学会要旨集, pp. 27-28, 2005.
28) Katsuzaki, H., Kawakishi, S. and Osawa, T.：*Phytochemistry,* **35**, 773-776, 1994.
29) Kang, M. H., Kawai, Y., Naito, M. and Osawa, T.：*J. Nutr.*, **129**, 1885-1890, 1999.
30) Miyake, Y., Fukumoto, S., Okada, M., Sakaida, K., Nakamura, Y. and Osawa, T.：*J. Agric. Food Chem.*, **53**, 22-27, 2005.
31) 岡田実紀，福本修一，稲吉正紀，三宅義明，中村宜督，大澤俊彦：第20回日本ゴマ科学会要旨集, pp. 25-26, 2005.

9 クルクミン

ターメリックは，インドをはじめとしたアジア料理に不可欠なスパイスであるとともに，クルクミン（curcumin）の主要な供給源としても近年注目を集めている．日本においてもターメリックの利用の歴史は古く，江戸中期時代には鬱金（ウコン）という名で琉球から江戸に伝わり，おもに染料として用いられた．一方，琉球では単に染料としてだけでなく，結核，肋膜，喘息といった病気への民間薬として古くから利用され，現在でもウコン茶（ウッチン茶）として幅広く愛飲されている．このターメリックは，アキウコン（*Curcuma longa* L.）の根茎を乾燥したものである．近縁な植物にハルウコン（*Curcuma aromatica Salisb*.，和名キョウオウ）やムラサキウコン（*Curcuma zedoaria Rosc*.，和名ガジュツ）があるが，これらはおもに生薬として用いられ，あまり食用には用いられない．また，ハルウコンの根茎にはクルクミンなどの黄色色素の含量が少なく薄い黄色であり，ムラサキウコンではほとんど検出されない．ターメリックは，これらウコン類の中でも歴史的にその機能性が際立ち，近年クルクミンが主要な役割を果たしていることを支持する研究結果が蓄積されている．ごく最近，大手食品会社から販売されたクルクミンを配合した飲料が市場を賑わし始め，現在クルクミンに対する認識度，機能性への期待度がもっとも高まっていると感じる．本章では，クルクミンの機能性と代謝に焦点を当て詳しく概説してみたい．

9.1 クルクミンの機能性

ターメリック（ウコン）は，漢方薬においては止血剤や健胃剤として用いられ，そのほか，抗菌作用や抗炎症作用を有していることが古くから知られている[1]．また，ウコンエキスのもつ肝機能改善効果は有名で，主成分であるクルクミン（図9.1.1）が胆汁の分泌を活発にすることによって肝細胞を刺激し，最大の代謝性臓器である肝臓全体のはたらきを良好に維持するものと考えられており，現在クルクミンのサプリメントはこの機能を期待したものが多い．肝機能改善に加えて，脂質代謝亢進作用による血清コレステロール，中性脂質の低下作用も報告され，動脈硬化に対する予防効果も期待されている[2]~[5]．

一方，インドや東南アジア諸国などでは，化粧品としての利用もなされているが，鮮やかな色彩に加え，経験的に抗炎症性の効能を利用し，紫外線による傷害や皮膚感染などを予防したものと想像される．上記のような歴史的背景から，実験的に最初に検討されたクルクミンの機能性は，直接塗布による皮膚化学発がんの抑制効果であった．クルクミン誘導体の中で皮膚がんに対する抑制効果はクルクミンがもっとも強力であり[6]，その抑制機構については，われわれの研究グループが炎症過程での酸化ストレスに対する防御作用が重要

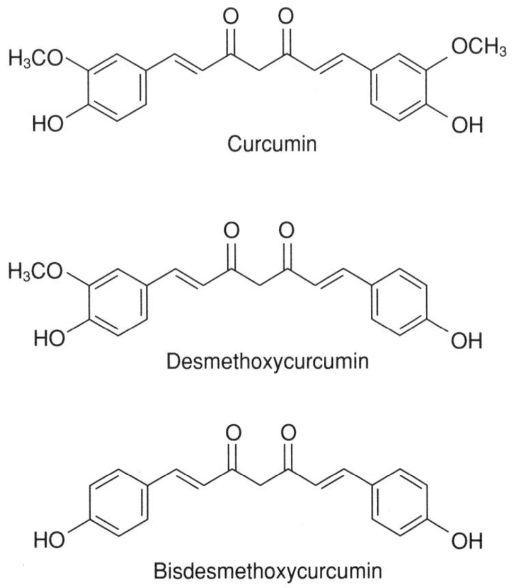

図9.1.1 ウコンに含まれるクルクミンとその誘導体の構造

であることを報告している[7]．この結果は，クルクミンが生体内でも有効に抗酸化作用を発揮することを初めて示したものであった．そのほか，紫外線による皮膚障害に対しても，クルクミンが顕著な保護効果を示すことが証明されている[8]．

経口摂取でのがん予防効果に関しては，ラトガース大学の研究グループが，前胃がん，十二指腸がん，大腸がんに対しての抑制効果を報告し，クルクミンは皮膚塗布だけでなく経口投与でもがん予防効果を示すことが示唆されている[6]．さらに，クルクミンはγ線照射による乳腺腫瘍の成長を有効に抑制することが，われわれと放医研の研究グループの共同研究によって明らかとなっている[9]．これらの研究の過程で興味がもたれた現象は，血液中にはクルクミンがほとんど検出されないことであった．この事実は，クルクミンが消化吸収後，代謝を受け，クルクミンとは異なる物質に変換され，その代謝産物が生理機能を発揮しているのではないかという仮説を導くこととなったが，クルクミンの吸収と代謝については後に詳しく説明することにする．クルクミン摂取によるがん予防効果は，上記の前胃，十二指腸，大腸といった消化器系，胸部をはじめ，肝臓，肺，軟口蓋での発がん実験においても認められ，この標的臓器の多様性もクルクミンの食品機能成分としての魅力を引き立てているといえる[10]．これらに加えて，APC^{Min}マウスを用いた家族性大腸腺腫症モデル[11]，嚢胞性繊維症[12]，アポリポタンパク質E（apoE）/低密度リポタンパク質レセプター（LDLR）二重ノックアウトマウスによる動脈硬化症[13]など，遺伝子が原因である疾患モデルにおいてもクルクミンの有効性が明らかとなり，幅広い薬理学的応用が期待されている．以上のような研究背景から，クルクミンを用いた臨床試験は抗がんや抗炎症などを中心に世界中のさまざまな地域で行われているが，有効性の確証が得られた報告は，残念ながら現在のところ存在しない[10]．

9.2 クルクミンの分子機構

クルクミンの示す細胞生理学的作用については，その作用機序も含めて分子レベルで詳細に検討されている．先述のように，クルクミンの機能性における特徴として作用の多様性があげられるが，これは分子機構研究においてもあてはまる．クルクミンは，さまざまな培養細胞に対して，μM～mMという生理的濃度を超えたところで多面的な作用をもたらすことが報告されている（図 9.2.1）．しかし，いくつかの動物実験では，クルクミンが数 nM レベルでしか存在しない肝臓や胸部においてもがん予防効果が認められており，この濃度で影響しうる生理作用が存在するのか，あるいは2次的な作用によるものか，大変興味がもたれるところである．ここでは，クルクミン自身がもつ潜在的な細胞生理学的作用に注目して解説することにする．

まず，直接的な作用として，クルクミンは大腸，肝臓，胸部，腎臓，前立腺などの臓器由来の悪性腫瘍細胞やメラノーマ細胞，白血病細胞に対して，細胞増殖抑制作用や細胞死誘導作用を示す[10]．また，標的臓器によって違いがあるものの，多くの細胞でG_2/M期での細胞周期停止を誘導し，この作用にはβ-ジケトン構造が重要であるとの報告もなされている[14]．このクルクミンの細胞周期制御作用の応用として，がん細胞の放射線に対する感受性を高める可能性が指摘されているが[15),16)]，これまでの報告では，がん細胞に対す

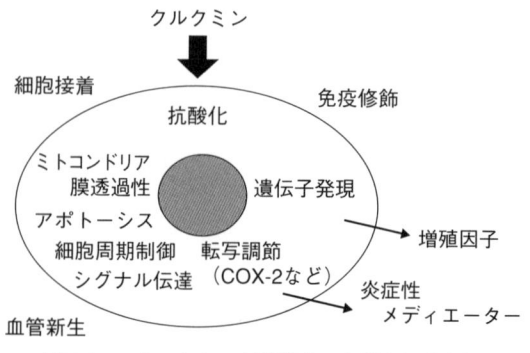

図 9.2.1 クルクミンが誘導する多様な細胞応答

る選択性は決して優れているとはいえないようである[17]. しかし, クルクミンはペルオキシソーム増殖因子応答性レセプター (PPAR-γ) を刺激し, 細胞周期調節に重要なサイクリンD1や増殖因子受容体 (EGFR) の遺伝子発現を抑制すること[18], 正常細胞において, キノンレダクターゼ (NQO1) の阻害を介して, がん抑制遺伝子産物p53の分解を促進し, 細胞死を抑制していること[19]などが報告され, 細胞種によって異なる応答を誘導する可能性も検討されつつある. クルクミンは抗ウイルス活性や抗カビ活性を有することは古くから知られていたが, 最近クルクミンは, ウイルスやカビに対しても直接的に増殖阻害作用やアポトーシス誘導作用を発揮することが明らかとなっている[20),21)]. クルクミンのアポトーシス誘導メカニズムは細胞種依存的に多岐にわたっており, ①p53の安定性の増加, ミトコンドリア依存的経路の活性化, 活性酸素種の関与, ②Akt, JNKなどのキナーゼ阻害あるいはNF-κB, AP-1などの転写因子の不活性化, ③DNA障害誘導性遺伝子産物 (GADDなど) の誘導, Bcl-X_L, IAPなどの抗アポトーシス因子の抑制などに整理することができる[10]. 一方, クルクミンによって調節される遺伝子プロファイル解析からも, 前アポトーシス活性化転写因子 (ATF3) などの発現上昇が認められている[22]. そのほか, クルクミンは免疫修飾作用を有しており, 宿主マクロファージやナチュラルキラー細胞の活性化やリンパ球依存的機能の増強作用をもたらすことも付け加えておく[23),24)].

つぎに, クルクミンの特筆すべき作用としてあげられるのは, シクロオキシゲナーゼ (COX) に対する効果である. COXは, アラキドン酸からプロスタグランジンやトロンボキサンへの変換をつかさどる律速酵素であり, がんだけではなく, 炎症関連疾患など, さまざまな疾病に関与するが, 構成的に発現するCOX-1と誘導型のCOX-2の2つの分子種が存在する. 古くからクルクミンはCOX活性を阻害することが知られていたが, 近年COX-2遺伝子の発現を抑制すること が明らかとなり[25], クルクミンのもつ抗炎症作用の分子基盤として脚光を浴びることとなった. クルクミンおよびその代謝産物の中で, クルクミンがもっともPGE_2生成抑制作用が強いこと[26], 主要な作用機構としては, IκB kinase (IKK) 経路の活性化を介した転写因子NF-κBの不活化であること[27]が明らかとなっている. 最近では, このNF-κB抑止剤としての潜在能力に注目が集まり, さまざまな疾患におけるNF-κB依存的遺伝子産物の転写抑制をはじめ, 家族性乳がんの抗がん剤感受性の上昇, 破骨細胞への分化抑制などの新たな薬理効果が期待されつつある.

さらにクルクミンは, おもに肝臓で行われる薬物代謝に関しても, 影響を与えることが知られている. たとえば, 発がん物質の代謝活性化に重要な役割を果たすシトクロムP450 (CYP) 1A1の活性を阻害するだけではなく, 発がん物質のDNA付加も抑制する[28]. それに対して, 毒物の解毒に直接的な役割を果たす, グルタチオントランスフェラーゼ (GST) などの第2相解毒酵素については, クルクミンはそれらの酵素活性を増強することが報告されている[29]. その一方で, 腫瘍細胞で高発現し, 抗がん剤耐性などに関与するGSTP1アイソザイムの発現を特異的に抑制し, アポトーシス刺激の感受性を高めるという知見も得られている[30].

最後に, クルクミンの生理活性の中でもっとも古くから検討されてきた抗酸化作用について触れておく. クルクミンは試験管内におけるラジカル消去や脂質過酸化の抑制だけでなく, 細胞系や動物実験においても抗酸化作用を示すことが明らかとなっているが, その一方でほかの抗酸化物質でも観察されるプロオキシダント作用の報告[31]もあり, 注意を払わなければならない点として強調しておきたい. クルクミンは, 中性〜酸性であれば安定であるが, 塩基性pHで酸化的に分解し, フェルラ酸やバニリン, 6-フェニル-2,4-ジオキソ-5-ヘキサナール誘導体などに変換される[32]. これらの生成が抗酸化剤の共存で抑制されることから, クルクミンの抗酸化作用発現に関与すること

が示唆されている．

9.3 クルクミンの吸収と代謝

クルクミンの吸収や代謝については，げっ歯類やヒトを用いた研究報告が過去30年で少なくとも10以上存在する．ラットを用いた最初の報告は1978年になされ，混餌投与のクルクミン（1 g/kg）は75%が糞中に排泄され，尿中には検出されないという結果であった[33]．つぎの研究では，クルクミン単体投与（ラット，400 mg/kg）の実験が行われ，投与量の60%が吸収されることや尿中に硫酸およびグルクロン酸の抱合体（図9.3.1）が存在することを初めて確認した[34]．同じ研究グループは，^{3}H-標識クルクミン（10〜400 mg/kg）を用いることで，濃度を問わず，1/3が未変換のまま糞中に排泄されること，80 mg/kg以下では72時間でほとんど体外に排出されることを見いだしている[35]．一方，クルクミンの代謝に関する研究では，ラットの静脈内，腹腔内投与したクルクミンは，そのほとんどが胆汁中に移行後，代謝され，テトラヒドロクルクミン（THC），ヘキサヒドロクルクミングルクロン酸抱合体が主要な代謝物であることが明らかとなっている．とくに，静脈内投与のクルクミンはその半分が5時間以内に胆汁中に分泌されることから，小腸からの再吸収の際に還元や抱合化の化学変換を受けること，腸管再循環系が主要な輸送経路であることが示唆されている[36],[37]．ちなみにマウスでは，クルクミンはTHCにまでしか還元されず，その段階で抱合化反応を受けるとされている[38]．さらに，近年の分析化学的手法の進歩により，ラットに経口投与したクルクミンの血中での主要な存在形態は，一部でTHCを支持するデータ[39]もあるようだが，現在の結論としてはクルクミン抱合体であるとされている[40]．また，高用量

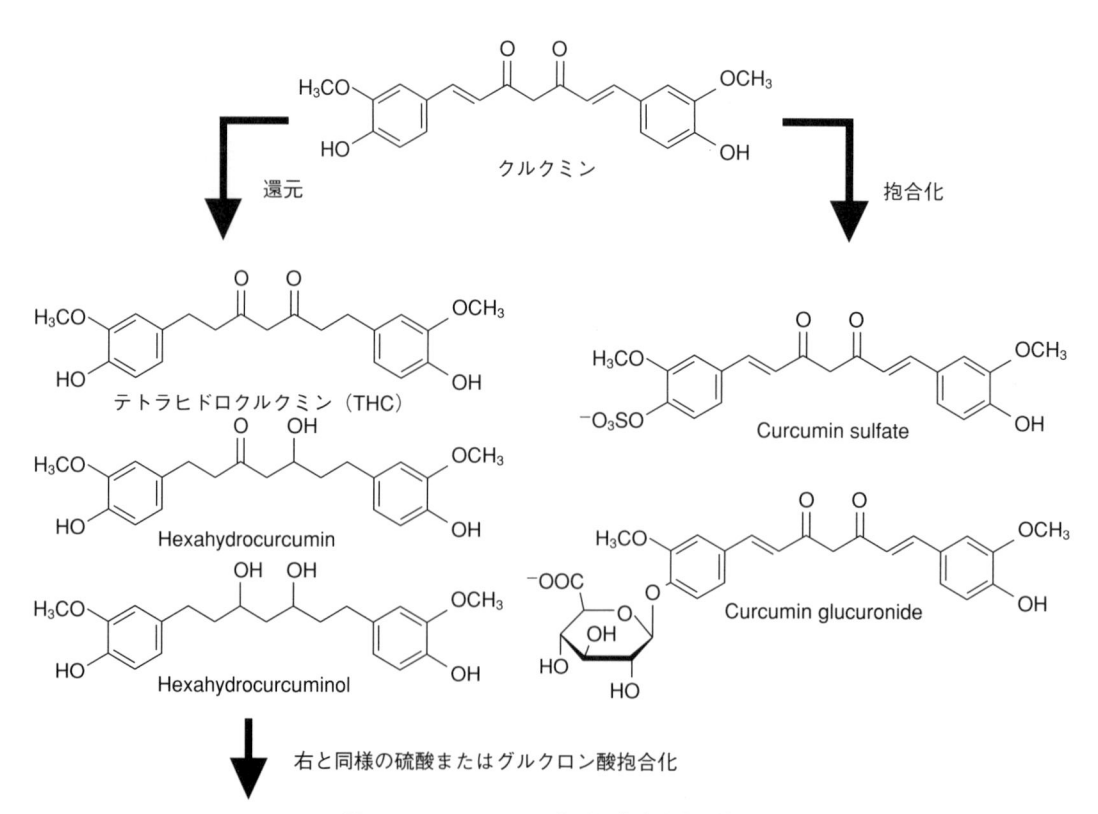

図9.3.1 クルクミンの主要な代謝産物の構造

投与（1.2 g/kg/日，2週間）実験において，血中クルクミン濃度は0〜12 nM，肝臓や大腸粘膜での濃度は0.1〜1.8 nmol/g tissueにしか達しないこと[41]も明らかにされた．胃腸粘膜への蓄積はラットよりもマウスのほうが効率よく，たとえば，APC^{Min}マウスにおけるがん予防に必要な投与量（300 mg/kg/日）で，約100 nmol/g tissueの蓄積が観察されており[11]，現在クルクミンの腸管における薬理的有効濃度の1つのメルクマールとなっている．いずれにせよ，げっ歯類を用いた研究からは，クルクミン自体の生体内利用率はきわめて低く，吸収された一部のクルクミンが腸管での速やかな代謝を受け，胆汁により排泄されるという代謝経路が示されている．

では，ヒトでの吸収・代謝はげっ歯類とは異なるのであろうか．現在のところ，低いバイオアベイラビリティー（生体利用性）に関しては，ほぼげっ歯類と同様に傾向にあるという結論にいたっている．これまでの研究からは，①単回の摂取や低い容量では，血中や尿中のクルクミンレベルは検出限界以下であること，②8 g/日，3カ月間という高用量摂取で血中クルクミン濃度は1.75±0.80 μMに達すること[42]，③尿中の代謝産物はクルクミンがもっとも多く，クルクミングルクロン酸抱合体，硫酸抱合体も検出されること[43]，④3.6 g/日，1週間の摂取では大腸粘膜で約10 nmol/g tissueのクルクミンが検出される[44]が，肝臓では検出されず，わずかに還元型代謝物が検出されるのみであること[45]などが報告されている．100 mg/kg/日程度の用量では安全性に問題ないことがいくつかの研究から支持されており，ヒトでの薬理効果を期待する場合には，最低でも3.6 g/kg/日の数カ月にわたる摂取が必要であると考えられている[10]．しかし，このようにヒトでの研究報告例はきわめて少なく，クルクミンおよびその抱合体を薬理学的バイオマーカーとみなしているものが多い．それゆえ，最終的な結論を得るためには，THCなどの還元型代謝物の生体内濃度の解明を含め，再現性の高いより厳密な臨床薬理学的研究の充実が望まれる．

9.4 テトラヒドロクルクミン（THC）の機能

前述のようにクルクミンは，皮膚に塗布する場合と経口摂取する場合とでは異なった作用機序により生理機能を示す可能性が指摘されているにもかかわらず，生体内利用率がきわめて低いことが薬理学的応用を困難にしているといえる．そこで最近，クルクミンと代替可能な成分として脚光を浴びつつあるのがTHCである．THCは胆汁中の主要なクルクミン代謝産物の1つであるばかりでなく，無色であり，クルクミンと比べて極性が比較的高いという物理的性質を有していることから，食品添加物などへの応用が容易であると考えられる．そこでわれわれの研究グループでは，ウコン中のクルクミンとクルクミン類縁体を接触還元により3種類のテトラヒドロ体に誘導し，その抗酸化活性を測定したところ，いずれも活性が増強され，とくにTHCがもっとも強力であることを見いだした[46]．さらに，代謝物の詳細な検討を行ったところ，THCが抗酸化性を示した後，自身が酸化的にジヒドロフェラ酸に変換され，このジヒドロフェラ酸も抗酸化性を有したことから[47]，この変換過程がTHCのもつ強力な潜在的抗酸化機構であるという仮説を提出するにいたっている．さらに，THCの動物実験における有効性を明らかにする目的で，さまざまなグループとの共同研究を実施し，大腸がん，腎臓がん，糖尿病合併症である白内障，高コレステロール食による動脈硬化などの動物実験モデルにおいて，THCの強力な予防効果を見いだしている[1),39),48),49]．いくつかのモデルでは，クルクミンよりも強力な作用が証明されており，THCの生体内代謝物としての生理的意義を強調するだけでなく，THC自体の薬理的利用を期待させる．それゆえ，THCの吸収，代謝，体内動態の解明が急務の課題であると考えている．

以上のように，本章ではクルクミンのもつ潜在的機能性を概説するとともに，これまでに明らか

となっている体内動態に関する情報をまとめた．クルクミンを摂取した後の体内での変化が分子レベルで明らかにされつつあることは，クルクミンが多彩な薬理作用を有する事実と併せて，現在，多くの研究者から注目を集めている．ウコンは，インドでは，伝統的に「アーユルヴェーダ」の医療に用いられ，利胆薬として肝臓障害や胆道炎，健胃，利尿，虫下し，腫れ物などに対する薬効が知られ，また，化粧としてヒンドゥー教の結婚式や儀式にも不可欠であった．多くの伝承と逸話を生んできたウコンの魅力は時代を超えて生き続けているが，近年クルクミンに関する基盤的研究が進展し，ウコンの機能性に対して科学的根拠を与えつつあることが，大きな役割を果しているといえる．本稿では，クルクミンに加えて，クルクミンの主要な代謝産物の1つであるTHCの生理活性についても解説を加えた．ごく最近，われわれの研究グループでは食品工業的に利用される酵母類に，クルクミンを還元しTHCを生成する能力を見いだし[39]，THCの効率的大量生産を目指すとともに，THCの機能性に関してヒトでの臨床試験を中心に研究を進めているところである．近い将来，クルクミンやTHCの有効性が臨床レベルで証明され，次世代の特定保健用食品として応用されることを期待したい．

（中村宜督・大澤俊彦）

参 考 文 献

1) 大澤俊彦：がん抑制の食品事典（西野輔翼編著），pp. 200-205，法研，2002.
2) Soudamini, K. K., Unnikrishnan, M. C., Soni, K. B. and Kuttan, R.: *Indian J. Physiol.Pharmacol.,* **36**, 239-243, 1992.
3) Babu, P. S. and Srinivasan, K.: *Mol. Cell. Biochem.,* **166**, 169-175, 1997.
4) Rukkumani, R., Sri Balasubashini, M., Vishwanathan, P. and Menon, V. P.: *Pharmacol. Res.,* **46**, 257-264, 2002.
5) Asai, A. and Miyazawa, T.: *J. Nutr.,* **131**, 2932-2935, 2001.
6) Conney, A. H., Lou, Y. R., Xie, J. G., Osawa, T., Newmark, H. L., Liu, Y., Chang, R. L. and Huang, M.T.: *Proc. Soc. Exp. Biol. Med.,* **216**, 234-245, 1997.
7) Nakamura, Y., Ohto, Y., Murakami, A., Osawa, T. and Ohigashi, H.: *Jpn. J. Cancer Res.,* **89**, 361-370, 1998.
8) Baliga, M. S. and Katiyar, S. K.: *Photochem.Photobiol. Sci.,* **5**, 243-253, 2006.
9) Inano, H., Onoda, M., Inafuku, N., Kubota, M., Kamada, Y., Osawa, T., Kobayashi, H. and Wakabayashi, K.: *Carcinogenesis,* **20**, 1011-1018, 1999.
10) Sharma, R. A., Gescher, A. J. and Steward, W. P.: *Eur. J. Cancer,* **41**, 1955-1968, 2005.
11) Perkins, S., Verschoyle, R. D., Hill, K., Parveen, I., Threadgill, M. D., Sharma, R. A., Williams, M. L., Steward, W. P. and Gescher, A. J.: *Cancer Epidemiol. Biomarkers Prev.,* **11**, 535-540, 2002.
12) Egan, M. E., Pearson, M., Weiner, S. A., Rajendran, V., Rubin, D., Glockner-Pagel, J., Canny, S., Du, K., Lukacs, G. L. and Caplan, M. J.: *Science,* **304**, 600-602, 2004.
13) Olszanecki, R., Jawien, J., Gajda, M., Mateuszuk, L., Gebska, A., Korabiowska, M., Chlopicki, S. and Korbut, R.: *J. Physiol. Pharmacol.,* **56**, 627-635, 2005.
14) Simon, A., Allais, D. P., Duroux, J. L., Basly, J. P., Durand-Fontanier, S. and Delage, C.: *Cancer Lett.,* **129**, 111-116, 1998.
15) Chendil, D., Ranga, R. S., Meigooni, D., Sathishkumar, S. and Ahmed, M. M.: *Oncogene,* **23**, 1599-1607, 2004.
16) Baatout, S., Derradji, H., Jacquet, P., Ooms, D., Michaux, A. and Mergeay, M.: *Int. J. Oncol.,* **24**, 321-329, 2004.
17) Gautam, S. C., Xu, Y. X., Pindolia, K. R., Janakiraman, N. and Chapman, R. A.: *Biochem. Pharmacol.,* **55**, 1333-1337, 1998.
18) Chen, A. and Xu, J.: *Am. J. Physiol.,* **288**, G 447-G 456, 2005.
19) Tsvetkov, P., Asher, G., Reiss, V., Shaul, Y., Sachs, L. and Lotem, J.: *Proc. Natl. Acad. Sci. USA.,* **102**, 5535-5540, 2005.
20) Tsao, S. M. and Yin, M. C.: *J. Food Drug Anal.,* **8**, 208-212, 2000.
21) De Clercq, E.: *Med. Res. Rev.,* **20**, 323-349, 2000.
22) Yan, C., Jamaluddin, M. S., Aggarwal, B., Myers, J. and Boyd, D. D.: *Mol. Cancer Ther.,* **4**, 233-241, 2005.
23) Bhaumik, S., Jyothi, M. D., Khar, A.: *FEBS Lett.,* **483**, 78-82, 2000.
24) Gao, X., Kuo, J., Jiang, H., Deeb, D., Liu, Y., Divine, G., Chapman, R. A., Dulchavsky, S. A. and Gautam, S. C.: *Biochem. Pharmacol.,* **68**, 51-61, 2004.

25) Zhang, F., Altorki, N. K., Mestre, J. R., Subbaramaiah, K. and Dannenberg, A. J. : *Carcinogenesis,* **20**, 445-451, 1999.
26) Ireson, C., Orr, S., Jones, D. J., Verschoyle, R., Lim, C. K., Luo, J. L., Howells, L., Plummer, S., Jukes, R., Williams, M., Steward, W. P. and Gescher, A. : *Cancer Res.,* **61**, 1058-1064, 2001.
27) Plummer, S. M., Holloway, K. A., Manson, M. M., Munks, R. J., Kaptein, A., Farrow, S. and Howells, L. : *Oncogene,* **18**, 6013-6020, 1999.
28) Ciolino, H. P., Daschner, P. J., Wang, T. T. and Yeh, G. C. : *Biochem. Pharmacol.,* **56**, 197-206, 1998.
29) Susan, M. and Rao, M. N. : *Drug Res.,* **42**, 962-964, 1992.
30) Duvoix, A., Morceau, F., Delhalle, S., Schmitz, M., Schnekenburger, M., Galteau, M. M., Dicato, M. and Diederich, M. : *Biochem. Pharmacol.,* **66**, 1475-1483, 2003.
31) Ahsan, H., Parveen, N., Khan, N. U. and Hadi, S. M. : *Chem.-Biol. Interact.,* **121**, 161-175, 1999.
32) Lin, J. K., Pan, M. H. and Lin-Shiau, S. Y. : *Biofactors,* **13**, 153-158, 2000.
33) Wahlstrom, B. and Blennow, G. : *Acta. Pharmacol. Toxicol.,* **43**, 86-92, 1978.
34) Ravindranath, V. and Chandrasekhara, N. : *Toxicology,* **16**, 259-265, 1980.
35) Ravindranath, V. and Chandrasekhara, N. : *Toxicology,* **22**, 337-344, 1981.
36) Holder, G. M., Plummer, J. L. and Ryan, A. J. : *Xenobiotica,* **8**, 761-768, 1978.
37) Ravindranath, V. and Chandrasekhara, N. : *Toxicology,* **20**, 251-257, 1981.
38) Pan, M. H., Huang, T. M. and Lin, J. K. : *Drug Metab. Dispos.,* **27**, 486-494, 1999.
39) 大澤俊彦:がん予防食品開発の新展開(大澤俊彦監修), pp.135-144, シーエムシー, 2005.
40) Ireson, C., Orr, S., Jones, D. J., Verschoyle, R., Lim, C. K., Luo, J. L., Howells, L., Plummer, S., Jukes, R., Williams, M., Steward, W. P. and Gescher, A. : *Cancer Res.,* **61**, 1058-1064, 2001.
41) Sharma, R. A., Ireson, C. R., Verschoyle, R. D., Hill, K. A., Williams, M. L., Leuratti, C., Manson, M. M., Marnett, L. J., Steward, W. P. and Gescher, A. : *Clin. Cancer Res.,* **7**, 1452-1458, 2001.
42) Cheng, A. L., Hsu, C. H., Lin, J. K., Hsu, M. M., Ho, Y. F., Shen, T. S., Ko, J. Y., Lin, J. T., Lin, B. R., Ming-Shiang, W., Yu, H. S., Jee, S. H., Chen, G. S., Chen, T. M., Chen, C. A., Lai, M. K., Pu, Y. S., Pan, M. H., Wang, Y. J., Tsai, C. C. and Hsieh, C. Y. : *Anticancer Res.,* **21**, 2895-2900, 2001.
43) Sharma, R. A., Euden, S. A., Platton, S. L., Cooke, D. N., Shafayat, A., Hewitt, H. R., Marczylo, T. H., Morgan, B., Hemingway, D., Plummer, S. M., Pirmohamed, M., Gescher, A. J. and Steward, W. P. : *Clin. Cancer Res.,* **10**, 6847-6854, 2004.
44) Garcea, G., Berry, D. P., Jones, D. J., Singh, R., Dennison, A. R., Farmer, P. B., Sharma, R. A., Steward, W. P. and Gescher, A. J. : *Cancer Epidemiol. Biomarkers Prev.,* **14**, 120-125, 2005.
45) Garcea, G., Jones, D. J., Singh, R., Dennison, A. R., Farmer, P. B., Sharma, R. A., Steward, W. P., Gescher, A. J. and Berry, D. P. : *Br. J. Cancer,* **90**, 1011-1015, 2004.
46) Osawa, T., Sugiyama, Y., Inayoshi, M., and Kawakishi, S. : *Biosci. Biotechnol. Biochem.,* **59**, 1609-1612, 1995.
47) Sugiyama, Y., Kawakishi, S. and Osawa, T. : *Biochem. Pharmacol.,* **52**, 519-525, 1996.
48) Osawa, T. and Kato, Y. : *Ann. N. Y. Acad. Sci.,* **1043**, 440-451, 2005.
49) Naito, M., Wu, X., Nomura, H., Kodama, M., Kato, Y., Kato, Y. and Osawa, T. : *J. Atheroscler. Thromb.,* **9**, 243-250, 2002.

10 有機酸

10.1 アミノ酸

10.1.1 γ-アミノ酪酸（GABA）

γ-アミノ酪酸（γ-aminobutyric acid：GABA）（図10.1.1(1)）は，発芽玄米，カボチャ，トマトなどの野菜，茶葉，キムチなどの発酵食品などに微量に含まれており，また，動物ではとくに脳組織に存在し，動植物など自然界に広く分布する非タンパク質構成アミノ酸の一種である．その存在量は，多いとされる発芽玄米で0.01〜0.02%，米胚芽抽出物などで0.2〜5%程度である．α-ケトグルタル酸からTCAサイクルにおいてグルタミン酸を経て，脱炭酸酵素反応により生成する．4-アミノ酪酸トランスフェラーゼにより，コハク酸セミアルデヒドを経てコハク酸となってTCAサイクルに戻る．生体内では，中枢神経系における代表的な抑制性の神経伝達物質である．

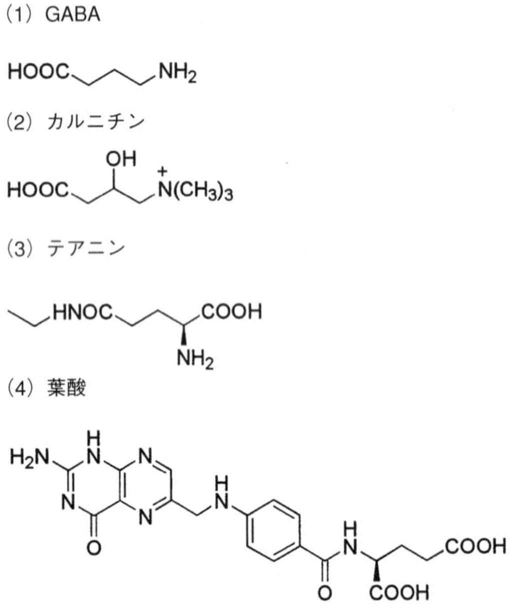

a. 体内動態

ヒトでは，200 mg/kg体重の経口投与により，1時間後に血清中のGABA濃度は最大（60 mg/l）となり，3時間後にはほとんど消失していた[1]．ラットでは，乳酸菌由来のGABAをWistar系雄ラット（5週齢）に単回経口投与（GABAとして100 mg/100 g体重）すると，血中のGABA濃度は30〜60分で最大になり，その後徐々に減少することが報告されており[2]，ヒトとほぼ同様な血中動態である．体内分布については，放射性同位元素^{14}CでラベルしたGABAをラットに経口投与し，1時間後に全身オートラジオグラフィーにより解析した結果によると，胃から小腸の上部，肝臓，骨髄，脳などに検出されている[3]．GABAはいままで血液脳関門を通過しないとされてきたが，Shyamaladeviらの報告によると，GABAとアルギニンをラットに腹腔内投与すると，アルギニンによりNO産生が増加し，NOによるGABAの血液脳関門の透過性が亢進した[4]．大量投与，脳組織障害など条件によって血液脳関門の機能が変化しGABAの脳内移行も変化していると思われる．

b. 脳機能改善作用

脳が機能するためにはグルコースがエネルギー源として重要であるが，GABAはTCAサイクル内のコハク酸に変換されることから，脳におけるグルコース代謝を活性化させ，脳血流量，脳酸素供給量を増加させて脳細胞の代謝機能を高める[5]．脳におけるアミノ酸系神経伝達物質として，GABAは抑制的に作用し，グルタミン酸は興奮性に作用する．GABAは神経細胞に特異的なGABA受容体に可逆的に結合して興奮抑制作用を発現する[6]．

c. 血圧降下作用

古くは1963年にStantonらによりイヌ，ブタなどの血圧降下作用が報告された[7]．大森らによると，GABA含有量が多いギャバロン茶を本態性高血圧自然発症ラット（SHR）に飲料水として与えたところ，水，煎茶投与群に比べ，明らか

(1) GABA

HOOC〜〜NH$_2$

(2) カルニチン

HOOC〜〜$\overset{OH}{\underset{}{}}$〜N$^+$(CH$_3$)$_3$

(3) テアニン

HNOC〜〜〜COOH
　　　　　NH$_2$

(4) 葉酸

[構造式]

図10.1.1 各アミノ酸の化学構造式

に血圧の降下作用がみられ，投与を中止すると血圧が上昇した．したがって，この血圧上昇抑制効果を維持するには，継続してギャバロン茶を摂取することが必要であることが示された[3),8)]．食塩(5%)を負荷したSHRラットにGABA 10%を含むカボチャ加工品を摂取(0.1%および0.5%)させると，有意な血圧上昇抑制効果があることが報告されている[9)]．

交感神経が興奮すると，神経末端からノルアドレナリンが放出され，血管が収縮し血圧が上昇する．GABAの血圧降下の作用メカニズムとして，GABAが末梢神経に存在するGABA$_B$受容体と結合すると，交感神経の亢進を抑制してノルアドレナリンの放出を抑制するためと推察されている[10)]．

d. 抗ストレス作用

堀江らは，Wistar系雄ラット(5週齢)に拘束水浸ストレスを1時間負荷し，脳を採取後，神経伝達物質であるドーパミンの上昇に対するGABAの投与効果を検討し，GABAが大脳皮質でのドーパミンの亢進を抑制することを報告している[11)]．気分が落ち込んだり，ふさいだりして精神的に不安定になっているヒトの血漿中や脳内のGABA濃度は減少しており[12),13)]，また，健常人でも脳脊髄液中のGABA濃度は，加齢とともに低下すること，さらに，その変化が女性において顕著であることが示された[14),15)]．このように，GABAには精神安定作用があると思われるが，更年期に不調を訴え，種々のストレス症状を呈するヒトに対し，GABAを投与し，「Kupperman指数」を用いた診断テストを用いて評価したところ，眠れない症状，神経質，イライラ，気分のふさぎに対して改善効果が認められている[16),17)]．

10.1.2 カルニチン

カルニチン(4-N-trimethylammonium-3-hydroxybutyric acid)(図10.1.1(2))は，98%が骨格筋や心筋に遊離のカルニチンとして偏在し，その10%程度がacetyl-L-carnitineとして存在している[18)]．肝臓や体液成分にも微量存在している．カルニチンは生合成されるが，食品からも摂取される．ヒト骨格筋中のカルニチン濃度は，加齢とともに減少することが報告されており[19)]，ラットにおいても心筋と骨格筋では30週齢で約半分に減少している[20)]．食品中のカルニチン量としては，赤肉，酪農製品などの動物性食品に多く，大豆製品のテンペには含まれているものの野菜にはほとんど含まれていない．米国における調査によると毎日の摂取量は100〜300 mgである[21)]．食品中の含量が低いため，摂取による体内のカルニチン含量の増加はそれほど期待できないものの，マウスに投与した実験では，加齢に伴う骨格筋および心筋における減少が摂取により補償されることが報告されている[22)]．

a. 脂肪酸代謝

骨格筋や心筋の細胞は，エネルギー源として脂肪酸を燃焼させている．脂肪酸はミトコンドリア外膜でアシルCoAとなり，カルニチンと結合してアシルカルニチンに変化してミトコンドリア内膜を通過する．その後，カルニチンパルミトイルトランスフェラーゼによりアシルCoAとなり，さらにβ酸化を受けてアセチルCoAになってクエン酸回路に入り，呼吸鎖でエネルギー源となるATPに変換される．カルニチンは脂肪酸がミトコンドリア内膜を通過するのに重要な役割を果たし，脂肪酸の燃焼に一役を担っている．ウサギにプロピニル-L-カルニチンを投与すると，血清トリグリセリドや超低比重リポタンパク質が低下し，血管壁脂質プラークが減少することが報告されている[23)]．

6月齢と22月齢のラットにアセチル-L-カルニチン(100 mg/kg b.w./day)を3カ月間投与すると，加齢により減少した組織中のカルニチン量を増加させ，逆に加齢により増加した血漿中のトリアシルグリセロールやコレステロール値を低下したことが報告されている[24)]．カルニチンの摂取は，加齢に伴った脂質代謝の変化を改善することが示唆された．

ヒトにおいても食事制限や運動に加えカルニチンを摂取すると，肥満者の体重やBMIがより減

少することが報告されている[25]．

b．脳機能改善作用

脳神経系のシナプスはアセチルコリンなどの神経伝達物質を放出し，神経ネットワークが形成されている．老齢ラットの脳は若齢時の脳に比べ，大脳皮質シナプトソームからのアセチルコリン放出量が低下している[26]．老齢ラットにアセチル-L-カルニチンを投与すると，シナプスにおけるアセチルコリンの生成を亢進し，学習能力が向上することが報告されている[27]．また，加齢に伴って増加するといわれるリポフスチンの前頭葉皮質および海馬における蓄積が，アセチル-L-カルニチンの3カ月間の投与により低下することが示されている[28]．

10.1.3 テアニン

テアニン（γ-glutamylethylamide）（図10.1.1 (3)）は緑茶中にもっとも多く含まれるアミノ酸で，旨味成分の1つである．茶葉乾燥重量中1～2%含まれているが，新茶中の含量が多い．1950年に化学構造が明らかにされ，1964年以来食品添加物として利用されてきた．グルタミンやグルタミン酸と化学構造が類似しており，それらのグルタミン酸レセプターへの結合を阻害する[29]．

a．吸収・代謝

モルモット回腸反転腸管を用いた実験により，テアニンはグルタミンと共通のNa依存性トランスポーターを介して吸収されることが示された[30]．ラットに200 mgを経口投与すると，血漿中濃度は30分後にピークとなりその後速やかに減少すること[31]，また，血液脳関門を通過して脳内へ移行することが報告されている[32]．脳内へはL系の輸送系を介して取り込まれることが推測されている[33]．

b．脳神経機能への影響

カフェインをラットに投与すると，大脳皮質，海馬，扁桃体のいずれにおいてもδ波の相対量が減少してβ波の相対量が増加し，興奮作用が確認された．このカフェインの興奮作用に対して，テアニンを投与すると，δ波の相対量が増加し，逆にβ波の相対量が減少して興奮を抑制することが報告されている[34]．しかし，より低濃度のテアニン単独投与ではβ波の相対量を増加させ，興奮促進作用が認められており，この結果は，マイクロダイアリシスによる分析において，ラット脳線条体へテアニンを注入すると，ドーパミンの放出量が増加し，脳内カテコールアミン代謝が亢進した結果と一致する[33]．また，テアニンを投与すると，脳内のセロトニンやその代謝産物である5-ヒドロキシインドール酢酸は有意に低下し，セロトニン代謝に影響を与える[35]．

一方，テアニンは，ラットの自発行動量に対しては影響が観察されなかったが，受動的および能動的回避試験やモリス水迷路試験において，記憶力や空間認知能力を高めることが示されている[36]．

脳神経細胞死に対する保護作用も報告されており，テアニンを脳室内に投与すると，一過性脳虚血による海馬CA1領域の神経細胞死を抑制すること[37]，脳梗塞による損傷のサイズを減少させること[38]が示されている．

c．リラックス効果

脳波には，α波，β波，δ波，θ波があるが，それぞれリラックス状態（安静時），興奮状態時，深い睡眠時，浅い睡眠時に出現する．女子学生50名を対象に，顕在性不安傾向を調査した後，テアニン200 mgを飲料水として摂取してもらい，脳波を測定した試験では，40分以降に後頭部，頭頂部にα波が出現し，その効果は高不安群のほうが強かったことが示された[39]．

d．抗がん剤増強効果

ドキソルビシン（DOX）に関して，以下の報告がある．M 5076卵巣肉腫をマウスの背部皮下に移植した実験では，テアニン単独投与は腫瘍重量に影響を与えなかったが，DOXと併用すると腫瘍重量の増加を有意に抑制し，腫瘍中のDOX濃度を増加させた[40]．DOX感受性であるエールリッヒ腹水腫瘍やP 388白血病細胞においても増強効果が認められている[41),42]．M 5076担がんマウスの肝転移に対しても有意な転移抑制増強効果

が認められ，転移コロニー中のDOX濃度の増加がみられた[43]．DOXのこの蓄積効果は正常組織では認められず，DOXの副作用として現れる心臓毒性に対して増強作用はみられなかった．DOXの蓄積効果の作用機構として，テアニンがグルタミン酸トランスポーターを介して取り込まれ，細胞内グルタミン酸濃度が減少し，その結果，グルタチオン（GSH）合成が低下するためにDOXのGSH抱合体が減少して細胞外への排出が抑制されたためであることが明らかにされている[44]．

e．その他

高血圧自然発症ラットにテアニンを投与した結果，投与量に依存して血圧の低下作用が観察され，テアニンに血圧抑制作用があることが報告されている[45],[46]．また，マウスにエタノールを投与した実験では，テアニンの投与により血中のエタノール濃度が低下すること，肝臓中のアルコール代謝酵素の活性が増加すること，lipid peroxide（LPO）のレベルが対照群のレベルまで低下することなど肝毒性軽減効果が示されている[47]．

10.1.4 葉　　酸

葉酸は，N-ヘテロ環のプテリンとp-アミノ安息香酸からなるプテロイン酸に1～7個のグルタミン酸が結合したプテロイル（ポリ）グルタミン酸で，水溶性ビタミンの1つである（図10.1.1(4)）．抗貧血因子あるいは乳酸菌の生育因子として見いだされたが，ダイズ，ホウレン草などの葉物野菜，イチゴなどの果物，牛レバーなどに含まれている．わが国における成人の1日栄養所要量は，$200\mu g$（許容上限摂取量は1 mg）とされている．

血漿，尿，脳脊髄液などの体液中では，モノグルタミン酸型として循環し，組織中ではポリグルタミン酸型としてタンパク質に結合して機能している．核酸合成に必要なピリミジンやプリンの生合成，グリシンやセリンなどのアミノ酸の代謝に補酵素として機能し，細胞分裂や細胞の機能を正常に保つために重要な役割を果たしている．妊娠中に葉酸が不足すると，神経管閉鎖障害という胎児奇形が発症しやすい．神経管閉鎖障害の子どもは，歩行障害，排尿障害，水頭症などが起こりやすくなる．したがって，細胞分裂が活発な受胎直後から妊娠3カ月までは葉酸を十分に摂取（$400\mu g$/日）することが推奨されている[48],[49]．

ホモシステインからメチオニンへの転移に葉酸は不可欠である．葉酸の摂取量が不足すると，血中のホモシステインが蓄積し，高ホモシステイン血症となり，動脈硬化を起こす．ホモシステインは血管内皮細胞や血液凝固因子に影響し，LDL-コレステロールの血管壁への沈着，血管平滑筋細胞の増殖，血管内皮細胞機能障害を促進し，血栓性病変を誘発する[50]．葉酸の摂取は，動脈硬化や冠動脈疾患の予防になると考えられている[51]．また，疫学調査によると，高ホモシステイン血症のヒトはアルツハイマー病になるリスクが高くなることが報告されている[52]．

一方，最近，DNAのメチル化が遺伝子不安定性や遺伝子インプリンティングなどに関連するエピジェネティックな変化として，がんを含む多くの疾病の病理とリンクして注目されている．ヒトにおいて，葉酸の摂取がDNAメチル化を調節していることが示唆されている[53]．

〔下位香代子〕

参考文献

1) 塚田裕三：日本医師会雑誌，**42**（8），571-579，1959.
2) 堀江健二，東口伸二，横越英彦：*Food Style 21*，**8**（3），64-68，2004.
3) 大森正司：茶の機能-生体機能の新たな可能性（村松敬一郎ほか編），pp.151-156，学会出版センター，2002.
4) Shyamaladevi, N., Jayakumar, A. R., Sujatha, R., Paul, V. and Subramanian, E. H.：*Brain Res. Bull.*, **57**（2），231-236，2002.
5) Mori, A.：*J. Biochem.*, **45**（12），985-990，1958.
6) 田中千鶴子，加藤隆一：New 薬理学，南江堂，2003.
7) Stanton, H. C.：*Arch. Int. Pharmacodyn. Ther*, **143**, 195-204, 1963.
8) 大森正司，矢野とし子，岡本順子，津志田藤二郎，村井敏信，樋口　満：農化誌，**61**，1449-1451，1987.

9) 鵜澤昌好, 大森正司: 栄養学雑誌, **60** (5), 239-242, 2002.
10) Hayakawa, K., Kimura, M. and Kamata, K.: *Er. J. Pharmacol.*, **438** (1-2), 107-113, 2002.
11) 堀江健二, 東口伸二, 横越英彦: *Food Style 21*, **7** (3), 64-68, 2003.
12) Petty, F., Kramer, G. L., Dunnam, D. and Rush, A. J.: *Psychopharmacol. Bull.*, **26** (2), 157-161, 1990.
13) Roy, A., DeJong, J., Lamparski, D. and Linnoila, M.: *Arch. Gen. Psychiatry,* **48** (5), 428-432, 1991.
14) Manyam, B. V. and Tremblay, R. D.: *Brain Res.*, **307** (1-2), 217-223, 1984.
15) Hare, T. A., Wood, J. H., Manyam, B. V., Gerner, R. H., Ballenger, J. C. and Post, R. M.: *Arch. Neurol.*, **39** (4), 237-249, 1982.
16) 園田久泰: *Food Style 21*, **5** (5), 92-96, 2001.
17) 岡田忠司, 杉下朋子, 村上太郎, 村井弘道, 三枝貴代, 堀野俊郎, 小野田明彦, 梶本修身, 高橋励, 高橋史夫: 日本食品化学工学会誌, **47** (8), 596-603, 2000.
18) Marzo, A. and Curti, S.: *J. Chromatogr. B Biomed. Sci. Appl.*, **702**, 1-20, 1997.
19) Costell, M., O' Connor, J. E. and Grisolia, S.: *Biochem. Biophys. Res. Commun.*, **161**, 1135-1143, 1989.
20) Maccari, F., Arseni, A., Chiodi, P., Ramacci, M. T. and Angelucci, L.: *Exp. Gerontol.*, **25**, 127-134, 1990.
21) Feller, A. G. and Rudman, D.: *J. Nutr.*, **118**, 541-547, 1988.
22) Costell, M. and Grisolia, S.: *FEBS Lett.*, **315**, 43-46, 1993.
23) Spagnoli, L. G., Orlandi, A., Marino, B., Mauriello, A., De Angelis, C. and Ramacci, M. T.: *Atherosclerosis,* **114**, 29-44, 1995.
24) Tanaka, Y., Sasaki, R., Fukui, F., Waki, H., Kawabata, T., Okazaki, M., Hasegawa, K. and Ando, S.: *J. Lipid Res.*, **45** (4), 729-735, 2004.
25) Lurz, R. and Fishcer, R.: *Med. J. Natural Therapy,* **39** (1), 12-15, 1998.
26) Tanaka, Y., Hasegawa, A. and Ando, S.: *J. Neurosci. Res.*, **43**, 63-76, 1996.
27) Ando, S., Tadenuma, T., Tanaka, Y., Fukui, F., Kobayashi, S., Ohashi, Y. and Kawabata, T.: *J. Neurosci. Res.*, **66**, 266-271, 2001.
28) Ayala, C. A.: *J. Neurosci. Res.*, **41**, 403-408, 1995.
29) Kakuda, T., Nozawa, A., Sugimoto, A. and Niino, H.: *Biosci. Biotechnol. Biochem.*, **66**, 2683-2686, 2002.
30) Kitaoka, S., Hayashi, H., Yokogoshi, H. and Suzuki Y.: *Biosci. Biotechnol. Biochem.*, **60**, 1768-1771, 1996.
31) Unno, T., Suzuki, Y., Kakuda, T., Hayakawa, T. and Tsuge, H.: *J. Agric. Food Chem.*, **47**, 1593-1596, 1999.
32) Terashima, T., Takido, J. and Yokogoshi, H.: *Biosci. Biotechnol. Biochem.*, **63**, 615-618, 1999.
33) Yokogoshi, H., Kobayashi, M., Mochizuki, M. and Terashima, T.: *Neurochem. Res.*, **23**, 667-673, 1998.
34) Kakuda, T., Nozawa, A., Unno, T., Okamura, N. and Okai, O.: *Biosci. Biotechnol. Biochem.*, **64** (2), 287-293, 2000.
35) Yokogoshi, H., Mochizuki, M. and Saitoh, K.: *Biosci. Biotechnol. Biochem.*, **62**, 816-817, 1998.
36) 横越英彦: 茶の機能-生体機能の新たな可能性 (村松敬一郎ほか編), pp. 315-318, 学会出版センター, 2002.
37) Kakuda, T., Yanase, H., Utsunomiya, K. and Nozawa, A., Unno, T. and Kataoka, K.: *Neurosci. Lett.*, **289**, 189-192, 2000.
38) Egashira, N., Hayakawa, K., Mishima, K., Kimura, H., Iwasaki, K. and Fujiwara, M.: *Neurosci. Lett.*, **363**, 58-61, 2004.
39) 小林加奈里, 長戸有希子, 青井暢之, ジュネジャ, L.R., 金武祚, 山本武彦, 杉本助男: 農化誌, **72**, 153-157, 1998.
40) Sugiyama, T. and Sadzuka, Y.: *Cancer Lett.*, **133** (1), 19-26, 1998.
41) Sadzuka, Y., Sugiyama, T., Miyagishima, A., Nozawa, Y. and Hirota, S.: *Cancer Lett.*, **105**, 203-209, 1996.
42) Sadzuka, Y., Sugiyama, T. and Sonobe, T.: *Toxicol. Lett.*, **114**, 155-162, 2000.
43) Sugiyama, T. and Sadzuka, Y.: *Clin. Cancer Res.*, **5**, 413-416, 1999.
44) Sadzuka, Y., Sugiyama, T., Suzuki, T. and Sonobe, T.: *Toxicol. Lett.*, **123**, 159-167, 2001.
45) Yokogoshi, H. and Kobayashi, M.: *Life Sci.*, **62**, 1065-1068, 1998.
46) Yokogoshi, H., Kato, Y., Sagesaka, Y. M., Takihara-Matsuura, T., Kakuda, T. and Takeuchi, N.: *Biosci. Biotechnol. Biochem.*, **59**, 615-618, 1995.
47) Sadzuka, Y., Inoue, C., Hirooka, S., Sugiyama, T., Umegaki, K. and Sonobe, T.: *Biol. Pharm. Bull.*, **28** (9), 1702-1706, 2005.
48) Wald, N.: *Lancet*, **338**, 1318-1319, 1991.
49) Czeizel, A. E.: *J. Pediatr. Gastroenthrol. Nutr.*, **2**, 4-16, 1995.
50) Welch, G. N. and Loscalso, J.: *N. Engl. J. Med.*, **338**, 1042-1050, 1998.
51) Rimm, E. B., Willett, W. C., Hu, F. B., Sampson, L., Colditz, G. A., Manson, J. E., Hennekens, C. and Stampfer, M. J.: *JAMA,* **279**, 359-364, 1998.
52) Seshadri, S., Beiser, A., Selhub, J., Jacques, P. F.,

Rosenberg, I. H., D'Agostino, R. B., Wilson, P. W. and Wolf, P. A. : *New Engl. J. Med.,* **346**, 476-483, 2002.
53) McCabe, D. C. and Caudill, M. A. : *Nutr. Rev.,* **63**, 183-195, 2005.

10.2 短鎖脂肪酸

10.2.1 酢酸

酢酸（CH_3COOH）はいうまでもなく，酢の主成分である．ここでは酢の効用として研究されてきた例を述べる．

酢は純醸造酢，アルコール酢および両者を混ぜた混合酢などに分類される．純醸造酢は原料の米などを発酵させて酒をつくり，それを酢酸発酵させたものであり，アルコール酢は酒粕やアルコールを酢酸発酵させたものである．近年，健康機能を有する酢として話題になっている黒酢は，純醸造酢に属する．人類と酢とのかかわりは古く，酢は単なる調味料としてではなく，病気に効き，健康を継続，増進する飲料として伝承的に使われてきた．とくに，肩こり，便秘，疲労回復，高血圧症，糖尿病，動脈硬化症などに効果があると考えられてきた．

柳田は1990年に，酢の機能性として，消化液の分泌促進効果，疲労回復効果，糖尿病，肥満防止効果，血圧上昇防止効果，老化防止効果，血中アルコール濃度上昇遅延効果などを報告している[1]．その後，カルシウム吸収促進効果[2]，胃粘膜保護効果[3]，血糖値上昇抑制効果[4]，血圧上昇抑制効果[4]，血中コレステロール低下効果[5]，疲労回復作用[6]なども報告されている．酢には多種多様なものがあるが，それぞれの生理活性に関しても研究報告がなされている．たとえば，黒酢には，血流改善効果[7]，抗酸化作用[8]，抗高血圧作用[9]など，玄麦玄米酢では免疫調節機能[10]があることが報告されている．なお，マウスやラットの試験結果から，酸度が4〜5％の食酢の場合，原液での摂取は胃に負担をかけることから，飲用の場合には5倍以上に希釈して摂取することが必要であると考えられている[4]．

10.2.2 プロピオン酸，酪酸

プロピオン酸（CH_3CH_2COOH）は，みそ，しょう油，パン生地，チーズなどの多くの発酵食品中に広く分布している短鎖脂肪酸の1つである．プロピオン酸は，酵母に対する抗菌性が弱く，パン生地の発酵に影響を及ぼさないので，食品添加剤（保存料）としても用いられている．一方，酪酸（$CH_3CH_2CH_2COOH$）も，プロピオン酸と同様，発酵食品中に含まれ，発酵食品のにおいを特徴づける成分である．近年，「プレバイオティクス」との関連から，これらのプロピオン酸や酪酸などの短鎖脂肪酸が注目されるようになってきた．

プレバイオティクスとは，「腸内に棲み付いている有用菌の増殖を促進したり，あるいはその活性を高めることにより，宿主の健康に有利に作用する難消化性の食品成分」と定義されている[11]．すなわち，「腸内の有用菌に有効に利用される食品成分」のことであり，食物繊維や難消化性糖類などを指す．これらのプレバイオティクスは消化酵素では消化されずにそのまま腸に届き，人間にとって有用な乳酸菌やビフィズス菌などの増殖を助ける．プレバイオティクスの研究例としては，ビフィドバクテリアに対する効果が報告されており，プレバイオティクスをビフィドバクテリアが腸内で発酵する際には，プロピオン酸や酪酸などの短鎖脂肪酸を生じ，腸内のpHを低下させるといわれている[12]．腸内のpH低下は，大腸内の細菌の有害な酵素活性（胆汁酸代謝，脂質代謝，窒素化合物代謝など）を抑制し，発がん物質の生成を抑えることにつながる．これらの短鎖脂肪酸はpH低下作用だけでなく，プロピオン酸は生体の脂肪酸合成を抑制することで血中脂質を改善し，酪酸は腸管壁細胞のエネルギーとなり，異常増殖や発がんを低減する可能性があることも考えられている[13],[14]．

このように，腸内が酸性になることは，直接腸内環境を改善することになる．したがって，プロピオン酸や酪酸のような短鎖脂肪酸の生成につながる食物繊維などを，食品から積極的に摂取する

ことが重要であると考えられている[15),16)].

(熊澤茂則)

10.3 アスコルビン酸

アスコルビン酸はビタミンCのことであり，正常な毛細血管の維持や抗酸化作用に必要な水溶性ビタミンの1つである．アスコルビン酸は強い還元性を有しており，その水溶液は酸性を呈する．結晶状では比較的安定であるが，希薄水溶液中ではかなり不安定で，大気中の酸素により容易に酸化される（図10.3.1）．このアスコルビン酸の電子供与体としての化学的特性は，その特徴的な化学構造にもとづくものであり，アスコルビン酸が生体内において，ビタミンCとしての多彩な生化学的，生理学的作用を発揮する際に重要な役割を果たしている[17)]．

このようにアスコルビン酸は，ビタミンCとしての膨大な研究の蓄積があるため，ここでは比較的近年に報告されたアスコルビン酸の生理作用を中心に紹介する．アスコルビン酸は，野菜や柑橘系の果物に多く含まれているが，その含量は「日本食品標準成分表」などを参照されたい[18)]．

アスコルビン酸の食事からの摂取による循環器系に対する有効性としては，心臓血管病の死亡率を減少させる効果が示唆されている[19)]．野菜や果物に富んだ食事をとり，血中アスコルビン酸濃度が高い男女では，血中アスコルビン酸が低い人に比べて心臓血管病や虚血性心疾患での死亡率が30％ほど低いことから，平均的な人が1日1食分の果物と野菜を増やすだけで，血中アスコルビン酸レベルが予防的濃度に達することが期待でき

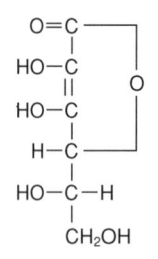

図10.3.1 アスコルビン酸の化学構造

る．しかし，サプリメントとしてのアスコルビン酸摂取による心血管疾患の予防としてのエビデンスは，まだ不十分である[20)]．一方で，アスコルビン酸は，高血圧の通常の医学的治療と組み合わせた場合，最大および平均血圧を減少させたため，高血圧の付加的治療にアスコルビン酸が有効であると考えられている[19)]．そのほか，アスコルビン酸とビタミンEを併用摂取することにより，アテローム性動脈硬化症の進行を遅らせることの有効性が報告されているが[21)]，これらの効果を評価するためには，さらなる根拠が必要である．

消化器系に対するアスコルビン酸の有効性としては，鉄の吸収を高める作用が報告されている[19)]．これは腸管での鉄の吸収を高めるためと考えられ，貧血の予防効果が期待できる．また，女性の胆のう疾患のリスク低減の有効性も示唆されている[22)]．これは，アスコルビン酸摂取による血中アスコルビン酸のレベルを上げることにもとづいていると説明されている．

脳，神経，感覚系に対するアスコルビン酸の作用も，非常に多くの研究例がある．たとえば，ほかの抗酸化ビタミンと併用することで，加齢黄斑変性症（ARMD）の進行を遅延するのに有効であるとの報告があるが[23)]，まだ発症していないARMDの予防に役立つかどうかの情報は十分ではない．また，アルツハイマー性痴呆症に対する効果も検討されているが，より長期間での研究が求められている[24),25)]．白内障に対するアスコルビン酸の効果も研究されているが，まだ十分な科学的根拠が得られているとはいえないようである[26)]．

がんに対するアスコルビン酸の効果としては，アスコルビン酸を多く含む食品をとることで，いくつかのがんの発生率の低下と関連することが考えられてきた[27)]．European Prospective Investigation into Cancer and Nutrition Study（EPIC研究）の一環として約2万人の英国男女（45〜79歳）を対象にして，血液中アスコルビン酸濃度と疾患リスクとの関係を，4年間追跡調査した報告がある[28)]．それによると，男性では血液中アスコ

表 10.3.1　年齢補正後の血漿アスコルビン酸濃度と疾患発症リスク（男性）[28]

	1	2	3	4	5
血漿アスコルビン酸濃度（μmol/l）	20.9±7.1	38.3±3.4	48.1±2.6	57.6±3.2	73.3±9.6
全死亡例の相対リスク	1.00	0.80	0.59	0.47	0.48
心血管障害相対リスク	1.00	0.90	0.67	0.29	0.29
虚血性心疾患相対リスク	1.00	1.18	0.92	0.35	0.32
がん相対リスク	1.00	0.74	0.51	0.57	0.47

ルビン酸濃度が高くなるほど，がん発生リスクの低下がみられたとされている．また同時に，全死亡，心血管障害，虚血性心疾患の発生リスクの低下もみられている（表 10.3.1）．米国においても，成人を対象に血清アスコルビン酸濃度と死亡率の関連性が調べられ，血清アスコルビン酸濃度が低い男性では死亡リスクが高まる可能性が示されている[29]．

アスコルビン酸の安全性に関しても膨大な研究例があるが，アスコルビン酸は，小児，成人，妊婦，授乳婦とも適切に経口摂取すれば，おそらく安全であると考えられる[19]．ただし，経口摂取で許容上限摂取量を越える量を使用することは，危険性が示唆されている．過剰摂取は下痢や胃腸の不調など，悪影響を引き起こす可能性がある．また，妊娠中の過剰摂取は，新生児壊血病の原因となる可能性があるので，避けるべきである．アスコルビン酸の過剰摂取により腎結石の形成も危惧されるので，腎結石の既往症がある人は多量摂取しないよう注意が必要である．そのほか，いくつかの薬剤との併用摂取も注意しなければならないことがある．

以上のように，アスコルビン酸は壊血病を含むビタミンC欠乏症の予防と治療に対する有効性だけでなく，さまざまな効能が示唆されている．しかし，風邪の予防やがんの治療に関しては，効果がないとされる報告もある[19]．そのため，ヒトを対象に，アスコルビン酸投与により発がんリスクの低減がみられるかどうかを調べる長期的な疫学調査や介入試験が求められている．

（熊澤茂則）

10.4 代 謝 酸

10.4.1 クエン酸

クエン酸は，レモン，グレープフルーツ，ライムなどの柑橘系の果物に多く含まれるα-ヒドロキシ酸の一種で，糖代謝（クエン酸回路）の中間体としてエネルギー代謝において中心的な役割を果たしている酸味の強い成分である（図 10.4.1）．また，食品添加物としても，清涼飲料水，果汁，ゼリー，ジャムなどの酸味料や医薬用として広く用いられている．クエン酸は，俗に疲労回復効果，弱アルカリ体質への改善効果，皮膚へのスキンケア効果，ミネラル吸収補助作用などがあるともいわれている．

スポーツ選手が疲労回復の目的でクエン酸を摂取するという事実をよく耳にする．運動トレーニングは，筋肉のクエン酸合成酵素活性を上昇し，それに伴ってクエン酸濃度も上昇することが報告されている[30]．このことより，運動前後もしくは運動中にクエン酸を投与すると，運動時のエネルギー代謝に何らかの影響を与える可能性が考えられる．実際に，短時間（数分間）の運動の前にクエン酸を投与すると，運動中の血液pHの低下を抑制するなどの作用により，パフォーマンスを改善することがヒトにおいて明らかにされている[31),32]．ヒトの持久運動後の代謝に対するクエン

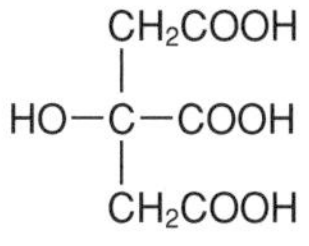

```
      CH₂COOH
        |
HO—C—COOH
        |
      CH₂COOH
```

図 10.4.1　クエン酸の化学構造

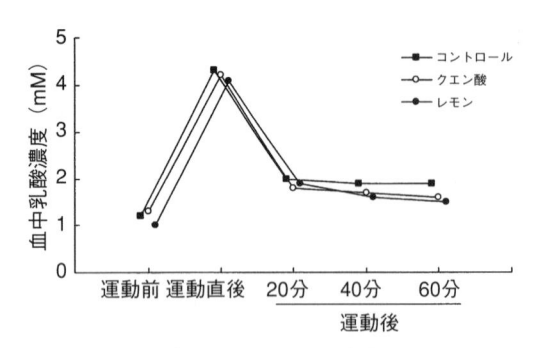

図10.4.2 運動負荷による血中乳酸濃度の上昇と運動後のその濃度に対するクエン酸被験液もしくはレモン果汁酸被験液摂取の影響[33]

図10.4.3 リンゴ酸の化学構造

酸摂取の影響に関しては，クエン酸またはレモン果汁を投与して運動負荷を実施した例が研究されている．それによると，クエン酸またはレモン果汁の混合被験液を摂取した場合，コントロールに比べて血中乳酸濃度の低下が速かったことが報告されている[33]（図10.4.2）．そのほか，運動負荷による運動能力の低下や運動後の体調の回復の影響を与える原因として，血液の粘性が関係していることも考えられており，長距離走選手にクエン酸を含む「果実酸」を摂取して，運動負荷による血液粘性を調べたところ，「果実酸」を摂取した場合では，粘性は抑制されていたことが報告されている[34]．

クエン酸の体内でのカルシウム吸収促進効果も報告されているが，これはクエン酸のキレート作用によってカルシウムが水に溶けやすくなったためと考えられている[35]．また，皮膚へのスキンケア効果に関しては，日焼けによる皮膚のダメージ，あるいは乾燥肌に外用（クリームまたはローション）で使用することで有効性が示唆されているが，科学的な実証は不十分である．

10.4.2 リンゴ酸

リンゴ酸はリンゴからみつかったため，この名が付いているヒドロキシ酸の1つである（図10.4.3）．リンゴ酸はクエン酸回路を構成しており，リンゴ酸デヒドロゲナーゼによって酸化され，オキサロ酢酸になる．リンゴ酸もクエン酸と同様，多くの果実に含まれるが，クエン酸のほうが酸味は強い．リンゴ酸も疲労回復効果があるといわれており，リンゴ酸を含む果実酸が運動トレーニングより生じる乳酸の分解速度を高めるはたらきがあることが報告されている[36]．リンゴ酸は消化器系への効果があるなどの効能もいわれているが，ヒトでの有効性については信頼できるデータは十分ではない．また，リンゴ酸単独での研究報告もほとんどなく，今後の研究が待たれる．

（熊澤茂則）

参 考 文 献

1) 柳田藤治：日本醸造協会誌，**85**，134-141，1990.
2) 多山賢二，西澤直行：日本醸造協会誌，**94**，792-796，1999.
3) 柳田藤治：食品工業，**44**，51-56，2001.
4) 多山賢二：日本醸造協会誌，**97**，693-699，2002.
5) Fushimi, T., Suruga, K., Oshima, Y., Fukiharu, M., Tsukamoto, Y. and Goda, T.：*Br. J. Nutr.*, **95**, 916-924, 2006.
6) 多山賢二：生物工学，**80**，79，2002.
7) 山岸賢治，木村俊之，亀山真由美，永田忠博，菊池祐二：日本食品科学工学会誌，**45**，545-549，1998.
8) 山路加津代，長野正信，丸山征郎：日本栄養・食糧学会誌，**54**，89-93，2001.
9) 西川 泰，高田曜子，永井靖代，森 強士，河智子，石原伸浩：日本食品科学工学会誌，**48**，73-75，2001.
10) 大倉健一，加来志保子，大司麻利子，立花宏文，山田耕路：日本食品科学工学会誌，**48**，14-19，2001.
11) Lim, C. C., Ferguson, L. R. and Tannock, G. W.：*Mol. Nutr. Food Res.*, **49**, 609-619, 2005.
12) Gibson, G. R., MacCartney, A. L. and Rastall, R. A.：*Br. J. Nutr.*, **93**, S 31-34, 2005.
13) Topping, D. L. and Clifton, P. M.：*Physiol. Rev.*, **81**, 1031-1064, 2001.
14) Pool-Zobel, B., van Loo, J., Rowland, I. and Roberfroid, M. B.：*Br. J. Nutr.*, **87**, S 273-281, 2002.
15) 光岡知足：食品と開発，**43**，4-26，2002.

16) 原 博:腸内細菌学雑誌, **16**, 35-42, 2002.
17) 荒川信彦, 倉田忠男, 重岡 成, 吉田 昭, 堀尾文彦, 村田 晃:ビタミンの事典(清水祥一, 五十嵐脩, 糸川嘉則, 小林 正, 武藤泰敏編), pp. 354-388, 朝倉書店, 1996.
18) 食品成分研究調査会編:五訂増補日本食品標準成分表, 医歯薬出版, 2006.
19) Padayatty, S. J., Katz, A., Wang, Y., Eck, P., Kwon, O., Lee, J. H., Chen, S., Corpe, C., Dutta, A., Dutta, S. K. and Levine, M.:*J. Am. Coll. Nutr.*, **22**, 18-35, 2003.
20) Elmore, A. R.:*Int. J. Toxicol.*, **24**, 51-111, 2005.
21) Cherubini, A., Vigna, G. B., Zuliani, G., Ruggiero, C., Senin, U. and Fellin, R.:*Curr. Pharm. Des.*, **11**, 2017-2032, 2005.
22) Simon, J. A. and Hudes, E. S.:*Am. J. Public Health.*, **88**, 1208-1212, 1998.
23) Comer, G. M., Ciulla, T. A., Criswell, M. H. and Tolentino, M.:*Drugs Aging*, **21**, 967-992, 2004.
24) Frank, B. and Gupta, S.:*Ann. Clin. Psychiatry*, **17**, 269-286, 2005.
25) Boothby, L. A. and Doering, P. L.:*Ann. Pharmacother.*, **39**, 2073-2080, 2005.
26) Meyer, C. H. and Sekundo, W.:*Dev. Ophthalmol.*, **38**, 103-119, 2005.
27) 西野友善, 岡三希生:健康・栄養食品アドバイザリースタッフ・テキストブック(山田和彦, 松村康弘編), pp.110-111, 第一出版, 2003.
28) Khaw, K. T., Bingham, S., Welch, A., Luben, R., Wareham, N., Oakes, S. and Day, N.:*Lancet*, **357**, 657-663, 2001.
29) Loria, C. M., Klag, M. J., Caulfield, L. E. and Whelton, P. K.:*Am. J. Clin. Nutr.*, **72**, 139-145, 2000.
30) Coggan, A. R., Spina, R. J., Kohrt, W. M. and Holloszy, J. O.:*Am. J. Physiol.*, **264**, E 215-220, 1993.
31) MaNaughton, L. R. and Cedaro, R.:*Eur. J. Appl. Physiol.*, **64**, 36-41, 1992.
32) Hsusswirth, C., Bigard, A. X., Lepers, R., Berthelot, M. and Guezennec, C. Y.:*Eur. J. Appl. Physiol.*, **71**, 262-268, 1995.
33) 三宅義明, 山本兼史, 長崎 大, 中井直也, 村上太郎, 下村吉治:日本栄養・食糧学会誌, **54**, 29-33, 2001.
34) 白石俊訓:*Food Style 21*, **7**, 64-66, 2003.
35) 三宅義明:食品工業, **43**, 15-49, 2000.
36) 白石俊訓:フードケミカル, **15**, 79-87, 1999.

10.5 フェノール酸

10.5.1 フェノール酸の定義と化学構造
(図10.5.1)

フェノール酸(phenolic acid)はベンゼン環(フェニル基)に直接カルボキシル基が結合した没食子酸(gallic acid)やバニリン酸(vanillic acid)などのグループと, ベンゼン環に炭素数3のカルボン酸が結合したフェニルプロパノイド(phenyl propanoid)などのグループに分けられる. 後者はhydroxycinnamateとも呼ばれ, コーヒー酸(カフェ酸, caffeic acid), フェルラ酸(ferulic acid), p-クマル酸(p-coumaric acid)などの物質がこのグループに属する. なお, クロロゲン酸は, カフェ酸がキナ酸の水酸基とエステル結合したものであり, 植物性食品にもっとも大量に含まれているポリフェノールである. エステル結合するキナ酸の水酸基の位置で, クロロゲン酸(chlorogenic acid, 5-caffeoylquinic acid), ネオクロロゲン酸(neochlorogenic acid, 3-caffeoylquinic acid), クリプトクロロゲン酸(cryptchlorogenic acid, 4-caffeoylquinic acid)などに区別される.

10.5.2 フェニルプロパノイドの植物中での生合成経路 (図10.5.2)[1]

まず, L-フェニルアラニンが脱アミノ反応により桂皮酸(cinnamic acid)になり, さらに水酸化反応によりp-クマル酸が生成する. なお, L-チロシンが脱アミノ反応を受けてp-クマル酸が直接生成する場合もある. p-クマル酸がさらに水酸化反応を受けるとカフェ酸が生成し, この2つの水酸基のうちアルキル基に対してメタ位の水酸基がメトキシ化されるとフェルラ酸になる.

10.5.3 フェノール酸の植物性食品中の存在量

平成12~16年度まで続いた文部科学省科学技術総合研究委託「生活・社会基盤研究食品中の非栄養性機能物質の解析と体系化に関する研究」において, 神戸大学の金沢らと静岡県立大学の中山

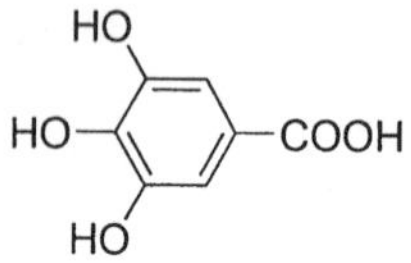

没食子酸 (HO)₃C₆H₂-COOH

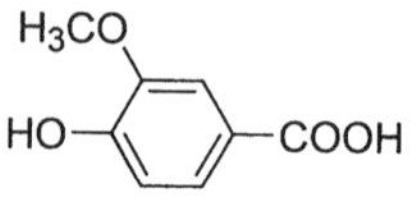

バニリン酸 (H₃CO, HO)C₆H₃-COOH

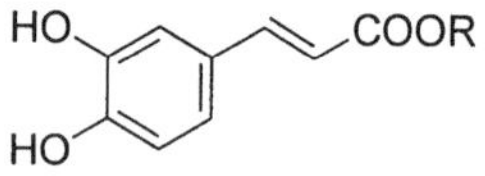

R=H: caffeic acid　カフェ酸（コーヒー酸）
R=CH₃: caffeic acid methyl ester
R=CH₂CH₃: caffeic acid ethyl ester

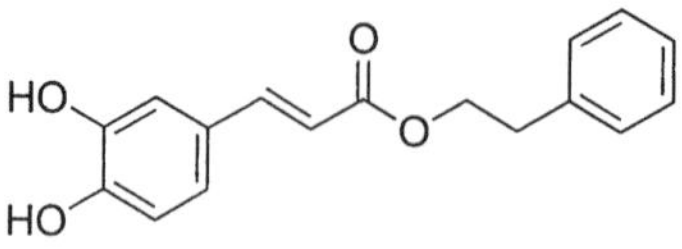

caffeic acid phenethyl ester（CAPE）

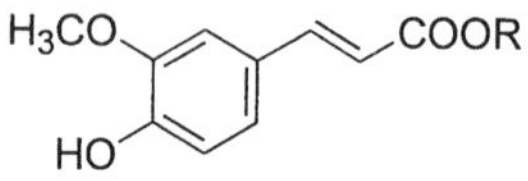

R=H: ferulic acid　フェルラ酸
R=CH₂CH₃: ferulic acid ethyl ester

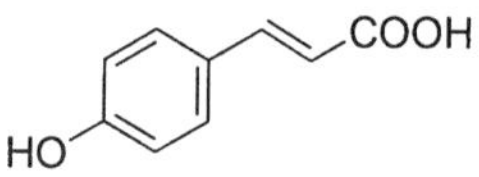

p-coumaric acid　p-クマル酸

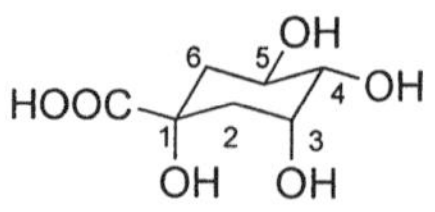

quinic acid
キナ酸

chlorogenic acid（5-caffeoylquinic acid）クロロゲン酸
neochlorogenic acid（3-caffeoylquinic acid）ネオクロロゲン酸
cryptochlorogenic acid（4-caffeoylquinic acid）クリプトクロロゲン酸
isochlorogenic acid（dicaffeoylquinic acid）

図 10.5.1　フェノール酸とその誘導体の化学構造

らは，野菜や果物の含まれるポリフェノールの定性および定量分析を行った[2),3)]．測定対象の植物性食品は日本食品標準成分表に掲載されているものすべてとし，凍結乾燥後，メタノールで抽出して，HPLCにより測定した．分析結果は本書のほかの章でも紹介されているように，インターネットのウェブサイトに「機能性食品因子データベース」として公開されている（http://www.nihn.go.jp/FFF）．ここでは，日本での消費量が比較的多い植物性食品のフェノール酸含量について示す（表 10.5.1）．（表中の野菜と果物はそれぞれ消費量の多いものから並んでおり[4)]，キュウリは分析していなかったため除いてある）．数字は可食部 100 g あたりのフェノール酸のモル数で表している．ぶどうを例にとると，欧米では果皮ごと食べるが，日本人は果皮を除いて食べてい

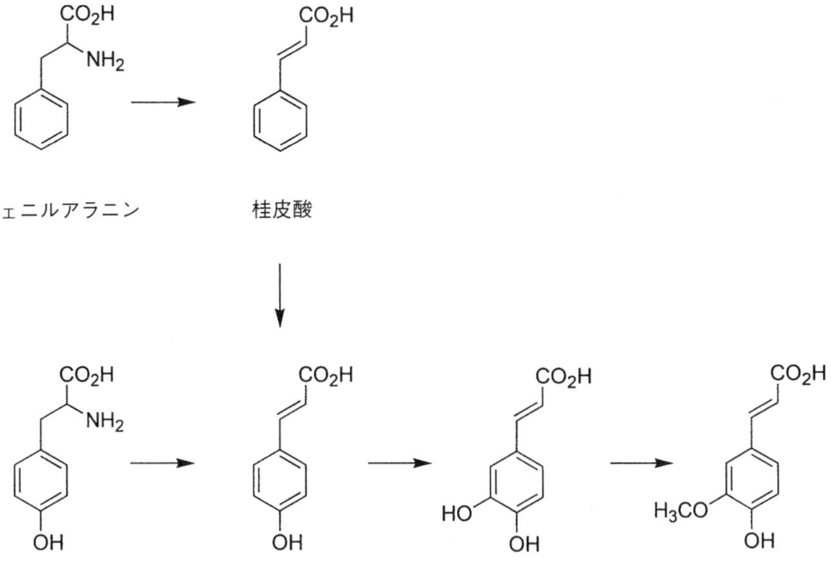

図 10.5.2 フェニルプロパノイドの生合成経路[1]

表 10.5.1 国内消費量が高い野菜・果物に含まれるフェノール酸量（μmol/可食部 100 g）

		カフェ酸	クロロゲン酸	ネオクロロゲン酸	没食子酸
野菜	たまねぎ（16.1）				
	キャベツ（16.1）	7.1	11.1*		
	だいこん（15.7）				
	トマト（12.1）	5.4	17.9*		
	にんじん（8.8）				
	はくさい（7.9）	8.6〜22	13〜28*		
	レタス（5.4）	16〜86	3.0〜82*		
果物	バナナ（18.4）				
	みかん（15.8）			4.6〜5.8	
	りんご（12.9）		26.8〜52.8		
	なし（5.1）		3.1〜7.2		
	グレープフルーツ（4.9）	2.1〜5.8			
	かき（3.0）				5.9
	ぶどう（2.6）				
	もも（2.1）		6.3〜7.0	10.2〜12.0	

注1：野菜・果物名の（　）内の数字は1世帯（平成16年人口5万人以上の都市）あたりの年間購入量（kg）である．
注2：数字が掲載されていない場合は検出されていないことを示す．
注3：*クロロゲン酸の異性体をすべて含む．

る．したがって，表10.5.1のぶどうのところには果皮に多く含まれていると考えられるフェノール酸が掲載されていない．またフェルラ酸など，ここに掲載されていないフェノール酸は検出されなかったことを示している．この表から明らかなことは，①野菜・果物を通じてわれわれが摂取す

るフェノール酸はカフェ酸やそのエステルであるクロロゲン酸などがほとんどであり，②消費量と含有量を考えると，りんごがフェノール酸の重要な給源であると考えられる．りんごにはエピカテキンやプロシアニジンなどのポリフェノールも含まれるが，量的にはクロロゲン酸のほうが多い[3]．"An apple a day keeps the docter away"の諺にクロロゲン酸の寄与するところ大なのかもしれない．かきは没食子酸を含んでいる点が特徴で，干し柿には没食子酸が濃縮されている（未発表データ）．

10.5.4 フェノール酸の吸収および生物的有効性（bioavailability）[5]

Manach ら[5]はヒトにおけるポリフェノールの生物有効性に関する総説の中で，フェノール酸に関してはつぎのように述べている．①クロロゲン酸の摂取量はコーヒーを飲むヒトで高い．②カフェ酸のほうが，クロロゲン酸より吸収量が高い．③クロロゲン酸は腸内細菌によってカフェ酸に加水分解され，結腸から吸収される．④コーヒー摂取後の血液からはカフェ酸が検出される．⑤クロロゲン酸やカフェ酸を摂取したヒトの血液からは，フェルラ酸などの代謝産物が検出される．⑥フェルラ酸は穀類に多く含まれており，小腸で吸収される．⑦いずれの場合も食事摂取によるカフェ酸やフェルラ酸の血中濃度は最大で数百 nM レベルに達する．

ヒト結腸がん由来の細胞株 Caco-2 は，継代培養を続けると腸管上皮細胞としての性質が顕著になることから，食品成分の腸管吸収や代謝のモデルとして使われている．フェノール酸に関しても多くの報告があり，ここにまとめておきたい．① Caco-2 細胞内でカフェ酸はメチル化されてフェルラ酸になる．カフェ酸，フェルラ酸，p-クマル酸は細胞内でグルクロン酸や硫酸による抱合化反応を受けて，腸管側に排出される[6]．②p-クマル酸は腸管側から漿膜側へモノカルボン酸トランスポーター（monocarboxylic acid transporter：MCT）により輸送される．一方，没食子酸は輸送の方向性はなく，その量も p-クマル酸の百分の1程度である[7]．③同様の結果は，ラットを用いた in vivo 実験によっても確かめられている[8]．④カフェ酸とクロロゲン酸の輸送はおもに細胞間経路で行われるが，カフェ酸の場合は MCT の関与も考えられる[9]．

10.5.5 フェノール酸の化学的性質 I ─ 脂質二重層に対する親和性

フェノール酸の生理機能に関連して，よく知られている化学的性質は抗酸化性であるが，動物培養細胞や微生物を用いた in vitro 試験では，期待した結果が得られないことが多い．その一番の理由は，フェノール酸のカルボキシル基が，pH 7 付近ではイオン化しているために親水性が高く，細胞膜に取り込まれにくいことが原因と考えられる．フェノール酸のカルボキシル基がエステル化されていれば，この問題を回避することができるが，食品成分あるいは天然物質としてエステル化されているものは少なく，後に述べるようなプロポリス成分のカフェ酸フェニチルエステル（caffeic acid phenetyl ester：CAPE）などにかぎられる．われわれはカフェ酸，没食子酸などのエステル類を用いて，モデル脂質膜であるリポソームに対する親和性を調べた[10]．その結果，もとのフェノール酸の親和性は非常に低いのに対して，エステル化するとそのアルキル側鎖の炭素数に依存して，親和性が増大することを見いだした．

10.5.6 フェノール酸の化学的性質 II ─ 抗酸化性

フェノール酸の部分構造で遷移金属イオンをキレートする活性は，カフェ酸やクロロゲン酸のカテコール（o-dihydroxy）だけがもち，フェルラ酸の o-methoxyphenol や p-クマル酸などの単純フェノールはもたない[11]．したがって，電子供与性（還元性）あるいはラジカル消去活性のほうがフェノール酸の抗酸化性を決定する重要な因子となる．電子供与性を数値として比較するには，サイクリックボルタンメトリーなどの電気化学的

分析法が有効である．Jørgensen らは水溶液中におけるフェノール酸の標準水素電極に対する酸化還元電位をサイクリックボルタンメトリーで測定した[12]．その結果，桂皮酸＞p-クマル酸＞フェルラ酸＞カフェ酸となった．酸化還元電位が低いほうが電子供与性が高いので，構造式から予想される抗酸化性とよい一致を示している．すなわち，桂皮酸は水酸基が１つもないので抗酸化性を示さず，水酸基が１つの p-クマル酸がそれに続く．この水酸基のオルトの位置にメトキシ基がついたフェルラ酸はその効果で水酸基の電子供与性が高まり，抗酸化性も p-クマル酸より強い．カテコール（o-dihydroxy）構造をもつカフェ酸はもっとも酸化還元電位が低く，そのため４物質の中ではもっとも強い抗酸化性を示す．ちなみに，アスコルビン酸（ビタミンC）はカフェ酸よりもさらに酸化還元電位が低い．

植物食品に含まれる抗酸化物質としては，水溶性のアスコルビン酸と脂溶性のビタミンE（トコフェロール）があり，前者は水相で，後者は細胞膜などの脂質部分での作用が考えられている．フェノール酸の疎水性はアスコルビン酸とトコフェロールの中間に位置しているが，生体内（細胞内）における作用の場は不明である．リノール酸ミセルにミオグロビンと過酸化水素を加えると脂質過酸化反応が起こるが，われわれはそれに伴う溶存酸素濃度の変化を，酸素電極で経時的に測定した[13]．酸素濃度の減少量は混合液中の脂質ヒドロペルオキシド濃度や TBARS と関係しており，この方法の特長は脂質過酸化反応を経時的にモニターできるところにある．その結果（図10.5.3），過酸化水素添加時からしばらくゆっくりとした酸素濃度の低下が起こり（第１段階），ある時点を過ぎると急激な酸素濃度の低下が起こる（第２段階）ことを見いだした．その後の解析で，第１段階では過酸化水素によりミオグロビンのヘム鉄の活性化が起こり（図10.5.4 反応(1)），それが脂質過酸化反応の原因となり（反応(2) と反応(3)），脂質ペルオキシドが徐々に蓄積する（反応(4)）ことが明らかになった．一定濃度の脂質ペルオキシドがたまると，それ自身がミオグロビンの活性化に加わり（反応(5)），さらに脂質過酸化反応を促進する（反応(2)〜(5)が連鎖的に起こる）状態が第２段階と考えられる．ここで，アスコルビン酸は第１段階においてLOOH が一定量たまるまでの時間（誘導期）を延長するが，第２段階の反応速度には影響がなかった．一方，α-トコフェロールは第１段階の時間延長効果はアスコルビン酸ほど大きくないものの，第２段階の反応速度を大きく低下させた．以上の結果より，つぎのことが推測される．①第１段階のミオグロビンの活性化は水相中で起こり，水溶性のアスコルビン酸が活性化されたミオグロビン（フェリルミオグロビン）を還元することにより抗酸化性を示す．②第２段階のミオグロビン

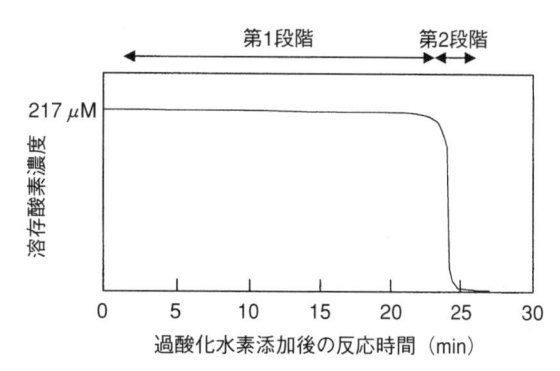

図10.5.3 ミオグロビン–過酸化水素系で惹起された脂質過酸化反応に伴う溶存酸素濃度の変化

(1) $H_2O_2 + Mb\text{-}Fe(III) \longrightarrow Mb\cdot^+\text{-}Fe(IV)=O + H_2O$

(2) $LH + Mb\cdot^+\text{-}Fe(IV)=O \longrightarrow L\cdot + Mb\text{-}Fe(III) + H^+$

(3) $L\cdot + O_2 \longrightarrow LOO\cdot$

(4) $LH + LOO\cdot \longrightarrow L\cdot + LOOH$

(5) $LOOH + Mb\text{-}Fe(III) \longrightarrow Mb\cdot^+\text{-}Fe(IV)=O + LOH$

図10.5.4 ミオグロビン–過酸化水素系における脂質過酸化機構
MbFe(III)：酸化型ミオグロビン，
$Mb\cdot^+\text{-}Fe(IV)=O$：フェリルミオグロビン，LH：脂質（リノール酸），$L\cdot$：脂質ラジカル，$LOO\cdot$：脂質ペルオキシラジカル，LOOH：脂質ヒドロペルオキシド

の活性化は脂質中あるいは脂質表面で起こり，トコフェロールは脂質ラジカル（L・）あるいは脂質ペルオキラジカル（LOO・）を消去することにより連鎖反応を止める．したがって，この方法でさまざまな抗酸化物質の効果を調べればその反応の場が推測できることになる．

以上のような背景のもとで，4種類のフェノール酸に関してpH 7.4あるいはpH 3.4の条件で，第1段階の誘導期，第2段階の反応速度，さらに活性化されたミオグロビンを還元する速度やオクタノール/リン酸緩衝液系での分配係数をそれぞれ調べた[14]．その結果（表10.5.2），pH 7.4において桂皮酸はまったく抗酸化効果がなかったものの，p-クマル酸，フェルラ酸，カフェ酸の順に誘導期が長くなり，同様に活性化ミオグロビンを還元する速度も大きくなった．これは，先に述べた酸化還元電位の順序と完全に一致している．一方，第2段階での反応速度に対する効果にはp-クマル酸，フェルラ酸，カフェ酸の間では差がみられなかった．このpHでの分配係数は4つのフェノール酸がほとんど水相に存在していることを示している．したがって，pH 7.4ではフェノール酸はアスコルビン酸のように水相にあって，ミオグロビンを還元することにより，その抗酸化性を発現しているものと考えられる．pH 3.4では誘導期に対する影響はpH 7.4より小さいのに対して，第2段階での反応速度を大きく低下させた．ただしこの場合も，p-クマル酸，フェルラ酸，カフェ酸の効果に大きな差はなく，その酸化還元電位との相関はみられなかった．このpHでの分配係数は4つのフェノール酸とも脂質中に存在していることを示唆している．したがって，pH 3.4ではフェノール酸はトコフェロールのように脂質中に存在し，ラジカルスキャベンジャーとして連鎖反応を抑制しているものと考えられる．以上の結果から，フェノール酸は存在してい

表10.5.2 ミオグロビン－過酸化水素系で惹起される脂質過酸化反応に関する各種パラメーターに与えるフェノール酸の影響

	第1段階の時間 (min)[a]	第2段階の速度 (μM/s)[b]	フェリルミオグロビンの還元速度 (μM/min)[c]	分配係数 (logP)[d]
(pH 7.4)				
コントロール	12.7±0.7	3.3±0.3	0.0	
桂皮酸	12.2±0.7	3.0±0.1	0.9±0.3	−0.5
p-クマル酸	17.3±1.7	3.3±0.2	4.6±1.4	−0.7
フェルラ酸	21.6±0.8	3.4±0.2	7.2±0.5	−1.0
カフェ酸	23.3±1.6	2.8±0.1	15.8±0.9	−1.4
(pH 3.4)				
コントロール	25.6±3.4	2.0±0.1	0.0	
桂皮酸	24.9±1.5	2.0±0.3	N.D.	∞
p-クマル酸	27.9±1.8	1.2±0.1	N.D.	1.9
フェルラ酸	36.1±2.6	1.4±0.2	N.D.	1.7
カフェ酸	38.6±1.9	1.1±0.1	N.D.	1.5

a：図10.5.3における第1段階の時間（一定量のLOOHが蓄積するまでの時間と考えられ，値が大きいほど抗酸化効果が大きい））
b：図10.5.3における第2段階の酸素消費速度（値が小さいほど抗酸化効果が大きい）
c：フェリルミオグロビン（Mb-Fe（IV））がミオグロビン（Mb-Fe（IIまたはIII））に還元される速度（第1段階の時間を延長する効果と相関がある）
d：オクタノール/リン酸緩衝液（50 mM）系での分配係数（値が大きいほど疎水性が高い）
N.D.：not determined（疎水性が高く，ミセルが存在しない系では均一な溶液にならないため測定不能）

る環境のpHが低いときは脂溶性抗酸化物質として，pHが高いときは水溶性抗酸化物質としての性質を示すと考えられる．

10.5.7 フェノール酸の生物機能Ⅰ―抗酸化性

10.5.4項，10.5.5.項で述べた性質はモデル系での話であるが，培養細胞を用いた in vitro 試験において，これまで述べた化学的性質がどのように反映されているかについてここで紹介したい．われわれはチャイニーズハムスターV79細胞を用いて，過酸化水素の毒性に対するポリフェノールの抑制効果をコロニー形成法により調べてきた[15]．その結果，没食子酸に関しては，メチルエステル，プロピルエステル，ラウリルエステルなどに抑制効果があり，没食子酸そのものには効果がまったくみられなかった．これは，カルボキシル基の存在により細胞内への取込みが妨げられているためと思われる．エステルのアルキル鎖長が長いほど，低い濃度で抑制効果がみられることもこの考え方を支持している．一方，カフェ酸，フェルラ酸とそれぞれのメチルエステルによる効果を調べたところ，カフェ酸メチルエステルのみに抑制効果がみられた．これは没食子酸と同様，カルボキシル基のエステル化が必要なことと，カフェ酸のカテコール構造が必要であることを示している．過酸化水素による核内DNA切断をDNA沈殿法で調べたところ，カフェ酸エステルに抑制効果があり，フェルラ酸エステルにはなかった[16]．これも同様の理由と思われる．カフェ酸などのカテコール構造をもつポリフェノールには，遷移金属存在下で酸化促進作用を示す場合がある．たとえば，ϕX 174 のDNAを用いたモデル系で，カフェ酸は鉄イオンの存在下DNA切断を引き起こすが，カタラーゼの添加により完全に阻害された[17]．これは，カフェ酸が酸素を還元して過酸化水素が生成したためであり，アスコルビン酸にも同様な効果がみられる．しかし，生体中には遊離の遷移金属はほとんど存在しないといわれており，このようなフェノール酸の酸化促進効果は生体内では起こっていないと考えられる．

10.5.8 フェノール酸の生物機能Ⅱ―フェルラ酸およびそのエステルによるアルツハイマー病予防の可能性

日本人の平均年齢の高齢化に伴って，老人痴呆に対する関心が高まっており，中でもアルツハイマー型老人痴呆が高い割合を示している．いままでの研究により，β-アミロイドの脳内での蓄積とそれに伴う神経原線維変化と神経細胞の脱落が痴呆に先立って現れることが注目されている．β-アミロイドはアミロイド前駆体タンパク質から酵素的に切り出され，複合体を形成することによりその細胞障害性を発揮すると考えられている[18]．したがって，β-アミロイドの産生あるいはその障害性を抑制することができる物質があれば，アルツハイマー病発症のリスク低減効果が期待できるかもしれない．フェルラ酸をマウスに長期投与すると，β-アミロイドにより誘導される神経細胞障害が抑制されることが明らかにされた[19]．これに引き続き，フェルラ酸がβ-アミロイドの形成を抑えることや，いったん形成されたβ-アミロイドの不安定化を促進することなどが報告されている[20]．フェルラ酸そのものは（前に述べたように）細胞に取り込まれにくいと考えられるので，そのエチルエステルが合成され，β-アミロイドで誘導される，①酸化ストレス，②神経障害，③シナプトソーム膜におけるリン脂質の非対称性の消失，などを抑制することが報告されている[21),22)]．

10.5.9 フェノール酸の生物機能Ⅲ―動物実験で示されたフェルラ酸のさまざまな機能

①フェルラ酸をマウスに経口投与した後に，COM 48/80などのヒスタミン遊離剤を皮下注射すると，かゆみ（ひっかき度）が有意に減少した[23]．②フェルラ酸を高血圧自然発症ラットに（短期間および長期間）経口投与すると血圧の上昇を抑制した[24),25)]．③ストレプトゾトシンで糖尿病になったラットは血中の糖濃度・TBARS・過酸化物価・遊離脂肪酸などが上昇し，グルタチオ

ンペルオキシダーゼ・SOD・カタラーゼの酵素活性が低下する．ここで，フェルラ酸をあらかじめ投与しておくと，血中の糖濃度・TBARS・過酸化物価・遊離脂肪酸などが減少し，グルタチオンペルオキシダーゼ・SOD・カタラーゼの酵素活性が上昇する．すなわち，フェルラ酸は，酸化ストレスや脂質過酸化反応を軽減することにより，糖尿病の合併症を軽減する機能が期待される[26]．

10.5.10 フェノール酸の生物機能IV—カフェ酸エステルによる発がん抑制効果

カフェ酸フェネチルエステル（CAPE）（図10.5.1）は当初，プロポリス成分の1つとして天然物中での存在が報告され[27]，動物実験において発がんを抑制する効果が明らかにされてきた[28]．最近ではCAPEがNF-κBを阻害し，Fasを活性化することによりアポトーシスを誘導することが報告されている[29]．

クロロゲン酸についても，NF-κBやMAPキナーゼの阻害，さらにphase 2酵素の誘導など，活性酸素と拮抗する作用が報告されている[30]．CAPEは脂質二重層との親和性が高いので，細胞膜に簡単に取り込まれると考えられるが[31]，クロロゲン酸は脂質二重層への親和性が低いので，どのようなメカニズムで細胞内に移行するかは不明である．どちらも細胞内ではエステルの加水分解反応により，カフェ酸として機能していると思われる．　　　　　　　　　　　　　（中山　勉）

参 考 文 献

1) Dewick, P. M.: Medicinal Natural Products (Dewick, P. M., ed.), pp.130-132, John Wiley & Sons, Ltd, 2001.
2) Sakakibara, H., Honda, Y., Nakagawa, S., Ashida, H. and Kanazawa, K.: *J. Agric. Food Chem.,* **51**, 571-581, 2003.
3) Kumazawa, S., Ikenaga, M., Usui, Y., Kajiya, K., Niwa, S., Endo, J., Chikasawa, C., Suzuki, Y., Shimoi, K. and Nakayama, T.: *Food Sci. Res. Technol.,* in press.
4) 農林水産省統計部：ポケット農林水産統計平成17年版, p.295 および p.314, 2005.
5) Manach, C., Williamson, G., Morand, C., Scalbert, A. and Rémésy, C.: *Am. J. Clin. Nutr.,* **81** (suppl), 230 s-242 s, 2005.
6) Kern, S. M., Bennet, R. N., Needs, P. W., Mellon, F. A., Kroon, P. A. and Garcia-Conesa, M.-T.: *J. Agric. Food Chem.,* **51**, 7884-7891, 2003.
7) Konishi, Y., Kobayashi, S. and Shimizu, M.: *Biosci. Biotechnol. Biochem.,* **67**, 2317-2324, 2003.
8) Konishi, Y., Hitomi, Y. and Yoshioka, E.: *J. Agric. Food Chem.,* **52**, 2527-2532, 2004.
9) Konishi, Y. and Kobayashi, S.: *J. Agric. Food Chem.,* **52**, 2518-2526, 2004.
10) Nakayama, T., Ono, K. and Hashimoto, K.: *Biosci. Biotechnol. Biochem.,* **62**, 1005-1007, 1998.
11) Andjelkovic, M., Van Camp, J., De Meulenaer, B. D., Depaemelaere, G., Socaciu, C., Verloo, M. and Verhe, R.: *Food Chem.,* **98**, 23-31, 2006.
12) Jørgensen, L. V. and Skibsted, L. H.: *Free Radic. Res.,* **28**, 335-351, 1998.
13) Nakayama, T., Chiba, Y. and Hashimoto, K.: *Biosci. Biotechnol. Biochem.,* **61**, 817-820, 1997.
14) Nakayama, T., Sato, M., Kajiya, K., Kumazawa, S. and Hashimoto, K.: *Food Sci. Technol. Res.,* **10**, 205-207, 2004.
15) Nakayama, T., Niimi, T., Osawa, T. and Kawakishi, S.: *Mutat. Res.,* **281**, 77-80, 1992.
16) Nakayama, T., Yamada, M., Osawa, T. and Kawakishi, S.: *Biosci. Biotechnol. Biochem.,* **60**, 316-318, 1996.
17) Nakayama, T., Kuno, T., Hiramitsu, M., Osawa, T. and Kawakishi, S.: *Biosci. Biotechnol. Biochem.,* **57**, 174-176, 1993.
18) 岩坪　威：脳・神経研究2004（御子柴克彦，真鍋俊也，三浦正幸編), pp.172-177, 羊土社, 2003.
19) Yan, J.-J., Cho, J.-Y., Kim, H.-S., Kim K.-L., Jung, J.-S., Huh, S.-O., Suh, H.-W., Kim, Y.-H. and Song, D.-K.: *Br. J. Pharmacol.,* **133**, 89-96, 2001.
20) One, K., Hirohata, M. and Yamada, M.: *Biochem. Biophys. Res. Commun.* **336**, 444-449, 2005.
21) Sultana, R., Ravagna, A., Abdul, H. M., Calabrese, V. and Butterfield, D. A.: *J. Neurochem.,* **92**, 749-758, 2005.
22) Abdul, H. M. and Butterfield, D. A.: *Biochim. Biophys. Acta,* **1741**, 140-148, 2005.
23) Oku, H., Kato, T. and Ishiguro, K.: *Biol. Pharm. Bull.,* **25**, 137-139, 2002.
24) Suzuki, A., Kagawa, D., Ochiai, R., Tokimitsu, I. and Saito, I.: *Hypertens. Res.,* **25**, 99-107, 2002.
25) Suzuki, A., Kagawa, D., Fujii, A., Ochiai, R., Tokimitsu, I. and Saito, I.: *Am. J. Hypertens.,* **15**, 351-357, 2002.

26) Balasubashini, M. S., Rukkumani, R., Viswanathan, P. and Menon, V. P.：*Phytoether Res.*, **18**, 310-314, 2004.
27) Grunberger, D., Banerjee, R., Eisinger, K., Oltz, E. M., Efros, L., Caldwell, M., Estevez, V. and Nakanishi, K.：*Experientia*, **44**, 230-232, 1988.
28) Frenkel, K., Wei, H., Bhimani, R., Ye, J., Zadunaisky, J. A., Huang, M.-T., Ferraro, T., Conney, A. H. and Grunberger, D.：*Cancer Res.*, **53**, 1255-1261, 1993.
29) Watabe, M., Hishikawa, K., Takayanagi, A., Shimizu, N. and Nakaki, T.：*J. Biol. Chem.*, **279**, 6017-6026, 2004.
30) Feng, R., Lu, Y., Bowman, L. L., Qian, Y., Castranova, V. and Ding, M.：*J. Biol. Chem.*, **280**, 27888-27895, 2005.
31) Nakayama, T.：Phytochemicals and Phytopharmaceuticals（Shahidi, F. and Ho, C.-T. eds.），pp 349-352, AOCS Press, 2000.

11 ポリフェノール

11.1 ポリフェノールとは

ポリフェノール（多価フェノール，polyphenol）とは，ベンゼン環に複数の水酸基（-OH）あるいはメトキシ基（-OCH$_3$）をもつ化合物の総称である．自然界では，植物が紫外線のエネルギーによる傷害や，病害虫，菌から，身を守るために生産する成分である．したがって，植物性食品には必ず含まれており，その種類は270万種類ほどと見積もられている．種類が多いのは，通常はアグリコン（aglycone）と呼ばれる骨格構造に糖が1つあるいは複数付いた配糖体の形態で存在し，糖の種類と数，およびその結合様式が多様だからである．しかし，ヒト体内で機能性を示すのはアグリコンであり，糖はむしろ機能性を弱めることが多い．アグリコンの種類は数千種類と見積もられている．

植物は，アミノ酸のフェニルアラニンから，ケイ皮酸（*trans*-cinnamic acid）と *p*-ヒドロキシケイ皮酸（*p*-クマル酸，coumaric acid）を経て，さまざまなフラボノイドを合成する．そして，これらの中間代謝産物を配糖体の形態にして蓄えている．また，シキミ酸からアントラキノン類を合成する．そこで，食品に含まれるポリフェノール類のアグリコンは図11.1.1のように整理できる[1]．クマル酸の誘導体のフェニルプロパノイド類（phenylpropanoid），フラボノイド類（flavonoid），アントラキノン類（anthraquinones）に大別でき，フラボノイドはさらに7つに細分類される．フラボン類（flavones），フラボンの3位に水酸基が置換したフラボノール類（flavonols），通常は配糖体として存在するアントシアニン類（anthocyanins），B環が3位に結合し

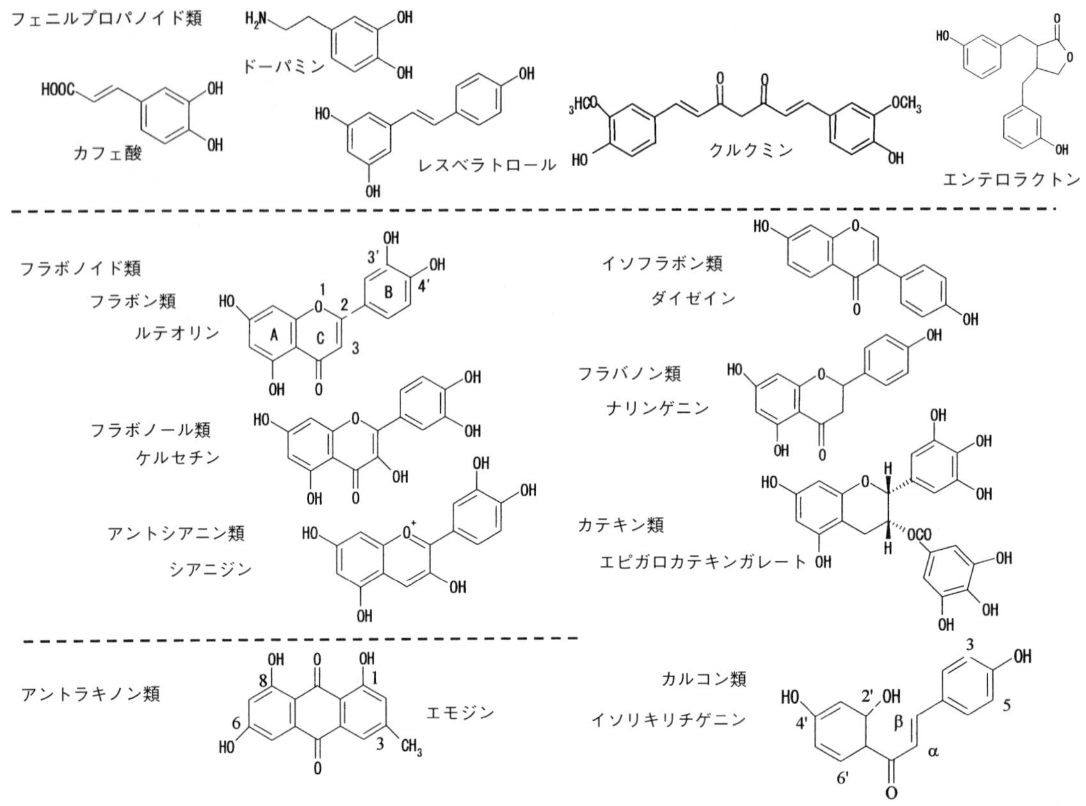

図 11.1.1 植物性食品に含まれるポリフェノール類の分類
アグリコンの構造でフェニルプロパノイド，フラボノイド，アントラキノンの3群に大別できる．フラボノイドはさらに7つに分類できる．代表的なアグリコン名と構造を示した．化学構造中の数値は置換基の位置番号である．詳細は表 11.3.1, 11.5.1, 11.6.1, 11.7.1, 11.8.1, 11.9.1 参照

たイソフラボン類（isoflavones），C環が飽和結合のフラバノン類（flavanones），そして食品ではマイナーな成分であるカルコン（chalcones）がある．カテキン類（catechins）はフラバノンの仲間である．

11.1.1 ポリフェノールの分析

日常食品に含まれるポリフェノールは，簡易法としてホーリンフェノール試薬を用いた発色法で測定され，総ポリフェノール量として表示されることがある．しかし，この試薬はタンパク質などさまざまな物質と反応するために，定量性が大変低い．科学的には，ポリフェノール類はHPLCで分析されている．同定・定量のための検出器には，マススペクトル，電気化学的検出器（クーロアレイ），全波長スペクトル検出器（フォトダイオードアレイ）などがある．微量の生体内成分や代謝産物を同定するには，マススペクトルあるいはクーロアレイが適切で，これらに比べるとフォトダイオードアレイの感度は2桁ほど低い．しかし，被検試料がグラム単位で入手可能な食品の場合には，精度よく同定・定量できるフォトダイオードアレイが適切と思える．筆者は，日常食品に含まれるほぼすべてのポリフェノール類のライブラリーをフォトダイオードアレイで構築している．その分析方法を概略する[2]．

乾燥試料はそのまま抽出するが，生鮮試料の場合は液体窒素下で粉砕した後，凍結乾燥する（液体窒素処理せずに凍結乾燥すると，成分の回収率が大きく下がる）．乾燥試料あるいは凍結乾燥物

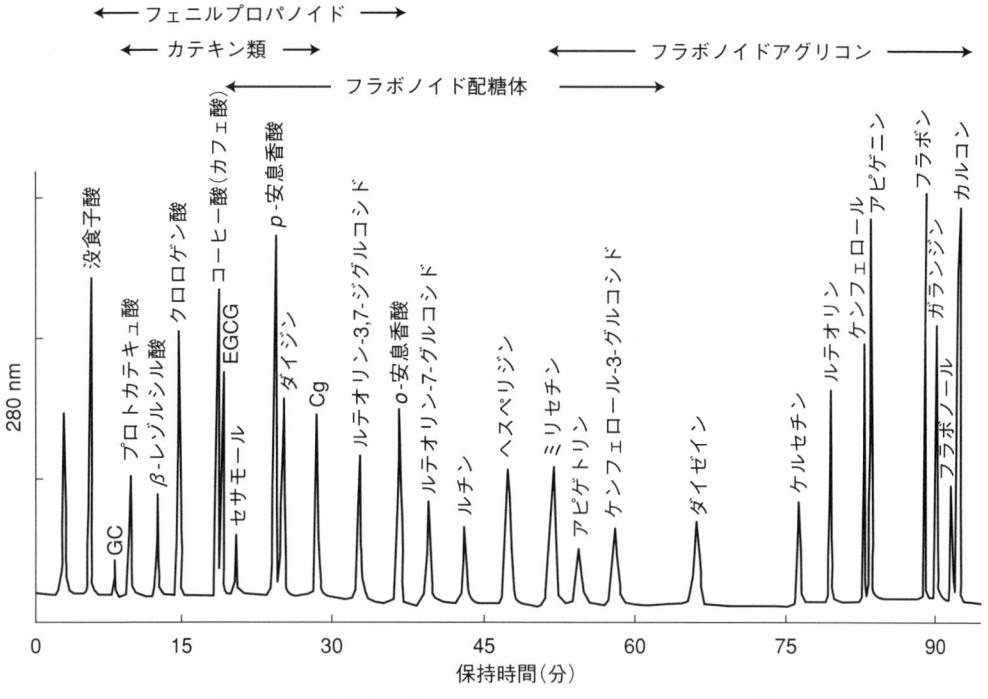

図 11.1.2 食品中のポリフェノールのクロマトグラムの1例

　に内部標準物質を添加後，90%メタノールで抽出する．抽出物を乾固，定容後，HPLC に供する．内部標準物質は，食品にはまれにしか含まれないフラボン（水酸基を有しないフラボン）が多くの場合適切だが，被検試料にフラボンの溶出位置の近くにピークを与える成分があった場合には，エリオジクチオールが適切である．HPLC 分析の 1 例を図 11.1.2 に示したが，同定の手順はつぎに述べる方法が最適である．まず，できるだけ多くの標品を HPLC に供し，その溶出位置とスペクトルをソフトに入力する．被検試料を HPLC に供して，溶出位置から被検成分がフェニルプロパノイド類か，フラボノイド配糖体か，カテキン類か，フラボノイドのアグリコンであるのかなどの大分類をする．つぎに，標品のスペクトルのライブラリーを検索して，スペクトルが完全に一致する物質を見いだすことで同定する．さらに確認のために，同じ試料を 2 N 塩酸で 90℃ 60 分間加水分解し，HPLC に供する．加水分解は定量的ではないが，糖が外れたアグリコンを与

える．日常食品に含まれるポリフェノールのアグリコン類のほとんどが標準品として市販されているので，加水分解物と標品アグリコンの溶出位置およびスペクトルが完全に一致すれば，被検試料のアグリコンが同定できる．加水分解物で新たに検出されたアグリコンは，被検試料には配糖体として含まれていることになる．糖の種類は同定できないが，上で述べたように，機能性を論じる場合には糖は重要ではない．これ以上の確認が必要な場合は，マススペクトルを測定する．しかし，マススペクトル分析が必要なケースはまれである．一方，市販フォトダイオードアレイのデータベースにはミリセチンのスペクトルが入力されている．フラボノイド類の分光スペクトルはきわめて類似しているので，ミリセチンであると間違って同定している論文を多く見受ける．しかし，ミリセチンは植物成分としてはまれである．

　定量は，上述した標品で検量線を作製してソフトに入力しておき，機械的に算出させる．定量のための波長は，移動相溶媒の pH が同じならば，

表 11.1.1　フラボノイド含有量の植物部位による違い

野菜・果実	部位	含量（mg/kg 新鮮物）
		配糖体をアグリコン量に換算
レタス（バレンチン種）露地もの（ドイツ，1974 年）	外側の葉	ケルセチンとして，462
	内側の葉	ケルセチンとして，7.6
レタス（バレンチン種）ハウスもの（ドイツ，1974 年）	外側の葉	ケルセチンとして，10.8
	内側の葉	ケルセチンとして，<1
タマネギ（ドイツ，1971 年）	塊茎の外皮	ケルセチンとして，10,600
	塊茎の内皮	ケルセチンとして，400
リンゴ（ジョナゴールド）（米国，1998 年）	果皮	シアニン，170；フロリジン，110；カテキン類，260；ケルセチン配糖体，750
	果肉	シアニン，4.3；フロリジン，10；カテキン類，50；ケルセチン配糖体，0

表 11.1.2　フラボノイド含量の季節による違い（オランダでの栽培）

食品	ケルセチンとして（mg/kg 新鮮可食部）				ケンフェロールとして（mg/kg 新鮮可食部）			
	1991 年 4 月	1991 年 8 月	1991 年 12 月	1992 年 4 月	1991 年 4 月	1991 年 8 月	1991 年 12 月	1992 年 4 月
タマネギ	332	347	284	486	<2	<2	<2	<2
赤キャベツ	6.2	5.9	3.8	1.9	<2	<2	<2	<2
エンダイブ	<1	1.3	<1	<1	15	95	21	30
レタス	1.9	30	6.7	7.3	<2	<2	<2	<2
トマト	4.6	11	8.2	4.9	<2	<2	<2	<2

最大吸収波長でなくてもよい．たとえば，フラボノール類は 370 nm で定量すると，配糖体の種類に関係なく精度高い結果が得られる．

11.1.2　ポリフェノール含有食品

ポリフェノール類は一般的に，植物が外敵と接触する外皮部分に多い．とくにフラボノイドは紫外線防御のために必要に応じて合成されるので，一般的に紫外線がよく当たる葉菜に多く見いだされる[3]．タマネギは例外的にフラボノールのケルセチンを多量に含むが，その大半は褐色の外皮に存在する．葉菜でも，外側の緑の葉には多く，レタスやキャベツなどの芯の白い葉には少ない（表 11.1.1）．同様に，果実では果皮の部分に大半が含まれている．そして，紫外線が通らない海中で成育する海藻類にはほとんど含まれない．カテキン類は緑茶の主成分であるが，光を遮って栽培する玉露はカテキンの前駆体のテアニンを含み，総カテキン量は煎茶よりも少ない（11.6 節参照）．

ポリフェノール含量は日射量に比例するので，植物の栽培条件，収穫時期，その年の気候によって大きく異なる[4),5)]．たとえば，露地もののレタスとハウスものではケルセチン量が 50 倍異なり（表 11.1.1），栽培の季節によっても異なる（表 11.1.2）．しかし，植物性食品は例外なくポリフェノール類を含んでおり，多くの場合，1 種類のアグリコンを複数種類の配糖体として，あるいは類縁構造のアグリコンを複数の配糖体として含んでいる．

表 11.1.3 に，それぞれの種類のポリフェノールを特徴的に含む食品をまとめた．フェニルプロパノイド類はフラボノイドの合成材料なので，ほぼすべての植物性食品に含まれる．日射をあまり受けない根の部分を食べる根菜はフェニルプロパ

表 11.1.3　ポリフェノール類を特徴的に多く含む食品

フェニルプロパノイド類	ゴボウ，ニンジン，ダイコンなどの根菜類
フラボン・フラボノール類	緑黄色野菜・果物・茶類全般
イソフラボン類	ダイズ，クズなど
フラバノン類	柑橘類など（とくに果皮）
カテキン類	茶類，赤ブドウ，ココアの実など
アントシアニン類	赤や青などの色が濃い植物；赤キャベツ，黒豆の皮，イチゴ類，リンゴ類，イチジク
アントラキノン類	ダイオウなどの中国薬草

ノイド類だけを含むことが多い．葉菜や果物はおもにフラボンとフラボノールを含む．イソフラボン類は，ダイズ，クズ，ヨーロッパで食されるイナゴマメに特異的に含まれている．フラバノン類は柑橘類に特異的である[6]．カテキン類を含む食品の種類は少ないが，緑茶にきわめて多く含まれ，カカオにも比較的多い．アントシアニン類は，イチゴ，ブルーベリー，ナスなど紅または暗紫色を呈する食品に含まれる．量が多くなるほど暗紫色になる．アントラキノン類は，ダイオウ，オウレンなどの生薬の有効成分である．

11.1.3　日常食品のポリフェノール含量

日常食品の含量の例を表 11.1.4 に示した[2]．含量は重量ではなく，μmol で表示した．上述したように，機能性に寄与するのはアグリコンであり糖はむしろ機能性を下げる．重量で表示すると，機能に関与しない糖の重量も含んでしまい，多くを含むと誤解するからである．フラボノイドのアグリコン類の分子量は 254〜318 なので，μmol 量に 300 を乗じるとおおよその重量に換算できる．フェニルプロパノイド類は 165 を乗じればよい．また，含量は可食部の新鮮重量 100 g あたりである．したがって，リンゴは果皮を含めた分析値である．「検出限界以下」としたのは，新鮮試料 100 g を処理して凍結乾燥粉末としたものを均一に混ぜ，そこから 50 mg を取り出して抽出・濃縮乾固後分析したときに，HPLC 上で検出できなかったものである．一方，化合物名に「類」としているのは，複数の種類の配糖体として含まれていることを示す．たとえば，「ケルセチン配糖体類」は，7,8,3' および 4' 配糖体の合計量である．そして，この中にルチンは入れていない．ルチン，イソケルシトリン，アピゲトリンなどの個別名称として一般によく知られている配糖体類は，それぞれを個別に表示した．数値に幅を示したものと単一の数値で示したものがある．幅で示したものは，年間を通じで市販されている食品で，春夏秋冬の 4 季節に測定した．多くの場合，初夏ものは含量が高く，冬物は低い．分析値を 1 つだけ示した食品は，旬のものである．

ポリフェノールの含有量をピラミッドにしたのが図 11.1.3 である．茶葉がポリフェノール類をもっとも多く含み，根菜類は一般的に含量が低い．しかし，茶葉は 1 日に 10 g ほどしかとらず，葉菜類は 100 g ほどで，根菜類は数百 g を食べることができる．摂取可能量を考えれば，植物性食品のポリフェノール含量は同等といえる．

これらのポリフェノール類は，数時間の調理ではほとんど壊れない．裁断の大きさにもよるが，調理法によって，水に溶出する．たとえば，水で加熱調理すると数分で 45〜55％ のポリフェノールが水側に移る．スープや味噌汁ならば，液側に半量が含まれることになる．油で炒めると 5〜20％ が，唐揚では約 15％ が失われる．衣を付けててんぷらにすると，失われるのは 10％ ほどである．電子レンジの場合は，調理時間が短いこともあるが，水を使っても含有量は 5％ ほどしか減少しない．

表 11.1.4　日常食品のポリフェノール含量

食品名（学名）	フラボノイド含量 (μmol/新鮮物 100 g)	フェニルプロパノイド含量 (μmol/新鮮物 100 g)
根菜類		
ニンジン（*Daucus carota* L.）	検出限界以下	ケイ皮酸類 0.5～0.6
ゴボウ（*Arctium lappa* L.）	検出限界以下	ケイ皮酸類 120～532，フェルラ酸 38～100，クロロゲン酸 38～178
ダイコン（*Raphanus sativus* L.）	検出限界以下	ケイ皮酸類 5.8～13
ハツカダイコン（*Raphanus sativus var. sativus* R.）	ミリセチン，1.7；ルテオリン配糖体類，3.7；アピゲニン配糖体類，7.2	クロロゲン酸 0.6
カブ（*Brassica campestris* L. var. *glabra* Kitam.）	検出限界以下	ケイ皮酸類 8
ノザワナ（*Brassica campestris* L. var. *hakabuka* Kitam.）	ルテオリン配糖体類，26.7	カフェ酸 63.3，クロロゲン酸，20.6
レンコン（*Nelumbo nucifera* Gaertn.）	検出限界以下	検出限界以下
根茎類		
ジャガイモ（*Solanum tuberosum* L.）	検出限界以下	ケイ皮酸類 18，クロロゲン酸 1.9
サツマイモ（*Ipomoea batatas* L.）	検出限界以下	ケイ皮酸類 54
ナガイモ（*Dioscorea opposite* Thunb.）	検出限界以下	検出限界以下
クワイ（*Sagittaria trifolia* var. *edulis* Sieb.）		カフェ酸 5.0，クロロゲン酸 16.9
鱗茎類		
タマネギ（*Allium cepa* L.）	ケルセチン 1.2～1.9，ケルセチン配糖体類 92～178	検出限界以下
ラッキョウ（*Allium chinense* G.Don）	検出限界以下	カフェ酸 0.5，クロロゲン酸 1.4
サトイモ（*Colocasia esculenta* L.）	アントシアニン類 7.4，ルチン 7.4，ケルセチン配糖体類 2.1	検出限界以下
葉野菜類		
キャベツ（*Brassica oleracea var.capitata* L.）	ケルセチン 0.4，ルテオリン配糖体類 1.2，ケンフェロール配糖体類 1.6	カフェ酸 7.1，クロロゲン酸 11.1
セロリ（*Apium graveolens* L.）	アピゲニン 5.3～16，アピゲニン配糖体 18～51，ルテオリン配糖体 7.1～21，クリソエリオール配糖体類 13～38	ケイ皮酸類 1.6～2.5，クロロゲン酸 17～50
ハクサイ（*Brassica campestris var. perviridis* L.）	ケンフェロール配糖体類，54～115	ケイ皮酸類 1.9～26，クロロゲン酸 13～28，カフェ酸 8.6～22
ニラ（*Allium tuberosum* Rottle ex Spreng.）	ケンフェロール配糖体類，16～67	フェルラ酸 1.5～7.2，ケイ皮酸類 13～22
コリアンダー（*Coriandrum sativum* L.）	ルチン 180，ケルセチン配糖体類 48	ケイ皮酸類 100

(表11.1.4 つづき)

シュンギク (*Chrysanthemum coronarium* L.)	検出限界以下	ケイ皮酸類59～217, クロロゲン酸1.7～3.5
ツルムラサキ (*Basella rubra* L.)	イソビテキシン7.8～12, ビテキシン216～336	カフェ酸3.6～5.1
レタス (*Lactuca sativa* L.)	ケルセチン配糖体類1.7～4.8	カフェ酸16～86, クロロゲン酸3.0～82
ミズナ (*Elatostema umbellatum* Blume var. *majus*)	ケンフェロール配糖体類0～6.66, ケルセチン配糖体類0～13.3, イソラムネチン0～1.53	カフェ酸類15.3～19.8, フェルラ7.17～9.42, イソフェルラ酸0～3.39
ミツバ (*Cryptotaenia japonica* Hassk.)	アピゲニン配糖体類1.1, イソケルセチン6.4	カフェ酸15.2, クロロゲン酸224
アシタバ (*Angelica keiskei* Koidz.)	イソケルシトリン47	カフェ酸5.7, クロロゲン酸80.1
ヨモギ (*Artemisia princeps* Pamp.)	検出限界以下	プロトカテキュー酸5.2, 安息香酸類6.8, 2-ヒドロキシ安息香酸383, ケイ皮酸類7.6
オカヒジキ (*Salsola komarovii* Iljin)	ケルセチン8.1, イソケルシトリン10.8, ケンフェロール配糖体類35.9, アピゲトリン4.1, ルテオリン配糖体類10.4	カフェ酸8.8, クロロゲン酸8.8
セイヨウカラシナ (*Brassica juncea* L.)	ミリセチン1.0, ルテオリン配糖体類10.4	カフェ酸111, クロロゲン酸6.1
フキ (*Petasites japonicus* Miq.)	ルテオリン配糖体89.7	カフェ酸111, クロロゲン酸6.1
タカナ (*Brassica juncea* var. *integlifolia* Sinsk.)	ルテオチン配糖体21.9	ヒドロキシ安息香酸60.1, カフェ酸0.7, クロロゲン酸13.0
モロヘイヤ (*Corchorus capsularis* L.)	ケンフェロール配糖体8.5～26, ルチン12.5～37.3, イソケルセチン18.1～96.9	ケイ皮酸類80.5～729
タイサイ (*Brassica campestris* var. *chinensis* L.)	ケンフェロール配糖体類, 53～133	カフェ酸4.0～13, クロロゲン酸8.9～32, ケイ皮酸類11～44
コマツナ (*Brassica campestris* var. *perviridis* L.)	ケンフェロール配糖体類10	カフェ酸1.4, クロロゲン酸17
パセリ (*Petroselinum crispum* Nym. ex A. W. Hill)	アピゲニン, アピゲニン配糖体類, ケンフェロール配糖体類	
赤シソ (*Perilla frutescens* Britt. var. *crispa*)	検出限界以下	カフェ酸1410～1550
チンゲンサイ (*Brassica campestris* var. *chinensis* L.)	ケンフェロール配糖体類24～101	ケイ皮酸類15～36, クロロゲン酸5.4～19
カイワレダイコン (*Raphanus sativus* L.)	ケルセチン配糖体類233, ケンフェロール配糖体類27	検出限界以下
ダイコン (*Raphanus sativus* L.)	ケンフェロール配糖体類48～123	ケイ皮酸類168～229
ホウレンソウ (*Spinacia oleracea* L.)	パチュレチン配糖体類14.3～26.6, スピナセチン配糖体類22.2～78.0, フラボノールグルクロン酸配糖体類*, 79.6～114.8	ケイ皮酸類1.48～2.89, クロロゲン酸1.91～2.59

(表11.1.4 つづき)

カブ (*Brassica campestris* L. var. *glavra.*)	ケンフェロール配糖体類 58	ケイ皮酸類 34
セリ (*Oenanthe javanica* DC.)	ケルセチン配糖体類 16〜108, イソラムネチン配糖体類 65〜129	カフェ酸 2.2〜14, クロロゲン酸 31〜62, フェルラ酸 38〜178, ケイ皮酸類 3.7〜10
ネギ (*Allium fistulosum* L.)	ケンフェロール配糖体類, 79.1〜95.4	カフェ酸類, 8.8〜10
アスパラガス (*Asparagus officinalis* L.)	ケルセチン配糖体類 7.7〜95	カフェ酸 1.3〜5.7, クロロゲン酸 9.7〜24, ケイ皮酸類 1.7〜16
ミョウガ (*Zingiber mioga* Rosc.)	ルテオリン配糖体類 0.3	カフェ酸 0.3, クロロゲン酸 0.5
ブロッコリ (*Brassica oleracea* var. *botrytis* L.)	ルテオリン 13.3, ルテオリン配糖体類 0.6, ケンフェロール配糖体類 6.3	カフェ酸 9.4, クロロゲン酸 2.8
カリフラワー (*Brassica. oleracea* var. *botrytis* L.)	検出限界以下	ケイ皮酸類 8
果実野菜類		
シシトウ (*Capsicum grossum* L.)	ケルセチン配糖体類 17〜23, ルテオリン配糖体類 13〜37	カフェ酸類 4.7〜17
ピーマン (*Capsicum grossum* L.)	ルテオリン配糖体類 6.3〜14	検出限界以下
トウガラシ (*Capsicum grossum* L.)	ルテオリン配糖体類 15〜42	クロロゲン酸 34〜133, ケイ皮酸類 93〜280
カカオ豆 (*Theobroma cacao* L.)	カテキン 305, ガロカテキン 27000, エピカテキン 342, エピガロカテキン 512	カフェイン 1084
トウモロコシ (*Zea mays* L.)	検出限界以下	安息香酸 40〜114, ケイ皮酸 2〜27, フェルラ酸 3〜12
トマト (*Lycopersicon esculentum* Mill.)	ケルセチン 0.1, ミリセチン 1.4, ミリシトリン 1.5	カフェ酸 5.4, クロロゲン酸 17.9
ナス (*Solanum melongena* L.)	アントシアニン類 229〜364	カフェ酸 2.2〜14, クロロゲン酸 31〜62, フェルラ酸 38〜180, ケイ皮酸類 3.7〜10
キク (*Chrysanthemum morifolium* Ramat.)	ケンフェロール 16.4, イソラムネチン 14.0, ケンフェロール配糖体類 55.1, ルテオリン配糖体類 268	検出限界以下
オクラ (*Abelmoschus esculentus* L.)	ケルセチン配糖体類 65〜114	検出限界以下
さやインゲン (*Phaseolus vulgaris* L.)	ケンフェロール配糖体類 1.3	検出限界以下
さやエンドウ (*Pisum stivum* L.)	ケルセチン配糖体類 63	クロロゲン酸 19.9
白ウリ (*Cucumis conomon* Thunb.)	検出限界以下	カフェ酸 0.4
トウガン (*Benincasa hispida* Thunb.)	検出限界以下	カフェ酸 0.5
ヘチマ (*Luffa cylindrica* L.)	検出限界以下	カフェ酸 25.2, クロロゲン酸 12.7
ゴーヤ (*Momordica charantia* L.)	イソラムネチン 54.0	カフェ酸 0.4, クロロゲン酸 0.2
イチゴ (*Fragaria chiloensis* Duch)	アントシアニン類 0.5〜32.8	検出限界以下

(表11.1.4 つづき)

豆類		
コーヒー（*Coffea* L.）	検出限界以下	カフェイン 4032, カフェ酸 166, クロロゲン酸 698, ケイ皮酸類 1350
インゲンマメ（*Phaseolus vulgaris* L.）	ケンフェロール配糖体類 4.2～20	検出限界以下
黄ダイズ（*Glicine max* L.）	ゲニステイン 50, ダイゼイン配糖体類 478, ゲニステイン配糖体類 346	検出限界以下
黒ダイズ（*Glicine max* L.）	ゲニステイン 70, ダイゼイン配糖体類 263, ゲニステイン配糖体類 290, エピカテキン 129, アントシアニン類 18	プロトカテキュー酸 2.0
イナゴマメ（乾燥物）（*Ceratonia slliqua* L.）	ケルセチン配糖体類 231, カテキン 175, カテキンガレート 68, エピガロカテキンガレート 239	没食子酸 3540, エラーグ酸 84
エンドウ（*Pisum stivum* L.）	ケルセチン配糖体類 63	検出限界以下
ソラマメ（*Vacia faba* L.）	ルテオリン配糖体類 1.5, ミリシトリン 1.9	検出限界以下
果物類**		
リンゴ（*Malus pumila* Mill）	ケルセチン配糖体類 8.0～13, カテキン 0～44, エピカテキン 0～60, エピガロカテキン 0～223	ケイ皮酸類 0.8, クロロゲン酸 4.8～3.5
ブルーベリー（ハイブッシュ）（*Vaccinium australe* Samll）	ルテオリン配糖体 11, ミリセチン配糖体 36, ケルセチン配糖体類 21, アントシアニン類 168～471	ケイ皮酸類 21, クロロゲン酸 535
ナシ（和）（*Pyrus pyrifolia* Naka）	検出限界以下	ケイ皮酸類 6.6
キウイフルーツ（*Actinidia chinensis* Planch）	検出限界以下	ケイ皮酸類 4.6～5.3
ビワ（*Eriobotrya japonica* Lind.）	検出限界以下	コーヒー酸 16, クロロゲン酸 250, ケイ皮酸 33
モモ（*Prunus persica* L.）	ケルセチン配糖体 2.8～4.3, カテキン類 29～93	ケイ皮酸 13～18, クロロゲン酸 12～15
洋ナシ（*Pyrus communis* L.）	検出限界以下	ケイ皮酸類 0.7, クロロゲン酸 2.6
サクランボ（*Prunus avium Moench*）	ケルセチン配糖体類 13, アントシアニン類 81	ケイ皮酸類 317
カキ（*Diospyros kaki* L.）	検出限界以下	没食子酸 0.52

* ホウレンソウに特異的な, 5,3'-ジヒドロキシ-3-メトキシ-6：7-メチレンジオキシフラボン-4'-グルクロニドメチルエステルと 5-ヒドロキシ-3,3'-ジメトキシ-6：7-メチレンジオキシフラボン-4'-グルクロニドメチルエステルの合計量.
**柑橘類の含有量は表 11.5.1 を参照されたい.

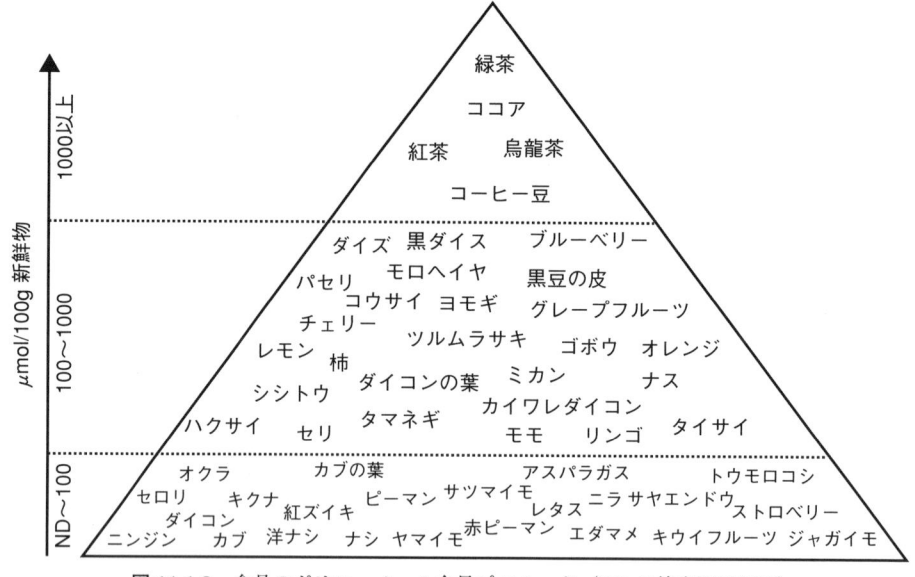

図11.1.3 食品のポリフェノール含量ピラミッド（NDは検出限界以下）

11.1.4 ポリフェノール類の機能性

ポリフェノール類の機能性は2つに大別できる．抗酸化能とタンパク質機能調節作用である．抗酸化能は，水酸基が還元因子を供与する，あるいは水酸基が Fe^{2+} や Cu^{2+} などの酸化開始触媒をキレート捕獲することによるので，抗酸化能の強さは水酸基の位置と数によって決まる[7],[8]．タンパク質機能調節作用とは，ポリフェノール類が酵素や受容体などのタンパク質に作用して，それらの活性を調節する作用である．この作用はポリフェノール類がタンパク質のポケットに当てはまるか否かで決まるので，ポリフェノール類の立体化学構造，疎水性，分子サイズが大きな要因となる．立体化学構造で，ポリフェノール類は3つに分類できる（図11.1.1）．フェニルプロパノイド類，コプラナー（co-planar）構造のフラボン・フラボノール類とアントラキノン類，非コプラナーのフラバノン類である．そして，作用する生体内タンパク質もおおよそこの分類に合わせて種別できる．

抗酸化能もタンパク質機能調節作用も，ポリフェノール類がアグリコンの形態で体内に取り込まれた場合に発揮される．そこで以下の各論では，生体内有効性（バイオアベイラビリティ，bio-availability）も含めて，個々のポリフェノール類の機能性を整理する．　　　　（金沢和樹）

11.2 フェニルプロパノイド

フェニルプロパノイドとは，フェニルアラニンの脱アミノ体であるケイ皮酸を生合成の出発物質とし，その水酸化物や重合体を含めた化合物の総称である．代表的なものを図11.1.1にあげた．カフェ酸の配糖体がクロロゲン酸だが，おおよそほとんどの植物性食品に含まれている．ゴボウなどの根菜とコーヒー豆にとくに多い（表11.1.4）．レスベラトロールはブドウの果皮と種子に多く含まれる（約3 mg/100 g）[9]．エンテロラクトンは維管束植物の主成分のリグナンの1つで，クルクミンはウコンの主成分だが，これらは8章と9章を参照されたい．ドーパミンも広義でフェニルプロパノイドの1つである．アドレナリンとノルアドレナリンの前駆体で，神経伝達物質であり，パーキンソン病の治療にも使われている．ドーパミンはバナナに特異的に含まれている（可食部に2.5～10 mg/100 g，皮に80～560 mg/

100 g)[10].

11.2.1 フェニルプロパノイド類の機能性

フェニルプロパノイド類の抗酸化能は，水酸基あるいはメトキシ基が隣接しているカテコール構造のものが強い（次節で詳述）．フェニルプロパノイド類が機能を調節するタンパク質は，既報を総括すると，おもにNrf2という転写因子と考えられる[11),12)]．Nrf2はDNAの抗酸化応答部位を活性化し，薬物代謝系の第2相酵素であるグルタチオンS-転移酵素などを誘導する．ヒト体内に侵入した異物は，まず薬物代謝系の第1相酵素であるシトクロムP450（CYP）酵素類で酸化される．その酸化部位を第2相酵素がグルタチオン，硫酸，グルクロン酸などで抱合して水に可溶な物質にすることで，尿に排泄する[13]．ところが，ヒトでは第1相酵素は誘導されやすく，第2相酵素の誘導には時間がかかる．そして，第2相酵素が誘導されるまで，細胞内に第1相酵素の産物が蓄積する．第1相酵素の産物は不安定で，変異原性や発がん性を示すことが多い[14]．したがって，第2相酵素を誘導するフェニルプロパノイド類は，発がん物質などの解毒排泄を促進することで一部のがんを予防すると期待される．この作用機構は，14章で述べる含硫化合物の作用機構に類似している．

エンテロラクトンはコムギなどの植物性食品に広範に，また比較的多量に含まれている．ポリフェノール類の中で，ヒトの日常摂取量がもっとも高い物質である．ヒト体内で弱いエストロゲン様作用を示すと報告されている[15),16)]．活性は弱いが日々の摂取量が多いので，その機能性には意味が

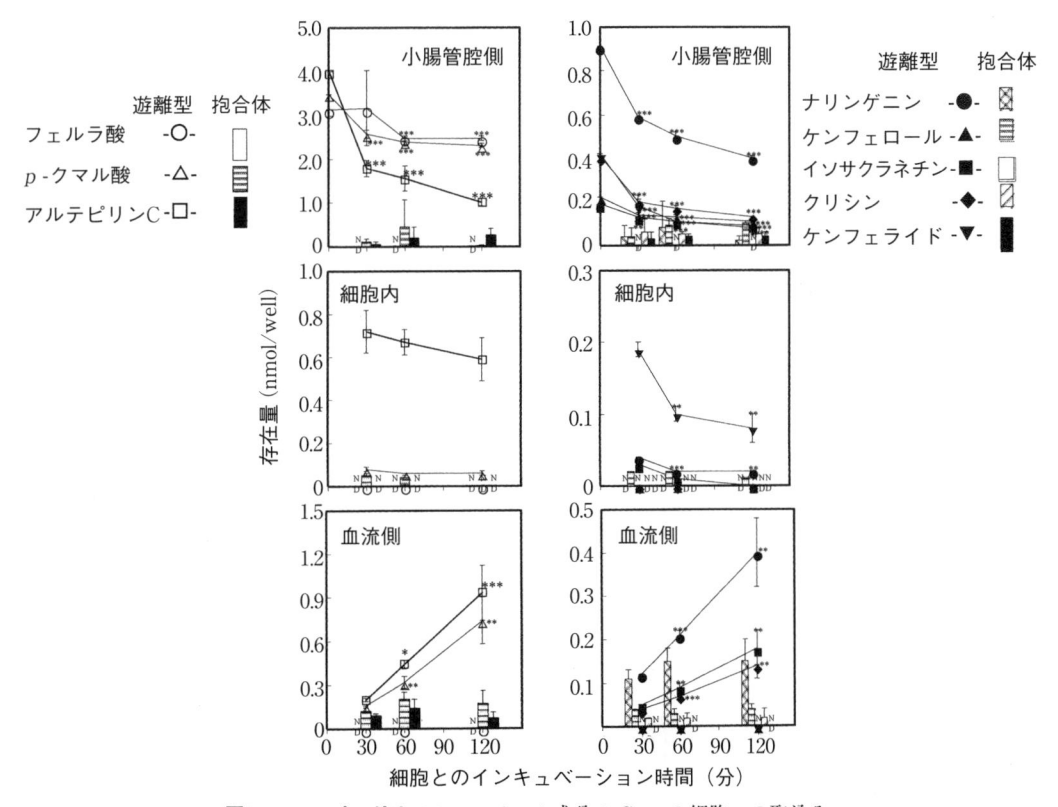

図11.2.1 プロポリスのフェノール成分のCaco-2細胞への取込み

ブラジル産プロポリスのフェノール成分をCaco-2細胞に与えてその取込みを測定した．左列の図はフェニルプロパノイド類の，右列の図はフラボノイド類の取込みを示す．

あるかもしれない．

11.2.2 生体内有効性が高いフェニルプロパノイド

フェニルプロパノイドにかぎらず，ポリフェノール類は小腸吸収時に水酸基がグルクロン酸あるいは硫酸抱合されるなどの代謝変換を受ける（詳細は次節）．抱合されると抗酸化能は大きく下がり，タンパク質機能調節作用は失われる．したがって，機能性を期待するのならば，小腸吸収時に抱合などの代謝変換を受けにくいフェニルプロパノイドを探すのが1つである．その1例をあげる．

ミツバチが巣を修復するために樹皮や芽などから物質を採取してつくるプロポリスは，多様なポリフェノールを含んでいる．そこで，ブラジル産プロポリスからフェノール成分を抽出し，その混合物を小腸吸収モデルであるヒト結腸がん細胞Caco-2の一層培養系に与えて，吸収を測定した（図11.2.1）．アルテピリンCというフェニルプロパノイドが特異的にapical相（小腸管腔側）から減少し，細胞内に取り込まれ，basolateral相（血流側）に放出された．しかもそのほとんどが抱合を受けていない遊離の形態であった．つまり，アルテピリンCは血液中に遊離形態で存在することを示していた．そこでヒト肝がん細胞HepG2にアルテピリンCを与えた（図11.2.2）．アルテピリンCは肝細胞にも抱合を受けずに速やかに取り込まれた．このHepG2細胞を活性酸素に曝すと，与えたアルテピリンCの濃度依存的に細胞膜の脂質過酸化が抑制され，核DNAの酸化を反映するグアノシン塩基の酸化産物，8-OHdGの生成も抑えられた[17]．アルテピリンCは，図11.2.2に化学構造を示したように，ポリフェノールではなく，水酸基が1つだけのフェノールである．次節で詳細を述べるが，水酸基を複数有するポリフェノール類に比較すると，その抗酸化効果は低い．にもかかわらず，細胞内で明確な抗酸化能を示した．これは，ほかのポリフェノール類は体内吸収時に水酸基が抱合を受けて抗酸化能を失うのに対して，アルテピリンCは遊離の形態で細胞内に存在するからである．アル

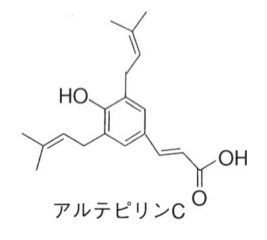

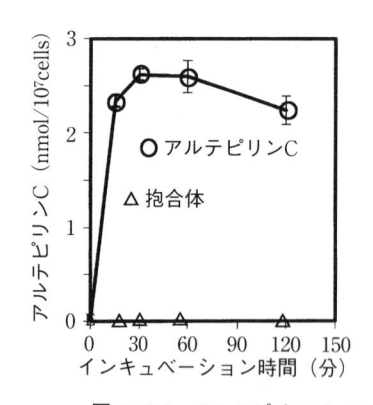

アルテピリンC （μM）	過酸化脂質量 （mmol/mg タンパク質）
0	0.468 ± 0.013
5	0.426 ± 0.010*
10	0.446 ± 0.006*
20	0.392 ± 0.013*
	8-OHdG/2'-dG × 10^5
0	8.22 ± 1.089
5	7.14 ± 0.411
10	5.35 ± 0.724*
20	5.23 ± 0.176*
アルテピリンCを除くプロポリスのポリフェノール混合物	7.18 ± 0.815
上記＋10 μM アルテピリンC	4.86 ± 0.481*

図11.2.2 アルテピリンCのHepG2細胞への取込み（左図）と，抗酸化能（右表）

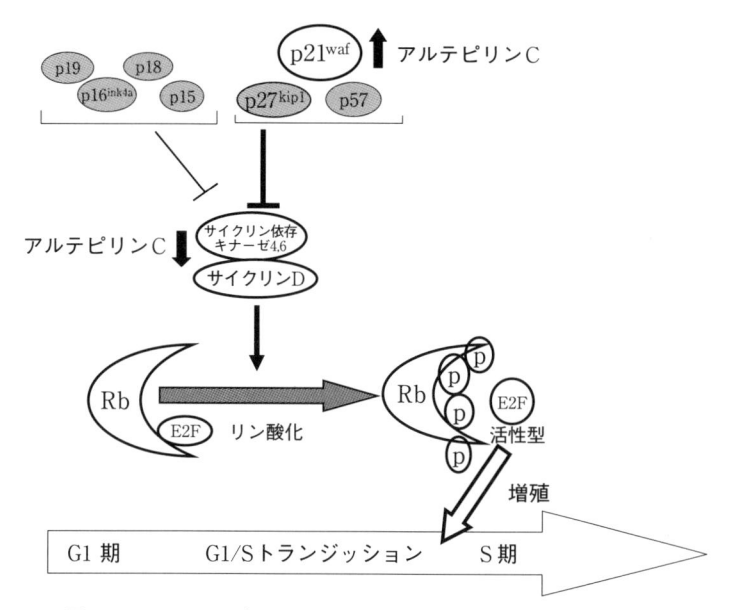

図 11.2.3 アルテピリン C の結腸がん細胞 WiDr の増殖抑制機構

テピリン C が抱合を受けにくい理由は，推測だが，抱合標的の水酸基に隣接してプレニル（prenyl）基が存在し，抱合酵素が接近しにくいからであると考えられる．つまり，アルテピリン C はバイオアベイラビリティが高い機能性成分である．

遊離形態で体内に取り込まれるアルテピリン C が顕著な機能性を示すことは，結腸がんモデル動物を用いた実験でも示された[18]．アゾキシメタンを皮下注射すると，28 日後に結腸に異常クリプト（aberrant crypt）と呼ばれる前がん病変が誘導される．このマウスに前がん病変誘導期を通じてアルテピリン C を経口投与した．アルテピリン C 10 mg/kg 体重は結腸の異常クリプト形成を有意に 40% 抑制した．この効果を証明にするために，ヒト結腸がん細胞 WiDr で作用機構を解析した．その結果を図 11.2.3 にまとめたが[19]，アルテピリン C は WiDr の細胞周期のギャップ 1（G_1）期に停止を誘導することで，がん細胞の増殖を濃度依存的に抑えた．細胞周期を制御するチェックポイントは 3 つあるが，G_1 期停止は E2F という転写因子で制御されている[20]．この転写因子はレチノブラストーマ（Rb）というタンパク質に結合しているが，Rb が多重にリン酸化されると遊離して細胞周期を促進する．Rb をリン酸化するのは，サイクリン依存キナーゼとサイクリン D の複合体である．この複合体の活性は，その上流の多様なシグナルタンパク質によって調節されている．アルテピリン C は調節タンパク質の 1 つの p 21 の発現を促した．以上のことは，p 21 の遺伝子を欠損した HTC 116 という WiDr 類縁株ではアルテピリン C が作用を示さないことで確認した．

このように，体内吸収時に小腸細胞で抱合などの代謝変換を受けない成分を選択することは，ヒトで有効な機能性食品成分を見いだす 1 つの有力な戦略である．そして，プレニル基を有するフラボノイド，プレニルフラボノイドの機能性が精力的に研究されている[21]．
〔金沢和樹〕

11.3　フラボン・フラボノール

図 11.1.1 に，代表的なフラボンのルテオリンを示した．図の A，B，C の 3 つの環を基本骨格とする化合物をフラボンと分類する．そして，C 環の 3 位に水酸基があるものをフラボノールと細

分類している．フラボン類もフラボノール類も，植物に広範に分布しており，とくに葉の部分に多く含まれる[2]．植物性食品に頻繁に現れるフラボン・フラボノール類を表11.3.1にあげた．水酸基がメチル化されたメトキシフラボン・フラボノール類は，柑橘類から多く見いだされる[6]．これらは通常は配糖体として含まれているが，野草種に近い植物，ミントなどのハーブ類はアグリコンとして高濃度で含んでいることが多い[22),23)]．

11.3.1 体内吸収と体内動態

食品に含まれるフラボン・フラボノール類は通常は配糖体だが，その体内吸収機構は，図11.3.1にケルセチン配糖体の例を示したように，2つ同定されている[24)]．1つは，腸絨毛表面に散在するラクターゼフロリジン加水分解酵素（LPH），あるいは腸内細菌によって加水分解されてアグリコンとなり，単純拡散で小腸細胞内に取り込まれる．このとき，糖が水酸基を介して結合している O-配糖体は加水分解されるが，炭素

表11.3.1 食品に比較的頻繁に現れるフラボン・フラボノール

名称（英名）	置換基*
クリシン（chrysin）	5,7-OH
ゲンカニン（genkwanin）	5,4'-OH；7-OCH$_3$
バカレイン（baicalein）	5,6,7-OH
バイカリン（baicalin）	7-O-グルクロン酸
アピゲニン（apigenin）	5,7,4'-OH
イソビテキシン（isovitexin）	アピゲニン-6-C-グルコース
アピゲトリン（apigetrin）	アピゲニン-7-O-グルコース
ビテキシン（vitexin）	アピゲニン-8-C-グルコース
ルテオリン（luteolin）	5,7,3',4'-OH
ホモオリエンチン（homoorientin）	ルテオリン-6-C-グルコース
オリエンチン（orientin）	ルテオリン-8-C-グルコース
ジオスメチン（diosmetin）	5,7,3'-OH；4'-OCH$_3$
ジオスミン（diosmin）	ジオスミメチン-7-O-ラムノース
クリソエリオール（chrysoeriol）	5,7,4'-OH；3'-OCH$_3$
タンゲレチン（tangeretin）	5,6,7,8,4'-OCH$_3$
シネンセチン（sinensetin）	5,6,7,3',4'-OCH$_3$
ノビレチン（nobiletin）	5,6,7,8,3',4'-OCH$_3$
ガーデニンA（gardeninA）	5,6,7,8,3',4',5'-OCH$_3$
ガランジン（galangin）	3,5,7,-OH
ダチセチン（datiscetin）	3,5,7,2'-OH
ケンフェロール（kaempferol）	3,5,7,4'-OH
アストラガリン（astragalin）	ケンフェロール-3-O-グルコース
モリン（morin）	3,5,7,2',4',-OH
ケルセチン（quercetin）	3,5,7,3',4'-OH
イソケルセチン（isoquercetin）	ケルセチン-3-O-グルコース
ルチン（rutin）	ケルセチン-3-O-ルチノース
ケルシトリン（quercittrin）	ケルセチン-3-O-ラムノース
ロビネチン（robinetin）	3,7,3',4',5'-OH
イソラムネチン（isorhamnetin）	3,5,7,4'-OH；3'-OCH$_3$
タマリゼチン（tamarixetin）	3,5,7,3'-OH；4'-OCH$_3$
ケルセタゲチン（quercetagetin）	3,5,6,7,3',4'-OH
ミリセチン（myricetin）	3,5,7,3',4',5'-OH
ミリシトリン（myricitrin）	ミリセチン-3-O-ラムノース

* 数値は置換基の位置（図11.1.1参照）．"O"は水酸基を介して，"C"はアグリコンに直接糖が結合していることを意味する．

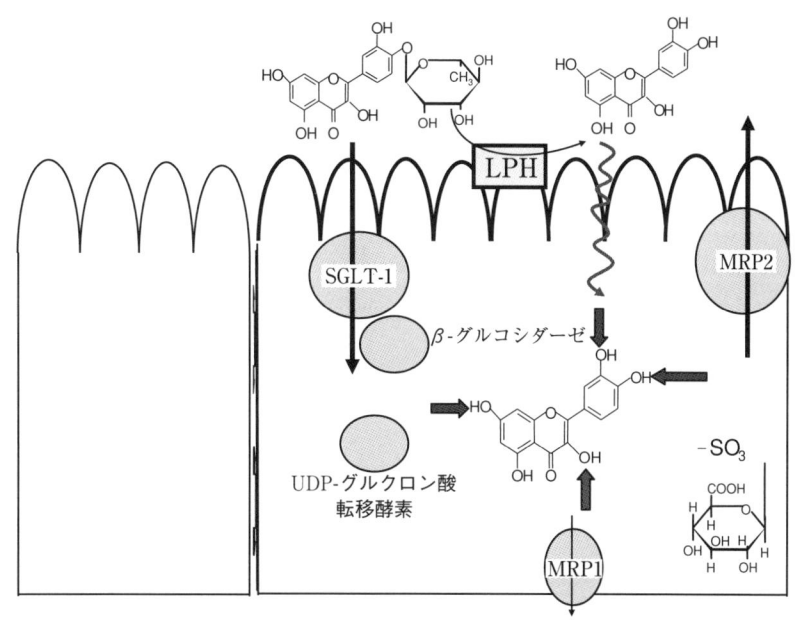

図11.3.1 フラボン・フラボノールの小腸吸収機構
LPH：ラクターゼフロリジン加水分解酵素，SGLT：ナトリウム依存型グルコース輸送担体，MRP：多剤耐性関連タンパク質

に直接結合している C-配糖体は加水分解されないので，この系では吸収されない．もう1つは，配糖体がそのままナトリウム依存型グルコース輸送担体（SGLT-1）で吸収される系である．この系では配糖体として小腸細胞内に取り込まれるが，O-配糖体は細胞内に存在する $β$-グルコシダーゼでアグリコンに加水分解される．そしてアグリコンは速やかに，UDP-グルクロン酸転移酵素あるいは硫酸転移酵素によって，図11.3.1に矢印で示したいずれかの部位が抱合される．抱合体の大半は多剤耐性関連タンパク質（MRP-2）で消化管腔側に排泄される．血流側にも MRP-1 で放出されるが，ごく一部である．したがって，フラボン・フラボノール類の吸収量は摂取量にかかわらず低い．また，LPH の系で吸収されない C-配糖体は，O-配糖体に比べて，吸収率は低い．フラボン・フラボノール類の体内吸収はヒトでも詳細に調べられている．ケルセチンの配糖体 68 mg を1回摂取すると，血中濃度は摂取直後に一時的に $10\,\mu$M ほどに上がるが，速やかに $1.5\,\mu$M 以下に減少し，摂取後25時間ですべてが尿に排泄され，その体内濃度が半分になる体内半減期は数時間から18時間である[25),26)]．また，1 g という多量のケルセチンをアグリコンの形態で28日間連続して摂取しても血中濃度は $1.5\,\mu$M 程度であった[27)]．そして，体内での存在形態はほとんどが抱合体であった．

この体内吸収，血中濃度，体内半減期は，ほかのポリフェノール類についても多くの報告があり，おおよそケルセチンと同じと考えられる．ポリフェノール類は，摂取量にかかわらず体内濃度は低く，摂取後ほぼ1日で尿に排泄され，半減期は短い．アミノ酸などの栄養素の体内半減期が80～120日であり，カロテノイド類が30～40日であることと比較すると，ポリフェノール類は特異的に排泄が速い食品成分である．つまり，生体内に蓄積する可能性が低く，毒性を示しにくいと推測される．

11.3.2　フラボン・フラボノール類の抗酸化能

疫学研究は，植物性食品からのフラボン・フラボノール類の摂取量と循環器疾患，とくに冠動脈

心疾患の発症率が逆相関することを示している[28]．この疾病予防効果は抗酸化能にもとづくと考えられている．抗酸化能の強さは水酸基の位置と数によって決まるが[7],[8]，水酸基を4つあるいは5つ有するルテオリンやケルセチンがもっとも顕著な抗酸化能を示す．そして，ルテオリンとケルセチンは植物性食品にもっとも頻繁に含まれるフラボン・フラボノールである[2]．フラボン・フラボノール類は，前項で述べたように，体内吸収時に水酸基の1つが抱合を受ける．抱合された水酸基は抗酸化能を示さない．しかし，ルテオリンやケルセチンは水酸基を多くもつので，その1つが抱合を受けても抗酸化能を一部維持している[29]．抱合体は体細胞に取り込まれないので，体細胞の過酸化を抑えることはできないが，血中の低密度リポタンパク質（LDL）などの酸化を抑えることはできる[30]．LDLの酸化抑制は，動脈硬化症などの循環器疾患の予防につながる[1]．植物性食品の摂取量と循環器疾患発症率の逆相関は，以上のように説明されている．

一方，フラボン・フラボノール類の摂取量と発がんリスクが逆相関するという疫学研究報告は少ない[31]．がんは遺伝子の酸化的損傷によって誘発されるが，フラボン・フラボノール類のほとんどは抱合体として血流を循環しており，細胞内に取り込まれないので，細胞の遺伝子に抗酸化能を示すことができないからである．しかし，体内から抱合体として検出される量の，おおよそ100分の1から50分の1がアグリコンとして血流を循環している．また，臓組織に炎症などが発生すると，炎症細胞から脱抱合酵素のβ-グルクロニダーゼが放出され，抱合体をアグリコンに加水分解すると報告されている[32]．したがって，食事摂取したフラボン・フラボノール類の一部がアグリコンとして体細胞内に取り込まれ，細胞内遺伝子の酸化を抑え，発がんを抑える可能性もある．しかし，フラボン・フラボノール類は体内吸収時に希釈され，さらに血流から細胞に取り込まれるときにも希釈されるので，細胞内量はきわめて低い．そのような低濃度でも抗酸化能を示すフラボン・フラボノール類はかぎられている．以下に，生体内でも有効な抗酸化能を発揮するフラボン・フラボノール類を示す．

遺伝子の酸化的損傷は，おもにグアノシン塩基（2'-dG）に起こる．グアノシンの8位の酸化還元電位がほかの塩基に比べてもっとも低いからである[33]．酸化産物は8-ヒドロキシグアノシン（8-OHdG）で，がん，糖尿病などのバイオマーカーの1つとして利用されている[34]．8-OHdGは遺伝子の翻訳時にアデノシンと翻訳されるので，細胞の変異につながる[35]．したがって，8-OHdGの生成を抑える成分が，生体内で有効な抗酸化成分といえる．図11.3.2の実験は，ケルセチンをヒト体内に存在する濃度の$10\mu mol/l$で10^7個のHepG2細胞に与えてインキュベーションした場合である．経時的に核だけを取り出し，核内のケルセチンの存在形態と量を測定し（左図），同時にその核を活性酸素に曝して8-OHdGの生成を測定した（右図）．ケルセチンは細胞のインキュベーション15〜60分で取込み量が最大となり，その後減少した．取込み量が最大時の核内濃度は約 $500\ pmol/10^7$ 細胞であり，そのうち約60％がメチルあるいはグルクロン酸・硫酸抱合体で，40％がアグリコンであった．インキュベーション0分のときの8-OHdG生成量を100％とすると，核内からケルセチンが検出された15〜60分では，生成量が20〜25％有意に抑制され，ケルセチンが核外に排泄された180分では抑制効果はなくなった．一方，類似構造のケンフェロールは，核内に取り込まれ，そのほとんどが水酸基が遊離状態のアグリコンであるが，DNAの酸化を抑えなかった（図11.3.2下）．同様にして，ほかのフラボン・フラボノール類を試験すると，ルテオリンはDNAの酸化を10％ほど抑えたが，アピゲニンやクリシンなどは核内に取り込まれたのにもかかわらずまったく抗酸化能を示さなかった．ケルセチンとルテオリンの共通点は，B環がオルトジオール（カテコール，catechol）構造だということである．つまり，B環がカテコールのフラボン・フラボノール類だけが，細胞内遺伝子

11. ポリフェノール

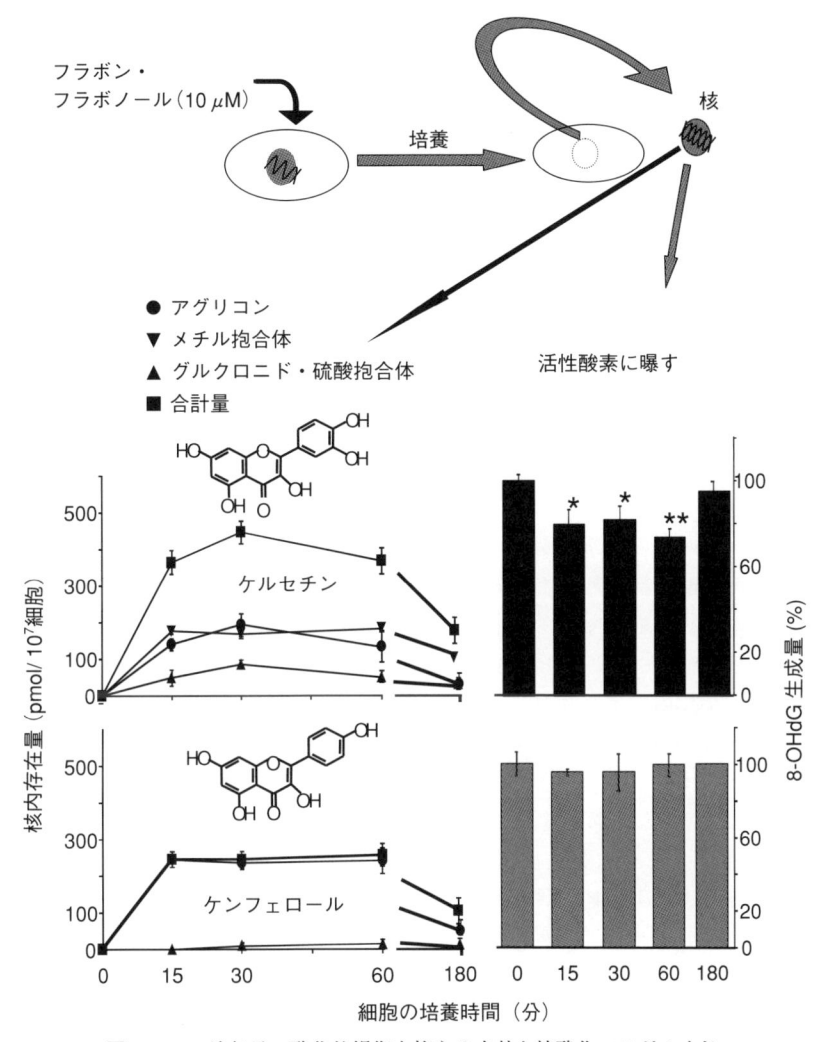

図11.3.2 遺伝子の酸化的損傷を抑える有効な抗酸化フラボノイド

の酸化を有意に抑えることを示している．これは，図11.3.3に示すように，B環がカテコール構造であれば，すべての結合が共役二重結合となり水酸基はキノンに互変異性して，還元因子を供与できる．そして，生じたオルトキノンは安定である．ケルセチンの場合は，さらに3位の水酸基もキノンに互変異性する．ケルセチンが，3位に水酸基を有しないルテオリンよりも 8-OHdG 生成を強く抑えたのは，この点による．ところで，水酸基が3つ隣接したトリオールならば抗酸化能はより高いと推測される．しかし，生じるトリキノンはきわめて不安定であり，速やかに分解す

る．上の実験で，A環がトリオールのバイカレインも用いたが，バイカレインは培地中で分解してしまい，抗酸化能を示さなかった．これは，B環がトリオールのミリセチンやロビネチンでも同様と思える．

フラボン・フラボノール類には，異なる意味の抗酸化能もある．皮膚などが紫外線や γ 線を受けると，そのエネルギーで活性酸素を産生する．フラボン・フラボノール類は芳香環を有するので，抱合体であっても，光のエネルギーを吸収することができる．動物実験で，経口投与したフラボン・フラボノール類が γ 線照射による遺伝子の酸化

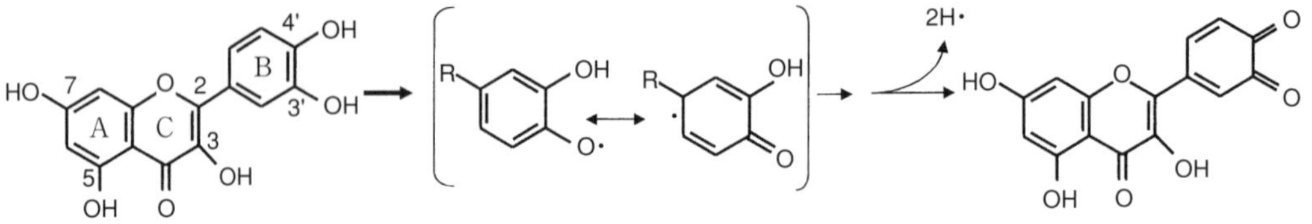

B環のo-ジオール　　　セミキノン　　　o-キノン

図11.3.3　カテコールフラボノイドの抗酸化作用機構

的損傷を抑えたと報告されている[36]．

11.3.3　タンパク質機能調節作用

a．標的タンパク質

フラボン・フラボノール類の化学構造上の特徴は，C環の2,3位が二重結合であるために，立体的にはコプラナー（平板）構造であることである．そして分子の大きさがおおよそ$14 \times 8 \times 4$Åである．したがって，生体内でアグリコンとして存在すれば，このサイズの疎水ポケットをもつタンパク質に特異的に作用する．このサイズは，芳香族炭化水素受容体（AhR），別名ダイオキシン受容体のポケットサイズ$14 \times 12 \times 5$Åに近い[37]．そして，フラボン・フラボノール類は，ダイオキシンと拮抗してAhRに作用する．しかし，もっとも毒性が強いダイオキシンの四塩化ジベンゾダイオキシン（TCDD）のサイズ$13.5 \times 6 \times 3.5$Åよりもわずかに大きいのでアンタゴニスト作用だけを示し，毒性作用であるアゴニスト効果は示さない（表11.3.2）[38]．

シトクロームP450（CYP）1A1はAhRを介して誘導される酵素で，生体異物除去の第1相反応を担っている．フラボン・フラボノール類はCYP1A1酵素活性も特異的に阻害する（表11.3.3）[39]．これらの作用は，表11.3.2と表11.3.2の数値から，活性・化学構造相関的に比較すると明らかなように，水酸基の数や位置と相関しない．水酸基をもたないフラボンがAhRおよびCYPに対してももっとも強い効果を示している．水酸基の数が少ないアピゲニンやガランジンも低い濃度で活性を示す．また，水酸基がメトキシ基やアセチル基でブロックされても活性を示す．したがって，AhRやCYPに対するタンパク質機能調節作用は水酸基とは関係なく，むしろ疎水性が高いフラボン・フラボノール類のほうがこれらのタンパク質の疎水ポケットに作用しやすいと考えられる．また，フラバノン類やカテキン類に活性が認められないことから，AhRとCYPに対する作用は，コプラナーであることが必須である．そしてその作用部位は，イソフラボン類に活性がないこと，3位に大きな置換基である糖がついたルチンは活性を残しているが，7位に糖が付いたアピゲトリンには活性がないことなどから，1位の酸素を中心として3',2'と8位の炭素で構成される（図11.1.1参照）領域と推測される[40]．

ところで，柑橘類は特徴的に，タンゲレチン，ノビレチン，シネンセチン，ガーデニンAなどのポリメトキシフラボン類を含んでいる（表11.3.1）[6]．水酸基がすべてメチル基でブロックされたポリメトキシフラボン類は，体内吸収時に抱合を受けにくく，アグリコンとして取り込まれる．そして，疎水性が高いので，タンパク質の疎水ポケットに作用しやすい．これらは顕著なタンパク質機能調節作用を示すことが多い．

b．ダイオキシン毒性軽減

図11.3.4に，フラボン・フラボノール類のAhRとCYPに対する作用をまとめた．ダイオキシン類は脂溶性なので体内および体細胞内に容易に取り込まれる．細胞内で，ダイオキシンはAhRに特異的に結合し，AhRを活性化して核に移行させ，遺伝子の異物応答部位（XRE）に結

表 11.3.2 フラボン・フラボノール類の芳香族炭化水素受容体を活性化するダイオキシン (TCDD) に対するアンタゴニスト作用

フラボノイド	1 nM の TCDD に対するアンタゴニスト作用(IC_{50})(μM)*	受容体を活性化するアゴニスト作用 (ED_{50})(μM)**
フラボン	0.14	23
クリシン	4.2	ほとんど活性なし
バイカレイン	4.3	活性なし
アピゲニン	3.2	活性なし
ルテオリン	6.5	活性なし
タンゲレチン	9.0	活性なし
ガランジン	0.22	活性なし
ケンフェロール	2.1	活性なし
フィセチン	5.5	活性なし
モリン	7.4	活性なし
ケルセチン	1.5	ほとんど活性なし
ミリセチン	7.6	活性なし
タマリゼチン	2.4	89
イソラムネチン	10	活性なし
ルチン	13	活性なし
フラバノン類	11〜25	活性なし
イソフラボン類	>50	活性なし
カテキン類	>0.5	活性なし

* IC_{50} とは,フラボノイドが 1 nM の四塩化ジベンゾダイオキシン (TCDD) の作用を拮抗的に 50% 抑えるのに必要な濃度.つまり,TCDD が芳香族炭化水素受容体 (AhR) を活性化してダイオキシン応答部位 (DRE あるいは XRE) に結合させるのを 50% 抑える濃度.
** フラボノイドが AhR を活性化して,TCDD と同様の毒性を示す濃度.

表 11.3.3 フラボン・フラボノール類のシトクロム P4501A1 酵素活性阻害作用

フラボノイド	IC_{50} (μM)	K_i (μM)
フラボン	0.21	0.63
クリシン	0.40	0.71
アピゲニン	0.10	0.18
ルテオリン	0.21	0.22
ガランジン	0.19	0.31
ケンフェロール	0.11	
ケルセチン	0.35	
ミリセチン	0.20	
メチル化ルテオリン*	3.1	
アセチル化ケルセチン*	8.9	
ルチン	40	
アピゲトリン	活性なし	
フラバノン類	>25	
イソフラボン類	>190	
カテキン類	>580	

* ルテオリンの水酸基をすべてメトキシ基で,ケルセチンの水酸基をすべてアセチル基でマスクしたもの.

合させる.その結果,下流のさまざまな遺伝子群が発現する.多様な遺伝子が不規則に発現するので,免疫不全,催奇形性,発がん性などにつながる.これがダイオキシン類の毒性である.植物性食品に含まれるフラボン・フラボノール類は,表 11.3.2 に示したように,ダイオキシン類が AhR に結合するのを拮抗的に阻害する.AhR の活性化を抑えれば,不規則な遺伝子発現は起こらない.表 11.3.2 では 1 nM の TCDD を用いたが,一般的な汚染度は数 pM 以下と報告されている.ダイオキシン濃度が低ければ,それに比例してフラボン・フラボノール類は低濃度で毒性発現を阻害する[38].ダイオキシン類は,おもに食物とともに体内に侵入する.毎日の食事から浸入する異物の毒性を,医薬などで抑えるのは不可能である.同じ食品に含まれる成分でその毒性を軽減するのが理想である.ここに,機能性食品の意義があ

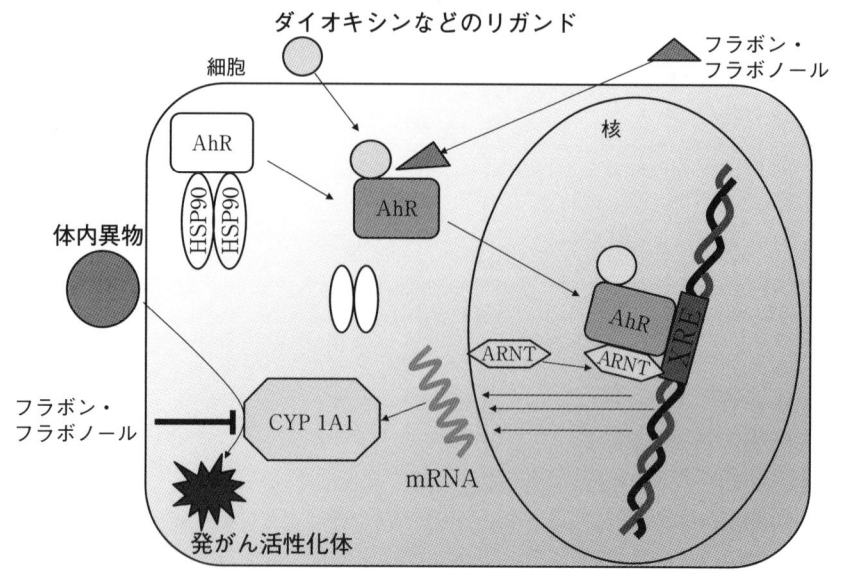

図 11.3.4 フラボン・フラボノールのダイオキシン毒性抑制と発がん予防機構
芳香族炭化水素受容体（AhR）は，細胞内にヒートショックタンパク質（HSP）90と結合して存在する．ダイオキシン類は，HSP 90 をはずして AhR に結合し，形質転換させる．フラボン・フラボノール類はこれを阻害する．また，CYP 1 A 1 酵素の活性を阻害する．

c. 食事発がん予防

CYP酵素はヒトでは57種類が同定されており，そのうちの45種類ほどがステロイドホルモン類や，胆汁酸，ビタミンDの合成酵素である[1]．そして，11あるいは13種類が薬物代謝系の第1相酵素であり，生体防御の初段階を担っている．CYP 1 A 1 は，その命名番号が「1」であり「A」であるように，生体防御のために高等動物でもっとも進化した重要な役割を担っている酵素である．ヒト体内に常在するが，多量の異物が進入すると図 11.3.4 に示したように AhR を介してさらに誘導される．そして，多環構造の脂溶性異物を酸化する．CYP 1 A 1 の代表的な基質は，食物を90℃以上に加熱したときにタンパク質が分解して生じるヘテロサイクリックアミン類である．フェニルアラニン，トリプトファン，グルタミン酸などの分解物で，Nを含むヘテロ環にアミノ側鎖がついている化合物の総称で，そのうちの17種類にヒトでの発がん性が認められている．また，これらの日本人の摂取量は 0.4〜16 μg/日と見積もられている[41]．CYP 1 A 1 はヘテロサイクリックアミン類のアミノ側鎖を酸化し，不安定な窒素酸化物を生成する．これが直接遺伝子に付加する，あるいは周囲の水と不均化反応してOHラジカルを生成し，グアノシンを酸化する．このように，食事発がんのおもな原因はヘテロサイクリックアミン類と考えられている．表 11.3.3 に示したように，植物性食品に含まれるフラボン・フラボノール類は CYP 1 A 1 によるヘテロサイクリックアミンの酸化を特異的に強く抑える．酵素阻害活性の K_i 値は，トリプトファンから生じるヘテロサイクリックアミン（Trp–P–2）に対する CYP 1 A 1 の K_m 値が 10 μM であるのと比較すると，2桁強い阻害活性である．おそらく，フラボン・フラボノール類が自然界でもっとも強い CYP 1 A 1 の阻害剤であろう．これらの数値はラットの CYP 1 A 1 で測定したものだが，ヒトの CYP 1 A 1 でも同等であった[42]．ところで，フラボン・フラボノール類による CYP 1

A1阻害は，可逆反応であり，一時的にその活性を抑え，不安定な酸化産物の細胞内蓄積を抑える作用である．生体の異物除去系は，11.2.1項で述べたように，第1相酵素のCYPで異物を酸化し，その酸化部位を第2相酵素が抱合して尿へ排泄する．しかし，第1相酵素と第2相酵素の活性は一致していず，CYP酵素の酸化産物が細胞内に蓄積して遺伝子に作用することが多い．フラボン・フラボノール類によるCYP1A1阻害は第2相酵素が誘導されるまでの時間稼ぎになり，食事発がんを予防すると考えられる．日本には昔から，肉を食べればその3倍量の野菜を食べなさい，という言い伝えがあった．植物性食品に多く含まれるフラボン・フラボノール類のCYP1A1阻害機能は，この言い伝えを科学的に支持している．

d. 大腸がん予防

消化管の表面細胞は，つねにさまざまな食品成分に曝されているので，傷害を受けやすく発がんにつながりやすい．そして，大腸がんは適切な治療法がみつかっていないがんの1つなので，食品成分による予防が強く期待されている．食品成分は消化管腔内には，生体内と違って，高濃度で存在する．大腸がんは発がん2段階説にしたがうがんであり，発がんイニシエーション（開始段階），プロモーション（促進段階），プログレッション（発展段階）を経る．プロモーションを強く促進するのがプロスタグランジンのPGE_2である．その合成酵素はシクロオキシゲナーゼ（COX）だが，細胞内に常在する構成型のCOX-1と，何らかの刺激で発現が促される誘導型のCOX-2がある．発がん時にCOX-2が誘導されているという報告や，COX-2を阻害すると腫瘍の成長が遅くなるという報告が多くある．ケルセチンなどのフラボン・フラボノール類は，$11\mu M$ほどのIC_{50}値で，COX-2の発現を阻害して，PGE_2産生を抑える．この効果は，ポリメトキシフラボンであるノビレチンがより顕著である[43]．COX-2発現抑制機構の詳細はいまだ解明されていないが，$TNF\alpha$やNF-κBなどの炎症にかかわるサイトカインの産生抑制であると推測されている．

e. 腫瘍増殖抑制

がん細胞は細胞分裂を連続的に繰り返すことでがん組織に成長するので，細胞分裂を止めることはがん予防の有効な手段の1つである．体細胞の多くはG_0という休止期にあり，数カ月から2年ほどに1回細胞分裂で更新する．細胞分裂過程は，G_0からDNA合成準備期であるG_1期，遺伝子を複製するS期，DNA損傷の有無がチェックされる分裂準備期のG_2期，そしてM期に移って2つの細胞に分裂する．これを細胞周期というが，細胞周期にはチェックポイントが3カ所あり，そこで先に進む否かを決定している．とくに，G_0/G_1期とG_2/M期チェックポイントがおもな役割を果たしている．G_0/G_1期チェックポイントでは，増殖因子からのシグナルの有無とDNA損傷の有無がチェックされ，Rbのリン酸化によって，転写因子のE2Fが遊離することで細胞周期が進行する（図11.2.3参照）．Rbをリン酸化するのは，サイクリンDとCDK4/6の複合体またはサイクリンEとCDK2の複合体である．これらの複合体の活性は，上流のCDKインヒビタータンパク質類，p21（Cipファミリー）あるいはp27（Kipファミリー）などによって制御を受ける．もちろん，さらにこの上流にはこれらを調節するシグナル群が存在する[20]．G_2/Mチェックポイント制御で，中心的な役割を果たすのがp53と呼ばれる転写因子である．DNAの損傷が認知されるとp53がリン酸化される．リン酸化されたp53は，DNA修復を担うタンパク質や，サイクリンDとCDK1複合体の活性を抑えるタンパク質を発現させる．

がん予防を考える場合は，Rbのリン酸化を抑える食品因子，サイクリン/CDK複合体の活性を下げる因子，あるいはp21やp27の発現を促す因子を探すのが1つである．ケルセチンがG_1期停止を[44]，アピゲニンがG_2/M期停止を誘導するという報告がある[45]．

f. トポイソメラーゼ阻害

トポイソメラーゼはDNAの2本鎖に切れ目を入れて，別のDNA鎖を入れる酵素である．IとIIがあり，トポイソメラーゼIIはがん細胞の増殖にかかわっており，その阻害はがん細胞にアポトーシスを誘導する．代表的な阻害剤が抗腫瘍医薬としてよく使われているエトポシドである．ルテオリンもトポイソメラーゼIIを阻害する[46]．しかし，ルテオリンはトポイソメラーゼIも同時に阻害するので，正常細胞の細胞分裂を抑制することになり，毒性を示す可能性もある．

g. アレルギー軽減

異物排除機構が過敏になったのがアレルギーである．粘膜，小腸，皮膚などの上皮組織に花粉，アレルゲン，ダニの糞などの異物が侵入すると，組織はそれらを排除するために上皮細胞の運動を活発化させる．そのシグナルは，上皮の下に存在するマスト細胞から分泌されるヒスタミンやロイコトリエンである．これは異物を排除するために重要な機構であるが，あまりに激しいと，わずかの花粉でくしゃみが止まらなくなったり，皮膚がかゆくなる，食品成分のあるものを過敏に感知して下痢を起こすなど，いわゆるアレルギー症状になる．アレルギーを抑える1つの方法は，ヒスタミンなどの分泌を低い側に調節することである．ルテオリンなど，フラボン・フラボノール類はヒスタミン分泌を抑えると報告されている[47]．

（金沢和樹）

参 考 文 献

1) 栄養機能化学研究会編：栄養機能化学（第2版），朝倉書店，2005.
2) Sakakibara, H., Honda, Y., Nakagawa, A., Ashida, H. Kanazawa, K.：*J. Agric. Food Chem.,* **51**, 571-581, 2003.
3) Herrmann, H.：*J. Food Technol.,* **11**, 433-448, 1976.
4) Hertog, M. G. L., Hollman, P. C. H., Katan, M. B.：*J. Agric. Food Chem.,* **40**, 2379-2383, 1992.
5) Arts, I. C. W., van de Putte, B. and Hollman, P. C. H.：*J. Agric. Food Chem.,* **48**, 1746-1751. 2000.
6) Kawaii, S., Tomono, Y., Katase, E., Ogawa, K. and Yano, M.：*J. Agric. Food Chem.,* **47**, 3565-3571, 1999.
7) Cholbi, M. R., Paya, M. and Alcaraz, M. J.：*Experientia,* **47**, 195-199, 1991.
8) Jovanovic, S. V., Steenken, S., Tosic, M., Marjanovic, B. and Simic, M. G.：*J. Am. Chem. Soc.,* **116**, 4846-4851, 1994.
9) Careri, M., Corradini, C., Elviri, L., Nicoletti, I. and Zagnoni, I.：*J. Agric. Food Chem.,* **51**, 5226-5231, 2003.
10) Kanazawa, K., Sakakibara, H.：*J. Agric. Food Chem.,* **48**, 844-848, 2000.
11) Nakamura, Y., Kumagai, T., Yoshida, C., Naito, Y., Miyamoto, M., Ohigashi, H. and Osawa, T.：*Biochemistry,* **42**, 4300-4309, 2003.
12) Nakamura, Y., Miyamoto, M., Murakami, A., Ohigashi, H. and Osawa, T.：*Biochem. Biophys. Res. Commun.,* **302**, 593-600, 2003.
13) 加藤隆一，鎌滝哲也編：薬物代謝学（第2版），東京化学同人，2000.
14) （独）食品総合研究所編集：食品大百科事典，pp. 485-490，朝倉書店，2001.
15) Nicolle, C., Manach, C., Morand, C., Mazur, W., Adlercreutz, H. Rémésy, C. and Scalbert, A.：*J. Agric. Food Chem.,* **50**, 6222-6226, 2002.
16) Begum, A. N., Nicolle, C., Mila, I., Lapierre, C., Nagano, K., Fukushima, K., Heinonen, S.-M., Adlercreutz, H., Rémésy, C. and Scalbert, A.：*J. Nutr.,* **134**, 120-127, 2004.
17) Shimizu, K., Ashida, H., Matsuura, Y. and Kanazawa, K.：*Arch. Biochem. Biophys.,* **424**, 181-188, 2004.
18) Shimizu, K., Das, S. K., Baba, M., Matsuura, Y. and Kanazawa, K.：*Cancer Lett.* (in press), 2006.
19) Shimizu, K., Das, S. K., Hashimoto, T., Baba, M., Sowa, Y., Yoshida, T., Sakai, T., Matsuura, Y. and Kanazawa, K.：*Mol. Carcinog.,* **44**, 293-299, 2005.
20) 大澤俊彦監修：がん予防食品開発の新展開，pp. 49-61，シーエムシー出版，2005.
21) Ahmed-Belkacem, A., Pozza, A., Muñoz-Martínez, F., Bates, S. E., Castanys, S., Gamarro, F., Pietro, A. D. and Pérez-Victoria, J. M.：*Cancer Res.,* **65**, 4852-4860, 2005.
22) Kanazawa, K., Kawasaki, H., Samejima, K., Ashida, H. and Danno, G.：*J. Agric. Food Chem.,* **43**, 404-409, 1995.
23) Samejima, K., Kanazawa, K., Ashida, H. and Danno, G.：*J. Agric. Food Chem.,* **43**, 410-414, 1995.
24) Murota, K., Terao, J.：*Arch. Biochem. Biophys.,* **417**, 12-17, 2003.
25) de Vris, J. H. M., Hollman, P. C. H., Meyboom, S., Buysman, M. N. C. P., Zock, P. L., van Staveren,

W. A. and Katan, M. B.: *Am. J. Clin. Nutr.,* **68**, 60-65, 1998.
26) Moon, J.-H., Nakata, R., Oshima, S., Inakuma, T. and Terao, J.: *Am. J. Physiol. Regulatory Interative Comp. Physiol.,* **279**, R 461-R 467, 2000.
27) Conquer, J. A., Maiani, G., Azzini, E., Raguzzini, A. and Holub, B. J.: *J. Nutr.,* **128**, 593-597, 1998.
28) Hertog, M. G. L., Feskens, E. J. M., Hollman, P. C. H., Katan, M. B. and Kromhout, D.: *The Lancet,* **342**, 1007-1011, 1993.
29) Moon, J.-H., Tsushida, T., Nakahara, K. and Terao, J.: *Free Radic. Biol. Med.,* **30**, 1274-1285, 2001.
30) Meyer, A. S., Heinonen, M. and Frankel, E. N.: *Food Chem.,* **61**, 71-75, 1998.
31) Knekt, P., Kumpulainen, J., Järvinen, R., Rissanen, H., Heliövaara, M., Reunanen, A., Hakulinen, T. and Aromaa, A.: *Am. J. Clin. Nutr.,* **76**, 560-568, 2002.
32) Shimoi, K., Saka, N., Nozawa, R., Sato, M., Amano, I., Nakayama, T. and Kinae, N.: *Drug Metab. Dispos.,* **29**, 1521-1524 (2001).
33) Hickerson, R. P., Prat, F., Muller, J. G., Foote, C. S. and Burrows, C. J.: *J. Am. Chem. Soc.,* **121**, 9423-9428, 1999.
34) Kasai, H.: *Mutat. Res.,* **387**, 147-163, 1997.
35) Bruner, S. D., Norman, D. P. G. and Verdine, G. L.: *Nature,* **403**, 859-866, 2000.
36) Shimoi, K., Masuda, S., Furugori, M., Esaki, S. and Kinae, N.: *Carcinogenesis,* **15**, 2669-2672, 1994.
37) Gasiewicz, T. A., Kende, A. S., Rucci, G., Whitney, B. and Willey, J. J.: *Biochem. Pharmacol.,* **52**, 1787-1803, 1996.
38) Ashida, H., Fukuda, I., Yamashita, T. and Kanazawa, K.: *FEBS Lett.,* **476**, 213-217, 2000.
39) Kanazawa, K., Yamashita, T., Ashida, H. and Danno, G.: *Biosci. Biotechnol. Biochem.,* **62**, 970-977, 1998.
40) Kanazawa, K., Ashida, H. and Danno, G.: "Functional Foods for Disease Prevention II" (T. Shibamoto, J. Terao, T. Osawa, eds.) ACS Symposium Series 702, Chapter 8, pp. 67-82, American Chemical Society, 1997.
41) Wakabayashi, W., Nagao, M., Esumi, H. and Sugimura, T.: *Cancer Res.,* **52**, 2092s-2098s, 1992.
42) Kanazawa, K., Ashida, H. and Danno, G.: *J. Agric. Food Chem.,* **47**, 4956-4961, 1999.
43) Suzuki, R., Kohno, H., Murakami, A., Koshimizu, K., Ohigashi, H., Yano, M., Tokuda, H., Nishino, H. and Tanaka, T.: *BioFactors,* **21**, 111-114, 2004.
44) Trochon, V., Blot, E., Cymbalista, F., Engelmann, C., Tang, R.-P., Thomaídis, A., Vasse, M., Soria, J., Lu, H. and Soria, C.: *Int. J. Cancer,* **85**, 691-696, 2000.
45) Ramos, S., Alía, M., Bravo, L. and Goya, L.: *J. Agric. Food Chem.,* **53**, 1271-1280, 2005.
46) Chowdhury, A. R., Sharma, S., Mandal, S., Goswami, A. Mukhopadhyay, S. and Majumder, H. K.: *Biochem. J.,* **366**, 653-661, 2002.
47) Kimata, M., Inagaki, N. and Nagai, H.: *Planta Medica,* **66**, 25-29, 2000.

11.4 イソフラボン

11.4.1 イソフラボンの歴史[1),2)]

1899年，マメ科エニシダ属のDyer's Broom (*Genita tinctoria*) よりゲニステイン (genistein：5,7,4'-trihydroxyisoflavone) が最初に単離された．ゲニステインの名称は，この学名由来であると思われる．そして化学合成されるようになったのは，さらに19年後の1928年であった．その後，配糖体のゲニスチン (genistin)，ダイジン (daidzin) およびアグリコンのダイゼイン (daidzein：4',7-dihydroxyisoflavone) が1931，1941年にダイズより単離され，1932年にはダイゼインの代謝産物であるエクオール (equol：7,4'-dihydroxyisoflavan) が妊娠馬の尿より単離された．3番目のイソフラボンであるグリシテイン (glicitein：7,4'-dihydroxy-6-methoxyisoflavone) は，その数十年後の1973年にダイズより単離された．1946年，西オーストラリアでヒツジの不妊症の原因として牧草（クローバー）の中に含まれるクメステロール (coumesterol) が検出され，これがイソフラボン研究のはじまりとなった．その後，1953年にエストロゲン作用（ゲニステイン），1964年に抗酸化作用，1966年に抗エストロゲン作用（ゲニステイン），1976年に抗コレステロール作用，1987年にチロシンキナーゼ阻害作用，1997年にはエストロゲン受容体 (ER)-α および β への親和性などが報告され，2000年以降もイソフラボンのさまざまな生理作用が世に知られるところとなった．以下，イソフラボンの構造，機能性を項目別に概説する．

11.4.2 イソフラボンの基本構造と分布

イソフラボンは，フラボノイドと同様 C_6–C_3–C_6 を基本骨格とする．2つのベンゼン環を A 環，B 環，A 環に隣接した炭素鎖3個と酸素原子でできた環を C 環とするが，イソフラボンの場合，B 環はその3位についている（図11.4.1）．さらに，B 環と C 環の結合位置や C 環中の二重結合の有無によりつぎの7つのカテゴリーに分類される．すなわち，イソフラボン，イソフラバン，イソフラバノン，クメスタン，プテロカルパン，ロテノイド，クマロノクロモンである．現在，「イソフラボン」が総称として慣用的に使われているようであるが，構造上では1つのカテゴリーの名称であり，本来は「イソフラボノイド」が総称となる．イソフラボノイドはおもにマメ科植物に分布しており，カテゴリー別では，イソフラボン89％，イソフラバン100％，イソフラバノン100％，クメスタン100％，プテロカルパン100％，ロテノイド95％がマメ科植物に存在している．そのほかはバラ科，アヤメ科，クワ科，ヒユ科の植物にみられる[6]．主要なイソフラボノイドであるイソフラボンとしては，3種のアグリコン（ダイゼイン（daidzein），ゲニステイン（genistein），グリシテイン（glycitein））とその配糖体（ダイジン（daidzin），ゲニスチン（genistin），グリシチン（glycitin）），それら配糖体に付いたグルコースの6位の水酸基がマロニル化もしくはアセチル化された誘導体の合計12種が存在する．大豆種子中にはマロニル化配糖体として存在する割合が多い[7]．また，ダイゼインとゲニステインの B 環の4'位に OCH_3 基が付いたものは，それぞれホルモノネチン（hormononetin）とビオカニン A（biocanin A）と呼ばれ，クローバ中に高い含量で存在する．

11.4.3 主要イソフラボンの機能性（一部代謝産物を含む）

a. 選択的エストロゲン受容体修飾因子（SERM）としてのイソフラボン

イソフラボンは構造がエストロゲンに類似していることから ER に結合し，生体に対してエストロゲン様作用と抗エストロゲン作用を示す場合がある．エストロゲン作用の最たるものが前述のヒツジの不妊症であるが，標的臓器によってエストロゲン作用（アゴニスト）と抗エストロゲン作用（アンタゴニスト）を種々の割合で発現すること，

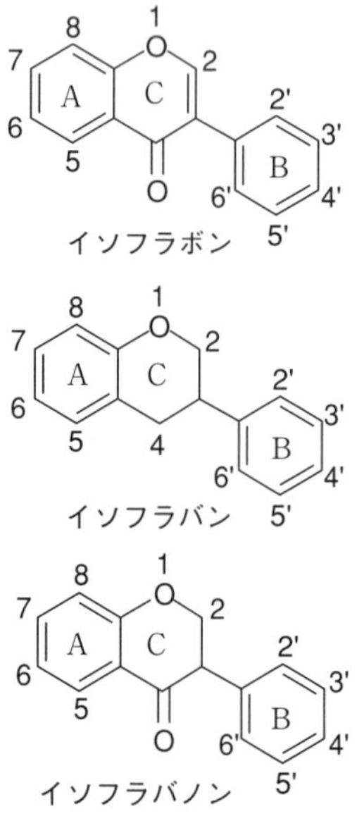

イソフラボン	
ダイゼイン	4', 7位が OH
ゲニステイン	4', 5, 7位が OH
グリシテイン	4', 7位が OH；6位が OCH_3
ホルモノネチン	7位が OH；4'位が OCH_3
ビオカニン A	5, 7位が OH；6位が OCH_3
イソフラバン	
エコール	4', 7位が OH
イソフラバノン	
ジヒドロダイゼイン	4', 7位が OH
ジヒドロゲニステイン	4', 5, 7位が OH

図 11.4.1 イソフラボノイドの構造

すなわち，パーシャルアゴニスト（partial agonist）であることを明記する．このような物質は，現在，選択的エストロゲン受容体修飾因子（selective estrogen receptor modulator：SERM）と呼ばれている[3]．乳腺と子宮には抗エストロゲン作用，骨，脂質，脳，心血管系にはエストロゲン作用を示すSERMが理想的である．すなわち，乳がんや子宮がんの発生を抑制しつつ，エストロゲンの欠落症状を緩和するというものである．ホルモン依存性の乳がんは，エストロゲンの存在下でがん細胞の増殖が促進されるため，ERにエストロゲンと拮抗的に結合してその作用を遮断するSERMが治療薬となっており，タモキシフェンやラロキシフェンが有名である．ゲニステインはERとの親和性があるため，乳がんに対しては抗エストロゲン作用をもつと考えられている．さらに，Ishimiら[4]およびFujiokaら[5]は，卵巣摘出マウスを用いた実験において，ゲニステインまたはエクオールが骨にはエストロゲン作用を，子宮には抗エストロゲン作用を示す天然のSERMである可能性を示唆している．Setchell[6]らは，エクオールは乳がんにはSERM，前立腺がんに対してはSARM（selective androgen receptor modulator）としてはたらく可能性を指摘している．ただし，SARMの意味についてはSERMとは若干異なる．エクオールは前立腺がん細胞増殖にかかわる5α-dihydroteststerone（DHT）との親和性が高いため，間接的にDHTとARの結合を阻害し，前立腺がん予防にはたらくといわれている[7]．

b. イソフラボンの抗酸化作用

イソフラボンはその構造から，抗酸化作用が期待できる．in vitro試験の抗酸化性を示す構造の条件は，①4-オキソグループで，2,3位が二重結合しているもの，②C環に3つのOH基があるもの，③A環の5,7位にOH基があるもの，④B環にオルト-ジヒドロキシル（ortho-dihydroxyl）構造をもつものである[8]．RuferとKulling[9]は，数種のイソフラボンとその代謝産物の抗酸化作用を試験（ORAC assay：oxygen radical absorbance capacity assay）し，A環の5,7位にOH基のあるゲニステインのほうが7位のみにOH基をもつダイゼインより抗酸化作用が強いことを示し，OCH_3基を6位にもつグリシテインと4'位にもつホルモノネチンとビオカニンAの抗酸化作用は弱いことを示した．また，7位が抱合化もしくは糖鎖が付いている場合にも抗酸化作用は減弱するとしている．一方，ダイゼインの代謝産物はダイゼインと同じかわずかに弱かったが，エクオールは2,3位が開裂しA環の7位のみにOH基を有するにもかかわらず，ダイゼインより強い抗酸化作用を示した．この理由として，彼らはエクオールの脂質やタンパク質への親和性の高さが一因であると推論している．イソフラボンの抗酸化作用は，心疾患にかかわるLDL酸化予防の観点から論じられることが多い．前述のin vitro[10,11]，in vivo[12]の動物実験でも，ヒト試験[13,14]でも確認されている．

c. イソフラボンによる生活習慣病予防の可能性

イソフラボンによる予防効果が期待できる疾病は，ホルモン依存性がん，循環器疾患，糖尿病，骨粗鬆症など生活習慣病と呼ばれるものが多い[1,6,15]．この主要因はイソフラボンがもつ，SERMとしての役割，すなわち，エストロゲン様作用（アゴニスト）と抗エストロゲン作用（アンタゴニスト）によるものであるが，ホルモン依存性がんに関しては細胞内のステロイドホルモンの代謝阻害も大きな要因としてあげられる．

（1）がんに対するイソフラボンの機能性

イソフラボン（ゲニステイン，ダイゼイン，エクオール）には性ホルモン結合グロブリン（sex hormone binding globulin：SHBG）産生誘導など遊離の性ホルモンの循環を抑制する抗性ホルモン作用がある（ヒト肝細胞HepG2）[16]．また，ホルモン産生に関連する酵素活性も変化させる．5α-還元酵素（5α-reductase）はテストステロンをジヒドロテストステロンに変換する酵素であるが，イソフラボン（ホルモノネチン，ビオカニンA，ゲニステイン，ダイゼイン，エクオール）が

この酵素の活性を低下させ，5α-還元酵素の阻害剤様作用をもつことから，前立腺がん予防の可能性が期待できる[17]．また，17β-ヒドロキシステロイド脱水素酵素（17β-hidroxysteroiddehydrogenese）はアンドロゲンとエストロゲンの代謝に必須とされているが，イソフラボンはこの酵素活性も抑制する[17]．イソフラボンによるこれら酵素の阻害作用が性ホルモンのがん細胞増殖を抑制する可能性がある．さらに，ゲニステインは細胞増殖や形質変換に重要な役割をもつ酵素であるチロシンキナーゼ（tyrosinkinase）やDNA複製にかかわる酵素であるトポイソメラーゼ（topoisomerase）-Ⅱの活性抑制，血管新生抑制作用をもつことも報告されている[1,6,15,18~20]．このため，ホルモン依存性がん以外のがんにも予防効果が期待できるのではないかと考えられている．実際に，胃がん[21]，肺がん[22]，肝細胞腫瘍[23]などにも効果を示すとした報告がある．また，前述の抗酸化作用も抗がん作用の1つとしてとらえられている．たとえば，細胞のがん化はDNAの損傷により変異が生じる初期段階から始まり，それに続く促進段階を経て，浸潤，転移能をもつ悪性のがん細胞へと移行する進行段階があると考えられている．このいずれの段階にもフリーラジカルの関与が指摘されていることから，抗酸化作用をもつイソフラボンは，フリーラジカル消去の面から抗がん作用を有する期待がもたれ，細胞，動物を用いた実験およびヒトにおいても多数報告されている[1,2,6,14,15]．

（2） 循環器疾患および糖尿病に対するイソフラボンの機能性

循環器疾患に影響する脂質代謝改善については，SERMとしてのエストロゲン作用を示すイソフラボンのみならず，大豆タンパク質による効果も多数報告されており，どちらがより大きな役割を示すのかについては意見が別れるところである[24,25]．動脈硬化にかかわる酸化LDLの抑制に関しては，イソフラボンのもつ抗酸化性によるところが大きい[12~14]．イソフラボンのコレステロール低下作用について，Sungらはゲニステイン，ダイゼイン，グリシテインがコレステロール合成の律速酵素であるHMG-CoA還元酵素（3-hydroxy-3-methylglutaryl coenzyme A reductase）の阻害剤であることを，in vitro[26,27]試験で確認している．メバロチンはMCF-7細胞の増殖を促進することから[26]，HMG-CoA還元酵素阻害作用は乳がん細胞増殖も抑制するかもしれない．また，ダイゼインとゲニステインはヒト肝細胞Hep G2におけるSREBP（sterol regulatory element binding proteins）を増加，SRE調節遺伝子の発現を上昇させたが，グリシテインでは有意な差はみられなかった[28]．SREBPは脂肪酸合成（SREBP-1），コレステロール代謝調節（SREBP-2）の中心的役割を担う転写因子である．イソフラボンによるSREBPの増加，SRE遺伝子の誘導はLDL受容体の発現を上昇させ，血漿コレステロールのクリアランスを高め，コレステロール低下に導くものと思われる．

現在，メタボリックシンドロームは，循環器疾患の最大のリスクファクターとして考えられている．すなわち，高脂肪食，運動不足などのエネルギー過剰に陥りやすい生活習慣のもとで肥満が惹起され，肥満がインスリン抵抗性の原因となり，インスリン抵抗性より糖尿病，高脂血症，高血圧などの血管病のリスクファクターが集積する．脂肪細胞から分泌される生理活性物質であるアディポカインのうち，インスリン感受性調節にもっとも重要と考えられているのはアディポネクチンである[29]．アディポネクチンは骨格筋と肝臓において，糖の取込みや脂肪燃焼を起こす鍵分子であるAMPK（AMP-activated protein kinase）を活性化するが，それに加えて脂肪燃焼転写因子であるPPAR-α（ペルオキシゾーム増殖因子応答性受容体α）を活性化し，骨格筋や肝臓の中性脂肪含量を下げ，インスリン抵抗性を改善するといわれている[30]．Shenら[31]はハーブ類よりホルモノネチンとダイゼインを抽出し，PPAR-αおよびγの活性化についてレセプターアッセイによりビオカニンA，ゲニステインと比較した．その結果，ビオカニンA，ホルモノネチン，ゲニステイン

は，ダイゼインに比べ両 PPAR をより強く活性化した．また，低濃度のアッセイでは，ビオカニン A とホルモノネチンのみに効果がみられた．これらの結果は，イソフラボンのある種は糖尿病予防にも貢献する可能性を示唆しているが[31]，PPAR-γ は脂肪細胞の肥大，形質転換を促進するため，γ 型 PPAR アゴニストは抗糖尿病薬にはなっても抗肥満薬にはならないという問題点も残される．

（3）骨粗鬆症に対するイソフラボンの機能性

閉経後の骨粗鬆症予防対策としてホルモン補充療法が行われているが，ホルモン依存性がんのリスクを上げるなどの副作用が問題となっている．前述のように，SERM は生殖器官には抗エストロゲン作用を示し，骨に対しては選択的にエストロゲンの欠落症状を緩和するものが理想的である．Ishimi ら[4]はゲニステイン投与により，卵巣摘出（OVX）骨粗鬆症モデルマウスの大腿骨の骨量減少は抑制されるが，その効果を示す用量では子宮重量および子宮内膜細胞には影響を及ぼさないと報告している．したがって，ゲニステインは，前項目でも言及したが，天然の SERM である可能性が高い．また骨粗鬆症の予防には運動による荷重が有効であり，OVX マウスにゲニステイン投与と運動（中等度）を併用することによる相乗効果も確認されている[32]．さらに，著者らは OVX マウスにおけるダイゼインの代謝産物であり，より強いエストロゲン様作用を示すエクオールの産生能がプレバイオティクスのフラクトオリゴ糖（FOS）摂取により促進されることを確認した．また，イソフラボンと FOS の併用摂取群の大腿骨骨量減少はとくに抑制されることが示唆された（図 11.4.2）[33]．その後，エクオール投与が子宮重量を増加させず，直接 OVX マウスの骨量減少を抑制し，SERM としての可能性も示唆された[5]．ヒト試験でもエクオールの尿中排泄量の多いグループが少ないグループより，閉経後の骨密度減少が緩和されたことが報告されている[6]．Wu ら[34]前述のマウスにおける運動とイソフラボンの併用摂取効果をヒト介入試験でも確かめ，閉経後女性でエクオール生産者はエクオール非産生者と比較して全身骨密度で減少が緩和され，腰椎骨密度ではプラスに転じることを報告している．

最近，骨代謝と脂質代謝の関連が話題となっているが，それは骨芽細胞と脂肪細胞の前駆細胞が同じ間葉系幹細胞であり，転写因子である Runx2 の刺激により骨芽細胞へ，PPAR-γ により脂肪細胞に変化するためである[35]．また，近年，HMG-CoA 還元酵素阻害剤であるスタチン系薬

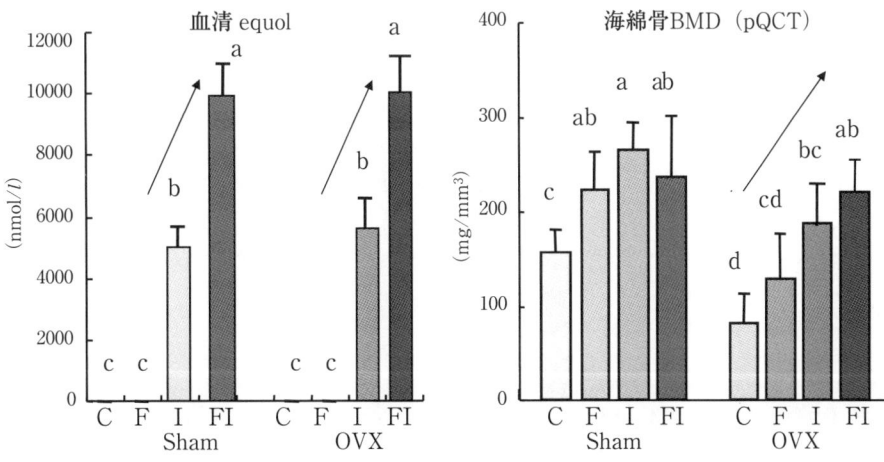

図 11.4.2 卵巣摘出（OVX）および偽手術マウスの血清エクオール濃度および骨密度（SMD）
C：対照群，F：フラクトオリゴ糖摂取群，I：イソフラボン配糖体摂取群，FI：F&I 併用摂取群
異なるアルファベット間で有意差あり（$p<0.05$）．

剤はコレステロールを低下させるが，骨形成を促進し骨吸収を抑制するとの報告もある[36]．著者ら[37]は柑橘系フラボノイドであるヘスペリジンのHMG-CoA還元酵素低下作用に注目し，OVXマウスにヘスペリジンを投与したところ，その骨量減少が抑制され，OVXにより増加した血清コレステロール濃度も低下することを確認した．イソフラボンも前述のように，HMG-CoA還元酵素阻害作用を有するのであれば，SERMとしての効果に加え，コレステロール合成阻害を介した骨量減少抑制作用も期待できる．実際，OVXマウスにエクオールを投与した実験においてもエクオールは体脂肪を低下させ，除脂肪体重を増加させるといった脂質代謝への関与も示された[5]．さらに，エクオールの骨量減少抑制作用についてはTNF-α（tumor necrosis factor-alpha）およびNF-κB（nuclear factor-kappa B）阻害が主要因であることも報告され[38]，近年のイソフラボンが関与する骨代謝変動における分子メカニズムの解明も進んでいる．ただし，イソフラボンも万能ではなく，胃切除（GX）モデル動物で引き起こされるミネラル吸収不全にイソフラボン単独投与は効果を示さず（FOS併用摂取では効果あり），GXによる骨形成不全を改善できなかった[39]．

11.4.4 イソフラボン代謝と腸内フローラ
a. イソフラボンの吸収経路

食品中のイソフラボンは，ほとんどが配糖体であり，その吸収には腸内細菌もしくは小腸微絨毛膜上に存在する酵素による糖鎖の切断が必要である．吸収部位はイソフラボン配糖体の場合，小腸下部もしくは大腸である（イソフラボンアグリコンは，胃からも吸収されるといわれている）．吸収後，ほとんどがグルクロン酸もしくは硫酸抱合体（一部メチル化体）で体内を循環し（腸肝循環），腸肝循環する間に一部が代謝産物へと変化する[1),15)]．抱合化を受ける部位は，吸収細胞もしくは肝臓であるが，フラボノイドの種類により異なることが報告されている[40]．イソフラボンはアグリコンのまま門脈を経て肝臓に送られた後，抱合化を受ける割合が高いことが示唆されている[40]．

b. イソフラボンの代謝を修飾する物質

イソフラボンの代謝速度は速く，その配糖体摂取72時間後には血中濃度がベースラインに戻るため（代謝産物の中には，さらに長いものもある）[41]，疾病予防効果を期待するためには継続摂取が望ましい．著者ら[43]は，腸内細菌叢を変化させイソフラボンの代謝を修飾する可能性のあるプレバイオティクスFOSに着目した．FOSは小腸では消化吸収されず，大腸まで到達した後，大腸内細菌によって資化されて有機酸を産生する[42]．また，ビフィズス菌などをはじめとする有用菌の増殖と，それに伴う腸内フローラの改善に役立つことでも知られている[42]．筆者ら[43]は，幼若ラットにFOSを摂取させ，イソフラボン配糖体を胃内単回投与し，投与後の血中および尿中ダイゼインおよびゲニステイン濃度の経時変化を観察した．その結果，FOSはイソフラボンの腸肝循環を促進し，体内の滞留時間を延長する可能性をもつことが示唆された．また，イソフラボン投与マウスにFOSを併用摂取させたところ，ダイゼインからエクオールの産生能が増加し，その血中濃度上昇がみられた[33]．そのとき，盲腸のβ-グルコシダーゼ glucosidase 活性はFOS摂取で高値を示したことから，まず，吸収時のイソフラボン糖鎖の切断がFOS摂取により促進され，その後のダイゼインからエクオールへの代謝も促進される可能性が示唆された[33]．しかし，ヒトの糞由来の腸内細菌を用いた in vitro の実験では，FOSは逆にダイゼインからのエクオール産生を低下させるという報告[44]もあり，in vitro と in vivo の違い，動物種差による生体応答の違いなどをさらに検討する必要がある．

c. 注目されるダイゼイン代謝産物，エクオールと O-DMA（図 11.4.3）

イソフラボンは前述のように立体構造がエストロゲンに類似しており，とくにゲニステインはERβへの親和性が高い[45]．ダイゼインの代謝産物であるエクオールは，ダイゼインよりもERへ

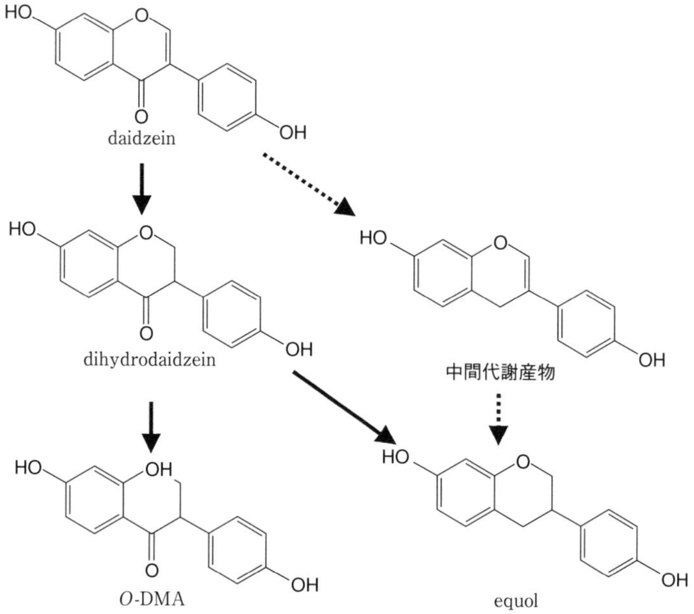

図11.4.3 ダイゼインの代謝の一例

の親和性が高く，エストロゲン作用が強い[46]．表11.4.1に示すように，ゲニステインとの比較ではERとの親和性は低いが，転写後の活性が高くなる可能性が示されている[47]．疫学的見地からも，エクオールには，乳がん，前立腺がんもしくは骨粗鬆症予防効果が期待されている[6]．エクオールは1932年に妊娠馬尿中から発見されたため，equine（馬のような）を語源とする[48]．イソフラボンの代謝には，各個人の腸内細菌叢が影響し，とくにエクオールについては産生能が高い者と低い者とに分かれる[49),50]．日本人の場合，その割合は，ある集団をとりあげると，おおよそ半々となり，欧米人では産生できる者が約3割ほどに低下する[50),51]．ダイゼインのもう1つの代謝産物であるO-デスメチルアンゴレンシン（O-desmethylangolemsin：O-DMA）は，80〜90％のヒトが代謝できるといわれている[52]．ラットやマウスでは，ヒトほど腸内細菌叢に個体差はみられないためか，ダイゼインからのエクオールやO-DMAの産生能が高いが，O-DMAよりもエクオールに代謝する割合が高い[51]．また，一般的にエクオールとO-DMAでは，その産生菌が異なるといわれている[51]．エクオールでは，マウスの種差による産生能の違いとともに骨に対する感受性の違

表11.4.1 Mutyalaらによる植物エストロゲンのヒトエストロゲンレセプター（hERα, hERβ）への相対親和性と転写活性[45]

リガンド	相対親和性		β/α	転写活性 EC$_{50}$ (nM)		β/α
	hERα	hERβ		hERα	hERβ	
エストラジオール	100	100	1	0.021	0.11	0.19
ダイゼイン	0.0010	0.0040	4	250	100	2.5
ゲニステイン	0.0017	7.4	440	80	6.6	12
（±）エクオール	0.20	1.60	8	200	74	2.7
R（+）エクオール	0.40	0.30	0.7	66	330	0.2
S（-）エクオール	0.10	3.20	32	85	65	1.3

いも論じられている[52]．現在，多くの研究者がエクオール産生菌のスクリーニングを行っているが，安定したエクオール産生が可能な菌叢の同定はむずかしく，1種類ではなく，4種の菌の集合体で可能とした報告もある[44]．また，腸内フローラ以外の水素ガスや短鎖脂肪酸の関与も推察されている[43]．エクオールは，現在，その鏡像異性体（C環の3位にキラルセンターをもつ）（図11.4.4）による効果の差異が認められ[46),53)]，ERへの親和性にエクオールはR体，S体，両者が混合したラセミ体で異なることが報告されている[46),54)]．Setchellら[54]はヒト血漿，尿中に検出されるエクオールはS体のみで，ER-βへの親和性は，S体がR体よりも明らかに高いことを報告している．ダイゼインからエクオールへの代謝は食事因子にも影響を受けると考えられているが，報告によって矛盾がある[50]．たとえば，日本人では尿中エクオール排泄量と脂質，肉，コーヒーの摂取との正の相関があり[55]，西洋人では，エクオール生産者は非生産者に比べ，低脂肪，低エネルギーで，糖質の摂取が高い[50]．しかし，白人男性では，長期間にわたるダイズと肉摂取がエクオール産生に影響するとした報告もある[56]．また，ほかの横断研究では，エクオール産生者で食物繊維の摂取が高いとした報告もあり，大変複雑である[57]．エクオールとO-DMAの産生者すなわちフェノタイプ（表現系）は遺伝的因子にも大きく作用するといわれ[58]，今後，これらを解明していくためにさらなる検討が必要とされる．

11.4.5 疫学研究が示すイソフラボンの機能性と安全性

Adlercreutzのグループは，ホルモン依存性がんの発症率が，欧米人に比べ東洋人で低い一因として，ダイズ（イソフラボン）の摂取量の違いを指摘し，それを疫学的に証明し，バイオマーカーとしてのイソフラボンの簡易測定法を開発した[1),15),58)-61)]．乳がんとイソフラボンを含めた大豆製品関連の疫学研究は数多いが，閉経前後の女性では食事調査により豆腐や味噌汁の摂取量が多い場合，乳がん罹患率が下がるという報告と効果がないという報告が混在している．しかし，中国で行われた約3000人の大規模試験によると，思春期より大豆摂取が高い女子の場合には，摂取量に依存して乳がんの発症リスクが低減することを示唆している[63]．したがって，若年期からの長期にわたる大豆摂取は乳がん予防に有効である可能性が高いといえる．また，バイオマーカーを用いた報告では，乳がん患者の尿中イソフラボンおよびその代謝産物の濃度が低く，エクオール排泄者では乳がんの罹患リスクが減少するというある程度一致した見解が得られている[1),64),65)]．厚生労働省多目的コホート研究（前向きコホート研究）で，Yamamotoら[66]は，1990年に40～59歳であった

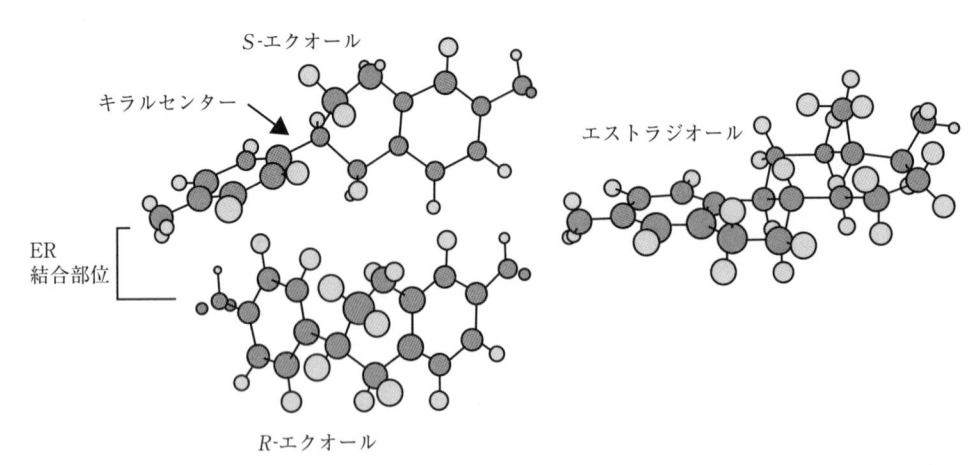

図 11.4.4 エストラジオールと比較したエクオール鏡像異性体（S, R）化学構造の分子モデル[53]

女性21852人を対象に10年間の追跡調査を行い，179人が乳がんに罹患したことを確認した．さらに，1990年の質問票で味噌汁とイソフラボン（味噌汁と大豆製品より計算）の摂取量が高ければ高いほど乳がんの発症率が減少することを報告している[65]．またそれは，閉経後の女性でより顕著にみられたとしている．しかし，2006年のCassidyらのレビューによると[67]，これらの研究は閉経後女性のみによるものではなく，閉経前も混在しており，閉経後，とくに疾病に対してハイリスクの女性の介入試験を行い，明らかな効果を確認する必要があるとしている．また，循環器疾患については，イソフラボン単独よりも大豆製品もしくは分離大豆タンパクのほうに予防効果が期待できるとしており，更年期障害の症状に対しては大豆製品およびイソフラボンによる緩和効果があるとしている．骨粗鬆症に対しての効果は示唆されているものの，確定的な結論は出ておらず，今後のさらに科学的根拠となるデータ集積の必要性を示唆している．一方，安全性に関しては，2006年，内閣府・食品安全委員会のイソフラボンに対する安全性評価の結果が公となった．委員会ではイソフラボンの安全な1日摂取目安量の上限値は以下の①および②より，アグリコンとして70〜75 mgとした．①平成14年度国民栄養調査から試算したアグリコン70 mg（摂取量95パーセンタイル値），②イタリアの閉経後女性を対象とした試験[68]で，大豆イソフラボン錠剤150 mg/日を5年間摂取後の子宮内膜増殖症の発症によりアグリコン150 mg/日を健康被害の発現が懸念される「影響量」とし，摂取目安量は，その2分の1の75 mgとする．さらに，特定保健用食品としてのイソフラボン1日上乗せ摂取量の上限値は，閉経前女性の血清エストラジオール（E_2）濃度の低下と月経周期の延長がみられる57.3 mgの約2分の1のアグリコン30 mgとした．また，妊婦，胎児，乳幼児および小児にはこの上乗せ量は推奨できないとした．過剰摂取懸念は重要視されなければならないが，1日摂取目安量の上限値は，臨床データとしてはイタリアの，それも錠剤摂取のデータのみを用いて決められた．機能性食品の機能性を裏づける科学的根拠とともに，その安全性の科学的根拠のデータも年代，人種差，イソフラボンに対する感受性を含めた遺伝子背景などを考慮し，さらに集積されなければならない．

（上原万里子）

参 考 文 献

1) Adlercreutz, H. and Mazur, W.: *Ann. Med.*, **29**, 95-120, 1997.
2) Messina, M.: Phytoestrogen and Health (Sarwar, G. and Anderson, J. J. B., ed.), pp.1-31, AOCS Press, 2002.
3) Jordan, V. C.: *Cancer Cell*, **5**, 207-213, 2004.
4) Ishimi, Y., Miyaura, C., Ohmura, M, Onoe, Y., Sato, T., Uchiyama, Y., Ito, M., Wang, X., Suda, T. and Ikegami, S.: *Endocrinology*, **140**, 1893-1900, 1999.
5) Fujioka, M., Uehara, M., Wu, J., Adlercreutz, H., Suzuki, K., Kanazawa, K., Takeda, K., Yamada, K. and Ishimi, Y.: *J. Nutr.*, **134**, 2623-2627, 2004.
6) Setchell, K. D., Brown, N. M. and Lydeking-Olsen, E.: *J. Nutr.*, **132**, 3577-3584, 2002.
7) Lund, T. D., Munson, D. J., Haldy, M. E., Setchell, K. D., Lephart, E. D. and Handa, R. J.: *Biol. Reprod.*, **70**, 1188-1195, 2004.
8) Bors, W., Heller, W., Michel, C. and Saran, M.: *Methods Enzymol.*, **186**, 343-381, 1990.
9) Rufer, C. E. and Kulling, S. E.: *J. Agric. Food Chem.*, **54**, 2926-2931, 2006.
10) Naderi, G. A, Asgary, S., Sarraf-Zadegan, N. and Shirvany, H.: *Mol. Cell. Biochem.*, **246**, 193-196, 2003.
11) Turner, R., Baron, T., Wolffram, S., Minihane, A. M., Cassidy, A., Rimbach, G. and Weinberg, P. D.: *Free Radic. Res.*, **38**, 209-216, 2004.
12) Fang, Y. C., Chen, B. H., Huang, R. F. and Lu, Y. F.: *J. Nutr. Biochem.*, **15**, 142-148, 2004.
13) Tikkanen, M. J., Wahala, K., Ojala, S., Vihma, V and Adlercreutz, H.: *Proc. Natl. Acad. Sci.*, **95** 3106-3110, 1998.
14) Wiseman, H., O'Reilly, J. D., Adlercreutz, H., Mallet, A. I., Bowey, E. A., Rowland, I. R. and Sanders, T. A.: *Am. J. Clin. Nutr.*, **72**, 395-400, 2000.
15) Adlercreutz, H.: *Lancet Oncol.*, **3**, 364-373, 2002.
16) Loukovaara, M., Carson, M., Palotie, A. and Adlercreutz, H.: *Steroids*, **60**, 656-61, 1995.
17) Evans, B. A., Griffiths, K. and Morton, M. S.: *J.*

Endocrinol., **147**, 295-302, 1995
18) Akiyama, T., Ishida, J., Nakagawa, S., Ogawara, H., Watanabe, S., Itoh, N., Shibuya, M. and Fukami, Y. : *J. Biol. Chem.*, **262**, 5592-5595, 1987.
19) McCabe, M. J. and Jr. Orrenius, S. : *Biochem. Biophys. Res. Commun.*, **194**, 944-950, 1993.
20) Fotsis, T., Pepper, M, Adlercreutz, H., Fleischmann, G., Hase, T., Montesano, R. and Schweigerer, L. : *Proc. Natl. Acad. Sci.*, **90**, 2690-2694, 1993.
21) Cui, H. B., Na, X. L., Song, D. F. and Liu, Y. : *World J. Gastroenterol.*, **11**, 69-72, 2005.
22) Lian, F., Li, Y., Bhuiyan, M. and Sarkar, F. H. : *Nutr. Cancer*, **33**, 125-31, 1999.
23) Sharp, G. B., Lagarde, F., Mizuno, T., Sauvaget, C., Fukuhara, T., Allen, N., Suzuki, G. and Tokuoka, S. : *Int. J. Cancer*, **115**, 290-295, 2005.
24) Clair, R. S. and Anthony, M. : *Handb. Exp. Pharmacol.*, **170**, 301-323, 2005.
25) McVeigh, B. L., Dillingham, B. L., Lampe, J. W. and Duncan, A. M. : *Am. J. Clin. Nutr.*, **83**, 244-251, 2006.
26) Sung, J. H., Lee, S. J., Park, K. H. and Moon, T. W. : *Biosci. Biotechnol. Biochem.*, **68**, 428-432, 2004.
27) Sung, J. H., Choi, S. J., Lee, S. W., Park, K. H. and Moon, T. W. : *Biosci. Biotechnol. Biochem.*, **68**, 1051-1058, 2004.
28) Mullen, E., Brown, R. M., Osborne, T. F. and Shay, N. F. : *J. Nutr.*, **134**, 2942-2947, 2004.
29) Yamauchi, T., Kamon, J., Waki, H., Terauchi, Y., Kubota, N., Hara, K., Mori, Y., Ide, T., Murakami, K., Tsuboyama-Kasaoka, N., Ezaki, O., Akanuma, Y., Gavrilova, O., Vinson, C., Reitman, M. L., Kagechika, H., Shudo, K., Yoda, M., Nakano, Y., Tobe, K., Nagai, R., Kimura, S., Tomita, M., Froguel, P. and Kadowaki, T. : *Nat. Med.*, **7**, 941-946, 2001.
30) Yamauchi, T., Kamon, J., Minokoshi, Y., Ito, Y., Waki, H., Uchida, S., Yamashita, S., Noda, M., Kita, S., Ueki, K., Eto, K., Akanuma, Y., Froguel, P., Foufelle, F., Ferre, P., Carling, D., Kimura, S., Nagai, R., Kahn, B. B. and Kadowaki, T. : *Nat. Med.*, **8**, 1288-1295, 2002.
31) Shen, P., Liu, M. H., Ng, T. Y., Chan, Y. H. and Yong, E. L. : *J. Nutr.*, **136**, 899-905, 2006.
32) Wu, J., Wang, X. X., Takasaki, M., Ohta, A., Higuchi, M. and Ishimi, Y. : *J. Bone Miner. Res.*, **16**, 1829-1836, 2001.
33) Ohta, A., Uehara, M., Sakai, K., Takasaki, M., Adlercreutz, H., Morohashi, T. and Ishimi, Y. : *J. Nutr.*, **132**, 2048-2054, 2001.
34) Wu, J., Oka, J., Higuchi, M., Tabata, I., Toda, T., Fujioka, M., Fuku, N., Teramoto, T., Okuhira, T., Ueno, T., Uchiyama, S., Urata, K., Yamada, K. and Ishimi, Y. : *Metabolism*, **55**, 423-433, 2006.
35) Kawaguchi, H., Akune, T., Yamaguchi, M., Ohba, S., Ogata, N., Chung, U. I., Kubota, N., Terauchi, Y., Kadowaki, T. and Nakamura, K : *J. Bone Miner. Metab.*, **23**, 275-279, 2005.
36) Mundy, G. R. : *Bone*, **29**, 495-497, 2001.
37) Chiba, H., Uehara, M., Wu, J., Wang, X., Masuyama, R., Suzuki, K., Kanazawa, K. and Ishimi, Y. : *J. Nutr.*, **133**, 1892-1897, 2003.
38) Kang, J. S., Yoon, Y. D., Han, M. H., Han, S. B., Lee, K., Kang, M. R., Moon, E. Y., Jeon, Y. J., Park, S. K., Kim, H. M. : *Biochem. Pharmacol.*, **71**, 136-143, 2005.
39) Uehara, M., Ohta, A., Ishimi, Y., Adlercreutz, H., Watanabe, S., Suzuki, K. : *J. Nutr.*, **132**, 616 S-617 S, 2002.
40) Murota, K., Shimizu, S., Miyamoto, S., Izumi, T., Obata, A., Kikuchi, M. and Terao, J. : *J. Nutr.*, **132**, 1956-1961, 2002.
41) Watanabe, S., Yamaguchi, M., Sobue, T., Takahashi, T., Miura, T., Arai, Y., Mazur, W., Wahala, K. and Adlercreutz, H. : *J. Nutr.*, **128**, 1710-1715, 1998.
42) Hidaka, H., Hirayama, M., Tokunaga, T. and Eida, T. : *Adv. Exp. Med. Biol.*, **270**, 105-117, 1990.
43) Uehara, M., Ohta, A., Sakai, K., Suzuki, K., Watanabe, S. and Adlercreutz, H. : *J. Nutr.*, **131**, 787-795, 2001.
44) Decroos, K., Vanhemmens, S., Cattoir, S., Boon, N. and Verstraete, W. : *Arch. Microbiol.*, **183**, 45-55, 2005.
45) Kuiper, G. G., Lemmen, J. G., Carlsson, B., Corton, J. C., Safe, S. H., van der Saag, P. T., van der Burg, B. and Gustafsson, J. A. : *Endocrinology.*, **139**, 4252-4263, 1998.
46) Muthyala, R. S., Ju, Y. H., Sheng, S., Williams, L. D., Doerge, D. R., Katzenellenbogen, B. S., Helferich, W. G. and Katzenellenbogen, J. A. : *Bioorg. Med. Chem.*, **12**, 1559-1567, 2004.
47) Breinholt, V. and Larsen, J. C. : *Chem. Res. Toxicol.*, **11**, 622-629, 1998.
48) Marrian, G. and Haslewood, G. : *Biiochem. J.*, **26**, 1227-1232, 1932.
49) Lampe, J. W., Karr, S. C., Hutchins, A. M. and Slavin, J. L. : *Proc. Soc. Exp Biol Med.*, **217**, 335-339, 1998.
50) Rowland, I. R., Wiseman, H., Sanders, T. A., Adlercreutz, H. and Bowey, E. A. : *Nutr. Cancer*, **36**, 27-32, 2000.

51) Atkinson, C., Frankenfeld, C. L., Lampe, J. W.: *Exp. Biol. Med.*, **230**, 155-170, 2005.
52) Ward, W. E., Kim, S., Chan, D. and Fonseca, D.: *J. Nutr. Biochem.*, **16**, 743-749, 2005.
53) Wang, X. L., Hur, H. G., Lee, J. H., Kim, K. T. and Kim, S. I.: *Appl. Environ. Microbiol.*, **71**, 214-219, 2005.
54) Setchell, K. D., Clerici, C., Lephart, E. D., Cole, S. J., Heenan, C., Castellani, D., Wolfe, B. E., Nechemias-Zimmer, L., Brown, N. M., Lund, T. D., Handa, R. J. and Heubi, J. E.: *Am. J. Clin. Nutr.*, **81**, 1072-1079, 2005.
55) Ozasa, K., Nakao, M., Watanabe, Y., Hayashi, K., Miki, T., Mikami, K., Mori, M., Sakauchi, F., Washio, M., Ito, Y., Suzuki, K., Kubo, T., Wakai, K., Tamakoshi, A. and JACC Study Group: *J. Epidemiol.*, **15** (Suppl 2), S 196-202, 2005.
56) Hedlund, T. E., Maroni, P. D., Ferucci, P. G., Dayton, R., Barnes, S., Jones, K., Moore, R., Ogden, L. G., Wahala, K., Sackett, H. M. and Gray, K. J.: *J. Nutr.*, **135**, 1400-1406, 2005.
57) Lampe, J. W., Karr, S. C., Hutchins, A. M. and Slavin, J. L.: *Proc. Soc. Exp. Biol. Med.*, **217**, 335-339, 1998.
58) Wang, G. J., Lapcik, O., Hampl, R., Uehara, M., Al-Maharik, N., Stumpf, K., Mikola, H., Wahala, K. and Adlercreutz, H.: *Steroids.*, **65**, 339-348, 2000.
59) Uehara, M., Lapčík, O., Hampl, R., Al-Maharik, N., Makelä, T., Wähälä, K., Mikola, H. and Adlercreutz, H.: *J. Steroid Biochem. Mol. Biol.*, **72**, 273-282, 2000.
60) Uehara, M.: phytoestrogens and Health (Sarwar, G. and Anderson, J. B., ed.), pp.178-195, AOCS press, 2002.
61) L'homme, R., Brouwers, E., Al-Maharik, N., Lapcik, O., Hampl, R., Mikola, H., Wahala, K. and Adlercreutz, H.: *J. Steroid Biochem. Mol. Biol.*, **81**, 353-361, 2002.
62) Brouwers, E., L'homme, R., Al-Maharik, N., Lapcik, O., Hampl, R., Wahala, K., Mikola, H. and Adlercreutz, H.: *J. Steroid Biochem. Mol. Biol.*, **84**, 577-588, 2003.
63) Shu, X. O., Jin, F., Dai, Q., Wen, W., Potter, J. D., Kushi, L. H., Ruan, Z., Gao, Y. T. and Zheng, W.: *Cancer Epidemiol. Biomarkers. Prev.*, **10**, 483-488, 2001.
64) Ingram, D., Sanders, K., Kolybaba, M. and Lopez, D.: *Lancet*, **350**, 990-994, 1997.
65) Duncan, A. M., Merz-Demlow, B. E., Xu, X., Phipps, W. R. and Kurzer, M. S.: *Cancer Epidemiol. Biomarkers Prev.*, **9**, 581-586, 2000.
66) Yamamoto, S., Sobue, T., Kobayashi, M., Sasaki, S., Tsugane, S. and JPHC Group: *J. Natl. Cancer Inst.*, **95**, 906-913, 2003.
67) Cassidy, A., Albertazzi, P., Lise Nielsen, I., Hall, W., Williamson, G., Tetens, I., Atkins, S., Cross, H., Manios, Y., Wolk, A., Steiner, C. and Branca, F.: *Proc. Nutr. Soc.*, **65**, 76-92, 2006.
68) Unfer, V, Casini, M. L., Costabile, L., Mignosa, M., Gerli, S. and Di Renzo, G. C.: *Fertil. Steril.* **82**, 145-148 (quiz 265), 2004, Comment in: **83**, 256-257 (author reply 257), 2005.

11.5 フラバノン

フラボノイドの中で，図11.1.1に示したように，C環の2，3位が飽和結合のものをフラバノン類と総称する．カテキン類もフラバノンの仲間である．ほかのフラボノイドと大きく異なる特徴は，2，3位の飽和結合のために，立体化学構造が球形に近い点である．フラバノン類は柑橘類に特異的に含まれている．頻繁に現れるフラバノンの名称を表11.5.1に，柑橘類の含有量をKawaiiらの分析結果[2]にもとづいて表11.5.2に示した．フラバノン類は通常配糖体として存在し，その吸収と体内動態はフラボン・フラボノール類とほぼ同じと考えられている．たとえば，オレンジジュースにはナリンギンやヘスペリジンが含まれるが，飲用するとナリンギンはナリンゲニンに加水分解された後に抱合体となり，その体内濃度は0.6 μM で，ヘスペリジンは配糖体のまま吸収されて抱合体となり，その体内濃度は2.2 μM で，体内半減期は1.3～2.2時間と報告されている[1]．

11.5.1 フラバノン類の機能性

フラバノン類の中で顕著な抗酸化効果を示すのは，B環がカテコール構造のエリオジクチオール

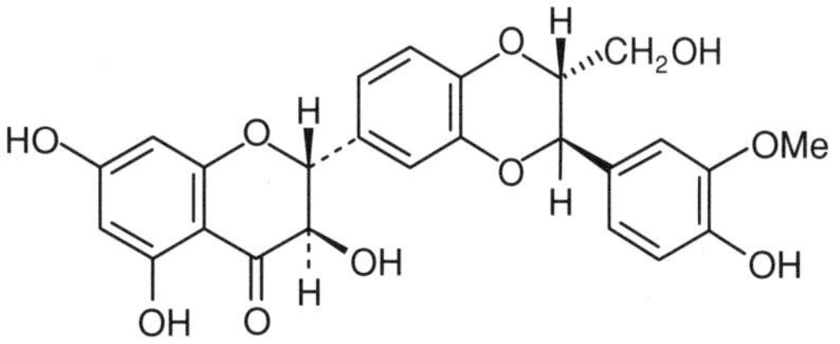

図11.5.1 シリマリンの1つのシリビニン

表 11.5.1 日常食品に頻繁に含まれるフラバノン類

名称（英名）	置換基*
エリオジクチオール（eridictyol）	5, 7, 3', 4'-OH
エリオシトリン（eriocitrin）	エリオジクチオール-7-O-ルチノース
ナリンゲニン（naringenin）	5, 7, 4'-OH
ナリンギン（naringin）	ナリンゲニン-7-O-ルチノース
ヘスペレチン（hesperetin）	5, 7, 3'-OH, 4'-OCH_3
ヘスペリジン（hesperidin）	ヘスペレチン-7-O-ルチノース
タキシフォリン（taxifolin）	3, 5, 7, 3', 4'-OH

* 数値は置換基の位置（図 11.1.1 参照）。"O"は水酸基を介して，"C"はアグリコンに直接糖が結合していることを意味する．

表 11.5.2 柑橘類のフラボノイド含量（Kawaii ら[2]の結果を改変）

	可食部を乾燥させ，その 100 mg 中の μg*
ベルガモットオレンジ	配糖体類（エリオジクチオール 692，ナリンゲニン 619，ヘスペレチン 550，アピゲニン 129，ジオスメチン 45，イソサクラネチン 222，ケルセチン 5.4），メトキシフラボン類 0.8
レモン	配糖体類（エリオジクチオール 245，ヘスペレチン 358，ジオスメチン 73，ケルセチン 23），メトキシフラボン類 0.3
ブンタン	ケルセチン 0.3，タキソフォリン 8.1，配糖体類（エリオジクチオール 15，ナリンゲニン 397，ヘスペレチン 8.5，アピゲニン 25，イソサクラネチン 9.3），メトキシフラボン類 0.8
グレープフルーツ（赤）	タキシフォリン 1.7，配糖体類（エリオジクチオール 12，ナリンゲニン 1428，ヘスペレチン 95，アピゲニン 9.1，イソサクラネチン 99），メトキシフラボン類 0.8
グレープフルーツ	タキシフォリン 3.8，配糖体類（エリオジクチオール 4.7，ナリンゲニン 1959，ヘスペレチン 93，アピゲニン 13，イソサクラネチン 90），メトキシフラボン類 0.6
ハッサク	配糖体類（エリオジクチオール 11，ナリンゲニン 236，ヘスペレチン 101，アピゲニン 9.9，イソサクラネチン 7.1），メトキシフラボン類 1.0
夏ミカン	タキシフォリン 8.1，配糖体類（エリオジクチオール 13，ナリンゲニン 698，ヘスペレチン 151，アピゲニン 34，イソサクラネチン 15），メトキシフラボン類 2.4
サンボウカン	配糖体類（エリオジクチオール 75，ナリンゲニン 507，ヘスペレチン 189，イソサクラネチン 1.1），メトキシフラボン類 4.1
ダイダイ	配糖体類（エリオジクチオール 344，ナリンゲニン 389，ヘスペレチン 335，アピゲニン 27，ジオスメチン 5.7，イソサクラネチン 22），メトキシフラボン類 2.2
バレンシアオレンジ	配糖体類（エリオジクチオール 6.9，ナリンゲニン 76，ヘスペレチン 698，イソサクラネチン 10，ケルセチン 3.5），メトキシフラボン類 6.2
イヨカン	ケルセチン 1.3，配糖体類（エリオジクチオール 7.9，ナリンゲニン 251，ヘスペレチン 406，イソサクラネチン 7.7），メトキシフラボン類 3.9
ユズ	タキシフォリン 0.9，配糖体類（エリオジクチオール 6.2，ナリンゲニン 471，ヘスペレチン 159，イソサクラネチン 6.6，ケルセチン 8.1），メトキシフラボン類 0.3
スダチ	タキシフォリン 0.8，配糖体類（エリオジクチオール 230，ナリンゲニン 368，ヘスペレチン 383，ジオスメチン 7.9，イソサクラネチン 2），メトキシフラボン類 0.5
カボス	タキシフォリン 1，配糖体類（エリオジクチオール 9.8，ナリンゲニン 120，ヘスペレチン 89，イソサクラネチン 1），メトキシフラボン類 1.9
クネンボ	ケルセチン 0.3，タキシフォリン 0.8，配糖体類（エリオジクチオール 26，ナリンゲニン 634，ヘスペレチン 588，アピゲニン 15，ジオスメチン 13，イソサクラネチン 23，ケルセチン 12），メトキシフラボン類 4.2

温州ミカン	ケルセチン 2, 配糖体類（エリオジクチオール 17, ナリンゲニン 61, ヘスペレチン 1596, ジオスメチン 4.1, イソサクラネチン 35），メトキシフラボン類 13
ポンカン	ルテオリン 0.2, 配糖体類（エリオジクチオール 3, ナリンゲニン 148, ヘスペレチン 1199, イソサクラネチン 33），メトキシフラボン類 22
タンジェリン	ルテオリン 0.4, ケルセチン 1.5, ナリンゲニン 0.2, 配糖体類（エリオジクチオール 8.6, ナリンゲニン 192, ヘスペレチン 1513, アピゲニン 38, イソサクラネチン 21），メトキシフラボン類 6.1
タチバナ	配糖体類（エリオジクチオール 19, ナリンゲニン 39, ヘスペレチン 629, ジオスメチン 12, イソサクラネチン 6），メトキシフラボン類 79
紀州ミカン	ケルセチン 0.8～1.5, 配糖体類（エリオジクチオール 3.2～12, ナリンゲニン 27～167, ヘスペレチン 409～1319, アピゲニン<14, ジオスメチン 8～26, イソサクラネチン 3.2～14, ケルセチン<13），メトキシフラボン類 1～19
マルキンカン	ルテオリン 8.7, ケンフェロール 20, ケルセチン 8.3, タキシフォリン 0.9：配糖体類（エリオジクチオール 1.5, ナリンゲニン 460, ヘスペレチン 9.3, アピゲニン 19, イソサクラネチン 7.1：ケルセチン 34），メトキシフラボン類 0.2
カラタチ	ケンフェロール 8.8, ケルセチン 4.6, 配糖体類（エリオジクチオール 23, ナリンゲニン 144, アピゲニン 24, ジオスメチン配 8.9, イソサクラネチン 330）：メトキシフラボン類 0.7

* タキシフォリンは 3,5,7,3',4'-OH フラバノール．ジオスメチンは 5,7,3'-OH, 4'-OCH$_3$ フラボン．イソサクラネチンは 5,7,-OH, 4'-OCH$_3$ フラバノン．また，メトキシフラボン類とは，5,6,7,3',4'-OCH$_3$ フラボン（シネンセチン），5,6,7,8,3',4'-OCH$_3$ フラボン（ノビレチン），5,6,7,8,4'-OCH$_3$ フラボン（タンゲレチン），3-OH, 5,6,7,8,3',4'-OCH$_3$ フラボン（ナツダイダイン），3,5,6,7,8,3',4'-OCH$_3$ フラボンである．
また，配糖体類については，そのアグリコン名を（ ）内に示した．

とタキシフォリンである．エリオジクチオールやその配糖体のエリオシトリンの抗酸化能は動物などでも確認されている[3]．

ヘスペリジンは，骨粗鬆症を予防すると報告されている[4]．骨形成にはカルシウムとマグネシウムが 2：1 の比率で必要であるが，ラットを低マグネシウム餌で飼育すると大腿骨などの骨密度が低下する．この餌にヘスペリジンを添加すると，骨密度はほぼ正常に回復した．この作用機構は，イソフラボンとは異なり，HMG-CoA 還元酵素活性を阻害することで骨形成を促進することによると考えられている．HMG-CoA 還元酵素はコレステロール合成の鍵酵素でもあるので，コレステロール低下も期待される．

特殊なフラバノンとして，ヨーロッパで古くから民間薬として利用されていたオオアザミの乳汁に含まれるシリマリン類がある．その 1 つのシリビニン（silibinin）の化学構造を図 11.5.1 に示した．シリマリン類はがん細胞に，サイクリン D と CDK 4 複合体の活性を阻害する Cip ファミリータンパクと Kip ファミリータンパク質を誘導し（11.3.3.e. 参照），細胞増殖を抑えると報告されている[5]．

ナリンギンやヘスペリジンは，がん細胞の転移も抑えるという報告があるが，まだ十分な証拠は得られていない．

11.5.2 循環器疾患予防

ヘスペリジンやエリオシトリンは，かつてビタミン様成分の 1 つとして，ビタミン P と呼ばれていた．ビタミンの定義に当てはまらないので，現在はこの呼称は使われないが，毛細血管の抗抵抗力を低下させる作用や，血漿タンパク質の透過性を抑えるといわれている．

11.5.3 薬理効果

医薬を服用していたヒトがグレープフルーツを食べて薬害が現れたというニュースがトピックス

になったことがある．医薬が効きすぎたための事故である．この医薬は，ヒト体内では通常は薬物代謝系の第1相酵素のCYP3Aで酸化されて活性を失うが，CYP3Aの活性がグレープフルーツの成分で阻害されていたと報告された．阻害成分はナリンギンと推定されたが，その後の研究から，ナリンギンとフラノクマリン類が関与していると報告されている[6]．

（金沢和樹）

11.6　カテキン

自然界に存在するカテキン類は図11.6.1と表11.6.1に示した8種類である．このうちの4種類が3位のガレートエステルである（ガレートエステルの略記は小文字のgで表記する）．カテキン類は，フラボノイドの中で例外的に，アグリコンの形態で食品に含まれている．しかし，カテキン類を含む食品の種類は少ない．特異的に多く含むのは茶（$Camellia\ sinensis$ L.）である．市販茶葉100 gあたりの含量の1例を表11.6.2に示したが，緑茶の煎茶がカテキン類とケルセチンなどのフラボノイドをもっとも多く含み，一時期光を遮って栽培する玉露はそれよりも少ない[3]．緑茶をウーロン茶，紅茶のように発酵させると，発酵が進むほどカテキンが重合してテアフラビンとなる．カテキン類やテアフラビン類は，15倍容の85℃の湯で淹れると，約60%が浸出する．

「宵越しのお茶（緑茶）を飲むな」といういい伝えがある．カテキンが酸化重合して有害なタンニンに変わっているというのが理由である．この場合の重合物はテアフラビンとは異なる．タンニンは広義にポリフェノール類すべてを指したこともあるが，現在は不正確な名称なのであまり使われない．狭義には，ガレート（没食子酸）やエラグ酸をタンニン酸ということがあり，その重合物をタンニンと称することもある．カテキン類はガレート基をもち，酸化重合しやすいので，その重合物を便宜上タンニンと称した．

カテキン類を含むほかの食品にカカオがある．カカオは可食部100 gあたり，Cを89 mg，GCを8260 mg，ECを99 mg，EGCを157 mg含んでいる．しかし，製品のチョコレートではCがおおよそ11 mg/100 gとECが50 mg/100 gである．リンゴの果皮，アプリコット，ソラマメ，グズベリー，ブドウ，イチゴ，サクランボなどもカテキン類を少量含んでいる．

カテキン類の機能性
a. 抗酸化能

カテキン類はいずれもカテコール構造あるいはガレート構造を有するので顕著な抗酸化能を示す．抗酸化能の強さの順は，カテキン8種類を混合して活性酸素に曝すと，EGCg＞GCg＞EGC＞GC＞ECg＞Cg＞EC＞Cの順番で分解するので，

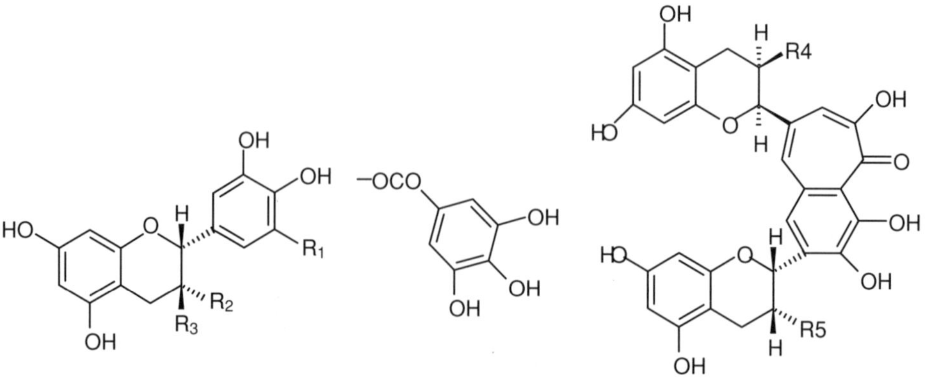

カテキンの基本化学構造　　　ガレート基　　　テアフラビンの基本化学構造

図11.6.1　カテキン類の化学構造

11. ポリフェノール

表 11.6.1 カテキンとテアフラビンの種類

名称（英名）（一般的略語）	置換基*
カテキン（catechin）（C）	R_1=H, R_2=H, R_3=OH
ガロカテキン（gallocatechin）（GC）	R_1=OH, R_2=H, R_3=OH
カテキンガレート（catechin gallate）（Cg）	R_1=H, R_2=H, R_3=ガレート
ガロカテキンガレート（gallocatechin gallate）（GCg）	R_1=OH, R_2=H, R_3=ガレート
エピカテキン（epicatechin）（EC）	R_1=H, R_2=OH, R_3=H
エピガロカテキン（epigallocatechin）（EGC）	R_1=OH, R_2=OH, R_3=ガレート
エピカテキンガレート（epicatechin gallate）（ECg）	R_1=H, R_2=ガレート, R_3=H
エピガロカテキンガレート（epigallocatechin gallate）（EGCg）	R_1=OH, R_2=ガレート, R_3=H
テアフラビン（theaflavine）	R_4=OH, R_5=OH
テアフラビン-3-ガレート（theaflavin-3-gallate）	R_4=ガレート, R_5=OH
テアフラビン-3'-ガレート（theaflavin-3'-gallate）	R_4=OH, R_5=ガレート
テアフラビン-3,3'-ジガレート（theaflavin-3,3'-gallate）	R_4=ガレート, R_5=ガレート

* R1-R5 は図 11.6.1 の置換基の種類を参照.

表 11.6.2 茶葉のポリフェノール含量*

	緑茶		ウーロン茶	紅茶
	玉露	煎茶		
C	872	278	207	158
GC	227	1460	999	ud
Cg	32	ud	45	115
GCg	447	375	297	271
EC	2360	5800	665	2010
EGC	8060	17900	4910	919
ECg	1400	2350	894	823
EGCg	9170	14900	5380	1020
テアフラビン	ud	ud	27	310
テアフラビン-3 および 3'-ガレート類	ud	ud	96	1390
ケンフェロール配糖体類	530	441	186	673
ケルセチン配糖体類	180	885	337	633
ミリセチン配糖体	98	517	208	208
イソビテキシン	45	88	ud	ud
没食子酸	154	254	1330	1790
カフェイン	14700	13500	11300	13900

* 値は，市販茶葉 100 g 中の μmol で，ud は検出限界以下．カテキン類の略語は表 11.6.1 参照．

この順である．そして，EGCg は自然界に見いだされる水溶性抗酸化成分の中で，ビタミン C について，抗酸化能が強いといわれている[7]．また，EGCg はほかのカテキン類に比べて，体内吸収時に抱合を受けにくく，遊離の形態で比較的高濃度で血流を循環すると報告されている[8]．テアフラビン類もカテキン類と同等の抗酸化能を示すが，生体ではその体内吸収率も合わせて考えると，カテキン類のほうが有効であると考えられている[9]．

水酸基が還元因子を供与して抗酸化能を発揮するとキノンに変わるが，ガレートは 3 つの水酸基がキノンとなるので，不安定で，アルデヒドなどに分解し，細胞毒性を示す．ところが，カテキン類は例外で，ほかのガレート構造のポリフェノール類に比べて細胞毒性が低く，細胞内濃度が 10 μM までは毒性が認められなかったと報告されている[10),11)]．

b. がん予防機能

カテキン類は，発がんに関係する体内のさまざまなシグナルタンパク質の機能を調節すると報告されている．たとえば，EGCg は p21 や p27 の発現を促し，サイクリン/CDK 複合体の活性を下げることで，Rb のリン酸化を抑えて，がん細胞に G_0/G_1 期停止を誘導すると報告されている[12]．

細胞周期は，さらに上流の細胞分裂活性化キナーゼ系でも調節されている．MAP キナーゼカスケードである．カテキン類は MAP キナーゼを阻害してがん細胞の増殖を抑えると報告されている[13]．

がん細胞がある程度増殖すると，その増殖部位から血流に漏出する．漏出したがん細胞は血流で運ばれて別の組織に到達し，血管内皮に浸潤し，続いて組織の細胞間に入り込み，増殖する．このがん細胞の組織内への進入に鍵的役割をするのが細胞外マトリックス（ECM）を分解するマトリックスメタロプロテアーゼ（MMP）である．MMP は ECM 分解だけでなく，さまざまな膜結合型タンパク質の開裂を引き起こし，細胞内外への情報伝達を行う．緑茶のカテキン類はこれらの酵素活性を阻害し，がんの転移を抑えると報告されている[14]．

がん細胞が増殖してがん組織となるには，その組織の隅々まで酸素と栄養素が十分に供給されなければならない．このために，がん細胞は自ら血管を新しくつくる．がん細胞は c-Src を介して血管形成誘導因子の VEGF や FGF を発現させる．この系を抑制して，がん細胞の血管新生を抑えること（antiangiogenesis）ができれば，がんを予防できる．血管新生を阻害する食品因子の研究はまだ端緒であるが，カテキン類にこの阻害作用があることが報告されている[15]．

細胞周期に停止が誘導されると，細胞増殖にかかわるシグナルタンパク質はユビキチン・プロテアソーム系で分解され，細胞はアポトーシス（apoptosis）で処理される．がん細胞にアポトーシスを誘導することができれば，がんを予防することができる．アポトーシスは，Fas や TNF 受容体などのデスレセプターを介した経路あるいはミトコンドリアを介する経路で誘導される．前者ではカスパーゼ 8 と 10，後者ではカスパーゼ 9 が活性化し，その後，実行型のカスパーゼ 3, 6, 7 が活性化され，DNA の断片化や細胞収縮などが起こる．細胞周期の停止時には Bad や Bax の増加が起こり，ミトコンドリアを介するアポトーシスでは Bcl-2 ファミリーと呼ばれるタンパク質群が，カスパーゼ 9 の活性化にかかわるシトクロム c のミトコンドリアからの放出を制御している[20]．アポトーシスを誘導する食品成分として，カフェインとカテキン類が報告されている[16)～18)]．カフェインは茶類やコーヒーに多く含まれるが（表 11.1.4 と表 11.6.2），カフェインは飲用しても塗布しても顕著に皮膚がんを抑えるので，米国で精力的に研究されている．

c. グルコース輸送担体の機能調節

血糖値（血中グルコース濃度）を正常範囲（70～100 mg/dl）に保つために，血糖値が上昇したときは，脂肪細胞が血糖を取り込む．血糖の細胞内取込みを担っているのは，図 11.6.2 に示したように，グルコース輸送担体（GLUT）1 と 4 で

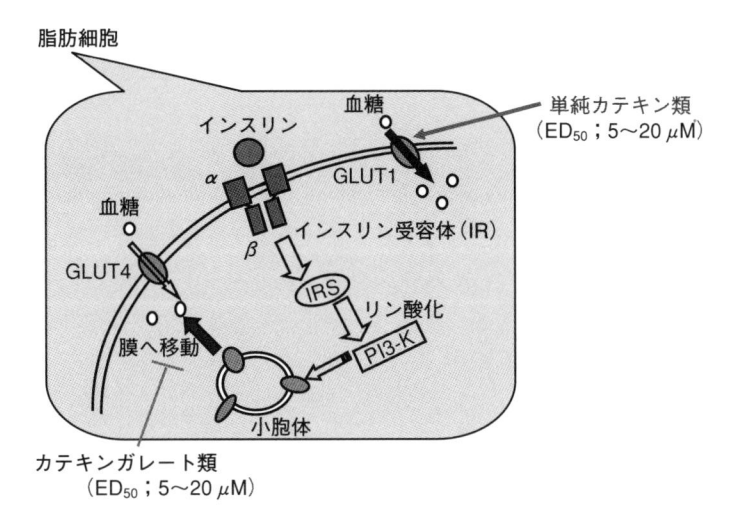

図11.6.2 カテキン類の血糖値調節作用

ある．血糖値が少し上昇したときには，GLUT 1 が血糖を取り込む．さらに，急激に血糖値が上昇した場合にはインスリンが分泌される．インスリンは脂肪細胞のインスリン受容体に結合し，タンパク質のリン酸化などで細胞内にシグナルを伝達する．そのシグナルは，小胞体内にリン脂質膜とともに存在する GLUT 4 を刺激し，それを細胞膜表面へ移動させる．GLUT 4 が細胞膜表面に到達すると，激しく血糖を取り込み，血糖値を正常範囲に保つ．脂肪細胞内に取り込まれた血糖は脂質に変換されて蓄えられる．これは，生体の正常な機能である．しかし，現代人は，過食と運動不足で，蓄えた脂肪を消費しないことがあり，肥満と糖尿病につながることがある．表 11.6.1 にまとめたカテキン類のうち，ガレートエステルをもたない4種類のカテキンは，作用機構は不明だが，GLUT 1 を刺激して血糖の取込みを促進する．一方，ガレートエステルを有するほかの4種類のカテキン（略称に小文字のgがあるもの）は，GLUT 4 の細胞膜への移動を特異的に阻害して，脂肪細胞への血糖の取込みを抑える[19),20)]．それぞれの作用濃度を ED_{50} 値で図 11.6.2 中に示した．血糖値の脂肪細胞への取込みが抑えられれば，血糖値は高く維持されるが，筋肉細胞などの体細胞は GLUT 1 を優位に発現していると考えられている．脂肪細胞に取り込まれなかった血糖は，末梢に運ばれて，筋肉細胞などに取り込まれる．筋肉細胞では，血糖をグリコーゲンとして蓄えるが，グリコーゲンは短い時間でエネルギー消費される[1)]．緑茶の常飲が，長い目でみれば肥満を予防するのはヒトでも認められているが，以上のようなカテキン類の機能性によると考えられている．

d. AhR の活性化抑制

AhR がダイオキシンなどの脂溶性異物を認知することで，発がん，催奇形性，免疫不全などにつながることは上で述べた（11.3.3.b. 参照）．カテキン類は，0.1 nM の TCDD が AhR を活性化して核の XRE に結合するのを，TCDD の AhR への結合を拮抗的に阻害することで，抑える．その作用は Cg がもっとも強く IC_{50} 値は 0.5 μM である．EGCg は 1.7，GCg は 8.3 μM で，ほかのカテキン類は 20〜93 μM である[21)]．また，紅茶のテアフラビン類にも AhR 活性化阻害作用があり，テアフラビン-3,3'-ジガレートがもっとも顕著で IC_{50} 値は 0.7 μM であり，ほかのテアフラビン類は 2.2〜4.5 μM である[22)]．これらは，動物に茶類を飲用させることで測定された数値であるが，おそらくヒトにも適用できると考えられる．茶の常飲は脂溶性異物が関係する発がんを予防するかもしれない．

〔金沢和樹〕

11.7 アントシアニン

食品に比較的多く含まれるアントシアニン（anthocyanin）のアグリコン（アントシアニジン）類を表11.7.1にあげた．これらは配糖体の形態で食品に含まれており，アントシアニジンとして存在することはない．糖は3位にO-配糖体の形態で結合していることが多い．ナスから特異なデルフィニジン配糖体，3と5位の配糖体でさらに3位の糖にクマル酸が結合しているアントシアニンが同定されている[23]．これらの配糖体は，食品を塩酸で注意深く加水分解するとアグリコンの塩化物として精製できる．表11.7.1のアントシアニジン類はいずれも塩化物である．

紅色から暗紫色の食品はアントシアニン類を含んでいると考えてよい．含量が高くなるほど色は濃くなる．たとえば，イチゴの含有量は比較的少なく，ブルーベリーは多い（表11.1.4）．

アントシアニン類の体内吸収がフラボン・フラボノール類と大きく異なるのは，アントシアニン類はアグリコンとしては体内に取り込まれない点である．アントシアニン類が小腸吸収時に加水分解を受けると，上述したように，不安定なアグリコンとなり開環分解する．開環分解物が体内から検出されたという報告は見当たらない．したがって吸収率は低く，一部が配糖体として血流に取り込まれる．配糖体の体内吸収はフラボン・フラボノール類よりも速く，摂取後約15分で最大となり，その血中濃度は5〜70 nMである[24]．そして，B環がカテコールあるいはガレート構造のアントシアニン類は肝臓でカテコール-O-メチル転移酵素によってメチル化を受ける[25]．

アントシアニン類の抗酸化能

アントシアニン類は配糖体として体内に存在する．配糖体は水溶性なので血流を循環して尿に排泄されるが，一部が眼や皮膚に一時的にとどまり，その蓄積部位で抗酸化能を示すことがある．第2次大戦時のイギリスのパイロットがブルーベリージャムを食べて出撃すると，灯火管制下の街の蝋燭の灯りがよくみえたという逸話がある．眼が光を感知するのは，11-cis-レチナールを結合したロドプシンというタンパク質が光のエネルギーによって全-$trans$-レチナールとメタロドプシンに異性化する反応による．この反応でロドプシンは酸化変性を受けるが，アントシアニンのような抗酸化剤が存在するとロドプシンの変性を抑えると報告されている[26]．

（金沢和樹）

11.8 カルコン

カルコン類（chalcone）は，植物がフェニルアラニンからフラボノイドを生合成する代謝中間体なので，ほとんどの植物性食品に含まれている．比較的よく知られているカルコン類を表11.8.1に示した．

カルコン類の機能性

カルコン類は水酸基の数が少ないので，生体内での抗酸化能は期待できない．しかし，顕著なタ

表11.7.1 アントシアニンの種類

名称（英名）	置換基*
ルテオリニジン（luteolinidin）	5,7,3',4'-OH
フィセチニジン（fisetinidin）	3,7,3',4'-OH
ロビネチニジン（robinetinidin）	3,7,3',4',5'-OH
ペラルゴニジン（pelargonidin）	3,5,7,4'-OH
シアニジン（cyanidin）	3,5,7,3',4'-OH
デルフィニジン（delphinidin）	3,5,7,3',4',5'-OH
マルビジン（malvidin）	3,5,7,4'-OH；3',5'-OCH$_3$

* 数値は置換基の位置（図11.1.1参照）．これらは通常配糖体として食品に含まれている．

表 11.8.1 カルコンの種類

名称（英名）	置換基*
カルコン（chalcone）	なし
イソリキリチゲニン（isoliquiritigenin）	4, 2', 4'-OH
ブテイン（butein）	3, 4, 2', 4'-OH
フロレチン（phloretin）	α, β が飽和結合で 4, 2', 4', 6'-OH

* 数値は置換基の位置（図 11.1.1 参照）.

ンパク質機能調節作用を示すものがあると報告されている．たとえば，イソリキリチゲニンは，炎症，皮膚がん，肺がん，前立腺がん，大腸がんを抑えると報告されており，その作用機構は COX-2 の発現抑制と推測されている[27), 28)].

（金沢和樹）

11.9 アントラキノン

アントラセン（3つのベンゼン環からなる）骨格にキノン基があるものをアントラキノン類（anthraquinone）と分類している（図 11.1.1）．ほかのポリフェノール類がフェニルアラニンから生合成されるのとは異なって，アントラキノン類はシキミ酸から生合成される．漢方などの薬草の有効成分の多くはアントラキノン類である．しかし，日常の植物性食品にはほとんど含まれていない．表 11.9.1 に薬草に頻繁に含まれるアントラキノン類をまとめた．

アントラキノン類の機能性

アントラキノン類の立体化学構造はコプラナーであり，その分子サイズはおおよそ $14.5 \times 10 \times 4$ Å である．このサイズは，AhR や CYP 1 A 酵素類がダイオキシンなどと結合するポケットのサイズよりわずかに大きい．この化学的性質で，ダイオキシンなどの脂溶性生体異物と拮抗して，AhR や CYP 1 A 酵素類のポケットを塞ぐことができると推測されている．アントラキノン類は，TCDD の毒性発現に対してアンタゴニスト効果や，CYP 1 A 酵素類が生体異物を発がん物質に代謝活性化するのを抑える抗変異原効果を示すと報告されている[29), 30)]．たとえば，ダントロンの機能性をあげると，1 nM の TCDD が AhR を活性化するのを抑えるアンタゴニスト作用の IC_{50} 値は $0.90\,\mu M$ であり，CYP 1 A 1 活性阻害の IC_{50} 値は $3.5\,\mu M$ である．これらの数値は，表 11.3.2 と表 11.3.3 に示したフラボン・フラボノール類の活性に近い．

アントラキノンを含む民間薬草にアロエがあ

表 11.9.1 薬草などに含まれるアントラキノン類

名称（英名）	置換基*
アリザリン（alizarin）	1, 2-OH
キニザリン（quinizarin）	1, 4-OH
アントラフラビン酸（anthraflavic acid）	1, 6-OH
アントラルフィン（anthrarufin）	1, 5-OH
ダントロン（danthron）	1, 8-OH
プルプリン（purpurin）	1, 2, 4-OH
クリソファノール（chrysophanol）	1, 8-OH；3-CH_3
フィスシオン（physcion）	1, 8-OH；3-CH_3；6-OCH_3
レイン（rhein）	1, 8-OH；3-COOH
エモジン（emodin）	1, 6, 8-OH；3-CH_3
アロエエモジン（Aloe-emodin）	1, 8-OH；3-CH_2OH

* 数値は置換基の位置（図 11.1.1 参照）.

る．アロエは南アフリカ原産で，その1種のキダチアロエ（*Aloe arborescens* Mill.）が江戸時代に渡来し，胃腸薬，火傷薬などとして利用されてきた．アロエエモジンなどが有効成分と考えられている．

（金沢和樹）

参 考 文 献

1) Erlund, I., Meririnne, E. and Alfthan, G. and Aro, A. : *J. Nutr.,* **131**, 235-241, 2001.
2) Kawaii, S., Tomono, Y., Katase, E., Ogawa, K. and Yano, M. : *J. Agric Food. Chem.,* **47**, 3565-3571, 1999.
3) Minato, K., Miyake, Y., Fukumoto, S., Yamamoto, K., Kato, Y., Shimomura, Y. and Osawa, T. : *Life Sci.,* **72**, 1609-1616, 2003.
4) Chiba, H., Uehara, M., Wu, J., Wang, X., Masuyama, R., Suzuki, K., Kanazawa, K. and Ishimi, Y. : *J. Nutr.,* **133**, 1892-1897, 2003.
5) Agarwal, C., Singh, R. P., Dhanalakshmi, S., Tyagi, A. K., Tecklenburg, M., Sclafani, R. A. and Agarwal, R. : *Oncogene,* **22**, 8271-8282, 2003.
6) Ameer, B. and Weintraub, R. A. : *Clin. Pharmacokinet.,* **33**, 103-121, 1997.
7) Salah, N., Miller, N. J., Paganga, G., Tijburg, L., Bolwell, G. P. and Rice-Evance, C. A. : *Arch. Biochem. Biophys.,* **322**, 339-346, 1995.
8) Nakagawa, K., Okuda, S. and Miyazawa, T. : *Biosci. Biotechnol. Biochem.,* **61**, 1981-1985, 1997.
9) Cherubini, A., Beal, M. F. and Frei, B. : *Free Radic. Biol. Med.,* **27**, 381-387, 1999.
10) Sugisawa, A. and Umegaki, K. : *J. Nutr.,* **132**, 1836-1839, 2002.
11) Nakayama, T., Ichiba, M., Kuwabara, M., Kajiya, K. and Kumazawa, S. : *Food Sci. Technol. Res.,* **8**, 261-267, 2002.
12) Bai, F., Matsui, T., Ohtani-Fujita, N., Matsukawa, Y., Ding, Y. and Sakai, T. : *FEBS Lett.,* **437**, 61-64, 1998.
13) Maeda-Yamamoto, M., Suzuki, N., Sawai, Y., Miyase, T., Sano, M., Hashimoto-Ohtani, A. and Isemura, M. : *J. Agric. Food Chem.,* **51**, 1858-1863, 2003.
14) Minagawa, A., Otani, Y., Kubota, T., Wada, N., Furukawa, T., Kumai, K., Kameyama, K., Okada, Y., Fujii, M., Yano, M., Sato, T., Ito, A. and Kitajima, M. : *Jpn.J. Cancer Res.,* **92**, 1322-1328, 2001.
15) Cao, Y. and Cao, R. : *Nature,* **398**, 381, 1999.
16) Hastak, K., Gupta, S., Ahmad, N., Agarwal, M. K., Agarwal, M. L. and Mukhtar, H. : *Oncogene,* **22**, 4851-4859, 2003.
17) He, Z., Ma, W. Y., Hashimoto, T., Bode, A. M., Yang, C. S. and Dong, Z. : *Cancer Res.,* **63**, 4396-4401, 2003.
18) Hashimoto, T., He, Z., Ma, W. Y., Schmid, P. C., Bode, A. M., Yang, C. S. and Dong, Z. : *Cancer Res.,* **64**, 3344-3349, 2004.
19) Ashida, H., Furuyashiki, T., Nagayasu, H., Bessho, H., Sakakibara, H., Hashimoto, T. and Kanazawa, K. : *BioFactors,* **22**, 135-140, 2004.
20) Furuyashiki, T., Nagayasu, H., Aoki, Y., Bessho, H., Hashimoto, T., Kanazawa, K. and Ashida, A. : *Biosci. Biotechnol. Biochem.,* **68**, 2353-2359, 2004.
21) Fukuda, I., Sakane, I., Yabushita, Y., Kodoi, R., Nishiumi, S., Kakuda, T., Sawamura, S., Kanazawa, K. and Ashida, H. : *J. Agric. Food Chem.,* **52**, 2499-2506, 2004.
22) Fukuda, I., Sakane, I., Yabushita, Y., Sawamura, S., Kanazawa, K. and Ashida, H. : *Biosci.Biotechnol. Biochem.,* **69**, 883-890, 2005.
23) Ichiyanagi, T., Kashiwada, Y., Shida, Y., Ikeshiro, Y., Kaneyuki, T. and Konishi, T. : *J. Agric. Food Chem.,* **53**, 9472-9477, 2005.
24) Ichiyanagi, T., Shida, Y., Rahman, M. M., Hatano, Y. and Konishi, T. : *J. Agric. Food Chem.,* **53**, 7312-7319, 2005.
25) Ichiyanagi, T., Rahman, M. M., Kashiwada, Y., Ikeshiro, Y., Shida, Y., Hatano, Y., Matsumoto, H., Hirayama, M., Tsuda, T. and Konishi, T. : *Free Radic. Biol. Chem.,* **36**, 930-937, 2004.
26) Matsumoto, H., Nakamura, Y., Tachibanaki, S., Kawamura, S. and Hirayama, H. : *J. Agric. Food Chem.,* **51**, 3560-3563, 2003.
27) Takahashi, T., Takasuka, N., Iigo, M., Baba, M., Nishino, H. Tsuda, H. and Okuyama, T. : *Cancer Sci.,* **95**, 448-453, 2004.
28) Takahashi, T., Baba, M., Nishino, H. and Okuyama, T. : *Cancer Lett.,* **231**, 319-325, 2006.
29) Su, Y. H., Cherng, S. H., Chen, C. C. and Lee, H. : *Mutat. Res.,* **329**, 205-212, 1995.
30) Sun, M., Sakakibara, H., Ashida, H., Danno, G. and Kanazawa, K. : *Biosci. Biotechnol. Biochem.,* **64**, 1373-1378, 2000.

12 フラビン

食品に含まれるフラビン (flavin) 類は，図12.1.1 に化学構造を示したように，リボフラビン (riboflavin)，そのリン酸化物のフラビンモノヌクレオチド (FMN) およびアデニンヌクレオチドが結合したフラビンアデニンジヌクレオチド (FAD) である[1]．これらはビタミンB群の1つのビタミンB_2である．また，リボフラビンの酸化物のルミフラビンとルミクロムを含めることもある．これらのうち，新鮮食品にはFADがもっとも頻繁に含まれる．1例をあげると，牛肝臓には 3.00 mg/100 g，牛乳には 0.15 mg，鶏卵には 0.43 mg，ウルメイワシには 0.36 mg，糸引き納豆には 0.56 mg，ホウレンソウには 0.20 mg，ハクサイには 0.13 mg/100 g が含まれている．

FADとFMNは小腸吸収時にリボフラビンに加水分解され，体内で再びFADとFMNに合成され，補酵素として機能する．多くの場合，その8位のメチル基あるいは6位の炭素にタンパク質が結合したフラビンタンパク質 (flavoprotein) として機能している．

12.1 フラビン類の機能

FADやFMNを補欠分子族として結合して機能するフラビンタンパク質は，フラビン酵素 (falvoenzyme)，電子伝達系で重要な役割を果たしているフラボドキシン (flavodoxin)，血清のリボフラビン結合性タンパク質などに分類でき

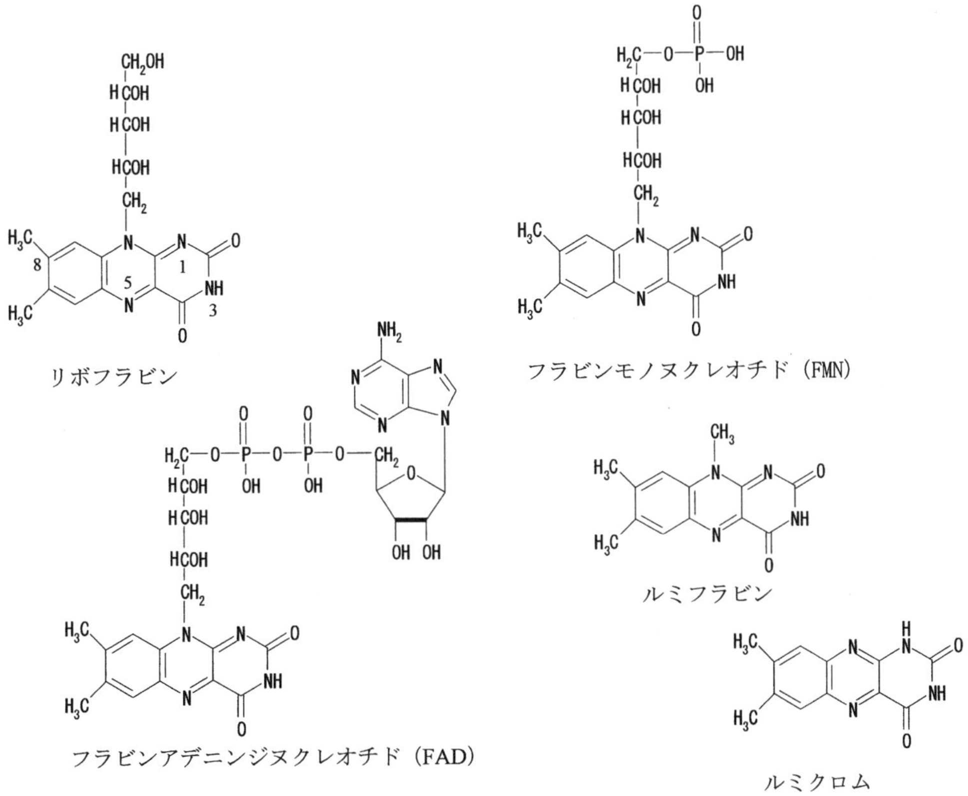

図 12.1.1 食品に含まれるフラビン類

る．これらの機能は，リボフラビンの骨格構造（イソアロキサジン核と呼ぶ）の1位および5位の窒素原子の間にある二重結合（図12.1.1）が水素あるいは電子を授受し，酸化型，セミキノン型，還元型に変化することによる．

12.1.1 抗酸化能

リボフラビン類は生体の酸化還元反応を担っていることでも明らかなように，活性酸素に敏感である．いいかえれば顕著な抗酸化能を有する．

合成物であるが，リボフラビン四酪酸エステルが，脂溶性の抗酸化剤医薬として用いられている．これは，図12.1.1のリボフラビンの側鎖の4つのアルコール基をいずれも酪酸エステルの形にしたものである．

12.1.2 フラビン酵素

フラビン酵素は脱水素酵素，酸化酵素，酸素添加酵素などとして機能している．フラビン酵素に水素を供与する基質は多様で，アミノ酸，カルボン酸，$NADH_2$，チオール基などである．電子あるいは水素の受容体となる基質は，酸素，ピリジンヌクレオチド，シトクロム，ユビキノンなどである．また，フラビン酵素には，補欠分子族として，フラビンとともに重金属を含みメタロフラビン（metalloflavin）として機能するものが多い．これらの酵素では，酸化型フラビンのフラボキノンが電子供与性の金属と複合体を形成，あるいはフラボセミキノンが金属とラジカルキレートを形成して機能する．たとえば，コハク酸脱水素酵素は鉄を，酪酸脱水素酵素は銅を，キサンチン脱水素酵素は鉄とモリブデンを含んでいる．

FADを補酵素とする代表的なフラビン酵素には，コハク酸脱水素酵素，サルコシン脱水素酵素，グルコース酸化酵素，D-アミノ酸酸化酵素，モノアミン酸化酵素などがある．FMNを補酵素とするフラビン酵素は，FADを補酵素とするものよりも数は少ないが，L-アミノ酸酸化酵素，グリコール酸酸化酵素，NADH脱水素酵素，ニコチン脱水素酵素などがある．

12.1.3 電子伝達系での役割

ミトコンドリアの電子伝達系は，図12.1.2に概略を示したように，$NADH_2$あるいは$FADH_2$の水素を用いて酸素を水に還元する反応で電子授受を繰り返すことで少しずつエネルギーを取り出し，ADPをリン酸化してATPを産生している．この系では，FMNを補欠分子とするフラビンタンパク質のフラボドキシンが重要な役割を果たしている．

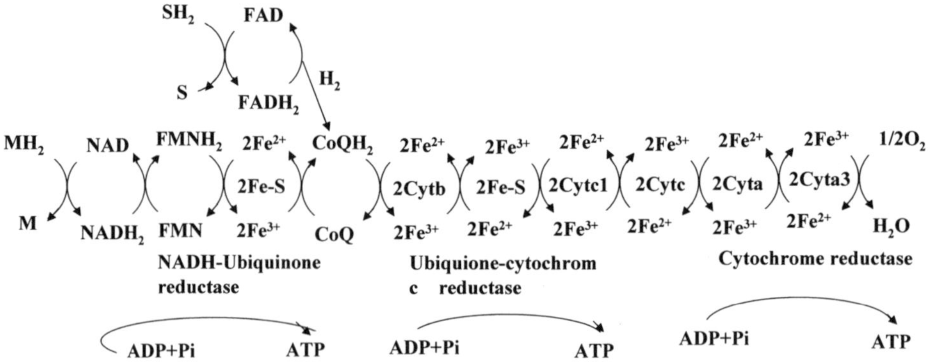

図12.1.2 電子伝達系でのFMNの役割

SH_2のSは，コハク酸など．MH_2のMはリンゴ酸など．2Fe-Sは，非ヘム鉄とイオウ．Cytはヘムタンパク質のシトクロム．

12.1.4 エネルギー運搬体としての機能

生命体はグルコースを，細胞の細胞質に存在する解糖系でピルビン酸あるいは乳酸にまで分解している．この過程で2分子のATPと2分子のNADH₂を生産する．しかし，ピルビン酸はグルコースの潜在エネルギーを90%ほど残しているので，生命体はさらにピルビン酸をミトコンドリアに移してTCA回路（トリカルボン酸回路，クエン酸回路）で分解することで，NADH₂とFADH₂を生産する．NADH₂とFADH₂は，図12.1.2の電子伝達系で，エネルギー物質であるATPを産生する．これが生命体のエネルギー産生系であるが，NADH₂とFADH₂はグルコースの分解で生じたエネルギーをATPにわたすエネルギー運搬体である．

ところで，解糖系は細胞質に存在し，電子伝達系はミトコンドリアに存在するが，解糖系で産生したNADH₂はミトコンドリア膜を通過できない．そこで，脳と筋肉では，NADH₂の還元当量をFADが代わりに輸送する．グリセロールリン酸シャトルと呼ばれるが，細胞質でNADH₂が，解糖系の中間産物であるジヒドロキシアセトンリン酸をグリセロール3-リン酸に還元する．このグリセロール3-リン酸がミトコンドリア膜を通過し，ミトコンドリア内でジヒドロキシアセトンリン酸に戻る．このときに還元因子をわたす相手はFADである．FADはFADH₂となり，電子伝達系でATP産生にかかわる．

一方，肝臓，腎臓，心臓では，NADH₂は還元因子をリンゴ酸にわたし，リンゴ酸がミトコンドリア膜を通過して，ミトコンドリア内ではリンゴ酸は還元因子をNADにわたすという，リンゴ酸-アスパラギン酸シャトルを介する．図12.1.2に示したように，NADH₂からは3分子のATPが生産され，FADH₂からは2分子のATPが生産される．したがって，1分子のグルコースからつくられるエネルギーは臓器によって異なり，脳と筋肉ではATPが36分子で，心臓，肝臓，腎臓では38分子である[1]．

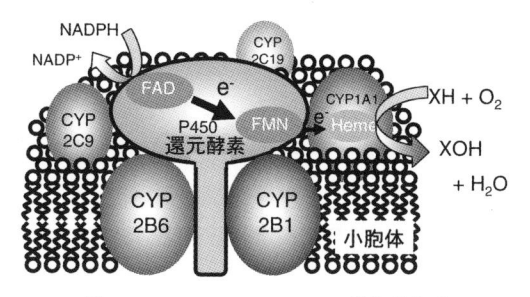

図12.1.3 ミクロソームでの薬物酸化系
CYPはシトクロムP450酵素．Xは薬物．XOHは薬物の酸化産物である水酸化体．

12.1.5 異物代謝系での機能

生命体は，体内に侵入した医薬や農薬などの異物を薬物代謝系で代謝する（11章の11.2.2.を参照）．薬物代謝系は第1相と第2相に分かれているが，第1相では異物に酸素を付加する．この酸化反応を担っているのが，CYP酵素類である．ヒトでは57種類のCYP酵素が同定されているが，そのうちの46種類はコレステロール合成やステロイドホルモン合成酵素であり，11〜13種類が薬物代謝系の第1相を担う酵素である．体内に侵入する多様な異物をわずか11種類ほどのCYP酵素が処理する．さらに，CYP酵素の反応時に電子を供給するP450還元酵素は1種類だけである[2]．図12.1.3に1例を示したように，ミクロソームに1種類のP450還元酵素が存在し，異物が細胞内に浸入すると，その異物を基質とできる種類のCYP酵素が発現する．P450還元酵素は，NADPH-シトクロムP450還元酵素とカップリングして，還元因子をFADに受け取る．そして，FADをFMNに変換する反応でCYP酵素類に電子を供与する．つまり，フラビン類は生体内から異物を解毒除去ための電子供与体として機能している．

12.2 欠乏症

フラビン類はビタミンなので，摂取量が不足した場合には欠乏症がある．報告されている症状は，虚弱，疲労感，口角炎，口唇炎，舌炎，脂漏

性皮膚炎，脱毛，眼精疲労，白内障，角膜血管新生などであり，過度の欠乏が続くと脳機能障害が起こる．また，成長期のヒトで不足すると，成長不良が起こるといわれている．

ビタミンB_2の摂取推奨量は[3]，女性の場合，1〜2歳では0.5 mg/日，8〜9歳では1.1，12〜14歳では1.4，15〜17歳では1.3，18〜69歳は1.2，70歳以上は0.9 mg/日で，妊婦の授乳中期以降は+0.2〜0.4 mg/日とされている．男性の場合は少し多く，1〜2歳では0.6，12〜14歳では1.6，15〜17歳は1.7，18〜49歳は1.6，50〜69歳は1.4，70歳以上は1.1 mg/日とされている．摂取上限値は設定されていない．これは，ビタミンB_2の小腸吸収には限度があり，多量摂取しても体内濃度の増加が認められないので，過剰摂取による障害はないと考えられるからである．一方，抗生物質，経口避妊薬，通風改善剤，一部の神経遮断薬や精神神経用医薬，フェノチアジンなどの服用時，および肝炎や肝硬変症状があれば，フラビン類の体内吸収と補酵素への体内変換が阻害されるので，フラビン類の摂取必要量が増す．また，脂肪の摂取量が高いヒトは，脂質代謝のためにFADを補酵素とするアシルCoA脱水素酵素が頻繁に使われるので，フラビン類が欠乏しやすくなる．運動や労働などで体力を消費した場合，アルコールなどを多量に飲んだ場合も同様で，エネルギー代謝が亢進してビタミンB_1が消費されると同時に，ビタミンB_2も消費される．このように，フラビン類はエネルギー代謝と密接に関係しているので，不足しがちな機能性成分である．

（金沢和樹）

参 考 文 献

1) 栄養機能化学研究会編：栄養機能化学（第2版），朝倉書店，2005．
2) Yabusaki, Y. Shimizu, M. Murakami, H. Nakamura, K. Oeda, K. and Ohkawa, H.: *Nucleic Acid Res.*, **12**, 2929-2938, 1984.
3) 厚生労働省策定「日本人の食事摂取基準」，第一出版，2005．

13 薬理活性成分

薬理活性成分の定義とは何だろうか．特異的な作用様式を示し，特定の疾病を治癒するための薬剤ととらえればよいのであろうか．しかし，本書は「食品成分」に焦点をあてているので，ここでは「薬剤のように効果が高く，ある程度の作用特異性を示す食品由来の化合物」として便宜的に定義しておきたい．「ある程度の作用特異性」と，少し抑制気味な表現を用いた理由は，一般的に食品成分の作用性は特異性に乏しく，特定の酵素やタンパク質だけを標的としている例はきわめて少ないからである．

しかしながら，この事実は機能性因子としての食品成分の価値を下げるものではない．なぜなら，作用に多様性があるという側面は，前向きにとらえれば「複数の標的分子を1つの食品因子で制御できる」可能性を示唆するからである．また一方で，論理的に設計された合成薬剤といえども，本当に標的分子にだけ作用しているか否かは十分に検証されなければならない．たとえば，炎症や発がんに関連するシクロオキシゲナーゼ-2 (cyclooxygenase-2, COX-2：後述) の特異的阻害剤がCOX-2を発現していない細胞においても活性を示す例[1]があり，このような2次的作用の有無はつねに留意しておく必要がある．

本章では，薬剤のように効果が高い食品成分に焦点を当て，それらの機能性や作用メカニズムについて概説する．

13.1 亜熱帯産ショウガ科植物の活性成分

まず，わざわざ「亜熱帯産」と銘打っている理由を説明しよう．もちろん，温帯地域でも栽培さ

れるショウガ（*Zingiber officinale* Rosc.）やミョウガ（*Zingiber mioga*）も生理機能性成分に富んだ食素材であり，実際に著者らを含めて多くの研究例がある[2)~4)]．しかし，本稿でとくに「亜熱帯」を取りあげるのは以下の理由による．

一般的に，亜熱帯地域は高温多湿である．このような気候条件下，植物−微生物，植物−昆虫，植物−動物などの生物間相互作用は熾烈であり，ヒトの知り及ばない時と場所で種の保存をかけた生存競争が繰り広げられていると想像できる．

植物は，ほ乳類と異なり高度な免疫系をもたず，また外敵から逃げることもできない．このため，細胞壁を強化する一方で，2次代謝産物の生合成経路を活性化することによってさまざまな生理活性物質を産生し，侵入しようとする外敵に対抗する．もちろん，温帯地域でもこのような現象は認められるが，その程度にはかなりの差異があると考えられる．加えて，現地では紫外線も強いため，そこで生育する植物は抗酸化成分を多量に確保しないかぎり，生存できない．これらの現象は，ストレスに晒されている植物が淘汰されずに自分たちの遺伝子を残していくためには適切な化学武装をする必要がある，という生物学的原則に適合している．

こうした背景から著者らは，東南アジア各国において特徴的な野菜類をランダムに採取し，それらの発がん抑制活性を培養細胞系でスクリーニングした[5)~7)]．その結果，これらの抑制活性は予想以上に高く，薬理的作用を示す食品因子の検索のためには非常に適した素材であることが強く示唆された．とくに，アブラナ科，シソ科，ミカン科，セリ科などが有望であったが，もっとも際だっていたのがショウガ科植物の根茎抽出物であった．根茎は，土壌中の昆虫やバクテリアと直接的に接触する部位であり，上述した原則に則れば，生物活性を示す2次代謝産物の宝庫であっても不思議ではない．

以下，亜熱帯産ショウガ科の根茎に含まれる有効成分について述べる．本章で言及した化合物の構造を図13.1.1に示した．

13.1.1 クルクミン

クルクミン（curcumin）は，秋ウコン（別名ターメリック，*Curcuma longa* L.）に含まれ，カレーの黄色成分であることから非常に有名である．単に「ウコン」とも呼ばれることが多いが，沖縄では春ウコン（別名キョウオウ，*Curcuma aromatica* Salisb.）という同属植物も生育・利用されており，混同されているケースも少なくない．さらに，那覇の一部の市場では，「白ウコン」として，後述するハナショウガ（別名ニガショウガ，*Zingiber zerumbet* Smith）が販売されていることもある．クルクミンの生理機能性については，古くから世界中で研究が行われ（07年5月現在，PubMedでは1934件以上の文献がヒットする），抗酸化，抗炎症，抗発がん作用など多彩な生理作用が知られているがその詳細については，本書の「クルクミノイド」（第2編9章）や優れた成書[8)]を参照していただき，ここではとくに新しい知見だけをピックアップしておきたい．

Kimら[9)]は，クルクミンを同じく食品成分のフェネチルイソチオシアネート（phenethyl isothiocyanate, PEITC）と組み合わせることで，前立腺がん細胞のアポトーシス誘導作用が増強されたことを報告している．元来，食品あるいは食事というものは多数の機能性成分から構成されており，こうした組合せ効果に関する研究はもっと重視されるべきであろう．また，COX-2阻害剤のセレコキシブ（celecoxib）との併用も相乗効果があるとされている[10)]ことから，クルクミンは使用する薬剤量を低減する目的でも有用かも知れない．

著者が知るかぎり，クルクミンを用いた臨床試験の成功例はいまだ存在しないが，消化器系での発がん[11)]やアルツハイマー病[12)]の予防効果が期待されている．また，安全性についても問題がないという結論が多いのがクルクミンの特徴であろうか．たとえば，1日8gものクルクミンを25人に対して3カ月間投与しても，とくに副作用は認められなかった[12)]というから驚きである．さらに興味深いことに，術後の大腸がん患者に対し

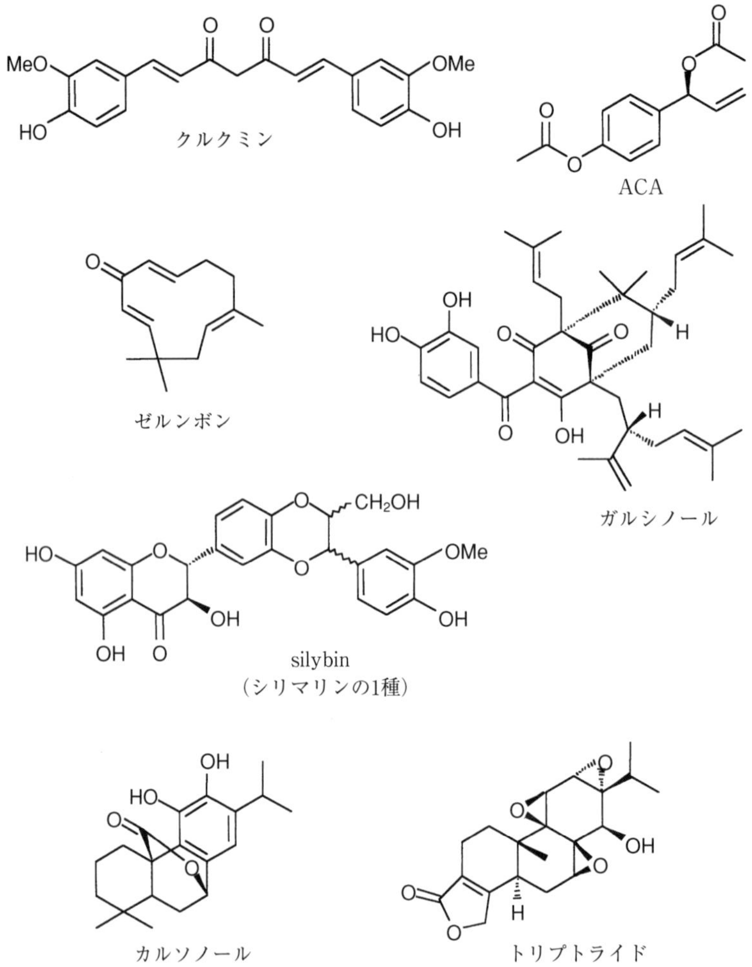

図 13.1.1 本章で言及した食品因子の構造

て，3.6 g のクルクミンを 4 カ月間投与すると，回収した末梢血単核球からのプロスタグランジン E_2（prostaglandin E_2, PGE_2：炎症マーカーの 1 種）産生量は約 60% 減少し副作用もなかったことから Phase I のトライアルは成功しそうな様相である[14]．一方，血中では，クルクミンとその抱合体を合一しても 10 nM 程度の低濃度でしか検出されなかったことから，その作用部位はおもに消化管であろう[14]．

13.1.2 1'-アセトキシチャビコールアセテート（1'-acetoxychavicol acetate, ACA）

ナンキョウ（*Alpinia galanga* または *Languas galanga*）の根茎から得られる精油の主要成分はACA である．天然物は S 体であるが，これまでのところ，合成ラセミ体についても同等の生理活性を示すと考えられている．本物質に関する生物活性のもっとも古い報告は，いまから約 20 年前にその抗菌活性を示したものであろう[15]．その 8 年後，著者らは初めて ACA が発がん予防成分として期待できることを培養細胞系で報告した[16]．

その後，田中らとの共同研究により，この分子量 234 の小さなフェニルプロパノイドがじつに多様な化学発がんモデルで優れた成績を示すことを見いだした[17)～23]．その標的臓器は，皮膚，口腔，食道，大腸，肝臓など多岐にわたる．また，Min

マウスにおける小腸ポリープの発生などに対しては抑制効果がなかったが（未発表），これまで検討したかぎり，発がんを増強したことがないことも特筆される．一方，発がん予防効果以外では，ラットにおけるアルコール性胃粘膜障害の緩和作用が知られている[24]．

ACAは，いかなる機序で生理活性を示すのであろうか．冒頭で述べた「薬理活性成分は作用特異性を示す」という範疇で考えるとACAはいまだこの分類には適さないのかも知れないが，活性の強さという点で評価すると試験系によっては合成化合物を有意に凌ぐことを強調しておきたい．ACAの作用メカニズムを考えるうえで不可欠なのは，炎症細胞の活性化を抑制することである．この性質が最初に報告されたのはいまから約10年前であり，マクロファージの貪食作用をACAが抑制するというものであった[25]．その後，同じくマクロファージにおける誘導型一酸化窒素合成酵素（inducible nitric oxide synthase：iNOS）の誘導を抑制し，AP-1（activator protein-1）やNFκB（nuclear factor kappaB）など転写因子の活性化を制御することが判明した[26]．その後，われわれは同じ細胞実験系で，リポ多糖（LPS）が誘導するERK 1/2（extracellular signal-regulated kinase）とJNK 1/2（c-Jun N-terminal kinase）の活性化に対してACAが非常に高い抑制作用を示すことを最近，明らかにした[27]．しかし，これらが直接的な標的分子だとは考えにくく，今後さらなる検討が必要である．

ちなみに，マクロファージからのNO産生に対するACAの抑制作用はL-NAMEなどの合成阻害物質よりもはるかに高い．両者の作用様式は明らかに異なり，ACAがiNOS酵素の誘導を抑制するのに対し，L-NAMEはiNOSの基質であるL-アルギニンのアナログとして機能し酵素活性自身を阻害する．作用点の違うこれらの物質を組み合わせることで相乗効果が期待できるが，われわれはこのことを類似化合物で経験している[28]．

重要なことに，ACAは in vivo でも炎症細胞の活性化を緩和できることが明らかとなっている．すなわち，中村らは，マウス皮膚にホルボールエステルを塗布する炎症惹起系にACAを処理することで炎症細胞による酸化ストレスやそれに前後して生じる局所の炎症が抑制できることを証明している[29]．

他方，ACAの作用メカニズムとして注目されるのはアポトーシス誘導作用である．がん細胞に対してACAがアポトーシスを誘導することを初めて報告したのは湯浅らである[30]．そのメカニズムは非常にユニークで，ポリアミン合成酵素（ornithine decarboxylase：ODC）を抑制し，逆にその分解酵素である，spermidine/spermine N-acetyltransferase（SSAT）を誘導することにより細胞内のポリアミン量を低下させる経路を明らかにした．また，同研究グループは，ACAのアポトーシス誘導作用が抗酸化剤 N-アセチルシステイン（acetylcysteine, NAC）によってキャンセルされたことから，レドックス制御（この場合，酸化促進作用）の関与にも注目している．また同時に，分子量27 kDaのタンパク質のチロシン残基のリン酸化が増加することを見いだし，アポトーシス誘導機構におけるこのタンパク質の重要性を示唆している[31]．

ACAが酸化促進作用を示すことは，その末端二重結合の高い求電子性を考えれば驚くに値しない．われわれは以前に，16種類のACA類縁体を調製し，それらのEBウイルス活性化抑制活性を評価したが，ACA自身がもっとも高い抑制活性を示し，求電子性を低下させた類縁体はすべて不活性であった[32]．したがって，この化学的性質はACAが生物活性を示すうえで必須であると考えている．

近年，木崎らは，ACAが幅広い白血病細胞株に対してアポトーシスを誘導することやその分子メカニズムについて精力的に研究を展開している．たとえば，前骨髄性白血病細胞株ZB 4に対しては，ミトコンドリアを標的にした経路とFAS誘導の2経路に関与することを示している[33]．また，白血病患者から得た細胞に対しても

アポトーシスの指標であるアネキシン（annexin）VやFasの発現が4～50倍も増強したという興味深い結果を報告している[33]．さらに，白血病モデルマウスに対しても，3日に一度，3 mg/kg（i.p.）という用量でマウスの致死率を有意に低下させた[33]．さらに最近，新しい分子メカニズムとして，内因性アポトーシス誘導因子TRAILとその受容体DR5を誘導する機構も提唱している[34]．

上で述べたACAの2つの作用メカニズム，すなわち，炎症細胞の抑制とアポトーシス誘導において共通したターゲットは，転写因子NFκBである．すでに炎症細胞におけるNFκBの抑制作用については触れたが，木崎らはACAがさまざまな白血病細胞株におけるNFκBの活性を抑制し，in vitroはもちろんのこと，in vivoにおいてもアポトーシスを誘導することを報告している[35]．

さらに，Aggarwalら[36]は，さまざまながん細胞を用いて，多彩な刺激剤（TNF, tumor necrosis factor；IL-1β, interleukin-1β；ホルボールエステル；H_2O_2；LPS；doxorubicin；cigarette smoke condensate）による誘導性NFκBの活性化，および構成的なNFκBの活性化に対してACAが有効であることを証明した．

以上，ACAの発がん抑制メカニズムとして，炎症細胞の抑制やアポトーシス誘導作用の重要性を概説した．本物質はとくに水溶液中では非常に不安定であり，不活性化することから，標的臓器へのドラッグデリバリーに関する研究の進展が望まれる．

13.1.3 ゼルンボン

ゼルンボン（zerumbone）は，ハナショウガ根茎の精油主要成分である．本物質は以前より抗菌活性などを有することが知られていたが，われわれは1999年，培養細胞系における強力な抗発がんプロモーターであることを見いだした[37]．その後，活性化したマクロファージからのO_2^-および NO産生，さらにはTNF-αの遊離を強く抑制することを示した[38]．さらに，ゼルンボンには特徴的なα,β-不飽和カルボニル基が存在するが，それを欠いたα-フムレン（α-humulene）はまったく不活性であることから，活性発現には求電子反応性の高い本官能基が関与していることが示唆された[38]．興味深いことに，ゼルンボンは数種のヒト大腸がん細胞の増殖を抑制する一方で，正常繊維芽細胞の増殖にはほとんど影響しなかった．一方，陽性対照として用いたn-酪酸は正常細胞の増殖も同程度に抑制した[38]．

本物質は，実験動物でも有効である．これまでのところ，田中らはaberrant crypt foci（ACF，組織学的大腸腫瘍マーカー）形成抑制試験系では，餌中100 ppmおよび500 ppmの用量で顕著な抑制能があることを報告した[39]．また，皮膚発がん試験系においては，イニシエーション期とプロモーション期の双方で予防効果を示した[40]．

上述した動物発がんの抑制メカニズムは完全に解明できたわけではないが，いくつかの興味深い知見も得られている．たとえば，中村らは，ラット肝臓細胞を用いて，ゼルンボンが生体防御性転写因子Nrf2を活性化することにより，第2相解毒酵素および抗酸化酵素群を誘導することを報告している[41]．重要なことに，このような特性はマウス皮膚でも再現されている[40]．したがって，イニシエーション期の発がん抑制機構として，発がん物質の排泄促進作用が示唆される．

一方，ゼルンボンの作用機構としてわれわれがもっとも注目しているのは，COX-2誘導抑制作用である．COX-2はさまざまな発がん部位で高発現し，細胞増殖，アポトーシス抑制，血管新生の誘導を通して発がんに寄与する．本物質は，マクロファージにおけるCOX-2の誘導を強く抑制する[27]だけでなく，マウス皮膚（塗布投与）[40]やラット大腸（経口投与）[39]でもそれぞれの標的臓器において発現を抑制した．

一部の副作用の懸念があるものの，COX-2選択的阻害剤は，魅力的ながん予防・治療薬剤の1つである．これらはCOX-2の触媒活性を阻害することによってプロスタグランジンの合成を低減

させるが，ゼルンボンは酵素誘導段階を抑制する．したがって，これら作用点の異なる物質を組み合わせることも効果的かも知れない．

また，ゼルンボンのCOX-2抑制機構も完全には解明していないが非常にユニークなようである[27]．すなわち，この物質はCOX-2 mRNAの誘導を強く抑制する一方で，その転写因子AP-1，NFκB，CREB（cAMP-responsive element binding protein），さらには上流のAktやMAPK（mitogen-activated protein kinase）などのタンパク質リン酸化酵素には作用しない．COX-2 mRNAを発現させた後でゼルンボンを添加するとその分解が促進されることから，何らかの作用によりmRNAの安定化機構を解除しているのかも知れない．これらの知見は，マクロファージを用いた実験により得られたものであるが，Aggarwalら[42]は多彩ながん細胞系においてゼルンボンがNFκBを抑制することを報告した．したがって，用いる細胞系によって標的分子が異なる可能性も示唆される．

13.2 そのほか注目される薬理活性成分

13.2.1 ガルシノール

本物質は，ガルシニア（*Garcinia cambogia*）に含まれている．ガルシニアはカレーのスパイスや魚の保存剤さらには，民間薬として利用されているオトギリソウ科植物であり，インド南西部やスリランカ，タイなどで自生している．本植物の皮にはヒドロキシクエン酸が含まれており，その抗肥満効果も注目されているが，ここではガルシノール（garcinol）に着目する．

ベンゾフェノンの一種である本化合物は，ほかの多くの生理活性成分の例にもれず，当初は抗菌活性をもつものとして研究が始まった[43]．その後，抗酸化およびタンパク質の抗グリケーション活性[44]が知られ，また白血病細胞へのアポトーシス誘導作用[45,46]なども明らかにされている．

さらに，動物実験系でもいくつかの生理機能性が見いだされている．たとえば，ガルシノールは経口投与によって，ラット胃潰瘍[47]，ラット大腸ACF[48]，ラット口腔発がん[49]を抑制する．

ガルシノールの分子メカニズムに関する知見はいまだ十分とはいい難いが，マクロファージのNFκBの抑制に起因するiNOSやCOX-2の発現抑制作用[50]，大腸がん細胞におけるSrc, ERK, PI3K（phosphatidylinositol 3-kinase）/Akt経路の抑制[51]，またアラキドン酸の遊離にかかわる細胞質ホスホリパーゼA2（cPLA2）や転写因子STAT（signal transducer and activator of transcription）-1の抑制作用[52]が報告された．

13.2.2 シリマリン

ミルクシスル［Milk thistle，学名 *Silybum marianum* (L.) Gaertn.］の種子にはフラボノリグナンのシリマリンが含まれている．しかし，シリマリン（silymarin）が単一の化合物でなく類似物質の混合物（たとえば，silybin A, silybin B, isosilybin A, isosilybin B など）であることはあまり知られていない．本物質の生理機能に関する研究は世界中で非常に活発に行われ，PuBMedでは1000件近くもの論文がヒットする（07年5月現在）．このことは，本植物がヨーロッパで肝臓の疾患や抑うつに効果のある民間薬として古くから使用されてきたことに関係があるかも知れない．シリマリンの生理機能に関する論文数はあまりにも多いため，ここではいくつかの総説[53,54]を示すに止めておきたい．

13.2.3 カルノソール

ローズマリー（*Rosmarinus officinalis* L.）に含まれるトリテルペンのカルノソール（carnosol）に関する知見も多い．本物質は，マウス皮膚がん[55]やラット乳腺がん[56]などを抑制するとともに，白血病細胞のアポトーシスを誘導する[57]．さらに最近，NFκBやc-Junの抑制によって，がん転移酵素マトリックスメタロプロテイナーゼ-7（matrix metalloproteinase-7）の発現を抑制し，実際にマウスにおけるがんの転移を抑制すること[58]や，がん関連転写因子β-カテニン（βcatenin) のチロシン残基のリン酸化の抑制により小腸ポリープ自然発症マウスの Min においてポリープ形成を抑制することが報告された[59]．

カルノソールの作用機構はまだまだ不明な点が多いが，カテコール構造の存在が重要であろう．カテコール構造は，o-キノンの生成を介して，抗酸化・抗変異原的[60]にも酸化促進的[61]にも作用する可能性がある．前者の作用によって発がん過程が抑制される可能性も否定できないが，後者の特性，すなわち適度な酸化ストレスが生体防御機構に関与する酵素活性を誘導し，結果として発がん抑制作用に結びついた，という推論も可能であろう．実際にそのことを窺わせる実験例[62]も報告されている．

13.2.4　トリプトライド

PuBMed で検索すると，ジテルペンであるトリプトライド（triptolide, PG 490 とも呼ばれる）に関するもっとも古い論文は 1972 年に発表され，中国産のハーブ，クロヅル（*Tripterygium wilfordii*）に含まれる殺白血病細胞成分として報告されている[63]．その後も同様な研究報告が続いたが，抗炎症作用[64]にも注目が集まっている．また，免疫抑制作用については，臨床薬として著名な FK 506 の作用を上回る[65]という成績もある．

約 5 年前に，光学活性体を含めた全合成経路も確立された[66]ことから，動物試験はもちろん可能であり，たとえばマウスにおける移植固形がんの進展や転移に対して既知の抗がん剤よりも効果が優れていることが証明されている[67]．したがって，臨床面でも非常に注目されている（ハーブ由来の）薬理成分といえる．

本物質の標的分子は何であろうか．転写因子 NFκB の重要性が最初に示唆されたのは 2001 年のことであり[68]，それを支持する報告も相ついだ[69]．しかし，著者がもっとも注目している作用特性は MAPK ホスファターゼ-1（phosphatase-1, MKP-1）の阻害作用である．MKP-1 は MAPK を脱リン酸化することにより MAPK を不活性化するが，ここでこれらの関係について少し解説したい（図 13.1.2）．

リン酸化反応を介したシグナル伝達機構における，主要なシステムとして，MAPK 伝達経路がよく知られている．MAPK は，チロシン残基とスレオニン残基がリン酸化され活性化するタンパク質リン酸化酵素群である．主要な MAPK として，ERK 1/2，JNK 1/2（SAPK とも呼ばれる），p 38 MAPK，および ERK 5 などが知られる．細胞の外部の刺激（ホルモンなど）は，受容体を介して細胞内へ伝達され，MAPK を含めたタンパク質リン酸化酵素によって伝達され，最終的に転写因子の活性化により標的遺伝子が発現する．

MKP には，これまでに MKP-1〜MKP-5 が知られるが，どの MKP がどの MAPK を制御するのかについては，たとえば，MKP-1 と MKP-2 は p 38 MAPK と JNK 1/2 を，MKP-3 は ERK 1/2 を抑制する場合もあるが細胞系によってペアが異なる場合も多い．

トリプトライドが MKP-1 を阻害することは，その生理機能を考えるうえで非常に重要である．また，たとえば，MKP の標的である MAPK の活性を直接的に制御するだけでなく，MKP-1↓→p 38 MAPK と JNK 1/2↑→ERK 1/2↓というように，間接的にほかの MAPK の活性化を抑制するメカニズムも重要である．

では，実際に細胞へトリプトライドを添加するとそれぞれの MAPK の活性はどうなるのだろうか．肺胞マクロファージでは，トリプトライドの添加によって，LPS による p 38 MAPK と JNK 1/2 の活性化が持続した[70]．しかし，別のグループは，トリプトライド処理によって，ERK 1/2 と p 38 MAPK には変化がない一方で，JNK 1/2 の活性化が抑制され，結果として NFκB の不活性化によって iNOS 遺伝子の発現が低下したという[71]．

さらに最近，トリプトライドについて，PI 3 K 活性を低下することで JNK 1 の活性を増強し（Akt, PKC（protein kinase C），ERK 1/2 は変化なし）アポトーシスを誘導する[72]というユニー

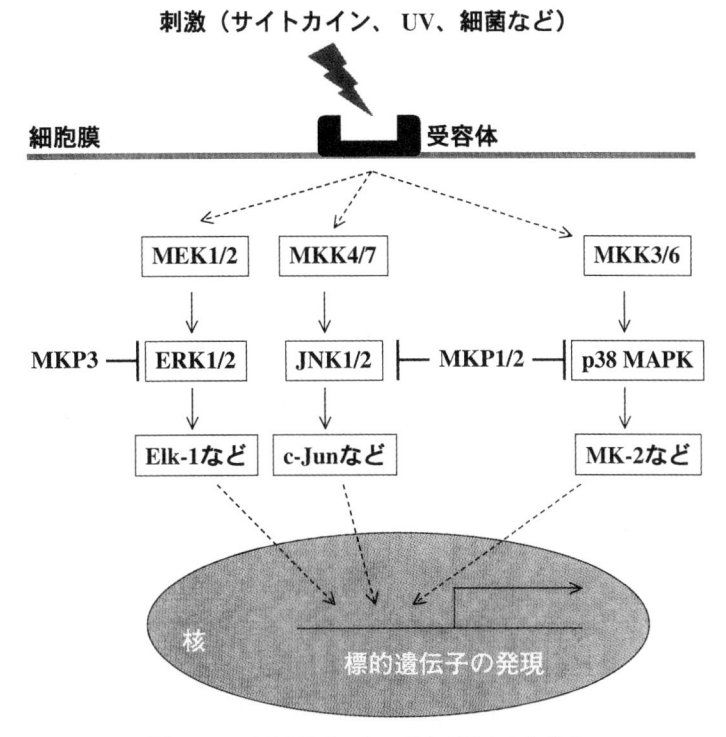

図 13.1.2　MAPK カスケードと MKP の作用点

さまざまな外界ストレスに対して，多くの場合，それを関知する受容体が発現している．それらの多くは図に示した MAPK シグナル経路の活性化を引き起こす．代表的な MAPK には，ERK 1/2, JNK 1/2 および p 38 MAPK があり，それぞれを活性化する酵素は図に示したとおりである．一方，MAPK の基質はさまざまであり 1 つの例を示した．また，MKP が阻害する MAPK も図に示したものとはかぎらず，細胞系や刺激剤によって多様なレスポンスがあり得る．
(UV, ultraviolet；MAPK, mitogen-activated protein kinase；MEK, mitogen-activated protein/extracellular signal-regulated kinase kinase；MKK, MAPK kinase；ERK, extracellular signal-regulated protein kinase；JNK, c-Jun N-terminal kinase；MKP, MAPK phosphatase；MK-2, MAPK activated protein kinase 2；Elk, Ets-like transcription factor)

クな作用も発見されたことから，MKP や MAPK に対するトリプトライドの作用は，それぞれの観察系で発現しているこれら酵素群のプロファイルやその上流，下流に位置する関連分子の存在の有無によってかなり差異があると考えてよい．

トリプトライドは，分子内に 3 個のエポキシ基を有することから，求電子性基（OH 基や SH 基）などに対する反応性が非常に高い．このような化学的特性を有する食品因子は多数あることから，それらの細胞内の標的分子を考える場合，まず MKP に対する作用性を評価してみることも重要かも知れない．

以上，活性の強さや作用の特異性をおもな基準として，薬理的作用をもついくつかの食品因子をとりあげた．化学物質の原則として，活性の高いものは毒性も高い．したがって，ここで紹介した化合物についても，至適用量が必ずあるはずであろうし，それが究明されて初めてヒトへの応用が可能になるのではないだろうか．

本稿の冒頭で，「食品因子の作用性には特異性がない（低い）」と述べたが，その一方で，食品

因子の特異的結合タンパク質がつぎつぎと明らかにされている[73)~75)]時代である．ヒトが永年にわたり食品因子を摂取してきた結果，これらの結合タンパク質が体内で合成されるようになったのであれば，何ともいえない進化の精妙を感じさせる．今後，食品因子の結合タンパク質の解明がさらに進めば，それらの作用機構や特異性，さらには毒性についての知見も加速的に蓄積して行くに違いない．

最後に，個人的に非常に興味がある研究課題を紹介したい．ここで述べた機能性食品因子の多くは，植物体内では自らの生存のために生合成されているのだろう．その多くには，動物細胞におけるストレスシグナルを緩和する作用があるが，植物体内でも同様に外因性ストレスに対抗して，機能性成分を生産している可能性は十分想定できる．この考え方が正しいとすれば，植物細胞内における抗ストレス分子メカニズムは，動物細胞におけるそれと比較してどれくらいの共通点があるのだろうか．このような疑問が解決できたとき，ヒトが植物成分を活用してきた理由に対する1つの論理的根拠が提示できるのであろう．

ヒトは植物の生産した化学物質を侵襲的に利用することで生体機能を調節しようとしているが，光と水とわずかな栄養だけで体内にこれらの物質を確保できる植物は，なんと進化した生物であろうか，と思わずにはいられない．

（村上　明・大東　肇）

謝　辞

ここに記した著者の研究の一部は，小清水弘一（京都大学名誉教授），田中卓二（金沢医科大学），中村宜督（岡山大学），湯浅　勲（大阪市立大学），若林敬二（国立がんセンター），中江　大（佐々木研究所），小西陽一（国際毒性病理学会連合），BB. Aggarwal（MDアンダーソンがんセンター），木崎昌弘（慶応大学）（敬称略・順不同）らの指導あるいは共同で行ったものであります．また，研究の多くは文部科学省科学技術振興調整費の補助を受けました．併せてここに深謝いたします．

参　考　文　献

1) Grosch, S., et al.：*FASEB J.*, **15**, 2742-2744, 2001.
2) Masuda, Y., et al.：*Biofactors.*, **21**, 293-296, 2004.
3) Miyoshi, N., et al.：*Cancer Lett.*, **199**, 113-119, 2003.
4) Kim, H.W., et al.：*Antioxid. Redox. Signal.*, **7**, 1621-1629, 2005.
5) Murakami, A., et al.：*Cancer Lett.*, **95**, 139-146, 1995.
6) Murakami, A., et al.：*Cancer Detect. Prev.*, **22**, 516-525, 1998.
7) Murakami, A., et al.：*Biosci. Biotechnol. Biochem.*, **64**, 9-16, 2000.
8) 大澤俊彦：がん予防食品開発の新展開，シーエムシー，2005.
9) Kim, J. H., et al.：*Carcinogenesis.*, **27**, 475-482, 2006.
10) Lev-Ari, S., et al.：*Rheumatology*（Oxford），**45**, 171-177, 2006.
11) Cole, G. M., et al.：*Neurobiol Aging.*, **26**, 133-136, 2005.
12) Sharma, R. A., et al.：*Eur. J. Cancer.*, **41**, 1955-1968, 2005.
13) Chainani-Wu, N. J.：*Altern. Complement. Med.*, **9**, 161-168, 2003.
14) Sharma, R. A., et al.：*Clin. Cancer Res.*, **10**, 6847-6854, 2004.
15) Janssen, A. M., et al.：*Planta Med.*, **6**, 507-511, 1985.
16) Kondo, A., et al.：*Biosci. Bietechnol. Biochem.*, **57**, 1344-1345, 1993.
17) Ohnishi, M., et al.：*Jpn. J. Cancer Res.*, **87**, 349-356, 1996.
18) Tanaka, T., et al.：*Jpn. J. Cancer Res.*, **88**, 821-830, 1997.
19) Tanaka, T., et al.：*Carcinogenesis.*, **18**, 1113-1118, 1997.
20) Murakami, A., et al.：*Oncology.*, **53**, 386-391, 1996.
21) Kobayashi, Y., et al.：*Carcinogenesis.*, **19**, 1809-1814, 1998.
22) Kawabata, K., et al.：*Jpn. J. Cancer Res.*, **91**, 148-155, 2000.
23) Miyauchi, M., et al.：*Jpn. J. Cancer Res.*, **91**, 477-481, 2000.
24) Matsuda, H., et al.：*Eur. J. Pharmacol.*, **471**, 59-67, 2003.
25) Watanabe, N., et al.：*Biosci. Biotechnol. Biochem.*, **59**, 1566-1567, 1995.
26) Ohata, T., et al.：*Carcinogenesis.*, **19**, 1007-1012, 1998.
27) Murakami, A., et al.：*J. Nutr.*, **135**, 2987 S-2992 S, 2005.
28) Murakami, A., et al.：*Mutat. Res.*, **523-524**, 151-

161, 2003.
29) Nakamura, Y., et al.：*Cancer Res.*, **58**, 4832-4839, 1998.
30) Moffatt, J., et al.：*Carcinogenesis.*, **21**, 2151-2157, 2000.
31) Moffatt, J., et al.：*Chem. Biol.Interact.*, **139**, 215-230, 2002.
32) Murakami, A., et al.：*J. Agric. Food Chem.*, **48**, 1518-1523, 2000.
33) Ito, K., et al.：*Clin. Cancer Res.*, **10**, 2120-2130, 2004.
34) Ito, K., et al.：*Biochem. Biophys. Res. Commun.*, **338**, 1702-1710, 2005.
35) Ito, K., et al.：*Cancer Res.*, **65**, 4417-4424, 2005.
36) Ichikawa, H., et al.：*J. Immunol.*, **174**, 7383-7392, 2005.
37) Murakami, A., et al.：*Biosci. Biotechnol. Biochem.*, **63**, 1811-1812, 1999.
38) Murakami, A., et al.：*Carcinogenesis.*, **23**, 795-802, 2002.
39) Tanaka, T., et al.：*Life Sci.*, **69**, 1935-1945, 2001.
40) Murakami, A., et al.：*Int. J. Cancer.*, 110, 481-490, 2004.
41) Nakamura, Y., et al.：*FEBS Lett.*, **572**, 245-250, 2004.
42) Takada, Y., et al.：*Oncogene,* **24**, 6957-6969, 2005.
43) Iinuma, M., et al.：*Biol. Pharm. Bull.*, **19**, 311-314, 1996.
44) Yamaguchi, F., et al.：*J. Agric. Food Chem.*, **48**, 180-185, 2000.
45) Pan, M. H., et al.：*J. Agric. Food Chem.*, **49**, 1464-1474, 2001.
46) Matsumoto, K., et al.：*Biol. Pharm. Bull.*, **26**, 569-571, 2003.
47) Yamaguchi, F., et al.：*J. Agric. Food Chem.*, **48**, 2320-2325, 2000.
48) Tanaka, T., et al.：*Carcinogenesis.*, **21**, 1183-1189, 2000.
49) Yoshida, K., et al.：*Cancer Lett.*, **221**, 29-39, 2005.
50) Liao, C. H., et al.：*Mol. Carcinog.*, **41**, 140-149, 2004.
51) Liao, C. H., et al.：*J. Cell Biochem.*, **96**, 155-169, 2005.
52) Hong, J., et al.：*Carcinogenesis.*, **27**, 278-286, 2006.
53) Katiyar, S. K.：*Int. J. Oncol.*, **26**, 169-176, 2005.
54) Mayer, K. E., et al.：*J. Viral Hepat.*, **12**, 559-567, 2005.
55) Huang, M. T., et al.：*Cancer Res.*, **54**, 701-708, 1994.
56) Singletary, K., et al.：*Cancer Lett.*, **104**, 43-48, 1996.
57) Dorrie, J., et al.：*Cancer Lett.*, **170**, 33-39, 2001.
58) Huang, S. C., et al.：*Biochem. Pharmacol.*, **69**, 221-232, 2005.
59) Moran, A. E., et al.：*Cancer Res.*, **65**, 1097-1104, 2005.
60) Minnunni, M., et al.：*Mutat. Res.*, **269**, 193-200, 1992.
61) Smith, C., et al.：*Food Chem. Toxicol.*, **30**, 483-489, 1992.
62) Singletary, K. W.：*Cancer Lett.*, **100**, 139-144, 1996.
63) Kupchan, S. M., et al.：*J. Am. Chem. Soc.*, **94**, 7194-7195, 1972.
64) Tao, X., et al.：*Arthritis Rheum.*, **41**, 130-138, 1998.
65) Chan, M. A., et al.：*Phytother. Res.*, **13**, 464-467, 1999.
66) Yang, D., et al.：*J. Org. Chem.*, **65**, 2208-2217, 2000.
67) Yang, S., et al.：*Mol. Cancer Ther.*, **2**, 65-72, 2003.
68) Jiang, X. H., et al.：*Oncogene.*, **20**, 8009-8018, 2001.
69) Lee, K. Y., et al.：*Exp. Mol. Med.*, **34**, 462-468, 2002.
70) Chen, P., et al.：*J. Immunol.*, **169**, 6408-6416, 2002.
71) Zhao, Q., et al.：*J. Biol. Chem.*, **280**, 8101-8108, 2005.
72) Kim, Y. H., et al.：*Eur. J. Pharmacol.*, **494**, 1-9, 2004.
73) Tachibana, H., et al.：*Nat. Struct. Mol. Biol.*, **11**, 380-381, 2004.
74) Ermakova, S., et al.：*J. Biol. Chem.*, **280**, 16882-16890, 2005.
75) Jordt, S. E., et al.：*Nature.*, **427**, 260-265, 2004.

14 含硫化合物

14.1 はじめに

含硫化合物を含む特徴的な食品としては、ネギ属野菜とアブラナ科野菜が主要なものであり、その機能性研究がもっとも進んでいる。そのほかにキノコ類とか、果物の中ではパパイア（種子中に多い）や強烈なにおいを発するドリアンなどがあげられる。このほか、食品成分由来というよりは、もともとは生体成分として発見されたα-リポ酸（lipoic acid）などのチオール基（SH基）を有する含硫化合物の機能性が研究されている。本章では、ネギ属野菜に含まれる含硫化合物、アブラナ科野菜に含まれる含硫化合物、そのほかの重要な含硫化合物に分けて詳説し、一部、実際の実験例についても記載した。

14.2 ネギ属野菜に含まれる含硫化合物

古代より、ネギ属野菜の中でもニンニクやタマネギは食品というよりは民間薬として利用されており、真偽は別としても疾病に対するネギ属野菜の治療効果は、数千年というヒトの歴史において親しまれてきたものの1つである。これらネギ属野菜中の生理活性を示す含硫成分としては、チオールスルフィネート類（アリシンなど）やポリスルフィド類（ジアリルジスルフィド、ジアリルトリスルフィド、MATSなど）が香辛成分でもあることから古くより知られていた。近年になって、スルフィニルジスルフィド類（ACシリーズやセペン、アホエン）、環状スルフィド類（ジチイン類やツヴィーベレン）といった含硫化合物の機能性が報告されるに至っている。ネギ属野菜に含まれる含硫化合物の特徴としては、基質であるアルキルまたはアルケニルシステインスルフォキシド類が野菜（植物）内で生合成され、それにアリナーゼ（システインスルホキシドリアーゼ；CS-lyase）が作用することにより不安定なスルフェン酸が生成する。さらに、加熱や調理加工の場合を含めてチオールスルフィネート類が生成し、これらが分解や相互に置換反応、転移反応をくり返し、さまざまな含硫化合物を最終的に生成することとなる（図14.2.1）。つまり、元来、ネギ属野菜の構成成分としてアリシンなどが含まれているのではなく、ネギ属野菜に含まれる含硫化合物の多くは、二次的に生成してきたものである。

参考までに、ネギ属野菜の含硫化合物に関する総説としては、古くはビルタネン（A.I.Virtanen）[1,2]によるもの、近年ではブロック（E.Block）[3]によるものがある。

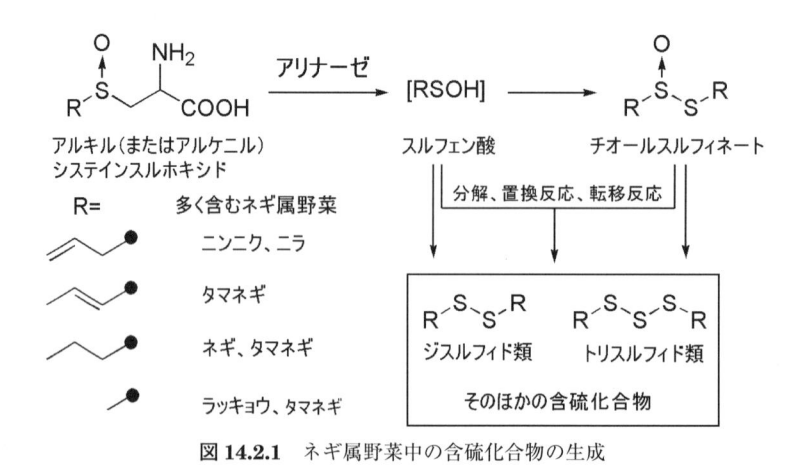

図 14.2.1 ネギ属野菜中の含硫化合物の生成

14.2.1 抗菌活性

抗菌活性に関する研究はもっとも古くから行われており，抗生物質が入手可能な現代とは異なり，戦前まではニンニクが発疹チフス，コレラ，アメーバによる赤痢[4]などに広く使われていた時代があった．日本でもジフテリアや結核[5]などに用いられていた歴史がある．ネギ属野菜に含まれる含硫化合物の中でも，とくに，チオールスルフィネート類（図14.2.2）の抗菌活性が高く，中でもニンニク中のアリシンの抗菌性は強く[6]，グラム陰性菌に対してのみならず，グラム陽性菌に対しても生育阻害活性を示すことが報告されている[7]．一方，タマネギ中のチオールスルフィネート類による抗菌活性は弱いことが知られている[2),8),9)]．また，アリシンによる抗カビなど抗真菌活性については多くの研究報告がある[10)–13)]．アリシンのほか，ニンニク中のジアリルトリスルフィドには，抗ウイルス活性も報告されている[14)]．また近年，アホエン（構造は図14.2.4参照）も菌類の細胞壁に損害を与えることによって，黒カビやカンジダ菌などへの生育阻害活性が報告されている[29),30)]．

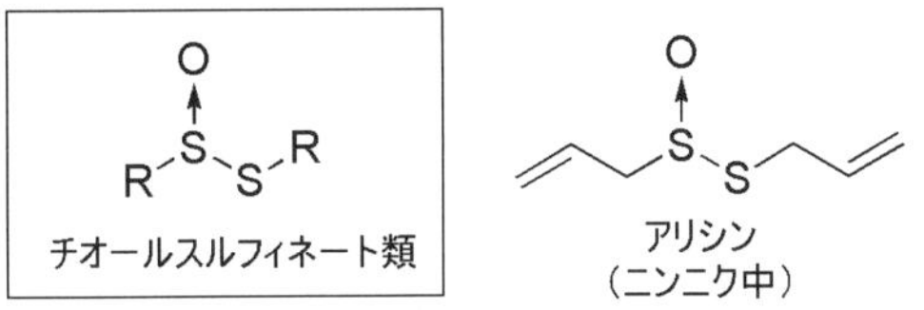

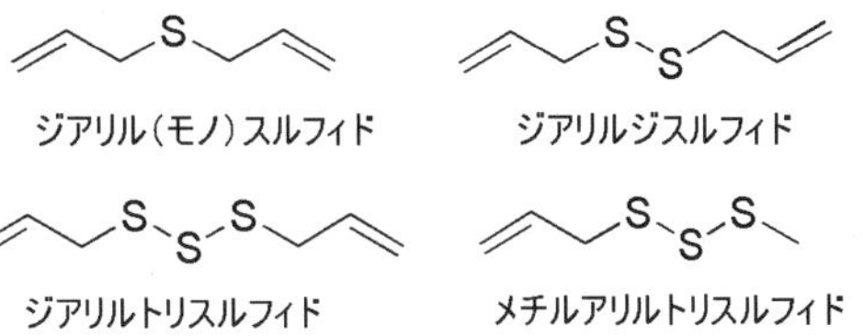

図14.2.3 ニンニク中のスルフィドおよびポリスルフィド類

14.2.2 植物病原菌や昆虫に対する忌避活性

抗菌活性と同じく，アリシンやチオールスルフィネート類にはネギ類野菜に感染する植物病原菌から植物体を保護する効果が知られている[15),16)]．また，ジアリルジスルフィドとジアリルトリスルフィド（図14.2.3）には，蚊などの幼虫に対しての忌避活性も知られている[17),18)]．

14.2.3 脂質に関連する循環器系疾患の抑制効果

ニンニクによる血中コレステロール低減効果[5),19)–23)]や血圧調節に関する研究は幅広く実施されている．心臓発作に罹患した患者を用いた疫学調査（死亡率調査)[20)]も実施されており，アホエンやジチイン類[24)–26)]（図14.2.4），ジアリルジスルフィドを含んだニンニクオイルを所定のゼラチンカプセルで摂取した者の方が，血清脂質量の大幅な改善効果，心臓発作の再発が35％に縮小，プラセボカプセルと比較して死亡数が45％まで減少した．アホエンには，ヒト胃リパーゼを阻害する効果が知られており[27)]，脂肪の消化吸収阻害に関与していると考えられており，トリアシルグリセロール血中濃度を下げるニンニクの効果を説明する一端となっている．また，アリシンには植

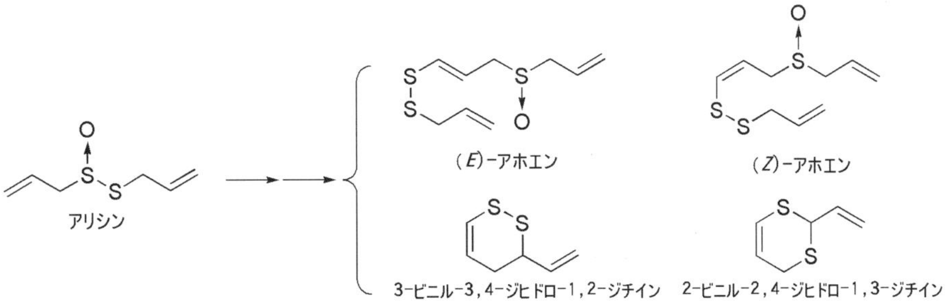

図14.2.2 ネギ属野菜中のチオールスルフィネート類とアリシン

図14.2.4 アリシンの脱水や加熱により生じるアホエンとジチイン類

物におけるアセチル CoA 合成酵素の抑制効果が報告されているが[28]，体内での安定性や吸収率は不明であり，ヒトにおける脂質やコレステロール吸収阻害，脂肪酸生合成阻害などの効果ははっきりとしていない．

14.2.4 アラキドン酸代謝阻害とヒト血小板凝集阻害活性

ニンニクとタマネギによるヒト血小板凝集阻害活性は1970年代において欧州やインドの医学部などで精力的にヒトでの実証研究が進められていた[31]．これは，古くから「瘀血」をなくすという効能が知られていたこともあり，ニンニクやタマネギには血の流れをよくするという効果が期待されていたためである．1980年代に入り，ようやくニンニクの脂溶性画分からメチルアリルトリスルフィド（MATS）[32]とアホエン，ジチイン類（図14.2.3と図14.2.4参照）がその活性本体であると報告された．実は，筆者の含硫化合物研究の発端となったのも，まさにタマネギ中の血小板凝集阻害物質を化学的に明らかにすることからであった．そして，ニンニクより遅れること5年，タマネギの脂溶性画分からもACシリーズやセペンといったα-スルフィニルジスルフィド類（図14.2.5）を単離，構造決定することができた[33]．セペンはACシリーズの同族体であり，ドイツやハンガリーの小児科医らの共同研究により単離されたものである．欧州では，民間伝承薬としてタマネギの絞り汁を小児喘息などの治療に使ったという歴史があり，ヒト血小板凝集阻害物質ではなく，初めロイコトリエン類の生合成阻害，つまりアラキドン酸の代謝酵素である5-リポキシゲナーゼの阻害物質として報告された[34]．その後，ACシリーズもセペンも，アラキドン酸代謝酵素の強力なデュアルインヒビターであることが判明した[35),36]．

[実験例]

実験には，ヒト血小板はクエン酸血（9/1；V/V）を使い，アグレゴメーターを用いた比濁法にて行った．血小板凝集惹起には，アラキドン酸またはADPを用いた．ネギ属野菜の脂溶性画分について野菜別に血小板凝集阻害活性比較すると，ニンニク＞タマネギ≫ネギ・ニラ≫ラッキョウの順に活性が強く，ニンニクほどではないにしろタマネギにも十分な阻害活性が認められた．一方，ラッキョウは活性が一番低かった．

定法にしたがって，阻害物質の単離と各種機器分析による構造解析を行った結果，生のタマネギより新規含硫化合物「ACシリーズ（ACとはタマネギの学名の*Allium cepa* L. の頭文字から取った）」を報告するに至った．生タマネギ抽出物中の含有量はきわめて少ないが，阻害活性は標品アスピリンよりも強く，中にはインドメタシンと同等の活性を示したものもあった（表14.2.1）．阻害機構を調べる目的で，さまざまな血小板凝集惹起剤を用いて調べたところ，明らかにアラキドン酸惹起に対して強い阻害活性を示した．そこ

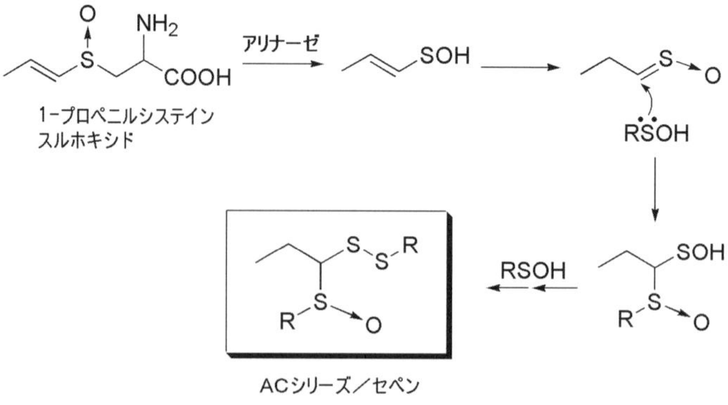

図14.2.5 タマネギからACシリーズ／セペンの推定生成経路

表 14.2.1 AC シリーズの血小板凝集阻害活性（惹起剤がアラキドン酸：1 mM のとき）

R 基	IC$_{50}$ 値（μM）
メチル	67.6
	18.4
プロピル	12.8
trans-1-プロペニル	48.9
	11.7
cis-1-プロペニル	6.1
	1.4

で，^{14}C ラベルしたアラキドン酸を用い，アラキドン酸代謝酵素を含むウサギ腎臓ミクロソームとヒト血小板破砕液で代謝阻害実験（トレーサー実験）を行った．AC シリーズは双方でアラキドン酸からの代謝を強力に阻害した．さらに市販のELISA キットを用いて，ヒト血小板破砕を粗酵素としたときの TXB$_2$ 生合成阻害活性を調べた．出発基質にアラキドン酸か PGH$_2$ を使い分けて用いることにより，AC シリーズがトロンボキサン合成酵素は阻害せず，ヒト血小板中のシクロオキシゲナーゼを強く阻害することが明らかとなった．加えて，遺伝子組換えにより大腸菌または酵母で生産させたリコンビナントのヒト 5-リポキシゲナーゼを用い，AC シリーズ阻害活性を調べたところ，こちらのアラキドン酸代謝酵素に対しても強い阻害活性を示した．よって，AC シリーズはアラキドン酸代謝酵素における強力なデュアルインヒビターであることがわかった（図 14.2.6）．ただし，最近の研究結果より，ラット白血球系細胞（RBL-1）を用いて，AC シリーズやアホエンの 5-リポキシゲナーゼ阻害活性を測定すると，細胞系ではリコンビナントのデータと異なり，阻害活性はかなり弱くなってしまった．現在までヒトを用いた in vivo データは，AC シリーズやセペンにしても，アホエンにしても取得されていない．現在，アホエンは市販されており，AC シリーズやセペンと同じ α-スルフィニルジスルフィド類の有機合成経路はすでに報告されている[37]．予想される in vivo 実験の問題点は，物質含硫化合物が臭いことと，含硫化合物の代謝研究がきわめて乏しいことから投与量に関する見当がわからない点である．

タマネギ以外の含硫化合物の血小板凝集阻害や抗炎症機構としては，アラキドン酸代謝阻害のほかに，ヒスタミン放出の抑制，サイクリック AMP レベルに影響を及ぼすことなく細胞内カルシウム濃度に影響を与えることも報告されている[38]．ニンニク中のアホエンは，腫瘍細胞に対する細胞障害性[39]が報告されているが，5-リポキシゲナーゼとシクロオキシゲナーゼに対しては弱い阻害活性（IC$_{50}$ 値でそれぞれ 1.6 M と 5.1 M）しか示さない[40]．アホエンは，ヒト血小板においてプロスタサイクリン，フォルスコリン，インドメタシンなどの作用を強めることが報告されている[41]．その作用機構として，アホエンは血小板膜

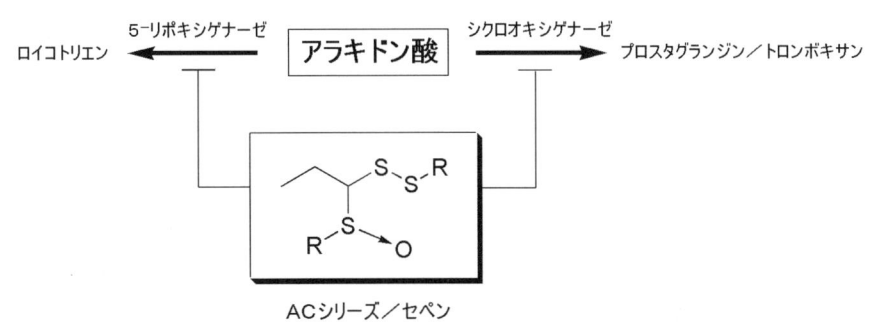

図 14.2.6 デュアルインヒビターとしての AC シリーズ／セペン

の微小流動性（microviscosity）に影響を与えることによって，血小板上でフィブリノゲンレセプターの相互作用を弱めることによって血小板凝集阻害活性を示している可能性があると報告されている[42]〜[44]．さらに，アホエンを含むニンニクエキスをココナッツオイルに溶かすことによって準備したニンニク抽出物を，4週間毎日 0.25 mg/kg を摂取したボランティアでは，ADP惹起による血小板凝集能を大幅に阻害した[45]．

14.2.5 発がん抑制

抗腫瘍活性としての最初の報告[14]は，チオスルフィネート類によるものであったが，その後，ネギ属野菜による発がん抑制の可能性が含硫化合物を中心に検索された[47]．中国での大がかりな疫学研究で，胃がん発症率が高い地域において，ニンニク，春タマネギと中国のエゾネギの摂取量の増加と胃がん発生率の減少が有意に関係することが明らかとなり，とくにニンニクの摂取で発症リスクのもっとも高いグループの危険率が40%も低くなった[47]．その後の化合物的研究の対象は，ポリスルフィド類，とくにアリル基を有したニンニク中のポリスルフィド類に焦点が絞られた．ジアリルジスルフィドが変異原物質であるニトロソアミンの生体内での生成を阻害することが報告され[48]，アリル基をもったポリスルフィドはグルタチオンや細胞内レドックス（酸化還元）により制御されている生体防御酵素群（解毒酵素など）[49]〜[51]を誘導または酵素活性を強めることによって，抗腫瘍活性を示していると考えられるようになった[46],[52]〜[58]．筆者らの研究でも，ネギ属野菜中のポリスルフィド類の中で，とくに硫黄の数が3つ以上のポリスルフィド類（トリスルフィド，テトラスルフィドなど）で，肝由来の培養細胞系における第二相解毒酵素群（14.3参照）を認めた．ジアリルトリスルフィドは細胞内酸化ストレスを与えることがわかった．一方で，実験動物を用いた in vivo の研究においては，硫黄の数が2つであるジアリルジスルフィドでも有意な第二相解毒酵素群の誘導が確認されている．アリル基が重要な作用点であると報告している例もあり，これについては今後の精査が必要である．

また，日大の有賀，関らは，ジアリルトリスルフィドによる腫瘍細胞のアポトーシス誘導や前骨芽 HL-60 細胞の分化誘導阻害活性を報告している[59]．さらに最近，ヒト大腸がん由来の培養細胞においてのアポトーシス誘導に作用機構として，ジアリルトリスルフィドによるβ-チューブリンの酸化的修飾が関与していることを明らかにした[60]．

14.2.6 タマネギの催涙性

タマネギを切断することによって引き起こされる催涙性因子（lachrymatory factor；LF）が，チオプロパナール-S-オキシドであると同定され[61]，これがアリナーゼによる初期反応（図14.2.1参照）の過程で生成してくる1-プロペニルスルフェン酸の互変異化合物と考えられてきた（図14.2.7）．しかし近年，今井らによって，このチオプロパナール-S-オキシドの生成にもタマネギ中の生合成酵素が関与しているという重大な発見があり[62]，それゆえ，ニンニクを切っても涙が出ず，この酵素（LF合成酵素）活性が弱いネギなどにおいても涙が出ないということがわかった．チオプロパナール-S-オキシドによる催涙性は，一部の催涙ガスで明らかなように神経細胞膜

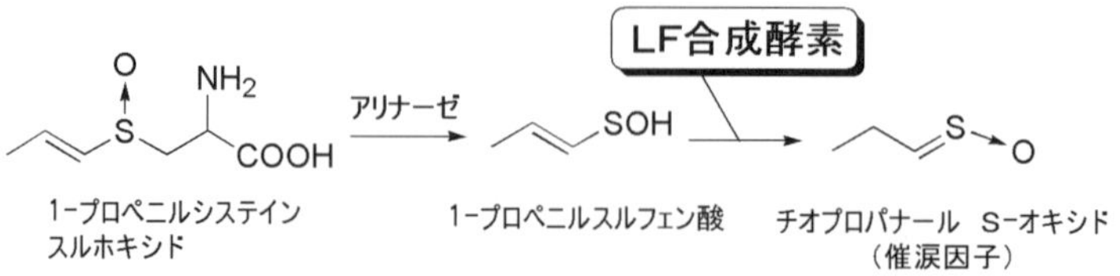

図14.2.7 タマネギの催涙性因子と生成酵素

におけるNADPH関与の作用点が示されているが[63]，この物質がきわめて不安定なために護衛用品などとしての実利用にはつながっていない．

14.2.7 口臭・体臭の発生やそのほかの好ましくない生理作用

香辛性の強いネギ属野菜を食べることは，くさい息と汗の匂いを発生させる．ニンニクによる口臭の構成成分は，アリルメチルスルフィドが主成分であり，そのほかにアリルチオール，ジアリルジスルフィドなどがヒト呼気のGC分析より同定されている[64),65]．ニンニクの口臭や体臭は，吸収後，血中と肺から代謝を経て生成してくると考えられており，単に口に残ったニンニク臭によるものではないようである．2gの生ニンニクを摂取後，96時間持続するという報告がある[66]．

また，わずかな頻度ではあるが，個人によっては生のニンニクまたはタマネギ[67]，ジアリルジスルフィド，アリシンの摂取によりアレルギー反応（たとえば皮膚炎または喘息）を示すことがある[5),68),69]．磨砕したてのニンニクと皮膚との長時間の接触に関しては，ひどい皮膚炎を引き起こす可能性があるとの報告がある[70),71]．しかし，美味しさを重視した適切な摂取量では，この毒性は無視できるものと思われる．ここで筆者が問題としているのは，過度のニンニクまたはサプリなどにより含硫化合物の摂取をするときの毒性（好ましくない作用）である．北大の前出らにより，犬や猫ではすでに同じポリスルフィド類やチオ亜硫酸が，貧血性溶血を引き起こす原因物質として報告されている[72]．ただし，ヒトにおけるニンニク摂取による貧血症の報告例はほとんどない．筆者らの研究では，トリスルフィド以上のポリスルフィド類（硫黄の数が3つ以上）では，細胞投与量に依存して細胞内酸化ストレスが強くかかることが明らかとなっており，腫瘍細胞に対してはそれがアポトーシスなどのよい機能性として考えることができるが，この酸化ストレスの細胞選択性は乏しく，正常細胞でも同様の酸化ストレスに曝されることになると考えている．むしろ，これは正常細胞にとっては好ましくないことといえる．

14.3 アブラナ科野菜に含まれる含硫化合物

葉菜・根菜・花菜類を中心とした食用野菜は，アブラナ科植物に属しているものがじつに多い．さらに，ネギ属野菜と並んで硫黄化合物を多く含有する生鮮野菜として，アブラナ科野菜は注目されている．近年，ダイコンや白菜，ブロッコリー，キャベツなどのアブラナ科野菜は，とくにその発がん抑制効果が重要な機能性として脚光を浴びてきた．この発がん抑制効果を示す成分が，イソチオシアネートという「$-N=C=S$」の化学構造式で表される含硫化合物である（含硫化合物というわりに硫黄は1分子しか含まれていない）．ネギ属野菜に同じく，イソチオシアネートがアブラナ科野菜の構成成分として含まれているのではなく，グルコシノレート類と呼ばれる硫酸チオ配糖体が，酵素ミロシナーゼ（チオグルコシダーゼ）の作用により糖鎖が外れ転移反応を起こし，最終的に香辛成分であるイソチオシアネートが生成してくる（図14.3.1）．本節では，アブラナ科野菜における発がん抑制効果に限定して，機能性含硫化合物を整理した．

参考までに，アブラナ科野菜のイソチオシアネート類に関する総説としては，タラレー（P. Talalay）[73]によるものがある．

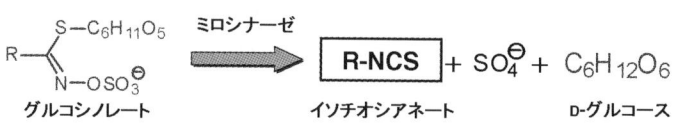

図14.3.1 アブラナ科野菜中のイソチオシアネート生成経路

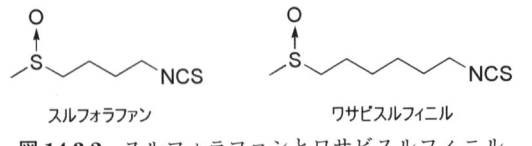

図14.3.2 スルフォラファンとワサビスルフィニルの構造

14.3.1 発がん抑制と第二相解毒酵素誘導

イソチオシアネートによる発がん抑制のパイオニア研究は，タラレー（米国ジョーンズ・ホプキンス大）のグループによって行われてきた．現在，ブロッコリースプラウト中のスルフォラファンという含硫化合物は日本においても周知のものとなった．

生体における異物代謝は，第一相（phase I）解毒酵素と第二相（phase II）解毒酵素により行われる．第一相解毒酵素ではなく，一連の第二相解毒酵素群は，活性化した発がん物質を不活性化する重要ながん予防酵素として認識されている．タラレーらは第二相解毒酵素の1つ，キノンレダクターゼ（QR；NQO）を誘導するさまざまなフェノール性物質，抗酸化物質などの研究に始まり[74,75]，比較的簡便なマイクロタイタープレートを用いたスクリーニング法を開発して，アブラナ科野菜について研究を進めた．その結果，含量は少ないまでも強力な第二相解毒酵素群を誘導するスルフォラファン（図14.3.2）をブロッコリー中より単離した[76]．スルフォラファンは弱い抗生物質として単離されていた既知物質であった．その後，イソチオシアネート類は，グルタチオンに対してマイケル付加反応を起こし得る親電子試薬としての1カテゴリー物質群であると認識されるようになった．

14.3.2 スルフォラファンとワサビスルフィニル

スルフォラファンの腫瘍形成抑制効果は，化学発がん物質であるDMBA投与のネズミ乳がんモデルでも効果を示した[77]．発がん抑制だけでなく，スルフォラファンのピロリ菌に対する感染抑制効果[78]や老化に伴う網膜の変性抑制効果[79]という新たな生理機能も研究されている．ヒトでの最終的な実証データはまだない．また，ブロッコリー中にはスルフォラファンが大量に含まれているのではなく，グルコシノレートであるグルコラファニンの形で貯蔵されている．それに比べ，カイワレ大根のようなスプラウト（新芽）のミロシナーゼ活性が高いためにイソチオシアネート含量が多くなり，第二相解毒酵素誘導活性も強くなる．

[実験例]

同様に，本章筆者らも含硫化合物研究の流れから，イソチオシアネートをターゲット分子とした研究をはじめた．筆者らは，第二相解毒酵素であるGST（グルタチオン–S–トランスフェラーゼ）誘導活性について，ラット肝上皮細胞由来のRL34細胞を用いた簡便なスクリーニング系を構築し，それを用いて入手可能だった野菜や果物を中

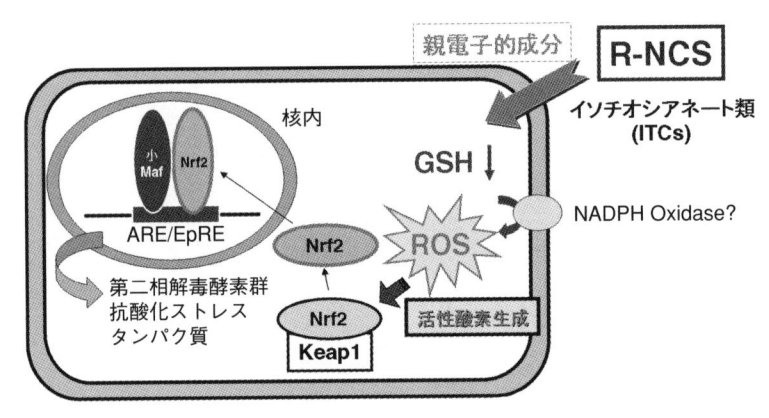

図14.3.3 イソチオシアネートによる推定第二相解毒酵素誘導機構

心に広範なスクリーニングを行った．現在もアブラナ科野菜に関するスプラウトの研究を継続中である．おおむね，タラレーらの結果に即してアブラナ科野菜が高い GST 誘導活性を示した．その中で，ブロッコリーよりもさらに強い GST 誘導活性を示したのが，ワサビであった．ワサビやクレソンでは，25 μg/ml の添加濃度で 2.5 倍以上の強い誘導活性を示した．

ワサビ根茎より最終的に単離した主要な GST 誘導物質は，6-メチルスルフィニルヘキシルイソチオシアネート（6-MSHI；ワサビスルフィニル）であった（図 14.3.3）．また，スルフォラファンとは中央部の炭素側鎖長が異なるだけの同族体であった．in vivo におけるワサビスルフィニルの GST 誘導活性を雌 CD-1 マウスへの胃内強制投与実験にて確認したところ，肝臓におけるワサビスルフィニルの GST 誘導活性は，スルフォラファンに比べ約 1.9 倍強いことが明らかとなった[80]．QR についても同様の結果が得られ，さらにこの誘導が，mRNA レベルで起こっていることも明らかにできた．さらに，筑波大学の山本らによって，第二相解毒酵素誘導メカニズムの一端として，転写因子 Nrf 2 を細胞質内で制御している Keap 1 の発見があり[81]，スルフォラファンをはじめ，ワサビスルフィニルの GST 誘導機構を詳細に調べることができた[82]．ワサビスルフィニルは，遺伝子上の antioxidant response element（ARE）を活性化しており，その配列に結合する転写因子 Nrf 2 の核内移行を誘導していた．また，ワサビスルフィニルは nfr 2 遺伝子欠損マウスにおいては，まったくの第二相解毒酵素誘導活性を示さなかった．最終的に，ワサビスルフィニルによる解毒酵素誘導活性経路を図 14.3.3 にまとめた．しかし，ワサビスルフィニルにしてもスルフォラファンにしても，ほかのイソチオシアネートと反応部位は変わらないはずなのに，なぜ，この手の化合物が強い誘導活性を示すのかとか，Keap 1 とワサビスルフィニルの反応（SH 修飾？）との関係など，この誘導メカニズムでは説明できないことが，まだまだ残っている．

また，ワサビスルフィニルもスルフォラファンも，第一相解毒酵素（CYP など）の誘導は起こさない．これは大事なことで，第一相と第二相デュアルインデューサーである物質の場合，むしろ代謝による有害化（例：ピーナッツかび毒のアフラトキシン）というケースが危惧される．さらに，肺がん患者の肺において第一相解毒酵素が高めに誘導されているということからも，ワサビスルフィニルが第一相解毒酵素は誘導しない選択的な第二相解毒酵素誘導物質であったことは，今後のヒトへの応用に対して望ましい．

14.4 そのほかの重要な含硫化合物例：α-リポ酸

α-リポ酸，または単純にリポ酸とかチオオクト酸と呼ばれる含硫化合物は，2 つの SH 基を有しており（図 14.4.1），肝臓や微生物（酵母など）成長因子として発見された[83]．生理学的意味合いとしては，ケト酸の酸化的脱炭酸反応などに関与しているので，もともと重要な機能を有している．しかし，グルタチオン（還元型と酸化型）のレドックスと同じく，2 つの SH 基を有していることから，グルタチオン同様の生体内抗酸化物質として機能している，またはシャペロン分子としてはたらいている可能性が考えられた．とくに 1990 年代にはパッカーらによって，生体抗酸化性が詳しく調べられた[84]．リポ酸に関しては，2006 年 8 月現在で 2000 を超える論文が出ており，現在でも新たな機能性が詳しく研究されている．

（森光康次郎）

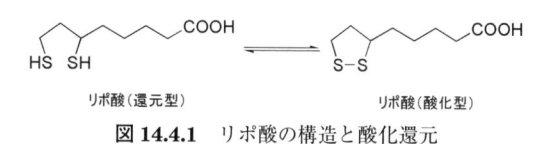

HS SH〜〜〜COOH ⇌ S-S〜〜〜COOH

リポ酸（還元型）　　　　リポ酸（酸化型）

図 14.4.1 リポ酸の構造と酸化還元

参 考 文 献

1) Virtanen, A. I.：*Angew. Chem.*, **74**, 374–382, 1962.
2) Virtanen, A. I.：*Angew. Chem. Int. Ed. Engl.*,

1, 299–306, 1962.
3) Block, E. : *Angew. Chem. Int. Ed. Engl.*, **31**, 1135–1178, 1992.
4) Vedejs, E., Eberlein, T. H. and Varie, D. L. : *J. Am.Chem.Soc.*, **104**, 1445–1447, 1982.
5) Whitaker, J. R. : *Adv. Food. Res.*, **22**, 73–133, 1976.
6) Hughes, B. G. and Lawson, L. D. : *Phototherapy Res.*, **5**, 154–158, 1991.
7) Small, L. V., Bailey, J. H. and Cavallito, C.J. : *J. Am. Chem. Soc.*, **69**, 1710–1713, 1947.
8) Virtanen, A. I. and Matikkala, E. J. : *Acta Chim. Scand.*, **13**, 1898–1900, 1959.
9) Didry, N., Pinkas, M. and Dubreuil, L. : *Pharmazie*, **42**, 687–688, 1987.
10) Barone, F. and Tansey, M. : *Mycologia*, **69**, 71–824, 1977.
11) Davis, L. E., Shen, J.-K. and Cai, Y. : *Antimicrob. Agents Chemother.*, **34**, 651–653, 1990.
12) Ghannoum, M. A. : *J. Gen. Microbiol.*, **134**, 2917–2924, 1988.
13) Tariq, V.-N. and Magee, A. C. : *Mycol. Res.*, **94**, 617–620, 1990.
14) Weisberger, A. S. and Pensky, J. : *Science* (Washington, D. C.), **126**, 1112–1115, 1957.
15) Virtanen, A. I. : *Phytochemistry*, **4**, 207–228, 1965.
16) Lancaster, J. E. and Shaw, M. L. : *Phytochemistry*, **30**, 2857–2859, 1991.
17) Amonkar, S. V. and Banerji, A. : *Science* (Washington, D. C.), **174**, 1343–1344, 1971.
18) Amonkar, S. V. and Reeves, E. L. : *J. Econ. Entomol.*, **63**, 1172–1175, 1970.
19) Bordia, A. and Bansal, H. C. : *Lancet*, **2**, 1491–1492, 1973.
20) Bordia, A. : *Am. J. Clin. Nutr.*, **34**, 2100–2103, 1981.
21) Augusti, K. T. and Mathew, P. T. : *Experientia*, **30**, 468–470, 1974.
22) Kerekes, M. F. and Feszt, T. : *Artery*, **1**, 325–326, 1975.
23) Jain, R. C. : *Am. J. Clin. Nutr.*, **30**, 1380–1381, 1977.
24) Lancaster, J. E. and Collin, H. A. : *Plant Sci. Lett.*, **2**, 169–176, 1981.
25) Block, E. and Aslam, M. : *Tetrahedron Lett.*, **23**, 4203–4206, 1982.
26) Johnson, C. R., Keiser, J. E. and Sharp, J. C. : *J. Org.Chem.*, **34**, 860–864, 1969.
27) Gargouri, Y., Moreau, H., Jain, M. K., de Haas, G. H. and Verger, R. : *Biochem. Biophys. Acta*, **1006**, 137–139, 1989.
28) Kumar, R. V. O., Banerji, A., Kurup, C. K. R. and Ramasarma, T. : *Biochem. Biophys. Acta*, **1078**, 219–225, 1991.
29) Yoshida, S., Kasuga, S., Hayashi, N., Ushiroguchi, T., Matsuura, H. and Nakagawa, S. : *Appl.Environ. Microbiol.*, **53**, 615–617, 1987.
30) Singh, U. P., Pandey, V. N., Wagner, K. G. and Singh, K. P. : *Can. J. Bot.*, **68**, 1354–1356, 1990.
31) Makheja, A. N., Vanerhoek, J. Y. and Bailey, J. M. : *Prostaglandins Med.*, **2**, 413–418, 1979.
32) Ariga, T., Oshiba, S. and Tamada, T. : *Lancet*, **1**, 150–151, 1981.
33) Kawakishi, S. and Morimitsu, Y. : *Lancet*, **1**, 330, 1988.
34) Bayer, T., Wagner, H., Wray, V. and Dorsch, W. : *Lancet*, **1**, 906, 1988.
35) Kawakishi, S. and Morimitsu, Y. : *ACS Symposium Ser.*, **546**, 120–127, 1994.
36) Wagner, H., Dorsch, W., Bayer, T., Breu, W. and Willer, F. : *Prostaglandins Leukotrienes Essetial Fatty Acids*, **39**, 59–62, 1990.
37) Block, E., Revelle, L. K. and Bazzi, A. A. : *Tetrahedron Lett.*, **21**, 1277–1280, 1980.
38) Mayeux, P. R., Agrawal, K. C., Tou, J.-S. H.,King, B. T., Lippton, H. L., Hyman, A. L., Kadowitz, P. J. and McNamara, D. B. : *Agents Actions*, **25**, 182–190, 1988.
39) Scharfenberg, K., Wagner, R. and Wagner, K. G. : *Cancer Lett.*, **53**, 103–108, 1990.
40) Sendl, A., Elbl, G., Steinke, B., Redl, K., Breu, W. and Wagner, H. : *Planta Med.*, **58**, 1–7, 1992.
41) Apitz-Castro, R., Cabrera, S., Cruz, M. R., Ledezma, E. and Jain, M. K. : *Thromb. Res.*, **32**, 155–169, 1983.
42) Rendu, F., Jain, M. K., Davetoose, D. Debouzy, J. C., Apitz-Castro, R., Bourdeau, N. and Levy-Toledano, S. : *Biochem. Pltarmacol.*, **38**, 1321–1328, 1989.
43) Debouzy, J. C., Daveloose, D., Neumann, J. M., Viret, J., Herve, M. and Apitz-Castro, R. : *Eur. Biophys. J.*, **17**, 211–216, 1989.
44) Apitz-Castro, R., Jain, M.K., Bartoli,F., Ledezma, E., Ruiz, M.-C. and Salas, R. : *Biochim. Biophys. Acta*, **1094**, 269–280, 1991.
45) Barrie, S. A., Wright, J. V. and Pizzorno, J. E. : *J. Orthomol. Med.*, **2**, 15–21, 1987.
46) Lau, B. H. S., Tadi, P. P. and Tosk, J. M. : *Nutr. Res.*, **10**, 937–948, 1990.
47) You, W. C., Blot, W. J., Chang, Y. S., Ershow, A., Yang, Z. T., An, Q., Henderson, B. E., Fraumeni Jr., J. F. and Wang, T. G. : *J. Nat. Cancer Inst.*, **81**, 162–164, 1989.
48) Yang, C. S. : *Cancer Res.*, **51**, 1509–1514, 1991.

49) Gudi, V. A. and Singh, S. V. : *Biochem. Pharmacol.*, **42**, 1261-1265, 1991.
50) Maurya, A. K. and Singh, S. V. : *Cancer Lett.*, **57**, 121-129, 1991.
51) Prochaska, H. J., Santamaria, A. B. and Talalay, P. : *Proc. Natl. Acad. Sci. USA*, **89**, 2394-2398, 1992.
52) Belman, S., Solomon, J., Segal, A., Block, E. and Barany, G. : *J. Biochem. Toxicol.*, **4**, 151-160, 1989.
53) Perchellet, J. P., Perchellet, E. M. and Belman, S. : *Nutr. Cancer*, **14**, 183-193, 1990.
54) Wargovich, M. : *Carcinogenesis*, **8**, 487-489, 1987.
55) Wargovich, M., Woods, J. C., Eng, L. V., Stephens, L. C. and Gray, K. : *Cancer Rcs.*, **48**, 6872-6875, 1988.
56) Hayes, M. A., Goldbert, M. T. and Rushmore, T. H. : *Carcinogenesis*, **8**, 1155-1157, 1987.
57) Sumiyoshi, H. and Wargovich, M. : *Cancer Res.*, **50**, 5084-5087, 1990.
58) Wattenberg, L. W. : *Proc. Nutr. Soc.*, **49**, 173-183, 1990.
59) Seki, T., Tsuji, K., Hayato, Y., Morimito, T. and Ariga,T : *Cancer Lett.*, **160**, 29-35, 2000.
60) Hosono, T., Fukao, T., Ogihara, J., Ito, Y., Shiba, H., Seki, T. and Ariga, T. : *J. Biol. Chem.*, **280**, 41487-41493, 2005.
61) Brodnitz, M. H., Pascale, J. V. and Van Derslice, L. : *J. Agric. Food Chem.*, **19**, 273-275, 1971.
62) Imai, S., Tsuge, N., Tomotake, M., Nagatome, Y., Sawada, H., Nagata, T. and Kumagai, H. : *Nature*, **419** (6908), 685, 2002.
63) Wallenfels, K., Ertel, W., Hockendorf, A., Rieser. J. and Uberschar, K. H. : *Naturwlssenchaften*, **65**, 459-467, 1975.
64) Laakso, I., Seppanen-Laakso, T., Hiltunen, R., Mueller, B., Jansen, H. and Knobloch, K. : *Planta Med.*, **55**, 257-261, 1989.
65) Minami, T., Boku, T., Inada, K., Morita, M. and Okazaki, Y. : *J. Food Sci.*, **54**, 763-765, 1989.
66) Blankenhorn, M. A. and Richards, C. E. : *J. Am. Med.Assoc.*, **107**, 409-410, 1936.
67) Burks, J. W. : *Ann. Allergy*, **12**, 592-596, 1954.
68) Papageorgiou, C., Corbet, J. P., Menezes-Brandao, F., Pecegueiro, M. and Benezra, C. : *Arch. Dermatol. Res.*, **275**, 229-234, 1983.
69) Falleroni, A. E., Zeiss, C.4 R. and Levitz, D. : *J. Allergy Clin. Immunol.*, **68**, 156-160, 1981.
70) Lee, T. Y. and Lam, T. H. : *Contact Dermatitis*, **24**, 193-196, 1991.
71) Lembo, G., Balato, N., Patruno, C., Auricchio, L. and Ayala, F. : *Contact Dermatitis*, **25**, 330-331, 1991.
72) Yamamoto, O. and Maede, Y. : *Am. J. Vet. Res.*, **53**, 134-137, 1992.
73) Talalay, P. : *J. Biol. Chem.*, **280**, 28829-28847, 2005.
74) De Long, M. J., Prochaska, H. J. and Talalay, P. : *Proc. Natl. Acad. Sci. USA*, **83**, 787-791, 1986.
75) Prochaska, H. J., Santamaria, A. B. and Talalay, P. : *Proc. Natl. Acad. Sci. USA*, **89**, 2394-2398, 1992.
76) Zhang, Y., Talalay, P., Cho, C.-G. and Posner, G. H. : *Proc. Natl. Acad. Sci. USA*, **89**, 2399-2403, 1992.
77) Zhang, Y., Kensler, T. W., Cho, C.-G., Posner, G. H. and Talalay, P. : *Proc. Natl. Acad. Sci. USA*, **91**, 3147-3150, 1994.
78) Fahey, J. W., Haristoy, X., Dolan, P. M., Kensler, T. W., Scholtus, I., Stephenson, K. K., Talalay, P. and Lozniewski, A. : *Proc. Natl. Acad. Sci. USA*, **99**, 7610-7615, 2002.
79) Gao, X. and Talalay, P. : *Proc. Natl. Acad. Sci. USA*, **101**, 10446-10451, 2004.
80) Morimitsu, Y., Hayashi, K., Nakagawa, Y., Horio, F., Uchida, K. and Osawa, T. : *Biofactors*, **13**, 271-276, 2000.
81) Itoh, K., Wakabayashi, N., Katoh, Y., Ishii, T., Igarashi, K., Engel, J. D. and Yamamoto, M. : *Genes Dev.*, **13**, 76-86, 1999.
82) Morimitsu, Y., Nakagawa, Y., Hayashi, K., Fujii, H., Kumagai, T., Nakamura, Y., Osawa, T., Horio, F., Itoh, K., Iida, K., Yamamoto, M. and Uchida, K. J. : *Biol. Chem.*, **277**, 3456-3463, 2002.
83) Seaman, G. R. : *Proc. Soc. Exp. Biol. Med.*, **79**, 158-159, 1952.
84) Packer, L., Witt, E. H. and Tritschler, H. J. : *Free Radic. Biol. Med.*, **19**, 227-250, 1995.

15 アルカロイド

アルカロイド（alkaloid）とは，本来"アルカリ様物質"を意味し，当初は生理活性を有する塩基性の植物成分の総称として用いられていた．しかしながら，その後，塩基性を示さない類縁化合物にも適用され，また，植物のみならず，微生物生産物にも類縁化合物が見いだされるようになり，現在では，アミノ酸，タンパク質，核酸など1次代謝産物を除く含窒素群天然有機化合物にまで拡大され，適用されている場合が多い．

アルカロイドの多くは種々の生理活性を示す．とくに，微量で動物の神経系に作用する化合物に富んでいることは古くよりよく知られ，薬用成分として注目を集めていた．一般には毒物が多く，どちらかといえば食としては忌避される化合物群である．

アルカロイドは，たとえばインドール系アルカロイドやイソキノリン系アルカロイドなど，存在する複素環の種類によって分類される場合や，由来植物の科の名前をつけて，ナス科アルカロイド（ソラナムアルカロイド）やヒガンバナ科アルカロイドなどと呼ばれる場合がある．しかしながら，この方法では，必ずしも，すべてのアルカロイドを統一的・系統的に分類はできないので，近年では，チロシン由来アルカロイドやオルニチン由来アルカロイドなど，生合成前駆体のアミノ酸ごとに分類されることが一般的になっている．多様な生理機能が知られているが，一般には，毒的要素が強く，たとえばキノコの毒成分など食とし

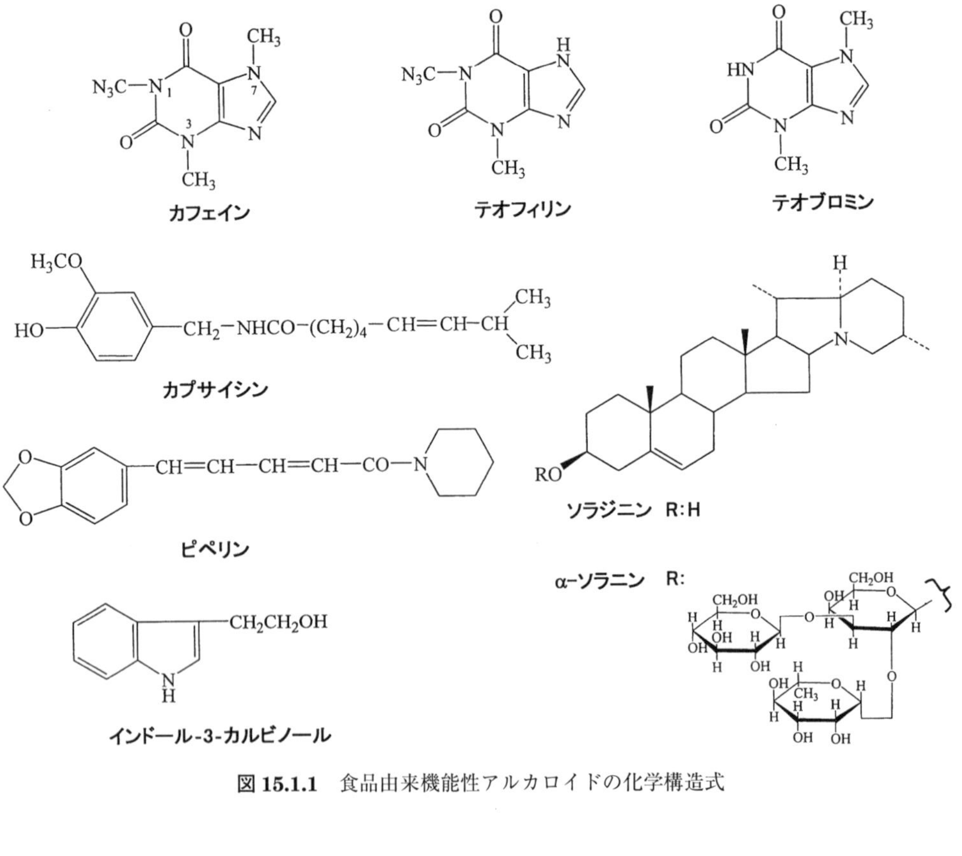

図15.1.1 食品由来機能性アルカロイドの化学構造式

ては忌避される化合物群であることは周知のことであろう。しかしながら，最近，一部の食素材アルカロイドに好ましい生理機能が認められつつある．本項では，代表的な植物性食素材由来のアルカロイドについて概説する．なお，ここで紹介する主要なアルカロイドの化学構造式については図15.1.1にまとめてある．

15.1 メチルキサンチン類（カフェイン，テオフィリン，テオブロミンなど）

コーヒー豆や茶葉，さらにはガラナ，カカオなどに含まれるカフェインは，もっとも代表的な食素材由来アルカロイドである．コーヒー豆からカフェインが単離されたのは1820年とされ，さらにその後，カカオや茶葉から，後述するように，関連生理活性メチルキサンチン類が発見された．E. フィッシャーが，1902年に，これら一連のメチルキサンチン類の化学的研究（とくに合成）の功績にてノーベル化学賞を受賞している事実は，カフェイン関連成分が歴史と由緒のある天然化合物であることを物語っていよう．茶葉での含量がもっとも高く，2.5～5.5％である（ちなみに，コーヒー豆では1～2％程度とされている）．カフェイン含有素材が世界各地で，共通して，飲料として好まれている事実は興味深い．

カフェインの基本骨格はプリン環構造をもつキサンチンであり，1,3および7位の窒素（N）がメチル化されていることから，1,3,7-トリメチルキサンチンとも呼ばれる．中枢興奮，強心性，利尿や血管拡張作用など多彩な生理機能が知られている[1]．

カフェインと類縁のメチルキサンチンとして，テオフィリンやテオブロミンが知られている．量の多少はさておき，いずれも茶葉やコーヒー豆などカフェインを含む素材中に存在している．両化合物の中枢興奮作用はカフェインより弱いが，強心・利尿性はカフェインと同等もしくはより強力である．メチルキサンチン類の神経系への作用（中枢興奮作用）におけるもっとも確からしい作用機序は，興奮性神経伝達物質であるグルタミン酸の放出を調節するアデノシン受容体機能の抑制である．すなわち，アデノシンがその受容体に結合すると，アデノシン-三リン酸（ATP）とグルタミン酸の放出が抑制され，後シナプスの興奮が抑えられる．メチルキサンチン類はこの受容体への結合をアデノシンと競合し，アデノシンの結合を遮断する．その結果，後シナプス神経細胞に対するアデノシン-三リン酸（ATP）とグルタミン酸の放出抑制が解かれ，結果として，神経細胞は興奮状態に置かれる．この作用には，さらに，ホスホジエステラーゼ（PDE）活性の阻害も一役かっていることが示唆されている．すなわち，高濃度のカフェインは細胞内酵素・PDEの活性を阻害し，細胞内神経伝達物質であるサイクリックアデノシン一リン酸（cAMP）やサイクリックグアノシン一リン酸（cGMP）の分解を抑制し，それらの細胞内濃度を高める．その結果，cAMPによる細胞内グルコースの産生を促進し，神経細胞の活動を亢進するとされている．しかしながら，実際には，これら薬理作用発現時のメチルキサンチン類の血中濃度は，神経化学的変化が引き起こすcAMPやcGMPの濃度に比べはるかに低いことも示されている．このほか，神経系への作用機序として，細胞内へのカルシウムの流入の阻害や，ニコチン性アセチルコリン受容体の機能修飾，さらにはカテコールアミンの遊離促進などが示されている．これらカフェイン関連メチルキサンチン類の多彩な生理機能については参考文献[1]中に明解に解説されているので，詳細はそれに譲ることとする．

メチルキサンチン類の中で，テオフィリンは喘息患者の気管支生検において活性化好酸球数，総好酸球の減少およびCD4陽性細胞数の減少などとくに顕著な抗炎症作用を示すことから，気管支喘息や慢性気管支炎などへの薬として利用されている[2]．

15.2 辛味性アミド類（カプサイシン，ピペリンなど）

カプサイシン（capsaicin）はよく知られたトウガラシの主要辛味成分である．本化合物と同族（各種カルボン酸とバニリルアミンとのアミド類）の化合物群はカプサイシノイドと呼ばれ，トウガラシの辛味を担っている．アミドであるので，狭義のアルカロイド（アルカリ様物質）からははずれるが，ここではアルカロイドを広義（植物由来含窒素化合物）にとらえ，以下紹介する．

カフェインと同様に，カプサイシノイドもまた多彩な生理作用を発揮することは周知のことである．たとえば，血管拡張・収縮，唾液や胃酸の分泌亢進，エネルギー代謝亢進などの生理活性が知られている[3]．トウガラシを摂取すると，体が熱くなったり汗をかいたりすることはしばしば体験することである．体熱上昇や発汗はエネルギー代謝に大きく影響を与え，体脂肪の蓄積低下をもたらすと考えられる．そこで，トウガラシの脂質代謝への影響が検討されたところ，腎周囲脂肪組織重量や血中トリグリセリドの有意な減少，さらには肝臓における脂質合成に関与するグルコース-6-リン酸脱水素酵素活性や腎周囲脂肪組織のリポプロテインリパーゼ活性の上昇が確認されている．また，この脂質代謝の亢進は，交感神経系を介して副腎から分泌されたアドレナリン（交感神経刺激剤）が肝臓や腎臓のβ-アドレナリンレセプターに作用することで発現していることが明らかにされている[4]．

最近，カプサイシンには，特異的受容体を介した種々の生理作用がみつかり，興味がもたれている[4]．すなわち，知覚神経機能の亢進（痛みや侵害感の発生とその応答としての血管拡張，腫れ，発赤などの炎症様症状）とこれと相反する知覚神経機能の麻痺（鎮痛や抗侵害および抗炎症作用）などがカプサイシンの特異的レセプターを介して発現していることが明らかとなってきた．カプサイシンに特異的と記述したが，本レセプターはそのバニリル基部位を認識していることから，バニロイドレセプターと呼ばれている．いずれにしろ，知覚神経機能に関してレセプターレベルでの薬剤開発が可能となった事実は，本分野の今後の発展が大きいものと考えられる．

カプサイシノイドの生物・化学あるいは機能性に関する各種の情報は，それを発するトウガラシの生物学的知見とともに，本稿でとりあげた文献[3,4]に詳細に紹介されているので参考にしていただきたい．

カプサイシノイドと同様，アミド系機能性物質として，コショウの辛味成分・ピペリン（piperine）関連物質がある．ピペリンは芳香環部位が酸残基に存在する点で，カプサイシンと構造的に違っている．後者が辛いのに比べ，前者はヒリヒリした辛味を呈する．化学構造の違いによる微妙な辛味性の差異に興味がもたれる．

ピペリン関連アミド類は，脂質代謝亢進作用など，カプサイシノイドと同じような生理機能を有している．同時に，ピペリン関連アミド類には，殺線虫[3]，殺虫[5]，抗菌活性[3]など多彩な生物活性が明らかにされている．

15世紀後半～16世紀にかけての大航海時代に，西洋各国が競って熱帯アフリカやアジアを目指した目的の1つは香辛料の獲得にあったことはよく知られている．香辛料植物が単に調味に利用されていたばかりでなく，食素材の腐敗防止や除虫など貯蔵・保存，さらには感染病の治癒・予防などヒトの健康に対しても有効性が認められていたものと推察される．

15.3 アブラナ科植物のインドール系アルカロイド（インドール-3-カルビノールなど）

アブラナ科植物にはインドール系アルカロイドがしばしば含まれている．最近，その主要アルカロイドであるインドール-3-カルビノールが，発がん剤により誘発される化学発がん（前胃・乳腺・肝臓など）を抑制することが動物実験的に証明されている[6~8]．インドール-3-カルビノールのほ

かに，発がん抑制活性を有するアブラナ科関連アルカロイドとしてインドール-3-アセトニトリルや3,3'-ジインドリルメタンなどが知られている[9]．これらアルカロイド類の作用機序は，薬物代謝第II相酵素群の誘導と考えられている．すなわち，誘導された本酵素群（抱合化酵素）により発がん性物質の水溶性を増加させ，体外への放出を促進することにあるとされている[10]．しかしながら，本化合物をいわゆる発がんプロモーション期に与えると，逆に肝臓や甲状腺がんの促進をきたすことも，動物実験的に示されている[11]．

15.4 ソラナムアルカロイド（ソラニンなど）

ジャガイモをはじめとするナス科植物では，とくに芽の部分にステロイド系アルカロイドの配糖体が含まれる．本節冒頭にも触れたように，これら一連のアルカロイドは，その発生する植物科名からナス科アルカロイド（ソラナムアルカロイド）と呼ばれている．その代表はソラニジンをアグリコンとするソラニンで，3位の酸素に付く構成糖の違いによって，主として α-（糖部：L-ラムノース，D-ガラクトース，D-グルコース各1分子），β-（D-ガラクトース，D-グルコース各1分子）および γ-（D-ガラクトース1分子）の3種が知られている．これら配糖体は溶血作用があり，また，発熱，嘔吐，頭痛などの症状を引き起こす．

さらに重要な生理機能として，興奮伝達の後始末に重要なコリンエステラーゼを阻害する活性があることが知られている[12]．これら配糖体類は調理中での分解（無毒化）はむずかしいので，食する際は含有部位（芽）を切り落として食されることはご存じのことであろう． （大東　肇）

参　考　文　献

1) 栗原　久：カフェインの科学-コーヒー，茶，チョコレートの薬理作用，202 pp，学会出版センター，2004．
2) 長友孝純，上能伊公雄：気管と肺に働く薬．薬の事典（宮崎利夫，朝長文彌編），p. 383，朝倉書店，2001．
3) 岩井和夫，中谷延二編：香辛料成分の食品機能，276 pp，光生館，1989．
4) 岩井和夫，渡辺達夫編：トウガラシ-辛味の科学，261 pp，幸書房，2000．
5) Miyakado, M., Nakayama, I., Inoue, A., Hatakoshi, M. and Ohno, M.：*Nippon Noyaku Gakkaishi* (*J. Pesticide Sci.*), **10**, 11-17, 1985.
6) Wattenberg, L. W.：Inhibition of carcinogenesis by naturally occurring and synthetic compounds. In：Antimutagenesis and Anticarcinogenesis Mechanisims II, pp. 155-166, Prenum New York, 1990.
7) Bradlow, H. L., Michnovicz, J. J., Telang, N. T. and Osborne M. P.：*Carcinogenesis*, **12**, 1571-1574, 1991.
8) Tanaka, T., Mori, Y., Morishita, Y., Hara, A., Ohno, T., Kojima, T. and Mori, H.：*Carcinogenesis*, **11**, 1403-1406, 1990.
9) 小清水弘一：*Health Didgest,* **7**, 1-8, 1992.
10) Sparnins, V. L., Venegas, P. L. and Wattenberg, L.W.：*J. Natl. Cancer Inst.,* **68**, 493-496, 1982.
11) Kim, D. J., Ito, N. and Tsuda, H.：Enhancement by indole-3-carbinol of liver and thyroid gland neoplastic development in a rat medium-term multiorgan carcinogenesis model. In：Food Factors for Cancer Prevention（Ohigashi, H., Osawa, T., Terao, J., Watanabe, S. and Yoshikawa, K. eds.), pp. 200-203, Springer-Verlag(Tokyo), 1997.
12) Liener, I.E.：Miscellaneous toxic factors. In：Toxic Constituents of Plant Foodstuffs（Liener, I.E.ed.), pp. 430-467, Academic Press (New York), 1980.

16 機能性揮発性成分

16.1 揮発性成分

揮発性成分とは，おもに植物の2次代謝成分として生合成される揮発性の高い有機化合物で，化学構造からみると，極性官能基の少ない低分子化合物（一般に，分子量300以下）である．精油成分（essential oil）とも呼ばれ，香りをもつ有香成分（香気成分）である[1]．精油や天然香気成分に関する研究の歴史は長く，水蒸気蒸留法を基本とする数多くの精油採集技術が構築され，香気成分の単離，化学構造の解明が進展してきた[2]．近年の高度な科学技術の進歩とガスクロマトグラフィー，質量分析計，NMRなどの精密分析機器の開発，改良に伴い，超微量の揮発性成分（香気成分）の解析や感覚生理学における分子生物学的メカニズムの解明がなされてきている．食品の香気成分は呈味成分とともにフレーバーとしてヒトの嗅覚を刺激し，嗜好性を左右する重要な食品の2次機能成分である．

香気成分はこれまで花，草木，果実，香辛料などから特徴ある香りを呈する多数の化合物が明らかにされているが，本項では食用植物由来の揮発性成分に的を絞り，その食品機能性について論ずる．

表 16.1.1 おもな野菜（生）の香気成分[2,3]

分類	種類	おもな特有香気成分
葉菜類	キャベツ	(Z)-3-hexenol, (Z)-3-hexenyl acetate, hexanol, allyl isothiocyanate
	ハクサイ（サントウサイ）	cyano 2-hydroxy-3-butene
	ホウレンソウ	(E)-3-methyl-2-nonen-4-one, (Z)-3-(3-hexenyloxy)haxanal, (E)-3-(2-hexenyloxy)haxane
	レタス	methylamine, benzylamine, N,N-benzylmethylamine, (E)-2-hexenol
茎菜類	タマネギ	dipropyl disulfide, methyl propyl trisulfide, allyl propyl trisulfide
	ネギ	dipropyldisulfide, methyl propyl disulfide, dimethyldisulfide
	アスパラガス	3-isopropyl-2-methoxypyrazine, 3-sec-butyl-2 methoxypyrazine
	ウド	borneol, (Z)-3-hexenol, 4-terpineol, α-pinene
	セロリ	limonene, p-mentha-8-ene-1,2-diol, β-selinene, (Z)-3-hexenol, β-myrcene
	フキ	1-nonene, 1-nonen-3-ol, hexanal, (Z)-3-hexen-1-ol, (E)-3-hexen-1-ol, β-elemene
根菜類	ダイコン	(E)-methylthio-3-butenyl isothiocyanate, (Z)-methylthio-3-butenyl isothiocyanate
	カブ	3-phenylpropionitrile, 2-phenylethyl isothiocyanate, allyl isothiocyanate
	ゴボウ	2-sec-butyl-3-methoxypyrazine, 2-isobutyl-3-methoxypyrazine, phenylacetaldehyde
	ニンジン	terpinenolene, γ-bisabolene, caryophyllene, γ-terpinene
果菜類	カボチャ	hexanol, 2-hexenal, hexenal, diaceyl
	キュウリ	(E,Z)-2,6-nonadienal, (E)-2-nonenal, 1-nonanol
	トマト	(Z)-3-hexenol, hexanal, 2-phenylhethanol, 1-penten-3-ol, β-ionone
	ナス	hexanol, dimethylsulfide, 3-carene, biphenyl, octadecane
花菜類	カリフラワー	methylamine, anilin, isothiocyanate, 3-(methylthio)propyl isothiocyanate, (Z)-3-hexenol
	ブロッコリー	5-(methylthio)pentanonitrile, 4-(methylthio)butyl isothiocyanate, 3-phenylpropionitrile, nonanal
	フキノトウ	1-nonen-3-ol, 1-nonene, β-elemene, β-bisabolene, fukinone

16.2 食用植物由来の揮発性香気成分

16.2.1 野菜類の香気成分[3]

野菜類は，一般に食用部位により葉菜類，茎菜類，果菜類，花菜類，根菜類に分類されるが，アブラナ科，ユリ科ネギ属などと植物分類学的に分類されることもある．生の若い葉茎には2-(E)-ヘキセナール（青葉アルデヒド），3(Z)-ヘキセノール（青葉アルコール）などのC_6アルデヒド，アルコール（いわゆるみどりの香り）が共通に存在する．キュウリの特徴的な「青臭み」は2(E), 6(Z)-ノナジエナールで，青葉アルデヒド，青葉アルコールと同様に脂質由来のリパーゼ，リポキシゲナーゼ加水分解物である．キャベツやハクサイ，ダイコン，ワサビなどのアブラナ科の野菜ではミロシナーゼによってカラシ油配糖体から辛味を呈する揮発性のイソチオシアネート類が生成される．ネギ，ニラ，タマネギなどのユリ科ネギ属では含硫アミノ酸のアルキルシステインスルフォキシド類がCS-リアーゼ（アリイナーゼ）によって酵素分解を受け，1次分解物のアルキルスルフェン酸類を経て，種々のスルフィド類やチオスルフィネート類を生成し，ネギ属特有の含硫香気を呈する[4]（表16.2.1）．

16.2.2 果実類の香気成分[5]

果実類は仁果，準仁果，漿果，核果に分けられる．柑橘類は清涼感を呈する，リモネンやゲラニアール，ネラールなどのモノテルペノイド（C_{10}）に富む．一方，リンゴやナシ，モモ，バナナには各種エステル類が含まれ，甘みを想定させる香りを呈する（表16.2.1）．

16.2.3 香辛料の香気成分[6],[7]

シソ科のバジル，オレガノ，ミント，ローズマリー，セージ，ラベンダーなどの香気成分には主

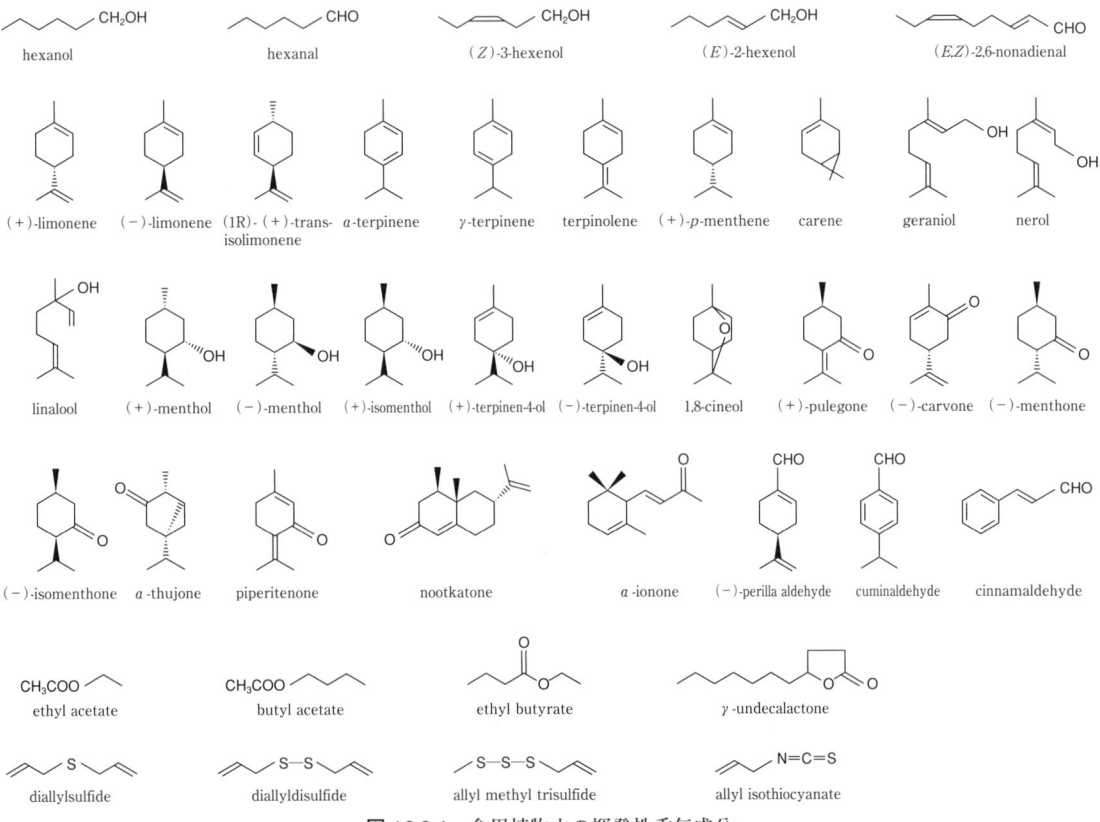

図 16.2.1 食用植物中の揮発性香気成分

表 16.2.1　ネギ属の磨砕物中のジスルフィド中の組成（%）[4]

ジスルフィド ＼ 植物名	ニラ	タマネギ	ラッキョウ	ネギ	ニンニク	アサツキ
ジメチルジスルフィド Me$_2$S$_2$	83	2	87	9	1	10
メチルプロピルジスルフィド MePrS$_2$	<1	4	9	15	<1	19
アリルメチルジスルフィド AlMeS$_2$	16	<1	3	2	22	4
ジプロピルジスルフィド Pr$_2$S$_2$	<1	86	<1	65	<1	63
アリルプロピルジスルフィド AlPrS$_2$	<1	6	<1	4	<1	4
ジアリルジスルフィド Al$_2$S$_2$	<1	<1	<1	<1	74	<1

表 16.2.2　おもな果実（生）の香気成分[2,5]

分類	種類	おもな特有香気成分
仁果	リンゴ 西洋ナシ	hexanol, ethyl acetate, butyl acetate, isoamyl acetate, isobutyl acetate, amyl acetate, ethyl (E)-2-(Z)-4-decadienoate
準仁果	温州ミカン レモン グレープフルーツ カキ	α-limonene, γ-terpinene, myrcene, δ-cadinene, α-limonene, β-pinene, γ-terpinene ethyl butyrate, (Z)-3-hexenal, nootkatone acetic acid, propionic acid, butyric acid, acetaldehyde
漿果	ブドウ	ethyl acetate, geranyl acetate, methyl anthraanilate
核果	モモ ウメ	benzaldehyde, linalyl acetate, γ-decalactone, γ-undecalactone ethyl acetate, butyl acetate, γ-decalactone, dihytre β-ionone
その他	バナナ パイナップル イチゴ メロン	ethyl acetate, isoamyl acetate, isobutyl butyrate, isoamyl butyrate ethyl butyrate, methyl 3-methylthiopropionate, α-terpineol, γ-caprolactoue isoamyl alcoaol, benzyl acetate, ethyl acetate, 4-hydroxyl-3($2H$)-furanone 2,5-dimethyl(Z)-6-nonenal, hexyl acetate, 2-methylbutyl acetate

表 16.2.3　おもな香辛料の香気成分[2,6,7]

科（名）	香辛料名	おもな特有香気成分
シソ科	オレガノ セージ ペパーミント タイム ローズマリー	thymol, carvacrol, α-pinene, methyl chavicol α-thujone, β-thujone, campbor, 1,8-cineol l-menthol, l-menthone, 1,8-cineol, isomenthone thymol, carvacrol, p-cymene, γ-terpinene 1,8-cineol, α-pinene, camphor, caryophyllene
コショウ科	コショウ	sabinene, limonene, β-caryophyllene, β-pinene, α-pinene
ニクズク科	ナツメグ・メース	α-pinene, sabinene, β-pinene, myristicin
アブラナ科	マスタード ワサビ	allyl isothiocyanate allyl isothiocyanate, β-phenethyl isothiocyanate
フトモモ科	クローブ オールスパイス	eugenol, caryopyllene, eugenyl acetate eugenol, methyl eugenol, caryophylene
セリ科	クミン フェンネル	γ-terpinene, β-pinene, cuminaldehyde, p-cymene (E)-anethol, α-pinene, anis aldehyde
ユリ科	ガーリック	diallyl disulfide, diallyl sulfide, allyl-methyl trisulfide
ショウガ科	ジンジャー カルダモン	gingiberene, gingiberol, 1,8-cineol, camphene, borneol 1,8-cineol, α-terpinyl acetate, linalool, limonene

として，α-ピネン，リナロール，シネオール，テルピネオールなどのモノテルペン化合物が多く，セリ科のアニス，クミン，コリアンダー，セロリ，フェンネルにはモノテルペンおよびモノテルペン由来の芳香族化合物（C_{10}）が含まれている．フトモモ科のオールスパイス，クローブにはフェニルプロパノイドのオイゲノールが主成分である．オニオン，ガーリックなどのユリ科ネギ属にはスルフィド類が，マスタードやワサビにはイソチオシアネート類が存在する（表16.2.3）．

16.3 揮発性香気成分の機能性

16.3.1 心理・生理的機能

香り（香気成分）がヒトの心身に及ぼす機能は経験的に伝承されてきたが，近年，香りがもつ機能の重要性の認識が高まり，アロマテラピー（芳香療法）として注目され，香りのもつ生理的，心理的機能に関する研究が急速に進展してきた[8]．精油や香気成分の脳波に及ぼすシグナル（誘発電位）を測定する技術が開発され，電気生理学的研究が活溌となった．すなわち，脳の前頭葉におけるContingent Negative Variation（CNV，随伴陰性変動）を測定して，鳥居ら[9]多くの精油について解析した．CNVは期待感，意欲，注意，集中力などの大脳のはたらきの評価ができるとされている．ジャスミンの香りには興奮・覚醒効果があり，ラベンダーの香りには鎮静効果があるといわれていたことが証明された．表16.3.1には，これまでにCNVで測定された代表的な精油の結果をまとめた[10]．興奮・覚醒効果を示す揮発性成分としてはファルネッセン，ツヨプセン，セドロールなど，鎮静効果のあるものはα-ピネン，リモネン，ボルニルアセテート，Δ_3-カレンが知られている．渡邊ら[11]は最近，23脳波電極部位でのCNV測定を行い，ラベンダーの鎮静効果，ローズマリー香気の左脳への賦活作用を確認している．

21世紀は「脳科学の世紀」と謳われる研究動向と相まって，分子生物学，分子遺伝学の進歩により，1990年前後からにおいの情報伝達やにおい分子の嗅覚受容体での認識機構が急速に解明されてきた[12]．東原ら[13),14)]は世界で初めてにおいに応答するマウス嗅細胞の単一応答細胞から嗅覚受容体遺伝子をRT-PCR法でクローニングするのに成功した．さらに，嗅覚受容体のにおい応答再構成実験を行い，におい応答の確認に成功した．

続けて東原らはヒトHEK293培養細胞を用いて，嗅覚受容体は嗅神経においてGalpha-sタイプのGタンパク質と共役することを明らかにした[15),16)]．これは，味覚分子認識がGタンパク質共役型受容体に関与しているメカニズムとよく類似している．この研究成果は，類似する化学構造をもつ化合物のにおいの差異は活性化される嗅覚受容体の組合せによってにおい物質が識別されることを立証した．

精油や香気成分の心理的作用や生理的機能の研究は非常に多く[8),12)]，それらの機能を活用した製品が多数製造されている．香水，化粧品をはじめ石けん，洗剤，防臭剤，衣料品，装身具，芳香剤，空気清浄機，加湿器などにも利用され，リラクゼーション，ストレス緩和の効果が期待されている．天然および合成香気成分は食品への着香料としては広く用いられているが，機能性食品としての開発が今後期待される．

16.3.2 抗菌機能

植物精油の抗菌，殺菌作用は古くから知られており，食品の品質劣化や腐敗の防止に用いられて

表16.3.1 精油香気のCNV効果（文献9の表5.7を簡略した）

精油	効果	精油	効果
バジル	↑	ラベンダー	↓
ボアドローズ	→	レモン	↓
カラムス	↓	ネロリ	→
カモミール	↓	ペパーミント	↑
クローブ	↑	ローズ	↓
ユーカリ	↓	サンダルウッド	↓
ゼラニウム	→	イランイラン	↑
ヒノキ	↓	ムスク	→
ジャスミン	↑		

きた[17]．とくに，香辛料の精油には抗菌力の強いものが多く，用途が広い．ローズマリー，セージ，タイム，オレガノなどのシソ科，コリアンダー，キャラウェイなどのセリ科香辛料は細菌，糸状菌に対して広い抗菌スペクトルを示した．香辛料の精油ではシナモン，クローブ，オレガノ，タイム，マスタードなどに抗菌性が強く，それぞれの活性香気成分として 2-メトキシシンナムアルデヒド，オイゲノール，チモール，カルバクロール，アリルイソチオシアネートなどがある[18]．そのほかにリナロール，リナリルアセテート，α-テルピネオール，1,8-シネオール，フルフラール，フルフリルアルコールに強い抗菌活性がみられる．

a. 咽頭領域病原性細菌に対する香気成分の抗菌活性[19]

風邪で代表される急性呼吸機器系疾患時の炎症はインフルエンザウィルス，アデノウィルスによって起こる．罹患後に発症する咽頭炎，気管支炎，肺炎は咽頭領域病原性細菌が原因となる．著者ら[20]は，まず香辛料由来の精油50種について咽頭領域病原性細菌のうちおもな3種の *Haemohilus influenzae*, *Moraxella catarrhalis*, *Streptococcus pyogenes* に対する抗菌活性を測定した．その結果，39種の香辛料の精油が抗菌活性を示し，その中で黒コショウ，シナモン，ベイリーフ，エストラゴン，ネロリ，セージ，セイボリー，タイムの精油が強い活性（最小阻止濃度，MIC：50〜200 μg/ml）を示した．これら抗菌活性を示した精油の GC-MS 分析を行い含有成分の同定と含有量を測った．それにもとづき45種の香気成分を選択して，咽頭領域病原性細菌に対する抗菌性を測定した．もっとも強い活性を示した精油成分は，セスキテルペンアルコールの (E)(E)-ファルネソール，(E)-ネロリドール，ビリディフロロールと同定した（図16.3.1）．いずれの MIC も 12.5〜25 μg/ml であった．α-ピネン，カルバクロール，ボルニルアセテート，メンチルアセテート，α-テルピニルアセテートは MIC 100 μg/ml の抗菌活性を示した[20]．

同様にして香辛料オレオレジン（溶媒抽出物）の咽頭領域病原性細菌に対する抗菌試験を行った．甘草（*Glycyrrhiza uralensis*）とナツメグ（*Myristica fragrans*）のオレオレジンに抗菌活性が認められた．それぞれのアセトン抽出物の抗菌活性を測定してモニターしながら，シリカゲル，セファデックス LH-20，ODS を用いたカラムクロマトグラムで繰り返し精製し，活性成分を単離した．NMR, MS などの危機分析を駆使して構造解析した．ナツメグからはマラバリコン（MIC, 25 μg/ml），α-モノテトラデカノイルグリセロール（同, 200 μg/ml），ミリスチン酸

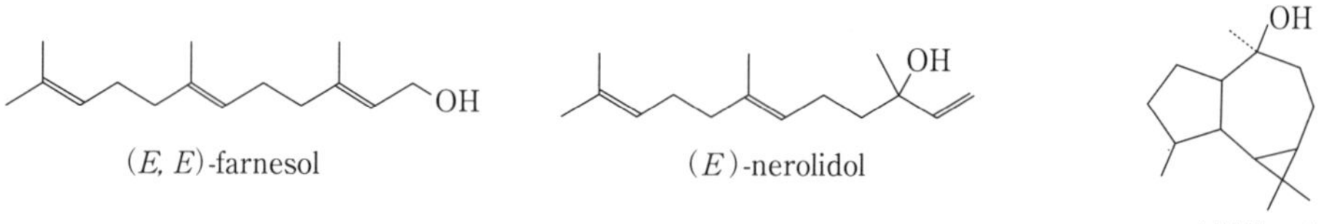

(E, E)-farnesol　　　　　(E)-nerolidol　　　　　viridiflorol

(a) MIC　12.5〜25 μg/ml

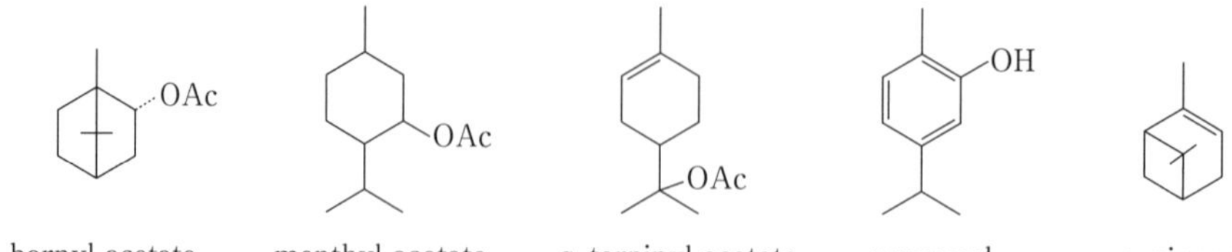

bornyl acetate　　menthyl acetate　　α-terpinyl acetate　　carvacrol　　α-pinene

(b) MIC　100 μg/ml

図 16.3.1 咽頭領域病原細菌に対して抗菌活性を有する精油成分

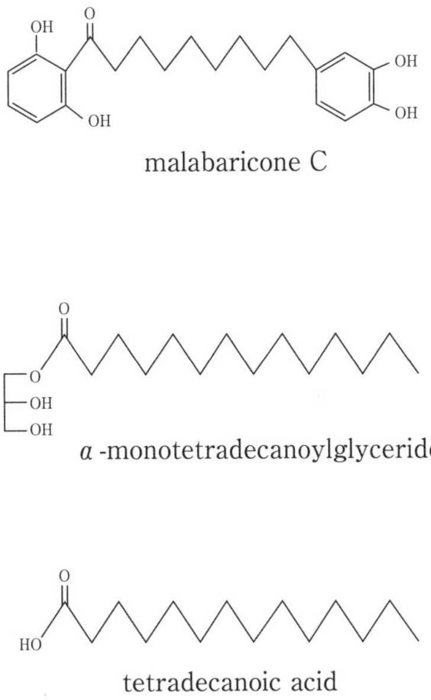

malabaricone C

α-monotetradecanoylglyceride

tetradecanoic acid

図 16.3.2 咽頭領域病原細菌に対するナツメグ抗菌成分

（同，400 μg/ml）が活性化合物として得られた（図 16.3.2）[21]．いずれも高沸点化合物である．

甘草オレオレジンからは咽頭領域病原性細菌に対して抗菌活性のあるリコリシジン，グリシリン，グリシクマリン（MIC いずれも 12.5〜25 μg/ml）が得られた（図 16.3.3）．

b. コショウ属ハイゴショウの抗菌成分

著者ら[23]はフィリピンのルソン島で，古来，コショウ属のハイゴショウ（*Piper sarmentosum*）の葉で小魚を包んで保存していたという伝承を聞き，その抗菌性を調べた．α-アサロン，γ-アサロン，アサリシンと新規化合物 2,6-ジメトキシサフロールの 4 種のフェニルプロパノイドを単離，構造決定し，新規化合物のみが大腸菌，枯草菌に抗菌活性を示した．

c. ペパーミントの病原性大腸菌 O 157 に対する抗菌性

荒川ら[24]はペパーミントオイル（精油）とその構成成分の 53 化合物について腸管出血性大腸菌 O 157：H 7 に対する抗菌活性を調べ，ペパーミントオイル，1-メントール，メントン，ネオメントールに比較的強い活性を認めた．この抗菌効果は静菌作用でなく殺菌作用であるとしている．

食品や木材の腐敗菌，腐朽菌，食中毒菌，病原菌など広範囲にわたって植物の精油，抽出物（オレオレジン）の抗菌効果を調べた研究報告は非常に多い．そのほか，MRSA（メチシリン耐性黄色ブドウ球菌）に対してヒノキの香気成分であるヒノキチオールやティートリーオイル[25]に発育阻止の活性が認められている．口腔内のう蝕菌（虫歯菌，*Streptococcus mutans*）に対する抗菌活性成分の探索もさかんである．著者ら[26]もパプアメース（*Myristica argentea*）から抗う蝕活性を示すリグナンを見いだしている．

16.3.3 抗酸化機能

食品の品質劣化の原因の 1 つに食品に含まれている脂質の酸化があげられる．とくに，油脂や不飽和脂肪酸を多く含む食品は容易に酸化されて過酸化脂質となり，さらに分解が進み酸敗臭や油やけ臭の原因となる低分子化合物を生成する．この酸化反応を制御するために種々の手段が講じられているが，抗酸化剤が広く利用されてきた．一方，近年とみに増加してきたがんや動脈硬化，糖尿病などの生活習慣病の発症や老化も活性酸素な

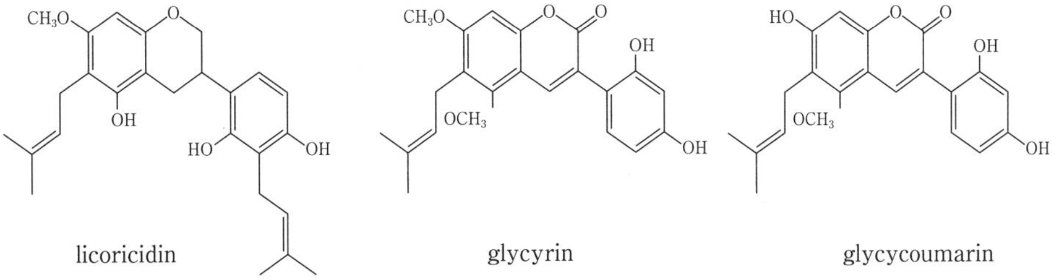

licoricidin　　glycyrin　　glycycoumarin

MIC 12.5〜25 μg/ml

図 16.3.3 咽頭領域病原細菌に対する甘草の抗菌成分

どの生体内酸化反応（酸化ストレス）に起因するとされている．

このような背景から食品のみならず生体内酸化を抑制，阻止する有効な抗酸化物質が求められている．とくに，天然由来の抗酸化物質の探求は国際的にみて1つの趨勢となっている．カテキン類やアントシアニン類などのポリフェノール含有食品に見られるように，抗酸化成分が含まれているいわゆる機能性食品や機能性飲料は市場にでているが，いまだ抗酸化性を謳った特定保健用食品に認定されているものはない．

藤尾ら[27]は，香辛料の精油と主要成分の抗酸化活性を測定している．クローブに含まれるオイゲノール，イソオイゲノール，オレガノやタイムに含まれるチモール，カルバクロールなどのフェノール系化合物に強い活性が認められた．シャビコール，イソシャビコールにも強い活性があった．ネギ属のアリルスルフィド類，ショウガのジンゲロンにも効果があったが，リナロール，シネオール，カンファーなどのテルペン類の活性は低かった．著者ら[28]も種々の香辛料の抗酸化成分を探索した．ローズマリー（*Rosmarinus officinalis*）の非揮発性区分からきわめて活性の高い新規抗酸化ジテルペノイドのロスマノール，イソロスマノール，エピロスマノールを単離，構造決定した[29),30]．また，タイム（*Thymus vulgaris*）からはチモールの2量体で酸化度の異なる新規抗酸化性ビフェニル化合物を5種見いだした（図16.3.4）．これらのビフェニル化合物は，悪臭化合物であるメチルメルカプタンに対して強力な消臭活性を示した[31]．消臭剤として広く用いられている銅クロロフィリンナトリウムの200倍以上の消臭活性を示した．この効果を利用して，タイム抽出物を添加したチューインガムは良好な口臭抑制効果を示した[32]．緒方は[33]は，オイゲノールおよびその類縁化合物について抗酸化効果を異なる評価法で検討している．

阿部ら[34]は森林浴を想定して，野菜，香辛料，薬草，樹木の精油を混合して調整したフィトンチッド剤の抗酸化効果を報告している．境田ら[35]によって，蕎麦焼酎に含まれる揮発性成分の抗酸化物質としてp-クレゾールが同定されている．

食用植物に含まれる抗酸化成分は，発がんや老化の予防に有望視される機能成分である．生活習慣病がさらに増加すると想定される高齢社会において，抗酸化効果を有効に発揮する機能性食品の創出が期待される．

16.3.4　抗変異原性

発がんにはいくつもの因子がある．その1つに初期段階で正常細胞に突然変異が起こり，DNA，染色体に損傷が生じることからがんが発症する．この段階の突然変異反応を抑える目的で，抗変異原機能をもつ成分研究がさかんに進められた．宮澤ら[36]により精油成分，とくにテルペンに的を絞り，抗変異原性を調べた一連の研究がある．試験法の1つであるumuテストを改良して測定した．モノテルペン炭化水素では変異原物質のフリルフラミド（**AF-2**）に対して，γ-テルピネン，p-メント-1-エンが強い変異原性抑制活性を示し，（＋）-リモネンがやや抑制した．しかし，対称体の（－）-リモネンには活性は認められなかった．モノテルペンアルコールについては（＋）-メントール，（－）-メントール，（＋）-イソメントールおよびジヒドロカルベオールは強力な抑制活性を示した．他のテルペンアルコール類にも活性が見られた．モノテルペンケトン類，モノテルペンアルデヒド類では（＋）-プレゴン，（－）-

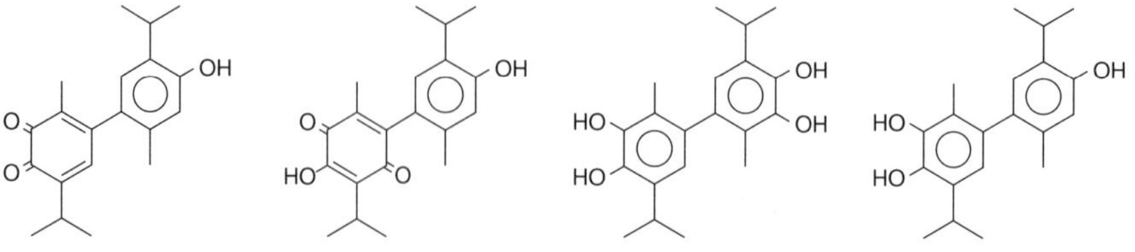

図 **16.3.4**　タイムの消臭活性ビフェニル化合物

メントン，(-)-イソメントン，ピペリテノン，ペリラアルデヒド，シンナムアルデヒドに強い抑制効果が認められた．構造活性相関についても論及している．セスキテルペンの抗変異原性を測定し，(-)-アリストレン，(-)-α-コパエンは活性のあるモノテルペン類と同程度の抑制効果を示した．あわせて生薬の一種であるヤマイモ起源の「山薬」からβ-オイデスモールを，「黒米」からバニリン酸，プロトカテキュ酸を抗変異原物質として単離，同定している[37],[38]．抗変異原性を有する揮発性化合物が発がん抑制，がん予防に寄与することが期待される．　　　　　　（中谷延二）

参 考 文 献

1) 荒井綜一，小林彰夫，矢島　泉，川崎通昭編：最新香料の事典，朝倉書店，2000.
2) 日本香料協会編：香りの百科，朝倉書店，1989.
3) 日本香料協会編：季刊　香りの本，216号，2002.
4) 川岸舜朗：香辛料成分の食品機能（岩井和夫，中谷延二編），pp.165-197，光生館，1989.
5) 日本香料協会編：季刊　香りの本，209号，2001.
6) 日本香料協会編：季刊　香りの本，220号，2003.
7) 田村　至，林　和夫：香辛料成分の食品機能（岩井和夫，中谷延二編），pp.27-55，光生館，1989.
8) アロマサイエンスシリーズ21編集委員会編：香りの機能性と効用，pp.2-218，フレグランスジャーナル社，2003.
9) 鳥居鎮夫：フレグランス・ジャーナル，**86**，21-24，1987.
10) 中島基貴：香料と調香の基礎知識（中島基貴編著），pp.97-107，産業図書，1995.
11) 渡邊康子，山内貴子，一ノ瀬充行，渋谷達明：AROMA RESERCH，**19**，30-37，2004.
12) アロマサイエンスシリーズ21編集委員会編：香りの機能性と効用，pp.184-284，フレグランスジャーナル社，2003.
13) Touhara, K., Sengoku, S., Inaki, A., Hirono, J., Sato,, T., Sakano, H. and Haga, T.：*Proc. Natl. Acad. Sci. USA*, **96**, 4040-4045, 1999.
14) 東原和成：細胞工学，**19**，111-119，2000.
15) Kajiya, K., Inaki, K., Tanaka, M., Haga, T., Kataoka, H. and Touhara, K.：*J. Neuroscience*, **21**, 6018-6025, 2001.
16) Touhara, K.：*Microscopic Research and Technology*, **58**, 135-141, 2002.
17) 菊崎泰枝：*Aromatopia*, **9**, 42-46, 1994.
18) 中谷延二：香辛料成分の食品機能（岩井和夫，中谷延二編），pp.87-96，光生館，1989.
19) 田中康雄：香料，**225**，135-143，2005.
20) Tanaka, Y., Kikuzaki, H. and Nakatani, N.：*Japanese Journal of Food Chemistry*, **9**, 67-76, 2002.
21) Tanaka, Y., Fukuda, S., Kikuzaki, H. and Nakatani, N.：*ITE Letters on Batteries, New Technologies & Medicine,* **1**, 412-417, 2000.
22) Tanaka, Y., Kikuzaki, H., Fukuda, S. and Nakatani, N.：*J. Nutritional Science and Vitaminol,* **47**, 777-780, 2001.
23) Masuda, T., Inazumi, A., Yamada, Y., Padolina, W. G., Kikuzaki, H. and Nakatani, N.：*Phytochemistry,* **30**, 3227-3228, 1991.
24) アロマサイエンスシリーズ21編集委員会編：香りの機能性と効用（荒川　勉，大澤謙二），pp.85-88，フレグランスジャーナル社，2003.
25) アロマサイエンスシリーズ21編集委員会編：香りの機能性と効用（井上重治），pp.247-272，フレグランスジャーナル社，2003.
26) Nakatani, N., Ikeda, K., Kikuzaki, H., Kido, M. and Yamaguchi, Y.：*Phytochemistry*, **27**, 3127-3129, 1988.
27) 藤尾秀治，日吉　明，浅利喬泰，住江金之：日本食品工業学会誌，**18**，241-246，1969.
28) 中谷延二：活性酸素と医食同源（井上正康編著），pp.210-215，共立出版，1996.
29) Inatani, R., Nakatani, N., Fuwa, H. and Seto, H.：*Agric. Biol. Chem.,* **46**, 1661-1666, 1982.
30) Nakatani, N. and Inatani, R.：*Agric. Biol. Chem.,* **48**, 2081-2085, 1984.
31) Miura, K., Inagaki, T. and Nakatani, N.：*Chem. Pharm. Bull.,* **37**, 1816-1819, 1989.
32) 中谷延二，橋本充造，津田　寛：食品と開発，**28**，42-45，1993.
33) 緒方正裕：*AROMA RESEARCH*，**19**，259-262，2004.
34) 阿部　智，野村正人：*AROMA RESEARCH*，**25**，56-62，2006.
35) 境田博至，甲斐孝憲，榊原陽一，水永正仁：*AROMA RESEARCH*，**19**，263-267，2004.
36) 宮澤三雄，奥野祥治：*THE CHEMICAL TIMES*，**3**，2-7，2005.
37) 獄崎まゆ子，宮澤三雄：第44回TEAC討論会・講演要旨集，pp.64-66，2000
38) 奥野祥治，獄崎まゆ子，宮澤三雄：第46回TEAC討論会・ISEO合同大会要旨集，pp.95-97，2000

17 非グリセミック甘味料

日本人の食生活は21世紀に入り，その多様性が増加しつつある．加えて，グルメ志向であり，飽食の時代を迎えている．食べ物のおいしさは，味，におい，色，物性（食べたときの舌触り，口当たり，喉ごしなど），温度，形など，人の五感すべてに訴え，私たちはそれらを総合評価して「おいしさ」を判断している．中でも味覚はとくに重要な要素であり，「おいしさ」を決定づけるだけでなく，人が必要な栄養分を摂取し，有害物質から身を守るのに重要な役割を果たしている．味は，甘味，旨味，塩味，酸味，苦味の5つの基本味に分類される．この中で，甘味は栄養学的に重要なエネルギー源となる糖を含むことから，好ましい味として認識される．砂糖は代表的な甘味料であり，私たちの甘味に対する評価は，砂糖を基準に行われているといっても過言ではない．しかしながら，砂糖は1gあたり4 kcalの熱量を発し，加えて比較的多量に摂取しないと甘味が感じられないという点が，現代の日本をはじめとする先進国，とくに米国などの欧米諸国が抱えるカロリー過剰摂取への危惧と相まっている．とくに，糖尿病患者の増加は社会問題となりつつある．カロリーの過剰摂取は必ずしも糖質の摂取量の増大だけが原因ではないが，成人病への関心が高まってきた現代において，非糖質甘味料への期待が高まってきている．このような現状の中，非グリセミック甘味料が機能性飲料の成分としてすでに食品市場において広いシェアを得ているものも多い．ペプチド甘味料であるアスパルテームは，世界で年間数千トンも生産されており，その用途としては甘味料そのものとして用いる卓上甘味料だけではなく，ダイエット飲料中の甘味料としてま

た，菓子類，冷菓，乳製品のデザートなど，広い範囲で利用されている．糖アルコールは，ほかの高甘味度甘味料とは異なり，甘味度はショ糖に比べて劣るものが多いが，甘味以外の機能性を発揮することから，機能性食品の機能性成分として注目を浴びている．アスパルテーム，糖アルコールは食品添加物として指定されており，目的に応じて食品中に甘味料として加えられている．これらの低分子化合物以外に，高分子甘味タンパク質も存在する．甘味を呈する物質の中でも甘味タンパク質は重量比でショ糖の数百〜数千倍の甘味を呈することが知られており，注目されている．本項では，モネリン，すでに甘味料として食品市場に出回っているタウマチン，そして近年新たに同定されたネオクリンについて解説する．

17.1 アスパルテーム

アスパルテーム（aspartame）は1965年G.Dサール社のJim ShalatterとRobert Mazurの2人がガストリンのC-末端のテトラペプチドを合成中に偶然発見した．アスパルテームはL-α-aspartyl-L-phenylalanine methylesterである．分子構造を図17.1.1に示す．

17.1.1 物理的性質[1),2),3)]

アスパルテームは等電点5.2でこのpHでもっとも低い溶解度を示すが，25℃では水に1%，エタノールに0.37%溶解する．溶解度は一見低いようにみえるが，高甘味度であるため，少量で十

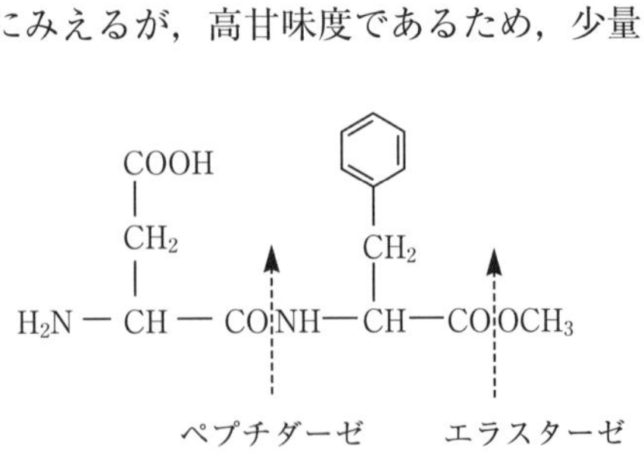

a-L-aspartyl-L-phenylalanine methyl ester
分子量　294.31

図17.1.1 アスパルテームの構造と消化管酵素による分解

分な甘味を得ることが可能で，溶液中での利用に際しては，溶解度は問題にはならない．酸性溶液や湯ではさらに溶けやすくなるが，油には溶けない．このために食品への用途としては飲料や乳製品（乳飲料）などに利用されやすい．アスパルテームは固体（結晶）である場合にもっとも安定性が高く，水溶液中ではそれよりも不安定になる．アスパルテームは酸性溶液中でメタノールとジケトピペリジン（DKP）に分解される．アスパルテームは広範囲のpHで安定であるが，とくに弱酸性pH 3～5において安定であり，pH 4.3においてもっとも安定である．長期間溶液中にあると分解され，個々のアミノ酸にまで分解される．これは，pH 3.4以下で起こりやすくpH 5.0以下では環状化が起こりDKPが生成する加水分解と環状化によって甘味は失われる．熱に対する安定性は，pHによっても異なるがpH 6では100℃，50分の加熱によって甘味がほとんど消失する．high temperature short time (HTST)，ultra high temperature (UHT) などの短期間加熱には適するが，長時間の高温加熱を必要とする食品には適さない．アスパルテームを食品へ応用する場合，pHや熱安定性などを考慮する必要がある．

17.1.2 甘 味 度[1),2)]

アスパルテームの甘味度は，ショ糖の160～220倍であるが，pHによって甘味度は変化する．アスパルテームの甘味は爽やかで後味を引かず，苦味，渋味もなく，味質としてはショ糖に似ている．

17.1.3 機 能 性[2)]

アスパルテームは砂糖と同様4 kcal/gの熱量を発生するが，甘味度が砂糖の約200倍であることから甘味料として利用した場合1/200量，すなわち約1/200のカロリー摂取で済むことから，実質的には低カロリー甘味料となる．苦味のマスキング作用および，風味を増強する（フレーバーエンハンス）作用があるといわれ，とくに果実のフレーバーに効果がある．歯垢形成能がなく，口腔内での酸の生成も起こらないことから，虫歯の原因となりにくく，また糖と異なり血糖値への影響がない．

17.1.4 安 全 性[4)]

アスパルテームの安全性に関しては，多くの研究報告がある．急性，亜急性，慢性毒性試験，変異原生，催奇性，発がん性，次世代への影響などについての試験が行われている．アスパルテームは消化管においてエステラーゼ，ペプチターゼの作用により，ただちに構成アミノ酸であるフェニルアラニンとアスパラギン酸，そしてメタノールに分解され，アスパルテームとして吸収されることはない（図17.1.1）．アスパラギン酸およびフェニルアラニンの通常の食事による平均摂取量は，アスパルテームから摂取される量に比べるとはるかに多く，アスパラギン酸は大人で通常の食事から80 mg/kg（体重）/日，アスパルテームからは1.2 mg/kg（体重）/日の摂取量であった．一方，フェニルアラニンは大人で通常の食事から52 mg/kg（体重）/日，アスパルテームからは1.5 mg/kg（体重）/日であった．

アスパラギン酸およびフェニルアラニンを多量に摂取した場合でも，血漿中のアスパラギン酸濃度および血漿中のフェニルアラニン濃度は変化しない．しかし，フェニルケトン尿症の人たちは，フェニルアラニンの摂取を厳格に制限する必要があり，アスパルテームの摂取についても注意が必要である．アスパルテームは，重量あたり10%のメタノールを含むが，355 mlの飲料に適度の甘味を与えるアスパルテームの量は18 mgとなる．同じ量の果汁中に含まれるメタノール量を測定すると，リンゴジュースでは29 mg，トマトジュースでは107 mgとなり，アスパルテームから摂取されるメタノール量は決して多くない．

JECFA（FAO/WHOの合同食品添加物専門家委員会，1980年）およびSFC（食品に関する科学委員会，1985年）は，4000 mg/kg（体重）/日までは，人に対する影響はないとして，40 mg/

kg（体重）をアスパルテームのADI（1日あたりの許容摂取量）とした．各国においてアスパルテームの摂取量が調査されているが，約2～3 mg/kg（体重）であった．アスパルテームの分解によって生じるジケトピペラジン（DKP）についても長期毒性試験を含む広範な安全性試験が実施され，JECFAにおいて安全性が確認されている．

17.1.5 用途[5)～7)]

アスパルテームの甘味は砂糖に近い味質であるが，砂糖の有する性質のうち，粘性，吸水性，防腐性などはない．日本において，アスパルテームは卓上甘味料のほかに，炭酸飲料や清涼飲料水，ヨーグルト類，冷菓，チョコレート，キャンディ，漬け物などに用いられている．アスパルテーム単独ではなくほかの甘味料，たとえば糖アルコール，砂糖などと併用することで摂取カロリーを低減し，砂糖と同質の甘味を得ることができる．

17.1.6 甘味と構造[8)]

甘味を呈する物質は，糖，アミノ酸，ペプチド，タンパク質，テルペン配糖体，ジヒドロカルコン配糖体などさまざまな構造のものが存在する．アスパルテームは，甘味と構造の相関を解析するための格好の題材として，また，より高い甘味度をもつ化合物を取得する目的で，さまざまな誘導体が作成されてきた[9)]．

たとえば，L-アスパラギン酸部分を炭素鎖の短いアミノマロン酸に置換すると甘味度が増加し，また，L-フェニルアラニン部位をアミノマロン酸ジエステルに置き換えた化合物は，非常に強い甘味を呈したという報告がある．フェニルアラニンのエステル部位に大きな分岐をもつ基を導入すると甘味度が著しく向上するともいわれている[10)]．

17.2 糖アルコール[11)～17)]

糖アルコールは，糖類のカルボニル基を還元する水素添加法や，発酵法によってつくられる．種類によって差異はあるが，糖アルコールの一般的な性質として，

① 非う蝕性，抗う蝕性：口腔内の細菌（ミュータンス菌など）によって利用されないため，不溶性グルカンの形成や酸の生成がなく，虫歯の原因となりにくい．

② インスリン分泌非刺激性：腸内であまり吸収されないため，血糖値を上昇させず，インスリンの分泌が増加しない．そのために，リポタンパク質リパーゼの活性を高めない．この酵素は，中性脂肪の脂肪細胞への蓄積に関与することから，リポタンパク質リパーゼの活性が上昇しないことは，中性脂肪の体内への蓄積を減少させる効果が期待され，甘味料としての機能以外の効果を期待できる．

③ 緩下作用：一度に多量の摂取をすると下痢を誘発することがある．

表 17.2.1 糖アルコールの物理的性質と甘味度

糖アルコール	甘味度ショ糖を1.0とした場合	溶解度 g/100 g (25℃)	エネルギー換算数 (kcal/g)	融点 (℃)	温度安定性 (℃)	酸に対する安定性 (pH)	溶解熱② (cal/g)
エリスリトール	0.53～0.70	37～43	0.2	126	>160	2～12	-42.9
キシリトール	0.87～1.00	63	2.9	94	>160	2～10	-36.6
ソルビトール	0.60～0.70	70～75	2.6	97	>160	2～10	-26.5
マンニトール	0.50～0.52	18～22	1.6	165	>160	2～10	-28.9
マルチトール	0.74～0.95	60～65	2.1	150	>160	2～10	-5.5
クラチトール	0.35～0.40	55～57	2	122	>160	>3	-13.9

Alternative Sweetners, 13 Erithritol より引用．
（②甘味料〔3〕その他の甘味料 (2) 糖アルコール，天然高甘味素材，食品と容器，**44**, 620-624, 2000. より引用）

④ 低カロリー：糖類のエネルギー換算係数が 4 kcal/g であるのに対して，糖アルコールは 0〜3 kcal/g と低カロリーである．
⑤ 味質と呈味度：甘味度はショ糖に比べて低いものが多く，味質はショ糖に似て癖のない甘味を呈するものが多い．ほかの甘味料（とくに高甘味度甘味料）と併せて利用することにより，味質を整える作用をもつものが多い．
⑥ 溶解度：水に対する溶解度はショ糖に比べて低いものが多い．エリスリトール，キシリトール，ラクチトールは温度上昇とともに溶解度は上昇するが，冷却時に結晶が析出するので，使用の際には注意が必要である．

17.3 各 論

17.3.1 エリスリトール[18)〜21)]

エリスリトール（erythritol）は四炭糖アルコールである（図 17.3.1）．ワイン，酒，しょうゆ，味噌，メロン，洋ナシなどの加工食品や果物にも含まれており，食品添加物として安心して利用できる．エリスリトールの製造方法には，化学的合成法と発酵法があるが，広く用いられているのは後者である．小麦あるいはトウモロコシデンプンをグルコースにまで加水分解し，これを酵母やカビ類を用いて発酵させるとエリスリトールが得られる．これを精製し，沈殿して純度 99.5％以上のエリスリトールを得る．発酵法を用いた生産では，高生産株のスクリーニングおよび発酵法の改良によって，生産量の増加が試みられている．

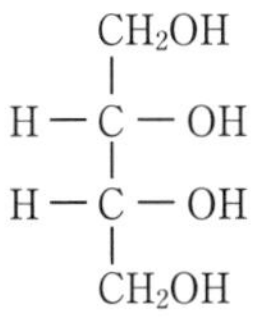

```
       CH2OH
        |
   H — C — OH
        |
   H — C — OH
        |
       CH2OH
```

分子量 122

図 17.3.1 エリスリトールの構造

a. 甘 味 度

エリスリトールの甘味度は，ショ糖の約 65％である．その味質はショ糖に近く，弱冠の酸味と苦味を伴うが，後味はひかない．ほかの高甘味度甘味料と相乗効果を示す．アスパルテームやアセサルファム K とさまざまな比率で混合すると甘味の相乗効果が現れる．

b. 物理的性質

水に対する溶解度は 25℃ で 37〜43 g/100 g であり，溶解度は糖アルコールとしては高いほうである．エリスリトールは吸湿性が低く相対湿度 90％ においても吸湿しない（ショ糖は 84％ で吸湿する）．エリスリトールを含む糖アルコールの特徴として，水に溶解する際に高い吸熱作用を示し，溶液の温度を低下させる．この現象は，乾燥した粉末を口に含んだ際にも生じ，口中に清涼感を与える．ペパーミントやメントールを含む食品にキシリトールを用いると，その清涼感を引き立てるのに効果的である．エリスリトールの高い吸熱作用は冷たいキャンディーの甘味料として用いた場合も冷涼感を与える．エリスリトールは耐熱性が高く，さらに pH 2〜12 と幅広い pH 領域において安定である．ほかの糖アルコールと同様，アルデヒド基を有さないため，メイラード反応を起こさず，加熱による着色が望ましくない食品への添加に適する．

c. 機 能 性

エリスリトールは，小腸で直接吸収される．ブドウ糖やショ糖も小腸で吸収されるが，これらはエネルギー源となるための代謝経路へ送られる．一方，エリスリトールは代謝されず，そのまま尿中へ排出される．代謝されなかったエリスリトールは大腸の細菌叢において分解され，CH_4 や H_2，短鎖脂肪酸が生産される．短鎖脂肪酸は再吸収されてエネルギーとなる．エリスリトールの約 10％ が大腸において分解されたと仮定すると，エリスリトールは 0.2 kcal/g の熱量を発生することになる．この値はほかの糖アルコールに比べ低い値で，糖類の 4 kcal/g の 20 分の 1 である．

・非う蝕性：エリスリトールは，う蝕原生菌

Streptococus mutans によって合成される不溶性グルカンの基質とはならず，乳酸などの生産は起こらない．

d．緩下作用

糖アルコールは，一般に多量に摂取すると下痢を誘発する作用があるが，エリスリトールにもこの作用がある．

e．安全性

1997年にGRAS（generally recognized as safe）に指定され，1999年にはADIをとくに定める必要のないものに指定されている．

f．食品への利用

エリスリトールは，0.2 kcal/gと低カロリーであり，虫歯になりにくい性質などから数々の食品へ応用されている．インスリンの分泌を高めず，糖尿病患者用の甘味料としての利用が有効である．エリスリトールは日本での市場が大きく，1990年以来日本の食品への使用が認可され，砂糖の代替甘味料としてキャンディー，チョコレート，ソフトドリンク，チューインガム，ヨーグルト，ジャムなどに用いられている．平均的な日常食からの摂取量は米国で25 mg/日であり，日本では106 mg/日である[22]．非う蝕性の甘味料であり，特定保健用食品の素材として利用されている．

17.3.2　キシリトール[18),23)〜26)]

キシリトール（xylitol）は植物や果物に多く含まれ，五炭糖キシロースの糖アルコールである（図17.3.2）．キシリトールは，1997年に食品添加物として指定された．天然には，いちご，バナナ，カリフラワー，プラムなどに多く，乾物100 gあたり数百ミリグラムが含まれる．工業的には，植物の皮やわらなどに含まれるヘミセルロースの一種であるキシランを希硫酸で加水分解して粗キシロースを得，これをニッケル解媒にて水素添加をして還元し，キシリトールを得る．さらに精製し，白色の結晶を得る．キシリトールは北欧をはじめとする世界各国で，歯科的観点から利用価値の高い甘味料として使用されている．

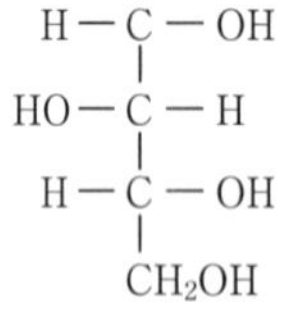

a．甘味度

キシリトールは，ショ糖とほぼ同程度の甘味度をもつ．口に含むと強い甘味に加えて清涼感を伴う．これは，キシリトールの結晶が溶解する際に吸熱反応を引き起こすためである．後味はなく，苦味や渋味もないさっぱりとした甘味を呈する．

b．物理的性質

水に対する溶解度は，25℃において63 g/100 gであり，ショ糖と同じく高い溶解性を示す．キシリトールの結晶は白色をしていて安定性が高く，フォンダンや再結晶させたキャンディーに適する．ほかの糖アルコールに比べて粘度は低く，シロップはさらさらしている．カルボニル基をもたないため，タンパク質やアミノ酸を含む食品に添加して加熱する場合，メイラード反応は起こらないので，着色が好ましくない食品への添加に適している．

c．機能性

キシリトールの虫歯に関する研究は数多くある．キシリトールは口腔内のほとんどの微生物によって発酵されないため，虫歯が減少するといわれている．長期間にわたってキシリトールの効果を調べた試験では，キシリトール摂取グループでは虫歯の発生が低く，その効果は試験を終えた後も持続したと報告している[26)]．

Streptococcus mutans は虫歯の原因菌の1つであるが，キシリトールを継続的に摂取すると，この菌の生育が制御され，口腔中の本菌数が減少するという報告がある[26)]．キシリトールは口腔中の微生物の基質とはならず，歯垢の形成が抑えられる．キシリトールのエネルギー換算係数は2.9 kcal/gである．

```
        CH₂OH
         |
    H — C — OH
         |
    HO — C — H
         |
    H — C — OH
         |
        CH₂OH
     分子量 152
```

図 17.3.2　キシリトール

d. 用　　途

物理的特性や抗う蝕性を利用し，食品に応用されている．エリスリトールと同様，溶解時に清涼感があるので冷菓，キャンディー，チューインガムの甘味料としての利用だけではなく，オーラルケア製品，糖尿病患者用甘味料などとしても利用が期待されている．また，安定した結晶が得られるためにフォンダンに用いられる．

e. 安　全　性

経口投与による LD_{50} はラットでは 16500 mg/kg，マウスでは 12500 mg/kg であるが，人への影響はないとされている．FAO/WHO が定める ADI（acceptable daily intake, 1日摂取許容量）でとくに制限を定めないものに認定されている．

17.3.3　ソルビトール[27),28)]

ソルビトール（sorbitol）はソルブス（ナナカマド）の果実より析出されたことがその名前の由来となっている（図17.3.3）．天然の食品にも多く含まれ，海藻，リンゴ，梨などに多い．1975年に食品添加物に指定されており，FAO/WHO でも食品添加物として登録されている．糖アルコールの中では，もっとも多岐にわたって利用されている．

a. 甘　味　度

ソルビトールの甘味はショ糖の約60%でやや甘味度は劣るが，溶解時に吸熱するため清涼感のある甘味を与え，水に対する溶解度は高く，こくのある甘味という見方もある．pHに対する安定性は高く，酸およびアルカリ性でも安定である．加熱による褐変が生じることはなく，着色が問題となる食品への利用には有効である．また，保湿性が高く，食品の乾燥を防ぐ効果がある．さらに浸透圧も高い．

b. 機能性および用途[29)]

シュガーレス食品の甘味料として，チューインガム，キャンディー，クッキーに用いられる．また，すり身の冷凍中の変性を抑えるために，砂糖と混合して用いられる．フレーバーエンハンス効果があり，結晶溶解時の吸熱反応による清涼感との相乗効果が期待できるので，ミントなどのフレーバータブレットなどに利用される．ドレッシング，カステラ，ジャム，ソーセージに添加され，浸透性がよいので漬け物などへも利用される．煮豆では製品にてりを付与する．ほかの糖アルコールと同様に，口腔中の酸の生成が生じにくいため，オーラルケア製品，歯磨き粉に使用されている．

ソルビトールは，長年食品添加物に利用され，その幅広い用途はソルビトールの市場の広さを示すものである．エネルギー換算係数は 2.6 kcal/g で糖類の 4 kcal/g よりも低い．

c. 安　全　性

マウスおよびラットにおける経口 LD_{50} はそれぞれ 23.2〜25.7 g/kg，5.9〜17.5 g/kg である．GRAS に指定され，FDA の食品添加物として指定されている．JECFA は，ソルビトールの ADI をとくに定める必要はないとしている．

17.3.4　マンニトール[28),30)]

マンニトール（mannitol）は海藻をはじめとして植物に広く存在する（図17.3.4）．甘味度は，

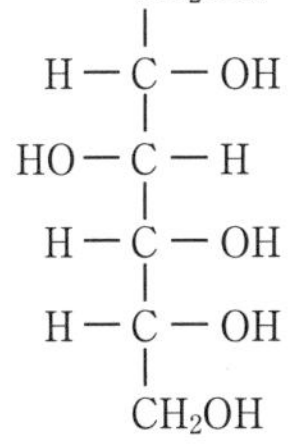

$$
\begin{array}{c}
CH_2OH \\
| \\
H-C-OH \\
| \\
HO-C-H \\
| \\
H-C-OH \\
| \\
H-C-OH \\
| \\
CH_2OH
\end{array}
$$

分子量　182

図 17.3.3 ソルビトールの構造

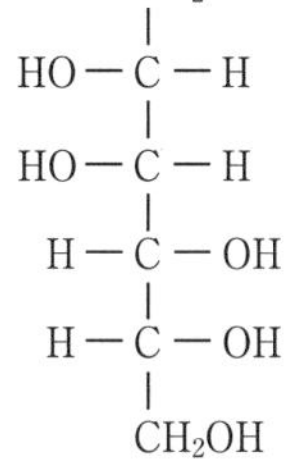

$$
\begin{array}{c}
CH_2OH \\
| \\
HO-C-H \\
| \\
HO-C-H \\
| \\
H-C-OH \\
| \\
H-C-OH \\
| \\
CH_2OH
\end{array}
$$

分子量　182

図 17.3.4 マンニトールの構造

ショ糖の約半分であり，さわやかな甘味を有し，結晶が溶解する際に吸熱し，清涼感を与える．水に対する溶解度は18〜22 g/100 gと低く，溶液系の食品への使用は制限される．エネルギー量は1.6 kcal/gとかなり低く，ほかの高甘味度甘味料と併用して使用される場合が多い．結晶は乾燥状態では安定で，広い範囲でのpH，2〜10で安定である．マンニトールもアルデヒド基を有さないため，メイラード反応の基質とはならず，加熱による着色が生じない．

a. 機　能　性

マンニトールは，非う蝕性であり，口腔内での酸の生成の原因とならないので，砂糖の代替甘味料として歯科的見地からの利用がある．

b. 用　　途

菓子，チューインガム，とくにシュガーレスガム，シュガーレスチョコレートに使用されるほか，チョコレートコーティングをする場合には，砂糖よりもマンニトールが適している．マンニトールは医薬品添加物としても利用されている．噛んで食べるタブレットの場合，マンニトールはさわやかな甘味とともにビタミンやミネラルなどの苦味をマスクする効果もある．

マンニトールは非常に安定で吸湿性が著しく低く，高温，高湿時において薬理成分をコーティングするのに最適である．

c. 安　全　性

JECFAでは，ADIを0〜50 mg/kgと定めている．

17.3.5　マルチトール[31),32)]

マルチトール（maltitol）は図17.3.5に示すように，ブドウ糖とソルビトールがα1.4グリコシド結合した二糖類の糖アルコールである．

デンプンを原料として，これを酵素によって麦芽糖（マルトース）にまで分解し，精製濃縮したものを，ニッケル解媒下で水素還元して得られる．

マルチトールの甘味は，砂糖によく似ており甘味度は砂糖の75〜90％で，後味もほかの味（苦味，渋味）もなく，砂糖に近い味質である．マルチトールは白色結晶粉末で吸湿性が低いため，チューインガムやタブレット，チョコレートのように吸湿することが好ましくない食品用途に適している．

熱に対する安定性は高く，ほかの糖アルコールと同様，カルボニル基を有さないことからメイラード反応の基質とならず，加熱による食品の着色が生じない．pHに対しては2〜10の広い範囲で安定である．水に対する溶解度はショ糖とほぼ同程度である．1999年にFDAが定めた，エネルギー換算係数は2.1 kcal/gである．

a. 機　能　性

①非う蝕性：マルチトールは口腔内のpHを低下せず，また歯垢の原因となる不溶性グルカンの生成もない，非う蝕性甘味料である．マルチトールを用いた食品のうち虫歯になりにくい食品として，特定保健用食品に認定されているガムなどがある．

②インスリン分泌非刺激性：マルチトールは血糖値の急激な上昇を引き起こさないため，インスリンは非刺激性である．このことは，リポタンパク質リパーゼ（LPL）の活性が上昇しないので中性脂肪の体内への蓄積が低くなり，同時に摂取した脂肪の体内への保留が低下する．

③カルシウム吸収促進：マルチトールは，カルシウムと一緒に摂取するとカルシウムの吸収を促進するといわれている．

b. 用　　途

マルチトールは上記のような機能性を有し，これを利用した食品は特定保健用食品として認可さ

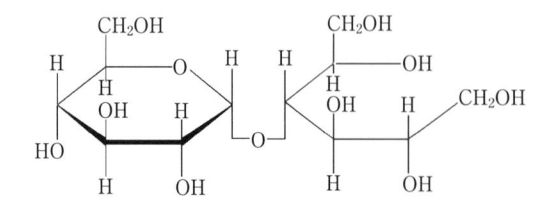

分子量　344

図17.3.5　マルチトールの構造

れているものが多く存在する．チューインガム，チョコレート，ラクトアイス，ヨーグルト飲料，タブレットなどに利用されている．これらは，マルチトール単独ではなく，ほかの糖アルコールや，高甘味度甘味料と併用することでおのおのの特性を相補しながら，低カロリーで虫歯に効果的といった機能性を付加した食品が登場している．

c. 安 全 性

1985年にJECFAはマルチトールをADIをとくに定める必要のないものに指定している．1986年にはGRASに指定されている．

17.3.6 ラクチトール[33),34)]

ラクチトール（lactitol）はラクトース分子のうち，グルコース側のアルデヒド基が還元された二糖類の糖アルコールである（図17.3.6）．ホエーから乳糖を調整し，30〜40％の乳糖溶液をニッケル触媒下で水素還元し，精製してラクチトールを得る．

a. 甘 味 度

ラクチトールはショ糖の30〜40％の甘味度で，低甘味であるが，癖のない甘味である．

b. 物理的性質

水に対する溶解性は比較的高く，吸湿性は低く，相対湿度84％以下ではまったく吸湿しない．熱に対する安定性は高く，また広範なpH条件下できわめて安定である．カルボニル基がないため，メイラード反応を起こさず，食品に着色しない．

c. 機 能 性

・ビフィズス菌増殖効果：ラクチトールの摂取によってビフィズス菌の含有量は大きく増加し，悪玉菌といわれる*Bacteriodes*菌と*Clostridium*菌の含有率が低下したという報告がある[34)]．ラクチトールの摂取によって腸内菌叢の改善がみられ，ラクトースはプレバイオティクス（食事由来の成分で大腸にそのまま到達し，大腸フローラの中で有益な作用をもつ成分）として特定保健用食品素材への利用が期待されている．

ほかの糖アルコールと同様，非う蝕性であり，血糖値上昇抑制などの機能をもつ．エネルギー換算係数は2kcal/gである．

d. 用 途

食品への利用例としては，餡，ゼリー，アイスクリーム，シュガーレス食品がある．

e. 安 全 性

FDAによって1993年にGRASに指定されている．ADIはとくに定める必要はないとJECFAにより認められている．

17.4 ソーマチン[35)〜37)]

ソーマチン（thaumatin）は，西アフリカの熱帯多雨森林地帯に自生する多年性植物（Thaumatococcus danielli BENTH）の果実に存在するタンパク質である．この果実は，西アフリカでは古くから過剰発酵した酸味の強いヤシ酒に加え，酸味を和らげる目的で使用されたり，甘味料として利用されてきた．西洋へは，1841年にイギリスの軍医W. F. Daniellによって紹介された．その後，甘味の本体であるタンパク質がWelらによって1972年に単離され，Thaumatinと命名された．Thaumatinの1次構造は，同じくWelらによって1979年に解明された[38)]．

17.4.1 ソーマチンの構造と性質

ソーマチンには5種類の分子種が存在すると報告されているが，とくにソーマチンIとソーマチンIIが多く含まれている．ソーマチンI，IIは207個のアミノ酸残基からなり，8個のジスルフィド結合が分子内に存在する単純タンパク質であ

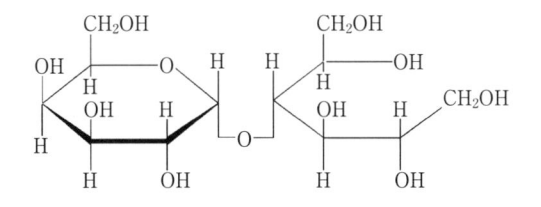

分子量 344

図17.3.6 ラクチトールの構造

```
1
ATFEIVNRCSYTVWAAASKGDAALDAGGRQLNSGESWTNVEPGTNGGKI
                                               (K)
51
WARTDCYFDDSGSGICKTGDCGGL LRCKRFGRPPTTLAEFSLNQYGKDYI
       (R)   (R)         (Q)
101
DISNIKGFNVPMNFSPTTRGCRGVRCAADIVGQCPAKLKAPGGGCNDACT
     (D)
151
VFQTSEYCCTTGKCGPTEYSRFFKRLCPDAFSYVLDKPTTVTCPGSSNYR
201
VTFCPTA
```

図 17.4.1 ソーマチン I の 1 次構造
( ) 内はソーマチン II で置換されているアミノ酸を示す.

る. 分子量は約 22000 である. ソーマチンの中の 1 つであるソーマチン I の 1 次構造を示す[39]. ソーマチン II は, ソーマチン I の 5 つの残基が置換している (図 17.4.1). 等電点は 12 付近と非常に高い塩基性を示すタンパク質である. また, 8 個のジスフィルド結合は, いずれの分子種でも保存されており, Cys 9–Cys 204, Cys 56–Cys 66, Cys 71–Cys 77, Cys 121–Cys 193, Cys 126–Cys 177, Cys 134–Cys 145, Cys 149–Cys 158, Cys 159–Cys 164 となっている. これらのジスルフィド結合は, ソーマチン分子の立体構造を保持するのに重要な役割をもつ. ジスルフィド結合を切断すると甘味活性が失われることから, 甘味の発現にはソーマチンの立体構造が関係すると推定される. 甘味受容体の候補分子として味細胞に特異的に発現する GPCR (G タンパク質共役型受容体) としてクローニングされた TIR 2 と TIR 3 はヘテロダイマーを形成し, 甘味物質を受容する[40)~43)] (図 17.4.2)[44)]. (TIR 2＋TIR 3) を HEK 細胞に発現させ, カルシウムイメージング法によってリガンドとレセプターの応答を測定する. カルシウムイメージング法は, レセプターとリガンドが相互作用することによって細胞内から流出したカルシウムを測定し, リガンドとレセプターの相互作

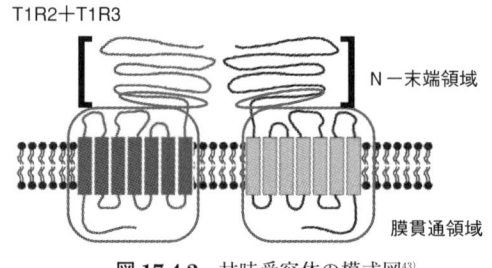

図 17.4.2 甘味受容体の模式図[43)]

用を検出する方法である. このアッセイを用いた結果, (TIR 2＋TIR 3) は低分子甘味料 (アスパルテーム, シュクロースなど) に応答し, ソーマチンは低分子甘味料と同様, (TIR 2＋TIR 3) を介して甘味シグナルが伝達されることが示された. 高分子の甘味タンパク質は, 低分子甘味料とは結合サイトが異なることが示唆されている[40)~47)] (図 17.4.3). しかしながら, (TIR 2＋TIR 3) それ自身の立体構造が明らかにされていないため, リガンド-レセプター間結合の詳細な研究は, 今後さらなる展開が期待されている. ソーマチンをはじめ, 高甘味度を示す甘味タンパク質 (モネリン, ブラゼイン, マビンリン, ネオクリン) は 1 次構造上の類似性は互いに認められない. これらの甘味タンパク質の甘味発現にかかわる研究は,

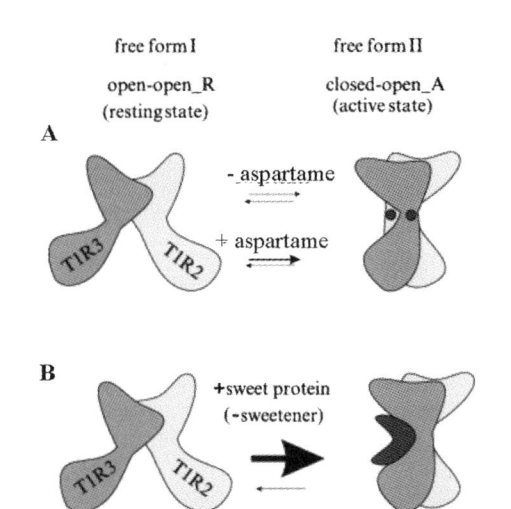

図 17.4.3 アスパルテームと甘味タンパク質の甘味受容体との結合モデル

A. アスパルテームが free-form I（リガンド非結合型）のポケットに結合すると活性型に変化する。I と II の平衡状態が II 側にシフトすることにより、シグナルが伝達される。
B. 甘味タンパク質が（T1R2+T1R3）の側面から結合し、I と II の平衡状態は大きく II 側に傾くことによってシグナルが伝達される。
(Temussi, P. A. : *FEBS Lett.*, **526**, 1-4, 2002. より引用)

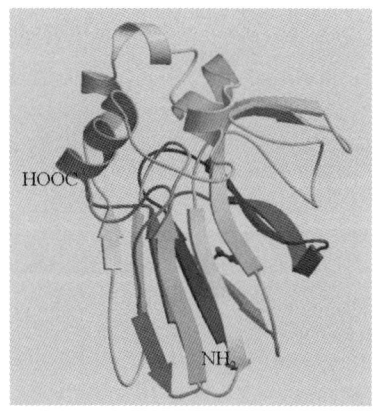

図 17.4.4 ソーマチン I の立体構造
(Sauter et al. : *Struc. Funct. Genet.*, **48**, 146, 2002.)
(Deposition date：2002-01-30, PDB)

今後ますます期待が寄せられるところである。

ソーマチンは、トリプシンインヒビターと1次構造上は相同性がある[48]。また、タバコモザイクウィルスに感染したタバコの葉で誘導される、傷害誘導タンパク質とも相同性をもつ[49]～[52]。これら相同性のあるタンパク質には甘味はない。ソーマチンは等電点12付近と塩基性タンパク質であり、同じく甘味タンパク質であるモネリン、ブラゼインも塩基性タンパク質であることから、塩基性残基を化学修飾して甘味活性の変化を調べた報告がある。リジン残基をマスクすると甘味が減少することから、ソーマチンの甘味の発現には、リジン残基が重要な役割を果たしていることを示唆する報告もある[53]。

ソーマチンの立体構造は、いくつかのグループによって明らかにされている[54]～[56]。図 17.4.4 にはソーマチン I の立体構造モデルを示している。ソーマチン I は3つのドメインからなる。ドメイン I（Ala 1-Arg 53, Thr 85-Ala 127, Pro 178-Ala 207）は、11のフラットな β-シートからなり、ドメイン II はシステインリッチで短いヘリックス構造から始まり、中間的なドメインを経て大きなヘリックス構造をとるもっとも複雑な構造をとるドメインである（Ala 128-Cys 177）。ドメイン III はシステインリッチな β-リボン構造の領域（Thr 54-Pro 84）である。

17.4.2 組換え体を用いた発現生産

ソーマチンは商品化されている。ソーマチンの抽出方法は *Thaumatococcus danielli* BENTH の果実の仮種皮から酸性水で摘出し、pH を下げて沈殿物を除去し、精製して得られたものと医薬品添加物規格に示されている。天然物より精製するタンパク質は高コストとなるため、組換え体を用いてソーマチンを生産する試みが報告されている。大腸菌、*Aspergillus* 属を宿主とした発現系で甘味をもつソーマチンの生産に成功している[57]～[62]。また、メタン資化酵母（*Pichia pastois*）でソーマチン II の生産に成功したという報告もある[63]。

17.4.3 一般的性質

ソーマチンは水に溶けやすく、エタノールにはほとんど溶けず、吸湿性が高い。等電点は12付

近であり，酸性溶液中で安定である．pH 2～10 の範囲で安定で，熱に比較的強い．

ソーマチンの甘味度は，重量比でショ糖の 1600 倍といわれているが，3000 倍という報告もある．安全性の評価は，急性毒性試験，亜急性毒性試験，催奇性試験，優性致死性試験，突然変異原性試験などが行われ，特記すべき事項なしとされた．JECFA によって 1985 年に ADI をとくに定める必要のない物質に指定されている．

17.4.4 用　　途

ソーマチンは苦味のない持続性のある甘味を有しており，苦味などの不快臭をマスクするマスキング効果があるといわれている．この性質を利用して，医薬成分の苦味などの不快臭をマスクする目的で利用されている．GRAS に指定されており，乳製品，果汁，インスタントコーヒー，チューインガムなどに利用されている．

17.5　モネリン

モネリン (monellin) は西アフリカ原産の植物 (*Dioscoreophyllum cumminsii* DIELS) がつける果実に存在する甘味タンパク質である．その甘さは，ショ糖の約 3000 倍である．モネリンは，約 1 cm 程度の赤い実の果肉に含まれている．このタンパク質は最初，Morris と Cagan によって精製され，別に van der Wel によっても精製された[64]．モネリンの 1 次構造は Frank と Zuber, Kohmura らによって明らかにされている[65]．44 残基の A 鎖と 50 残基の B 鎖が，非共有結合した単純タンパク質である．A 鎖の N 末端にフェニルアラニンが，B 鎖の N 末端にスレオニンが結合している分子種の存在も明らかになっており，ミクロヘテロジェネティがある（図 17.5.1）．モネリンの分子量は約 11,000 で（分子種により異なる），等電点 9.3 の塩基性タンパク質である．モネリンの甘味は酸性で安定である．pH 2.4 でもっとも安定であり，pH 9.6 で減少し，pH 10.9 で消失する．熱に対する安定性はあまり高くなく，酸性 pH 下 50℃ 以上の加熱で甘味が減少するという報告がある．モネリンの甘味は強く，後味が 1 時間以上も持続するのが特徴である．

モネリンの酵素加水分解物は甘味を呈さなくなり，A 鎖，B 鎖単独では甘味を呈さないことから，甘味の出現にはモネリン分子の立体構造が重要であることがわかる．モネリンは甘味を発現する部位（甘味活性部位）の構造を研究するための対象として，さまざまな変異体がつくられ，活性発現に必要とされる部位の検索が行われている．

モネリンは，低分子甘味料（たとえば，アスパルテームやシュクロース）と異なり，複雑な立体構造を有するが，甘味がショ糖の 3000 倍もあることから，甘味と構造の相関を解明する格好の題材とされてきた．A 鎖と B 鎖をつなげて 1 本鎖にした 1 本鎖モネリンを合成し，立体構造あるいは変異を導入した変異体の甘味活性を調べる研究が行われている．1 本鎖モネリンの甘味度は天然の 2 本鎖モネリンと等しく，温度安定性や pH に対する安定性が増し，短時間の煮沸でも甘味活性を失うことがないという性質を利用して，NMR による構造解析が行われてきた．それらの結果から導かれたのは，Y 65-D 68 が甘味発現に重要で

A 鎖
 1
(F) REIKGYEYQ LYVYASDKLF RADISEDYKT RGRKLLRFNG PVPPP

B 鎖
 1
(T) GEWEIIDIGP FTQNLGKFAV DEENKIGQYG RLTFNKVIRP CMKKTIYEEN

図 17.5.1　モネリンの 1 次構造

あること，また，1本鎖モネリンのG16をA16に変えた変異体は甘味度が1桁下がるという報告がある[66]．GlyとAlaは–HとCH₃の違いであることから，分子の大きさにはそれほど差はなく，甘味のレセプターとの結合が変化することによって甘味が著しく減少したのではないかと推定されている．

別の報告では，B鎖のAsp 7（B鎖のβ-strandとα-ヘリックスの間にある）をほかのアミノ酸に置換すると甘味が著しく減少し，とくにGlyに置換すると完全に活性が消失したとある[67]．

モネリンは，1次構造上シスタチンファミリーと相同性が高く，オリザシスタチンと23% 相同であった．しかし，シスタチンの活性中心に保存されている配列はモネリンには存在しなかった[68]．

17.5.1 モネリンの立体構造

モネリンの立体構造は Somoza, Ogata, Bujacz らによって解析されている[69]～[71]．Somozaらは，SCM（モネリンのA鎖のアミノ末端とB鎖のC末端を結合した1本鎖モネリン）について構造解析を行った．SCMの立体構造を図17.5.2に示す．N末端から6残基で構成される最初のβ-シートの終わりからB鎖の10～25アミノ酸で構成されるα-ヘリックス構造をとり，平均10アミノ酸からなるβ-ストランドが逆平行に存在する．

同じく甘味タンパク質であるソーマチンが平均6アミノ酸からなるβ-ストランドで構成されているのに比べると，モネリンのβシートは長くソーマチンは分子内に8つの–S–S結合を有しているが，モネリンはA鎖とB鎖の間にS–S結合は存在せず，水素結合によって分子間の構造が保たれている．両者の間に分子全体をみると共通性はない．

17.5.2 モネリンの発現生産

天然のモネリンは，A鎖およびB鎖からなるヘテロダイマーを形成しているが，1本鎖モネリンの甘味活性は2本鎖のモネリンと同様であり，組換え体を用いて発現生産させる場合は，A鎖とB鎖が連結した1本鎖モネリンとして生産されている．トマト，レタスで成功例がある[72]．しかし，もっとも扱いやすい発現系である大腸菌を用いたものが多く，変異体解析においても大腸菌の発現系が用いられている．

モネリンは，非常に強い甘味を引き起こすが，商品化はされていない．モネリンはKondoらが食品酵母，*Candida utilis* を宿主として菌体湿潤重量1 kgあたり10 mgのモネリンの生産に成功している[73]．これは，*D. cumminsii* の果実から摘出して得られるモネリンの収率に匹敵する．*C. utilis* はFDAによってGRASに指定されているので，商品化も可能であるかもしれない．

17.6 ネオクリン

西マレーシア原産のユリ科植物クルクリゴ（*Curculigo latifolia*）の実を口に含むと，さわやかな甘味が広がる．甘味はしばらくすると消失するが，その後，酸を味わうと，甘く感じられる．この現象は約1時間持続する．酸味を甘味に変化させる，すなわち味覚を一時的に修飾し，ほかの味に変える活性のことを味覚修飾活性といい，この性質をもつ物質を味覚修飾物質あるいは，味覚変革物質という．

クルクリゴの果実に存在する強い甘味をもち，

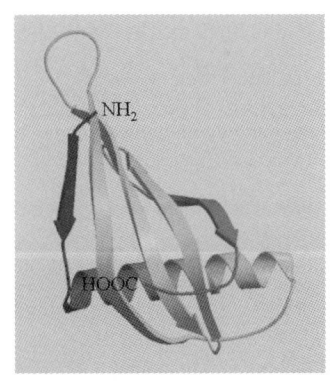

図 17.5.2 1本鎖モネリンの立体構造
(Kato et al.：deposition date 2002-01-15 PDB)

味覚修飾活性を有する物質はタンパク質で，最初栗原らによって，果実から精製されクルクリンと命名された．クルクリンは114個のアミノ酸からなる分子量約12000のポリペプチドが，ジスルフィド結合を介して結合したホモ2量体であると報告された[74]．しかし，著者らは，ホモ2量体を組換え体を用いて発現生産を行っても，活性をもつクルクリンを得ることができなかったため，再度活性本体の特定を行ったところ，クルクリンのサブユニットのほかにクルクリンと類似の1次配列をもつサブユニットとのヘテロダイマーであることを発見した．クルクリンサブユニットを(NBS)，新規に発見されたサブユニットをNASとし，ヘテロ2量体である活性本体をネオクリン(neoculin)と命名し直した[75]．同時期に，鈴木らによっても新規サブユニットの存在が報告された[76]．

17.6.1 ネオクリンの構造と性質

ネオクリンの分子量は約25000で等電点8.1の塩基性サブユニット（NBS，クルクリンサブユニット）と，等電点4.7の酸性サブユニット（NAS）が，ジスルフィット結合によって結合し，ネオクリン本体の等電点は7.1と中性である．多くの甘味タンパク質たとえば，モネリン，ソーマチン，ブラゼインなどが塩基性タンパク質である中，ネオクリンの等電点が中性であることは，興味深い．

NASおよび，NBSの1次構造を図17.6.1に示す．NASとNBSは核酸レベルでは92%とよく似ており，アミノ酸配列では77%の相同性をもつ．両サブユニットの等電点が大きく異なるのは，塩基性アミノ酸残基（アルギニン，リジン）数が，NASでは5残基，NBSでは，11残基と大きく異なるためである．両サブユニットは，分子内ジスルフィド結合2カ所（NASの29Cys-52Cys，NBSの29Cys-52Cys）分子間2カ所（NAS 77Cys-NBS 109Cys，NAS 109Cys-NBS 77Cys）で結合している．NBSは，単純タンパク質であるが，NASは，N型糖鎖が付加した糖タンパク質である．81 AsnGlyThr 83のAsnに図17.6.2に示す糖鎖が付加されている．4種類の糖鎖は，植物には広く存在するもので，N結合型糖鎖の基本骨格にフコース，キシロースが付加し，3位のマンノースに付加する側鎖には複数種類が存在する．これらの糖鎖のうち，主要なものは，Aであると推定している．糖鎖は，ネオクリンの甘味および味覚修飾活性には関与しない．

ネオクリンの1次構造と相同性を示すタンパク質は，クロッカスレクチン（CVA）[77]，ガーリックレクチン[78],[79]，ユキノハナレクチン（GNA）[80]などの植物レクチンで約40%の相同性である．ネオクリンは，レクチンと相同性をもつが，血球を凝集させるレクチン活性はもたない．GNAは，109のアミノ酸残基からなるポリペプチドのホモテトラマーである．1つのポリペプチド内には，マンノース結合サイトが存在し，Gln, Asp, Asn, Tyrの4つのアミノ酸がマンノースと水素結合を形成する．このうち1つでもアミノ酸が異なると結合サイトの立体構造が変化し，マンノースが結合できないといわれている[81]．ネオクリンは，4つのアミノ酸のうち1つが保存されておらず，マンノース結合能はなく，ネオクリンは，体内においてもレクチン様の生理活性は発現しない

```
NAS  DSVLLSGQTLYAGHSLTSGSYTLTIQNNCNLVKYQHGRQIWASDTDGQGSQCRLTLRSDG
NBS  DNVLLSGQTLHADHSLQAGAYTLTIQNKCNLVKYQNGRQIWASNTDRRGSGCRLTLLSDG

NBS  NLIIYDDNNMVVWGSDCWGNNGTYALVLQQDGLFVIYGPVLWPLGLNGCRSLN
NAS  NLVIYDHNNDVWGSACWGDNGKYALVLQKDGRFVIYGPVLWSLGPNGCRRVNG
```

図17.6.1 ネオクリンサブユニット（NAS, NBS）の1次構造
（相同のアミノ酸に網かけがしてある）

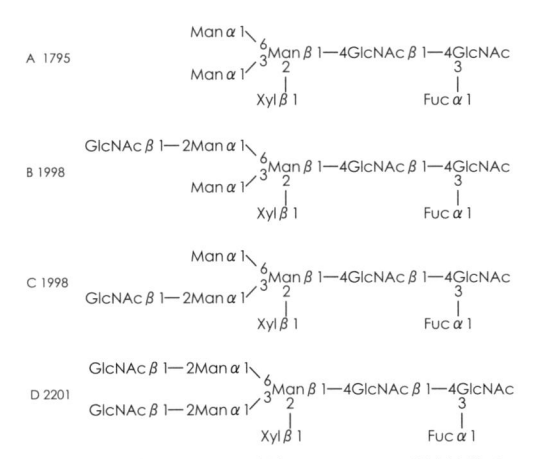

```
A 1795      Manα1\
                  6
            Manα1-3Manβ1—4GlcNAcβ1—4GlcNAc
                  |2                    |3
                  Xylβ1                 Fucα1

B 1998   GlcNAcβ1—2Manα1\
                        6
                Manα1-3Manβ1—4GlcNAcβ1—4GlcNAc
                        |2                    |3
                        Xylβ1                 Fucα1

C 1998   GlcNAcβ1—2Manα1\
                        6
         GlcNAcβ1—2Manα1-3Manβ1—4GlcNAcβ1—4GlcNAc
                        |2                    |3
                        Xylβ1                 Fucα1

D 2201   GlcNAcβ1—2Manα1\
                        6
         GlcNAcβ1—2Manα1-3Manβ1—4GlcNAcβ1—4GlcNAc
                        |2                    |3
                        Xylβ1                 Fucα1
```

図17.6.2　ネオクリンに付加しているN型糖鎖構造

と思われる.

17.6.2 精製方法

クルクリゴ果実から，希硫酸または0.5MのNaClにて抽出する．抽出液をイオン交換カラムに供して粗精製品を得る．約10gの果実から2～3mgの粗精製ネオクリンが得られる．

17.6.3 発現生産

ネオクリンの甘味はさわやかで，しかも砂糖の約500倍もの甘さがある．ほかの甘味タンパク質と同様，低カロリーの高甘味度甘味料としての利用が期待される．しかしながら，クルクリゴの実は，植物体の大きさに対して収穫量が少なく，また日本においては季節による結実率のばらつきなどから生産性が低く，製品化はむずかしいと思われる．そこで，組換え体を用いて，これを発現生産する試みがある．食品への応用が可能な宿主として，GRASに指定されている微生物 A. oryzae を宿主としてネオクリンを生産させることに著者らは，世界で初めて成功した．ネオクリン遺伝子を導入した組換え A. oryzae は，NASとNBSのヘテロダイマーを生産し，培養液中に分泌した．A. oryzae の生産したネオクリンは，天然のネオクリンと糖鎖構造は異なり，A. oryzae では一般的な，高マンノース型のN型糖鎖（天然のネオ

クリンにはフコースとキシロースが存在するが，A. oryzae の生産したネオクリンには存在しない）が付加されていたが，活性には影響を与えず，甘味度および，味覚修飾活性ともに，天然のネオクリンと同等であった[82]．今後，大量生産系において量産を可能にし，応用利用への途を開くことが期待できる．ネオクリンのユニークな機能性（ショ糖の500倍もの甘味に加えて味覚修飾活性をもつ）の食品への応用が期待される．

　　　　　　　　　　　　　　　（朝倉富子）

参 考 文 献

1) 酒井恵一：別冊フードケミカル—4，pp.231-244，1990.
2) Butchko, H. H., Harriett, H. B., Stargel, W. W., Comer, C. P., Mayhew, D. A. and Andress, S. E.: *Food Science and Technology*, **112**, 41-61, 2001.
3) 酒井恵一：アスパルテーム，食品素材の開発（亀和田光男監修），pp.176-189，シーエムシー，2001.
4) Aspartame: *Regulatory Toxicology and Pharmacology*, **35**, S1-S93, 2002.
5) 谷本雅洋：食品と開発，**33**, 11-13, 1998.
6) 富山恭行：食品と容器，500-505，2003.
7) 食品添加物総覧2000：食品化学新聞社
8) 網野裕右：化学総説，**40**, 20-26, 学会出版センター，1999.
9) Ariyoshi, Y., Kohmura, M., Hasegawa, Y., Ota, M. and Nio, N.: *ACS sympsium series*, **450**, 41-56, 1991.
10) Fujino, M., Wakimasu, M., Tanaka, K., Aoki, H. and Nakajima, N.: *Naturwissenchaften*, **60**, 351, 1973.
11) 早川幸雄：フードケミカル，**9**, 19-24, 1999.
12) 食品大百科事典：食品総合研究所，朝倉書店，2001.
13) 折原房男：フードケミカル，**6**, 34-40, 1997.
14) 北畑寿美雄，町並智也：化学総説，**40**, 50-60, 1999.
15) 佐々木尭：食品衛生学雑誌，**39**, J-317-324, 1998.
16) 食品添加物　食品安全性セミナー（細貝祐太郎，松本昌雄監修），中央法規，2001
17) Newbrun, E.: *Science*, **217**, 418-423, 1982.
18) 南部正一：別冊フードケミカル-4，pp.171-182，1990.
19) 村山生雄，小久保定夫：別冊フードケミカル-4,

pp. 188-194, 1990.
20) 鍛冶 孝：フードケミカル, **9**, 25-29, 1999.
21) Embuscado, M. E. and Patil, S. K.：*Food Science and Technology*, **112**, 235-262, 2001.
22) 崎山淳子：フードケミカル, **9**, 30-33, 1999.
23) 崎山淳子：フードケミカル, **6**, 23-28, 1997.
24) 早川幸男：食品と容器, **44**, 620-624, 2003.
25) Olinger, P. M. and Pepper, T.：*Food Science and Technology*, **112**, 335-365, 2001.
26) 河辺尚佳：フードケミカル, **9**, 34-37, 1999.
27) Le, A. S. and Mulderrig, K. B.：*Food Science and Technology*, **112**, 317-334, 2001.
28) 河野宏行, 稲葉朱美：フードケミカル, **4**, 120-126, 1998.
29) ベルナール・ドゥレ：フードケミカル, **9**, 38-41, 1999.
30) Kato, K. and Moskowitz, A. H.：*Food Science and Technology*, **112**, 283-295, 2001.
31) 畑山静夫：フードケミカル, **9**, 47-54, 1999.
32) 浜中正樹：フードケミカル, **9**, 55-61, 1999.
33) Paul H. J. Mesters, John A. van Velthuijsen and Saskia Brokx 17 Lactitol：, *Alternative Sweetners Food Science and Technology*, **112**, 297-315, 2001.
34) 大橋司郎, 越智敬志：別冊フードケミカル-4, pp. 223-230, 1990.
35) FFI Reports FFI ジャーナル：ソーマチン 三栄源
36) 有吉安男：化学総説, **40**, 27-34, 学会出版センター 1999.
37) Iyengar, T., Smits, R. B., van der Ouderaa, P., van der Wel, F., van Brouwershaven, H., Ravestein, J., Richters, P., G. and van Wassenaar, P. D.：*Eur. J. Biochem.*, **96**, 193-204, 1979.
38) Edens, T., Heslinga L., Klok, L., Ledeboer, R., Maat, A. M., Toonen, J., Visser, C. and Verrips, C. T.：*Gene*, **18**, 1-12, 1982.
39) Nelson, G., Hoon, M. A., Chandrashekar, J., Zhang, Y., Ryba, N.J. and Zuker, C. S.：*Cell*, **106**, 381-390, 2001.
40) Jiang, P., Ji, Q., Liu, Z., Snyder, L. A., Benard, L. M. J., Margolskee, R. F. and Max, M.：*J. Biol. Chem.*, **279**, 45068-45075, 2004.
41) Li, X., Staszewski, L., Xu, H., Durick, K., Zoller, M. and Adler, E.：*PNAS*, **99**, 4692-4696, 2002.
42) Zhao, G. Q., Zhang, Y., Hoon, M. A., Ryba, N. J. P. and Zuker, C.：*Cell*, **115**, 255-266, 2003.
43) Scott, K.：*Curr. Opin. Neurobiol.*, **14**, 423-427, 2004.
44) Nelson, G. J. C., Hoon, M. A. Feng, L., Zhao G., Ryba, N. J. P., Zuker, C. S.：*Nature*, **416**, 199-202, 2002.
45) Morini, G., Bassoli, A. and Temussi, P. A. J.：*Mol. Chem.*, **48**, 5520-5529, 2005.
46) Tancredi, T., Pastore, A., Salvadori, S., Esposito, V. and Temussi, P. A.：*Eur. J. Biochem.*, **271**, 2231-2240, 2004.
47) Lazaro, A., Rodriguez-Palenzuela, P., Marana, C., Carbonero, P., Garcia-Olmedo, F.：*FEBS Lett.*, **329**, 147-150, 1988.
48) Ben, J. C. Cornelissen, Rob, A. M., Hooft. van. Huijsduijnen and John, F. Bol.：*Nature*, **321**, 531-532, 1986.
49) Richardson, M. S. V.R. and Blabco-Labra, A.：*Nature*, **327**, 432-433, 1987.
50) Koiwa, H., Kato, H., Nakatsu, T., Oda, J., Yamada, Y. and Sato, F.：*J. Mol. Biol.*, **286**, 1137-1145, 1999.
51) Koiwa, H., Kato, H., Nakatsu, T., Oda, J., Yamada, Y. and Sato, F.：*Plant Cell Physiol.*, **38**, 783-791, 1997.
52) Kaneko, R. and Kitabatake, N.：*Chem. Senses*, **26**, 167-177, 2001.
53) Ko, TP., Day, J., Greenwood, A. and Mcpherson, A.：*Acta. Crystallogr. D. Biol. Crystallogr.*, **51**, 813-25, 1994.
54) Ogata, C. M., Gordon, P. F., de Vos A. M. and Kim, S. H.：*J. Mol. Biol.*, **228**, 893-908, 1992.
55) McPherson, A. and Weickmann, J.：*J. Niomel. Struct. Dyn.*, **7**, 1053-1060, 1990.
56) Faus, I., del Moral, C., Adroer, N., del Rio, J. L., Patino, C., Sisniega, H., Casas, C., Blade, J. and Rubio, V.：*Appl. Microbiol. Biotechnol.*, **49**, 393-398, 1998.
57) Hahm, Y. T. and Batt, C. A.：*Agric. Biol. Chem.*, **54**, 2513-2520, 1990.
58) Moralejo, F., Cardoza, R., Gutierrez, S. and Martin, J. F.：*Mar. Appl. Environ. Micorobiol.*, **65**, 1168-1174, 1999.
59) Lombrana, M., Moralejo, F. J., Pinto, R. and Martin, J.F.：*Appl. Environ. Microbiol.*, **70**, 5145-5152, 2004.
60) Moralejo, F. J., Cardoza, R. E., Gutierrez, S., Sisniega, H., Faus, I. and Martin, J. F.：*Microbiol. Biotechnol.*, **54**, 772-777, 2000.
61) Faus, I., Patino, C., Rio, J. L., del Moral, C., Barroso, H. S., and Rubio, V.：*Biochem. Biophys. Res. Commun.*, **229**, 121-127, 1996.
62) Masuda, T., Tamaki, S., Kaneko, R., Wada, R., Fujita, Y., Mehta, A. and Kitabatake, N.：*Biotechnology and Bioengineering*, **85**, 761-769, 2004.
63) Morris, J. A., Martenson, R., Deibler, G., Cagan, R.：*J. Biol. Chem.*, **248**, 534-539, 1973.
64) Kohmura, M., Nio, N. and Ariyoshi, Y.：*Agric.*

65) Spadaccini, R., Trabucco, F., Saviano, G., Picone, D., Crescenzi, O., Tancredi, T. and Temussi, P. A., J. : *Mol. Biol.*, **328**, 683-692, 2003.
66) Kohmura, M., Nio, N. and Ariyoshi, Y. : *Biosci. Biotechnol. Biochem.*, **56**, 1937-1942, 1992 b.
67) Murzin, A. G. : *J. Mol. Biol.*, **230**, 689-694, 1993.
68) Somoza, J. R., Jiang, F., Tong, L., Kang, C. H., Cho, J. M. and Kim, S. H. : *J. Mol. Biol.*, **234**, 390-404, 1993.
69) Ogata, C., Hatada, M., Tomlinson, G., Shin, W. C. and Kim, S. H. : *Nature.*, **328**, 739-742, 1987.
70) Bujacz, G., Miller, M., Harrison, R., Thanki, N., Gilliland, G. L., Ogata, C. M., Kim, S. H. and Wlodawer : *Acta. Crystallogr. K Biol. Crystallogr.*, **53**, 713-719, 1997.
71) Penarrubia, L., Kim, R., Giovannoni, J., Kim, S. H. and Fisher, R. : *Biotechnol.*, **10**, 561-564, 1992.
72) Kondo, K., Miura, Y., Sone, H., Kobayashi, K. and Iijima, H. : *Nat. Biotechnol.*, **15**, 453-457, 1997.
73) Yamashita, H., Theerasilp, S., Aiuchi, T., Nakaya, K., Nakamura, Y. and Kurihara, Y. : *J. Biol. Chem.*, **265**, 15770-15775, 1990.
74) Shirasuka, Y., Nakajima, K., Asakura, T., Yamashita, H., Yamamoto, A., Hata, S., Nagata, S., Abo, M., Sorimachi, H. and Abe, K. : *Biosci. Biotechnol. Biochem.*, **68**, 1403-1407, 2004.
75) Suzuki, M., Kurimoto, E., Nirasawa, S., Masuda, Y., Hori, K., Kurihara, Y., Shimba, N., Kawai, M., Suzuki, E. and Kato, K. : *FEBS Lett.*, **573**, 135-138, 2004.
76) Van Damme, E. J. M., Astoul, C. H., Barre, A., Rouge, P. and Peumans, W. J. : *Eur. J. Biochem.*, **267**, 5067-5077, 2000.
77) Van Damme E. J., Smaeets, K., Torrekens, S.,van Leuven, F., Goldstein, I. J. and Peumans , W. J. : *Eur. J. Biochem.*, **206**, 413-420, 1992.
78) Smeets, K., van Damme, E. J., Verhaert, P., Barre, A., Rouge, P., van Leuven, F. and Peumans, W. J. : *Plant. Mol. Biol.*, **33**, 223-34, 1997.
79) Van Damme, E. J., Allen, A. K. and Peumans, W. J. : *FEB.*, **215**, 140-144, 1987.
80) Van Damme, E. J. M., Barre, W. J. P. A., Rouge, P. : *Critical Reviews in Plant Science,* **17**, 575-692, 1998.
81) Barre, A., Van Damme, E. J., Peumans, W. J. and Rouge, P. : *Plant. Mol. Biol.*, **33**, 691-698, 1997.
82) Nakajima, K., Asakura, T., Maruyama, J., Morita, Y., Oike, H., Shimizu-Ibuka, A., Misaka, T., Sorimachi, H., Arai, S., Kitamoto, K. and Abe, K. : *Appl. Environ. Microbiol.*, **72**, 3716-3723, 2006.

第Ⅲ編

食品機能評価法

1 疫　　学

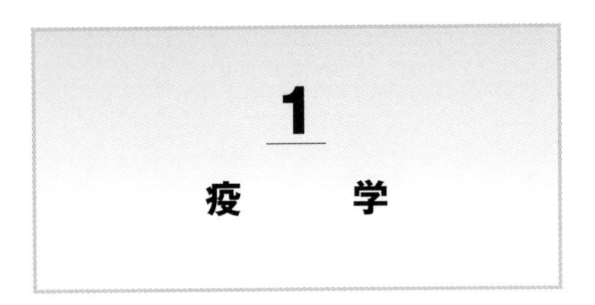

はじめに疫学（epidemiology）全般について概説し，つぎに疫学研究を行ったり，理解したりするために必要となる統計学について，簡単に触れる．そして，最後に，本書の目的である機能性食品科学にかかわる部分について解説する．

1.1 疫　　学

疫学全般について概説する．できるだけたくさんの例を引いて，理解の助けとなるように配慮した．

1.1.1 疫学の目的

疫学研究の目的は，①それはヒトの集団で起こるか（起こっているか），②それは現実的に意味があるか，の2つの疑問に答えを与えることにつきる．逆に，疫学研究をいくら進めても，なぜそれは起こるか（そのメカニズムは何か）への答えを得ることはできない．

疫学は，ひとりのヒトではなく，集団を対象とする．これは，ヒトが個々人で少しずつ違っていて，そのために，結果も微妙に異なり，あまりにたくさんの要因がそこに絡むために，ひとりのヒトを調べた結果が，別のヒトやすべてのヒトに当てはまるかどうかがわからないからである．もう1つの理由は，いかに精度の高い測定方法を用いても，測定誤差が存在するために，複数回測定するか，複数の人を測って精度を上げなければならないためである．そこで，たくさんのヒトを調べて，その平均値など，集団を代表する数値として結果を普遍化する．

1.1.2 疫学研究の方法

疫学研究は，介入研究（interventional studies）と観察研究（observational studies）に大別される．それぞれはさらに表1.1.1のように分類される．

介入試験の代表は，ランダム化割付比較試験

表 1.1.1 疫学研究の種類[1]

研究方法	研究対象	時間的な視点	人為的な介入の有無
観察研究（observational study）：曝露要因と疾病との関連を人為的な操作を加えることなく観察のみによって頻度，分布，関連を明らかにする研究方法			
記述疫学（descriptive study）	集団	横断的	なし
分析疫学（analytical study）			
生態学的研究（ecological study）	集団	横断的	なし
横断研究（cross-sectional study）	個人	横断的（現在）	
症例対照研究（case-control study）		後ろ向き（過去）	
コホート研究（cohort study）		前向き（将来）	
介入研究（intervention study）：人為的に要因を加えたり，除いたりすることにより，その前後の疾病の発生や予後の変化を実験的に確かめる方法			
地域介入研究（community interventional study）	集団（地域）	前向き	あり
野外試験（field trial）	個人（健常者）		
臨床試験（clinical trial）	個人（患者）		

1. 疫　　　学　　　　　　　　　　　　　　　295

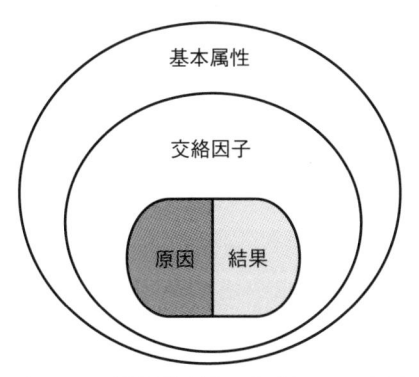

図1.1.1　分析疫学研究に必要な4つの因子
栄養疫学研究では，原因または結果が栄養である．ほかの疫学研究では，交絡因子に栄養が入ることが多い．

（randomized controlled trial，略称 RCT）である．観察研究には，多数の研究方法があり，コホート研究（cohort or longitudinal study），症例対照研究（ケース・コントロール研究）（case-control study），横断研究（断面研究）（cross-sectional study），生態学的研究（エコロジカル研究）（ecological study），記述疫学研究（descriptive epidemiology）に分けられる．

上記の中で，記述疫学研究を除くほかのすべての疫学研究は，原因（と考えている要因）と結果（と考えている要因）との関連を明らかにし，その関連から因果関係を類推することを目的として行われる．これらを分析疫学（analytical epidemiology）と呼ぶ．観察の単位は，生態学的研究では集団であり，そのほかの研究手法では個人である．なお，分析疫学において原因と結果の関連を正しく検討するためには，原因と結果だけでなく，基本属性（集団特性），交絡因子に属する情報も収集しなければならない（図1.1.2）．基本属性（集団特性），交絡因子については後ほど解説する．

1.1.3　記述疫学

記述疫学研究は，事実を記述することを目的として行う．もう少し正確にいえば，疾病の頻度と分布をヒト，場所，時間についての正確な記述から，①目的とする疾病の発生パターンの特徴を明らかにすることと，②目的とする疾病の発生要因に関する仮説（疾病発生との関連が疑われる要因）を提唱すること（証明することではない）を目的としている．

たとえば，「日本における2004年の死亡率」はその代表だろう．この記述疫学研究を継続して行うと，死亡者数の経年変化，つまり，死亡者数の推移を知ることができる．どの疾患の対策を優先させるべきか，どの疾患の予防を重要視すべきかなどを知るうえで不可欠な情報である．病気の状況だけでなく，日本人は朝食を食べなくなっているか，喫煙率は職業によって異なるかなどといったことも記述疫学研究によって明らかにされる．このように，記述疫学は，医学や栄養学（医療サービスや栄養改善サービス）の方向性を決めるための重要な情報を提供してくれる研究手法である．なお，記述疫学研究は，研究ではなく，調査と呼ばれることも多い．

記述疫学の例1：死亡率の推移

一定期間内の死亡者数をその集団の人口で割った値を死亡率（mortality rate または mortality）と呼ぶ．粗死亡率（crude mortality）と呼ぶこともある．図1.1.2（左図）は1955年から1999年までの粗死亡率の推移である[2]．

生活習慣病はおもに成人がかかる病気であり，年齢が上がるほどかかりやすくなる．そして，死亡率も上昇する．たとえば，がんの死亡率は40歳過ぎから徐々に増えはじめ，60歳を超えると急に増える（図1.1.3）[3]．これは，同じ生活をしていても平均年齢が高い集団のほうで死亡率が高くなることを示している[4]．つぎに，図1.1.4は1955年から95年までの日本人の平均年齢の推移で，一貫して上がり続けている[4]．すると，図1.1.2（左）の結果は，「平均年齢の上昇によって死亡率が上がった」と解釈することも可能ではないかと考えられる．

そこで，年齢構成の変化の影響を取り除いて死亡率の推移を評価することが必要となる．そ

のために役に立つのが年齢調整死亡率（age-standardized mortality）である．「集団の年齢構成が変わらない」と仮定して，年齢ごとの死亡者数と人口から計算する．こうして得られたのが図1.1.2（右）である．がんの死亡率はほとんど変わっておらず，脳卒中は激減，そして，心疾患は漸減となり，3つの疾患を合わせた全体の死亡率は，1965年をピークとして，それ以後，一貫して減少を続けていることがわかる．

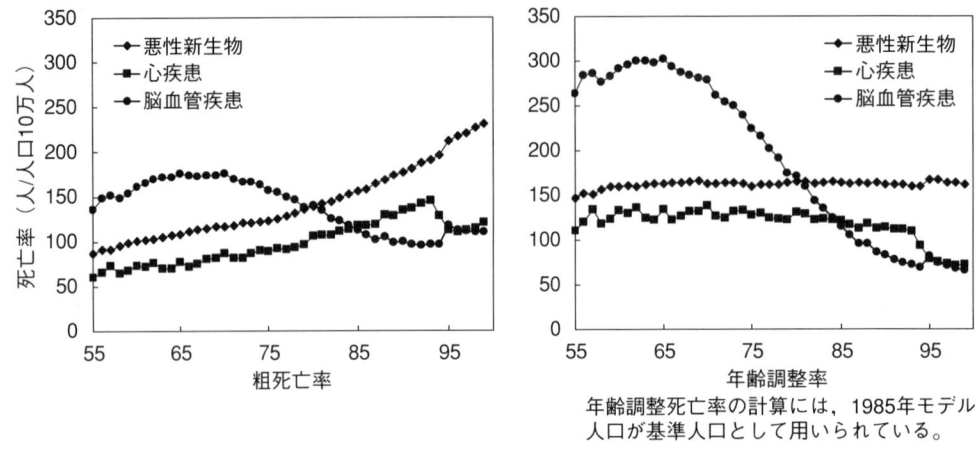

図1.1.2 日本人の3大生活習慣病（悪性新生物［がん］，脳血管疾患［脳卒中］，心疾患）の死亡率（男女計）の推移（1955～1999年）
国立がんセンターのホームページ（http://www.ncc.go.jp/jp/statistics/2001/figures/f1j.html）のデータから作成．

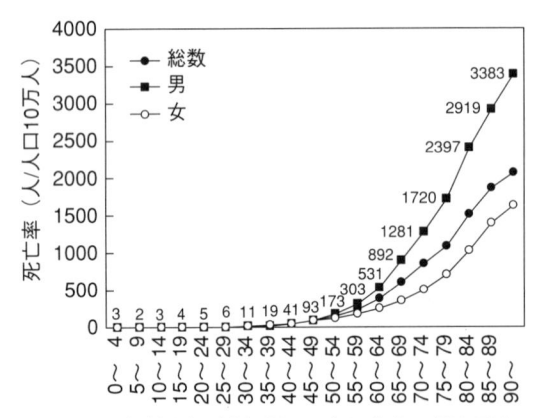

図1.1.3 年齢階級（歳）別にみた日本人のがん死亡率（1999年）
国立がんセンターのホームページ（http://www.ncc.go.jp/jp/statistics/2001/figures/f1j.html）のデータから作成．

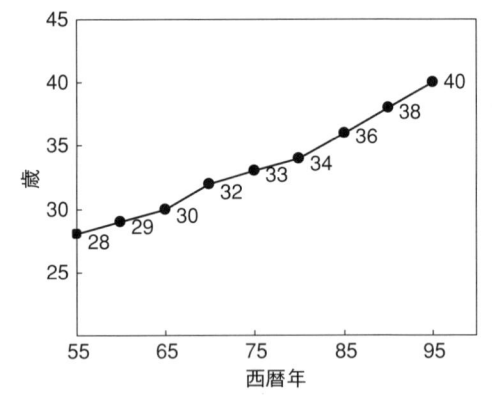

図1.1.4 日本人の平均年齢（歳）の推移（1955～1995年）（総務省統計局）

記述疫学の例2：米国における神経管欠損症児の出生率の推移

図1.1.5は，米国（45州とワシントンDC）における神経管欠損児の出生率の推移である[5]．米国では，葉酸欠乏に起因する神経管欠損児の出生を予防するために，穀類への葉酸添

加を1996年から進め，1998年1月に完全に強制化した．この図は，添加以前から添加開始2年後までの神経管欠損児の出生率を示したものである．1991年上半期における出生率に比べて1998年下半期以後の3回のデータはおよそ19%出生率が低下し，それが有意であったことを示している．その一方で，葉酸の添加の効果はそれほどめざましいものではなく，穀類への葉酸添加だけで解決できるほど単純な問題ではないことも理解される．

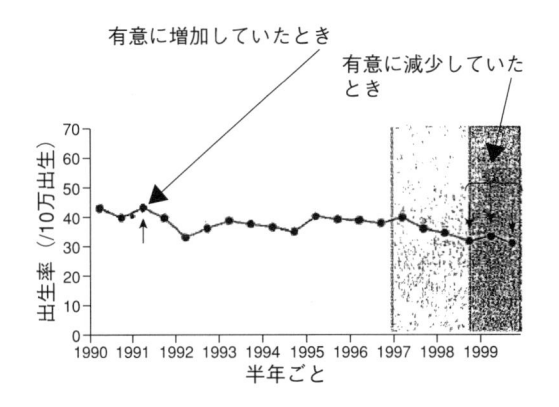

図1.1.5 米国における神経管欠損症児の出生率の推移（1990〜1999年）[5]

1.1.4 生態学的研究

集団を単位として行う疫学研究を生態学的研究と呼ぶ．たとえば，ダイズの摂取量と乳がんの死亡率の多少を都道府県別に比較すれば，ダイズ摂取量と乳がん死亡率の関連を検討することができる．この場合，都道府県という集団が単位として扱われている．生態学的研究でよく用いられる集団の単位には，都道府県だけでなく，市町村や国がある．新たに大規模な調査を行うことは少なく，既存の記述疫学のデータを利用して行われることが多いのが，生態学的研究の特徴の1つである．

注意したいのは，ダイズ摂取量を調べた調査対象者と乳がん死亡率の対象者が異なることである．そのため，結果はやや説得力に欠けたものにならざるを得ないという短所がある．もう1つの短所は，都道府県別の乳がん死亡率と高い相関を示すものが，都道府県別のダイズ摂取量以外にないことを示すのがむずかしいという点である．

生態学的研究は，多くの場合，仮説を検証するため（hypothesis-testing）ではなく，仮説をつくり出すため（hypothesis-generating）に行われる．人間社会の壮大な実験としての生態学的研究はたくさんの洞察をわれわれに与えてくれる．

生態学的研究の多くは，ある一時期についてたくさんの集団を調べるが，たくさんの時期，ほとんどの場合は連続した一定期間について1つの集団を調べる研究方法もありうる．これをとくに時系列研究（time-series study）と呼ぶ．これも集団を単位として扱うため，生態学的研究の一種である．

時系列研究の例：果物摂取量と脳卒中死亡率

日本では1970年から30年間のあいだ，脳卒中死亡率が減少すると同時に果物摂取量が減少し，両者のあいだには強い正の相関がみられる（図1.1.6）[2,6]．この図から，果物摂取量が減ると脳卒中が減る，逆にいえば，果物摂取量が増

えると脳卒中が増える可能性があると推論される．

ところで，この30年間は高度経済成長の時代で，果物だけではなく，さまざまな食品の摂取量が大きく変化した[5]．同時に，医療制度や健診受診率にも大きな変化があったかもしれない．つまり，たまたま注目した果物摂取量の変化を脳卒中死亡率の変化と関連づけるのは，少々短絡的すぎるかもしれない．

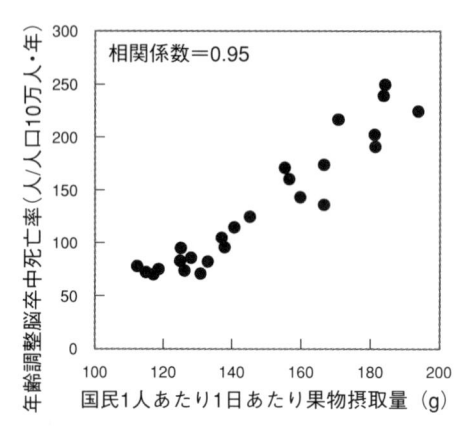

図 1.1.6　時系列研究の例：果物摂取量と脳卒中死亡率の相関（日本：1970〜1999年）

1.1.5　横断研究

横断研究（cross-sectional study）は，原因（と考えている要因）と結果（と考えている要因）を同時に測定して両者の関連を検討する．結果は，相関係数や群間の平均値の差として表現される．

たとえば，早食いは肥満の原因として広く知られているが，横断研究では，食べる速さと体重（肥満度）を同時に調べ，両者の関連，つまり，相関を検討するという方法を用いる．女子大学生1695人について調べた結果は図1.1.7のとおりで，速食いと肥満度のあいだに強い関連があることを示している[7]．

横断研究の短所は，原因と結果を同時に調べるために，どちらが原因でどちらが結果なのかを明らかにできない点である．原因は結果よりも必ず時間的に先んじるはずだが，横断研究では，原因と結果のどちらが先に起こったかを特定できないからである．たとえば，上記の例では，「早食いだと太る」のか「太っている人は早食いになる」

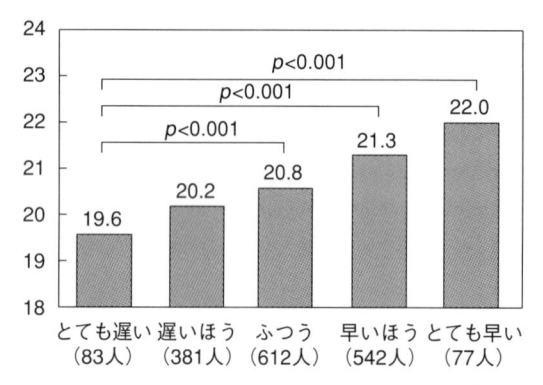

図 1.1.7　女子大学生による早食い・遅食いと肥満度（kg/m^2）の関連（$n = 1695$）[6]

のかを明らかにすることはできない．そこで，横断研究では，ほかのタイプの研究，とくに，動物実験や生理学の基礎的な実験の結果に照らし，正しそうなほうの解釈を採用することが行われる．このような総合的な結果の解釈については，後述するHillの基準が参考になるだろう．

横断研究を実施したり，その結果を解釈したりする場合にとくに気をつけたい問題として，交絡

1.1.6 因果の逆転

横断研究では,原因と想定している要因と,結果と想定している要因を同時に調べる.このような方法では,両者の関連は検討できても,因果の向き,すなわち,原因が結果を生じされているのであり,結果が原因を生じさせているのではないということを明らかにはできない.この問題は,後ほど,紹介する症例対照研究でも起こりうる.「結果が原因を生じさせている」場合を因果の逆転(reverse of causation)と呼ぶ.

つぎの2つの条件がそろうと因果の逆転が起こりうる.

① 結果と考えている要因の測定値を対象者が測定前にある程度知っている.
② 原因と考えている要因が結果と考えている要因に関連していることが(その真偽は別として)広く知られている.

因果の逆転の例:24時間尿中ナトリウム排泄量と血圧の関連

食塩摂取量が多いと血圧が上昇することは広く知られている.ところが,およそ200人を対象として,24時間尿中ナトリウム排泄量と血圧を測定した横断研究では,両者のあいだに有意な負の関連が認められている[8].これはなぜだろうか? 減塩をしているヒトの割合を正常血圧者と高血圧者に分けて調べたところ,正常血圧者では12%が「減塩をしている」と答えたのに比べて,高血圧者では43%の者が「減塩をしている」と答えた.そのため,正常血圧群よりも高血圧群のほうで食塩摂取量の平均値が低いという現象が生じたわけである.ところが,減塩によって血圧がすぐに大きく低下するわけではない.すると,血圧が高いことを知っているヒトたちが減塩に励み,食塩摂取量が低くなり,血圧は減塩によってわずかに下がることが期待されるものの,それでも正常血圧群の平均値よりは高いままであろうと考えられる.こうして,食塩摂取量と血圧値のあいだには負の関連が観察されることになる.

1.1.7 交絡因子

調査対象とする曝露因子以外の原因が調査対象とする曝露因子と関連しているとき,これらを交絡因子(confounding factor [s])と呼ぶ.

食塩摂取量と血圧の関連を調べたいとする.日本人では年齢が高いほど血圧は高い傾向にあるだろう.また,日本人では年齢が高いほど食塩摂取量が多い傾向にあることも知られている.このような場合,年齢を考えずに食塩摂取量と血圧の関連を観察しても,食塩摂取量と血圧のあいだに直接の関連があるのか,食塩摂取量が多いヒトは年齢が高く,年齢が高いヒトに血圧が高めのヒトが多いためなのかはわからない.

交絡因子は,横断研究でとくに注意したい問題であるが,分析疫学研究全体で問題になるため,分析疫学研究の計画や実施,解釈の際にはつねにその存在を念頭に置かなくてはならない.

また,原因と結果のあいだや周辺にあって,両者の結果を歪める原因になるものには,交絡因子のほかにつぎのようなものがある.

たとえば,食塩摂取量と脳卒中発症率との関連を検討したい場合を考える.食塩摂取量と血圧に関連があり,血圧と脳卒中発症率とのあいだにも関連がある場合,食塩の過剰摂取が高血圧を引き起こし,高血圧が脳卒中を引き起こすと考えると,血圧は中間因子(intermediate factor)となる.この場合,血圧の影響を除去してしまうと,食塩摂取量と脳卒中発症率とのあいだの関連は正しく検討できなくなってしまう.したがって,この例における血圧は交絡因子ではない.

先ほどの例では,食塩摂取量と年齢とのあいだに関連がみられたとしても,食塩摂取量が年齢の

原因とはなり得ず，両者は原因でも結果でもなく，単に相関が観察されたに過ぎない．交絡因子か中間因子かの違いは，一方が他方の原因となるか否かによって決まる．しかし，実際にはその判別が困難な場合も少なくない．

交絡因子の例：喫煙・果物摂取と肺がん

交絡因子は，横断研究だけで問題になるのではない．ほかのタイプの疫学研究でも問題になる．果物の摂取量によって全体を5つの群に分けて，摂取量がもっとも少なかった群を基準にして，摂取量がもっとも多かった群における肺がんの発生率を検討したコホート研究のプールド・アナリシスの結果を2とおりで示してみよう（図1.1.8 (a)[9]）．1つは，年齢だけ調整した場合，もう1つは喫煙などほかの要因も調整した場合である．肺がんは高齢者でとくに発生率が高いがんであるから，年齢の影響を取り除かないと，野菜・果物摂取量と肺がん発生率の関係を正しく評価することができない．さらに，肺がんの発生に影響を与える要因として喫煙は無視できない．そこで，年齢に加えて喫煙の影響も取り除いた結果も添えた．すべての結果が，野菜・果物の摂取量が多いヒトほど肺がんの発生率が低かったことを示している．年齢の影響だけを取り除いた結果では，果物の効果はとても大きく，摂取量がもっとも少ないヒトたちに比べてもっとも多いヒトたちでは発生率が半分以下になっている．一方，喫煙の影響も取り除いた結果では発生率の減少は2割減程度にとどまっている．

この結果の違いを解釈するには，図1.1.8 (b)[9] が役立つ．このメタ・アナリシスに含められた1つの研究における対象者の摂取量である．男女ともに，喫煙歴なし＞禁煙＞喫煙，の順に摂取量が少ない．喫煙の影響を除かない解析では，果物・野菜の摂取量が少ないほうに喫煙者が偏り，肺がん発生率の関係が，実際よりも強く出てしまう．したがって，喫煙の影響を取り除いて解析することが必要である．

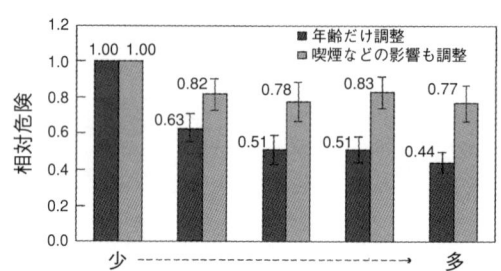

(a) 果物摂取量によって集団を5つに分けた場合の肺がん発生率の比較[9]．
摂取量が「もっとも少なかった」ヒトに対する相対危険（上下線は95％信頼区間）

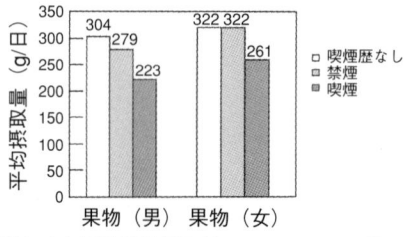

(b) 喫煙歴別にみた平均果物摂取量．ニューヨーク州コホート研究

図 **1.1.8**

1.1.8 交絡因子の影響を取り除く方法

交絡因子を調整する，すなわち，その好ましくない影響を可能な限り除去する方法は研究手法によって異なるが，大きく分けて，調査時に行う方法（そのための計画を調査前に立てるため，事前の処理とも呼ぶ）と，解析時に行う方法（調査後に行うため事後の処理とも呼ぶ）がある．できる限り事前に行うことが望ましい．

事前に行う方法には，①限定（restriction），②ランダム（無作為）化（randomization），③マッチング（matching）がある．「限定」とは，交絡因子に関して限定された集団を調べることである．つまり，年齢が交絡因子である場合には，特定の年齢階級（たとえば，40歳だけ）を選んで調査する場合がこれに相当する．「限定」は，もっとも基本的かつ有効な方法である．どこまで正しく「限定」できるかは，疫学研究の結果を大きく左右する．介入研究でもランダム化の前に考えるべき基本的なことである．「ランダム化」とは，2つの集団（群）を比較する場合，交絡因子に偏りが生じないように，対象者を2つの群に割り振ることである．これは，食事指導の効果を評価するような介入研究で用いられ，観察研究ではあまり用いない．食事指導の効果を評価する場合には，指導した群と指導しなかった群とを比較する方法がしばしば用いられる．この場合，片方の群のほうで年齢が高いと，2つの群で差が観察されたとしても，その結果が指導の効果か，年齢に由来する差なのかを区別することができない．ランダム化はこのような場合に有効な方法である．「マッチング」は，観察研究において，ある因子をもつヒトたちともたないヒトたちのあいだで差を検討したい場合，対象者ごとに交絡因子が同じ組を1つ1つつくっていって，2つの群をつくり，目的とする因子の差を検討する方法である．これは理想的な方法に近いが，残念ながら，性，年齢，居住地域…と，限定したい因子が多くなるとマッチングを行うのは容易ではない．

事後の処理には，①層別解析（stratified analysis）と②多変量解析（multivariate analysis）がある．層別解析とは，その影響を除去したい要因によって集団をいくつかの群（層）に分け，それぞれの群（層）ごとに別々に解析する方法である．それぞれの結果がほぼ一致すると，結果の信頼度は高いと考えられる．多変量解析は，イメージとしてはたくさんの層に分けて解析を行い，それを数学的に統合して結果を導く方法である．そのため，層別解析だけでなく，多変量解析でも対象者数が少ないと信頼度の高い結果は得られない．また，多変量解析を用いるには，実際には多数の前提条件が存在するため，その利用は必ずしも容易ではない．

人の世界では，ほとんどの場合，1つや2つではなく，多数の原因（要因）が結果に関連している．除去すべき要因が正しく除去されているか否かは，研究結果を解釈するうえで重要なポイントである．

1.1.9 コホート研究

「原因は必ず結果に先んじる」というきわめてあたりまえの問題に対しては，「先に原因を調べ，後に結果を調べればよい」というきわめてあたりまえの方法を用いればよい．もちろん，同じ人たちに対してである．これをコホート研究（cohort study）または追跡研究（follow-up study）と呼ぶ．前向き研究（prospective study）と呼ぶこともある．この3者は微妙に異なるが，ほぼ同じものだと覚えても大きな問題はないだろう．

具体的には，つぎのように調査を行う（図

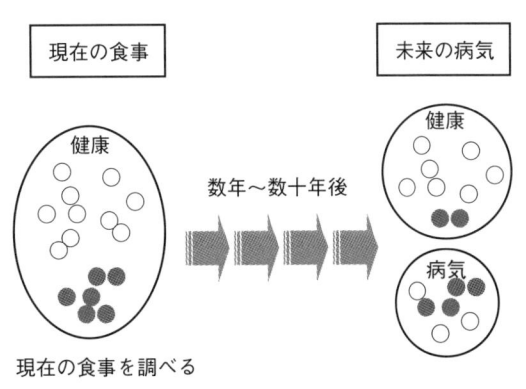

図1.1.9 コホート研究の概念

1.1.9)．まず，調査の対象としている疾患がないか，その状態が同じヒトたちを選ぶ．交絡因子と考える因子もないか，その状態が同じヒトたちが理想である．このヒトたちに対して，原因と考えている因子を調査する．これをベースライン調査（baseline survey）と呼ぶ．その後，時間（年月）が過ぎるのを待ち，疾患にかかる様子を観察する．または，一定期間後に，調査後にその疾患に罹ったか否かを調査する．結果と考えている健康状態に関する調査を行うこともある．そして，はじめの調査結果（原因と考えている因子）と一定期間後に行った調査結果（結果と考えている因子）とのあいだの関連を調べる．

コホート研究のむずかしさはたくさんあるが，①一定期間後の調査を最初に調査したヒトたち全員に行うのがむずかしいこと（5年後に調査を計画した場合には，5年間にわたって，全員に連絡が取れる体制をつくっておかなくてはならない），②発生率の低い疾患では非常にたくさんのヒトを調査しなくてはいけないこと（発症率が1万人に1人の疾患の場合，20人の患者を調査するために20万人が必要になる）の2つに代表されるだろう．さらに，ベースライン調査時に収集した情報は，その前後で変化はなく，個々ヒトを代表するものと仮定している．この仮定が成り立たない場合は，コホート研究を行う意味は乏しくなってしまう．

原因と結果の時間的前後関係が明確であることは大きな魅力だが，時間もお金も労力もかかる研究方法である．

1.1.10 相対危険と寄与危険

コホート研究の結果は，多くの場合，相対危険（relative risk）という統計量で示される（表

表1.1.2 コホート研究における相対危険と寄与危険のモデル

		罹患あり	罹患なし	合計
要因	曝露群	A	B	$A+B$
	非曝露群	C	D	$C+D$

危険因子に曝露した群の罹患リスク $=A/(A+B)$
危険因子に曝露していない群の罹患リスク $=C/(C+D)$
相対危険（度）$=[A/(A+B)]/[C/(C+D)]$
寄与危険（度）$=[A/(A+B)]-[C/(C+D)]$

1.1.2）．原因と考えている要因の量によって対象者をいくつか（多くは4つまたは5つ）の群に分けて，要因の量がもっとも低いヒトたちが結果としている病気に罹る確率に対する相対的な確率として表現する．もっとも簡単には，要因を2つに分けて（朝食を食べる群と食べない群），一方の群における発症率をもう1つの群の発症率と比べる．つまり，（危険因子に曝露した群の罹患リスク）÷（曝露していない群の罹患リスク）として計算される．これは，「疾病罹患と危険因子曝露との関連の強さ」を示す指標として重要である．

コホート研究の結果を示すもう1つの統計量に寄与危険（attributable risk）がある（表1.1.2）．「危険因子に曝露によって，罹患リスクがどれくらい増えたか」を示す指標である．「危険因子が集団に与える影響の大きさ」を示すため，公衆衛生対策において重要な指標である．もっとも簡単には，（危険因子に曝露した群の罹患リスク）−（曝露していない群の罹患リスク）として計算される．好ましくない要因を除去したり，好ましい要因を取り入れたりした場合に得られる利益を考える場合は，相対危険ではなく寄与危険を用いるのが正しい．

コホート研究の例：果物摂取頻度と脳梗塞死亡率との関連

広島と長崎に住む4万人を対象として簡単な食事調査を行い，その後，18年間にわたって脳卒中による死亡を調べた結果，1926人の死亡が確認された[10]．ベースラインの食事調査の結果によって，果物摂取頻度によって全体を3群に分け，もっとも摂取量が少なかった群に比べた相対危険を計算した（図1.1.10）．図1.1.6で示した時系列研究とは逆の結果を示し

ている．どちらの結果を採用すべきかの判断はむずかしく，両方とも誤った結果であるという可能性も否定はできないが，Hillの基準（後述）に照らせば，時系列研究よりもこちらのコホート研究のほうが信頼度は高いと判断される．

この研究では，4万人というたくさんのヒトたちを18年間という長い年月にわたって観察した．単純に計算すると，年間死亡率は0.27％である．4万人と18年間ではなくて，4千人と2年間だったら予想死亡人数は21人である．これでは，果物摂取頻度の違いで死亡率の違いを検討することができなかったであろう．コホート研究には，いかに多くの人数が必要かを理解できるだろう．

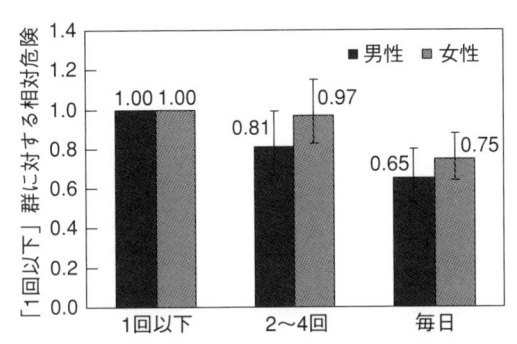

図1.1.10 コホート研究の例：果物摂取頻度（週あたり）と脳卒中死亡率との関連（相対危険と95％信頼区間）[10]

対象者数＝40349人（広島・長崎在住者），脳卒中死亡＝1926人，ベースライン調査と追跡開始＝1980〜1981年，追跡期間＝18年間

1.1.11 症例対照研究

コホート研究は，計画してから結果が得られるまでに長い期間が必要である．とくに生活習慣病では何十年もかかってしまうこともまれではない．また，まれな疾患では，非常にたくさんのヒトを追跡しなくてはならず，現実的でない．そこで，時間の流れを逆手にとった研究方法がある．

まず，患者を一定人数集める（症例群と呼ぶ）．そして，交絡因子が患者と同じ状態にある健康なヒトを同じ人数（人数が異なることもあるが）集める（対照群と呼ぶ）．そして，原因と考えている因子について，その疾患に罹る前の状態を両方の群で調べる（図1.1.11）．本人に尋ねる場合もあるし，家族に尋ねる場合や，そのほか，何かの保存されている資料（たとえば，母子手帳や小学校のときの成績表）を調べることもある．そして，原因と考えている因子について，症例群と対照群で比較する．このような研究方法を症例対照研究（case-control study）と呼ぶ．後ろ向き研究（retrospective study）と呼ぶこともある．正確には，症例対照研究は後ろ向き研究の一部である．「後ろ向き」とは，結果と考えている

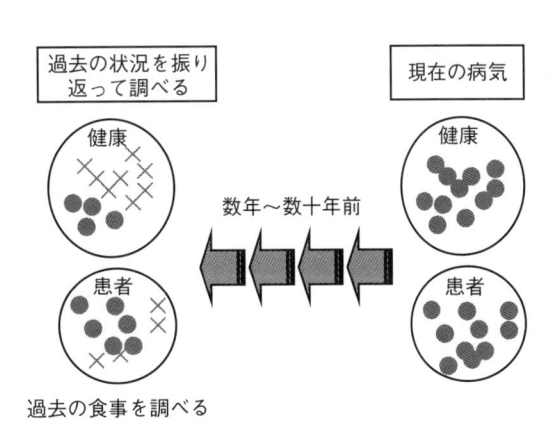

図1.1.11 症例対照研究の概念

因子を先に調べ，時間をさかのぼって原因となる因子を調べているため，すなわち，時間の流れを後ろ向き（過去に向かって）にさかのぼっているためにつけられた名称である．

時間がかからないのが症例対照研究の魅力である．しかし，①対照群を得るのがむずかしい，②信頼度の高い過去の情報を得るのはむずかしい，というように，この研究方法もそれほど容易に実施できるものではない．とくに，②に関連する問題については，本人や家族に過去の生活習慣を尋ねると，症例群か対照群を知っているので，因果の逆転が起こる可能性があり，この問題を回避するために，さまざまな工夫が必要になる．とくに注意したいのは「思い出しバイアス（recall bias）」だろう．喫煙習慣と喫煙本数を肺がん患者と同じ年齢の健康なヒトに尋ねたらどうだろうか．「たばこは肺がんの原因」ということを聞いたことがあったら，肺がん患者は昔ほんの少しだけ吸ったたばこでも思い出すかもしれない．一方，健康なヒトはそんなことは忘れてしまっているかもしれない．同様に，対照群よりも症例群のほうが質問にていねいに答えてくれるという傾向もある．この種の調査を行う場合，「肺がんの原因を明らかにして，このような病気に罹る人をなくしたいから」と説明することがあるが，このような説明に賛同して参加してくれるのは，対照群よりも症例群のほうに多い．このように，症例対照研究には，結果をゆがめるさまざまな問題（バイアス：bias）がある．

症例対照研究の例：後縦靭帯骨化症と食事の関連

後縦靭帯骨化症は，後縦靭帯という背骨の後ろにある靭帯がカルシウム化して骨のようになってしまう難病である．北海道にある9病院の協力を得て，この疾患で通院している患者69人を対象として症例対照研究が行われた（表1.1.4)[10]．対照群として，北海道内のある町の住民健康診断の受診者の中から，患者1人に対して性と年齢（±3歳）が同じで，背骨付近に病気のなかった人2人（合計138人）が選ばれた．全員に，身長，体重，病歴，そして，症例群にはこの疾患にかかる前5年間の生活習慣を尋ね，対照群には症例群と同じ質問票を用いて，過去5年間の生活習慣を尋ねた．この中には，塩辛い食品，魚介類，鶏肉といった食品の摂取頻度も含まれた．その結果，リスクを上げる（オッズ比が1.0より大きい）食品として，コメ，塩辛い物，野菜，魚介類，肉が，リスクを下げる（オッズ比が1.0より小さい）食品として，鶏肉，加工肉，牛乳，大豆製品があることが明らかになった．しかし，オッズ比の95%信頼区間をみると，野菜，魚介類，鶏肉，肉，牛乳は1.0をまたいでいるため，このリスクの上昇や減少は偶然の結果と考えるべきであり，オッズ比の95%信頼区間が1.0をまたいでいない残りの食品が，原因はわからないものの，この疾患の発症に関連している可能性があることを示した．しかし，この疾患は，肥満者，糖尿病の既往歴のある人，からだの硬いヒトのほうが発症しやすいことが，今までの研究で明らかにされている．そして，この研究でも同じ結果が出ている．たとえば，糖尿病にかかっているヒトと，そうでないヒトでは食事は違うだろう．すると，これらの影響を除いてオッズ比を計算しなくてはならない．これにはむずかしい計算が必要であるが，このようなことを行った計算したオッズ比が右端の調整後オッズ比である．その結果，米と塩辛い物がリスクを上げ，大豆製品と鶏肉がリスクを下げる可能性のあることが明らかになった．

表 1.1.3 症例対照研究の例：後縦靱帯骨化症と食事の関連[11]

食品	摂取頻度	症例群/対照群（人）	オッズ比 （95% 信頼区間）	調整済みオッズ比* （95% 信頼区間）
米	毎日	38/64		
	毎日ではない	62/36	3.9(3.1～4.7)	3.0(2.4～3.7)
塩辛い物	週に4回未満	58/72	—	—
	週に4回以上	42/28	1.9(1.0～3.5)	1.6(1.1～2.2)
野菜	週に3回未満	33/28	—	—
	週に3回以上	67/72	1.4(0.8～2.7)	1.2(0.6～1.9)
魚介類	週に3回未満	48/50	—	—
	週に3回以上	52/50	1.1(0.6～1.9)	1.1(0.4～1.6)
鶏肉	週に3回未満	64/47	—	—
	週に3回以上	36/53	0.5(0.3～0.9)	0.5(0.3～0.8)
肉	週に3回未満	75/81	—	—
	週に3回以上	25/19	1.4(0.7～2.4)	1.1(0.5～1.8)
加工肉	週に3回未満	47/62	—	—
	週に3回以上	53/38	0.5(0.3～1.0)	0.5(0.4～1.1)
牛乳	週に3回未満	48/46	—	—
	週に3回以上	52/54	0.9(0.6～1.5)	0.9(0.5～1.1)
大豆製品	週に3回未満	73/48	—	—
	週に3回以上	27/52	0.3(0.2～0.6)	0.4(0.2～0.7)

* 糖尿病歴，BMI，からだの硬さで調整．

1.1.12 オッズ比

症例対照研究の結果は，オッズ比（odds ratio）という統計量によって表現される．オッズ比は表1.1.4のように計算される．正しくは微妙に異なるが，コホート研究における相対危険とほぼ同じものと理解しても大きな問題はないだろう．

表 1.1.4 症例対照研究におけるオッズ比

		病気		合計
		あり	なし	
要因	曝露群	a	b	$a+b$
	非曝露群	c	d	$c+d$

症例群の曝露リスク＝a/c
対照群の曝露リスク＝b/d
オッズ比＝$(a/c)/(b/d)$＝相対危険（に近似できる）
寄与危険＝計算は困難　　　　　　　　↑ただし…

① 罹患率が低い（一般的には3％未満）場合
② 症例群，対照群が母集団を代表しうる場合

1.1.13 介入研究

対象者に対して，だれかが何らかの処置を施し，その効果をみる研究方法を介入研究（intervention study）と呼ぶ．「何らかの処置」とは，手術でも投薬でも食事指導でもパンフレットの配布でも何でもかまわない．このような行為を介入と呼ぶ．「だれか」とは，病院の医師でも看護師でも栄養士でも学校の先生でも，場合によっては，研究者でもかまわない．家族の場合もテレビ番組の場合もある．

介入研究は，分析疫学で因果関係が示唆された要因を意図的に加えたり，除いたりすることによって，要因と結果（多くの場合，疾病）との関連性を検討することを目的とする研究手法である

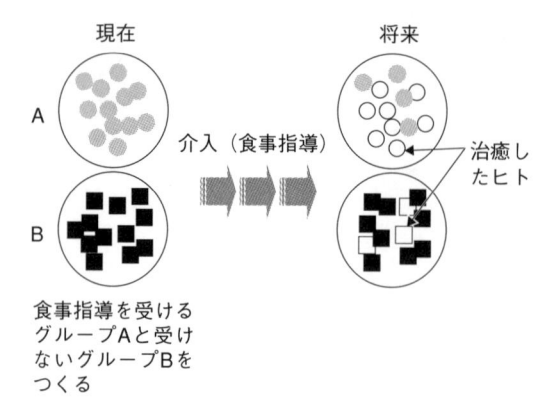

図1.1.12 介入研究の概念

（図1.1.12）．観察研究における原因と考えている因子が，介入研究では介入する内容になる．

注意したいのは，観察研究で問題になる交絡因子の状態は介入の前後で変わらないという条件が必要なことである．しかし，介入の前後で交絡因子の状態が変わらないというのはなかなか実現できることではない．

たとえば，高脂血症患者に野菜と果物を増やすという食事指導を4カ月間行って血清コレステロールの低下を観察する介入研究を考えよう．この研究を12月に開始して3月に終了したらどうだろうか．介入前と介入後の調査を11月と4月に行うことになる．11月といえば，果物や野菜の豊富な季節で，4月は野菜，果物ともに端境期である．このような季節の違いが結果にどれくらい影響を与えるかはわからないが，少なくとも，結果が芳しくなかったときに，その原因の1つに季節の影響があるかもしれず，そのために介入の効果を正しく検討できなかったかもしれないと考えなくてはならない．したがって，可能なかぎり，このような影響がありそうにない季節を選ぶべきで

ある．そして，それが実際には無理な場合には，対照群（コントロール群：control group）を設けて，対照群の血清コレステロールの変化と，介入群の血清コレステロールの変化を比較する方法をとる．これを比較試験（controlled trial）と呼び，介入研究において交絡因子を除いて結果を検討するためのもっとも基本的な方法である．

1.1.14 ランダム化割付比較試験

比較試験の弱点は，介入群と対照群で，結果に与えるさまざまな因子の状態が異なる可能性があることである．もっと信頼度の高い結果を得たいと考えるならば，結果に影響を与える可能性が考えられる他の因子，たとえば，肥満度，運動習慣，喫煙習慣，食事に関する知識とやる気などもほぼ同じにしておきたいと考えるだろう．こうなると，介入群に見合う対照群を探すのは至難の業となる．そこで行われるのが，ランダム化割付（無作為化割付：random allocation）である．ランダム化とは，1つの集団をランダム（でたらめ）に2つ（またはそれ以上）の集団に分けることをいう．そして，片方（または，1つ）の群を介入群，他方を対照群とする．このような方法で行う介入研究をランダム化割付比較試験（randomized controlled trial：略称 RCT（アールシーティー））と呼ぶ．

薬やサプリメントの効果を調べる場合には，対照群にはその偽薬（プラシーボ：placebo）を与えるのがふつうである．これを盲検化（blinding）と呼ぶ．こうすると，参加者は，自分が介入群なのか対照群なのかがわからないため，「やる気」に違いが出るという問題を避けることができる．

介入試験の例：βカロテンサプリメントの肺がん予防効果

緑黄色野菜に豊富に含まれる色素であるβカロテンをたくさん摂取しているヒトたちの肺がん発症率が摂取量の少ないヒトたちより少ないことがいくつかの観察研究で明らかにされてい

た[12]．そこで，この効果を介入研究で証明するために，βカロテンのサプリメントを開発し，喫煙男性3万人を用いて，8年間に及ぶ介入試験がフィンランドで行われた（図1.1.13）[13]．この研究では，ビタミンEの効果も同時に検討できるような研究方法が用いられた（図

1.1.14).参加者が少しずつこの研究に入ったため,介入期間は参加者によって異なり,5年から8年である.介入期間のあいだに発生した肺がん数を示したのが図1.1.15である.驚いたことに,偽薬を飲んでいたヒトたちよりもβカロテンのサプリメントを飲んでいたヒトたちのほうからたくさんの肺がんが発生していた.他の主要ながんでも同様であった.

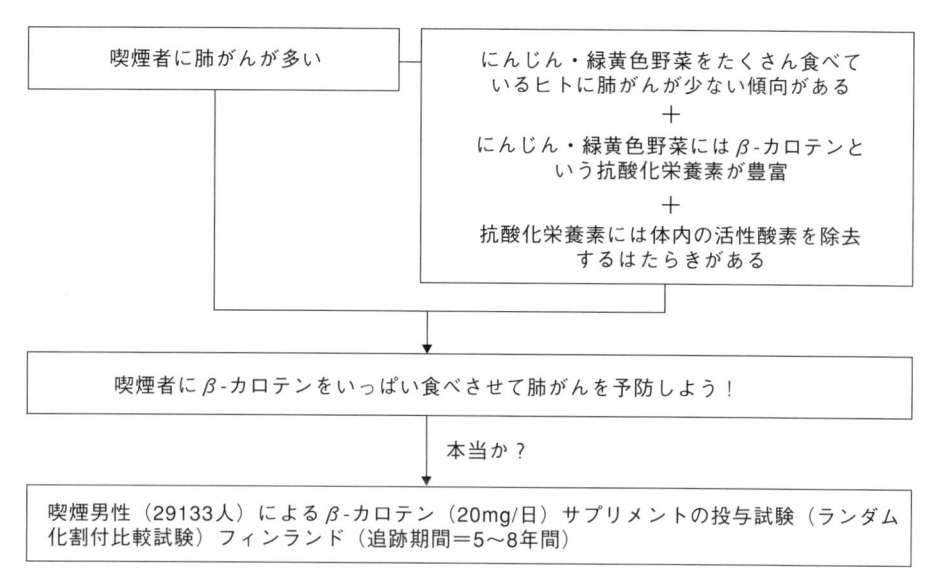

図 1.1.13 フィンランド人喫煙男性(29133人)によるβ-カロテン(20 mg/日)サプリメントの投与試験(ランダム化割付比較試験):背景[13]

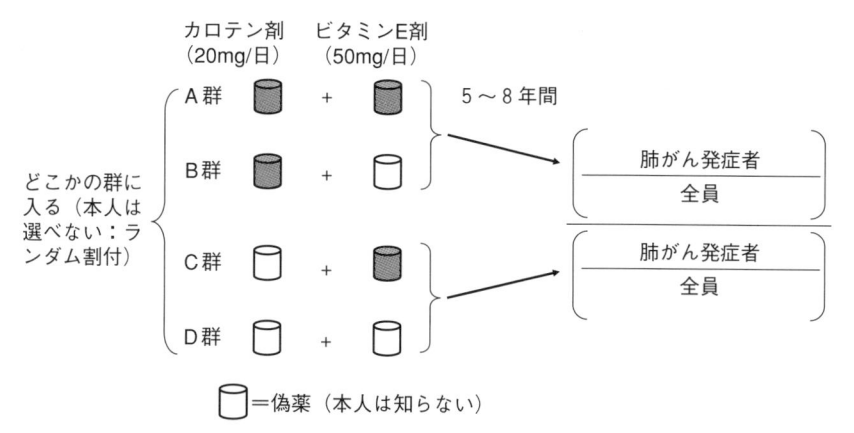

図 1.1.14 フィンランド人喫煙男性(29133人)によるβ-カロテン(20 mg/日)・サプリメントの投与試験(ランダム化割付比較試験):方法[13]

図 1.1.15 フィンランド人喫煙男性（29133 人）による β-カロテン（20 mg/日）・サプリメントの投与試験（ランダム化割付比較試験：追跡期間＝5〜8 年間）：結果[13]

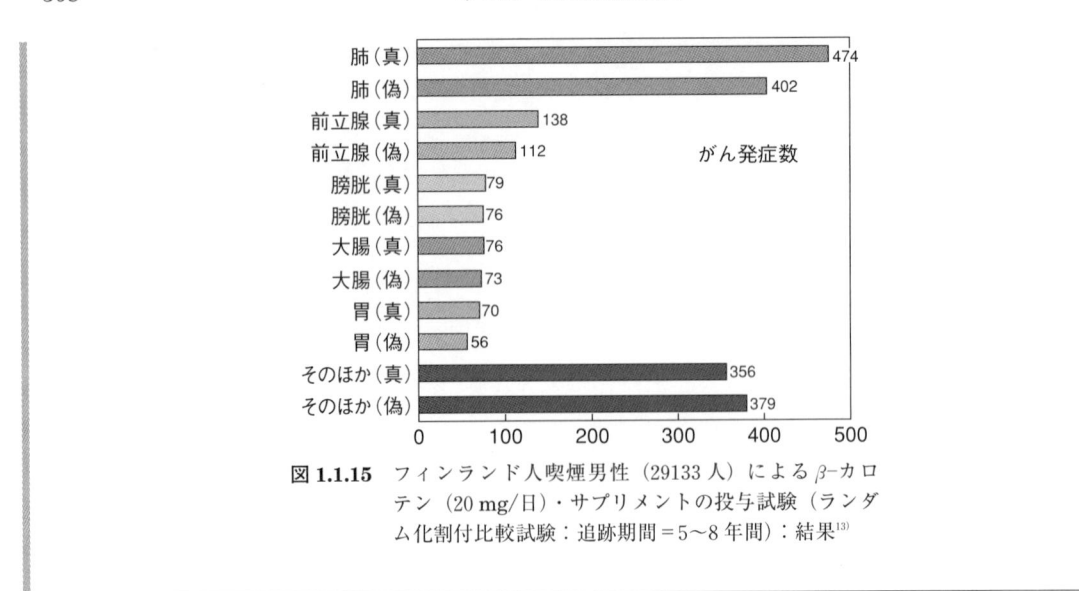

がん発症数
- 肺（真）474
- 肺（偽）402
- 前立腺（真）138
- 前立腺（偽）112
- 膀胱（真）79
- 膀胱（偽）76
- 大腸（真）76
- 大腸（偽）73
- 胃（真）70
- 胃（偽）56
- そのほか（真）356
- そのほか（偽）379

1.1.15 平均への回帰

健診受診者の中から血圧が高かったヒトたちを選んで，再度，血圧を測ると，そのヒトたちの平均血圧は下がる．逆に，健診受診者の中から血圧が低かったヒトたちを選んで，再度，血圧を測ると，そのヒトたちの平均血圧は上がる．そして，健診受診者の中から血圧が中程度だったヒトたちを選んで，再度，血圧を測ると，そのヒトたちの

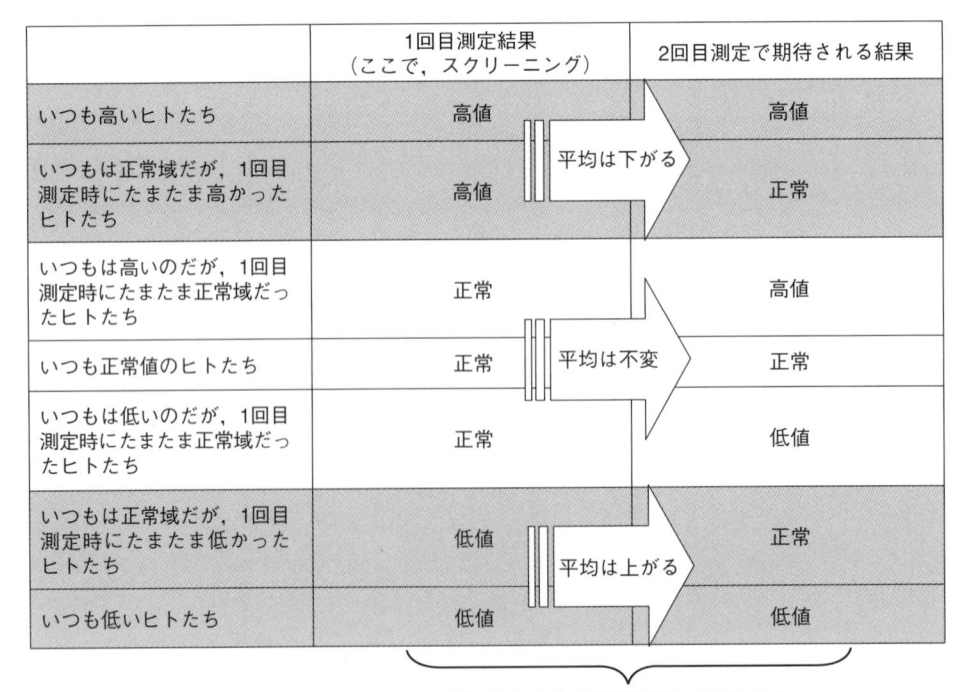

	1回目測定結果 （ここで，スクリーニング）	2回目測定で期待される結果
いつも高いヒトたち	高値	高値
いつもは正常域だが，1回目測定時にたまたま高かったヒトたち	高値	正常
いつもは高いのだが，1回目測定時にたまたま正常域だったヒトたち	正常	高値
いつも正常値のヒトたち	正常	正常
いつもは低いのだが，1回目測定時にたまたま正常域だったヒトたち	正常	低値
いつもは正常域だが，1回目測定時にたまたま低かったヒトたち	低値	正常
いつも低いヒトたち	低値	低値

（平均は下がる／平均は不変／平均は上がる）

平均値も分布（標準偏差）も変わらない

図 1.1.16 平均への回帰を理解するための理論

平均血圧は変わらない．この現象を「平均への回帰（regression to the mean）」と呼ぶ．1回目の測定結果によって集団を分け，再度測定すると，それぞれの集団の平均値は，元の集団全体の平均値（the がついているのはこのためである）に近づく（回帰する）という現象である．

この理由は，図1.1.16のように説明される．血圧を測定して血圧が高めのヒトたちを選ぶとしよう．1回目の測定で血圧が高めのヒトたちの中には，①いつも高いヒトたちと②いつもは正常だがその日にたまたま高かったヒトたちの2種類のヒトが混ざっている．①のヒトたちは2回目の測定値もやはり高めであろう．一方，②のヒトたちの2回目の測定値は確率的には正常になるはずである．すると，1回目の測定値が高めだったヒトたちの2回目の測定値の平均値は，1回目の平均値よりも低くなるはずである．これが平均への回帰である．平均への回帰は，個人の中で値が揺れているために起こる現象である．変動しているほとんどすべての測定値について，程度の違いはあるが，平均への回帰は起こる．質問への回答も同様である．

平均への回帰は介入研究の結果を撹乱させてしまう有名な要因の1つで，何か問題があるヒトたちを選び出して介入を行い，選び出した因子の変化で介入の効果を評価する場合に起こる現象のため，なかなか厄介者である．平均への回帰の影響を除いて，真の介入効果を検討するためには，選び出したヒトたちを対象としたランダム化割付比較試験を行わなければならない．

平均への回帰の例：1年の間隔を置いて2回測定した血清コレステロール値を変化

図1.1.17は，企業の健診のデータである[14]．1回目の測定で観察集団を5つの群に分けて，各群の2回目の測定値での平均値を観察した．1回目の測定値がもっとも高かった群の平均値は253 mg/dl から237 mg/dl へと16 mg/dl だけ低下し，もっとも低かった群の平均値は161 mg/dl から165 mg/dl へ と4 mg/dl だけ上昇している．5つの群におけるそれぞれの平均値は集団全体の平均値に近づいていることがわかる．しかし，集団全体の平均値は2回の測定の間でほとんど変わっていない．

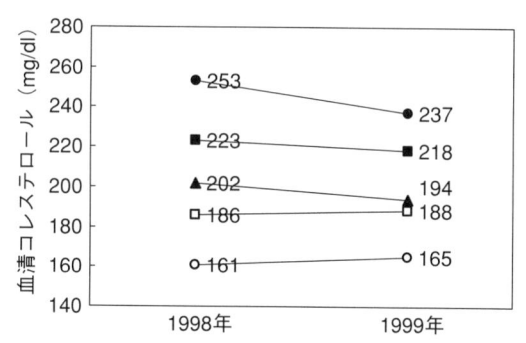

図1.1.17 ある企業の健診で観察された平均への回帰現象の例[14]

1998年時の測定結果にもとづいて5つの群に分け，それぞれの群の平均値が1999年時の測定でどのように変化したかを示したもの．
全体の平均±標準偏差：1998年　205±33, 1999年　201±34.

1.1.16 集団特性

疫学研究では,「どのようなヒトたち（集団）を対象としたのか」はとても重要なことである．これを集団特性（population characteristics, または, subjects' characteristics），または，基本属性と呼ぶ．基本的な集団特性として，性（男女比），年齢，体格（身長，体重，肥満度）がある．これに続くのが健康状態だろう．血圧（高血圧の有無や高血圧者の割合），高脂血症や糖尿病（患者の割合），服薬状況などがこれに当たる．そして，生活習慣がある．基本的なものとしては，喫煙習慣，飲酒習慣，運動習慣があげられる．それぞれの研究の目的からみて，とくに知っておきたい情報も存在する．たとえば，高脂血症患者に野菜と果物を食べるよう指導したときの効果を検討したい場合には，指導（介入）の野菜と果物の摂取量は必須だろうし，血清コレステロール値だけでなく，高脂血症の治療の有無や治療の内容も必要であろう．

疫学研究は，つねにある特性をもった集団を対象に行うが，その集団全員を調べることはできず，その中の一部のヒトたちだけを調べるのがふつうである．その場合に問題になるのが集団代表性である．なぜ，集団代表性が必要なのかというと，調査を行った集団から得られた結果を，興味をもっている集団の結果と拡大解釈してよいか否かを決める重要な情報だからである．

すると，集団代表性が確保されていない研究は価値がないかというと，必ずしもそうではない．問題は，得られた結果の使い方にある．つまり，かぎられた，または，特殊な集団特性をもつ集団を対象として行われた研究から得られた結果は，一般化（generalization）しにくいという問題をもっている．東京都内の小学校で行われた栄養教育が効果的だと評価された場合，それを全国の小学校に広めてよいかというと，疑問が残る．都会の小学生と地方の小学生では，生活環境，とくに食環境が異なることが予想され，東京で行われた方法を地方で使って栄養教育を行ったとしても，東京ほどの効果は得られないかもしれないからである．しかし，米国で開発され，効果的だと実証された方法を導入するよりはましだろうとも想像される．理想的には，日本全国で使うのならば，全国で効果判定がなされ，全国で効果的であることが実証されなくてはならない．しかし，それは無理である．つまり，集団代表性とは，その研究で得られた結果をどこまで広げて使うことができるか，一般化できるかを読者（その結果の使い

表 1.1.5 Hillの基準

基　準	説　明
関連の強さ (strength of association)	相対危険やオッズ比が大きいこと．
量-反応関係 (dose-response relationship)	原因が増えると結果も増えること．生物学的勾配（biological gradient）ともいう．
一致性 (consistency)	異なった地域，集団，時間など，いろいろな状況で，異なった要因や特性との組合せでも同様の結論に達すること．
関連の時間依存性 (temporally correct association)	原因となる要因が結果よりも時間的に先立っていること．
関連の特異性 (specificity of association)	1つの原因が1つの結果を生じ，別の原因では生じないこと（これは満たされない場合も多い）．
生物学的妥当性 (biological plausibility)	得られた結果が現在知られている生物学および疾患発生プロセスと矛盾しないこと．蓋然性ともいう．

注意：記述疫学ではもちろん，分析疫学研究でも，因果関係を直接に証明することはできない．上のの6つがそろうと因果関係の成立可能性は高いと考えられる．しかし，すべてが成立しないといけない，というわけでもない．

手）が判断できるために読者に与える情報である．したがって，疫学研究において集団代表性を確保する必要は必ずしもないが，集団特性を記述しておくことは必須である．

1.1.17 Hill の基準

疫学研究によって得られた結果をどのように信用し（または信用せず），どのように解釈すべきかの基本をまとめたものとして，Hill の基準（表 1.1.5）が知られている[15]．はじめに述べたように，記述疫学ではもちろん，分析疫学研究でも，因果関係を直接に証明することはできない．しかし，ここにあげられている 6 つがそろうと因果関係の成立可能性は高いと考えられる．しかし，すべてが成立しないといけない，というわけでもない．シロかクロかの判定ではなく，どの程度の信頼度かのレベルづけに便利な基準である．

1.2 疫学のための統計学概論

ここでは，疫学研究を行ったり，その結果を解釈したりする場合に必要になる統計学（statistics）の基本的な知識を紹介する．

1.2.1 分　　布

統計の基本は分布（distribution）である．しかし，何か 1 つの言葉や数字にしないと分布の様子を第 3 者に伝えることはできない．平均（mean, average），標準偏差（standard deviation），中央値（メディアン：median），最小値（minimum），最大値（maximum），範囲（range）といった統計量はそのためにある．

分布にはさまざまな形があるが，基本となる分布が正規分布（standard distribution）である．多くの統計計算は，分布が正規分布であるという仮定を設けて行う．しかし，実際の分布は正規分布ではない．とくに，食べることに関するデータの多くが正規分布からは程遠い形の分布形をとる傾向がある．その一方，正規分布に近い分布形だと，いろいろな統計計算がやりやすく，また，結

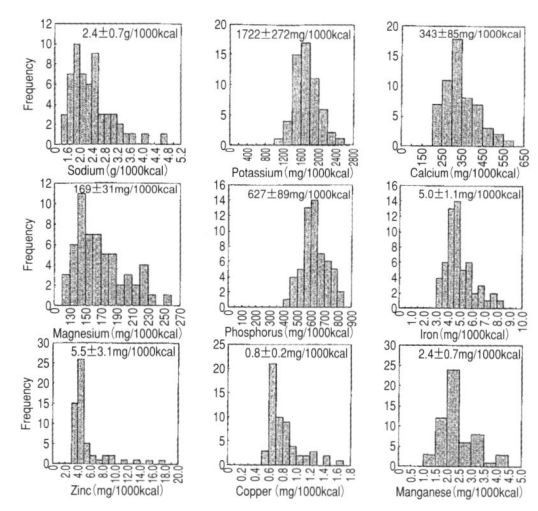

図 1.2.1　摂取量の分布形の例（ミネラル：男性 31 人，女性 26 人．連続する 3 日間．食事記録法）[16]

果も解釈しやすいため，正規分布と仮定して統計計算を行うことが多い．

図 1.2.1 は，摂取量における分布形の例である[16]．カリウムとリンが左右対称形に比較的近く，ナトリウム，カルシウム，マグネシウム，鉄，マンガンが正方向に歪（ゆが）んだ分布形で，亜鉛と銅が著しく正方向にゆがんだ分布形であることがわかる．そして，負方向にゆがんだ分布形を示した栄養素はこの中では見当たらない．この調査では対象者数が 57 人と少ないため，少しびつな分布を示している栄養素もあるが，栄養素摂取量の分布は，正方向にゆがんだ分布形が多いことが確認できる．

このように正規分布ではない分布形を示す場合には，平均値を計算することの意味や，計算の意味は何だろうか，と考えなくてはいけない．正規分布でない場合の集団を代表する統計量としては，量まで考えた代表値である平均値ではなく，順序だけを考慮した代表値である中央値（メディアン：median）が用いられる．そして，分布の広がりを表す統計量としては，標準偏差ではなく，パーセンタイル（とくに，25％タイルと 75％タイル）が用いられる．分布形がどのくらい正規分布から離れると平均値よりも中央値のほ

うが好ましいのかを判断するのはむずかしいが，大雑把にいえば，平均＜2×標準偏差の関係になっていれば，かなり正規分布からはずれた分布をしていると判断し，分布を図にしてみて，その特徴を確認し，対策，たとえば，対数変換して対数の平均をとる，平均値の代わりに中央値を使うなどを考えることが勧められる．

1.2.2　測定誤差

$$測定値 = 真の値 + 測定誤差$$

というように，測定値は，真の値と測定誤差（measurement error）からできている．ヒトによって測定値が異なり，分布が生まれるのは，ヒトによってそのヒトの値が異なるだけでなく，測定ごとに測定誤差が異なるからである．容易に想像されるように，真の値に対して測定誤差が大きいような測定条件では，測定値の信頼度が低く，逆に，真の値に対して測定誤差が小さい測定条件で測定された測定値は信頼度が高いといえる．つまり，測定誤差は，測定値の信頼度を左右する重要な問題である．

さらに，

$$測定誤差 = 偶然誤差 + 系統誤差$$

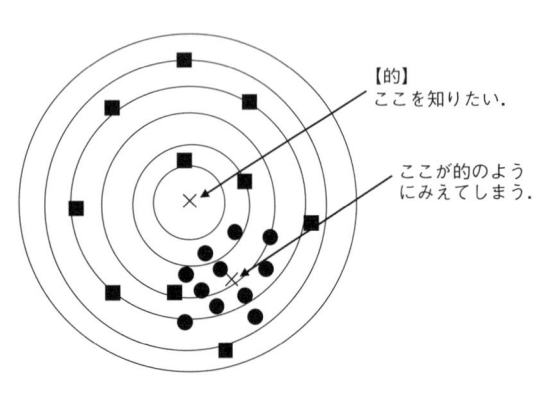

のように，2種類の誤差に分かれる（図1.2.2）．

偶然誤差（ランダム誤差とも呼ぶ：random error）は文字どおり偶然に起こる誤差で，測定を何回も繰り返せば，その和はゼロになる．偶然誤差は，測定の繰り返し回数が少ない場合や，測定人数が少ない場合に大きな問題になる誤差である．

一方，系統誤差（systematic error）は，ある一定方向に一定の値だけずれて測定されてしまうような誤差である．ゼロ点がずれた体重計を使う場合を考えるとわかりやすいであろう．体重計の場合は何も乗せないときの目盛りを読めば系統誤差をある程度は知ることができるが，多くの場合，系統誤差はその存在も，そしてその程度もわからない．これが系統誤差の怖さである．

そして，たくさんの人を測定して，その平均値を求める場合には，

測定値の平均 ＝ 真の値の平均 ＋ 測定誤差の平均
　　　　　＝ 真の値の平均
　　　　　　＋偶然誤差の平均＋系統誤差の平均
　　　　　≒ 真の値の平均＋系統誤差の平均

となる．この式からわかるように，系統誤差は，測定回数を増やしても消すことができない．それどころか，観察数が多くなればなるほど，系統誤差が有意性検定に与える影響は大きくなる．これが系統誤差のもう1つの怖さである．

1.2.3　標　準　化

たとえば，A町の住民とB町の住民のどちらで体重が重いかを知りたいとしよう．もしも，A町で使っている体重計が古くて測定値の精度が悪く，B町の体重計は正しい重さが出る新しい体重計であったら正しい結果を得ることはできない．このように，集団を比較するためには，「同じように調べる」ことが必須である．「対象者を同じように調べる」ことを測定方法や調査方法を標準化（standardization）すると呼ぶ．いかに徹底的に標準化できるかは，いかに信頼できる結果が得られるかの鍵を握っている．これは，すべてのタイプの疫学研究にいえることである．

	偶然誤差	系統誤差	真値（的）はわかるか？
■	大きい	小さい	調べる数が少ないうちは的がわからない．たくさん調べればわかる．
●	小さい	大きい	たくさん調べてもわからない．的ではないところを的だと誤解してしまう危険が大きい．

図1.2.2　偶然誤差と系統誤差

1.2.4 欠　　損

たくさんのヒトを対象にして，質問をしたり，何かを測定したりすると，どうしても，質問に答えてもらえない，変な回答をする，測定がうまくいかないなど，さまざまな理由によってデータの欠損（missing）が生じる．

ところで，実際の疫学研究では，原因と考えている因子1つと，結果と考えている因子1つの合計2つについて調査することはまずありえない．それは，交絡因子についても調査をしなくてはならないのと，疫学研究（調査）はどうしてもおおがかりになるために，1回の調査からたくさんの結果を得なくてはならないことが多いからである．たとえば，1つの結果因子にどの原因がもっとも深く関連しているかを知るために，10個の原因を仮定した調査を考えると，11個の因子を調べることになる．さらに，集団特性を明らかにしておくために，年齢・性別・身長・体重・居住地域・職業も必要だと考えると，因子数は17個になり，さらに，交絡因子として，喫煙・サプリメント利用の有無，運動習慣の有無を想定したとすると，調べる因子は全部で20個にものぼる．このうちのどの1つが欠けても，研究の目的を正しく果たすことはできない．たとえば，1つの因子の測定や質問に失敗する確率を5%（20回に1回）とし，それぞれがばらばら（独立）に起こると仮定すると，データが全部そろう確率は，$0.95^{15} = 0.46$（46%）となる．つまり，20個の因子すべての情報がある人数は調べることができたヒトの46%でしかない．このように，データの欠損は疫学研究の質に大きな影響を与える．

1.2.5　標準偏差・標準誤差・信頼区間

図1.2.3は，仮想的な血圧（収縮期血圧）の分布である．縦軸の単位が書かれていないが，人数，または，全体の人数に占める割合と考えていただきたい．この例では，125 mmHgに平均があり，ほぼ左右対称に分布している．68.27%と書いてある←→は，全体のヒトの68.27%がこのあいだに入ることを示している．この幅の半分，

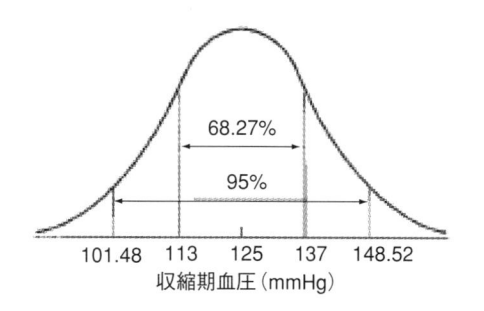

図1.2.3　仮想的な血圧（収縮期血圧）の分布

つまり，$137 - 125 = 12$ mmHg，または，$125 - 113 = 12$ mmHg を標準偏差（standard deviation）と呼ぶ．標準偏差は分布の広がりを示す代表的な統計量で，正規分布の場合，平均±標準偏差の範囲に全体の68.27%の者が入る．同様に，平均±1.96×標準偏差の範囲には全体の95%の者が，平均±2.576×標準偏差の範囲には全体の99%の者が入る．つまり，標準偏差は，分布の広がりを示す基準となる統計量である．

ところで，ある集団の中から，ある一定数のヒトたちを選び出して何かを測定した場合，測定値の平均値と，元の集団の平均値（これは測定されていない）とは微妙に異なる．これが同じになるのは，元の集団全員を測定した場合だけである．元の集団を統計学では母集団と呼ぶ．そして測定ができた集団を観察集団と呼ぶ．実際には，観察集団からしか平均値は得られず，ここから母集団の平均値を推定するしかない．そこで，母集団からランダム（無作為）に観察集団を選んで測定すれば，観察集団の平均値＝母集団の平均値となることが期待できる．が，実際には微妙にずれる．そこで，母集団の平均値のどの範囲になるかを観察集団の平均値から推定することが必要となる．そのための基準となる統計量が標準誤差（standard error）である．標準誤差は，標準偏差/$\sqrt{（人数）}$として得られる．そして，母集団の平均値が，観察集団の平均値±標準偏差の範囲に入る確率は68.27%と推定できる．同様に，観察集団の平均値±1.96×標準誤差の範囲に母集団の平均値が95%の確率で入り，観察集団の平均値±

2.576×標準誤差の範囲に母集団の平均値が99％の確率で入ると期待できる．そのため，前者を95％信頼区間（95％ confidence interval），後者を99％信頼区間と呼ぶ．信頼区間は，平均値だけでなく，相対危険やオッズ比など，観察された測定値から得られるあらゆる値について算出される．

1.2.6 有意性検定

分析疫学研究では，「栄養素Xの摂取量は疾患Yの発症率と相関する」，「栄養素Xの摂取量は集団Aと集団Bで異なる」といった仮説を立て，その検証を行う．その検証のこと，そのために行う統計計算のことを検定（test）と呼んでいる．

5％を偶然性の有無を判断する基準と考えることが多い．これを有意水準（significance level）と呼ぶ．つまり，偶然に起こる確率が5％未満であれば（危険率5％未満で），調査法が誤っている可能性も含めて，何らかの意味がある結果と考え，これを「有意である」（significant）と呼ぶ（$p<0.05$）．逆に，偶然に起こる確率が5％以上の場合は偶然であると考え，有意でない，と呼ぶ．さらに，得られた結果が偶然に起こる確率が1％（p-値が0.01）未満（$p<0.01$），0.1％（p-値が0.001）未満（$p<0.01$）と小さくなるにしたがって，何らかの必然である確率は高くなると考える．このように有意か否かを調べる検定を有意性検定（significance test）と呼ぶ．

1.2.7 変数の種類

変数には種類があり，量的変数（quantitative values）と質的変数（qualitative values）に大別される．量的変数は，量として測定される変数のことで，連続した数字として表現される．体重や血圧は量的変数である．質的変数とは，不連続の数字として表現される変数や，文字で表現される変数である．体重の変化を（太った，変わらない，やせた）の3つのカテゴリーで表現した場合，居住地を（東京都，神奈川県，埼玉県，…）と表現した場合などがある．質的変数は，順序がつけられる場合と，つけられない場合に細分される．体重のカテゴリーは前者で，居住地は後者である．順序がつけられる場合には，さらに，順序のあいだが等間隔の場合と，その保証がない場合に分かれる．多くは後者である．ほぼ等間隔の順序からなると考えられる質的変数は，適当な数字（たとえば，太った＝＋1，変わらない＝0，やせた＝－1）を与えて量的変数に変換して集計や統計計算を行っても致命的な問題は生じないと考えられ，しばしば，このような方法が使われる．しかし，この場合でも，分布形を想像すると，単に3本の棒が立っているだけの変な分布形であることがわかる．したがって，このような方法を完全に否定するわけではないが，あまり勧められるものではない．そして，等間隔が保証されない順序変数は，あくまでも順位に関する検定を行い，順序づけができない質的変数は，あくまでもカテゴリーに関する検定を行うのが正しい．

変数の種類によって，検定の方法も異なる．検定方法を選ぶ際に大切なことは，①比較する群の数，②群間での対応の有無，③量的データ（量的変数）か質的データ（質的変数）か，の3点である．群間での対応とは，群Aの中のデータA_iと群BのデータB_iが1つずつ対応するか否かである．この対応がある場合は対応ありとなる．たとえば，1つの集団について，何かの測定を2回行い，2回の測定値の平均値に差があるか否かを検定するような場合である．それに対して，対応がない場合は，2つの集団に対してある測定を1回ずつ行い，集団間で平均値に差があるか否かを検定するような場合である．

1.2.8 t-検定（対応のない場合）

図1.1.21は，閉経の有無が骨密度に影響しているか否かを検討するために，閉経の有無によって対象者を2つの群に分け，それぞれの群について，骨密度の平均値を計算した例である[17]．閉経前群のほうが閉経後群よりも骨密度が高いことがわかる．ところが，この結果をもって，「閉経前群と閉経後群では骨密度の平均値が異なる」と結

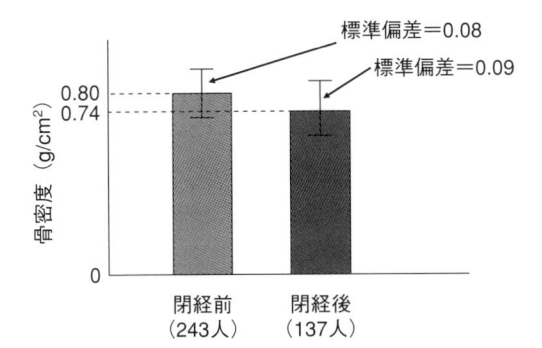

図 1.2.4 対応のない2群の平均値の比較の例：閉経の有無別にみた骨密度の平均値[17]

0.80が0.74より大きいことを理由に，「閉経前群と閉経後群の骨密度は異なる（または，閉経前群のほうが骨密度が高い）」といってはならない．t-検定を行い，両群に有意な差を認めて，はじめて，差があるといえる（この場合は，$p<0.01$）．それでも，「その理由が閉経の有無である」とはいえない．単に，「閉経前群と閉経後群の骨密度の平均値は異なる」としかいえない．

論してはならない．「ひょっとしたら偶然の結果かもしれない」と考えるのが正しい．これが偶然の結果なのか，それとも何か意味のある必然的な結果なのかを調べるのがt-検定である．この場合は，閉経前群のデータと閉経後群のデータのあいだに対応がないから，対応のないt-検定である．

対応のないt-検定は理論的には，つぎのように考える．まず，2つの群は1つの仮想的な母集団から無作為に抽出されたものであると仮定する．もし，この仮定が正しいならば，2つのそれぞれの群から母集団の平均値を推定すれば，それは等しいはずである．しかし，観察集団から母集団の平均値をぴったりと推定することはできず，範囲として推定される．そこで，たとえば，それぞれの群から推定される母集団の95％信頼区間に重なっている部分があれば，2つの群は1つの母集団から抽出されるものであるかもしれない（2つの別々の集団から抽出されたかもしれないが）と考える．逆に，それぞれの群から推定される母集団の95％信頼区間に重なっている部分がなければ，2つの群は別々の2つの母集団からそ

れぞれ抽出されたものであると考える．そして，95％の確率で母集団の平均値が含まれる範囲を考えて比較したため，平均値の95％信頼区間に重なりがない場合に，それらが異なる母集団から抽出されたものであると結論した場合に，それが誤りである確率は5％未満である．このような場合，5％未満の危険率で2つの平均値は異なると結論される．同様に，99％信頼区間を使えば，1％未満危険率で2つの平均値が異なるか否かが検証される．

さて，図1.2.4の例から，閉経前群と閉経後群の平均値の信頼区間をそれぞれ計算すると，95％信頼はそれぞれ0.790〜0.810，0.725〜0.755となり，互いに重なりがない．さらに，95％信頼区間でもそれぞれ0.787〜0.813，0.720〜0.765となり，互いに重なりがない．この結果より，危険率1％未満で有意に2群の平均値は異なるといえる．

しかしながら，系統的な測定誤差や交絡因子の影響は考慮していないため，「閉経の有無が骨密度に影響している」とはいえない．なぜなら，この2群の平均値の差の原因が，閉経の有無であって，ほかの何ものでもないことを検証していないからである．せいぜい「閉経の有無は骨密度に影響しているかもしれない」程度であろう．

1.2.9　t-検定（対応のある場合）

対応のある2つの群について，平均値が異なるか否かを調べるための検定方法である．危険率5％未満で有意に異なるとは，対応のある組ごとの差の平均値の95％信頼区間がゼロ（0）をまたいでいないことを意味する．表1.2.1は，10人のヒトに1年間の間隔を置いて2回調査した鉄摂取量の平均値（初回が6.15 mg/日，1年後が7.08 mg/日）が有意に異なるか否かを調べた結果である．対ごとに差を計算したところ，その平均値は0.93 mg/日となり，やや増加していた．しかし，95％信頼区間を求めると−0.05〜1.91 mg/日であり，95％信頼区間がゼロ（0）をまたいでいたため，2つの平均値は危険率5％未満で

表 1.2.1　2群の平均値の比較に関する理論（1年間の間隔を置いて2回調査した鉄の摂取量（mg/日））（仮想データ）

	初回	2回目	差
A	6.84	6.99	0.15
B	3.75	4.81	1.06
C	6.42	7.36	0.94
D	3.81	6.42	2.61
E	6.88	7.24	0.36
F	7.39	8.08	0.69
G	4.64	6.41	1.77
H	4.17	8.14	3.97
I	8.90	7.99	−0.91
J	8.68	7.34	−1.34
平　均	6.15	7.08	0.09

差の平均値の 95% 信頼区間 = −0.046〜1.906.
t-値 = 1.34, p-値 = 0.0947.

有意に異なるとはいえない（摂取量が変化したとはいえない）と結論される.

対応のある t-検定でも，対応のない t-検定と同様に，数学的，統計学的な理論を無視していえば，2つの群のデータから t-値と呼ばれる値が計算され，それに対応する p-値（上記の例では 0.0947）が得られる.

結果の解釈は対応のない t-検定と同様で，2つの群の平均値が有意に異なることがわかったとしても，その原因を特定することはできない.

1.2.10　順位の差の検定

t-検定は平均値の差の検定である．平均値が意味をもつのは，分布が正規分布に近い場合である．分布が正規分布から著しく異なる場合には，平均値を算出する意味は乏しくなってしまい，その結果として，t-検定を行う意味も乏しくなってしまう．このような場合に，平均値の代わりに用いられるのが中央値（メディアン）であり，これは順位の真ん中である．中央値に差があるか否かを調べる検定方法が，Wilcoxon の順位和検定（Wilcoxon rank sum test）であり，t-検定（対応のない場合）に対応するものである．Mann-Whitney U-test と呼ばれることもあるが，両者は同じものである．t-検定（対応のある場合）に対応するものとして，Wilcoxon の符号付き順位検定（Wilcoxon signed rank test）がある．

1.2.11　比較基準・内部比較・外部比較

たとえば，A 群の平均値と B 群の平均値を比べる場合，t-検定で得られる結果は「両群のあいだに有意な差がある（または，ない）」であるが，それを，「A 群を基準として，それよりも B 群が高い」と解釈するのと，「B 群を基準として，それよりも A 群が低い」と解釈するのとでは結論が違ってくる．比較を行う場合には，どちら（どの）群を基準とするかという比較基準をあらかじめ決めておかなくてはならない．

しかし，この問題は内部比較（internal comparison）の場合はそれほど大きな問題ではない．内部比較とは，得られたデータを2つ（またはそれ以上の）の群に分けて，群間差を検討することである．これに対比されるのが，外部比較（external comparison）である．これは，今回の研究で得られたデータをほかの研究で得られたデータと比較する場合である．この場合，必ず，研究方法や調査方法が異なるために，調査方法による差が，群間差に混入してしまう．つまり，今回の研究で得られた平均値とほかの研究で得られた平均値が有意に異なる場合，その理由の1つとして，「研究方法・調査方法の違い」の可能性を否定できないわけである．外部比較を行った結果を考察する際には，この問題を結果の限界（limitation）として必ずあげておかなくてはならない．外部比較を行い，その比較基準が測定値ではなく理論値の場合にはさらに注意を要する．理論値は文字どおり，理論的な数値であり，測定誤差が存在しないからである．

1.2.12　分　散　分　析

t-値は2つの群には使えるが，3つ以上の群には使えない．群の数が3つ以上の場合に平均値を比較する方法が1元配置分散分析（one-way analysis of variance：one-way ANOVA）である．これは分散分析（analysis of variance：

ANOVA）という検定方法のもっとも単純なものである．

問題は，3つの群には平均値が3つあることである．この場合，「差がある」という結果は何を示しているのか．A群，B群，C群とし，それぞれの平均値を A_m, B_m, C_m とすると，A_m が B_m や C_m と異なるということだろうか．それでは，B_m と C_m の関係はどうなるのだろうか．それとも，A_m と B_m と C_m は互いに異なるということだろうか．1元配置分散分析で計算される p-値では，「A_m, B_m, C_m の中に，有意に異なる組合せが少なくとも1つ以上存在するか否か」がわかる．どの組合せかはわからない．A_m は C_m よりも…，といいたい場合には，もっとむずかしい検定を行わなくてはならない．

3群以上の比較でよく用いられる方法としては，比較基準となる群を決めて（たとえば，A_m），その群に比べてほかの群がそれぞれ有意に異なるか否かを検定するダネット検定（Dunnett's test）がある．しかし，とくに3群以上にする必要が見当たらない場合は，2群にしておくのが無難である．これは，研究計画を立てる（たとえば質問を作成する）ときに注意すべきことである．また，3群以上の質問をして得られた回答を2群にまとめて解析する場合もある．

1.2.13 相関分析

原因と考えている因子と結果と考えている因子が，ともに連続変数の場合には，両者の関連は相関（correlation）として表現できる．たとえば，体重と血圧とのあいだに関連があるか，などである．

相関があるとは，変数 X が増えれば変数 Y が増えるとか，変数 X が増えれば変数 Y が減るとかの関係にある場合をいう．前者を正の相関，後者を負の相関と呼ぶ．そして，相関の強さは，相関係数（correlation coefficient）という統計量で表現される．変数 X と変数 Y のあいだが完全な直線関係の場合は，相関係数は $+1$，または，-1 となり，それ以外の場合は -1 から $+1$ のあいだ

表 1.2.2 観察数と p-値が相関係数の有意性に与える影響

人　数	$p = 0.05$	$p = 0.01$	$p = 0.001$
3	0.9969	0.9999	1.0000
10	0.5324	0.6614	0.8010
25	0.3673	0.4705	0.5790
50	0.2681	0.3477	0.4355
75	0.2213	0.2882	0.3633
100	0.1927	0.2515	0.3181
150	0.1582	0.2070	0.2626

注意：観察した相関係数を表す場合には，少数以下2桁を表示するのがふつうだが，ここでは，人数と p-値の設定によって相関係数の有意性が異なることをみせるために，少数以下4桁まで表示している．

の数値をとる．

ところで，相関がある，相関がない，ということが多いが，相関係数がいくつ以上の場合に相関があるといえるのかはむずかしい問題であり，特定の判断基準は存在しない．そして，相関係数の有意性は，相関係数と観察数によって決まる（表1.2.2）．逆にいうと，同じ相関係数でも観察数が少ないと有意にはなりにくく，観察数が多いほど有意になりやすい．そのため，「高い相関が観察された」と書いてある論文や研究報告があったら，観察数をチェックしなくてはいけない．たとえば，10人を測定した場合だと，たとえ，相関係数が 0.50 あっても，p-値は 0.05 以上であり，これは偶然の結果だろうと結論されるからである．

理論的には，変数 X と変数 Y のあいだに相関がまったくない点のばらつきを想定し，それを母集団と考える．相関が有意（5% 危険率で有意）とは，観察集団がこの母集団から抽出されたものではないと結論した場合に，それが誤りである確率が 5% 未満であるという意味である．

相関係数には，積率相関係数（Pearson's correlation coefficient）と順位相関係数（Spearman's correlation coefficient）がある．呼び方からわかるように，量的な相関を検討したい場合には前者を，順位に関する相関を検討したい場合には後者が用いる．X の分布と Y の分布の両方が正規分布に近い分布の場合には前者を，そうでな

い分布の場合には後者を使うことが好ましいと考えられる．分布形が左右対称から著しくはずれている場合，とくに，はずれ値が存在する場合に，積率相関係数を用いると，真の相関よりも高い係数が計算されてしまうため，要注意である．

1.2.14 はずれ値と分布のひずみ

分布から大きくはずれた値をはずれ値（extraordinary values）と呼ぶ．相関分析にかぎらず，平均値の差の検定でも回帰分析でも，はずれ値を含めるか除くかによって結果が大きく異なることはよく経験する．はずれ値は結果を左右する．ここまで明らかなように，はずれ値をはずせば分布は正規分布に近づき，検定はやりやすくなる．問題は，「はずれ値ははずすべきか否か，はずすとすればいつはずすか」である．原則は，「解析対象は，解析の前に決める」である．つまり，検定結果をみてからはずれ値をはずしたり含めたりしてはならない．はずれ値は，検定を行う前に，はずれ値の原因をよく吟味し，また，分布形をよく観察し，これらにもとづいてはずすか，はずさないかを決めておかなくてはならない．

分布が大きくひずんでいる場合には，量的データよりも質的データ（順序データ）として扱うほうが真実を正しく表現したうえで評価できる．なお，対数をとるなどして分布を正規形に近づけられる場合は，このような数値処理を行ってから，統計量の計算や検定を行うこともある．

1.2.15 回帰分析

結果と考えている因子を原因と考えている因子でどの程度予測できるかを調べる方法が回帰分析（regression analysis）である．結果は，回帰直線（regression line）として表現される．正しくは回帰曲線であるが，ここでは簡単のために，また，ほとんどの研究が直線を使っているために，直線に限って説明する．回帰直線とは $y = \beta \times x + a$ という1次直線である．この式からわかるように，基本的には X も Y も量的変数を想定している．β を回帰係数，a を定数と呼ぶ．x が1だ

け増えると，y が β だけ増える関係にある．さらに，a がわかっていれば，ある x について，$\beta \times x + a$ として，y を推定することができる．このように，x から y を予測する式をつくるために，変数（x）と変数（y）のばらつきから β と a を探し出すのが回帰分析である．x から y を推定するため，回帰分析では，x を独立変数（independent variable），y を従属変数（dependent variable）と呼ぶ．たとえば，体重が1 kg 増えると血圧が何 mmHg 上がるのだろうか，といったような疑問に答えてくれるため，回帰分析は利用価値の高い統計手法である．

1.2.16 カイ2乗検定

原因と考えている因子と結果と考えている2つの因子がともにカテゴリーで，2つの因子のあいだに何らかの意味のある関連があるか否かを調べるための検定方法がカイ2乗検定である．具体的には，喫煙習慣（はい/いいえ）と肺がんの家族歴（はい/いいえ）といった場合である．この場合には，4つのマスに数字が入り，それらからカイ2乗値（χ-square value）が計算される．そのカイ2乗値から p-値がわかり，2つの因子のあいだに何か意味のある関連があるか否かを知ることができる．

カテゴリーが3つ以上についてもその関連性について検定は行えるが，どの群とどの群を比較した結果であるかはわからず，その解釈は2群の場合よりもむずかしくなる．

1.2.17 多変量解析

多変量解析（multivariate analysis）は，原因となる因子が2つ以上あり，それぞれが結果因子に影響を与えている場合に，原因となる因子と結果となる因子の関連を，ほかの原因となる因子と結果となる因子の関連を除いて検討する方法である．回帰分析に対する重回帰分析（multiple regression analysis），そのときの回帰係数に対する偏回帰係数（partial regression analysis），相関係数に対する偏相関係数（partial correlation coefficient), カイ2乗χ^2検定に対するMantel-Haenszel法, 1元配置分散分析に対する多元配置分散分析などがある. 多変量解析は, ①複数の独立変数の中で交絡因子と考えている変数が従属変数に与えている影響を除いて原因と考えている独立変数が結果と考えている従属変数に与える影響を検討する場合, ②複数の独立変数が従属変数に与えるそれぞれの影響を相対的に検討したい場合に用いられる.

しかし, 多変量解析の用い方やその解釈はむずかしく, 相当の知識と経験が要求される. その典型例は, 多重共線性 (muticolinearity) であろう. 多重共線性とは, 2つの独立変数どうしの相関が非常に高く, これらを同時に多変量解析に投入しても互いの影響が結果に及んでしまい, 従属変数に対するそれぞれの影響を正しく評価できない状態のことを指す. たとえば, タンパク質摂取量とリン摂取量はともに骨密度に影響を与える可能性が基礎研究から示唆されている. ところが, ふつうの食習慣では, タンパク質摂取量とリン摂取量とのあいだにはきわめて高い相関が存在するため, たとえ, 多変量解析を用いても, それぞれが骨密度に影響を与える影響を正しく検討することができない. この場合, タンパク質摂取量とリン摂取量とのあいだに多重共線性があるという.

1.2.18 ダミー変数

回帰分析, とくに, 多変量回帰分析 (後述) の独立変数の1つに質的変数を使いたい場合がある. たとえば, 飽和脂肪酸摂取量が血清コレステロール値に与える影響を調べる回帰分析で, 喫煙の有無による影響を除きたいような場合である (注意：喫煙は血清コレステロール値を上昇させるとの報告がある). 喫煙をたばこの本数ではなく, 喫煙の有無しか尋ねてなかったとしよう. このような場合には, 喫煙という変数がとりうる値は喫煙か非喫煙かである. このような場合に, 喫煙＝＋1, 非喫煙＝0のように数値化して回帰変数に投入することがある. これをダミー変数 (dummy variable) と呼ぶ. 統計学的にはあまり望ましいことではないが, 交絡因子の影響を取り除いて解析したい場合にしばしば使われている.

しかし, 解析の中心となっている変数をこのように擬似的な数値データにしてしまうのはよいことではない. たとえば, 喫煙の有無が血清コレステロール値に与える影響を検討するために, 上記のような数値処理をして回帰分析を行うといった例である. この場合には, 回帰分析ではなく, t-検定を用いるのが正しい.

カテゴリーが3つある質的変数の場合は, どのようにダミー変数をつくればよいのだろうか. たとえば, 現在喫煙, 過去喫煙 (現在禁煙), 喫煙歴なし, の場合である. 現在喫煙＝2, 過去喫煙 (現在禁煙)＝1, 喫煙歴なし＝0とするのは正しくない. ダミー変数を2つつくり, 1つ目のダミー変数には, 現在喫煙＝1, 過去喫煙 (現在禁煙)＝0, 喫煙歴なし＝0, 2つ目のダミー変数には, 現在喫煙＝1, 過去喫煙 (現在禁煙)＝1, 喫煙歴なし＝0などとするのが正しい. この場合に必要となるダミー変数の数は, カテゴリー数–1である.

1.2.19 調査・研究人数の決め方

調査や研究を計画するにあたり, 人数 (sample size) を決めるのは大切な問題である. これまででみてきたように, 同じ強さの関連がある場合には, 人数が多いほうが有意性は高い. たとえば, 25人調べたときの相関係数0.30は有意でなく, 偶然の結果かもしれないと結論されるが, 50人調べたときの相関係数0.30は有意であり, 何らかの関連があるかもしれないと結論される. したがって, できるだけたくさんのヒトを調べるほうが有利である.

だからといって無制限にたくさんのヒトを調べられるわけではない. たくさんのヒトを調べるには, それだけ, 時間も労力もお金もかかる. 対象者, 被験者を探すのもむずかしくなる. 1人あたりに割ける時間や労力が少なくなり, その結果として, 測定精度が落ち, 測定誤差が大きくなる.

問題はそれだけではない. 人数を増やそうとす

ると，集団特性がぼけてしまい，交絡要因が増えてしまい，結果はみえにくくなってしまう．たとえば，ある結果に対して男女で異なる要因が関係している場合を考えよう．成人の骨密度はその代表例であろう．女性では骨密度は出産数の影響を受ける．すると，骨密度と出産数以外の何かとの関連を検討したいとき，女性では出産数を調べておかなくてはいけないが，男性は出産しないからそもそも交絡因子にはなりえない．つまり，骨密度は男女で交絡因子が異なるため，男女まとめての解析は困難である．結局，男女を別に解析（層別解析）しなければならない．これがはじめからわかっているなら，男性か女性かにしぼって調査をするほうが賢い．もしも100人の調査が可能だとすれば，男女50人ずつよりも，女性（または男性）100人のほうがきれいな結果が得られる．もっと悪いのは，性別を考えずに，とにかく調査を行い，解析のときに，性による層別解析を行うことである．ほとんどの場合，50人ずつではなく，男性30人，女性70人というように，男女の比は異なる．この場合，わずか30人の男性を解析しても有意な結果が得られるとは考えにくい，と解析をはじめるころに気づく．そして，女性70人だけを取り出して解析をする．そして，「はじめから女性だけにしておけばよかった」と後悔する．

好ましい人数とは，注目していない変数（交絡要因）にばらつきが生じないようにしつつ，注目している変数に十分なばらつきが得られるだけの人数について調べることである．

それでも，何人を調べればよいかという問題はつきまとう．もっとも役に立つ決め方は，先行研究（今までに行われた研究）の結果を参考にして，有意な結果が得られている研究に近い（少し多いか少し少ない）人数を調べることである．この作業は研究計画時に必ず行わなければならない．

計算で必要人数を出す方法もある．たとえば，t-検定の場合には，t-値を求める公式がある．簡単のために，比較する2つの群の人数が同じであると仮定した場合は，
$$t = (X_1 - X_2)/\sqrt{\{(S_1^2 + S_2^2)/n\}}$$
となる．ここで，t は t-値，X_1 は A 群の平均値，S_1 は A 群の標準偏差，X_2 は B 群の平均値，S_2 は B 群の標準偏差，n は人数である．

これを n について解くと，
$$n = \{(S_1^2 + S_2^2) \times t\}/(X_1 - X_2)^2$$
となる．しかし，まだ調査を行っていないのだから A 群の平均値など，この式に必要な数値はわかっていない．そこで，やはり，似ていると思われる集団の結果を今までの研究から選び出して，その値を代入して，n を求める．このような計算は相関係数や回帰分析についても，それぞれの式を用いて行うことができる．ところで，この式からわかるように，標準偏差が大きいほど，平均値の差が小さいほど，そして，t-値が大きい（p-値が小さい）ほど，必要人数は多くなる．とくに，標準偏差が大きいほど，に注目したい．測定誤差，とくに，偶然誤差が大きい調査ほど，集団としての測定値はばらつくために標準偏差は大きくなる．偶然誤差を小さくすることは必要人数を少なくするためのコツの1つである．また，この式では，2つの群の人数を同じと仮定をした．しかし，実際の調査では，2つの群の人数が極端に異なることがある．合計人数が同じの場合，2つの人数に差が少ないほど，同じ有意差を得るために必要な人数は少ない．2つの群にできるだけ均等に人数を配置することも必要人数を少なくするために有効である．

多変量解析では，式が複雑になり，n について解くことができなくなる．そこで，大雑把ないい方であるが，独立変数が1つ増えることに10%程度，多くの人数が必要になると考えると役に立つかもしれない．ただし，これはあくまでも大雑把ないい方であって，数学的には正しくない．

協力者あっての疫学研究である．最終的には，可能な人数について研究を行う．仮説の検証に必要な人数を算出することは重要であるが，無理をしたり，対象者に迷惑をかけたりしてはいけない．最終的には，目の前の現実をみて人数を決め

るのが正しい．

1.3 栄養疫学

ここでは，疫学の中の栄養にかぎった部分について紹介する．おもな内容は，食べているものや食べるという行為をどのように調べるか，調べた結果をどのように解釈するかの方法である．疫学研究で得られる結果の精度は，原因を調べる精度と結果を調べる精度の両方によって決まるため，栄養が関連する疫学研究において，栄養に関連する要因をどのように調べるかは結果を左右する重要な要素である．

1.3.1 食事アセスメントの方法

食事アセスメントの方法には，陰膳法（かげぜんほう）（duplicate method），食事記録法（diet record），食事思い出し法（diet recall），食物摂取頻度法（food frequency method），食事歴法（diet history method），生体指標（バイオマーカー：biomarker）などが知られている．この中で，食事記録法と食事思い出し法は，食べた状況をそのまま収集して記述し，データベース化するため，もっとも正確な方法として，食事アセスメントの基準と考えられている．それ以外の方法は，食事記録法と食事思い出し法の短所を克服し，特定の目的で用いることを目的として用いられるものである．なお，食事思い出し法はほとんどの場合，過去24時間を振り返って行われ，24時間思い出し法（24-hour recall）と呼ばれることが多い．すべての方法に共通して知っておかなくてはならないことについて先にまとめ，その後，それぞれの方法について説明する．

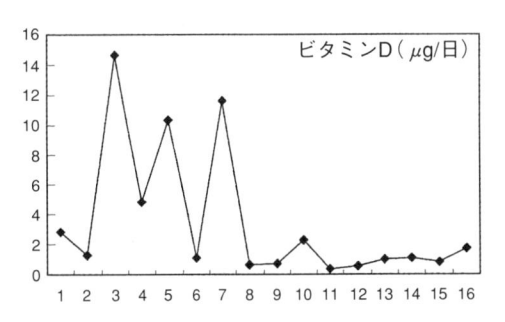

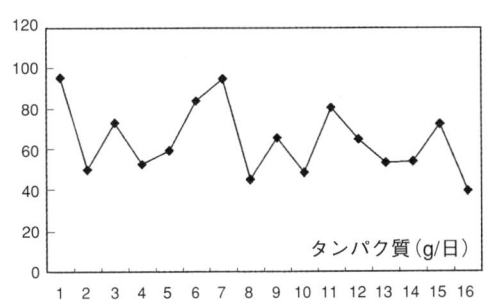

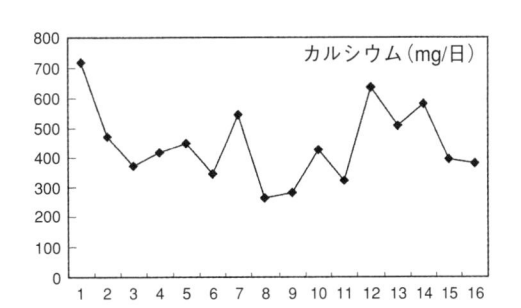

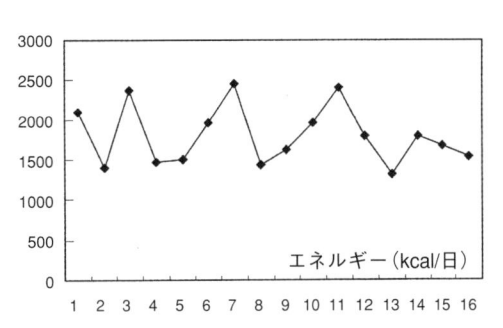

	ビタミンD	カルシウム	タンパク質	エネルギー
平均±標準偏差	3.5±4.5	445±127	65±17	1798±376
変動係数（%）	130	29	27	21
最大/平均	4.19	1.61	1.48	1.37
最小/平均	0.10	0.59	0.61	0.73

図 1.3.1 あるヒトの栄養素摂取量の日間変動（16日間の秤量食事摂取基準記録調査結果より）

1.3.2 調査期間・日間変動・季節間変動

a. 調査期間

どの期間に食べたものを知りたいかは目的によって異なる．典型的な例として，食中毒の原因となった食品を知りたい場合と，骨密度を高める栄養素は何かを調べる場合をあげることができる．前者で重要なのは，ある特定の日に特定の場所で食べた特定の皿の中にあった特定の食品である．後者に必要なのは何年にもわたって食べていた食品，つまり，習慣的な食事（habitual diet）である．後者では，昨日食べた食品と1年前の今日食べた食品はほぼ同じ大切さをもっている．

b. 日間変動

図1.3.1は，あるヒトの食事を16日間にわたって記録し，ビタミンD，カルシウム，タンパク質，エネルギーの摂取量を計算したものである[18]．どの栄養素の摂取量も日によって異なっている．この現象を日間変動（day-to-day variation）と呼ぶ．

ところで，現代の健康問題の多くは，ある1回の食事に原因を求めるものよりも，長期間にわたって摂取されたものが原因となる，いわゆる生活習慣病に関連するものである．すると，どれくらいの期間の食事を調べれば，習慣的な食事を知ることができるのかが大きな問題となる．何日間の食事を調べれば，±5％以内または±10％以内の誤差で習慣的な摂取量を知ることができるかについて，栄養素別の結果を表1.3.1に示した[19]．許容誤差が±10％以内の場合には，一部のビタミンを除けば，1カ月間の食事で習慣的な摂取量を知ることが可能であることがわかる．また，高齢者では日間変動が小さく，若年者で大きいために，調査必要日数は高齢者で短く，若年者で長いこともわかる．

ところで，日間変動は，摂取量の分布をみてある範囲にある者の人数やその割合を求める場合に，大きな影響を及ぼす．日間変動を考慮しない分布形は，考慮した分布形よりも幅が広くなるた

表1.3.1 個人（女性）の1日あたり平均摂取量の推定に必要な食事調査日数[19]

許容しうる誤差範囲	10%以下			20%以下		
	高齢者[*1]	中年[*2]	学生[*3]	高齢者[*1]	中年[*2]	学生[*3]
エネルギー（kcal）	12	15	28	3	4	7
炭水化物（g）	13	19	—	3	5	—
タンパク質（g）	21	21	36	5	5	9
脂質（g）	43	43	71	11	11	18
カリウム（mg）	21	30	—	8	8	—
鉄（mg）	27	31	—	7	8	—
カルシウム（mg）	47	65	—	12	16	—
ビタミンC（mg）	80	132	179	20	33	45
カロテン（μg）	140	258	252	35	64	63
飽和脂肪酸（g）	—	59	—	—	15	—
多価不飽和脂肪酸（g）	—	61	—	—	15	—
コレステロール（mg）	—	109	—	—	27	—
食物繊維（g）	—	49	—	—	12	—

[*1] $n=60$，平均年齢=61.2歳，宮城県農村部．12日間の秤量食事記録調査．
 (Ogawa, K. et al.: *Eur. J. Clin. Nutr.*, **52**, 781-785, 1999. より改変引用)．
[*2] $n=42$，平均年齢=49.8歳，東海地方．16日間の秤量食事記録調査．
 (江上いすずら：日本公衛誌，**46**, 828-837, 1999. より改変引用)．
[*3] $n=95$，短大学生，九州地方．16日間の秤量食事記録調査．
 (武藤慶子ら：第46回日本栄養改善学会講演集，p.260, 1999（抄録）．より改変引用)．
 (EBN（Evidence-Based Nutrition）に基づく栄養調査・栄養指導 栄養調査からevidenceを読みとるためのポイント，臨床栄養，**96**, 393-399, 2000. から引用)．

めに，高値または低値を示す人数は真の人数よりも多くなるからである．

食事調査日数が結果に影響を及ぼす例：日間変動の影響

図1.3.2は，92人を対象として行われた16日間の半秤量式食事記録における脂質摂取量である[19]．全期間のデータを用いた場合，その中の3日間のデータを用いた場合，ある1日のデータを用いた場合である．平均値や分布の概形はあまり変わらず，分布の幅だけが変わっている．たとえば，35%エネルギー以上の者を高脂質摂取者として，その者の率を求めると，それぞれ1%，14%，23%となる．実際にエネルギーの35%以上を脂質から習慣的に摂取している者は1%未満であるから，1日間や3日間の調査では，高脂質摂取者の数を過大に見積もってしまうことがわかる．

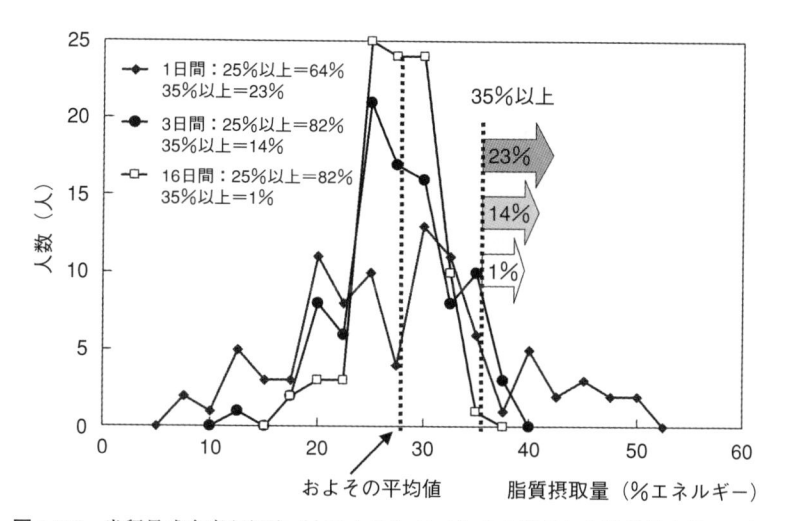

図1.3.2 半秤量式食事記録法（女子大学生92人）から計算した脂質摂取量の分布：調査日数の違いによる分布の違い
EBN (Evidence-Based Nutrition) にもとづく栄養調査・栄養指導 栄養調査からevidenceを読みとるためのポイント（文献19）から引用）．

---

c. 季節間変動

季節によって食べものは変わる．したがって，どの季節に調べたかによって結果は左右される．しかし，栄養素でみると，明らかな季節間変動が観察されるのはビタミンCだけのようである．栄養素レベルでは，日本人の摂取量は意外に季節の影響を受けていないのかもしれない．

1.3.3 栄養価計算と食品成分表

a. 栄養価計算

栄養素摂取量 ＝（摂取した食品の重量）
　　　　　　　×（摂取した食品中の基準量当たりの栄養素量）

として計算される．摂取したすべての食品についてこの計算を行い，合計すれば摂取した栄養素量を知ることができる．これを栄養価計算と呼ぶ．そのためには，食品中に含まれる栄養素量を示したデータベースである食品成分表（food composition table）が必要である．

b. 食品成分表

代表的な食品成分表は，五訂日本食品標準成分表である．これは日本で食べられている1882食品について，可食部100gあたりのエネルギー，水分，34種類の栄養素の含有量を示したものである．食品には食品コードがつけられて利用の便が図られている．

しかし，栄養素の摂取量を知りたい場合，たとえば，「じゃがいもを55g食べた」では情報が足りない．蒸して食べたのか，煮て食べたのかの情報が必要である．炒めたときには，じゃがいもの周りに付着したり吸収されたりして，じゃがいもといっしょに摂取されたであろう油の量を推定しなくてはならない．炒めるのに使った油の種類も必要である．さらに気をつけたいのは，調理加工品である．じゃがいもを主原料としたスナック菓子もある．これを「生のじゃがいも」で栄養価計算したら，大きな計算ミスを犯してしまうだろう．

このように，食べたものから栄養素摂取量を知るのは食品成分表があるから簡単だろうと考えるのは誤解である．同時に，いかにていねいに食品成分表を使おうとしても，調査者による推定は避けられず，それは測定誤差となる．しかも，この測定誤差は数量化がむずかしく，その程度の把握はきわめて困難である．

ところで，サプリメントや強化食品には，特定の栄養素が人為的に高濃度に加えられているために，通常の食品成分表を用いて栄養価計算をすることができず，これらの成分の含有量を網羅した成分表も存在していない．一方，利用者は，摂取量（頻度と1回摂取量）だけではなく，商品名も正しく記憶していない場合が少なくない．このように，サプリメントや強化食品の摂取状態を把握するのはかなりむずかしいのが現状である．

1.3.4 寄 与 率

ヒトは栄養素ではなく，食品を食べている．そのため，ある栄養素の摂取量を調節したい場合には，食品の摂取量を調節しなくてはならない．そこで役立つのが，「どの食品からその栄養素を摂取しているか」という指標である寄与率をみることである．

寄与率の例：飽和脂肪酸摂取量に寄与している食品

血清コレステロールに関連する栄養素に飽和脂肪酸がある．したがって，飽和脂肪酸摂取量を制限したい場合，どの食品に注目すればよいかがわかれば食事指導に役立つ．ある調査にお

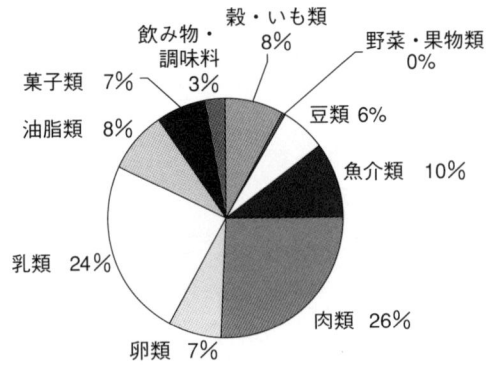

図1.3.3 飽和脂肪酸摂取量への食品別寄与率
国内4地域（211人）の28日間（1地域のみ14日間）食事記録調査結果から
(Sasaki, et al.：J. Epidemiol., **9**, 190-207, 1999).

穀・いも類 8%
野菜・果物類 0%
豆類 6%
魚介類 10%
肉類 26%
卵類 7%
乳類 24%
油脂類 8%
菓子類 7%
飲み物・調味料 3%

ける食品群別にみた飽和脂肪酸摂取量を図1.3.3に示した[20]．肉類と乳類がそれぞれ25%程度で，この2つの食品群だけで全体の半分を占めている．穀類，魚介類，油脂類，卵類が10%弱で続いている．血清コレステロールが高い者への食事指導の際，「肉類」が注目されることが多いようだが，これだけでは十分でないことがわかる．

1.3.5 系統誤差

食事アセスメントの結果を読むときにとくに注意したいことに，食事アセスメントに特有の系統誤差がある．食事アセスメント法それぞれに存在する系統誤差もあるが，ここでは，ほぼすべての方法に共通して存在する系統誤差について述べる．

a. 過小・過大申告

食事アセスメントにおいて，摂取量は，多かれ少なかれ，真の摂取量よりも少なめ（過小）か多め（過大）に申告される．その程度がわずかな場合は無視できるが，ある程度大きくなるとさまざまな解釈上の問題のもととなる．

これにまつわるもっとも深刻な問題は，エネルギー摂取量の過小申告である．また，肥満度が高いほど過小申告の程度が大きくなることも知られている．ほかには，減量（ダイエット）を試みているヒト，自分の体型を肥満気味だと認識しているヒトでも過小申告の傾向があるという欧米の報告がある．

エネルギーの過小申告は，摂取した食品にほぼ同様に生じる申告誤差であるが，選択的に申告のずれが生じる場合もある．社会的に好ましい食品は過大に，好ましくないと考えられている食品は過小に申告される傾向がある．

日本人におけるエネルギーの過小申告の例

健康な30～60歳代の男女について実施した16日間秤量食事記録から得られたエネルギー摂取量（申告量：EI）と年齢や体重から推定

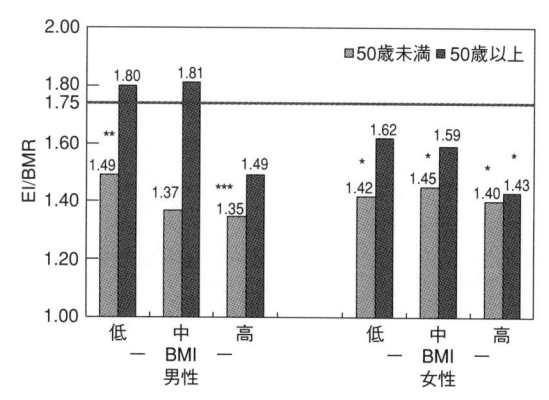

図1.3.4 16日間秤量食事記録によるエネルギー摂取量（申告量：EI）と年齢と体重から推定した基礎代謝量（BMR）との集団平均値（男女それぞれ91人）[20]

BMI (kg/m^2) の分類：男性 低=17.4～20.6, 中=21.2～24.1, 高=24.1～30.9, 女性 低=17.9～21.1, 中=21.2～24.0, 高=24.1～29.8．

BMIが低かつ50歳未満群に比べた差の有意性：***$p<0.001$, **$p<0.01$, *$p<0.05$．

身体活動レベルが「ふつう」の場合に予想されるEI/BMR=1.75．

した基礎代謝量（BMR）の比率（EI/BMR）を年齢階級，肥満度別に示したのが図1.3.4である[21]．この比の真の平均値は，男女ともにおよそ1.75であることが別の詳細な研究で見積もられている[22]ことから推定すると，摂取量をほぼ正しく申告しているのは肥満傾向のない50歳以上の男性だけで，ほかの集団は多少の差はあれ，過小申告ぎみであることがわかる．そして，年齢が低い群で，かつ，肥満度の高い群で過小申告が著しい．

食品群別に過小・過大申告を検討した例：フィンランドの調査結果

図1.3.5は，対象者が食べるものを観察者が観察した結果と，24時間思い出し法で得られた結果を比較したフィンランドにおける研究である[23]．過小申告された食品のほうがやや多いが，固形物（肉・魚・パン・チーズなど）に比べて，調理に用いられ，大きさが一定でない食品（卵・調理された野菜）で過小申告が著しいことと，健康に有害だと多くのヒトが考える食品（ケーキ・ビスケット，デザート）で過小申告が著しいことが注目される．

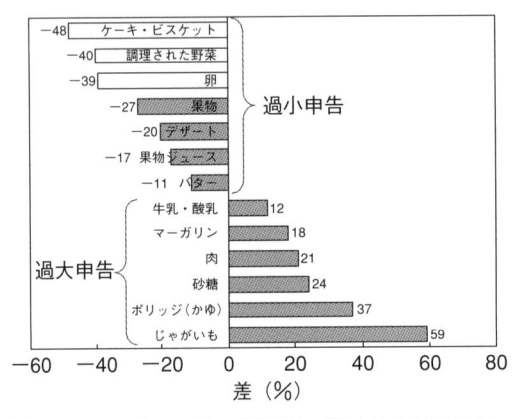

図1.3.5 140人の1日の摂取量：観察者の観察と思い出し法による本人の申告との比較 ±10% 以上の差があった食品[23]

b. 食習慣への干渉

食事記録法では記録の方法について事前に説明を受けるため，ある種の「心構え」ができやすい．そのために，通常の食事とはなりにくいのが現実である．食事指導を行い，その効果を評価する場合には，問題はさらに大きくなる．これは，医師や指導者の前で「よい子ちゃん」でいたいという心理による．

食事指導で観察された申告誤差の例

図1.3.6は，米国で行われた高血圧予防教室におけるナトリウムの摂取量（1日間食事記録法による）と24時間尿中排泄量の変化である[24]．減塩群では，摂取量が大きく減少しているにもかかわらず，尿中排泄量の変化はそれほど減少していない．一方，対照群は，摂取量，尿中排泄量ともに変化はわずかであった．減塩群だけに「よい子ちゃん効果」が強くはたらいたものと解釈される．

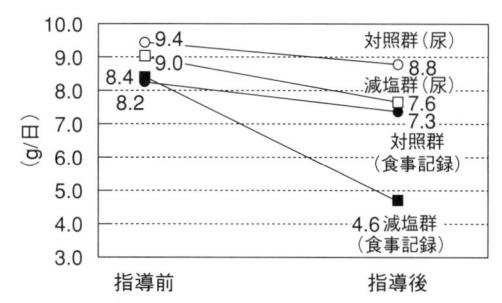

図1.3.6 6カ月間の高血圧予防教室で，指導の前後における食塩（ナトリウムから推定）の摂取量（1日間食事記録法）と24時間尿中排泄量の変化（平均値，減塩群：前＝194人，後＝172人，対照群：前＝195人，後＝190人）[24]

1.3.6 摂取量の単位とその扱い

a. 単 位

アセスメントの結果として得られた栄養素や食品の摂取量は，1日あたり摂取重量で表され，g/日などと表記される．エネルギーにはkcal（キロカロリー）/日，kJ（キロジュール）/日が使われる．

エネルギーを産生する栄養素（タンパク質，脂質，炭水化物，エタノール）は，エネルギー摂取量への寄与割合として表すことがある．これはエネルギーバランス，PFC比などと呼ばれる．タンパク質，脂質，炭水化物は1gあたりそれぞれ4，9，4kcalのエネルギーを産生するものとして計算することが多い．エタノール（アルコールと呼ぶことも多い）は1gあたり7kcalとして計算することが多いが，まだ十分には解明されていない．五訂日本食品標準成分表では7.1kcalを用いている．単位には，%エネルギー（%energy，%E）またはエネルギー%（energy%，E%）を用いる．

b. エネルギー調整

食事アセスメントで得られたエネルギー摂取量に対する相対量として，それぞれの栄養素摂取量を表現する方法がある．この操作をエネルギー調整と呼び，2つの方法が広く用いられている．エネルギー調整が施された摂取量をエネルギー調整済み値と呼ぶ．代表的なものは，摂取重量を分子，エネルギー摂取量を分母にとる方法である．密度を計算するような形になる（エネルギーを産生する栄養素では密度そのものである）ため，エネルギー密度法（略して，密度法）と呼ばれる．単位には，重量/1000 kcalが用いられることが多い．エネルギーを産生する栄養素ではエネルギー摂取量への寄与割合として表す．

1.3.7 食事記録法と食事思い出し法

食事記録法（以下，記録法と呼ぶ）は一定期間に飲食したものを対象者に記録用紙を渡して記録してもらう方法であり，食事思い出し法（以下，思い出し法と呼ぶ）は一定期間の過去に飲食したものを対象者に思い出してもらう方法である．アセスメントの結果として得られる情報は，基本的には，食品名とその重量のリストである．

これら以外の情報（場所，時刻，同伴者など）も，目的に応じて収集することがある．食事記録法は，食べる前に食物を秤で測る秤量法と，感覚的な大きさや重さや，容器に記載された重量を転記するなどして秤量を行わない非秤量法に分かれる．実際には，摂取したものすべてを秤量することは不可能であり，秤量法のほとんどは半秤量法である．

2つの方法とも，調査者，対象者ともに労力を要する方法であるが，実際に食べたものの食品名とその重量のリストが得られるため，食品や栄養

素の摂取量を調べるためのもっとも正確な方法と考えられている．その一方，長期間（長日間）の調査は困難であり，正確な記録や思い出しはきわめてむずかしい．

1.3.8　食物摂取頻度法と食事歴法

食物摂取頻度法と食事歴法は，ともに，長期間における食事摂取状態，つまり，習慣的な摂取状態を推定するために開発された方法である．アセスメントの対象とする期間は，理論的にはいかなる期間でもよいが，もっともよく使われるのは過去1カ月間と1年間のようである．

a.　食物摂取頻度法

食物摂取頻度法は，限定された期間内にどの程度の頻度で目的とする食物を摂取したかを推定する方法である．このタイプのアセスメントは，質問票を使って，対象者本人または代理回答者が質問票に回答を記入するという方法で行われる．まれに，質問票に記載されている質問を面接者が口頭で質問する場合もある．いずれの場合も質問票が中心であり，この質問票を食物摂取頻度質問票（food frequency questionnaire：FFQ）と呼ぶ．

食物摂取頻度質問票は，食品名，その摂取頻度を尋ねる質問，1回に摂取するおよその量（重量や容量，大きさ）からなる．1回に摂取するおよその量の尋ね方によって，定量式，半定量式，固定量式に分かれる．「1回に食べるとうふは何gですか」と尋ねられても多くのヒトはその重量を知らないため，定量式は事実上使用不可能である．そこで，多くのヒトが1回に食べるとうふの量や大きさを文字か絵か写真で示し，それに比べてどの程度多いか少ないかを相対的に答えてもらうタイプが使われる．しかも，答えやすいように，「小さい・同程度・大きい」や「5割まで・2～3割減・同じくらい・2～3割増し・5割増し以上」のようにカテゴリーになっているものが多い．これを半定量式と呼ぶ．固定式は，1回に摂取するおよその量は尋ねないで全員に固定値を用いる方法である．摂取頻度も，カテゴリーを示して選択してもらう方法が一般的である．

栄養素摂取量を計算するためには，食物リストの質問ごとに栄養素量を割り当てられなくてはならない．ほとんどの場合，1つの質問に書かれている食品名は個別の食品ではなく，ある食品のグループであるため，質問ごとに栄養素量を割り当てる作業は複雑である．もっとも簡単な方法は，その食品グループの中の代表的な食品を1つ決めて，その食品の栄養価を用いる方法である．

食物摂取頻度法は，限定された期間内の食習慣を尋ねる方法である．よく用いられるのは1カ月間と1年間である．

b.　食事歴法

食事歴法は，開発当時は，3つの部分から構成されていた．①家庭の調理器具で明記された量を伴った対象者の通常の食事摂取パターンに関する面接調査，②食事パターン全体を特定し，明らかにするための詳細な食品リストを用いた食物摂取頻度に関する質問，③3日間か1日間の食事記録法か24時間思い出し法である．現在でも，①と②は必須であるが③はしばしば省略されている．さらに，質問項目を構造化した質問票形式のものが開発されており，食事歴法質問票（diet history questionnaire）と呼ばれる．食事歴法の特徴は食行動に関する質問から得られる情報が栄養価計算の際に利用されることである．たとえば，鶏肉の皮を好んで食べるか否かという質問から，どのような鶏肉が好んで摂取されているかを推定して，食物摂取頻度法部分から得られた鶏肉の摂取量から栄養価計算を行う際に利用するようになっている．

食事歴法は，複雑なため，専門の訓練を受けた者以外が用いるのは困難である．例外はあらかじめコード化された面接用紙か，コンピュータ・ソフトにしたがって行うような場合であるが，それでも，食物摂取頻度法に比べて複雑である．そのため，調査者だけでなく，対象者にとっても負担が大きい方法である．

c.　長所と短所

食物摂取頻度法質問票と食事歴法質問票に共通する最大の長所は，対象者1人あたりのコストの

安さと，データ処理に要する時間と労力の少なさにある．調査者の能力によって結果が違ってしまう問題を少なくできる，つまり，標準化に長けているという長所もある．このような長所は，対象者の多い場合に魅力的である．

短所は，あらかじめ設定され，尋ねられた質問についてしか情報が得られないことである．そして，得られる結果は質問項目や回答肢に依存する．最大の短所は，食事記録法や食事思い出し法のように食べたものを直接にデータ化する方法でない，という点である．

また，構造が比較的に単純で，リストアップされている食品数が少ない，いわゆる簡易式の食物摂取頻度法では，実際に摂取したエネルギーや栄養素を量的に推定することは困難であるという報告が多いため，用いる際には注意が必要である．

d. 妥当性と再現性

食物摂取頻度質問票と食事歴法質問票は，食べたものを直接にデータ化する方法ではないため，その信頼度は，基本的には未知である．そのため，新しい質問票を開発した場合や，既存の質問票を今まで用いられていない特性をもった集団に用いる場合には，あらかじめ，その信頼度を調べておかなくてはならない．信頼度は妥当性と再現性という2つの指標によって表現される．

妥当性（validity）は，質問票で得られた値がどの程度，真の値に近いかを示す指標である．真の値はゴールド・スタンダードと呼ばれる．真の摂取量を知ることは不可能だが，食事アセスメント法の妥当性を検討するためには，複数日（回）の食事記録または食事思い出しで得られる値をゴールド・スタンダードとして用いることが多い．

再現性（repeatability）は，同じ対象者が異なった時期に（たとえば，1年間の間隔をおいて）答えた回答の一致度で評価する．この場合にはゴールド・スタンダードは存在せず，複数回のアセスメントで得られた結果の一致度を評価する．しかし，対象者の食事習慣は少しではあるものの変化しているため，真の再現性を知ることは不可能である．

なお，妥当性・再現性が検討されていることと，妥当性・再現性がよいこととは別である．

1.3.9 生体指標

生体指標とは，血液や尿など，生体から得られる試料中に存在し，栄養素または食品の摂取量の指標として用いることができる物質を指す．これについては，別に項を設けて詳述する．

1.3.10 陰膳法

食べたために準備されたものを採取し，化学分析を行う方法を陰膳法と呼ぶ．しかし，これでは食べる予定だったヒトは食べられなくなってしまうため，実際には同じものを2つつくってもらい，片方を採取する．非常に正確に把握できる方法であるが，1人について1日行うだけでもたいへんなことである．その一方，食品成分表が存在しない特殊な物質の摂取量も知り得るという長所がある．

1.3.11 食行動・食知識・食の考え方と質問票

食行動・食知識・食の考え方といった情報も重要である．これらの多くは，質問票を用いて収集される．この分野の質問票も，食物摂取頻度質問票などと同様に，つくっただけではその信頼度はわからない．したがって，可能なかぎり，ていねいな方法で妥当性と再現性を検討しておかなければならない．

〔佐々木　敏〕

本節は，『佐々木敏．わかりやすいEBNと栄養疫学：CHAPTER 5〜7 疫学入門・疫学のための統計学入門・栄養疫学入門．同文書院，2005：49-150』を改変したものである．詳細についてはそちらを参照していただきたい．

参　考　文　献

1) 岡本和士：疫学研究をはじめる前に（日本疫学会監修：はじめて学ぶやさしい疫学—疫学への招待—，p.28），南江堂，2002．
2) 厚生労働省大臣官房統計情報部，人口動態統計．

3) がんの統計編集委員会編集：がんの統計（2001年版），（財）がん研究振興財団，2001.
4) 総務省統計局．国勢調査結果．
5) Honein, M. A., Paulozzi, L. J. and Mathews, T. J., et al.：*JAMA*, **285**, 2981-2986, 2001.
6) 厚生省保健医療局健康増進課：国民栄養の現状：国民栄養調査成績，第一出版，1975-2001.
7) Sasaki, S., Katagiri, A. and Tsuji, T., et al.：*Int. J. Obes. Relat. Metab. Disord.*, **27**, 1405-1410, 2003.
8) Hashimoto, T., Fujita, Y. and Ueshima, H., et al.：*J. Hum. Hypertens.*, **3**, 315-321, 1989.
9) Smith-Warner, S. A., Spiegelman, D. and Yuan, S. S., et al.：*Int. J. Cancer.*, **107**, 1001-1011, 2003.
10) Sauvaget, C., Nagano, J. and Allen, N., et al.：*Stroke.*, **34**, 2355-2360, 2003.
11) Okamoto, K., Kobashi, G. and Washio, M., et al.：*J. Bone. Miner. Metab.*, **22**, 612-617, 2004.
12) Peto, R., Doll, R. and Buckley, J. D., et al.：*Nature.*, **290**, 210-218, 1981.
13) The Alpha-tocopherol, Beta carotene Cancer Prevention Study Group.：*N. Engl. J. Med.*, **330**, 1029-1035, 1994.
14) Takashima, Y., Sumiya, Y. and Kokaze, A., et al.：*J. Epidemiol.*, **11**, 61-69, 2001.
15) Hill, A. B.：Principals of medical statistics. 9 th ed.Oxford University Press, New York, 1971.
16) Watanabe, R., Hanamori, K. and Kadoya, H., et al.：*J. Nutr. Sci. Vitaminol.*, **50**, 184-195, 2004.
17) Sasaki, S. and Yanagibori, R.：*J. Nutr. Sci. Vitaminol.*, **47**, 289-294, 2001.
18) 佐々木敏：わかりやすいEBNと栄養疫学，CHAPTER 5，栄養疫学入門．同文書院，109-150, 2005.
19) 佐々木敏：臨床栄養，**96**, 393-399, 2000.
20) Sasaki, S., Takahashi, T. and Iitoi, Y., et al.：*J. Epidemiol.*, **13** (1 suppl), S 23-S 50, 2003.
21) Okubo, H., Sasaki, S. and Hirota, N., et al.：The influence of age and body mass index to relative accuracy of energy intake among Japanese adults, *Public Health Nutr.*, **9**, 651-657, 2006.
22) 厚生労働省：日本人の食事摂取基準（2005年版）（日本人の栄養所要量-食事摂取基準-策定検討会報告書），厚生労働省健康局総務課生活習慣病対策室，pp. 1-282, 2004.（同じ内容が，第一出版編集部編．厚生労働省策定：日本人の食事摂取基準（2005年版）．第一出版，202 p., 2005. として出版されている）．
23) Karvetti, R. L., Knuts, L. R.：*J. Am. Diet. Assoc.*, **85**, 1437-1442, 1985.
24) Forster, J. L., Jeffery, R. W. and VanNatta, M., et al.：*Am. J. Clin. Nutr.*, **51**, 253-257, 1990.

2 機能性食品因子データベース

　野菜・果物には，健康に好影響を及ぼす数百種類のフィトケミカルが含まれている．しかし，それらの種類や量が総合的に示されたことはない．野菜・果物中のフィトケミカルの量はばらつきが大きいといわれるが，ヒトでの摂取量を計算し，健康影響を疫学的に証明するためにはフィトケミカル成分表が必要である．本研究では，ヒトでのフィトケミカル摂取量を計算できるように，機能性食品因子（FFF）のデータベース作成を試みた．これは，文部科学省の平成12年度科学技術振興調整費の生活・社会基盤研究のうち生活者ニーズ対応研究による「食品中非栄養性機能物質の解析と体系化に関する研究」の一環として実施された．食品成分表の野菜・果物をできるだけ網羅し，少なくとも日常摂取の9割近くは推計できるようにした．これによりフラボノイド，カロテノイド，含硫化合物などのフィトケミカルの摂取量をおおまかにではあっても推定できるようになり，疫学研究に道を開くものである．この分野の研究者に役立つよう，化学構造や健康影響評価など関連情報を網羅したリレーショナルデータベースとして公開している（http://www.life-science.jp または http://www.nihn.jp）．

2.1 がん予防と非栄養素食品因子フィトケミカル

　日本では医食同源とか食薬同源という思想があり，食生活が健康に影響するということが昔から知られていた．近代栄養学の時代になり，3大栄養素，ビタミン，ミネラルなどの微量栄養素が必要成分としてあげられた．しかし，βカロテンの

がん予防効果がいわれて以来，栄養素以外のさまざまな植物中の化学物質（フィトケミカル）が注目を浴び始めた[1]．1990年，米国国立がん研究所（NCI）は「デザイナーフーズ」計画を発表した．「デザイナーフーズ」計画が研究対象としたのは，野菜や果物，穀類，海藻類など植物性食品であった．植物性食品にがん予防効果をもつどんな化学物質が含まれているかということを研究すると同時に，食品中の化学物質を変化させてがん予防効果をさらに高められないか，という目的も視野に入れていた．

その結果，何万種類もの化学物質のうち600種にがん予防効果のある可能性が判明した．たとえば，緑茶などに含まれているカテキンなどのポリフェノール群や，野菜，果物，海藻類に含まれているカロテノイド群，ハーブのテルペンなど揮発性成分などである．フランスでは赤ワイン中のアントシアニンが心筋梗塞の予防因子としてあげられ[2]，デンマークでは食品中のフラボノイドの健康影響を研究するなど世界中で病気を予防する物質探しが始まった[3]．北欧のそのほかの国々でも，ライ麦のリグナンなど化学物質の研究が行われた[4]．

フィトケミカルの大部分は食品中に存在する苦みとえぐみの成分で，長年中毒学の分野で毒物として研究されてきた．たとえば，ポリフェノールは植物においてもっとも多く，かつ普遍的に存在する一群の化合物であり，ヒトや動物のいずれの食事にも必然的に含まれる成分である[5],[6]．植物性食品におけるこの複合物質群の存在は，単純フェノール分子から高重合した化合物にいたるまできわめて種類が多い．

これまで，保健・医療分野においておもに病気の治療に目が向けられたが，今は治療より予防のほうが重要視される．疾病の予防はリスクとなる食事要因を避けるだけでなく，「医食同源」のコンセプトから，食事成分による疾病の化学予防に関心が高まり，日常の食生活の中でこれらの疾病を未然に防ぐ可能性を求めて機能性食品が国際的に発展してきた．

食品中には，脂質，糖質，タンパク質，ビタミン，ミネラルなど，既知の栄養素のほかに生理・薬理機能をもつ物質が多数存在し，とくにフラボノイド，テルペノイド，揮発性物質，ペプチドなどが疾病予防の機能を有すことが明らかになってきている[7]．しかし，それら化学物質の大部分は試験管内や実験動物での機能性を示すものであり，疫学的な介入研究によって，人で実証されたものはほとんどない．試験管内の反応がそのまま人にまで外挿できるかどうかという点に関しては問題がある[8]．症例対照研究，コホート研究，介入研究などの疫学的方法によって検証されていなければ試験管内の実験結果だけでは効果の有効性が判断できない．それは，疫学研究の方法論が未発達なためとも考えられ，研究方法にブレイクスルールが必要とされている．

がん抑制効果をもつ代表的なファイトケミカルは，大きく分けてポリフェノール，カロテノイド，含硫化合物，テルペン類などがある．これらの4種のファイトケミカルは，がんだけでなく，老化や動脈硬化さえも予防するとおもわれる．とりあえずこれら物質のデータベースを作成し，既存の食品成分表と合わせて摂取量を計算できるようにした．

食品因子としてはフラボノイド・ポリフェノール類，カロテノイド・テルペノイド，含硫化合物・揮発性物質を選び，食品番号，食品別含量，化学構造，物理的性質，代謝経路，生理・薬理機能，測定系などに関するデータを網羅的に収集し，当該分野の既知の知見を再評価し，それらの知見を標準化，集積することにより，各分野で利用しやすい非栄養性機能物質（FFF）統合データベースを構築することを目指した．

2.2 FFFデータベースの設計

食品中には，脂質，糖質，タンパク質，ビタミン，ミネラルなど，既知の栄養素のほかに生理・薬理機能をもつ物質が多数存在し，とくにフラボノイド，テルペノイド，揮発性物質，ペプチドな

どが疾病予防の機能を有することが明らかになってきている．今インターネット上，本や雑誌などにこれらの機能性食品因子（functional food factor：FFF）に関する機能性および食品別含量などの情報がかなりあるが，この分野の研究はいまだ体系的に行われていない．これらの情報を科学的に整理・分類し，データベース化することで，散乱するデータはより管理しやすくなり，データの検索・抽出も円滑にできるようにすることで，データの利用性を高めることができる．

2.2.1 データベースの選択

データベースとして，多目的に耐えられるようにリレーショナル型データベース（relational database）を選択し，データベース言語としてSQL（structured query language：構造化問合せ言語）を使用した．複数の表のデータを関連づけることで，すべてのデータを1つの巨大なデータベースとして活用できる．リレーショナル型データベースの機能を実現するためには，リレーショナル型データベース管理システム（relational database management system：RDBMS）が必要である．当研究では，高速性と堅牢性とも優れているMySQLデータベース管理システム[9]を使用した．MySQLデータベースは，スウェーデンのMySQL ABという団体がつくり上げたもので，インターネット上で利用されることが多く，Webデータベースとして知られている．JSPやPHPなどの言語を利用することで，MySQLでつくるWebデータベースはインタラクティブWebデータベースとなる．そして，なによりも簡単に利用できるというのが魅力である．MySQLは高速性と堅牢性を追及したマルチユーザ・マルチスレッドのSQLデータベースである．Linux，Microsoft Windows，FreeBSD，Sun Solarisといったさまざまなプラットホームに対応している．もともとMySQLは，大きなデータを扱うために開発された．データを引き出すときに必要なコマンドの簡易化とともにコマンドを増やし，セキュリティーを強化したことでインターネット上で利用するには最適のデータベースとなった．

2.2.2 FFFデータベース採録項目の決定

機能性食品因子（FFF）に関する各種データをデータベース化するために，採録項目を検討し決定した．これらの項目をコンテンツシート，ケミカルシートおよびレビューシートといった3つの基本シートに整理した．コンテンツシートにはID，食品名，化学物質，俗称，区分，含量（最小値，最大値と平均値），抽出方法，測定方法（含量），調理による変化と文献の項目がある．ケミカルシートにはID，名称，俗称，化学構造，分子式，分子量，融点，沸点，溶媒可溶性，化合物の諸性質，代謝経路とCAS番号の項目がある．レビューシートにはID，食品名，化学物質名，対象，生理活性，機能分類，測定方法，文献と評価の項目がある．レビューシートの対象項目は化学物質，試験管内，細胞レベル（種類，操作など），動物レベル（種，期間など），ヒト（対象人数など）を区別し，分子から個体までの評価方法を確立した．

レビューシートの機能分類は抗酸化能，血液・循環器，抗炎症・免疫機能，腎・泌尿器，運動器，婦人科，老人病・加齢，がん予防，細胞代謝，神経・精神・感覚器，消化器・代謝性疾患，呼吸器，内分泌，子どもの成長・発育，そのほかに分けた．評価項目は妥当性あり，量反応関係あり，摂取可能という3項目と，効果に関してA：効果あり，B1：ありそう（人），B2：ありそう（動物），C：不明，D：なしの4項目をわけた．

2.2.3 データの正規化

正規化は優れたデータベースを構築するには，必須の概念である．正規化とは，実世界のことや情報を，データベース上で効率よく利用できるようにモデル化することや，その手順のことをいう．リレーショナル型データベースでは，複雑なテーブルを特定の規則にしたがって単純なテーブルに分割することが正規化であるといえる．まだ

正規化されていないものを非正規形，正規化されたものを正規形という．正規形には，正規化の程度により，第1正規形から第5正規形まである．ほとんどの場合，第3正規形まで正規化すれば的確な正規化がなされたとしてよいとされている．

第1正規形とは非正規形のテーブルを，繰り返し現れる列がない状態にしたものをいう．列を固定部分と繰り返し部分にグループ化し，固定部分と繰り返し部分をキーを用いて連結することをいう．

第2正規形とは主キーとなる列の値が決まったとき，ほかの列の値が決まるようにテーブルを分割した状態をいう．関数従属関係のある部分は，別テーブルに分割するということである．

第3正規形とは主キーとなる列以外の値によって，ほかの列の値が決まることがない状態にテーブルを分割した状態をいう．推移的関数従属関係である部分を，別テーブルに分割することである．

2.2.4 テーブル設計

3つの基本シートにあるFFFデータベース採録項目を正規化し，データベースに格納する19個のテーブルを設計した．各テーブルの構造を決定し，格納するデータのタイプ，属性などを下記のように定義した．

① 食品情報テーブル：食品名ID，食品名，俗称，食品分類ID，英文名，学名食品図 (path)，説明，remarksの計9個のフィールドをもつ．

② 食品含量テーブル：content ID，食品ID，化学物質ID，食品区分ID，平均値 (ppm)，最低値 (ppm)，最高値 (ppm)，含量，含量単位，抽出方法，測定方法ID，調理による変化，参考文献ID，remarksの計14個フィールドをもつ．

③ 食品機能テーブル：review ID，食品ID，化学物質ID，機能ID，測定方法ID，調理方法，文献ID，評価，remarksの計9個フィールドをもつ．

④ 効能評価テーブル：効能評価ID，化学名称ID，病名ID，効能，判定，remarksの計6個フィールドをもつ．

⑤ 化学関連テーブル：関連ID，関連元ID，関連タイプ，関連先ID，remarksの計5個フィールドをもつ．

⑥ 栄養素成分表テーブル：食品コード，食品名，重量，01.廃棄率，02.エネルギー，03.水分，04.タンパク質，05.脂質，06.炭水化物，07.灰分，08.ナトリウム，09.カリウム，10.カルシウム，11.マグネシウム，12.リン，13.鉄，14.亜鉛，15.銅，16.レチノール，17.カロテン，18.レチノール当量，19.ビタミンD，20.ビタミンE，21.ビタミンK，22.ビタミンB_1，23.ビタミンB_2，24.ナイアシン，25.ビタミンB_6，26.ビタミンB_{12}，27.葉酸，28.パントテン酸，29.ビタミンC，30.飽和脂肪酸量，31. 1価不飽和，32.多価不飽和，33.コレステロール，34.食繊水溶，35.食繊不溶，36.食物繊維総量，37.食塩，38.マンガン，39.N量，40.イソロイシン，41.ロイシン，42.リジン，43.メチオニン，44.シスチン，45.含硫アミノ酸合計，46.フェニルアラニン，47.チロシン，48.芳香族アミノ酸，49.スレオニン，50.トリプトファン，51.バリン，52.ヒスチジン，53.アルギニン，54.アラニン，55.アスパラギン酸，56.グルタミン酸，57.グリシン，58.プロリン，59.セリン，60.脂肪酸総量，61.飽和脂肪酸量，62. 1価不飽和，63.多価不飽和，64.不飽和脂肪酸合計，65.n-6合計，66.n-3合計，67.酪酸，68.ヘキサン酸，69.オクタン酸，70.デカン酸，71.デセン酸，72.ラウリン酸，73.ミリスチン酸，74.ミリストレイン酸，75.ペンタデカン酸，76.ペンタデセン酸，77.パルミチン酸，78.パルミトレイン酸，79.ヘキサデカトリエン酸，80.ヘプタデカン酸，81.ヘプタデセン酸，82.ステアリン酸，83.オレイン酸，84.リノール酸，85.リノレン酸，86.γ-リノレン酸，87.オク

タデカテトラエン酸，88. アラキジン酸，89. イコセン酸，90. イコサジエン酸，91. イコサトリエン酸，92. イコサテトラエン酸，93. アラキドン酸，94. イコサペンタエン酸，95. ベヘン酸，96. ドコセン酸，97. ドコサジエン酸，98. ドコサペンタエン酸，99. ドコサペンタエン酸，100. ドコサヘキサエン酸，101. リグノセリン酸，102. テトラコセン酸の計 105 個フィールドをもつ．

⑦ 食品情報テーブル：食品名 ID，食品名，俗称，食品分類 ID，英文名，学名，食品図 (path)，説明，remarks の計 9 個フィールドをもつ．

⑧ 機能評価テーブル：review ID，食品 ID，食品名称，食品分類 ID，食品分類名称，化学物質 ID，化学物質名，化学物質分類 ID，化学物質分類名称，機能 ID，機能名称，機能分類 ID，機能分類名称，測定方法 ID，測定方法，対象，調理方法，文献 ID，文献名称，評価，Remarks の計 21 個フィールドをもつ．

⑨ 機能性因子テーブル：食品コード，食品名，プロトカテキュ酸，安息香酸，クロロゲン酸，コーヒー酸，桂皮酸，フェルラ酸，アピゲニン，ルテオリン配糖体，ジオスメチン，ケルセチン，ケンフェロール，イソラムネチン，ヘスペレチン，ナリンゲニン，(+)-カテキン，(−)-エピカテキン，(−)-エピガロカテキン，ダイゼイン，ゲニステイン，α-カロテン，β-カロテン，フコキサンチン，ルテイン，ゼアキサンチン，β-クリプトキサンチン，リコペン，トータル，ニモリン，ノミリン，オクバノンの計 32 個フィールドをもつ．

⑩ 化学物質テーブル：chemical ID，化学物質名称，化学物質分類 ID，俗称，化学構造 (path)，分子式，分子量，融点，沸点，溶媒可溶性，化合物の諸性質，代謝経路，CAS 番号，remarks の計 14 個フィールドをもつ．

⑪ 測定方法テーブル：測定方法 ID，測定方法，remarks の計 3 個フィールドをもつ．

⑫ 参考文献テーブル：reference ID，文献略称，文献名称，remarks の計 4 個フィールドをもつ．

⑬ 病名テーブル：review ID，食品名，化学物質名称，病名 ID，病名，remarks の計 4 個フィールドをもつ．

⑭ 食品分類テーブル：食品分類 ID，食品分類名，remarks の計 3 個フィールドがある．

⑮ 化学物質分類テーブル：化学物質分類 ID，化学物質分類名，remarks の計 3 個フィールドをもつ．

⑯ 食品区分テーブル：食品区分 ID，食品区分名，remarks の計 3 個フィールドをもつ．

⑰ 化学物質機能テーブル：化学物質機能 ID，化学物質機能名，remarks の計 3 個フィールドをもつ．

⑱ 化学物質テーブル：chemical ID，化学物質名称，化学物質分類 ID，化学物質分類名称，俗称，化学構造図ファイル名称，分子式，分子量，融点，沸点，溶媒可溶性，化合物の諸性質，代謝経路，CAS 番号，機能レビュー がん予防，機能レビュー 抗酸化能，機能レビュー 細胞代謝，機能レビュー 血液，循環器，機能レビュー 神経，精神，感覚器，機能レビュー 抗炎症，免疫機能，機能レビュー 消化器，代謝性疾患，機能レビュー 腎，泌尿器，機能レビュー 呼吸器，機能レビュー 運動器，機能レビュー 内分泌，機能レビュー 婦人科，機能レビュー 子供成長，発育，機能レビュー 老人病，加齢，機能レビューその他，remarks の計 30 個フィールドをもつ．

⑲ 化学物質機能分類テーブル：機能分類 ID，機能分類名称，remarks の計 3 個フィールドをもつ．

これら複数のテーブルのデータを関連づけることで，すべてのデータを 1 つの巨大なデータベースとして活用できるため，関連のある

データにリレーションシップを付けた（図 2.3.1）.

2.3 FFFデータベースのデータ収集

収集する機能性食品因子，フィトケミカルとしてイソフラボンやカテキンなどのフラボノイド・ポリフェノール類，β-カロテンやリモノイドなどのカロテノイド・テルペノイド，イソチオシアネートなどの含硫化合物・揮発性物質について，食品番号，食品別含量，化学構造，物理的性質，代謝経路，生理・薬理機能，測定系などに関するデータを網羅的に収集し，当該分野の既知の知見を再評価し，それらの知見を標準化，集積することにより，各般に利用されやすい機能性食品因子データベースを構築することを目指した．ペプチドについてはほかの物質と同一の内容まで到達できなかったためFFFデータベースからは除外した．

既有データベースの利用

機能性食品因子データベース作成のため，共同研究者より提供されたデータに加え，下記のような国内外の文献，データベースなどを調査し，もれなく関連データの収集を図った．海外のデータベースの使用許可をとり，われわれのデータとの照合作業を行った．USDAのデータについては，米国の機関担当者を訪問し，データ利用の了承をとった．使用可能なデータを抽出し，データベース化用にフォーマットした．また，参考のために日本食品成分表も利用した．

a. Dr. Duke's Phytochemical and Ethnobotanical Databases[10]

米国農務省がインターネット上に提供する無料のファイトケミカルと民族植物データベースである．植物性食品を含む膨大なデータベースで，植物からファイトケミカルおよび機能を検索できるほか，逆引きもできる．7000種以上のファイトケミカルを掲載している．中の食品関連データを検索・抽出し，データベース化のためにテキスト

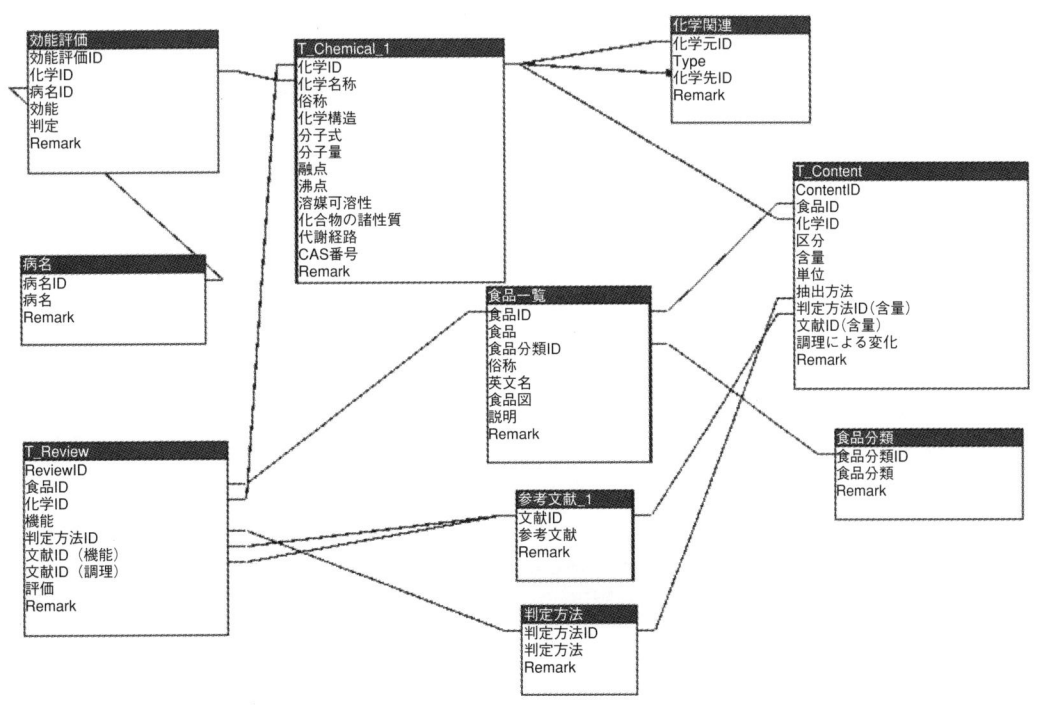

図 2.3.1 化学物質機能分類テーブル

ファイルから Excel ファイルへ整理した．

b. PubMed[11]

「PubMed」から，NCBI が提供する「MEDLINE」や「Pre-MEDLINE」など医学的文献データベースへアクセスできる．「MEDLINE」は 1966 年から NLM（米国国立医学図書館）でデータ収集が始まり，現在毎月約 3 万件の文献が新たに追加されている．現在では，米国を中心に約 70 ヵ国から，900 万件を超える文献が収録されている．

c. HerbMed[12]

HerbMed はハーブに関するサイトである．それぞれのメディシナルハーブについて，作用，伝承されている用法，現在の用法，使用上の注意などの実用的な内容や，ヒトでの効果実証研究，薬理的研究など報告されている多くの論文をピックアップしている．

d. ChemFinder.com[13]

ChemDraw でおなじみの CambridgeSoft Co. のサイトである．構造式や安全性・生物活性に関するサイトへのリンクもある．

e. USDA National Nutrient Database for Standard Reference, Release 17[14]

USDA 国立栄養素データベースページである．Moisture, Protein, Fat, Energy (Calories), Carbohydrate (by difference), Total dietary fiber, Total sugar, Calcium, Iron, Magnesium, Phosphorus, Potassium, Sodium, Zinc, Copper, Manganese, Selenium, Vitamin A (IU), Vitamin A (RAE), Alpha-carotene, Beta-carotene, Beta-cryptoxanthin, Lycopene, Lutein + zeaxanthin, Vitamin E (alpha-tocopherol), Vitamin K (phylloquinone), Vitamin C, Thiamin, Riboflavin, Niacin, Pantothenic acid, Vitamin B-6, Vitamin B-12, Dietary Folate Equivalents, Cholesterol, Total Saturated Fatty Acids, Total Monounsaturated Fatty Acids, Total Polyunsaturated Fatty Acids の計 38 項目の栄養素食品別含量データを掲載している．

f. USDA Database for the Flavonoid Content of Selected Foods-2003[15]

USDA フラボノイド食品別含量データベースページである．このデータベースでは，以下の 5 種類のフラボノイド食品別含量データを掲載している．

- ●FLAVONOLS：Quercetin, Kaempferol, Myricetin, Isorhamnetin
- ●FLAVONES：Luteolin, Apigenin
- ●FLAVANONES：Hesperetin, Naringenin, Eriodictyol
- ●FLAVAN-3-OLS：(+)-Catechin, (+)-Gallocatechin, (-)-Epicatechin, (-)-Epigallocatechin, (-)-Epicatechin 3-gallate, (-)-Epigallocatechin 3-gallate, Theaflavin, Theaflavin 3-gallate, Theaflavin 3'-gallate, Theaflavin 3,3'digallate, Thearubigins
- ●ANTHOCYANIDINS：Cyanidin, Delphinidin, Malvidin, Pelargonidin, Peonidin, Petunidin

g. USDA-Iowa State University Database on the Isoflavone Content of Foods, Release 1.3-2002[16]

USDA イソフラボン食品別含量データベースページである．Daidzein, Genistein, Glycitein and total Isoflavones, Coumesterol, Formononetin and Biochanin A の食品別含量データを掲載している．

h. 五訂日本食品標準成分表[17]

（1） 日本食品標準成分表

日本における食品成分表は，戦前に国立栄養研究所で佐伯矩博士によってつくられたものを嚆矢とする．戦後，日本科学技術庁資源調査会（以下は「本調査会」という）において，「四訂日本食品標準成分表」（以下「四訂成分表」という）が昭和 57 年にとりまとめられ，その後以下に示すように 6 次にわたるフォローアップ調査が実施され，その結果が公表されてきた．

・改定日本食品アミノ酸組成表（科学技術庁資

源調査会報告第 87 号）：昭和 61 年
- 日本食品脂溶性成分表—脂肪酸，コレステロール，ビタミン E—（科学技術庁資源調査会報告第 112 号）：平成元年
- 日本食品無機質成分表—マグネシウム，亜鉛，銅—（科学技術庁資源調査会報告第 113 号）：平成 3 年
- 日本食品食物繊維成分表—（科学技術庁資源調査会報告第 116 号）：平成 4 年
- 日本食品ビタミン D 成分表（科学技術庁資源調査会報告第 117 号）：平成 5 年
- 日本食品ビタミン K，B_6，B_{12} 成分表（科学技術庁資源調査会報告第 119 号）：平成 7 年
- 五訂日本食品標準成分表—新規食品編—（科学技術庁資源調査会報告第 121 号）：平成 9 年

五訂成分表は，現時点における食品成分表の集大成をなすものである．なお，改定日本食品アミノ酸組成表および日本食品脂溶性成分表の脂肪酸組成は，当面，暫定的に活用できる．

(2) 収載食品群と食品数

上述した食品成分表の収載食品群は 18 食品群で，総食品数は 1882 食品である．食品群（食品数）の名称と配列はつぎのとおりである．

1 穀類(143)，2 いもおよびでん粉類(40)，3 砂糖および甘味類(23)，4 豆類(73)，5 種実類(37)，6 野菜類(326)，7 果実類(156)，8 きのこ類(36)，9 藻類(47)，10 魚介類(388)，11 肉類(244)，12 卵類(20)，13 乳類(52)，14 油脂類(22)，15 菓子類(120)，16 し好飲料類(55)，17 調味料および香辛料類(84)，18 調理加工食品類(16)

(3) 収載成分項目およびその配列

これら成分表よりデータベース用に収載項目をきめた．項目の配列は，廃棄率，エネルギー，水分，タンパク質，脂質，炭水化物，灰分，無機質，ビタミン，脂肪酸，コレステロール，食物繊維，食塩相当量および備考の順とした．無機質の成分項目の配列は，各成分の栄養上の関連性に配慮し，ナトリウム，カリウム，カルシウム，マグネシウム，リン，鉄，亜鉛および銅の順とした．

ビタミンは，脂溶性ビタミンと水溶性ビタミンに分けて配列した．脂溶性ビタミンはビタミン A，ビタミン D，ビタミン E およびビタミン K の順，また水溶性ビタミンはビタミン B_1，ビタミン B_2，ナイアシン，ビタミン B_6，ビタミン B_{12}，葉酸，パントテン酸およびビタミン C の順にそれぞれ配列した．このうち，ビタミン A の項目はレチノール，カロテンおよびレチノール当量とした．脂肪酸の項目は，飽和脂肪酸，1 価不飽和脂肪酸および多価不飽和脂肪酸とした．食物繊維の項目は，水溶性，不溶性および総量とした．

i. 改定日本食品アミノ酸組成表[18]

(1) 収載食品群と食品数

アミノ酸組成表作成にあたっては，これが四訂成分表の一環であるという位置づけから，組成表と四訂成分表との整合性が保たれるよう配慮した．したがって，食品の区分は四訂成分表に準じた．収載食品群は 18 食品群で，総食品数は 295 食品である．食品群（食品数）の名称と配列はつぎのとおりである．

1 穀類(41)，2 いも・でん粉類(4)，3 砂糖・甘味類(0)，4 菓子類(1)，5 油脂類(0)，6 種実類(11)，7 豆類(24)，8 魚介類(84)，9 獣鳥鯨肉類(41)，10 卵類(5)，11 乳類(12)，12 野菜類(39)，13 果実類(19)，14 きのこ類(3)，15 藻類(4)，16 し好飲料類(1)，17 調味料および香辛料類(3)，18 調理加工食品類(3)

(2) 収載成分項目およびその配列

FFF データベースに収録した収載項目は，タンパク質，アミノ酸とアミノ酸スコアである．分析対象アミノ酸は 18 種類とした．その内訳は必須アミノ酸として，イソロイシン，ロイシン，リジン，含硫アミノ酸（メチオニン，シスチン），芳香族アミノ酸（フェニルアラニン，チロシン），スレオニン，トリプトファン，バリン，必須アミノ酸に準じるものとしヒスチジン，そのほかのアミノ酸としてアルギニン，アラニン，アスパラギン酸，グルタミン酸，グリシン，プロリン，セリンである．

j. 日本食品脂溶性成分表の脂肪酸組成[19]

(1) 収載食品群と食品数

日本食品脂溶性成分表作成にあたっては，これが四訂成分表の一環であるという位置づけから，組成表と四訂成分表との整合性が保たれるよう配慮した．したがって，食品の区分は四訂成分表に準じた．収載食品は，原則として四訂成分表収載食品の中より選定した．選定基準としては，脂質含量の多い食品，日常的に摂取量の多い食品，原材料的食品および代表的加工食品とし，原材料的食品は消費形態に近いものを対象とした．日本食品脂溶性成分表の脂肪酸組成収載食品群は18食品群で，総食品数は472食品である．食品群（食品数）の名称と配列はつぎのとおりである．

1 穀類(40), 2 いも・でん粉類(5), 3 砂糖・甘味類(0), 4 菓子類(13), 5 油脂類(21), 6 種実類(17), 7 豆類(24), 8 魚介類(132), 9 獣鳥鯨肉類(112), 10 卵類(7), 11 乳類(15), 12 野菜類(44), 13 果実類(11), 14 きのこ類(7), 15 藻類(8), 16 し好飲料類(5), 17 調味料および香辛料類(6), 18 調理加工食品類(5)

(2) 収載成分項目およびその配列

FFFデータベースへの収載項目は脂質，脂肪酸総量，飽和脂肪酸，1価不飽和脂肪酸，多価不飽和脂肪酸および各脂肪酸である．各脂肪酸は酪酸，ヘキサン酸，オクタン酸，デカン酸，デセン酸，ラウリン酸，ミリスチン酸，ミリストレイン酸，ペンタデカン酸，ペンタデセン酸，パルミチン酸，パルミトレイン酸，ヘキサデカトリエン酸，ヘプタデカン酸，ヘプタデセン酸，ステアリン酸，オレイン酸，リノール酸，リノレン酸，γ-リノレン酸，オクタデカテトラエン酸，ラキジン酸，イコセン酸，イコサジエン酸，イコサトリエン酸，イコサテトラエン酸，アラキドン酸，イコサペンタエン酸，ベヘン酸，ドコセン酸，ドコサジエン酸，ドコサペンタエン酸，ドコサヘキサエン酸，リグノセリン酸，テトラコセン酸とした．

2.4 おもな機能性食品因子の食品別含量

FFFデータベースには，共同研究者より提供されたデータと信頼性の高い文献データのみを収録した．同じ食品で，いくつもの機能性食品因子含量データがあった場合，栄養計算用には平均値をとって表示し，研究用データベースには範囲を示した．機能性食品因子摂取量を計算するため，五訂日本食品標準成分表と照らし合わせ，各食品に五訂の食品番号を振った．相互作用などを研究するためにモル表示のテーブルも公開した．

2.4.1 フラボノイド，ポリフェノール類

植物性食品や飲料のポリフェノール（polyphenols）組成や含量に関する文献はかなり多数ある．しかしながら，この幅広い植物代謝産物群の複雑さのせいで，多くのポリフェノールはいまだに同定されていない．さらに，ポリフェノール性化合物の異なった型や類を分析するための適切な方法について合意されていないため，文献中のデータを比較することはむずかしい．結果的に，植物性食品中のポリフェノールの含量や組成に関する文献の情報は不十分であるだけでなく，時に矛盾し，利用性は低い．測定されたポリフェノールは，ほとんど単純フェノールとフラボノイド類（flovonoids）であり，アグリコンと配糖体の両方ある．フラボノイドは化学構造の違いにより，フラボン類，フラボノール類，フラバノン類，フラバノール類（カテキン類），アントシアニジン，イソフラボノイド類，プロアントシアニジンに分類できる．

おもな単純フェノール類（benzoic acid, caffeic acid, chlorogenic acid, cinnamic acid, cryptochlorogenic acid, ferulic acid, gallic acid, neochlorogenic acid, p-coumaric acid, protocatechuic acid）の化学構造は図2.4.1に示した．おもなフラボン類（apigenin, luteolin, nobiletin, diosmetin, diosmin）の化学構造は図2.4.2に示した．おもなフラボノール類

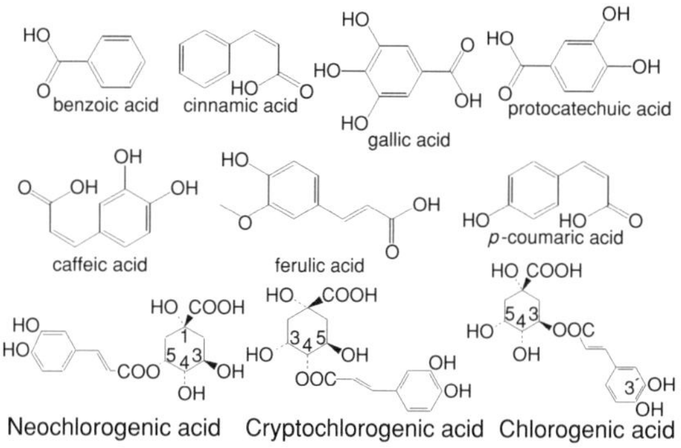

図 2.4.1 おもな単純フェノール類の化学構造

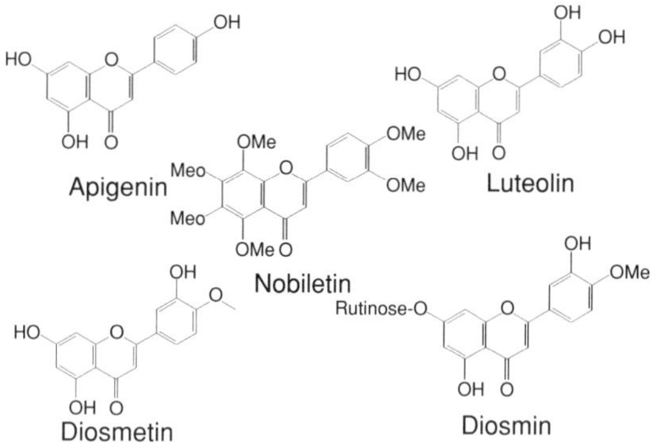

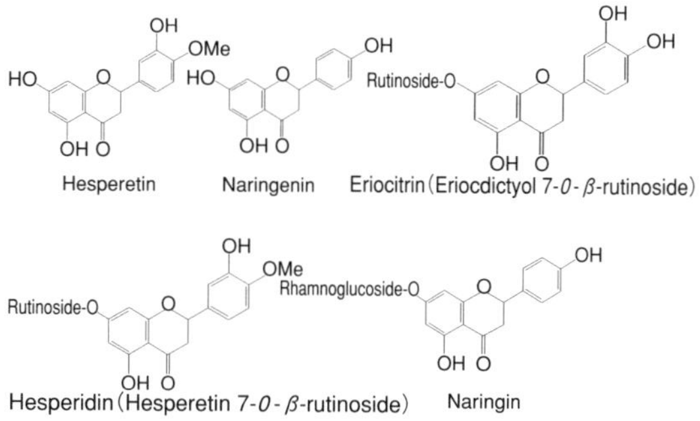

図 2.4.4 おもなフラバノン類の化学構造

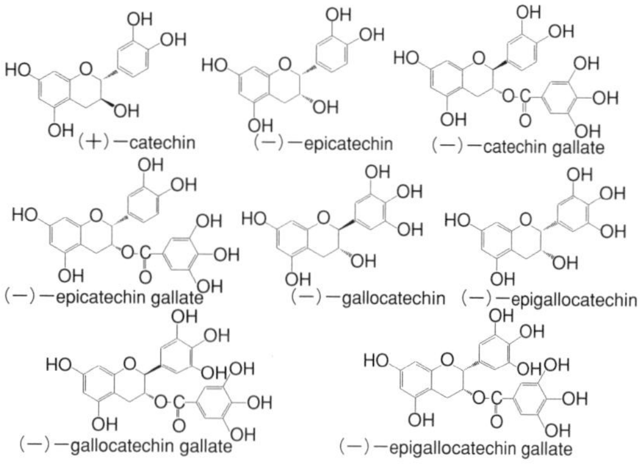

図 2.4.2 おもなフラボン類の化学構造

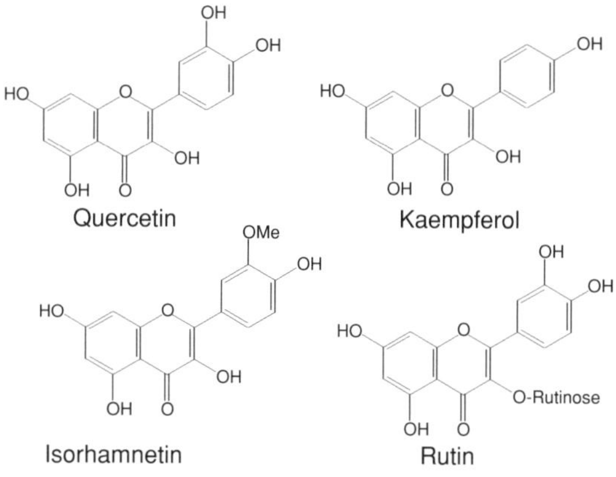

図 2.4.5 おもなフラバノール類（カテキン類）の化学構造

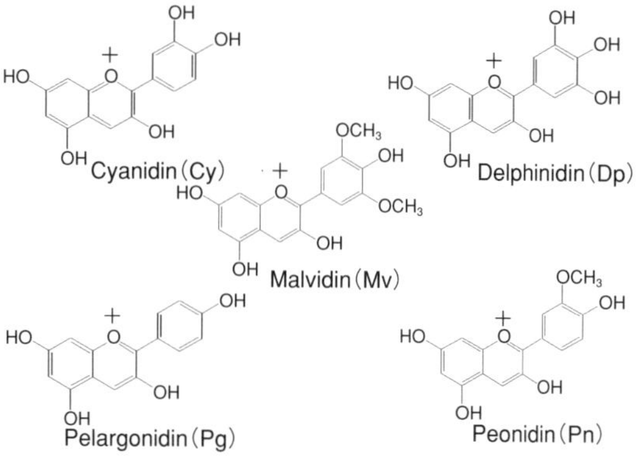

図 2.4.3 おもなフラボノール類の化学構造

図 2.4.6 おもなアントシアニジンの化学構造

(quercetin, kaempferol, isorhamnetin, rutin) の化学構造は図 2.4.3 に示した．おもなフラバノン類 (hesperetin, hesperidin, naringenin, naringin, eriocitrin) の化学構造は図 2.4.4 に示した．おもなフラバノール類（カテキン類）((−)-epicatechin, (−)-epicatechingallate,
(−)-epigallocatechin, (+)-catechin) の化学構造は図 2.4.5 に示した．カテキン類は縮合型タンニンの単量体構成要素であるが，通常，単量体としても普遍的に存在している．おもなアントシアニジン (cyanidin, delphinidin, malvidin, pelargonidin, peonidin) の化学構造は図 2.4.6 に示

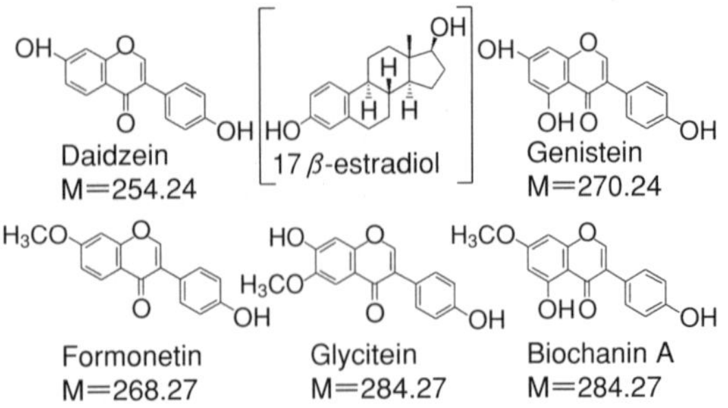

図 2.4.7 おもなイソフラボノイドの化学構造
（カッコは女性ホルモン）

した．アントシアニンはアントシアニジンの配糖体に適用される．アントシアニンはもっとも重要な水溶性の植物色素群であり，高等植物花や果物の色のもとである．procyanidin B1, procyanidin B2, procyanidin C1 はプロアントシアニジンである．配糖体化に加え，メチルエステルだけでなく，芳香族と脂肪族の酸とも結合しエステルとしても存在する．おもなイソフラボノイド（daidzein, genistein, glycitein）の化学構造は図 2.4.7 に示した．

野菜（35品目），果実類（154品目）など食品別ポリフェノール含量は共同研究者の測定したデータをもとに整理した．豆類およびダイズ製品（42品目）食品別イソフラボン含量表（表 2.4.1）は私たちのデータより整理した．おもな63種類のポリフェノール（polyphenols）および食品源を表（表 2.4.2）にまとめた．

単純フェノールの benzoic acid はスイートコーン，よもぎに多い．protocatechuic acid はいちじく，よもぎに多い．caffeic acid, chlorogenic acid はブルーベリー，グレープフルーツ，プルーン，ホワイトサポテ，はあけび，びわ，ハスカップなどに多い．cryptochlorogenic acid はにほんすもも，プルーン，さくらんぼ，オロブランコ，グレープフルーツに多い．cinnamic acid はモロヘイヤ，おうとう，ししとうがらし，ごぼう，貝割れ大根に多い．ferulic acid ははす，ごぼう，せり，スイートコーンに多い．gallic acid はかき，あんず，ぶどう，マンゴー，リンゴに多い．neochlorogenic acid はプルーン，さくらん

ぼ，びわ，うめ，かりんに多い．

カテキン類の(−)-epicatechin, (−)-epicatechingallate, (−)-epigallocatechin, (+)-catechin などはアテモヤ，うめ，グァバ，リンゴ，もも，温州みかん，さくらんぼなど果実に多い．

フラボノイドの apigenin はパセリ・葉，セロリーに多い．apigenin glycosides はパセリ，きんかん，つるむらさき，グレープフルーツ，レモンに多い．グレープフルーツは naringenin, naringin, poncirin なども多いが hesperdin 以外の作用はあまり調べられていない．cyanidin, cyanidin-3,5-diglucoside, cyanidin-3-glucoside, cyanidin-3-rutinoside はハスカップ，ぶどう，ざくろ，ラズベリー，やまもも，さくらんぼ，ぶどう，ラズベリーに多い．delphinidin, delphinidin-3-galactoside, delphinidin-3-glucoside はブルーベリー，ざくろに多い．didmyn は温州みかんに多い．diosmetin はハスカップ，ラズベリー，アセロラ，ざくろ，さくらんぼに多く，diosmin はレモン，ライム，シイクワシャーに多い．hesperidin, hesperetin glucosides はレモン，タンゼロ，温州みかん，ネーブルオレンジ，ぽんかんに多い．

isorhamnetin glucosides はせりに多い．kaempferol glycosides はタアサイ，かぶ，チンゲンツァイ，にら，モロヘイヤに多い．luteolin はオリーブ，きんかんに多い．luteolin glycosides はオリーブ，ピーマン，ししとうがらし，赤ピーマン，セロリーに多い．malvidin, malvidin-3-arabinoside, malvidin-3,5-diglucoside, malvidin-3-galactoside, malvidin-3-glucoside はブルーベリーに多い．narirutin は温州みかん，バレンシアオレンジ，かぼす，きんかん，なつみかんに多い．neoeriocitrin はだいだい，かぼすに多い．neohesperidin はすだち，だいだい，かぼす，グレープフルーツ，はっさくに多い．neoponcirin はタンゴール，ネーブルオレンジ，ぽんかん，だいだいに多い．nobiletin はシイクワシャー，ぽんかんに多い．pelargoni-

2. 機能性食品因子データベース

表 2.4.1 豆類およびダイズ製品食品別イソフラボン含量表 (mg/100 g 湿重量)

食品番号	食品名	daizein	genistein	glycitein	total isoflavone
4023	だいず・全粒・国産—乾	153.4	200.5	40.3	394.1
4024	だいず・全粒・国産—ゆで	27.2	94.5	1.2	122.8
6015	えだまめ—生	3.3	6.3	0.4	10.04
6016	えだまめ—ゆで	4.8	6.6	0.9	12.37
4029	きな粉・全粒大豆	103.9	172.1	13.0	288.9
4032	木綿豆腐	18.6	21.5	1.7	41.8
4033	絹ごし豆腐	15.7	21.6	1.8	39.2
4035	充てん豆腐	28.0	20.3	2.0	50.2
4036	沖縄豆腐	15.2	25.3	1.9	42.4
4037	ゆし豆腐	12.2	19.5	1.6	33.4
4038	焼き豆腐	21.5	40.0	1.9	63.4
4039	生揚げ	12.8	37.1	1.3	51.3
4040	油揚げ	13.7	26.8	1.2	41.6
4041	がんもどき	34.8	89.2	2.1	126.1
4042	凍り豆腐	33.6	81.8	2.6	118.1
4046	糸引納豆	36.6	60.7	4.2	101.6
4047	挽きわり納豆	16.6	33.2	1.2	51.0
4063	テンペ	80.3	132.6	5.4	218.4
4049	浜納豆	233.1	403.4	4.4	640.9
4050	おから・旧来製法	4.2	6.5	0.5	11.2
4052	豆乳・豆乳	14.2	18.9	1.2	34.2
4059	湯葉—生	33.5	57.9	3.6	94.9
4060	湯葉—干し	103.6	162.1	12.9	278.7
17007	濃口しょうゆ	1.1	0.6	0.4	2.04
17008	薄口しょうゆ	0.7	0.3	0.1	1.1
4061	金山寺みそ	13.0	15.1	3.1	31.2
17044	米みそ・甘みそ	20.8	37.9	1.6	60.3
17045	米みそ・淡色辛みそ	23.4	35.3	3.6	62.2
17046	米みそ・赤色辛みそ	21.3	29.3	2.6	53.2
6286	もやし・アルファルファもやし—生	0.1	0.1	0.1	0.3
6287	もやし・大豆もやし—生	5.0	7.9	1.1	14.0
6291	もやし・りょくとうもやし—生	0.3	0.2	0.0	0.61
4071	りょくとう・全粒—乾	0.0	0.1	0.0	0.1
4065	ひよこまめ・全粒—乾	0.0	0.2	0.0	0.2
6020	さやえんどう・若ざや—生	0.1	0.0	0.0	0.12
6010	いんげんまめ・さやいんげん・若ざや—生	0.0	0.0	0.0	0.02
6125	そらまめ・未熟豆—ゆで	0.0	0.2	0.0	0.17

数値は平均値で示した.

表 2.4.2　おもな 63 種類のポリフェノールおよび食品源

ポリフェノール	英語名	主要食品源
単純フェノール (simple polyphenols)		
安息香酸	benzoic acid	スイートコーン, よもぎ
カフェ酸（コーヒー酸）	caffeic acid	ブルーベリー, グレープフルーツ, プルーン, ホワイトサポテ
クロロゲン酸	chlorogenic acid	あけび, ブルーベリー, びわ, マルメロ, ハスカップ
桂皮酸類	cinnamic acid	モロヘイヤ, おうとう, ししとうがらし, ごぼう, 貝割れ大根
p-クマル酸	p-coumaric acid	アボカド
クリプトクロロゲン酸	cryptochlorogenic acid	にほんすもも, プルーン, さくらんぼ, オロブランコ, グレープフルーツ
フェルラ酸	ferulic acid	なす, ごぼう, せり, スイートコーン
没食子酸	gallic acid	かき, あんず, ぶどう, マンゴー, りんご
ネオクロロゲン酸	neochlorogenic acid	プルーン, さくらんぼ, びわ, うめ, かりん
プロトカテク酸	protocatechuic acid	いちじく, よもぎ
フラボノイド (flavonoids)		
アピゲニン	apigenin	パセリ・葉, セロリー
アピゲニン配糖体	apigenin glycosides	パセリ, きんかん, つるむらさき, グレープフルーツ, レモン
クリソエリオール配糖体	chrisoeriol glucosides	セロリー
ジオスメチン	diosmetin	ハスカップ, ラズベリー, アセロラ, ざくろ, さくらんぼ
ディオスミン	diosmin	レモン, ライム, シイクワシャー
ルテオリン	luteolin	オリーブ, きんかん
ルテオリン配糖体	luteolin glycosides	オリーブ, ピーマン, ししとうがらし, 赤ピーマン, セロリー
ミリセチン配糖体	mirycetin glycosides	バナナ, やまもも, ぶどう
ノビレチン	nobiletin	シイクワシャー, ぽんかん
イソラムネチン配糖体	isorhamnetin glucosides	せり
ケムフェロール配糖体	kaempferol glycosides	タアサイ, かぶ, チンゲンツァイ, にら, モロヘイヤ
ケルセチン配糖体	quercetin glycosides	あけび, きょうな, モロヘイヤ, たまねぎ, さやえんどう, せり
ロイフォリン	roifolin	なつみかん, ぶんたん, だいだい, はっさく
ルチン	rutin	ハスカップ, あんず, 温州みかん, きんかん, なつめ
エリオシトリン	eriocitrin	レモン, すだち, さんぽうかん, ライム, ネーブルオレンジ
ヘスペレチン	hesperetin	みかん
ヘスペレチン配糖体	hesperetin glucosides	レモン, みかん
ヘスペリジン	hesperidin	レモン, タンゼロ, 温州みかん, ネーブルオレンジ, ぽんかん
ナリンゲニン	naringenin	グレープフルーツ
ナリンギン（ナリンジン）	naringin	グレープフルーツ
ナリルチン	narirutin	温州みかん, バレンシアオレンジ, かぼす, きんかん, なつみかん
ネオエリオシトリン	neoeriocitrin	だいだい, かぼす
ネオヘスペリジン	neohesperidin	すだち, だいだい, かぼす, グレープフルーツ, はっさく
ネオポンシリン	neoponcirin	タンゼロ, タンゴール, ネーブルオレンジ, ぽんかん, だいだい
ポンシリン	poncirin	グレープフルーツ
ディドミン	didmyn	温州みかん
(−)-エピカテキン	(−)-epicatechin	チェリモヤ, アテモヤ, 温州みかん, りんご, さくらんぼ
(−)-エピカテキガレート	(−)-epicatechingallate	マルメロ
(−)-エピガロカテキン	(−)-epigallocatechin	りんご
(+)-カテキン	(+)-catechin	アテモヤ, うめ, グァバ, りんご, もも
Cy-3,5-diglc	cyanidin-3,5-diglucoside	ざくろ, ハスカップ, ぶどう
Cy-3-glc	cyanidin-3-glucoside	ハスカップ, ぶどう, ざくろ, ラズベリー, やまもも
Cy-3-rut	cyanidin-3-rutinoside	さくらんぼ, ぶどう, ラズベリー
シアニジン	cyanidin	ラズベリー, ざくろ, ハスカップ, アセロラ, さくらんぼ
Dp-3-gal	delphinidin-3-galactoside	ブルーベリー, ブルーベリージャム
Dp-3-glc	delphinidin-3-glucoside	ざくろ
デルフィニジン	delphinidin	ブルーベリー, ざくろ
Mv-3,5-diglc	malvidin-3,5-diglucoside	ぶどう
Mv-3-ara	malvidin-3-arabinoside	ブルーベリー
Mv-3-gal	malvidin-3-galactoside	ブルーベリー
Mv-3-glc	malvidin-3-glucoside	ブルーベリー, ぶどう
マルビジン	malvidin	ブルーベリー
Pg-3-glc	pelargonidin-3-glucoside	ぶどう, いちご, ハスカップ, ざくろ
ペラルゴニジン	pelargonidin	いちご
ペオニジン	geonidins	ブルーベリー
アントシアニジン全体*	anthocyanidins	ハスカップ, ブルーベリー, ラズベリー, アセロラ, いちご
アントシアニン全体**	anthocyanins	ブルーベリー, なす, ハスカップ, ラズベリー, アセロラ
ダイゼイン	daidzein	納豆, 大豆, きな粉, 湯葉, テンペ
ゲニステイン	genistein	納豆, 大豆, きな粉, 湯葉, がんも
グリシテイン	glycitein	大豆, きな粉, 湯葉, テンペ, 納豆
プロシアニジン B1	procyanidin B1	アテモヤ, チェリモヤ, グァバ, にほんすもも, ハスカップ
プロシアニジン B2	procyanidin B2	チェリモヤ, ホワイトサポテ, アテモヤ, ごれんし, りんご
プロシアニジン C1	procyanidin C1	アテモヤ, チェリモヤ, ホワイトサポテ, ごれんし, りんご

**cyanidin 当量で算出, *Cy-3-glc 当量で算出

din-3-glucoside はぶどう，いちご，ハスカップ，ざくろに多い．pelargonidin はいちごに多い．

procyanidin B1アテモヤ，チェリモヤ，グァバ，にほんすもも，ハスカップに多い．procyanidin B2はエリモヤ，ホワイトサポテ，アテモヤ，ごれんし，リンゴに多い．procyanidin C1はテモヤ，チェリモヤ，ホワイトサポテ，ごれんし，リンゴに多い．quercetin glycosides はけび，きょうな，モロヘイヤ，たまねぎ，さやえんどう，せりに多い．roifolin はなつみかん，ぶんたん，だいだい，はっさくに多い．rutin はハスカップ，あんず，温州みかん，きんかん，なつめに多い．anthocyanidins はスカップ，ブルーベリー，ラズベリー，アセロラ，いちごに多い．anthocyanins はブルーベリー，なす，ハスカップ，ラズベリー，アセロラに多い．このように果物には多数のフラボノイドが含まれ，作用は複合的なものと思われる．

イソフラボン全体は浜納豆に一番多く，つぎはダイズ，きな粉，干し湯葉，テンペ，豆腐と順になる．ゲニステインは浜納豆に一番多く，つぎはダイズ，きな粉，干し湯葉，テンペと順になる．ダイゼインも浜納豆に一番多く，つぎはダイズ，きな粉，干し湯葉，テンペと順になる．グリシテインは大豆胚芽にしか含まれないので丸ダイズをつかわないと含まれない．日本人は，ダイズ食品を多く摂取することから，食事からのイソフラボン摂取源として重要である．小豆，えんどう豆，いんげん豆などのダイズ以外の豆類には，ダイズに比べてイソフラボン含有量は少なく，食事からのイソフラボン摂取源としての寄与は低いと推察される．

測定したポリフェノールの含量はアグリコンと配糖体がともにあり，また未測定のポリフェノールもあると思われ，食事からのポリフェノール摂取量を計算するための成分表に化合物を決定する必要がある．さらに，測定されていない食品もたくさんあるので，今後系統的に同じ方法で測定する必要もある．

2.4.2 カロテノイド，テルペノイド類

野菜（65品目），果実類（8品目）食品別カロテノイド（carotenoids）含量表と柑橘類食品別テルペノイド（terpenoids）含量表は食品総合研究所の共同研究者の測定したデータをもとに収録した．おもなカロテノイド（α-カロテン，β-カロテン，β-クリプトキサンチン，カプサンチン，ルテイン，リコピン，ゼアキサンチン）の化学構造は図2.4.8に示した．おもなリモノイド（リモニン，ノミリン，ノミリン酸，オバクノン）の化学構造を図2.4.9に示した．

α-カロテンはにんじん，よもぎ，モロヘイヤ（葉），しその葉（青），バジル，トマピー，イタリアンパセリ，小松菜，セリ，つるむらさきに多い．β-カロテンはモロヘイヤ（葉），よもぎ，し

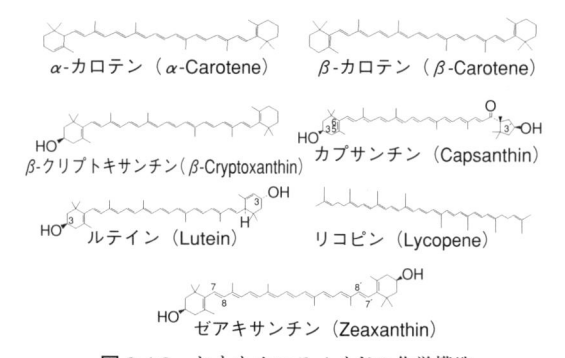

図 2.4.8　おもなカロテノイドの化学構造

図 2.4.9　おもなリモノイドの化学構造

その葉（青），イタリアンパセリ，バジル，小松菜，にんじん，ルッコラ，セリ，ふき（葉）に多い．β-クリプトキサンチンはトマピー，ミカン缶詰，キンカン，パパイア，ピーマン（赤），モロヘイヤ（葉），のびる，つるむらさき，オレンジジュース，バジルに多い．カプサイチンはトマピー，ピーマン（赤）に多い．ルテインはモロヘイヤ（葉），よもぎ，しその葉（青），イタリアンパセリ，バジル，小松菜，ふき（葉），ルッコラ，セリ，トウミョウに多い．リコピンは金時人参，ミニトマト，グレープフルーツジュースに多い．ゼアキサンチンはトマピー，ピーマン（赤），キンカン，よもぎ，バジル，のびる，ミカン缶詰，しその実（青），ピーマン（黄），ルッコラに多い．テルペノイド類については，現在かんきつ類のリモノイドのみが提示されている．まだ，未測定の含量データは多いので，今後カロテノイド，テルペノイド類の食品別含量表を充実する必要がある．

2.4.3 含硫化合物，揮発性成分

野菜類（23品目）食品別含硫化合物（sulfur compounds）含量表は，共同研究者の測定したデータをもとに収録した．共同研究者が提供したデータのうち，文献から収集した含量もあり，単位と測定方法は不統一のため提示しない．おもな含硫化合物（S-methyl-L-cysteine sulfoxide, S-propyl-L-cysteine sulfoxide, S-1-propenyl-L-cysteine sulfoxide, S-allyl-L-cysteine sulfoxide, isothiocyanate, 4-methylsulfinylbutyl isothiocyanate, 6-methylsulfinylhexyl isothiocyanate）の化学構造は図2.4.10に示した．

4-methylsulfinylbutyl isothiocyanate（sulforaphane）はブロッコリーに多い．6-methylsulfinylhexyl isothiocyanateはわさびに多い．isothiocyanate（イソチオシアネート）はわさび，かいわれだいこん，チンゲンツァイ，レタス，ブロッコリー，かぶ，こまつな，だいこん，アルファルファもやし，カリフラワー，キャベツに多い．S-1-propenyl-L-cysteine sulfoxide（pro-peiin）はたまねぎ，ねぎに多い．

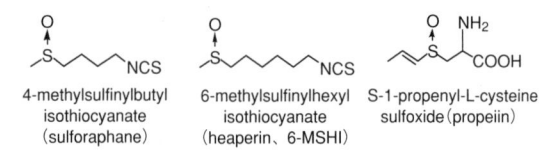

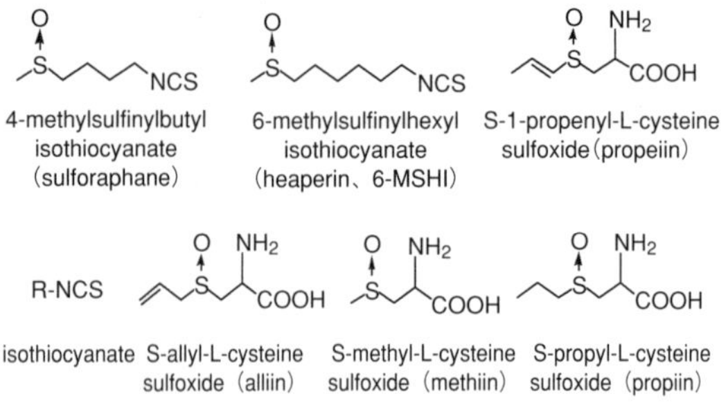

S-allyl-L-cysteine sulfoxide（alliin），S-methyl-L-cysteine sulfoxide（methiin），S-propyl-L-cysteine sulfoxide（propiin）はねぎ，玉ねぎに多い．まだ未測定の含量データは多いので，今後含硫化合物，揮発性成分（volatile compounds）の食品別含量表を充実する必要がある．

図2.4.10 おもな含硫化合物の化学構造

2.5 おもな機能性食品因子の機能性

PubMedで文献検索および共同研究者の提供したデータより，機能性食品因子（フィトケミカル）の機能性に関する研究論文は試験管，細胞，動物レベルのものが多く，ヒトにおける研究が少ない[20]．試験管，細胞，動物実験で示された機能はヒトでも示すか，またどのくらいの量を摂取すれば期待する効果が得られるかについては，ほとんど明らかになっていない．単一成分を用いたヒト介入試験の研究論文のうち，カロテノイド以外はきわめて少ない[21]．この原因として，日常摂取している野菜・果実類など食品中の成分であっても，濃縮物や単一成分の形態では，ヒト試験に利用できるほどの品質と安全性が保証できないこと，疫学調査から野菜・果物類摂取と疾病予防の関係が示唆されても，野菜・果物類中の当該機能成分がまだ同定されていないことなどが考えられる．

機能性食品因子の基本的な作用には，よく調べられている抗酸化性とともに，酵素阻害，免疫調整，ホルモンの作用調節，がん細胞の増殖抑制やアポトーシスの誘発と正常細胞への分化誘導作

用，抗菌作用などがある．最近の動物実験や細胞を利用した研究から，発がんや動脈硬化などの発症には，生体成分（DNAや脂質）の酸化的損傷の関与が示されていることから[22]，抗酸化性は発がんや動脈硬化性疾患両方の予防に関連すると思われる．

免疫調整は侵入してきた病原菌やウィルスを殺すことによって身体を防御するだけでなく，がん細胞のような異物に対しても同様な効果を示す．肝臓機能に対する作用は，発がん物質の代謝に関与するためがん予防作用としても分類できる．また，脂質改善作用や高血圧抑制は循環器系に対する作用として1つにまとめることもできる．いろいろな機能性に関する研究は最終的にヒトへの健康影響を評価することに繋がる．個々の機能性をそれぞれ明確に分類することはむずかしいが，当研究ではヒトへの健康影響を評価する観点より，がん・腫瘍系，血液・循環器系，抗感染・免疫系，脳・神経系，骨・筋肉系，内分泌系，消化器・代謝系，呼吸器系，生殖器系の9カテゴリーに大まかに分類した．

DNAの酸化損傷や細胞膜の過酸化に対する抗酸化性はがん・腫瘍系にまとめ，LDLなど脂質過酸化物に対する抗酸化性を血液・循環器系にまとめた．カロテノイド，テルペノイド類（carotenoids, terpenoids）と含硫化合物，揮発性成分（sulfur compounds, volatile compounds）の機能性に関する研究論文もかなりあり，フラボノイド，ポリフェノールの機能性についてもかなりの論文がある．しかし，複数のフィトケミカルの摂取を評価したものはほとんど皆無である．

2.6 ウェブで公開したFFFデータベース

現在，私たちは機能性食品因子データベースを構築し，ウェブデータベースシステムの形でインターネット上に公開している（図2.4.11）[23]．ホームページアドレスはhttp://www.life-science.jp/FFFおよびwww.nihn.go.jpにしている．まだ日本語しかないが，世界中の利用者はインタ

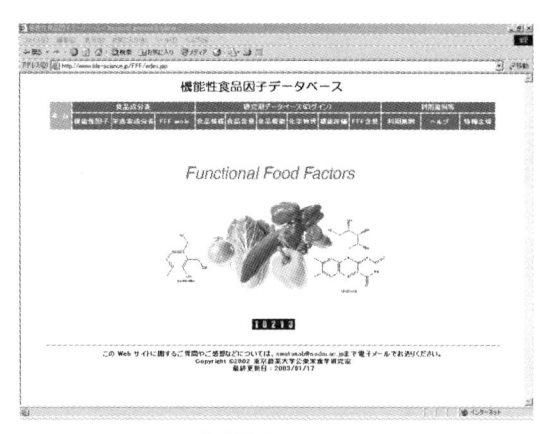

図 2.4.11 機能性食品因子データベース

ーネットを通して，データベースにアクセスでき，関連データの検索・表示ができるようになっている．ウェブページはホーム，食品成分表，研究用データベース，利用規則等の4部分から構成されている．ホームはホームページのトップページとなっている．食品成分表部分には機能性因子，栄養素成分表，とFFF moleページがある．研究用データベース部分には食品情報，食品含量，食品機能，化学物質，機能評価とFFF含量ページがある．利用規則等部分には利用規則，ヘルプと利用広場がある．各ページの上部に共同のメニューバーを設置し，各ページへのハイパーリンクを貼ってある．リンクをクリックすることで，該当ページへ移動することができる．

2.6.1 研究用データベースのログインとログアウト

研究用データベース（食品情報ページ，食品含量ページ，食品機能ページ，化学物質ページ，機能評価ページ，FFF含量ページ）の閲覧者を把握するため，アクセス制限機能をつけた．これらのページを閲覧するには，会員登録が必要にする．あらかじめ利用者のメールアドレスとパスワードを登録してもらったら，研究用データベースを利用可能になる．ログインページのタイトルを会員サインインとする．ページの検索項目はホーム，機能性因子，栄養素成分表，FFF mole，食

図 2.4.12　食品情報の検索

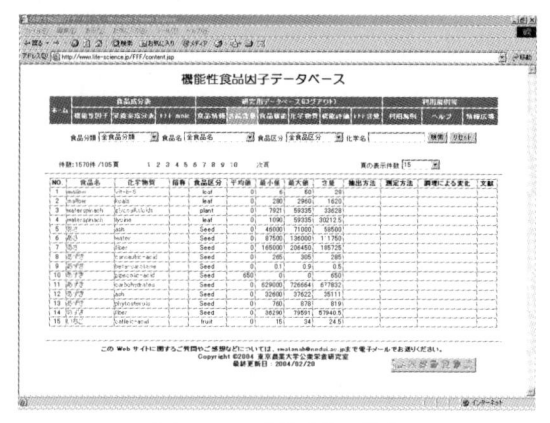

図 2.4.13　食品含量の検索

品情報，食品含量，食品機能，化学物質，機能評価，FFF含量である．ログインリンクをクリックすると，ログインページへ移動する．ログイン用のメールアドレスとパスワードの入力フィールドを設置し，新規会員登録とゲストログインページへのリンクもつける．利用終了後，ログアウトしてもらう．フッターに問い合わせ電子メール住所とウェブサイト更新日を設置する．

2.6.2　食品情報の検索（図 2.4.12）

食品分類と食品名を検索条件として，食品情報を検索することができる．検索結果画面については，食品番号，食品名，俗称，食品分類，英文名，学名，食品図，説明，含量，機能などデータが表示される．検出されたデータの中にある含量をクリックすると，その含量に関する食品含量検索画面に遷移し，食品含量詳細情報が表される．また，機能をクリックすると，その機能に関する食品機能検索画面に遷移し，食品機能の詳細情報が表示される．

2.6.3　食品含量の検索（図 2.4.13）

食品分類，食品名，食品区分と化学名を検索条件として，食品含量情報を検索することができる．検索結果画面については，食品名，化学物質，食品区分，平均値（ppm）最低値（ppm）最高値（ppm），含量，抽出方法，測定方法，調理による変化，参考文献などデータが表示され

る．また，化学物質をクリックすると，その化学物質に関する化学物質検索画面に遷移し，化学物質の詳細情報が表される．さらに，食品名をクリックすると，その食品に関する食品情報検索画面に遷移し，食品の詳細情報が表される．参考文献をクリックすると，その参考文献に関する参考文献検索画面に遷移し，参考文献の詳細情報が表示される．

2.6.4　食品機能の検索（図 2.4.14）

食品分類，食品名，化学物質と化学機能を検索条件として，食品機能を検索することができる．検索結果画面については，食品名，化学物質，化学機能，測定方法，調理方法，文献略称，評価などのデータが表示される．上にあるハイパーリンクの化学物質をクリックすると，その化学物質に

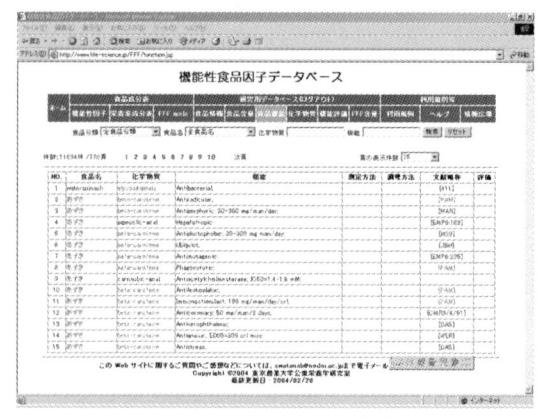

図 2.4.14　食品機能の検索

関する化学物質検索画面に遷移し，また，上の食品名をクリックすると，その食品に関する食品情報検索画面に遷移し，食品詳細の情報が現れるのは他の検索画面と共通している．

2.6.5 化学物質の検索（図 2.4.15，図 2.4.16）

化学物質分類と化学物質名を検索条件として，化学物質を検索することができる．検索結果画面については，NO.，化学物質番号，化学物質名，分類，俗称，CAS 番号が表示される．詳細をクリックすると，化学構造，分子式，分子量，融点，沸点，溶媒可溶性，化合物の諸性質，代謝経路などデータを表示する詳細の画面に遷移する．

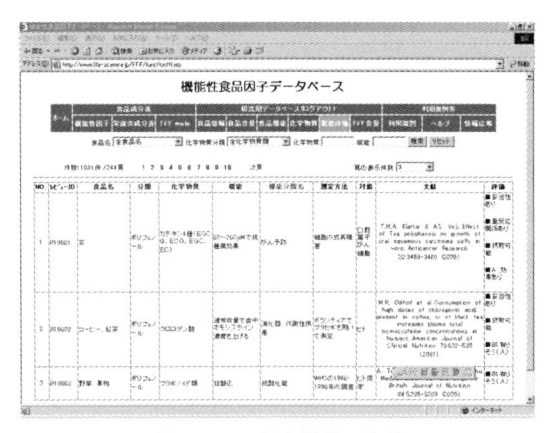

図 2.4.17 機能評価の検索

2.6.6 機能評価の検索（図 2.4.17）

食品名と化学物質と機能を検索条件として，機能評価情報を検索することができる．検索結果画面については，NO.，レビュー ID，食品名，分類，化学物質，機能，機能分類名，測定方法，対象，文献，評価のデータが表示される．

2.6.7 FFF 含量の検索（図 2.4.18）

化学名を検索条件として，FFF 含量情報を検索することができる．検索結果画面については，NO.，食品名，化学物質，俗称，食品区分，含量，抽出方法，測定方法，調理による変化，文献のデータが表示される．また，化学物質をクリックすると，その化学物質に関する化学物質検索画面に遷移し，化学物質詳細の情報が表される．

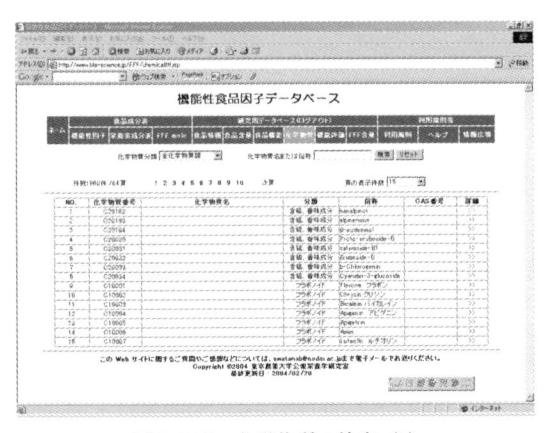

図 2.4.15 化学物質の検索（1）

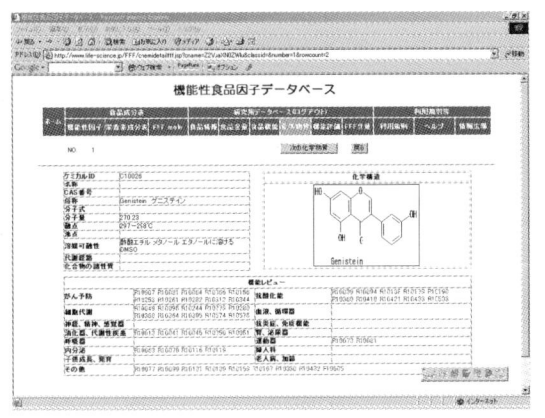

図 2.4.16 化学物質の検索（2）

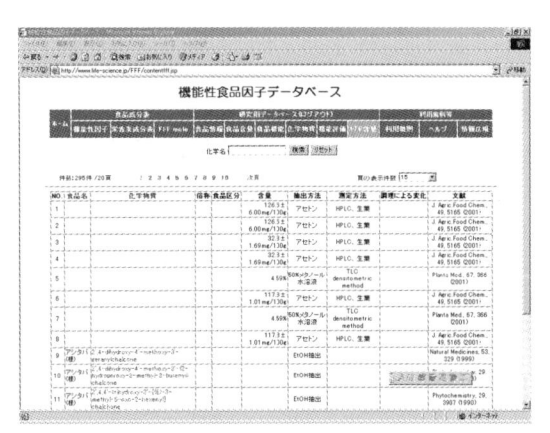

図 2.4.18 FFF 含量の検索

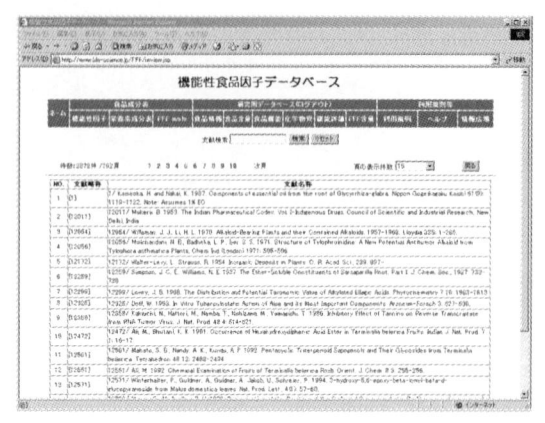

図2.4.19 文献の検索

2.6.8 文献の検索（図2.4.19）

文献略称を検索条件として，文献情報を検索することができる．検索結果画面については，NO，文献略称，文献名称のデータが表示される．

2.6.9 利用規則画面

ウェブページのタイトルを機能性食品因子データベースとする．ページの検索項目はホーム，機能性因子，栄養素成分表，FFF mole，食品情報，食品含量，食品機能，化学物質，機能評価，FFF含量である．ページ上部メニューバーにある利用規則という文字列のカラーは黄色にして，該当ページのことを示している．このページでは，利用規則および注意事項を掲載する．フッターに問い合わせ電子メール住所とウェブサイト更新日を設置する．

2.6.10 ヘルプ画面

ウェブページのタイトルを機能性食品因子データベースとする．ページの検索項目はホーム，機能性因子，栄養素成分表，FFF mole，食品情報，食品含量，食品機能，化学物質，機能評価，FFF含量である．ページ上部メニューバーにあるヘルプという文字列のカラーは黄色にして，該当ページのことを示している．このページでは，利用に際する各種ヘルプ掲載し，各項目をクリックすると詳細ページへ移動する．システムの使用マニュアルとしても使用できる．フッターに問い合わせ電子メール住所とウェブサイト更新日を設置する．

2.6.11 情報広場画面

ウェブページのタイトルを情報広場とする．ページの検索項目はホーム，機能性因子，栄養素成分表，FFF mole，食品情報，食品含量，食品機能，化学物質，機能評価，FFF含量である．ページ上部メニューバーにある情報広場という文字列のカラーは黄色にして，該当ページのことを示している．このページは，利用者とサイト管理者との情報交換に使用する．新規投稿ボタンをクリックすると，情報広場へ書き込みできるようにする．フッターに問い合わせ電子メール住所とウェブサイト更新日を設置する．

2.7 今後の方向

もっとも多く含まれている植物性食品にみられるフィトケミカルのがん予防効果とは，フリーラジカルによって体の組織が酸化されないようにする抗酸化作用である[1]．広く研究されたビタミンCやビタミンEも，抗酸化にはたらくビタミンである．また，フィトケミカルの中には，フリーラジカル化した発がん物質にグルクロン酸やグルタチオンといった体内の化学物質を結合させて，尿から体外に排出しやすくする酵素を活性化する作用をもつものもある．そのほかいろいろな酵素を誘導したり，活性を抑制したりしてがん化を予防しているフィトケミカルもあり，生体の中のタンパク質や脂質などさまざまな高分子に作用して，想像以上に複雑なネットワークをつくっていることがわかっている．

人は多数の機能性化学物質を食品から摂取している．これら物質のヒトへの健康影響を評価するため，食品別含量，化学的な性質，生体内の吸収・代謝，機能性の発現および相互作用などに関する情報をデータベース化する必要がある[24),25)]．人がどのような機能性食品因子をどれくらい摂取し

ているか，ということを計算できれば，どのような組合せで摂るのが健康にもっともよいのか，ということを明らかにできるはず．とりあえず食品因子としてはイソフラボンやカテキンなどのフラボノイド・ポリフェノール類，β-カロテンやリモノイドなどのカロテノイド・テルペノイド類，イソチオシアネートなどの含硫化合物・揮発性物質，食品番号，食品別含量，化学構造，物理的性質，代謝経路，生理・薬理機能，測定系などに関するデータを網羅的に収集し，各般に利用されやすい機能性食品因子データベースを構築した．

最新のITを駆使し，作成した機能性食品因子データベースをインターネットに公開した．現在インターネット上に公開しているウェブデータベースシステムに機能性食品因子（functional food factors：FFFs），いわゆる非栄養性機能物質の摂取計算用成分表が掲載されている．産地によって機能性物質の含有量に幅があるため，平均・最少・最大値を表示するようにした．機能性物質の化学構造・代謝経路，機能レビュー・評価なども検索・表示できるリレーショナルデータベースとなっている．ウェブデータベースシステムにすることで，世界中から誰でもインターネットを通じて，機能性食品因子に関するデータを簡単に検索・抽出できるようになっている．各食品因子の食品別含量，化学構造，生理・薬理機能などの解明により，話題になっている食品の健康影響の裏づけができると思われる．その成果は生活者に「食による疾病予防」の科学的根拠の提示に繋がる．さらには産業への波及効果を通して具体的に社会貢献すると期待できる．

現段階では，機能性食品因子食品別成分表データはまだ不十分であるが，栄養調査データより人の各機能性食品因子の摂取量を計算し，健康状況との関連性を多変量解析できるようになった[26]．また，機能性食品因子は，生体に対しさまざまな影響を及ぼし，それは，必ずしもよい影響ばかりではないことがわかった．作成した機能性食品因子データベースは新しいアプローチとして，健康影響を推定する栄養疫学的研究を推進できると思われる．

将来は未測定の食品中非栄養性物質の含量，調理変化，安全性，新規機能および相互作用などの情報をさら収集し，充実した機能性食品因子データベースを構築する必要がある．

（卓 興鋼・渡邊 昌）

謝　辞

本研究は，文部科学省の平成12年度科学技術振興調整費による「食品中非栄養性機能物質の解析と体系化に関する研究」の一環として実施された．

参 考 文 献

1) 渡辺　昌：食事でがんは防げる，光文社，2004.
2) Renaud, S., de Lorgeril, M.：*Lancet.*, **339** (8808), 1523-1526, 1992.
3) Arts, I. C., et al.：*Am. J. Clin. Nutr.*, **74**, 227-232, 2001.
4) Adlercreutz, H., Bannwart, C. and Wahala K, et al.：*J. Steroid Biochem. Mol. Biol.*, **44**, 147-153, 1993.
5) Harborne, J. B.：The flavonoids：advances in research since 1986. London：Chapman and Hall, 1993.
6) Herrmann, H.：*Z. Lebensm. Unters. Forsch.*, **186**, 1-5, 1988.
7) Shahidi, F., Ho C-T., Watanabe, S. and Osawa T. (eds.)：Food Factors in Health Promotion and Disease Prevention. ACS SYMPOSIUM SERIES 851, American Chemical Society, Washington, DC, 2003.
8) 渡邊　昌，鳥帽子田彰：長寿食の展望，疫学の立場から，長寿食のライフサイエンス（木村修一ほか編），サイエンスフォーラム，東京，pp. 616-619, 2000.
9) MySQL データベース：http://www.mysql.com/
10) Dr. Duke's Phytochemical and Ethnobotanical Databases. http://www.ars-grin.gov/duke/
11) PubMed. http://www.ncbi.nlm.nih.gov/pubmed/
12) HerbMed. http://www.herbmed.org/
13) ChemFinder. Com. http://chemfinder.cambridgesoft.com/
14) USDA National Nutrient Database for Standard Reference, Release 17. http://www.nal.usda.gov/fnic/foodcomp/Data/SR17/wtrank/wt_rank.html
15) USDA Database for the Flavonoid Content of Se-

lected Foods—2003. http://www.nal.usda.gov/fnic/foodcomp/Data/Flav/flav.html
16) U. S. Department of Agriculture, Agricultural Research Service. 2002. USDA-Iowa State University Database on the Isoflavone Content of Foods, Release 1. 3-2002. Nutrient Data Laboratory Web site：http://www.nal.usda.gov/fnic/foodcomp/Data/isoflav/isoflav.html
17) 科学技術庁資源調査会編：五訂日本食品標準成分表．大蔵省印刷局，2000．
18) 科学技術庁資源調査会編：改定日本食品アミノ酸組成表，大蔵省印刷局，1986．
19) 科学技術庁資源調査会編：日本食品脂溶性成分表．大蔵省印刷局，1988．
20) 坪野吉孝：食べ物のがん予防，文春新書，東京，2002．
21) Beta Carotene Cancer Prevention Study Group：*N. Eng. J. Med.*, **330**, 1029-1035, 1994.
22) Olinski, R., Gackowski, D. and Foksinski, M., et al.：*Free Radic. Biol. Med.*, *Jul*., **15**, 33(2), 192-200, 2002.
23) Zhuo, X. G. and Watanabe, S.：*Biofactors.*, **22**, 329-332., 2004.
24) Watanabe, S., Zhuo, X. G. and Kimira, M.：Functional Foods Research and Regulation in Japan. Functional Food：Safety Aspects, Symposium. WILEY-VCH Verlag GmbH & Co. KGaA, 2002
25) Watanabe, S., Zhuo, X. G. and Kimira, M.：*Biofactors.*, **22**, 213-219, 2004.
26) Kita, J., Tada, J., Ito, M., Shirakawa, M., Murashima, M., Zhuo, X. G. and Watanabe, S.：*Biofactors.*, **22**, 259-263., 2004.

3 病態モデル動物

病態モデル動物は，機能性食品の分野では，とくに，生活習慣病の病態・成因を理解するうえで必要不可欠な動物である．必ずしも種々のモデル動物がヒトの病態を忠実に再現するとはかぎらないが，ヒトと動物との差異も考えたうえで，病態の背景にある代謝変動のメカニズムを理解することは重要である．そのうえで機能性物質の予防効果を病態モデル動物により試験することは，今後の食品機能科学の発展に役立つと思われる．本章では，病態別にモデル動物を概説し，加えてモデル動物を用いた実験例も紹介する．

3.1 糖尿病モデル

3.1.1 ストレプトゾトシン（STZ）誘発糖尿病動物

ストレプトゾトシン（STZ）誘発糖尿病動物は，インスリン依存性糖尿病（IDDM）モデル動物である．ラットまたはマウスにSTZを投与することにより，膵B細胞内でDNA鎖が切断され，その修復反応として核内ではポリADP-リボース合成酵素の活性が上昇するが，この酵素は細胞内のニコチンアミドアデニンジヌクレオチドを消費し尽くしてしまうため，細胞の機能が低下し，膵B細胞が破壊される．膵B細胞の破壊度あるいは高血糖の程度はSTZの用量に依存するので，軽症および重症の糖尿病を比較的容易に作成することができる[1]．

3.1.2 NODマウス

NOD（non-obese diabetic）マウスは，自然発症のI型糖尿病モデル動物である．NODマウス

の糖尿病発症には性差がみられ，雌の発症率のほうが高い．発症動物では，多飲，多尿，高血糖，低インスリン血症，尿糖高値が特徴的であり，明らかな耐糖能異常を示す[2]．また，膵島炎を伴うことが特徴的である．

3.1.3 db/db マウス

db/db マウスは，II 型糖尿病モデルマウスである．3～4 週齢より肥満症状を示し，多食，多飲，多尿，高血糖，高インスリン血症が特徴的であり，インスリン抵抗性を示す．この動物が糖尿病を発症する原因として，db 遺伝子（レプチン受容体）の欠損によることが知られている[3]．

3.1.4 GK ラット

GK（Goto-Kakizaki）ラットは後藤と柿崎によって，市販の Wistar ラットから経口ブドウ糖負荷試験による耐糖能低下を指標として選択交配を重ねることによって確立された非肥満型のインスリン非依存型糖尿病（NIDDM）モデル動物である[4]．このラットでは，耐糖能とグルコース刺激性インスリン分泌反応の障害[5]，神経伝導速度の遅延[6]が認められるが，血漿インスリン値は正常で，血糖値の上昇も軽度である．

3.1.5 SDT ラット

SDT（spontaneously diabetic Torii）ラットは篠原らによって作出された，非肥満型 II 型糖尿病モデル動物である．雄 SDT ラットは 20 週齢以降で明らかに血糖値が増加し，25 週齢以降では低インスリン血症を示す．また，発症後高週齢において白内障，増殖網膜症，血管新生緑内障などの糖尿病眼合併症を発症する[7]．

3.2 高脂血症モデル

Zucker fatty ラット

Zucker fatty ラットは肥満，高インスリン血症を呈し，耐糖能異常を示すが，血糖は一般的に正常である．また，高脂血症を伴う．Zucker fatty ラットの肥満は，第 5 染色体上の単一劣性突然変異遺伝子 fa による．fa の正体はレプチン受容体遺伝子であるため，レプチンのシグナル伝達が障害されることが本症状の一因であることが考えられる[8]．

3.3 高血圧モデル

高血圧自然発症ラット

高血圧自然発症ラット（spontaneously hypertensive rat：SHR）は Okamoto および Aoki[9] Yamori ら[10),11)] によって 1959 年以来 Wistar-Kyoto 系ラットコロニーより毎世代高血圧を指標に選抜交配を繰り返すことにより確立された．脳卒中易発症高血圧自然発症ラット（stroke-prone SHR：SHRSP）は Okamoto および Aoki[9)] Yamori ら[10),11)] によって 1970 年以来 SHR の中より脳卒中を自然発症した親からの子孫のみを残す選択交配によって確立された系統で，以後 SHRSP と脳卒中を発症しない脳卒中難発症 SHR（stroke-resistant SHR：SHRSR）とは区別された．両者は高血圧ならびに高血圧性血管障害を自然発症する病態モデル動物として広く用いられている．SHRSR と SHRSP の加齢に伴う血圧の変化を正常血圧ラットである Wistar Kyoto（WKY）と比較すると，WKY は 120 mmHg 前後を示し続けるが，SHRSR，SHRSP は 5 週齢時には 140 mmHg 前後，10 週齢時にはそれぞれ 180，200 mmHg 前後，15 週齢時にはそれぞれ 200，230 mmHg 前後まで上昇する．SHRSP の脳卒中の病態は，病理学的にはヒトと類似しており，脳出血と脳梗塞が両方発症する．通常，脳卒中が起こる部位は大脳基底核であるが，SHRSP では，大脳皮質，皮質下にも病変が多発する．

3.4 骨粗鬆症モデル

3.4.1 卵巣摘出（OVX）動物

卵巣摘出（OVX）動物は，一般的に閉経後骨粗鬆症モデル動物として知られている．雌性ラッ

ト，マウスの卵巣を摘出することにより，エストロゲン分泌の低下が引き起こされる．また，活性型ビタミンDの合成低下，カルシウム吸収の低下，副甲状腺ホルモン分泌の亢進，IL-1，TNF-αなどの骨吸収性サイトカインの産正増加などが原因で，骨代謝回転は亢進し，骨形成を上まわる骨吸収の結果，骨量が減少する[12]〜[14]．

3.4.2 老化促進モデルマウス

老化促進モデルマウス（senescence accelerated mouse：SAM）は加齢に伴い，ヒトの高齢者に認められるのと同様の老化関連病態を示すようになる．SAMはSAMPと呼ばれるより早期に老化徴候を示すマウスと，SAMRと呼ばれる対照マウスがある[15]．SAM全系統で，4〜5カ月齢で最大骨量を示す．減少速度は全系統で差がないが，SAMP 6では最大骨量が低く，まれに老齢のマウスに自然骨折を認める．これは，ヒトの老人性骨粗鬆症と同様の病態である．このSAMP 6における低骨量は，骨髄間質細胞の骨芽細胞分化能や破骨細胞分化支持能の低下により，低回転型の骨代謝変動が引き起こされることが原因であると考えられている[16],[17]．

3.4.3 klothoマウス

老化遺伝子klotho発現欠如マウスは，ヒト老化でみられる現象に類似した多様な表現型を早期に呈する，常染色体劣性のヒト早発性老化症候群モデルである．klothoマウスの寿命は，約60日に短縮し，骨粗鬆症だけでなく，動脈硬化，異所性カルシウム沈着，皮膚の萎縮，生殖細胞の成熟障害，胸腺の萎縮，肺気腫などの老化関連徴候を早期に発症する．klothoマウスの骨密度は明らかに低下するが，骨芽細胞分化の障害や破骨細胞分化・形成の障害により，低回転型骨粗鬆症が引き起こされる[18]〜[20]．これらの所見は，ヒトの老人性骨粗鬆症に類似している．

3.4.4 OCIF遺伝子欠損マウス

OCIF遺伝子欠損マウスは，破骨細胞形成抑制因子（OCIF）遺伝子をES細胞での遺伝子ターゲッティングにより破壊し作出された．OCIFは破骨細胞形成を抑制するはたらきをしている分泌タンパク質であり，OCIFが存在しないマウスでは破骨細胞の形成が抑制されず，骨吸収が著しく亢進することにより骨粗鬆症を発症する[21],[22]．

3.4.5 SHRSR, SHRSP

SHRSR, SHRSPは既出のとおり，高血圧ならびに高血圧性血管障害を自然発症する病態モデル動物であるが，とりわけSHRSPの骨は正常血圧のWKYと比較すると，石灰化速度，骨形成速度，骨強度，骨量が低いことが知られている．この原因については，高血圧との関係が示唆されているが，この点については今後のさらなる検討が必要である[23]．

3.5 生活習慣病関連遺伝子ノックアウト（KO）マウス

3.5.1 インスリン受容体遺伝子KOマウス[24]〜[27]

ホモ欠損は生後3〜5日でケトージスを引き起こし死亡するが，ヘテロ欠損型は軽度のインスリン抵抗性を示し，6カ月齢で5〜10％が高血糖を示す．臓器特異的KOのうち，膵B細胞特異的なものは，インスリンの初期分泌が低下後，加齢とともに膵B細胞量が減少し，進行性の耐糖能低下が起こる．肝臓特異的なものは，高度のインスリン抵抗性，高血糖，肝組織の異常，肝機能障害を引き起こす．骨格筋特異的なものは，骨格筋への糖の取込みが減少し，耐糖能は正常だが，脂質代謝異常を引き起こす．中枢神経特異的なものは過食，肥満，インスリン抵抗性，レプチン血症，高中性脂肪血症を引き起こす．

3.5.2 IGF-1受容体遺伝子KOマウス[28]

グルコース応答性インスリン分泌低下，膵B細胞量は減少しないが，耐糖能障害を引き起こす．

3.5.3 GLUT 4（glucose transporter 4）遺伝子 KO マウス[29]

脂肪細胞特異的なものは，インスリン抵抗性（脂肪，肝，骨格筋），耐糖能障害を引き起こす．骨格筋特異性のものは，骨格筋への糖の取込み消失，耐糖能障害を引き起こす．

3.5.4 アディポネクチン遺伝子 KO マウス[30],[31]

耐糖能障害，高脂血症，高血圧，動脈硬化増悪を引き起こし，メタボリックシンドロームの特徴を示す．

3.5.5 ビタミン D 受容体遺伝子 KO マウス

ビタミン D 受容体（VDR）は 1 種のみが存在し，ビタミン A レセプターの 1 種である RXR とヘテロ 2 量体を形成し，DNA に結合する．VDR 遺伝子の先天的点変異は，いわゆるビタミン D 依存性クル病タイプⅡ型を引き起こすことが知られており，VDRKO マウスでは骨変異が観察される[32]．

3.6 病態モデル動物使用の実験例

3.6.1 糖尿病モデルラットの酸化ストレスに対するレモンフラボノイドの影響[32]

レモン果汁から抽出したフラボノイド（CF）と，その中に多く含まれるエリオシトリン，ヘスペリジンが in vivo において糖尿病モデルラットの酸化ストレスを低下させるかについて検討した．5 週齢 Wistar 系雄ラットに STZ（60 mg/kg）をエーテル麻酔下にて腹腔内投与し，STZ 誘発糖尿病モデルラットを作成した．非糖尿病群，糖尿病群，糖尿病＋0.2% CF 投与群，糖尿病＋0.2% エリオシトリン投与群，糖尿病＋0.2% ヘスペリジン投与群の 5 群で 28 日間の飼育観察を行った．評価指標として，組織中 TBARS 濃度と尿中 8-OHdG 排泄量を用いた．非糖尿病群に比べ糖尿病群で上昇した肝臓，腎臓，血清中 TBARS 濃度は，CF，エリオシトリン，ヘスペリジンの投与により有意に低値を示した．尿中 8-OHdG 排泄量も糖尿病群で有意に高値を示したが，その上昇はエリオシトリン，ヘスペリジン投与により抑制された．これらの結果から，レモンフラボノイドであるエリオシトリン，ヘスペリジンは in vivo においても抗酸化物質としての役割を果たし，酸化ストレスによって引き起こされる疾病の予防に有用であることが示唆された．

3.6.2 db/db マウスにおけるヘスペリジンとナリンジンの血糖低下作用は部分的に肝臓中グルコース調節酵素により介在されている[33]

2 型糖尿病モデルマウスである db/db マウスに対するヘスペリジンとナリンジンの血糖低下作用について検討を行った．5 週齢 db/db マウスを市販固形飼料にて 2 週間飼育した後 AIN-76 飼料組成にもとづき作成した正常飼料群，ヘスペリジン（0.2 g/kg diet）投与群，ナリンジン（0.2 g/kg diet）投与群の 3 群に分け 5 週間の飼育観察を行った．ヘスペリジン，ナリンジン投与は血糖値を低下させ，肝臓中グルコキナーゼ活性とグリコーゲン濃度を上昇させた．また，ナリンジン投与は肝臓中グルコース-6-ホスファターゼとホスホエノールピルビン酸カルボキシナーゼ活性を低下させた．以上の結果から，ヘスペリジンとナリンジンは肝臓中での解糖（glycolysis）とグリコーゲン濃度の増加や肝臓中での糖新生（gluconeogenesis）の低下により，高血糖の進行の予防に重要な役割をもつことが示唆された．

3.6.3 卵巣摘出マウスにおいてフラクトオリゴ糖とイソフラボンの併用摂取は大腿骨骨密度と equol 産正を増加させる[34]

閉経後骨粗鬆症モデルマウスの骨量減少に対するフラクトオリゴ糖と大豆イソフラボンの効果について検討した．6 週齢 ddY 系雌マウスを AIN-93 G 飼料にて 2 週間の予備飼育を行った後，卵巣摘出術（OVX）と偽施術（sham）を行った．手術 7 日後，それぞれの手術群を正常飼料（C），5.0% フラクトオリゴ糖飼料（F），0.2% イソフ

ラボン飼料（I），0.5％フラクトオリゴ糖および0.2％イソフラボン飼料（FI）を投与した4群の計8群に分け，6週間の飼育観察を行った．shamマウスと比較し，OVXマウスにおいて骨密度の減少が観察されたが，フラクトオリゴ糖とイソフラボンを併用摂取することにより，もっとも骨量減少抑制効果がみられた．また，フラクトオリゴ糖は盲腸β-グルコシダーゼ活性とdaidzeinからのequol産生を増加させた．以上の結果から，閉経後の骨粗鬆症の予防に対してフラクトオリゴ糖と大豆イソフラボンの併用摂取は有用であることが示唆された．

（勝間田真一・上原万里子）

参考文献

1) Ganda, O.P., et al.: *Diabetes*, **25**, 595-603, 1976.
2) Makino, S., et al.: *Jikken Dobutsu*, **29**, 1-13, 1980.
3) Lee, G. H., et al.: *Nature,* **379**, 632-635, 1996.
4) Goto, Y., et al.: *Proc. Jap. Acd.*, **51**, 80-85, 1975.
5) 鈴木研一，後藤由夫：糖尿病学の進歩，**22**, 211-217, 1988.
6) Yagihashi, S., et al.: *Tohoku J. Exp. Med.*, **138**, 39-48, 1982.
7) Shinohara, M., et al.: *Int. J. Exp. Diabetes Res.*, **1**, 89-100, 2000.
8) Zucker, L. M., et al.: *J. Hered.*, **52**, 275-278, 1961.
9) Okamoto, K. and Aoki, K.: *Jpn. Circ. J.*, **27**, 282-293, 1963.
10) Yamori, Y., et al.: *Jpn. Circ. J.*, **38**, 1095-1100, 1974.
11) Yamori, Y., et al.: *Stroke,* **7**, 46-53, 1976.
12) Prince, R. L.: *Endocr. Rev.*, **15**, 301-309, 1994.
13) Colin E. M., et al.: *J. Bone Miner. Res.*, **14**, 57-64, 1999.
14) Kitazawa, R., et al.: *J. Clin. Invest.*, **94**, 2397-2406, 1994.
15) Takeda, T., et al.: *J. Am. Geriatr. Soc.*, **39**, 911-919, 1991.
16) Matsushita, M., et al.: *Am. J. Pathol.*, **125**, 276-283, 1986.
17) Jilka, R. L., et al.: *J. Clin. Invest.*, **97**, 1732-1740, 1996.
18) Kuro-o, M., et al.: *Nature*, **390**, 45-51, 1997.
19) Yamashita, T., et al.: *J. Endocrinol.*, **159**, 1-8, 1998.
20) Kawaguchi, H., et al.: *J. Clin. Invest.*, **104**, 229-237, 1999.
21) Mizuno, A., et al.: *Biochem. Biophys. Res. Commun.*, **247**, 610-615, 1998.
22) Bucay, N., et al.: *Genes Dev.*, **12**, 1260-1268, 1998.
23) Yamori, Y., et al.: *Clin. Exp. Hypertens.*, **13**, 755-762, 1991.
24) Accili, D., et al.: *Nat. Genet.*, **12**, 106-109, 1996.
25) Kido, Y., et al.: *J. Clin. Invest.*, **105**, 199-205, 2000.
26) Michael, M. D., et al.: *Mol. Cell.*, **6**, 87-97, 2000.
27) Bruning, J. C., et al.: *Mol Cell.*, **2**, 559-569, 1998.
28) Kulkarni, R. N., et al.: *Nat Genet.*, **31**, 111-115, 2002.
29) Zisman, A., et al.: *Nat Med.*, **6**, 924-928, 2000.
30) Kubota, N., et al.: *J. Biol. Chem.*, **277**, 25863-25866, 2002.
31) Maeda, N., et al.: *Nat Med.*, **8**, 731-737, 2002.
32) Yoshizawa, T., et al.: *Nature Genetics*, **16**, 391, 1997.
33) Miyake, Y., et al.: *Lipids*, **33**, 689-695, 1998.
34) Jung, U. J., et al.: *J. Nutr.*, **134**, 2499-2503, 2004.
35) Ohta, A., et al.: *J. Nutr.*, **132**, 2048-2054, 2002.

4 培養細胞

細胞培養とは，動物の組織を形づくっている細胞を試験管内（in vitro）で培養し，種々の実験に利用するための技術である．用いる細胞のうち，寿命をもつ細胞を不死化させ in vitro で半永久的に増殖できるようにしたものを株化培養と呼び，さまざまな実験系において生体のモデル系として使用されるようになっている．現在ではヒト，マウス，ハムスターなどの多種の動物に由来する数千種類にも及ぶ細胞株が樹立されている．その入手は比較的容易であり，細胞バンクに登録されている細胞株については取り寄せることが可能である．このような細胞バンクとして，国内では理化学研究所バイオリソースセンターおよびヒューマンサイエンス研究資源バンク，海外では米国の American Type Culture Collection（ATCC：日本での総代理店は住商ファーマインターナショナル（株）が行っている）が広く知られている．

本章では，第Ⅱ編にて記載された機能性食品成分のうちいくつかについて，培養細胞を用いた機能評価実験の実施例について列記する．

【実施例1】 乳清タンパク質による骨芽細胞様細胞の増殖・分化の促進[1]

本実施例は MC3T3-E1 細胞を用い，乳清タンパク質（whey protein）の骨形成への関与について検証した研究である．MC3T3-E1 細胞はマウス頭蓋骨から樹立された骨芽細胞様細胞株であり，骨形成の研究に広く利用されている細胞である．

培地中に 0.01～0.1 mg/ml の濃度で乳清タンパク質を添加して MC3T3-E1 細胞を培養し，[^{3}H] ラベルされたチミジンの取込みを測定することにより，乳清タンパク質の細胞増殖速度に対する効果を測定した．そうしたところ，乳清タンパク質を 0.01 mg/ml の濃度で培地に添加した場合にはコントロールと比較して約2倍に，0.1 mg/ml の濃度で培地に添加した場合には約4倍にと，それぞれ有意に [^{3}H] ラベルしたチミジンの取込みが上昇することが確認された．また，コラーゲン生産の指標であるヒドロキシプロリン含有量についても，培地中への乳清タンパク質の添加により有意に上昇した．これらの結果は，乳清タンパク質が骨芽細胞様細胞の増殖・分化を促進することを示している．また，使用した乳清タンパク質を陽イオン交換カラムクロマトグラフィーに供し，上記の活性が塩基性画分に分画されることも確認した．以上より，乳タンパク質中の乳塩基性タンパク質（milk basic protein：MBP）と呼ばれる画分に骨芽細胞様細胞の増殖・分化促進活性が存在することが示された．

実施例1に類似したものとして，下記にあげるような研究も報告されている．

・上記研究グループは同様の実験系を用い，培地中に添加した際に MC3T3-E1 細胞の増殖・分化促進を行う乳清タンパク質中の活性因子の分離ならびに同定を試みた．多段階のカラムクロマトグラフィー精製を行い，乳清中に存在し上記活性を有する2種類の候補タンパク質（DNA 結合タンパク質である HMG ファミリー様タンパク質・降圧作用ペプチドであるキニン（kinin）の前駆体である高分子量キニノーゲン）の同定を行った[2),3)]．

・ヒト骨肉種由来細胞株である SaOS-2 細胞を用い，牛乳より精製されたラクトフェリン（lactoferrin）の添加がその成長を促進することを示した．[^{3}H] ラベルされたチミジンの取込みを測定したところ，ラクトフェリンを 0.1 mg/ml 添加した際には，コントロールと比較して5倍以上に取込みが上昇し，ラクトフェリンが骨形成に関与するという新規機能を提唱した[4)]．

【実施例2】 β-ラクトグロブリン加水分解物中に存在するコレステロール吸収阻害ペプチドの同定[5]

本実施例ではヒト大腸がん由来細胞株Caco-2細胞を用い，牛乳中のβ-ラクトグロブリン加水分解物中に存在するコレステロール吸収阻害ペプチドの同定を行っている．Caco-2細胞は大腸がん由来の細胞として株化されたものの，多孔質メンブレン上に培養することによって小腸上皮様に分化することから，小腸上皮モデルとして広く使用されている細胞である．

牛乳中に含まれるβ-ラクトグロブリン（β-lactoglobulin）あるいはカゼイン（casein）をトリプシン消化することにより，それらの加水分解物を調整した．これら加水分解物，[^{14}C]ラベルされたコレステロール，および数種類の脂質を試料として，コレステロールミセル溶液を作製した．Caco-2細胞を14日間培養して十分に小腸様に分化させたものにミセル溶液を加え，37℃で20分間静置してコレステロールをCaco-2細胞内に取り込ませた．洗浄後，細胞を0.1% SDSを用いて可溶化し，液体シンチレーションカウンターを用いて細胞内に取り込まれた[^{14}C]ラベルされたコレステロールの量を測定した．

β-ラクトグロブリン加水分解物を含むコレステロールミセル溶液を作用させた場合，カゼイン加水分解物を含むものに比較して，有意にコレステロールの細胞内取込み量が減少した．β-ラクトグロブリン加水分解物については，逆相カラムを用いたHPLCにより含まれるペプチドの分画を行い，それぞれの画分について同様のミセル溶液を作製し，コレステロールの取込み実験を行った．その結果，β-ラクトグロブリン加水分解物を用いた場合よりも，さらにコレステロール取込み量が減少する画分が複数存在した．それら画分の1つに含まれるペプチドは，アミノ酸シークエンスの結果Ile-Ile-Ala-Glu-Lys（IIAEK）という配列であることが判明し，これはβ-ラクトグロブリンの71-75番目の残基に相当する部分であった．同時に行った動物実験の結果，IIAEK配列の合成ペプチドを摂取させたラットにおいては血清中のコレステロール濃度が有意に下がり，その効果は血中コレステロール濃度を降下させる薬剤として知られているβシトステロールよりも強いという結果が得られた．

上記研究グループはCaco-2細胞を用いた同様の実験系により，リン脂質の結合した大豆タンパク質加水分解物にも強いコレステロール吸収阻害活性が存在することを示している[6]．

一方，小腸におけるコレステロールの取込みに関与する分子として，スカベンジャー受容体（scavenger receptor）ファミリーに属する2種類のタンパク質（SR-BI・CD 36）がその候補分子として同定されている[7,8]．これら候補分子に対する効果を指標にすることによっても，食品中に含まれるコレステロール吸収阻害成分を検索することが可能であろう．

【実施例3】 食品由来ポリフェノールの膵臓がん細胞成長への阻害効果の検証[9]

本実施例では膵臓がん細胞株を用い，食品由来ポリフェノールの膵臓がん細胞に対する in vitro での効果を検証した．ここではMIA PaCa-2細胞，BSp 73 AS細胞という，それぞれヒト，ラットの膵臓がん組織より樹立された細胞株を用いて実験を行っている．

食品由来ポリフェノールとしてはケルセチン（quercetin），ルチン（rutin），トランスレスベラトロール（trans-resveratrol），ゲニステイン（genistein）を選択し，培地中に10〜100 μMの濃度になるようにそれぞれのポリフェノールを添加し，6〜72時間にわたり上記膵臓がん細胞の培養を行った．培養後の細胞を各種のアポトーシス検出法（DNA断片化，Annexin染色，TUNEL法，カスパーゼ3活性，ミトコンドリアからのチトクロームcの放出など）に供し，アポトーシスによる細胞死を起こしている細胞の割合や程度を

測定した.

　培地中にケルセチンやトランスレスベラトロールを添加した場合，ヒト・マウス由来の両膵臓がん細胞において顕著な DNA 断片化や Annexin 染色が認められ，アポトーシスが誘導されていることが示された．この効果はそれぞれを 10〜100 μM の間の濃度で添加した場合において，ほぼ濃度依存的に生じた．一方，同じ濃度のルチンを添加した場合においては，アポトーシスの誘導は認められなかった．アポトーシスを引き起こす機構は複数存在することより，ポリフェノール添加が引き起こす膵臓がん細胞のアポトーシスについて，その機構の検証を行った．その結果，細胞内のミトコンドリア膜電位変化，ミトコンドリアからのチトクロームcの放出，細胞内プロテアーゼであるカスパーゼ3の活性化が認められ，これらを介する経路によりアポトーシスが誘導されていることが示された．

　以上の結果より，ある種の食品由来ポリフェノールにおいては，膵臓がん細胞のアポトーシスを誘導し，その増殖を阻害する効果があることが示された．同時に行ったヌードマウスを用いた動物実験と併せ，食品由来ポリフェノール投与ががんの転移をも抑制しうることを本研究では示唆している．

　実施例3に類似したものとして，下記にあげるような研究も報告されている．

・緑茶由来のカテキンであるエピガロカテキンガレート（epigallocatechin gallate：EGCG）の細胞増殖抑制効果について，がん細胞と正常細胞の両方を用い，それぞれに対する効果の差異について検証している．正常細胞の代表として，ヒト胎児由来線維芽細胞株 WI 38 細胞，ヒト大腸由来線維芽細胞株 CCD-33 Co 細胞，ヒト乳腺由来線維芽細胞株 Hs 578 Bst 細胞を，がん細胞の代表として WI 38 VA 細胞（WI 38 細胞を親株とし，SV 40 ウィルスを用いてがん化させた細胞株），ヒト大腸がん由来細胞株 Caco-2 細胞，ヒト乳がん細胞株 Hs 578 T 細胞（Hs 578 Bst 細胞と同一人物由来のがん細胞株）を選択した．培地中に 40 μM の EGCG を添加すると，使用した 3 種類のがん細胞においては増殖がまったく観察されないのに対し，正常細胞においては EGCG を添加しない場合と同程度の増殖を行うことが示された．この結果は，EGCG の細胞増殖抑制効果ががん細胞に特異的であることを示している[10]．

【実施例4】 非グリセミック甘味料によるヒト甘味受容体の活性化の検証[11]

　本実験で用いられている HEK 293 T 細胞は，ヒト胎児の腎臓より樹立された細胞株である．この細胞株は，遺伝子導入した外来タンパク質を非常に効率よく発現させる目的で，頻繁に使用されている．本実施例ではこの細胞を用い，非グリセミック甘味料によるヒト甘味受容体活性化の効果を検証している．

　甘味受容体は，T 1 R 2 および T 1 R 3 と命名された 2 種類の G タンパク質共役型受容体がヘテロ多量体を形成することで構成された受容体であり，舌上皮に存在する味細胞における発現が確認されている．一般に，G タンパク質共役型受容体は共役する G タンパク質 α サブユニットの種類によって下流の細胞内シグナリング経路が大きく異なり，それに応じて受容体活性化を検出するための手法を選択する必要がある．本実施例においては，Gq ファミリーに属するものの，どの G タンパク質共役型受容体にも共役可能な α サブユニットである G α 15 や，その C 末端部分を他の α サブユニットのものと置換したキメラ G タンパク質を使用することにより，受容体の活性化を Gq シグナリング経路下流で生ずる HEK 293 T 細胞内の Ca^{2+} 濃度の上昇という指標により評価している．細胞内 Ca^{2+} 濃度は，蛍光 Ca^{2+} 指示薬として汎用されている Fluo-4 AM を細胞に取り込ませ，細胞の蛍光画像を CCD カメラで取得することにより測定している．

　本実施例では HEK 293 T 細胞にヒト T 1 R 2，T 1 R 3 および G α 15（もしくはキメラ G タンパ

ク質)を遺伝子導入し,導入2日後に各種甘味料を細胞外液に添加した際における細胞内 Ca^{2+} 濃度の変化を記録した.砂糖や麦芽糖といった糖と同様に,アスパルテーム(aspartame),ネオテーム(neotame),モネリン(monellin)などの非グリセミック甘味料の添加により細胞内 Ca^{2+} 濃度の上昇が観察され,これらの甘味物質が in vitro の系においてヒト甘味受容体を活性化しうることが示された.また,これら甘味料に対する受容体の濃度依存的な応答は,ヒトにおける官能試験の結果とほぼ同程度の濃度であったことより,甘味物質の認識にはヒト甘味受容体のみで十分であることも同時に示唆された.

以上,培養細胞を用いた機能性食品成分の機能評価実験の実施例について,そのいくつかを紹介した.

培養細胞を用いた機能評価実験においては,①多種の細胞株を用いることによりさまざまな評価法が選択できること,②動物実験と比較して非常に簡便に実施できること,③培養容器にマルチウェルプレート(1枚のディシュに6, 12, 24, 48, 96個の穴が存在する)を使用することにより実験の試行数を容易に増やすことができること,などの大きな利点が存在する.

しかしながら,実際に培養細胞に投与する成分の濃度や投与方法については熟慮する必要がある.上記実施例で紹介したように,培養細胞を用いた実験では,培地中(もしくは細胞外液中)に食品抽出物あるいは機能性食品成分を直接添加する方法を行っている例が多数見受けられるものの,これに相当する状況は生体内では非常に起き難いことを認識しておかなければならない.また摂取した食品成分は,代謝・吸収という過程を経て初めて,口腔や消化管内部以外の生体内組織に接することが可能となる.したがって,機能性成分の代謝過程における修飾についても十分に注意する必要がある.とくに,そのような修飾により,機能特性が大きく異なるような場合には,慎重に評価しなければならない[12].事実,上記【実施例1】における実験においては,乳清タンパク質を消化酵素であるペプシンやパンクレアチンで処理した後に,切り出したラットの小腸を透過したサンプルを機能評価に用いる実験も行うことにより,指摘した活性成分が代謝過程において安定であるか,また小腸において透過可能であるかといった点についての考慮を行っている[1].

これらの一般的な注意点を踏まえながら,培養細胞を用いた in vitro での機能評価についての考察を行うことが非常に重要である.

〈阿部啓子・三坂 巧〉

引用文献

1) Takada, Y., Aoe, S. and Kumegawa, M.: *Biochem. Biophys. Res. Commun.,* **223**, 445-449, 1996.
2) Yamamura, J., Takada, Y., Goto, M., Kumegawa, M. and Aoe, S.: *Biochem. Biophys. Res. Commun.,* **261**, 113-117, 1999.
3) Yamamura, J., Takada, Y., Goto, M., Kumegawa, M. and Aoe, S.: *Biochem. Biophys. Res. Commun.,* **269**, 628-632, 2000.
4) Cornish, J., Callon, K. E., Naot, D., Palmano, K. P., Banovic, T., Bava, U., Watson, M., Lin, J. M., Tong, P. C., Chen, Q., Chan, V. A., Reid, H. E., Fazzalari, N., Baker, H. M., Baker, E. N., Haggarty, N. W., Grey, A. B. and Reid, I. R.: *Endocrinology,* **145**, 4366-4374, 2004.
5) Nagaoka, S., Futamura, Y., Miwa, K., Awano, T., Yamauchi, K., Kanamaru, Y., Tadashi, K. and Kuwata, T.: *Biochem. Biophys. Res. Commun.,* **281**, 11-17, 2001.
6) Nagaoka, S., Miwa, K., Eto, M., Kuzuya, Y., Hori, G. and Yamamoto, K.: *J. Nutr.,* **129**, 1725-1730, 1999.
7) Werder, M., Han, C. H., Wehrli, E., Bimmler, D., Schulthess, G. and Hauser, H.: *Biochemistry,* **40**, 11643-11650, 2001.
8) Altmann, S. W., Davis, H. R., Jr., Yao, X., Laverty, M., Compton, D. S., Zhu, L. J., Crona, J. H., Caplen, M. A., Hoos, L. M., Tetzloff, G., Priestley, T., Burnett, D. A., Strader, C. D. and Graziano, M. P.: *Biochim. Biophys. Acta,* **1580**, 77-93, 2002.
9) Mouria, M., Gukovskaya, A. S., Jung, Y., Buechler, P., Hines, O. J., Reber, H. A. and Pandol, S. J.: *Int. J. Cancer,* **98**, 761-769, 2002.
10) Chen, Z. P., Schell, J. B., Ho, C. T. and Chen, K. Y.: *Cancer Lett.,* **129**, 173-179, 1998.

11) Li, X., Staszewski, L., Xu, H., Durick, K., Zoller, M. and Adler, E.: *Proc. Natl. Acad. Sci. U. S. A.*, **99**, 4692-4696, 2002.
12) Kroon, P. A., Clifford, M. N., Crozier, A., Day, A. J., Donovan, J. L., Manach, C. and Williamson, G.: *Am. J. Clin. Nutr.*, **80**, 15-21, 2004.

5
転写因子

　ヒトの体内で生じる代謝変動は，種々の代謝経路の酵素，受容体，結合タンパク質などの活性，発現量の増減で調節されている．食事を摂取した直後，あるいは長時間の絶食状況下において，劇的な代謝変動が生じることが知られているが，その変動の大半は種々のタンパク質の発現量を転写レベルで調節することに依存している．遺伝情報の本体であるDNAからRNAへの書き換えをする過程を転写と呼び，このプロセスを調節するタンパク質因子が転写因子である．DNAからRNA経由の転写を実際に行う酵素はRNAポリメラーゼIIであり，この酵素活性を種々の転写因子が調節因子として支えている．このように，転写因子の活躍の場は核内であり，DNAと直接結合する能力を有する一群の核タンパク質を転写因子という．

5.1 転写因子の構造

　転写因子は，DNA上の短いヌクレオチド配列を認識して結合する．転写因子分子内のDNA結合にかかわる領域をDNA結合ドメインと呼ぶ．この領域とともに，転写活性化ドメインと呼ばれる領域をも転写因子は有している．転写活性化ドメインを介して種々のタンパク質と結合し，転写活性を制御していることからこのように命名されている．

　さらに，転写因子はよく保存された構造モチーフを分子内にもっている．それらは，ロイシンジッパー・モチーフ，ヘリックス・ターン・ヘリックス・モチーフ，ジンクフィンガー・モチーフ，ヘリックス・ループ・ヘリックス・モチーフなど

である．さらに，ヒトには48種類存在することが知られている核内受容体ファミリーも転写因子に属し，核内受容体においては，分子内のC末端側にリガンド結合ドメインを有している．この領域に脂溶性のリガンドが結合することにより活性化され，種々のコアクチベーターとの結合を介して転写を正に制御する．

5.2 代謝調節と転写因子

代謝変動をコントロールする本体としての転写因子のはたらきを理解する例として，絶食時と摂食時の代謝変動を例にとって説明する．絶食時には，グルカゴンが膵臓から分泌される．グルカゴンは肝臓において，細胞内のcAMP濃度を上昇させることにより情報を発信する．cAMP濃度の上昇により細胞内ではAキナーゼ（cAMP-dependent protein kinase）が活性化され，転写因子CREB（cAMP responsive element-binding protein）をリン酸化し，活性化することにより，種々の応答遺伝子のプロモーター領域の5'-TGACGTCA-3'様配列にCREBが結合し，転写が正に制御される．この情報伝達の最下流には，糖新生に必須な酵素，グルコース6ホスファターゼ，ホスホエノールピルビン酸カルボキシキナーゼが存在し，これらの遺伝子発現が亢進して，絶食時に必要な血糖の維持に寄与する．これらの遺伝子発現制御には，Foxo（forkhead transcription factor），グルココルチコイド受容体（GR），HNF-4などの転写因子（核内受容体を含む）が関与している（図5.2.1）．一方，摂食時には血糖値の上昇に呼応して膵臓からインスリンが分泌され，その結果，種々のトリグリセリド合成系の酵素群の発現が亢進することが知られている．生体は，エネルギー摂取に応じて，素早くエネルギーを脂肪として脂肪組織に蓄える．この過程で，転写因子SREBP（sterol regulatory element-binding protein）が種々の応答遺伝子の発現を亢進させている．

したがって，ヒトの代謝ホメオスタシスを改善

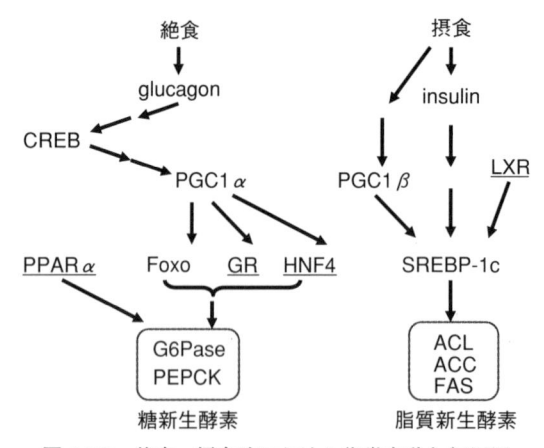

図5.2.1 絶食，摂食時における代謝変動と転写因子による調節（下線を引いた転写因子は，核内受容体メンバー）

LXR：Liver X receptor, PGC1：PPARγ coactivator-1, GR：glucocorticoid Receptor, G6Pase；グルコース6ホスファターゼ，PEPCK：ホスホエノールピルビン酸カルボキシキナーゼ，ACL；ATP Citrate-Lyase, ACC；Acetyl CoA Carboxylase, FAS；Fatty Acid Synthase

する機能を有した機能性食品を想定した際には，これら転写因子の活性，機能を改善する食品成分の探索が重要な試みとなる．

5.3 転写因子活性評価法

転写因子活性の評価には，いくつかの方法が存在する．ある種の転写因子は，刺激に応じてリン酸化，脱リン酸化により活性が調節されている．この場合，リン酸化修飾の有無をウエスタンブロット法などで検出することがある．また，ある種の刺激により，それまで細胞質に局在していた転写因子が核内へと移行して転写活性を調節するケースもある．この場合，細胞分画をして，核抽出液を調製し，核内に局在する転写因子の量をウエスタンブロット法などで定量化する．いずれの方法も，手間がかかり，多くの試料から活性成分を探索するには適した手法といいがたい．

多数の試料の活性を測定する方法としてもっとも優れたものが，ルシフェラーゼアッセイ法と呼ばれる手法である．一部，分子生物学的手法を用

い，遺伝子導入，培養細胞培養技術が求められるが，良好な再現性，簡便性から広く行われている．

具体的には，注目する遺伝子の転写開始点上流のプロモーター領域をPCR法にて増幅し，この領域をルシフェラーゼ遺伝子の上流に挿入したプラスミドを作成する（図5.3.1）．こうして得られた人工的遺伝子をレポータージーンと呼ぶ．レポータージーンに挿入されたプロモーターには，目的の転写因子が結合して転写を制御する応答エレメントが含まれることが必須である．このプロモーター領域に転写因子が作用して転写を増減させると，ルシフェラーゼ発現がそれに伴い上下し，その酵素活性を測定することとなる．ルシフェラーゼ酵素活性（ホタル由来）は，通常培養細胞には存在しておらず，細胞溶解液に基質のルシフェリンを添加することにより，酵素反応により基質分解と平行して発光が生じる．この発光をルミノメーターで検出する．発光測定系は高感度で，また定量性が高い．

注目する遺伝子のプロモーターを用いたレポータージーンの長所は，その遺伝子の発現制御をほぼ忠実にルシフェラーゼ遺伝子発現が再現してくれる点である．しかし，短所としては，食品成分の作用部位が目的の転写因子を介さずに作用する場合，直接転写因子活性を介した作用と区別できない点である．通常，遺伝子発現は複数の転写因子がプロモーター上の塩基配列に作用して調節されており，食品成分が転写を上げ下げした際に，どの転写因子に作用したかは，さらなる解析が必要となる．この点の解決策としては，プロモーター領域中の目的の転写因子応答配列に変異を導入し，変異型のレポータージーンは応答しないことを確かめることで，目的の転写因子活性を介した作用であることを同定する．

一方，特定の転写因子の作用を限定するために，その転写因子の応答配列を2〜3回繰り返した人工配列をルシフェラーゼ遺伝子の上流に挿入したレポータージーンを作成して転写因子活性を測定することができる．この方法では，ルシフェラーゼ遺伝子上流のプロモーター領域が短く，かつ転写因子の認識配列に限定されているので，食品成分の作用を特定の転写因子活性に帰結することができる．しかし，問題点としては，応答塩基配列を数回繰り返した人工的プロモーターは，転写因子に高感度に応答することから，その活性が実際のプロモーター領域（そこには通常，1カ所の応答配列しか含まれない）でも再現されるかについて，追試をする必要がある．

5.4 転写因子活性評価法の実施例

執筆らは，脂肪細胞内で脂肪滴形成の調節機構について研究している．脂肪細胞はエネルギーをトリグリセリドの形で細胞質に脂肪滴を形成して蓄える．脂肪滴の表面には，脂肪細胞で特異的に発現するタンパク質perilipinが局在している．perilipinはトリグリセリドのまわりを取り囲み，脂肪滴形成に重要な役割を演じている．一方，perilipinのもう1つの機能として，エネルギー要求時には，ホルモン感受性リパーゼのトリグリセリド分解を促進し，脂肪滴消失に関与する．このように，脂肪細胞内で重要な機能を果たすperilipinの脂肪細胞特異的遺伝子発現について，これまで不明な点が多かった．そこで執筆らは，マウスperilipin遺伝子のプロモーター領域

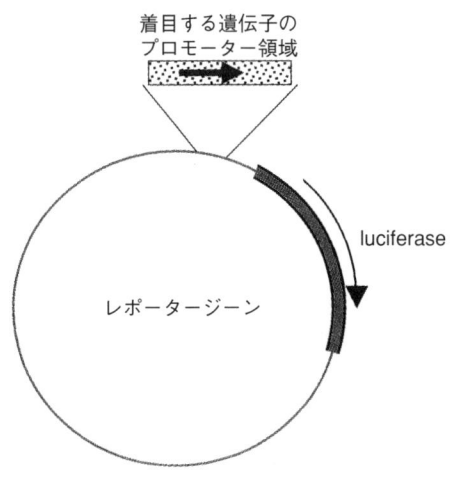

図5.3.1 レポータージーンの構造

を用い，レポータージーンと同時にPPARγならびにRXR発現ベクターを導入し，それぞれのレポーターが応答するかについて検討した（図5.4.1B）．その結果，pPlin-2.0のみ，PPARγに応答してルシフェラーゼ発現が上昇した．さらに，PPARγの合成リガンドであり，抗糖尿病治療薬でもあるピオグリタゾン（PGZ）を添加すると，PPARγ，RXR共発現条件下で著しいルシフェラーゼ発現亢進が認められた．以上の結果は，perilipin遺伝子，転写開始点約2.0 kb上流に，PPARγ応答配列が存在し，この配列を介して脂肪細胞分化時にperilipin遺伝子の発現が生じることを示している．さらに，このPPRE配列に変異を入れたレポータージーンを作成し，PPARγに応答しなくなることを確認している．また，このPPRE配列にリコンビナントPPARγが結合することをゲルシフト法にて確認している．

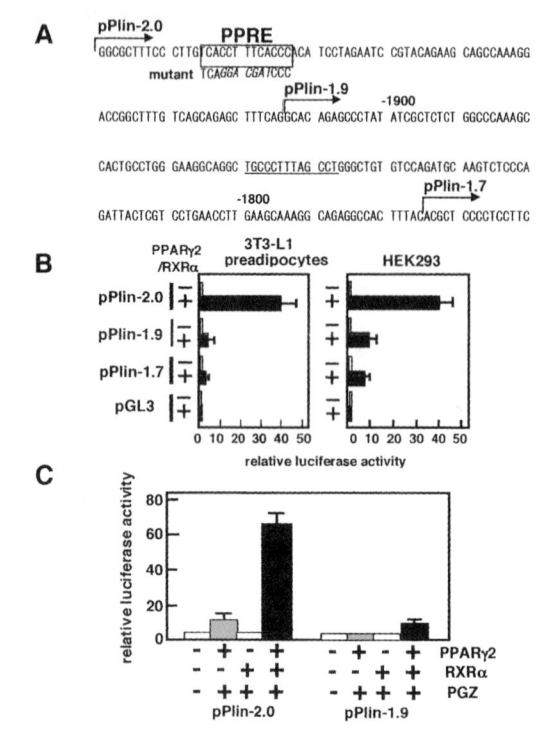

図5.4.1 ルシフェラーゼアッセイによるperilipin遺伝子発現制御の解析
A マウスperilipin遺伝子のプロモーター領域の塩基配列．PPRE；PPAR responsive element
B 3T3-L1細胞，HEK 293細胞を用いたレポーターアッセイの結果．PPAR/RXRを発現しなかった際のルシフェラーゼ活性を1として表示している．
C PPARγ合成リガンドPGZ（ピオグリタゾン）の効果．

を用いて，脂肪細胞分化過程でperilipin遺伝子発現が亢進する機構について解析した．

ルシフェラーゼ遺伝子の上流にperilipin遺伝子のプロモーター約2 kbを挿入し，レポータージーンを作製した（図5.4.1A，pPlin-2.0）．この領域には，脂肪細胞分化のマスターレギュレーターであるPPAR（ペルオキシソーム増殖因子応答受容体）γに応答することが予想される塩基配列が含まれており（図5.4.1AのPPRE），この配列を除いた上流域1.9 kbあるいは1.7 kb含んだレポータージーン，pPlin-1.9，pPlin-1.7を作製し，pPlin-2.0と比較した．2種類の細胞

5.5 機能性食品成分探索への利用

上記のルシフェラーゼアッセイを用い，PPARγリガンド活性を有する食品成分の評価をすることが可能である．合成リガンドは抗糖尿病効果があることから，同様の活性を有する成分には機能性食品素材としての可能性が期待される．

（佐藤隆一郎）

参 考 文 献

1) Arimura, N., Horiba, T., Imagawa, M., Shimizu, M. and Sato, R.：J. Biol. Chem., **279**, 10070–10076, 2004.
2) Hirokane, H., Nakahara, M., Tachibana, S., Shimizu, M. and Sato, R.：J. Biol. Chem., **279**, 45685–45692, 2004.
3) Nakahara, M., Furuya, N., Takagaki, K., Sugaya, T., Hirota, K., Fukamizu, A., Kanda, T., Fujii, H. and Sato, R.：J. Biol. Chem., **280**, 42283–42289, 2005.

6 バイオマーカー

6.1 血清プロテオミクスによる同定

ヒトゲノム解析は予想以上のスピードで進展し，21世紀に入るとともに，ヒトの遺伝子構造のほぼ全容が明らかにされた．ヒトゲノムがもつ3〜4万個の遺伝子のうち約半数は機能不明のタンパク質をコードするとされており，ポストゲノムの生命科学においては，これらの未知遺伝子がコードするタンパク質の機能解析が課題になると予想されている．時代を象徴する言葉として，プロテオーム（proteome）やプロテオミクス（proteomics）という言葉が流行語のように使用されている．プロテオームは特定の生物が発現するタンパク質全体，またプロテオミクスは新しい技術を用いたタンパク質の包括的研究を示す言葉として使用されている．このようなプロテオミクスの方法論の進歩は，研究者の求める遺伝子・タンパク質を探索することを著しく容易にさせている．栄養食品科学の分野においても同様であり，プロテオミクス技術により科学的な機能性評価の可能性が期待されており，食品による個別化疾病予防法といったものがにわかに現実味をおびてきている．カロリー制限が寿命を延長させることが知られていたが，そのシグナル伝達の詳細を解明中に発見されたSir2タンパク質の誘導にワインなどに含まれるポリフェノールが有効であることが報告されたが[1]，食品と遺伝子発現，タンパク質との相互作用はもっとも活発に研究が行われている領域の1つである．本章では，疾病予防における食品の優位性，プロテオミクス研究の実際について解説し，血清プロテオミクスを用いた疾病予防バイオマーカー同定法に関するわれわれの取組みを紹介したい．

6.1.1 疾病予防バイオマーカーとは

高齢者の増加や生活習慣の変化に伴って生じるいわゆる生活習慣病（がん，糖尿病，脳・心臓血管障害など）の発症を予防し，活動的平均余命（健康寿命）を延長させることは，活力ある長寿社会の成立には必要不可欠であり，生活習慣病発症予防プロジェクトは，わが国のみならず欧米諸国の重要研究課題の1つにあげられている．生活習慣病の成因には多因子の関与があり，これら多因子の解明とその最初期の変化の検出方法を開発して，予防対策に利用可能なかたちでの診断方法を樹立することは，これからの重要なテーマである．健常な状態から突然に疾病に罹患するのではなく，疾病を発症するまでには，疾病発症リスクが増大する過程が存在し，疾病を予防するには，この発症リスクが増大する時期，東洋医学でいう「未病期」に相当する時期を診断する方法が必要である（図6.1.1）．ある日，突然脳梗塞に倒れるというニュースをよく耳にするが，脳梗塞の発症は心臓から飛来する血栓によって突然ではあるが，その発症前であっても血液あるいは尿中を調べることにより，発症予測，リスク診断ができる可能性が残されている．このいわゆる「未病期」

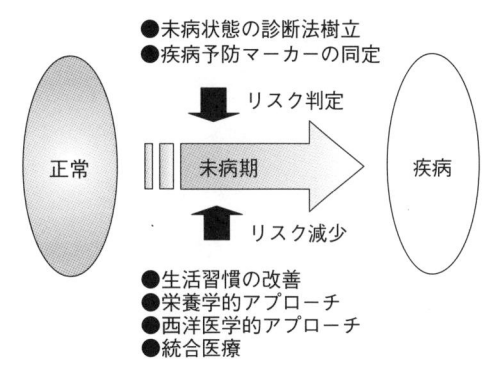

図 6.1.1　未病診断の必要性と予防医療
疾病は健常な状態から突然に罹患するのではなく，疾病を発症するまでには，発症リスクが増大する過程が存在し，疾病を予防するには，この発症リスクが増大する時期，東洋医学でいう「未病期」に相当する時期を診断する方法が必要である．未病期の診断が可能になれば，予防医療に対するバイオマーカーとしてきわめて有用である．

の診断を可能にする技術がなければ，真の意味での疾病予防バイオマーカーの意義がなく，このバイオマーカーを用いた疾病予防プロジェクト，とくに生活習慣の改良による前向き試験は成功しない．とくに，最近話題の未病期を対象とした機能性食品などの評価には，この疾患予防バイオマーカーの利用が有効であると考える．

6.1.2 疾病予防バイオマーカー探索・同定の研究戦略

健常範囲内と発病の中間の状態である未病期を診断する方法は，検出するべき変化の絶対量が従来の疾病の診断に比べて小さいので，格段高い技術レベルを要求されることが予想される．たとえば，悪玉コレステロールであるLDLはその測定は容易であるが，心血管合併症の発症予測バイオマーカーとしては不十分である．しかし，最近のゲノム学・プロテオミクス学・フリーラジカル学・コホートの分子的解析技術の発展向上により，現実に挑戦可能な研究分野となったとの認識に立脚して，筆者らは，疾患予防バイオマーカーによる「革新的食品機能評価法」確立に向けた取組みを開始しており，その概略を紹介したい．

戦略の鍵は，①疾病予防バイオマーカー同定のツールとして機能性食品を利用すること，および②体液中の遺伝子・タンパク質・ペプチド・代謝物を疾病予防バイオマーカーの候補として探索する．探索法は，GeneChipによる網羅的遺伝子発現解析を実施したり，SELDI-TOF-MSやLC-MSなどの質量分析計を利用して，タンパク質・ペプチド・代謝物の網羅的解析を行うことである．

探索同定は，図6.1.2に示すように，①動物疾患モデル系において，ツールとして使用する機

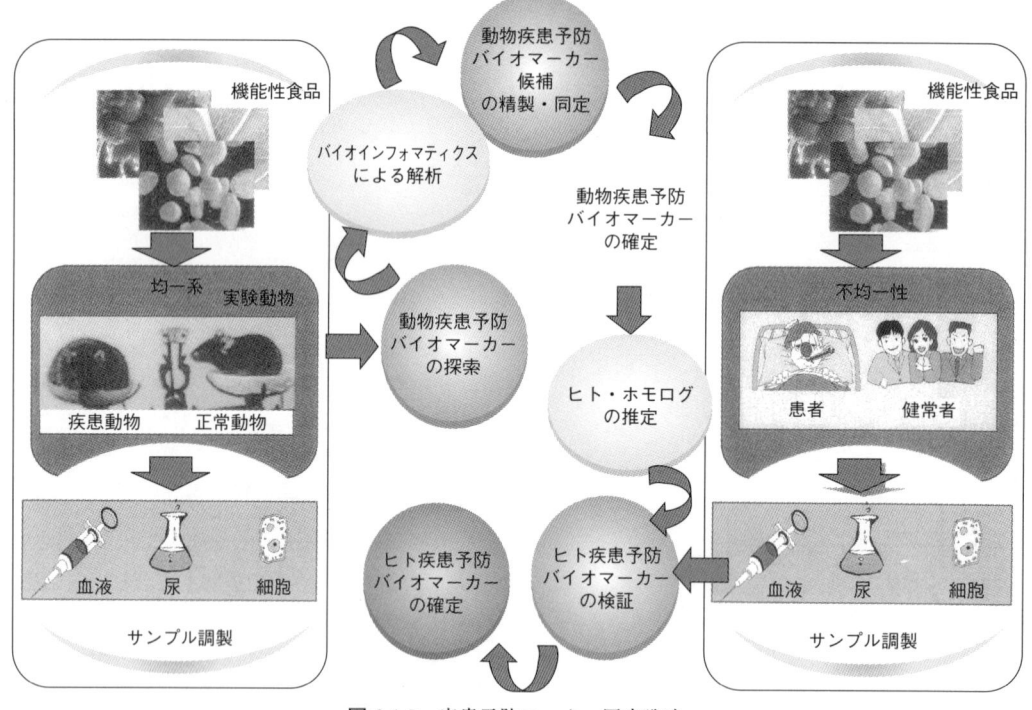

図6.1.2 疾患予防マーカー同定戦略

均一な動物疾患モデル系において，ツールとして使用する機能性食品の疾病予防効能を立証し，動物体液中のタンパク質の中で，疾病発症リスク増大とともに，その存在量が変動し，かつツールとしての機能性食品摂取により，その変動が抑制されるものを，SELDI-TOF-MSのピークから抽出する．その対応するタンパク質の精製・構造決定を行い，動物の疾病予防マーカーを同定し，ヒトホモログを推定する．

能性食品の疾病予防効能を立証し，②動物体液中のタンパク質・ペプチドや代謝物の中で，疾病発症リスク増大とともに，その存在量が変動し，かつツールとしての機能性食品摂取により，その変動が抑制されるものを，SELDI–TOF–MSのピークから抽出する．③対応するタンパク質・ペプチドや代謝物の精製・構造決定を行い，動物の疾病予防マーカーを同定し，④動物疾病予防バイオマーカーに対応するヒト疾病予防マーカー候補（ヒトホモログ）を推定する．⑤健常人および未病期ボランティアを対象にして，ヒト疾病予防マーカー候補の検証および確定をする．

ヒト疾病予防マーカーを確定する前に，動物疾病予防バイオマーカーの同定を実施するには以下のような理由がある．まず，①動物疾病モデルはヒトの場合と異なり，比較的短期間で正常状態，未病期，疾病の発症まで追跡することが可能である．たとえば，OLETFラットはヒト2型糖尿病モデルとして有用であり，肥満期，耐糖能異常期，糖尿病発症初期，進行期を約1年の経過でそのバイオマーカーを探索することができる．②ヒトの遺伝的背景は不均一であり，統計学的に有意な実験結果を得るためには，大規模な例数を確保する必要があるのに対し，疾病動物モデルでは，遺伝的背景が均一であり，比較的少数の例数で解析が可能である．③動物疾病モデルにおいて疾病予防効果が立証された機能性食品をツールとして，疾病予防マーカーの同定に利用できること．OLETFラットの血清中には糖尿病発症前に増加あるいは低下するタンパク質がきわめて多く存在することが予想されるが，介入試験による有効性が立証された機能性食品を用いて，その介入によって増加していたものが低下する，あるいは低下していたものが増加するようなタンパク質をしぼることができる．ただし，本アプローチでは，動物疾病予防バイオマーカーと異なるヒト疾病予防バイオマーカーについては同定からもれ落ちるリスクの存在を留意しておく必要がある．

疾病予防バイオマーカーのスクリーニングは，①正常群，②疾病発症高リスク群（ヒトの未病期に相当），③機能性食品摂取の疾病発症高リスク群の3群比較で，疾病発症リスク増大とともに存在量が変動し，機能性食品摂取によりその変動が抑制される体液試料中のタンパク質・ペプチドピークを探索し，バイオマーカーを同定する．この際，疾病予防効果が確認されたツールとしての機能性食品を利用することにより，予防に連動しない疾病発症リスクマーカーを疾病予防マーカーから排除することが可能になる．

6.1.3　プロテインチップを用いたバイオマーカー探索法

体液試料中のタンパク質・ペプチドを網羅的に解析する手法として，質量分析法の1つであるSELDI–TOF–MS技術はきわめて有用である．いわゆる「プロテインチップシステム」である．SELDIはsurface enhanced laser desorption/ionizationの略で，チップ表面の官能基に目的物質を均一に捕捉したまま不純物を除去し，レーザー光でイオン化するので，再現性のあるS/N比の高いイオンスペクトルが得られる．従来のようなMALDI（matrix assisted laser desorption/ionization）法のように不均一に生成された結晶を探し出してレーザーを当てる手間が不要である．本技術は，タンパク質の発現，相互作用，翻訳後修飾などの機能解析や，目的タンパク質の精製・同定などを効率的に行うことを目的に開発されたシステムであり，サイファージェン社により開発されたものである．プロテインチップシステムは，タンパク質解析に適したさまざまな化学的性質を表面にもたせたプロテインチップと，測定に用いられるプロテインチップリーダー（PBS–II＝飛行時間型質量分析計）および，測定・解析に使用するソフトウェアをインストールしたコンピューターから構成されている．ラベルやタグを使わずに，チップ上で簡便にタンパク質の解析ができ，少量のサンプルから短時間に高分解能，高感度の解析が可能であり，定量性も確保されている．われわれは，前処置を含めてロボットによるシステムを構築しており（図6.1.3），MSにか

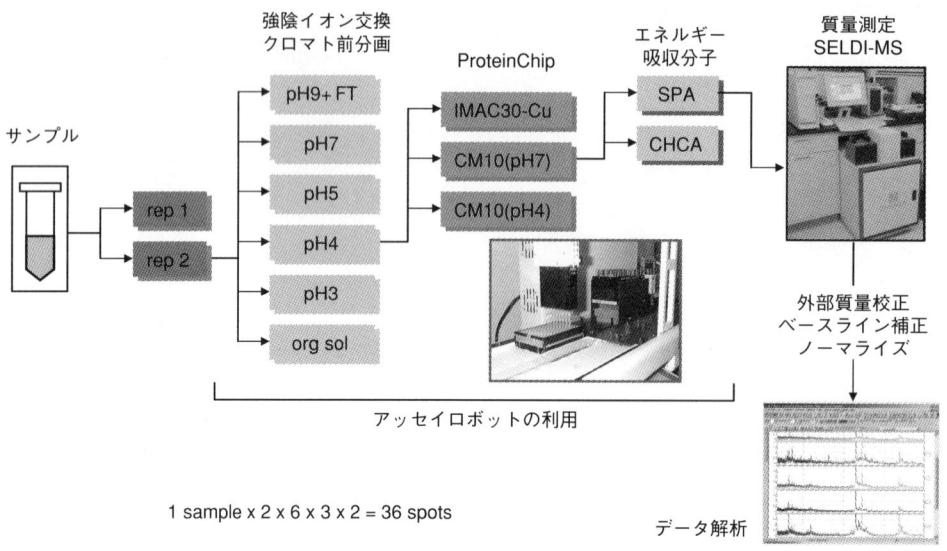

図 6.1.3 SELDI ProteinChip システムを用いたタンパク質発現プロファイリング
　試料の前処理，クロマトによる分画などを行うロボットシステムを組み合わせて，1つの試料を2分画し，強陰イオン交換クロマト前分画で6分画，3種のプロテインチップ，2種のエネルギー吸収分子によりそれぞれ定量する．データは統計処理し，バイオマーカー候補を決定し，最終的にはタンパク質の同定を行う．

けるチップ上で分画する技術と組み合わせ，最近になり糖尿病などを中心にいくつかの血清中バイオマーカーとしてのタンパク質を発見している[2]．

　一般的には，バイオマーカー候補分子を探索するには，以下のような手順で行う．

① 1次評価として対照群間で発現プロファイルを比較検討する．
　発現解析実験の一般的手順は手作業ではなく，試料分画，試料添加，アッセイなどをロボットを導入して行い，実験時間の効率化および実験精度の向上に努めている．
② つぎに，多検体を用いて，候補分子の評価を行う．
③ スピンカラムや従来のカラムクロマトグラフィー，電気泳動とプロテインチップを組み合わせて精製を行う．
④ ゲル内プロテアーゼ消化によるペプチドマッピング，あるいはMS/MSやエドマン分解による候補分子の同定を行う．
⑤ 精製・同定されたマーカー候補分子のバイオロジカルな機能評価を行う．発現解析の段階でより多くのタンパク質をチップ上に保持して比較するために，できるだけ多種のチップ（陰イオン交換，陽イオン交換，金属修飾，逆相，順相）を用いて性質の異なるタンパク質を捕獲している．複数の洗浄条件（異なるpH，塩濃度，有機溶媒濃度など）を検討し，チップに親和性のあるタンパク質をできるだけ多数保持できるようにする．サンプル調整（未変性条件・変性条件，抽出方法や抽出液組成）やサンプルの前分画（ゲルろ過によるサイズフラクション，陰イオン交換によるpI分画）を綿密に行う試料調整計画を立てることなどが留意点である．

6.1.4　キーテクノロジーとしての質量分析計

　質量分析装置はさまざまな改良が加えられ，高感度化や高精度化が進んでいる．従来のようなMALDI法では，不均一に生成された結晶を探し出してレーザーを当てる手間が必要であったが，最近の「AXIMA-QIT」では，イオン捕捉効率や

透過性を向上させ，サブフェムトモル（フェムトは1000兆分の1）程度の感度を実現している[3]．AXIMA-QITでは，イオン化した物質を「四重極型イオントラップ」という装置の中でつかまえることができ，つかまえたイオンをこわし，その結果できたイオンをもう一度つかまえるという作業を何度も繰り返し，タンパク質のアミノ酸配列や糖鎖の構造を詳しく研究することが可能となってきている（図6.1.4）．

このように，血清中のタンパク質を同定する質量分析計の進歩は，疾病の診断や治療・予防に役立つバイオマーカーと同定に威力を発揮する可能性があるものの，その探索の道はまだまだ問題点が多い．たとえば，正常と病気のヒトとの違いはタンパク質の種類の違いであることもあるが，ほんのわずかな量の違いであったり，既存のタンパク質の翻訳後修飾体であったりすることがある．翻訳後修飾の中でも細胞周期，遺伝子発現，アポトーシスなどの細胞内情報伝達において重要なはたらきをしているリン酸化に関しては，最近，新しい手法が提供されている．リン酸は分子量が80であるため，タンパク質がリン酸化されるたびに分子量が80増える．そのために，特異的な脱リン酸化酵素による処理を行えば，未処理群との比較でリン酸化タンパク質を同定できるようである．AXIMA-QITを開発した島津製作所では試薬，ソフトウェア，装置をトータルに開発・試作し，まさにプロテオミクスを実践しようとしている．^{13}Cラベルしたトリプトファンというアミノ酸の定量解析により質量分析計でタンパク質の量を定量的に行うことを可能にしたり，前述のリン酸化を調べる新手法などにより，病気の診断や治療に役立つタンパク質をみつけようとしている（http://www.shimadzu-biotech.jp/products/prtm flw.html）．筆者の所属する京都府立医科大学は島津製作所の寄付により，生体機能分析医学講座を開設し，島津製作所のハードと医学との橋渡しの任を務め，この分野の研究を一層推し進める予定である．

6.1.5　バイオマーカー探索研究の動向

プロテオミクス解析技術を用いたバイオマーカー探索は，おもに疾患特異的マーカー探索の分野で開始された．とくに，米国では，米国食品医薬局（FDA）と米国国立がん研究所（NCI）は，2001年より共同して，臨床プロテオミクスプログラムと呼ばれるプロジェクトを開始した．がん患者の血清試料を用いて，特異的バイオマーカーを探索し，判別臨床診断を可能にするシステムの確立を目指し，最近までに，大腸がん，前立腺がん，乳がん，卵巣がんなどで成果をあげている．しかし，最近では，NCIにおいても，がんの早期診断のために疾患特異マーカーによる単変量解析からマルチマーカーによる多変量解析アプローチに変化してきており，健常者にも存在しかつ患者で存在量が変化するバイオマーカーに注目してきている[4]．われわれは，健常から疾病にいたるまでの段階としての「未病期」に注目し，この未病期診断の手法として体液（血清・尿）を用いたプロテオミクス研究を推進している．図6.1.5に糖尿病患者で変動を示したいくつかのバイオマーカー候補タンパク質の中から，cysteinylated transthyretinとapolipoprotein CIIIによるマルチマーカー解析の決定木による診断マーカーとしての有効性を示した．この2種類のバイオマーカ

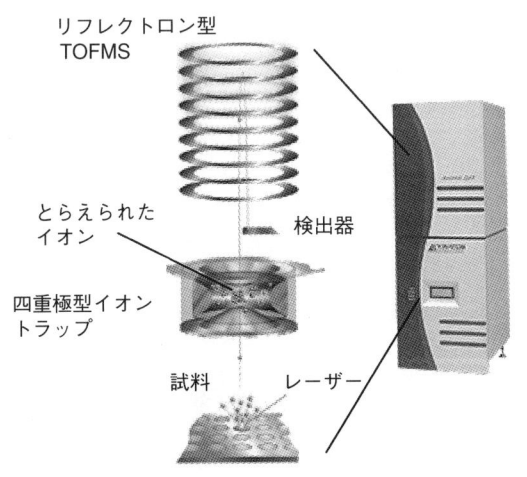

図6.1.4　AXIMA-QIT型質量分析計と四重極型イオントラップ

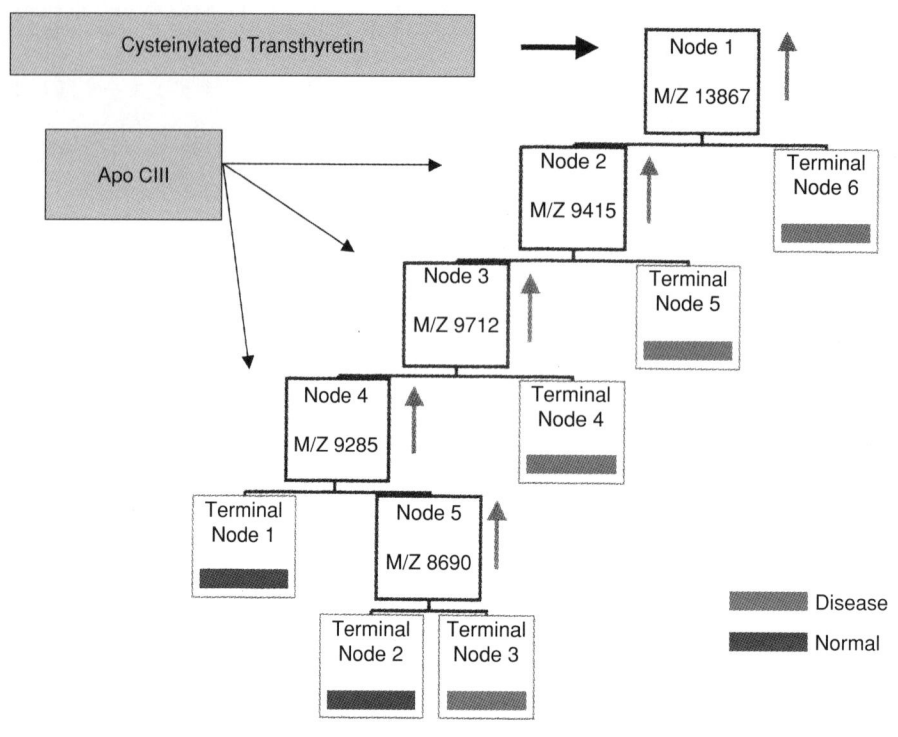

図6.1.5 マルチマーカーによる決定木を用いた糖尿病診断

ーを用いることにより，正常群と糖尿病群の診断は明らかであった．

今後，ポストシークエンス時代のゲノム解析は，遺伝子がどう発現するのかという問題と合成されたタンパク質がどのような機能をもっているのかという点に焦点が絞られてきている．合成されたタンパク質は，分解酵素による切断やリン酸化などの翻訳後修飾を受けて後，機能性を発揮したり，機能調節を受けたりしている．こうした理由からゲノム解析に対応した網羅的なタンパク質研究（プロテオーム解析）が重要となってきている．こうした観点からも，疾患予防バイオマーカーを網羅的に探索し，機能解析の視点から食品の健康維持増進の効能と疾患との関連性を解き明かしていくことは重要な課題である．

また，疾病予防マーカーは疾病発症リスクマーカーとして，健康診断への利用が考えられる．一連の生活習慣病に関する疾病予防マーカーが網羅的に発見されれば，この疾病予防マーカー群を利用し疾病発症リスクのプロファイリングが可能となり，まったく新規の健康診断システムが出現し，予防医療に寄与することが寄与することが期待される．　　　　　　　　（内藤裕二・吉川敏一）

謝　辞

本研究は，文部科学省科学研究費補助金（14570493，15590671，15390178），生物系特定産業技術研究支援センター生物系産業創出のための異分野融合研究支援事業，ならびに農林水産省委託プロジェクト「健全な食生活構築のための食品の機能性および安全性に関する総合研究」よりの委託研究費の支援を受けたものである．

参　考　文　献

1) Howitz, K. T., Bitterman, K. J. and Cohen, H. Y., et al.：*Nature*, **425**, 191-196, 2003.
2) 内藤裕二, 有國　尚, 水島かつらほか：*G. I. Re-*

search, **13**, 255-262, 2005.
3) 竹内　均編：タンパク質がわかる本 Newton 別冊，ニュートンプレス，2003.
4) 有國　尚，内藤裕二，吉川敏一：*G. I. Research*, **13**：101-105, 2005.

6.2　酸化ストレスバイオマーカー

「バイオマーカー（生体指標）」という概念が「食品の機能性」評価法へ導入されたのはごく最近である．「食品のもつ生体調節機能」に多くの注目が集められてきたが，「食品成分」は複合系であるために，科学的に機能性評価を行うむずかしさがいつも議論となってきた．しかしながら，医学の分野からも「食品のもつ生理機能」研究の必要性が認識され，とくに，がんをはじめ生活習慣病と呼ばれる疾病の予防が大きな注目を集めてきた．中でも，食品の健康への関与を科学的にも納得しうる「バイオマーカー」を用いて客観的に評価することができることがもっとも必要であることはいうまでもない．

われわれも，長年，がんをはじめ生活習慣病と呼ばれる疾病の発症に「酸化ストレス」が大きく関与しているのではないか，また，「酸化ストレス予防食品」を開発することで「生体防御機能」を高め，最終的には，がんをはじめ動脈硬化や糖尿病の合併症を予防しうるのではないか，との期待をもって研究を進めてきた．「酸化ストレス」傷害の原因として「活性酸素」をはじめとする「フリーラジカル」は，われわれの体を維持するエネルギー源であるとともに，ウイルスや病原菌の殺菌といった生体防御の立場から重要な生理的役割を果たしているが，一方では，過剰に生じた「活性酸素・フリーラジカル」がわれわれの体の生体成分と反応し，多種多様な生体傷害を引き起こすものと考えられている（図6.2.1）．中でも，問題となるのは，細胞膜の重要な構成成分であるリン脂質，とくに酸化されやすい不飽和脂肪酸である．われわれの体の中で酸化ストレスが昂進すると，生体膜中の多価不飽和脂肪酸は連鎖反応と呼ばれる「生体内脂質過酸化反応」を受けること

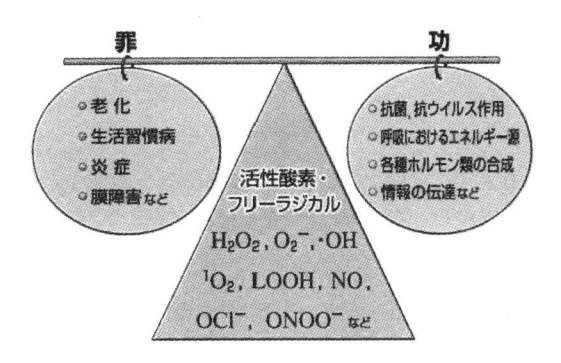

図6.2.1　活性酸素の功罪

により，生成した脂質過酸化物や脂質過酸化連鎖反応の過程で生成した「フリーラジカル」によるタンパク質や酵素，核酸などの生体構成成分の攻撃が続き，最終的にがんや動脈硬化，糖尿病の合併症などの疾病の原因となっていることが明らかにされてきている（図6.2.2）．われわれの研究グループは，「酸化ストレス」による生体傷害のメカニズムを解明し，食品抗酸化成分による酸化ストレス予防機構の解明を目的に，酸化ストレス傷害を定量的に評価するための「バイオマーカー」の開発を目的に，免疫化学的なアプローチを中心に研究を進めてきた．ゲノム解析からプロテオーム解析に研究の流れは大きく展開しており，遺伝子発現以後のタンパク質マイクロアレイの開発，とくに，われわれは，酸化ストレスバイオマーカーを集約的に評価するためにチップ化した「抗体チップ」の開発研究を目的に研究を進めつつある．本稿では，「酸化ストレス」を検出・定量しうる「バイオマーカー」について紹介してみたい．

6.2.1　脂質過酸化バイオマーカー

マロンジアルデヒド（MDA）をはじめ脂質過酸化物は，生体内酸化連鎖反応の重要なバイオマーカーとして，さまざまな検出法・定量法が開発されてきた．とくに，物理化学的な脂質過酸化評価法としては，共役ジエンを指標にしたヒドロペルオキシド生成をはじめ，誘導体化後にマロンジアルデヒド量換算で比色するTBA法や2,4-

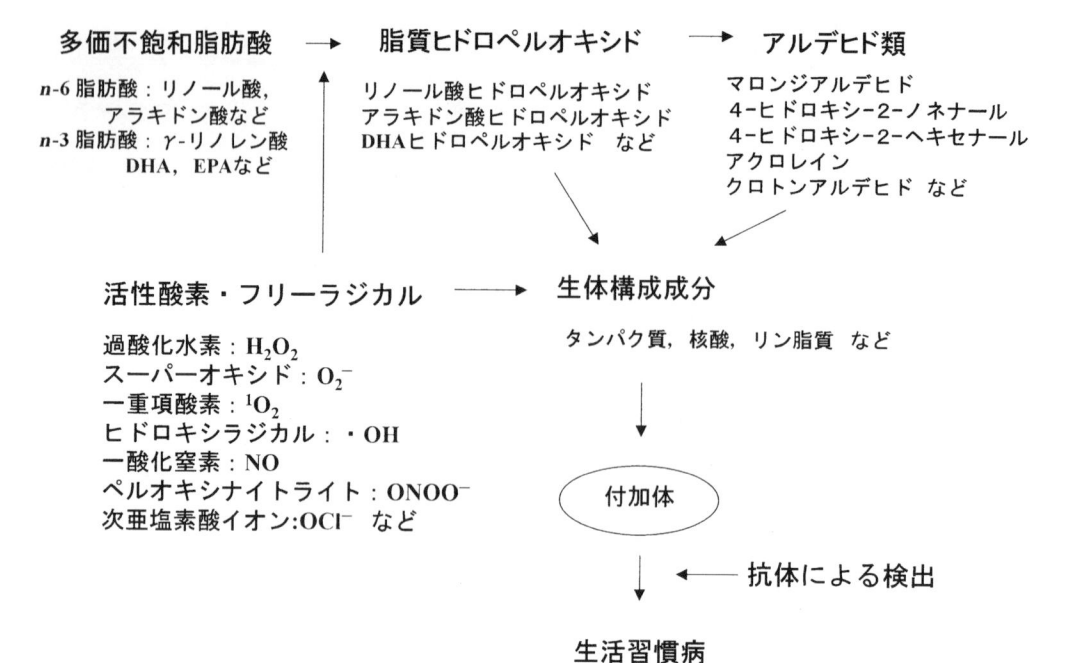

図6.2.2 活性酸素・フリーラジカルによる直接，間接的な生体構成成分の修飾反応

多価不飽和脂肪酸
- n-6脂肪酸：リノール酸，アラキドン酸など
- n-3脂肪酸：γ-リノレン酸，DHA，EPAなど

脂質ヒドロペルオキシド
- リノール酸ヒドロペルオキシド
- アラキドン酸ヒドロペルオキシド
- DHAヒドロペルオキシド　など

アルデヒド類
- マロンジアルデヒド
- 4-ヒドロキシ-2-ノネナール
- 4-ヒドロキシ-2-ヘキセナール
- アクロレイン
- クロトンアルデヒド　など

活性酸素・フリーラジカル
- 過酸化水素：H_2O_2
- スーパーオキシド：O_2^-
- 一重項酸素：$^1O_2$
- ヒドロキシラジカル：・OH
- 一酸化窒素：NO
- ペルオキシナイトライト：$ONOO^-$
- 次亜塩素酸イオン：OCl^-　など

生体構成成分
タンパク質，核酸，リン脂質　など

↓
付加体
↓ ← 抗体による検出

生活習慣病
（がん，動脈硬化，糖尿病合併症など）

DNP法をはじめ，スピントラップ剤を用いたESR法やケモルミネッセンス測定法などが開発されてきた．また，最近では，LC/MS分析法など，精度の高い方法が開発されているが，抽出や前処理など多段階のステップが必要で，また，誘導体化の際の2次的な反応や分解などの欠点があった．そこで，酸化ストレスの環境下で，酸化傷害を受けた生体膜由来の脂質過酸化物がタンパク質，核酸，リン脂質などを修飾し，脂質過酸化物修飾物を生成することに着目し，まず，脂質過酸化初期生成物であるリノール酸を対象にダイズリポキシゲナーゼにより脂質ヒドロペルオキシド（13-HPODE）を化学的，酵素的に作製し，NMRやマススペクトルなど機器分析を用いてタンパク質，とくにリジンとの反応により N^ε-hexanoyl-lysine（HEL）と N^ε-azelayl-lysine（AZL）が得られたのでこれらを化学合成し，タンパク質（KLH）との縮合物の化学構造の解析に成功した（図6.2.3）．さらに，最近では，DHA（ドコサヘキサエン酸）に着目して研究を進めた．DHA

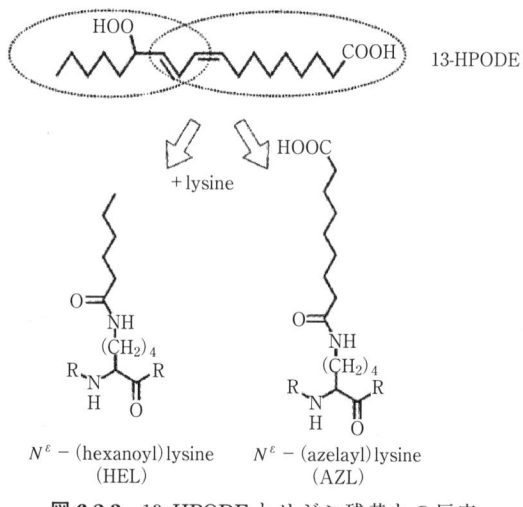

図6.2.3 13-HPODEとリジン残基との反応から生じるアミド型付加体

N^ε-(hexanoyl)lysine (HEL)
N^ε-(azelayl)lysine (AZL)

は，記憶能力の増進やがんの予防効果をはじめ，多くの生理機能をもつことが明らかにされて大きな注目が集められており，また，アルツハイマー患者は通常人に比べてDHAが少ないことも注目を集めている．母乳に含まれ新生児の脳成長に大

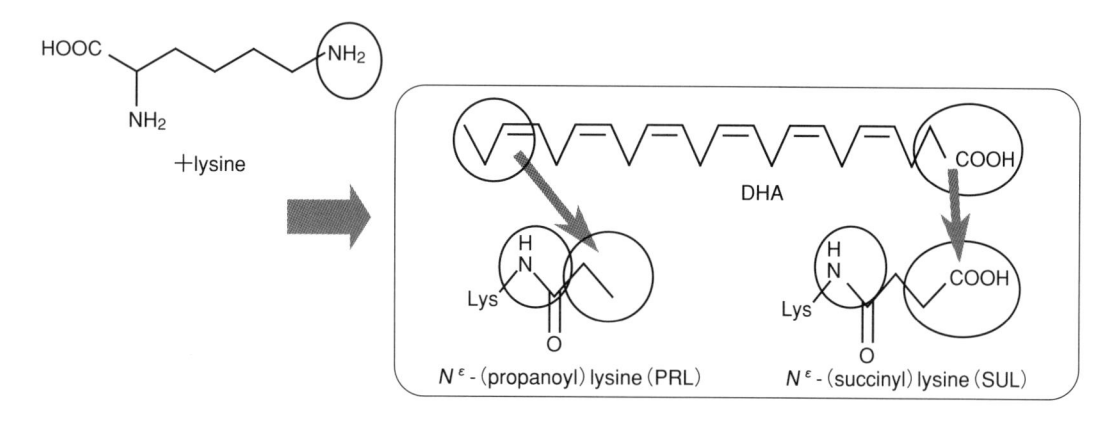

図 6.2.4 DHA 由来の脂質ヒドロペルオキシドによるアミノ基修飾機構

きな影響をもつことから，最近，乳児用の粉乳にDHAが添加されている．しかしながら，多価不飽和脂肪酸であるDHAは，酸化的劣化を受けやすく，生体内での酸化傷害の可能性が示唆されている．そこで，DHAの過酸化物の化学的な検索を行い，マススペクトルを中心とする機器分析法を利用した微量分析法の開発を行ったところ，DHA過酸化物はリジンにもっとも高い反応性を有し，リジン修飾付加体として，アミド型構造を有するSUL，PRLが主要な付加体であることをLC/MSにより明らかとした（図6.2.4）．また，ラットの脳ホモジネート液を酸化誘導させた ex $vivo$ においても同付加体が検出された．このことは，DHA過酸化の進行に伴い，DHA過酸化物が組織中のタンパク質と酸化修飾反応を引き起こしたことを示している．これまで，脳組織は他の組織に比べ，比較的抗酸化防御機構が備わっており，酸化の起き難い組織の1つとして考えられてきた．また，脳内DHAは，リン脂質などの構成脂肪酸として大半が存在しており，それらリン脂質が防御的な役割を果たすことで酸化反応が生じにくいといった報告もいくつかなされている．しかし，われわれの研究の結果，SUL，PRLを化学的に検出したことにより，過度の酸化ストレス状態に陥ると抗酸化機構とのバランスが崩れ，DHA過酸化による酸化傷害を引き起こす可能性が示唆された．さらに，酸化ストレスにより進行すると考えられている老化において，これまでに老化斑点が顕著に検出されていることや種々の防御機構が弱体化していることが多くの報文より示されている．そこで，老化の進行にDHAの過酸化が関与していることが考えられた．実際，老化モデルラットを用い，SUL，PRLの検出を行ったところ，加齢とともにこれら付加体が増加していたことから，老化と脂質過酸化は相関している可能性が示唆された．SULはカルボキシル基がリン脂質とエステル結合をしている状態で存在していることが示され，タンパク質とリン脂質がDHA過酸化物を介して架橋構造をとっているのではないかと推察された．さらに，SULは老化が進行していないコントロール群の脳組織から検出されたことおよび，脳内の存在量も多いことから比較的軽度の酸化状態においても生成し，脳組織内に蓄積しやすい物質であることが考えられた．老化モデルラットの脳組織より，SUL，PRLを検出，定量したことは，食品系におけるDHAの酸化の影響に関する解析とともに，生体内におけるDHAに由来する脂質過酸化反応と老化や神経変性疾患との関与を解明するうえで有用な酸化傷害のバイオマーカーとなり得ることに期待する．

一方，脂質過酸化終期生成物であるアルデヒド類はタンパク質に対して高い反応性をもっており，アルデヒド付加体は酸化的損傷の重要なバイ

表 6.2.1 酸化ストレスバイオマーカーに特異的なモノクローナル抗体のリスト

マーカー名	製造元
DNA酸化傷害バイオマーカー	
8-hydroxydeoxyguanosine（8-OHdG）	日本老化制御研究所#
tymidine glycol	日本老化制御研究所*
oxo-heptεdG[1]	(株)日本油脂*
N^4-, 5-diCldC[2]	名古屋大学*
脂質過酸化バイオマーカー	
N^ε-hexanoyl-lysine（HEL）	日本老化制御研究所#
N^ε-azelayl-lysine（AZL）[3]	日本老化制御研究所*
N^ε-succinyl-lysine（SUL）[4]	日本老化制御研究所*
4-hydroxy-2-nonenal（4-HNE）	日本老化制御研究所#
4-hydroxy-2-hexenal（4-HHE）	(株)日本油脂
acrolein（ACR）	(株)日本油脂#
crotonaldhyde（CRA）	(株)日本油脂
7-ketocholesterol（7-KC）[5]	(株)日本油脂*
活性酸素傷害バイオマーカー	
dityrosine（DT）[6]	日本老化制御研究所*
bromotyrosine（BT）[7]	日本老化制御研究所*

#8-OHdG，N^ε-hexanoyl-lysine（HEL），4-HNE および ACR に特異的なモノクローナル抗体を利用した ELISA キットが市販されている．
*抗 tymidine glycol，抗 oxo-heptεdG，抗N^4,5-diCldC，抗N^ε-azelayl-lysine（AZL），抗N^ε-succinyl-lysine（SUL），抗 7-ketocholesterol（7-KC），dityrosine（DT）および抗 bromotyrosine（BT）抗体は未発売である．

1) Kawai, Y., et al.：*Carcinogenesis*, **23**(3), 485, 2002.
2) Kawai, Y., et al.：*J. Biol. Chem.*, **279**：51241, 2004.
3) Kawai, et al.：*Biochem. Biophys. Res. Commum.*, **313**, 271, 2004.
4) Kawai, Y., et al.：*J. Lipid Res.* (in press)
5) Kawai, Y., et al.：*J. Biol. Chem.*, **278**, 21040, 2003.
6) Kato, Y., et al.：*Biochem. Biophys. Res. Commum.*, **274**, 389-393, 2000.
7) Kato, et al.：*Free Rad. Biol. Med.*, **38**, 24, 2005.

オマーカーとして興味がもたれている．われわれの研究室では，マロンアルデヒド（MDA）や 4-ヒドロキシ-2-ノネナール（4-HNE），4-ヒドロキシ-2-ヘキセナール（4-HHE）やアクロレイン，クロトンアルデヒドとの縮合物の構造解析に成功し，さらに最近では，コレステロールの過酸化メカニズムにも研究を進め，酸化生成物の 1 つである 7-ケトコレステロール（7-KC）とタンパク質との縮合物の構造解析に成功している（表 6.2.1）．

6.2.2　活性酸素傷害バイオマーカー

ウイルスや病原菌からわれわれを守ることで，生体防御に重要な役割を果たす免疫担当細胞も，過剰な反応の結果タンパク質の酸化傷害が誘導されることが注目を集めてきている．主要な食細胞として知られるマクロファージが生産する NO は，血管弛緩因子としての重要性やニューロトランスミッターとしての役割など，生体に不可欠であるが，過剰発現の結果，とくに，スーパーオキシド（O_2^-）と反応して生産されるペルオキシナイトライト（$ONOO^-$）は酸化傷害を引き起こし，とくに，チロシンとの反応の結果生じるニトロチロシンが重要な酸化傷害バイオマーカーとして知られ，われわれも，コラーゲンの酸化を指標とした「抗酸化ポリフェノール」の酸化ストレス

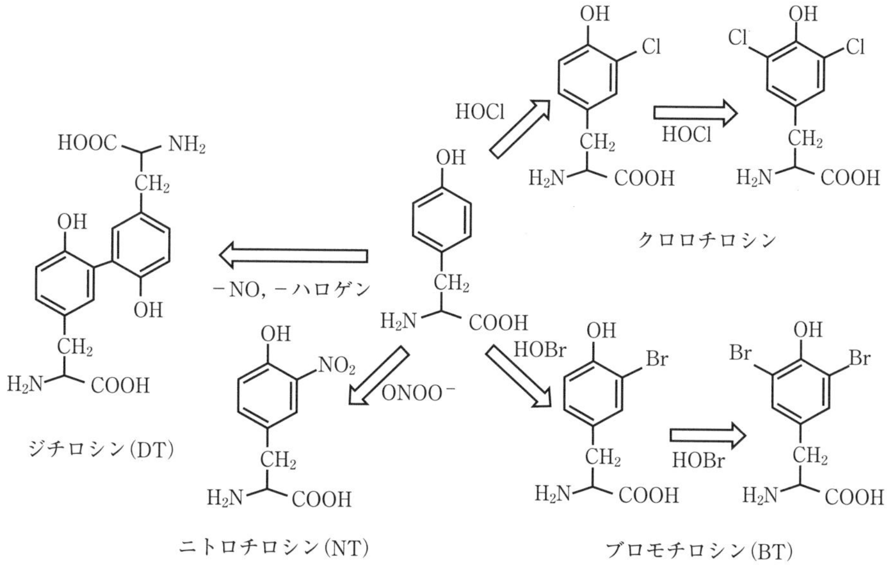

図 6.2.5 炎症反応によるチロシンの酸化修飾

予防評価法の開発を行っている．また，好中球に由来するミエロペルオキシダーゼはハロゲンの存在下でハロゲン修飾されたチロシンを生成し，ハロゲン非存在下では同じチロシンをターゲットとしてジチロシンが酸化修飾物として生成することが明らかにされた．最近，われわれは，これらの酸化修飾チロシンについて生成機構の化学的な解明を行い，ブロモチロシン（BT）やジチロシン（DT）を酸化ストレスバイオマーカーとして化学構造を明らかにしている（図 6.2.5）．

6.2.3 DNA 酸化傷害バイオマーカー

遺伝子レベルの酸化ストレスの評価法に対する研究の現状はどのような状態であろうか？つねに酸化的な環境に生活するヒトをはじめとする好気的生物は，遺伝子レベルでもつねに酸化ストレスの脅威にさらされている．とくに，注目されているのが，DNA 中の核酸塩基，デオキシグアノシンである紫外線や放射線，環境汚染物質や喫煙など環境中の因子とともに，運動のし過ぎや肥満，炎症反応など生体内での活性酸素の過剰発現でも，ヒドロキシラジカル（･OH）の作用で 8-ヒドロキシデオキシグアノシン（8-OHdG）が生成することが知られている．われわれは，血液や尿中の 8-OHdG 量を測定することは老年病予防の重要なバイオマーカーとなりうるとの考えから，日本老化制御研究所と共同で 8-OhdG に特異的なモノクローナル抗体を利用した ELISA 法による微量分析キットの作製にも成功することができた．さらに，われわれの研究室では，最近，脂質ヒドロペルオキシドは DNA とも反応するのではないか，との推定から，13-HPODE とデオキシグアノシンの反応生成物（oxo-heptyl^εdG）の化学的な解析に成功し，奈良県立医科大学との共同研究により，コリン欠乏による肝臓がんモデル動物系で初期の肝がん組織中に脂質ヒドロペルオキシド修飾デオキシグアノシンの検出に成功した（図 6.2.6）．また，最近，慢性炎症と発がんとの関連が示唆される中で，過剰に生成した活性酸素種による DNA の酸化修飾が重要な役割を担っていると考えられる（図 6.2.7）．また，MPO の遺伝子発現の増加により発がんのリスクが増加することから，生体内での HOCl による DNA のハロゲン化について検討することを目的に，dC 残基を中心とする HOCl によるハロゲン化修飾機構の解析を行うことにした．生理的 pH, 塩化物イ

図 6.2.6　13-HPODE とデオキシグアノシンとの反応で生成する新規なエテノタイプの修飾物

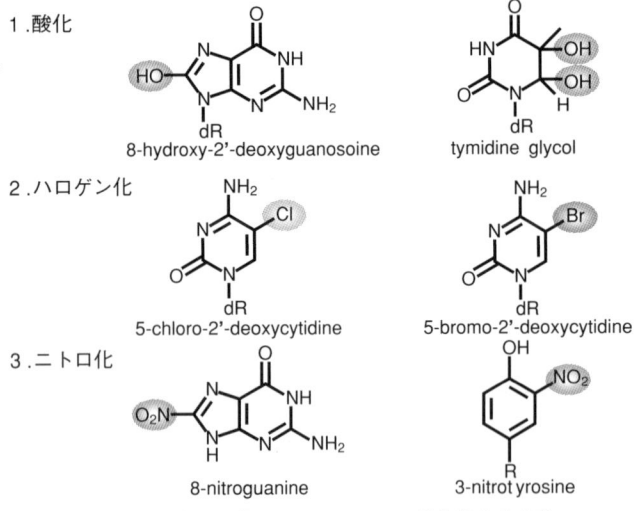

1. 酸化
8-hydroxy-2'-deoxyguanosoine　　tymidine glycol

2. ハロゲン化
5-chloro-2'-deoxycytidine　　5-bromo-2'-deoxycytidine

3. ニトロ化
8-nitroguanine　　3-nitrotyrosine

図 6.2.7　炎症部位における DNA の酸化傷害生成物

オン非存在下における 5-CldC の生成機構を解析することを目的に，dC/HOCl 系（pH 7.4 塩化物イオン非存在下）において，5-CldC 生成量への Met の影響をみたところ，Met による反応停止により 5-CldC の生成量が約 10 倍程度増加し，dC/HOCl 系においてクロラミンが関与した 5-CldC の生成機構が存在することが示唆された．そこで，dC/HOCl 系での 5-CldC 生成活性をもつピーク X を分取し，MS/MS 解析を行ったところ，N^4,5-diCl であることが示唆され，5-CldC の生成機構に関与していることが示唆された（図 6.2.8）．

また，ヌクレオシドと HOCl の反応においては，ハロゲン化ヌクレオシドに加えて，8-OxodG，チミジングリコール（Tg）を生成する．8-OxodG の生成機構については，鉄イオン存在下ハーヴァーバイス反応により生成するヒドロキシルラジカルにより生成すること，また，Tg

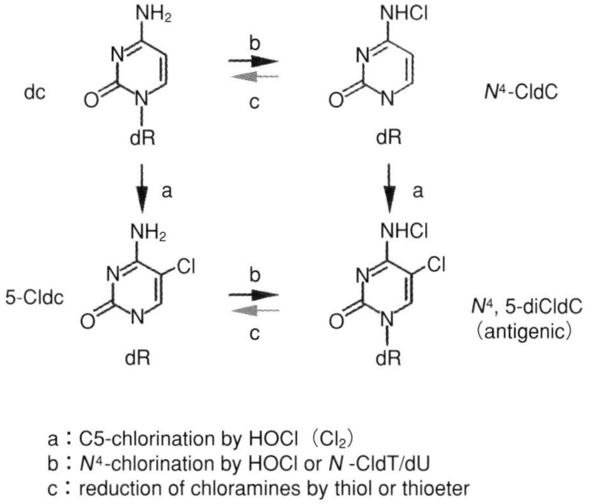
NH2
b
NHCl
dc
c
N4-CldC
dR
a
a
NHCl
Cl
b
Cl
5-Cldc
c
N4, 5-diCldC
(antigenic)
a：C5-chlorination by HOCl（Cl2）
b：N4-chlorination by HOCl or N-CldT/dU
c：reduction of chloramines by thiol or thioeter

図 6.2.8　ジハロゲン化 dC（N^4, 5-diCidC）の生成経路
（Kawai, Y., et al.：*J. Biol. Chem.,* **279**, 51241, 2004.）

についてはヒドロキシラジカルによる修飾に加えて，HOCl 由来の Cl_2 により Tg クロロヒドリンを介した修飾機構が報告されている．これまで，抗 8-OHdG 抗体が作製されており，酸化ストレスが関与したさまざまな疾病の解析ツールとして利用されている．一方，生体内の Tg を高感度かつ特異的に認識する抗 Tg 抗体は得られていなかったので，抗 Tg 抗体の作製および炎症部位における DNA の酸化修飾の解析を行った．また，マクロファージ由来のペルオキシナイトライト（$ONOO^-$）は，dG と反応して，8-ニトログアニン（8-NO_2dG）を生成し，すでにモノクローナル抗体も得られており，これも重要な酸化ストレスバイオマーカーの候補となりうる（図 6.2.7）．

6.2.4　酸化ストレスバイオマーカーに特異的なモノクローナル抗体の作製

本研究で開発を目指しているバイオマーカー測定技術は，関連するバイオマーカーに関するプロファイリング解析を一挙に可能にする「抗体チップ」の作製と定量法の確立によって可能となる．そこで，抗酸化能評価を目的とした抗体チップの開発のために，酸化傷害ならびに酸化傷害修復機能亢進などに関連したバイオマーカーに対するモノクローナル抗体の情報を網羅的に収集する．また，われわれの研究グループが開発を進めている新規なモノクローナル抗体の作製を進め，疾患予防バイオマーカーへの応用への可能性を中心に，ガイドラインとしての有用性に関して検討を行った．

まず，脂質過酸化の初期反応で生成するヒドロペルオキシド修飾タンパク質や DNA，さらには，リン脂質などに特異的な抗体の作製を進めた．また，免疫担当細胞，たとえば，マクロファージや好中球の過剰発現による酸化修飾タンパク質や DNA などに特異的なモノクローナル抗体の作製を試みた．さらに，高血糖の結果生じる糖化タンパク質由来のバイオマーカーや糖尿病の合併症として最近問題視されている動脈硬化症に特異的なバイオマーカーなどに対するモノクローナル抗体の作製を試みた．とくに，ヘキサノイルリジン（HEL）や 8-OHdG などについては，ビオチン化による検出定量法の構築を検討し，抗体チップへの応用を検討した．

われわれの研究グループは，すでにモノクローナル抗体の作製技術を保有しており，酸化傷害・酸化傷害修復機能亢進に関連するマーカーに対す

る抗体作製の実績も有している．さらに，糖尿病やそれに伴う腎症において，代表的な糖化産物であるペントシジンが増加すると報告されている．このペントシジン測定値と四重極型のLC/MS/MSで測定したジチロシンなどの修飾チロシンとの相関性が非常に高いことも見いだしており，ペントシジンは糖尿病性の酸化ストレスマーカーであるともいえる．このペントシジンに対する抗体は市販されているものの，今後のプロテインチップによる測定を考えると，研究グループによる抗体の取得が必要となろう．

脂質過酸化初期生成物であるリノール酸やアラキドン酸などを対象に，ダイズリポキシゲナーゼによりそれぞれの脂質ヒドロペルオキシド（13-HPODE）を化学的，酵素的に作製した．実際に，13-HPODE修飾のBSAをエピトープとするポリクローナル抗体を作製し，特異性の検討を行ったところ，いずれもヒドロペルオキシドだけに特異性を示し，マロンジアルデヒドや4-ヒドロキシ-2-ノネナールなどのアルデヒドに対しては交差性を示さなかった．さらに，モデル化合物としてベンゾイルグリシルリジンを対象にエピトープ解析を行ったところ，リノール酸やアラキドン酸のヒドロペルオキシドがタンパク質やリン脂質を攻撃して生成するエピトープ構造がメチル末端側で修飾されたヘキサノイルリジン（N^ε-(azelayl) lysine：HEL）とカルボキシル末端側が修飾したアゼライルリジン（N^ε-(azelayl) lysine：AZL）を化学合成してタンパク質（KLH）に縮合させた後，免疫化学的な手法を応用してモノクローナル抗体の作製に成功した．これらのエピトープ構造は，ヒトの動脈硬化巣中に存在すること，また，急激な運動で受けた初期の酸化ストレスの検出にも有効であることが明らかとなった．さらに最近では，ELISA法が確立され，個体レベルや臨床レベルで食品による老化予防の可能性を評価する際に，対象となる血液や尿中での酸化ストレスの程度を簡単に短時間，かつ微量で評価できるものと期待される．

また，われわれはHOClとdCの反応より生成するハロゲン化dCを認識する抗体を作製するため，HOCl修飾DNAとメチル化BSAを静電的に結合させたものを免疫抗原とし，HOCl修飾DNAを特異的認識するモノクローナル抗体（mAb 2 D 3）を得ることに成功した．同抗体により敗血症モデルでの免疫染色を行ったところ，肝臓，肺の核において陽性の染色結果が得られ，生体内でHOClによるDNAのハロゲン化が生じていることが示唆された．これまで，mAb 2 D 3はdC残基に生成する高分子中に安定に存在するクロラミン様付加体を特異的に認識することが示唆され，mAb 2 D 3のエピトープはN-Cl, 5-BrdCである可能性が示唆され，また，mAb 2 D 3は，最終的に高分子中のジハロゲン化dCを認識していることが考えられた．

さらに，われわれはDNA中のTgを高感度かつ特異的に認識するモノクローナル抗体の作製を試みるため，OsO_4修飾dT 50 merを免疫抗原とした抗体の作製を行い，OsO_4修飾dT 50 merおよびHOCl修飾DNAを特異的に認識するモノクローナル抗体mAb 2 E 8を得ることに成功した．さらに，キャラクタライズを行ったところ$KMnO_4$, OsO_4, HOCl, HOBr修飾DNAを認識することが明らかとなり，最終的に，mAb 2 E 8はチミジングリコール（Tg）を認識することが明らかとなった．

炎症部位におけるTgの生成を解析するため，LPSにより炎症を惹起させたマウスの肝臓において，免疫組織染色を行った．その結果，コントロールと比較して，LPS投与マウスの肝臓の核において陽性の染色結果が得られた．これより，炎症部位においてDNA鎖中にTgが生じていることが明らかとなった．炎症の惹起に伴いHOClを介したDNAの修飾が生じていることが明らかとなっている．そこで，DNAの酸化修飾を解析するため，8-OHdG，Tgに着目し，各抗体を用いて経時的に免疫染色を行うことにした．その結果，8-OHdGは投与後72時間の遅い時間より顕著な陽性の染色結果が得られたのに対して，Tgは投与後6時間より核において顕著な陽性像がみ

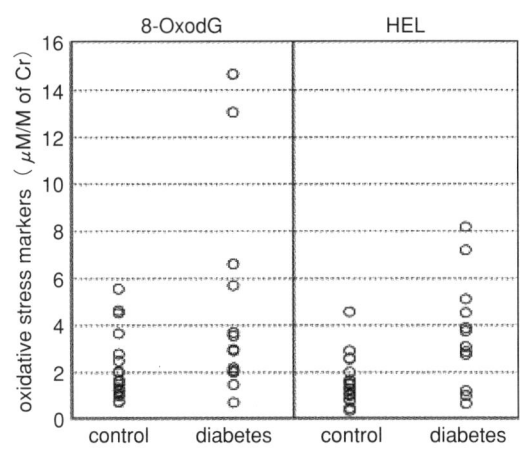

図 6.2.9 糖尿病，非糖尿病群のヒトの尿中における N^ε-HEL と 8-OxodG の排泄量の相関性
(Kato, et al.：*Free Radic. Biol. Med.,* 2004.)

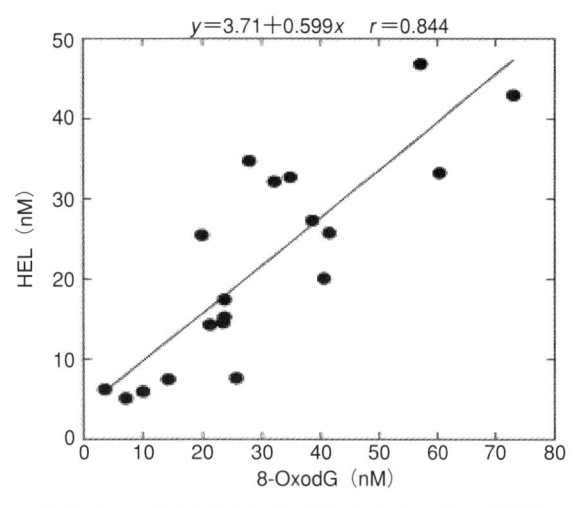

図 6.2.10 尿中における N^ε-HEL と 8-OxodG の相関性
(Kato, et al.：*Free Radic. Biol. Med.,* 2004.)

られた．今回の免疫染色の結果より，8-OHdG と比較して，Tg は炎症の亢進により速やかに生成し，持続的に存在することから炎症部位における有用性が示唆された．

モノクローナル抗体による評価法は簡便であり，また，定量性も優れているので，免疫染色で病巣部位の特定とともに，ELISA 法を用いることで，尿や血液を対象に非侵襲的に評価できる点が優れているものと考えられる．最近，共同研究者である兵庫県立大学の加藤らは，HEL が実際に尿中に存在しているか，重水素化した HEL を内部標準として化学合成し，四重極 LC/MS/MS を用いて，HEL が実際に尿中に排泄されていることを明らかにでき，健常人における尿中への排泄量は，$1.58 \pm 0.23\,\mu\mathrm{mol}$/クレアチニン (mol) という定量値が得られた．われわれが確立し，現在，世界中で用いられている ELISA 法で測定した 8-OxodG の尿中への排泄量との相関性を検討したところ，図 6.2.9 に示したように，$r=0.844$ という高い相関性を示した．実際に，HEL と 8-OxodG に関して，健常人と糖尿病患者の尿中への排泄量の比較を行ったところ，図 6.2.10 に示したように明らかな相関性がみられた．

〔大澤俊彦〕

6.3 抗体チップ作製

本研究の目標は，酸化ストレスマーカーを測定可能な抗体チップの開発である．酸化ストレスマーカーは低分子化合物であるため，競合 ELISA 法とし，①抗原を固定化したスライドガラスの作製，②モノクローナル抗体を用いた競合反応の確認および効率的測定システムの確立，③生物検体中酸化ストレスマーカーを用いて極微量検出および定量の可能性について検討する．このようにして確立されたモノクローナル抗体作製の技術を基盤として，抗体チップに搭載する疾患予防マーカーに対するモノクローナル抗体を作製し，抗体チップ開発グループに引き渡す．さらに試作された抗体チップの実用性を評価する．本機関は，すでにモノクローナル抗体の基盤的な作製技術を保有しており，酸化傷害・酸化傷害修復機能亢進に関連するマーカーに対する抗体作製の実績も有している．今までに，酸化傷害・酸化傷害修復機能亢進マーカーに対する新規のモノクローナル抗体を数個作製し，抗酸化能に関する，より情報量の多いプロファイリング解析を可能にしている．本年度は酸化ストレスマーカーである HEL をモデルにスライドガラス上で測定することが可能か否かを，タンパク質固定化用担体として（株）豊田中

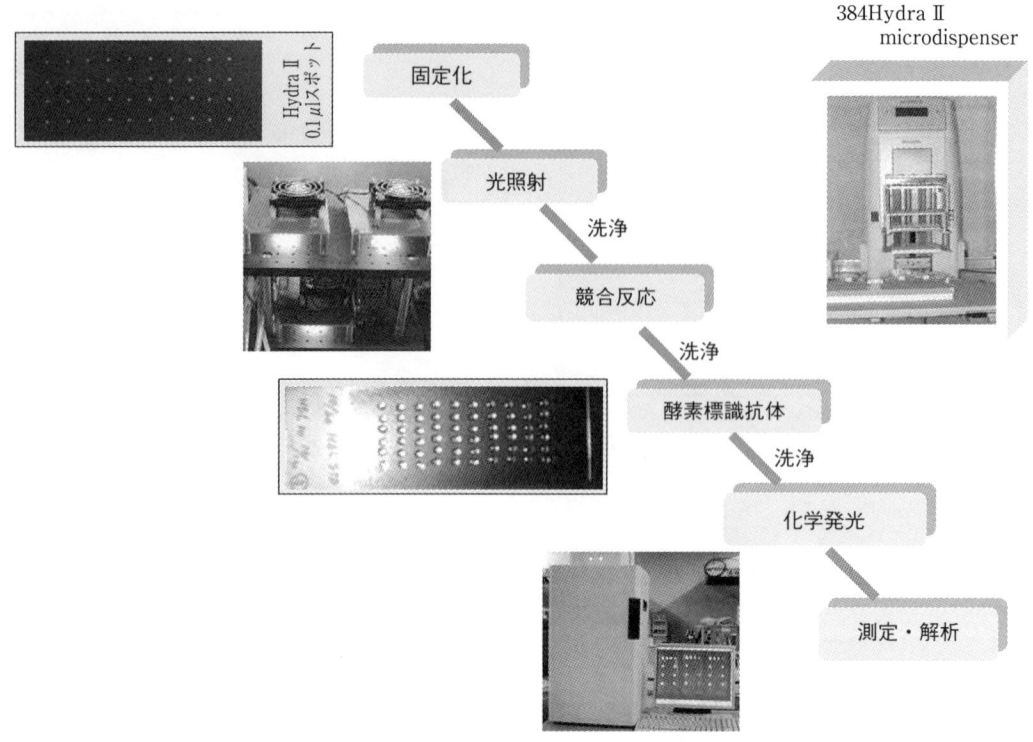

図 6.3.1 「抗体チップ」による酸化ストレス測定のプロトコル

央研究所が開発したアゾ色素を含有するポリマー（アゾポリマー）を用いて検討した．アゾポリマーをスピンコートすることにより，抗原固定化用スライドガラスを作製し，化学合成した HEL を牛血清アルブミン（脂肪フリー）と反応させて，HEL 化 BSA を作製した．スライドガラス上に HEL 化 BSA 溶液 $1\mu l$ を一定間隔でスポッティングし真空乾燥した．その後，30 分間光照射し 0.01% Tween 20 PBS（TPBS）で洗浄し，HEL 化 BSA 固定化スライドガラスを作製した．競合反応は，作製したスライドガラスのスポットに対し，HEL（HEL 測定 ELISA キット：日研ザイル）および抗 HEL モノクローナル抗体の混合液を滴下することにより行った．HEL 化 BSA に結合した抗 HEL モノクローナル抗体に対し，抗マウス IgG ビオチン化抗体を反応させた．続いてストレプトアビジン-アルカリフォスファターゼを反応させ，化学発光法により検出した（図 6.3.1）．同様に，8-OxodG に特異的なモノクロ

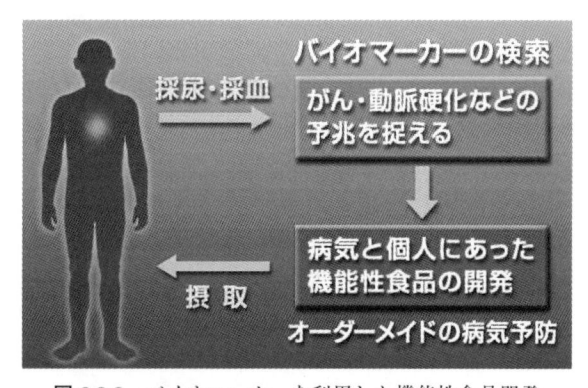

図 6.3.2 バイオマーカーを利用した機能性食品開発へのアプローチ

ーナル抗体に関しても，アゾポリマー基板への固定化が進められており，いずれは 96 穴マイクロプレートを用いた ELISA 法に変わって，この「抗体チップ」が普及することを期待している．

以上，酸化ストレスバイオマーカーの重要性と今後の研究の展開の可能性を述べてきたが，最近，われわれが注目して研究を進めているのが，

尿や血液, 唾液などを対象に酸化ストレス関連のバイオマーカーを集約的に集めた「抗体チップ」の開発である. 最近, ゲノム解析だけではなくプロテオーム解析の重要性が叫ばれ, 国際的な激烈な開発競争が行われている. われわれは, すでに, 数十種類の酸化修飾タンパク質やリン脂質, DNAなどをエピトープとするモノクローナル抗体を開発しているので, 今後, 個々の疾病に特異的な「抗体チップ」を開発することで, 最終的にはヒトを対象とした抗酸化食品の効能評価への新しいアプローチを進めてゆきたい (図6.3.2).

(大澤俊彦)

参 考 文 献

1) 大澤俊彦：内外における新規機能性食品素材開発の近況, ジャパンフードサイエンス, pp.21-32, 2004.
2) 大澤俊彦：臨床検査, **49**, 193-196, 2005.
3) 大澤俊彦：酸化傷害バイオマーカーの免疫化学的測定法. 酸化ストレスナビゲーター, (倉林正彦監修, 山岸昌一編集) メディカルレビュー社, pp.198-199 (2005).
4) 大澤俊彦：日本食品科学工学会誌, **52** (1), 7-8, 2005.
5) 大澤俊彦：がん予防食品開発の現状と動向, がん予防食品開発の新展開—予防医学におけるバイオマーカーの評価システム—(大澤俊彦監修), pp.1-12, シーエムシー, 2005.
6) 大澤俊彦：日本抗加齢医学会雑誌, **1**, 29-40, 2005.
7) 大澤俊彦：日本老年医学会雑誌, **42**, 587-595, 2005.
8) 大澤俊彦：医学と薬学, **55** (3), 311-321, 2006.

第Ⅳ編

機能性食品と
ニュートリゲノミクス

1 概論

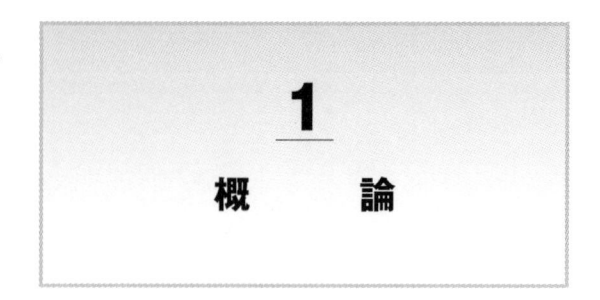

1.1 機能性食品科学

　機能性食品には機能の起因となる成分が，添加・濃縮・発酵生産などにより，強化されているのがふつうである．しかも，以前の強化食品と異なって機能性食品の場合，強化されるのはフラボノイド（おもにポリフェノール），カロテノイド，テルペノイド，リグナン，難消化性多糖・オリゴ糖など，従来は無用のものとして無視・軽視されていた非栄養素であり，その大部分は phytochemicals と呼ばれる植物起源の化合物である[1]．こういう物質に生活習慣病リスク軽減の機能が大いに期待されることが明らかになってきた．

　とはいっても，私たちはこれらの成分を医薬品のような形態のサプリメントとして摂取するより

表 1.1.1　多成分複合系としての機能性食品とその効果の特徴

食品の成分	多様性な非栄養素
食品の構造	複合系
摂取量	多量
摂取間隔	恒常的
摂取期間	一生涯
取り込まれ方	遅速可変
取り込まれる成分	多様性
体内滞在時間	長短可変
代謝中間体	多様性
成分間相互作用	相乗・相殺
標的	不特定
効果発現	徐効性
副作用	偶発的
感覚・心理効果	甚大
機能性食品効果	多機能的
望まれる評価法	網羅的
必要な情報処理	統計的
情報の蓄積	データベース化

▼成分間の相互作用
　　相殺効果　………　1＋1＜2
　　相乗効果　………　1＞2
　　予期せぬ効果　…　1＋1＝？

▼1成分の多機能性の例

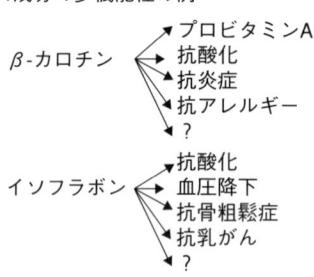

β-カロチン → プロビタミンA／抗酸化／抗炎症／抗アレルギー／？

イソフラボン → 抗酸化／血圧降下／抗骨粗鬆症／抗乳がん／？

図 1.1.1　食品機能多様性

も，明らかに食品の形態のものとして摂取することのほうが多い．しかし，機能性食品はほかの多様な成分をも含有する複合系である．そこには当然，成分間相互作用があり，効果は時には相乗的に，時には相殺的に現れる．効果が徐々に現れる（速効性ではない）のも食品の特徴である（表1.1.1）．また，1つの機能性成分でありながら多機能を示すものもある（図1.1.1）．そして，摂取後，体内で生じる代謝中間体が主要な機能性物質である場合さえ多く知られている．

　機能性食品の適性摂取量は，こうしたさまざまな事柄を総合的に考慮したうえで決定されなければならない．事は安全性に関係する重要な問題だからである．従来，これを決定するのにいくつかの特定の項目の生理・生化学的（時には薬理学的）方法が用いられていたが，最近，これらを補完し，事象の全体を反映し得る網羅的（all-inclusive）方法の併用の必要性が強く求められるようになっていた．

1.2　先端ライフサイエンス

　今世紀はじめに，ヒトゲノム計画が完了した．ほぼ同時に，多くの主要な動・植・微生物のゲノム DNA の解読が完了した．ヒトの場合，その身体を構成する60兆の細胞のそれぞれには約22000種類の遺伝子 DNA の存在することがわかり，しかも個々の遺伝子の塩基配列の概要（ドラ

1. 概論

フト配列）がすべて解読された[2],[3]．こうして世の中は，遺伝子を1つ1つ解明する時代から，解明された遺伝子群（ゲノム）の情報を利用する時代に入った．いわゆる"ポストゲノム時代"の到来である．

ゲノム情報を利用する科学として，まず医薬品分野にファルマコゲノミクス（pharmacogenomics）が，環境科学分野のトキシコゲノミクス（toxcogenomics）が誕生した．ついで，栄養学の新領域である機能性食品科学の領域にニュートリゲノミクス（nutrigenomics）—栄養科学におけるゲノミクス（genomics in the science of nutrition）—が誕生した[4]．こうして，1980～1990年代に草創期を迎えた機能性食品科学は，先端ライフサイエンスと融合し，第2世代を迎えた[5]．これについては第1章でも述べられている．

1.3 ニュートリゲノミクス

振り返ると1960年代に，いわゆるセントラルドグマなるものが発表された．これによれば，遺伝子DNAが有する情報は転写されてmRNA（トランスクリプト）という形のメッセージとなり，これが翻訳されてタンパク質（プロテイン）となる．そのタンパク質が酵素であれば，さまざまな代謝産物（メタボライト）が生成する．これらの場合，それぞれを"群"としてみるとトランスクリプトーム→プロテオーム→メタボロームという流れとなり，それぞれの解析法をトランスクリプトミクス（transcriptomics），プロテオミクス（proteomics），メタボロミクス（metabolomics）と呼び，合わせてオミクス（omics）と総称する．

ニュートリゲノミクスは当初，遺伝子型（ゲノタイプ）を直接反映するトランスクリプトミクスそのものであったが，最近では拡大解釈され，遺伝子発現（転写）によって生じるすべての表現型（フェノタイプ）の解析法であるプロテオミクスおよびメタボロミクスを含める新しい考え方（図1.3.1）が支配的になってきた．

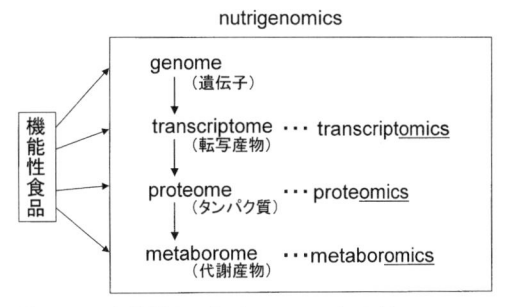

図1.3.1 食品研究におけるニュートリゲノミクスの概念

さらには，DNAのメチル化によって通常の転写が進行しなくなることの影響（epigenetic effect）を解析するエピゲノミクス（epigenomics），タンパク質の代謝分解によって生じるペプチド群を解析するペプチドミクス（peptidomics），そしてタンパク質の翻訳後の修飾（post-translational modification）としてのSHスイッチ，リン酸化，糖鎖付加などまで含めて考える．糖および脂質代謝変換によって形成される物質群を解析するグリコミクス（glycomics）およびリポミクス（lipomics）も含まれる．いずれも語尾にomicsの綴りがあるので，まとめてオミクスという．

1.4 オミクスの長所と短所

私たちは，基本的に，食によって健康を維持し，健康を増進し，病気の予防（リスク軽減）を図っている．時には，かえって病気を発症したり，病状を増悪してしまうこともあろう．これらの場合，そこに直接関与するのは時として，食品成分そのものというよりも，それらが体内に入って代謝変換を受けて生じるメタボライトである．しかし，これらはきわめて多種で，化学類型も多様であるため，現状では，いくつかのものについては，たとえば抗体チップ法によって解析されてはいるものの，網羅的（all-inclusive）なメタボロミクスは未だ不可能である．

これに対してタンパク質は，健康・病態という表現型をメタボライトほど直接的に反映するもの

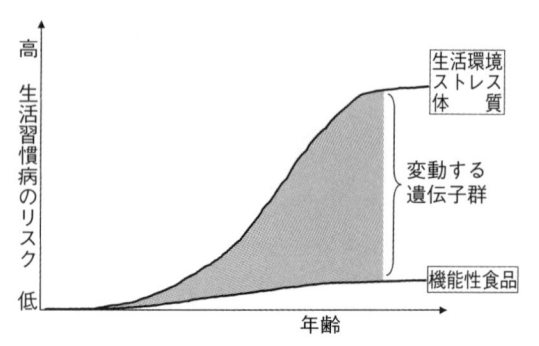

図 1.4.1 機能性食品により生活習慣病を低減させるのに関与する遺伝子群

ではないが，それほど多種多様でもないので，プロテオミクスが発展している．そこには，抗原・抗体反応，酵素・基質反応，レセプター・リガンド反応といった特異的相互作用を利用したプロテインチップ開発技術の進歩がある．

一方，表現型には遠いが遺伝子型にもっとも近いmRNA（より正確にはcRNA）を解析するトランスクリプトミクスは，上記したエピジェネティックの問題を除けば，さまざまなDNAマイクロアレイとアルゴリズムの解析により，全遺伝子の発現変動プロファイルを網羅的に計測できる利点をもち，ニュートリゲノミクスの中心として欧米でもの凄い勢いで発展している．本項において，ニュートリゲノミクスは機能性食品により生活習慣病を低減させるのに，直接的あるいは間接的に関与する遺伝子の解析（図1.4.1）ということに主点を置いている．2003年12月，東京大学大学院農学生命科学研究科にイルシージャパン寄附講座「機能性食品ゲノミクス」が開設された．30社以上の企業は，図1.4.2に示すように，食品成分の生理効果をターゲットとなる組織における遺伝子発現から解析する共同研究をスタートした．ここにおける成果の一部を本章で述べる．ニュートリゲノミクスの解析技術の詳細はこの項に続いて述べる．

1.5 ニュートリゲノミクス研究の報告例

DNAマイクロアレイによる解析は，1990年代後半からスタートした．ウィスコンシン大学のProlla博士のグループは，カロリー制限が寿命を延ばすという生命現象を遺伝子発現から解析し，1999年に報告した[6]．彼らは若齢，中齢，老齢のマウスにおけるさまざまな組織の遺伝子発現を調べ，若齢から老齢に進むにしたがい，発現の変動する遺伝子群を抽出した．その結果，表1.5.1に示すように，タンパク質代謝や成長因子・栄養因子に関連する遺伝子発現は下向き調節（down-regulation）に向かい，免疫応答やストレス応答関連遺伝子は上向き調節（up-regulation）することを見いだした．一方，カロリーを30%減少させた無制限食を摂取させたマウスは，

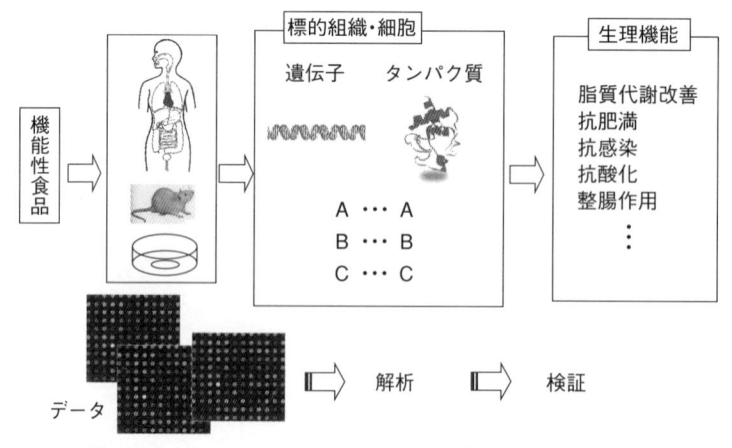

図 1.4.2 ニュートリゲノミクスによる"機能性食品"の評価

1. 概　　論

表 1.5.1 食生活と遺伝子発現

日々の摂取カロリーを制限することで，老化現象の発症や進行を遅らせることができる．
①高齢によりどのような遺伝子発現の変化が生じるのか？
②高齢時の遺伝子発現様式は，日々の摂取カロリーを制限する場合とそうでない場合でどのように異なるのか？

高齢化	カロリー制限
炎症応答遺伝子↑	成長因子，栄養因子遺伝子↑
ストレス応答遺伝子↑	DNA 合成系遺伝子↑
タンパク質代謝関連遺伝子↓	ストレス応答遺伝子↓
成長因子，栄養因子遺伝子↓	タンパク質合成関連遺伝子↓
	免疫系の調節
	炎症応答遺伝子↓
	インターフェロン類遺伝子↑

(Prolla, Dr., et. al.: *Science*, 1999. から改変)

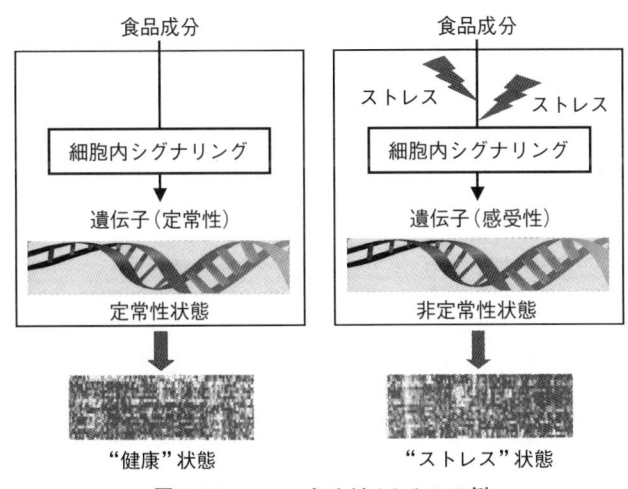

図 1.5.1 ニュートリゲノミクスの例
（文献 4）から改編）

老化に伴って変動する上記遺伝子の変動がみられず，遺伝子発現からみると，若齢とほぼ同様の生体機能状態が保たれていた．トランスクリプトミクスにより，カロリー制限が老化抑制に有効であることを示した本論文[6]はニュートリゲノミクスのはじめての報告例である．

ついで 2001 年に，「ニュートリゲノミクスのゴールと戦略」(nutrigenomics: goal and strategies) と題する総説が発表された[4]．栄養学研究の新手法であるニュートリゲノミクスは，食品を介して生じる生体の恒常性（変化程度）や代謝をゲノムへの影響でみようとする道具であろうと提唱している．筆者らは，さらに，その利用としてつぎの2つの具体例をあげている．

①栄養素が直接遺伝子発現に関与する，たとえば食品成分と転写因子の関係の解析
②健康と何らかのストレスを受けている身体における栄養素の動態が健康な身体におけるそれとどのように違うかの解析

ここでは，ニュートリゲノミクスをファルマコゲノミクスと比較することにより説明している．すなわち，食品中の栄養素（dietary signals）は単一化合物である薬（drug signal）と異なり，複合因子が同時に摂取されることから，その効果

として複合的な遺伝子発現が導き出されるわけで，複雑な"dietary signals"のアウトプットを遺伝子発現プロファイルで網羅的に判定するニュートリゲノミクスの意義は，正にここにあると彼らは強調する（図 1.5.1）[4]．たとえば，糖尿病や高血圧などの病態モデルを使うことにより，病気や代謝異常との関係を解明することも可能であると述べている．要するに本論文により，①ニュートリゲノミクスが学問分野で認知され，②この科学は食品を摂取することによって生じる生体（生理）応答をゲノム基盤で理解するという共通の認識を提供し得るのである．付言すれば，欧米では栄養学を機能性食品科学を包含する広い視野でとらえるので，本書が取り扱う非栄養性の機能性成分も"栄養素"と表現している．

1.6 機能性食品マーカーの開発とオミクス

栄養学の新領域である機能性食品科学にとって，現在，もっとも重視されているのは機能の評価である．とりわけ関心が寄せられるのは，ヒト介入試験で効能効果を検証するのに先だって，バイオマーカーの利用によって事前予測しようという方向である[7]．しかも，バイオマーカーは，それが化学マーカーであればメタボロミクスにより，タンパク質マーカーであればプロテオミクスにより，DNA マーカーであればトランスクリプトミクスにより（確認のために特定の mRNA の発現を調べる RT-PCR の併用によって）計測することができる．

従来，ごくふつうに利用されるバイオマーカーはメタボライトとタンパク質（とくに酵素，ホルモン，サイトカインなど）である．このことは，私たちが受ける血液検査の項目（blood biochemistry）からもわかる．有名な GOT と GPT（現在ではそれぞれ AST と ALT）は肝機能の良悪を推定するタンパク質マーカーである．ほかにもいろいろなマーカーが知られている．事実，これらのマーカーの変動は健常状態から病態またはその兆候への好ましくないシフト，あるいは逆方向への好ましいシフトをほぼ忠実に反映している．しかし，多くの場合，それは因果関係を指摘するのではなく，単に相関関係を示唆するのに過ぎない．

一般に，マーカーというのはそれが 1 つの事象の原因である場合と結果である場合に分けられる．ところが，こうした因果関係をメタボロミクスやプロテオミクスで計測するのは困難である．この両者は，実用的にはきわめて重要であり，利用価値は非常に高い半面，起きた事柄の"なぜ・なぜならば"（why-because）の理解を求める基礎科学としては不十分である．これを補完するものこそ，生命事象の根元を取り扱うトランスクリ

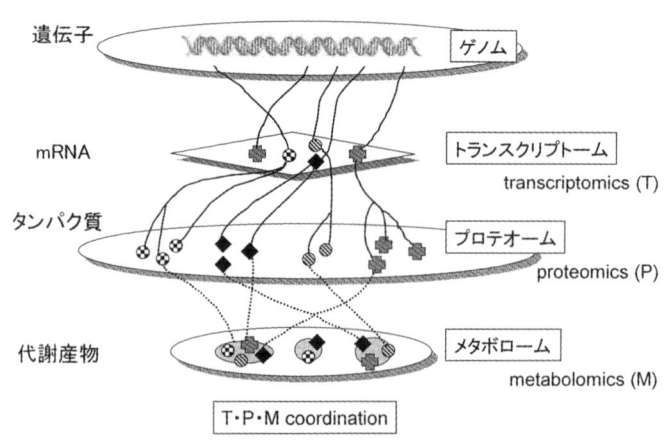

図 1.6.1 情報科学からの体系化-T・P・M 連動解析

プトミクスである．トランスクリプトミクス（T）とプロテオミクス（P）とメタボロミクス（M）は例外はあるものの，ほぼ連動するので，3者を包括して取り扱うのがニュートリゲノミクスの新しい方向で，これは基礎科学と応用科学のニーズを同時に満たす（図1.6.1）．

1.7 T・P・M連動（co-ordination）の試み

例をあげよう．私たちは大豆タンパク質を摂取し続けると，血中のコレステロール濃度が低下する．このとき，肝臓中でコレステロール合成に関与する遺伝子群の発現は上向き調節（up-regulation）を受け，相当する酵素群も呼応して発現量を増加させるであろう[8]．これをフィード・フォワード調節という．反対に，コレステロールを多量に摂取し，その血中濃度が上昇すると，コレステロール合成遺伝子の発現は下向き調節（down-regulation）を受け，相当する酵素の発現量を減少させるであろう．これをフィード・バック調節という．1つの酵素タンパク質とそれを発現させる遺伝子が互いに逆向き調節を受ける場合もあろう．つまり，TとPとMはいろいろな形式で連動しているはずである．したがって，この3者の発現をx軸，y軸，z軸とする座標（co-ordinates）に目盛ると，各象限にスポットが現れるであろう（図1.7.1）．

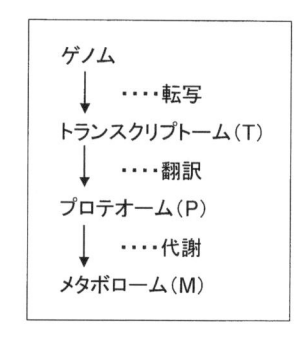

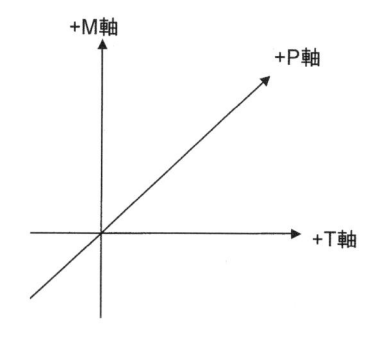

機能性食品成分の種類，摂取量，摂取期間，体内での標的器官・組織，そして個人差などにより，さまざまなT・P・M連動関係があり得る．これを体系的に解析するニュートリゲノミクスが求められる．

1.8 オミクスは食品システム生物学のツールボックス

T・P・M連動を詳しく解析することにより，システム生物学（systems biology）という新しい基礎科学が拓かれる．これは，先端生物学のあらゆる手法を用いて得られるデータの統合により，生体の生物学的表現型（現象）の全体を包括する科学である．最初に発表されたのは，ある種の酵母の細胞内で進行する多様な代謝の全経路の体系化（systematization）を行った論文であった[9]．これが最近，身体の特定部位の病態を系統的に解析[10]したり，ある食品を摂取した際の特定器官の健常性を包括的に検証したりする研究へと発展してきた．こうした研究のツールボックスこそトランスクリプトミクス，プロテオミクス，メタボロミクスであり，機能性食品の効能効果を体系的に解析するのに不可欠なのはオミクスを基盤とするニュートリゲノミクスなのである．そのテクノロジーの解析法，実際の食品成分を用いた解析例については第1章を参照されたい．

（阿部啓子・荒井綜一）

図1.7.1 ニュートリゲノミクスの領域

参 考 文 献

1) 荒井綜一：化学と工業, **58**, 647-650, 2005.
2) Baltimore, D.: *Nature*, **409**, 814-919, 2001.

3) Venter, J. C., et al.：*Science*, **291**, 1304-1351, 2001.
4) Müller, M. and Kersten, S.：*Nature Genetics,* **4**, 315-322, 2003.
5) 阿部啓子：栄養評価と治療, **22**, 71-73, 2004.
6) Lee, C-K. Klopp, R. G., Weindruch, R. and Prolla, T. A.：*Science*, **285**, 1390-1393, 1999.
7) Roberfroid, M. B.：*Brit. J. Nutr*., **88**, S 133-S 138, 2002.
8) Tachibana, N., Matsumoto, I., Fukui, K., Arai, S., Kato, H., Abe, K. and Takamatsu, K.：*J. Agric. Food Chem*., **53**, 4253-4257, 2005.
9) Elledge, S. J.：*Science*, **274**, 1664-1672, 1996.
10) Hanahan, D. and Weinberg, R. A.：*Cell*, **100**, 57-70, 2000.

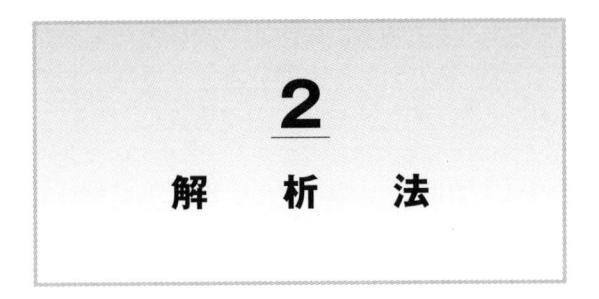

2 解析法

さまざまな生物種のゲノムプロジェクトが展開される中，DNAマイクロアレイ技術が開発され，数万種類の転写産物量を網羅的に解析することが可能となった．はじめてマイクロアレイを用いた遺伝子発現解析（トランスクリプトーム解析）が報告されてから10年が経ち，今日では一般的な実験の1つになってきた感があるが，非常に膨大な結果が得られるため，依然として特別視されることも多いようである．とくに，「万能な実験」であるという大きな誤解を抱くほか，「万能な解析法」や「万能な解析ソフトウェア」があると信じて（期待して？）いる研究者も残念ながら少なくない．こうした誤解は，実際のデータ解析に当たり思考を停止させるだけで何も生み出さない．

諸経費の問題からマイクロアレイ実験の試行回数は必要以上に少なくても許される，というのも大きな誤解の1つである．試薬が高いからという理由で，各群1サンプルのみに対してELISAや半定量RT-PCR実験を行い，その結果から結論が導出できると主張する研究者ほとんどいないであろう．データの客観性を示す必要があることを認識しているからである．では，なぜ上述のような誤解が生じるのだろうか．おそらく，マイクロアレイ実験という言葉が1人歩きし，実像を把握しないまま特別視されたからであろう．「非常に特別な実験」だから「通常とは異なり"特別に"解析サンプル数が少なくても許される」という論理は一見受け入れやすいが，「非常に特別な実験」であると規定し，「通常とは異なり"特別に"解析サンプル数が少なくても許される」と判断するのは各人であり，一般的な概念ではない．もちろ

ん，解析サンプル数が少なくても別の角度から解析した結果を加えることによりデータの客観性を上げることはでき，1サンプルの解析から得られる情報も非常に有用であることを否定するものではない．大切なことは，トランスクリプトーム解析は遺伝子発現を調べる実験の1つに過ぎず，それほど特別なものではなく，データ解析はほかの誰でもなく自分が行うのである，ということを正しく認識することである．世の中には便利なソフトウェアが確かに存在するが，それを用いて何らかの出力結果を得るためには実行するプログラムのアルゴリズムを完成させるパラメーターを設定する必要があり，それはやはり解析する各人が判断すべき事柄である．何をどう用いようと得られた結果に対する責任は，すべて解析した各人に帰着するという自覚と自負をもって能動的にトランスクリプトーム解析を行うことにより，特別視していたときには得られなかったさまざまな情報を引き出すことができるようになるであろう．

解析法の紹介に入る前に，至極当然の認識をあらためて喚起したいと思う．それは，ここでいうDNAマイクロアレイ実験とはさまざまな遺伝子の転写産物量を測定する実験であり，ノーザンブロット，RNase protection assay（RPA），半定量RT-PCR，SAGE（serial analysis of gene expression）法など，ほかの遺伝子発現の解析方法と基本的には同じであるということである．DNAマイクロアレイ実験がほかの実験と大きく異なるのは，一度に得られる発現量情報が多いということくらいである．発現量情報が得られる遺伝子数が多いけれど，発現量の情報であるという基本は同じなので，データの取扱いも基本的にはほかの遺伝子発現解析実験と同様である．また，多数の遺伝子に関する発現量情報が得られるということは，多変数を扱う一般的に行われる統計学的解析（多変量解析）が非常に役立つということである．このように，マイクロアレイ解析というのはこれまでさまざまな分野で行われてきたデータ解析と何ら変わりのないものであるが，一度思い込んだ特別なものという意識を急激に拭い去る

ことはむずかしいかもしれない．ここでいくつか基本的な解析手順・方法を紹介することにより，読者の研究・理解の一助になれば幸いである．すでに，マイクロアレイ解析に関する成書がいくつも出版されているので，詳細はそれらを参考にされたい[1]．

2.1 DNAマイクロアレイ実験

核酸はその配列と相補的な配列をもつ核酸と水素結合を形成し，2本鎖を形成する性質を有する．サザンブロットに代表されるように，この性質を利用した分子生物学の実験方法は多く，○○ハイブリダイゼーションと呼ばれる．DNAマイクロアレイ実験もこのような2本鎖を形成させるハイブリダイゼーション実験の1つである．ガラスなどの基盤上に数千から数十万の区画を整列し，そこにDNAを固定化させたDNAマイクロアレイと，組織や細胞から取り出したmRNAを鋳型にして合成・標識したDNAやRNAをハイブリダイゼーションさせ，DNAマイクロアレイ上のどの区画がどれくらい標識されたかを測定する．DNAマイクロアレイ実験には，大きく分けてStanford方式とAffymetrix方式の2つのタイプがある．前者の場合，200〜300 bpのcDNA断片を1本鎖に変性してスライドグラス上に固定したものをプローブとしているので，スライド間による固定化DNA量の誤差を解消するために，発現量を測定するサンプルと対照とするサンプルを異なる蛍光色素で標識したものを同時にハイブリダイゼーションさせ，2者の比として発現量データを得ることが多い．後者の場合，25塩基長の遺伝子配列の真ん中（13番目）の塩基を実際のものと相補的な塩基に置換した配列および正確な配列を1対のプローブとし，1遺伝子につき11対のプローブのシグナル強度差の平均値をその遺伝子の発現強度としている（マイクロアレイ実験から得られる発現強度を，以下単に発現量と記述する）．1つのサンプルから半定量的なデータが得られるのが特徴であり，その定量性も高い[2]．

複数のメーカーがマイクロアレイの実験環境をサポートしており，それらを比較した文献もあるので，自分の解析に都合がよさそうなものを検討するとよい[3]．

2.2 データの正規化

一般的な遺伝子発現解析の実験において，1つのサンプルを等しく2つに分け，それぞれのPCRのサイクル数や露光時間を変えると，増幅されるDNA断片量や感光量も異なる．逆に，まったく転写産物量が異なる2つのサンプルに対しても，おのおののPCRのサイクル数や露光時間を調整すれば，増幅されるDNA断片量や感光量をほぼ等しくすることができる．こうした2者の比較が無意味であること，複数のデータを比較するには比較するもの以外の要素を共通にする必要があることは至言である．比較可能な形にデータを変換することを「正規化（normalization，標準化ともいわれる）」という．

RPAや半定量RT-PCRの場合，基準とする遺伝子を規定し，それに対する比としてさまざまな遺伝子の相対的発現量を求めて比較することが多い．これは，実は，特定の遺伝子の発現量をそろえる，という正規化方法を採用しているのである．マイクロアレイ解析の場合，これらと同様の正規化が可能であるほか，ほぼ全ゲノムにわたり遺伝子発現情報を得ることができることから組織や細胞あたりの発現量をそろえるという方法も選択できる．また，発現量と遺伝子数の関係を表すグラフを描くと，サンプル間で様子が大きく異なることは少ないので，中央値（9999遺伝子の発現量データがある場合は発現量が5000番目となる遺伝子の発現量，10000遺伝子ある場合は5000番目と5001番目の平均値）をそろえるといった正規化方法なども可能である．それぞれの正規化方法には，それぞれ何らかの前提があることを失念してはならない．たとえば，特定の遺伝子の発現量をそろえた場合，その遺伝子は当然サンプル間での発現量が等しいということが仮定されているし，発現量の総和をそろえた場合はサンプル間での発現量が等しいと仮定しているのである．また，中央値をそろえた場合には，発現量の総和や特定の遺伝子の発現量がそろうとはかぎらないことを前提としている．こうした前提が生物学的に正しいかどうかは，基本的にはその後のデータ解析の結果が実際の生物学的現象とどの程度合致するのかにより判断する以外にはない．細胞周期を同調させた培養細胞などの場合，細胞あたりのmRNA量を正確に測定し，発現量の総和と実際のmRNA量の比率をそろえることにより，上述のような前提ではなく，生物学的現象に則った正規化を行うことが可能である．しかし，多くの場合，何らかの前提のもとにデータを正規化し，その後の解析を行うことになる．自分の行っている実験の状況を考え，もっとも適していると思われる正規化方法を選択すべきである．慎重を期す場合は，複数の正規化データを用いて，以後の解析を行うとよい．

2.3 データ解析I―巨視的解析

正規化データを得ると，すぐに群間の違いを統計学的に検出することが可能である．しかし，その前に，自分が取得したデータの全体像を把握することをすすめる．マイクロアレイ実験データには，大量の数値データが含まれており，統計学的な解析を行えば基準の設定いかんで何らかの有意な違いが検出されてしまう（マイクロアレイ実験データ解析の解析が多重解析であるため，理論的には解析結果には擬陽性が含まれている）が，それがどの程度妥当なのかを事前に考慮することができるからである．一度結果が得られてしまうと，それらの個別の解釈やつながりを見いだそうとするなど，どんどん深みに踏み込んで行きたくなり，実験全体の評価が置き去りにされてしまいがちになる．その結果，じつは手元のデータからは正確な解析ができないような場合にも，ある種の結論にいたってしまいかねない（科学的には解析の正当性が認められないため，到達したその結

論は当然第3者には一蹴されてしまう). また，全体像を把握できるのにもかかわらず，あえてそれを行わないことを正当化する積極的な理由はほとんどの場合見つかりそうにない．大雑把に実験データを俯瞰するために，ある程度の時間を費やす必要はあるが，その代償以上のものが得られると思う．

2.3.1 スキャタープロットおよび相関係数

遺伝子の発現量を軸とする座標平面（x-y平面とする）上に個々の遺伝子の発現量で表される座標をプロットする（こうして作製された図を散布図またはスキャタープロットと呼ぶ）と，2つのサンプル間の発現様式を概観できる（図2.3.1). 両サンプル間で発現量がほぼ等しい遺伝

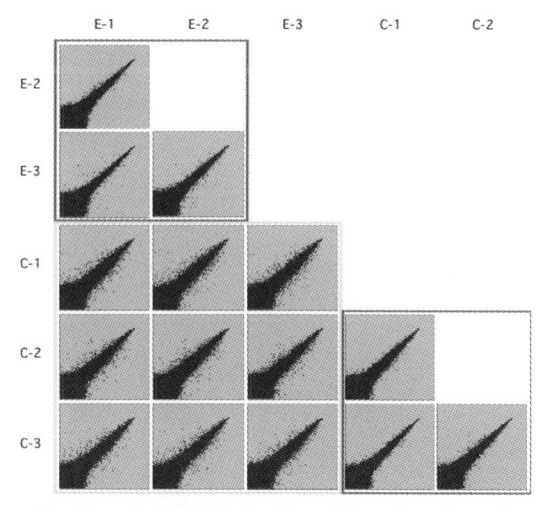

図 2.3.1 遺伝子発現データのスキャタープロット
ラットの組織Tの遺伝子発現データを，E群（E-1,2,3）およびC群（C-1,2,3）の計6サンプルについて取得し，2サンプル間のデータを2次元プロットしたもの．小さな点それぞれが1つの遺伝子の発現情報を表している．いずれのスキャタープロットにおいても対角線に沿って遺伝子が分布しているが，対角線から離れたプロットが同群内サンプル間のスキャタープロット（左上と右下のワクで囲んだ各3図）にくらべて異群間サンプル間のスキャタープロット（中央C-1〜C-3×E-1〜E-3の9図）において多数見られる．つまり，E群およびC群のサンプルは，郡内においてデータの類似性が高く，群間では発現量が異なる遺伝子が多く存在し，類似性が低い様子が観察される．

A

	E-1	E-2	E-3	C-1	C-2	C-3
E-1						
E-2	0.993					
E-3	0.992	0.989				
C-1	0.962	0.961	0.959			
C-2	0.971	0.963	0.969	0.989		
C-3	0.968	0.964	0.964	0.993	0.991	

B

	Ave.(E)	Ave.(C)
Ave.(E)	0.991	
Ave.(C)	0.965	0.991

図 2.3.2 遺伝子発現データ間の相関係数
ラットの組織Tの遺伝子発現データに対して，ピアソン相関係数を算出した例．データは図2.3.1と同じものを使用．E群（E-1,2,3）およびC群（C-1,2,3）の計6サンプルから15通りの2サンプル間比較ができ，それぞれの場合についてアソン相関係数を算出した（A）. Bは，Aで求めた同群サンプル間および異群サンプル間のピアソン相関係数の平均値．E群サンプル間およびC群サンプル間におけるピアソン相関係数はいずれの場合も 0.989〜0.993（A）（平均は 0.991（B））であり，E群とC群のサンプル間におけるピアソン相関係数 0.959〜0.971（A）（平均は 0.965（B））にくらべて数値が大きく，同群内サンプル間のデータの類似性が高いことがわかる．逆に，異群間では相関係数が小さい．これらの数値の大小は，図2.3.1におけるスキャタープロットの様子をよく反映している．

子は $y=x$ 上またはその近傍に分布する．一方のサンプルでの発現量が他方の m 倍の遺伝子群は $y=mx$ 上に分布し，軸を対数目盛にすると $y=x$ から等距離の直線上に分布する．こうした分布を1つの数字として表したものがピアソン相関係数である（図2.3.2). 同群内サンプル間と異群間サンプル間の全体像にどのような違いがあるのかを知りたい場合など，相関係数とスキャタープロットから受ける印象を併せて考慮することで，適宜有用な情報を読み取ることができる．

2.3.2 階層的クラスター解析

N 個のサンプルの遺伝子発現データ（遺伝子数を n とする）がある場合，階層的クラスター解析はサンプルに対してと遺伝子に対しての2と

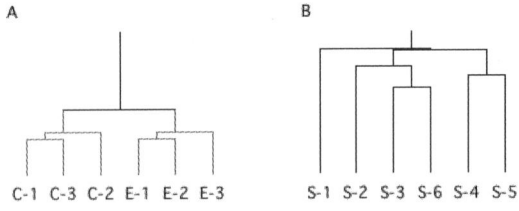

図2.3.3 階層的クラスター解析によるサンプル間の類似性

サンプルに対する階層的クラスター解析を行った例を示す．Aでは，ラットの組織Tの遺伝子発現データ（図2.3.1および2.3.2で用いたものと同じもの）を用いた．C群およびE群のサンプルがそれぞれクラスターを形成していることがわかる．Bは，架空の遺伝子発現データを6サンプル分作製し，サンプルに対する階層的クラスター解析を行ったもの．樹形図の枝の長さがサンプル間距離（類似度）を表す．短いほど類似度が高い．AとBはサンプルデータ以外の解析条件はまったく同じ．Bではもっとも類似度が高いS-3とS-6の間でさえ，AにおけるE群とC群の類似度よりも低い．かりに，S-1,2,3が栄養学的動物試験の試験群，S-4,5,6が対照群のデータであった場合，これらのデータから有益な情報が得られるかは疑問である．とくに，これがAと同じ組織Tのデータなら，この実験の個体差が大きいか，技術的未熟さが現れていると考えられる．

おりの解析が可能であるが，取得した実験データを概観する場合には，サンプルに対する階層的クラスター解析を行う．データ間の類似度を"距離"として算出し，結果は樹形図として表現される（図2.3.3）．距離が近いほど類似度が高いことを表す．各群のサンプル同士がクラスターを形成すれば，同群内サンプルの類似度が高く，技術的には実験が上手く行っていることがわかる．また，異群間では遺伝子発現様式が大きく異なることもわかる．クラスター間の距離が遠いほど，異群間の遺伝子発現様式の違いも著しい．

2.4 データ解析 II —発現量が異なる遺伝子の抽出

発現量が異なる遺伝子の抽出方法には，とりあえずこうすればよい，というものはなく，解析しようとするサンプルの状況に併せて解析するのが選択する以外にはないので，ここでは一般的な注意を促すにとどめ，詳細はほかの成書に譲ることにする．

試験群と対照群，組織A, B, C, …など，実験群間や組織間で発現量が異なる遺伝子を抽出方法は，各群の遺伝子発現データが何サンプル分取得しているかにより異なる．$n \leq 2$ の場合は発現レベルの比を用いるなどして抽出し，$n \geq 3$ の場合は一般的な統計解析により抽出できる．統計学的手法は，解析するサンプルの性質によっても異なり，妥当な方法を選択すべきである．また，マイクロアレイを用いた遺伝子発現データの解析の場合，検定する遺伝子数が非常に多いので，検定の多重性から擬陽性の遺伝子（偶発的に統計的有意差があると判断された遺伝子）が紛れ込みやすいことに注意する必要がある（たとえば，10000遺伝子に対して $p<0.05$ を抽出基準として t-test を行うと，500もの遺伝子が本当は正しい帰無仮説を誤って棄却されてしまう可能性がある．実際には，遺伝子発現の場合，すべてが独立に起きるとは考えにくいので，もう少し擬陽性遺伝子の数は少ないと推測できるが，相当数存在することに変わりはない）．

擬陽性遺伝子数を減らす方法はいくつかある．Bonferroni補正を行うと擬陽性遺伝子は理論上0になるが，条件が厳しすぎるため，実際には誤っている帰無仮説を棄却せず，有意差がないと判断される遺伝子が増えてしまう．つまり，有意差が認められる遺伝子が極端に少なくなる．一方，false discovery rate（FDR）を統制する方法は，検定により有意差ありと判断されたもののうち，実際には帰無仮説が正しい擬陽性の割合（まさしくFDR）を一定の割合以下にしよう，とするものである．したがって，FDR<0.1で抽出されてきた遺伝子群には，理論上擬陽性遺伝子は1割未満しか含まれていないことになる．t-test において p 値が0.1であることは統計学的な有意差としてまったく意味をもたないが，FDRは場合によっては0.5でも十分に意味がある．FDRを統制する方法は，マイクロアレイ解析において，擬陽性遺伝子の出現率をコントロールする方法とし

て優れており，これを採用したマイクロアレイ解析の論文も多い．

2.5 データ解析III—統計学的に発現量変動が観察された遺伝子について

比較すべきものが対照群と実験群の2群しかない場合，発現量が増加した遺伝子と減少した遺伝子をリストアップし，分類するしかない．しかし，実験群が複数ある場合，異なった条件下で同じような発現変動を示す遺伝子を見つけ出すことが意味をもつ場合がある．同様に，実験群間の類似性を見いだすことが重要な場合もある．

クラスター解析は，挙動が類似したサンプルを分類する（集団化，つまりクラスター化させる）多変量解析である．マイクロアレイ解析においても有益な情報をもたらし得る解析の1つとしてよく用いられている．スタンフォード大学のグループは，酵母や初代培養したヒト繊維芽細胞の遺伝子発現データに対してクラスター解析を行い，同様もしくは類似した機能を有する遺伝子がクラスター化されたことから，遺伝子発現様式を指標として細胞の状態を知ることができることを示した[4]．いいかえすれば，マイクロアレイ解析により細胞や組織の様子を解析するのにクラスター解析が有効な方法の1つであることが示されたといえる．また，ある既知の事象に関与する遺伝子がクラスターを形成し，そこにその事象との関連があまり明らかでない遺伝子や新規遺伝子が含まれていれば，これらの遺伝子がその既知の現象に関与しているかもしれないという1つの可能性を与えてくれることも意味している．遺伝子発現データを分類することは，組織や細胞の状態を知ることに加え，特定の機能に関与する新たな遺伝子のスクリーニングにもつながるということである．

クラスター解析は"教師なし"と"教師付き"に分けられる．後者が解析に際して基盤となるデータが必要である（つまり，解析前に特定の学習をさせる必要がある）のに対し，前者は実際に解析しようとするデータ以外を必要としない．ここでは，より一般的に行える教師なしの解析について述べる．もっとも代表的なものとして，階層的クラスター解析がある．2.3.2で少し述べたが，サンプルに対してクラスター解析を行えば実験群が類似度別に分類され，遺伝子に対して階層的クラスター解析を行えば遺伝子が発現変動の類似性にもとづき分類される．しかし，データ間の距離の算出方法や階層の形成方法にいくつかの選択肢があり，どれを選択するかにより結果が異なってくる．ここでも，この方法がよい，と画一的にいうことはできず，それぞれの解析のなかで判断していかざるを得ない．市販のソフトウェアには必ず含まれているといってもよい解析法の1つである．

このほか，k-means法や自己組織化マップ（self-organizing map：SOM）などのデータ分類法がよく知られており，「マイクロアレイデータの解析に便利」と標榜されるソフトウェアでは大抵これらの解析が可能である．k-means法はクラスター数kを初めに設定し，半ば強引にデータがk個のクラスターに分類される．同じデータセットに対して階層的クラスター解析を行うと5つのクラスターが形成される場合でも，k-means法でkを4（や6）に設定すれば，遺伝子は4（や6）個のクラスターに分類される．自己組織化マップは，入力データを類似度に応じて分類する能力を自律的に獲得していくニューラルネットワークであり，最終結果は2次元特徴空間（2次元なので平面と考えてよい）上に写像される．2次元特徴空間での相対的位置関係がクラスター間の関係を表す．

近年は，さまざまな有用ソフトウェアがインターネットからダウンロードでき，公的研究機関での使用であれば無償で使用できるので，目的にあったものを探すとよいであろう．ここでは，1つだけそういうwebサイトを紹介しておく（http://rana.lbl.gov/EisenSoftware.htm）．

以上，DNAマイクロアレイを用いた遺伝子発

現解析について，基本的な事柄を述べてきた．おそらく，実際の解析に際しては，本節の情報だけでは不十分であると思う．しかし，マイクロアレイ実験そのものの原理原則は共通だが，データの解析および解釈は実験内容や目的により千差万別であることはすべに述べたとおりであり，詳細な解析ストラテジーを画一的に記述することはほとんど不可能である．そのことは，本章次節の実施例を見ていただければご理解いただけると思う．もし，本節が次節を理解する一助になれば，本節の役割はほぼ果たされたといえる．また，本節が読者にとって少しでも役に立ったと感じていただければ幸いである．　　　　（阿部啓子・松本一朗）

参 考 文 献

1) Knudsen, S.：A biologist's guide to analysis of DNA microarray data. John Wiley & Sons, Inc., New York, 2002.
2) Ishii, M., Hashimoto, S.-i., Tsutsumi, S., Wada, Y., Matsushima, K., Kodama, T. and Aburatani, H.：*Genomics*, **68**, 136-143, 2000.
3) Bowtell, D. D. L.：*Nat. Genet.*, **21**, 25-32, 1999.
4) Eisen, M. B., Spellman, P. T., Brown, P. O. and Botstein, D.：*Proc. Natl. Acad. Sci. USA*, **95**, 14863-14868, 1998.

3 実施例

ここでは，DNAマイクロアレイ解析を中心としたニュートリゲノミクス解析が食品の機能性解析にどのように適用されているか，具体例をみながらその有効性を検証する．ここにあげた以外の使用例は，さまざまな総説[1,2]やニュートリゲノミクスのデータベース[3]*などで見ることができる．

3.1 食餌タンパク質摂取の影響 (グルテン食，無タンパク質食)

ニュートリゲノミクス解析，とくにトランスクリプトミクス解析を利用して，摂取タンパク質の機能を検討するとともに，タンパク質栄養が生体に及ぼす影響を幅広く調べた例を紹介する[4]．約6週齢のWistar系雄ラットを用い，以下の食餌を1週間摂取させた．対照群にはカゼインを12%含む食餌を与え，ほかの2群に小麦グルテンを12%含む食餌，あるいはタンパク質を含まない食餌を摂取させた．肝臓を採取し，GeneChip (Rat Genome U 34 A Array, Affymetrix) による発現比較を行った．グルテンはリジンやスレオニンが制限アミノ酸となっているが，これによる影響を解析することに加えて，グルテンがもつそのほかの性質による固有の機能を探るという目的でも使用した．無タンパク質食は，タンパク質摂取量の影響に関して極端なモデルとして用いた．約8000の遺伝子のうち，12%カゼイン食と比較して，2倍以上発現が変化した遺伝子は，グルテン食で111個，無タンパク質食で281個であった．

* http://a-yo5.ch.a.u-tokyo.ac.jp/index.phtml

3. 実 施 例

表 3.1.1 グルテン食および無タンパク質食で発現が変化した遺伝子の数（機能分類別）[4]

機能[1]	無タンパク質食		12%グルテン食	
	up[2]	down[2]	up[2]	down[2]
growth factors	3	5	3	3
receptors and signal transduction	4	25	3	3
energy metabolism	5	10	3	6
transport and binding proteins	6	19	2	6
gene expression control	5	16	5	6
stress responses	1	3	3	2
cholesterol metabolism	0	11	15	0
lipid metabolism	3	8	0	6
metabolism of xenobiotics	6	5	2	2
amino acid metabolism	7	13	3	0
biologic oxidation	8	7	3	0
inflammatory responses	0	2	0	0
cell cycle	0	6	0	2
cell structure	0	3	2	0
ribosomal proteins	11	0	0	0
unassigned	38	51	17	14
total	97	184	61	50

[1] 各遺伝子産物の機能別に便宜的に分類した．
[2] 無タンパク質食および12%グルテン食において，12%カゼイン食と比べて2倍以上発現が増加あるいは減少した遺伝子をそれぞれ示す．

これらを遺伝子の機能別に分類して，その数をまとめたのが表3.1.1であり，具体的な結果の例としてグルテン食で発現上昇した遺伝子を示したのが表3.1.2である．これまでにタンパク質栄養に応答することが知られていた遺伝子，あるいは筆者らのグループで応答することをすでに見いだしていた遺伝子が多く含まれており，これまでの結果を再現することができた．たとえば，動物の成長制御において主要な役割を担うインスリン様成長因子1（IGF-1）の遺伝子発現はグルテンや無タンパク質食で低下し，IGF-1の活性を制御するIGF結合タンパク質（IGFBP-1）の遺伝子[5]は顕著に誘導されていた．また，I型およびIII型のコラーゲン遺伝子が顕著に発現低下しており，これらは食餌タンパク質に応答しやすい遺伝子であること[6]が確認された．一方，これまでにタンパク質栄養に応答することが知られていなかった遺伝子についても，さまざまな変化が認められ，食事タンパク質による複雑な遺伝子制御ネットワークが機能していると考えられた．とくに，

各種の転写制御タンパク質や翻訳制御タンパク質が変化しているのが興味深いものであった．転写制御因子としては，コレステロール恒常性にかかわっているとされるSHP，多くの転写因子と相互作用することが知られるIdタンパク質遺伝子などが顕著な変動を示した．また，タンパク質の翻訳を抑制する因子である4EBP-1やHsp 27の発現がグルテンや無タンパク質食で増加していたことは，タンパク質栄養の悪化によるタンパク質合成抑制の機構の1つとなっていると考えられた．

本解析で明らかになった例として，グルテン食摂取によりコレステロールの合成に関与する多くの遺伝子が増加していたが，一方でコレステロール処理の律速酵素CYP7A1の遺伝子発現も増加していた．この際，血中の総コレステロールは低下しており，また糞中への胆汁酸排泄が増加していることもわかったので，コレステロール代謝の回転速度が全体に増加し，全体としては血中コレステロールの低下につながっていると結論され

表 3.1.2　グルテン食により発現が2倍以上上昇した遺伝子のリスト

accession no.	description	fold change	accession no.	description	fold change
growth factors			M 89945	farnesyl diphosphate synthase	2.5
M 91595	insulin-like growth factor-binding protein-2	32.9	J 05460	cholesterol 7-alpha-hydroxylase	2.5
M 58634	insulin-like growth factor-binding protein-1	10.4	L 07114	apolipoprotein B	2.4
L 13619	insulin-induced growth response protein (CL-6)	3.2	S 35751	alpha-hydroxysteroid dehydrogenase	2.1
receptors and signal transduction			AF 003835	isopentenyl diphosphate-dimethylallyl diphosphate isomerase	2.0
X 94185	dual specificity phosphatase, MKP-3	2.5	metabolism of xenobiotics		
Y 00396	c-myc oncogene	2.2	AB 010635	carboxylesterase	3.7
M 63122	tumor necrosis factor receptor (TNF receptor)	2.1	J 02722	heme oxygenase	2.2
energy metabolism			X 69903	interleukin 4 receptor	2.0
Z 18877	2'-5' oligoadenylate synthetase	3.3	D 38065	UDP glucuronosyltransferase	2.0
X 53588	glucokinase	2.3	amino acid metabolism		
D 30649	phosphodiesterase I	2.0	D 10354	alanine aminotransferase	6.3
transport and binding proteins			X 06150	glycine methyltransferase	2.0
U 55815	furosemide-sensitive K-Cl cotransporter (KCC 1)	4.2	biologic oxidation		
			M 23995	aldehyde dehydroegenase	11.2
M 63991	thyroxine-binding globulin (TBG)	3.9	M 11794	metallothionein-2 and metallothionein-1	4.9
gene expression control			J 02679	NAD(S)H-menadione oxidoreductase	3.4
L 23148	inhibitor of DNA-binding-1 (Id 1)	5.1	cell structure		
			X 06801	vaskular alpha-actin	6.2
D 86745	small heterodimer partner	4.7	J 00692	skeletal muscle alpha-actin	5.3
AF 026476	transcription factor USF-1	2.6	unassigned		
AF 000942	Id 3 a	2.4	D 38056	B 61	8.4
AF 079873	splicing factor 1 homolog	2.0	D 11445	gro	6.0
stress responses			E 12625	novel protein which is expressed with nerve injury	3.6
M 86389	heat shock protein (Hsp 27)	11.4			
L 32591	GADD 45	4.1	U 33500	retinol dehydrogenase type II	3.4
U 30186	GADD 153	3.0	M 27156	probasin (M-40)	3.3
cholesterol metabolism			AF 009330	SHARP-2	3.2
U 46118	cytochrome P 450 3 A 9	9.8	AF 035953	kinesin-related protein KRP 4 (KRP 4)	2.5
D 37920	squalene epoxidase	5.8			
X 52625	3-hydroxy 3 methylglutaryl coenzyme A synthase	5.4	AJ 001044	EGP-314 protein homologue	2.4
			X 52713	Mx 3 protein	2.4
X 13722	LDL-receptor	4.7	V 01216	alpha-1-acid glycoprotein	2.3
M 95591	squalene synthetase	4.4	M 14369	high and low molecular weight K-kininogen genes	2.3
X 55286	HMG-CoA reductase	4.4			
AB 004096	lanosterol 14-demethylase	3.2	U 12268	carbonic anhydrase V	2.3
AB 016800	7-dehydrocholesterol reductase	3.2	AF 067650	sarcosine dehydrogenase (SarDH)	2.2
U53706	mevalonate pyrophosphate decarboxylase	2.7	S 62516	SA {altematively spliced}	2.2
			X 61381	interferon induced mRNA	2.0
M 29472	mevalonate kinase	2.5	U 56839	P2u receptor protein	2.0

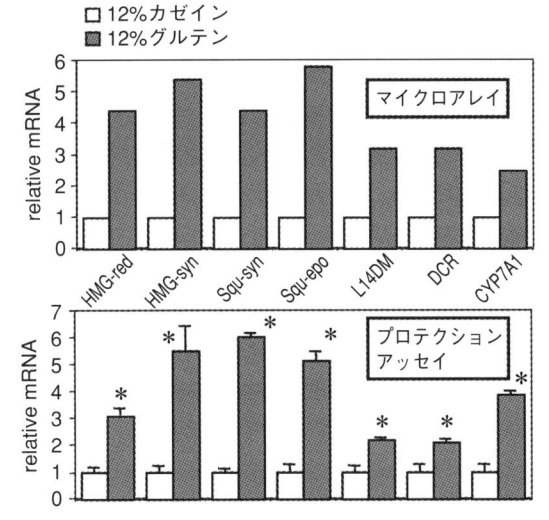

図3.1.1 マイクロアレイ解析とRNaseプロテクション法での発現変化倍率の比較[4]

コレステロール関連の7種の遺伝子について，グルテン食による増加倍率を示した．上段がマイクロアレイ，下段がRNaseプロテクション法のもの．左からHMG-CoA reductase, HMG-CoA synthase, squalene synthetase, squalene epoxidase, lanosterol 14-demethylase, dehydrocholesterol reductase（以上合成系），cholesterol 7-a hydroxylase（異化系）．

た．これはすでに報告されている結果とも一致するものであった[7]．このように，コレステロール代謝経路の遺伝子は，食餌タンパク質の影響を非常に受けやすいことが明らかとなった．

図3.1.1には，コレステロール合成と代謝関連の遺伝子について，GeneChipの結果をほかの方法で確認した実験例を示す．定量性がとくに優れているといわれるRNaseプロテクション法を用いて，個体ごとに分析を行い，平均を求めた．グルテン食による発現量の増加の倍率を両手法において比較したところ，よく一致した傾向を示し，アレイの信頼性は十分であると判断した．

また，筋肉においては，肝臓に比べると食事タンパク質に応答する遺伝子の数はずっと少なかった．この場合も，コレステロール代謝に関連する遺伝子や，成長因子関連遺伝子，糖代謝関連遺伝子，アミノ酸代謝関連遺伝子など，多くの興味深い応答が明らかとなった．これらも上記のRNaseプロテクション法による確認ができた．

食餌タンパク質の機能に関連したDNAマイクロアレイ解析の例はまだ少ないが，今後さまざまなタンパク質の機能性がこの手法で解明されていくことが期待される．　　　　　　　　（加藤久典）

3.2 低アレルゲン化小麦粉

つぎに，新規な食品の安全性と機能性を評価するためのDNAマイクロアレイ技術の適用例として，低アレルゲン化処理をした小麦粉を摂取させたラットにおける解析の結果を示す．用いた低アレルゲン化小麦粉（HWF）は，Watanabeらにより開発されたもの[8]で，原料小麦粉をセルラーゼとアクチナーゼにより処理しエピトープ構造[9]を分解したものである．すでに市場化されて，小麦粉の代替として小麦アレルギー患者に利用されている．その機能として，優れた吸収と併せて積極的に経口免疫寛容を誘導する可能性も示されている[10),11]．本品にはタンパク質換算で6.5％の窒素化合物が含まれているが，低アレルゲン化小麦粉あるいは原料小麦粉にカゼインやビタミンなどを補足した食餌を用いて，両群の比較を行った[12]．この食餌は，その75％がHWFまたは未処理小麦粉（NWF）からなる．Wistar系雄ラットをこれらの食餌で1週間，あるいは2カ月間飼育した後，肝臓および小腸からRNAを調製し，マイクロアレイ解析（Rat Genome U 34 A Array, Affymetrix）に供した．表3.2.1に，その数を示す．HWF摂取に応答した遺伝子の数は比

表3.2.1 ラットにおいて低アレルゲン化小麦粉の摂取により発現が2倍以上変化した遺伝子数

	肝臓		小腸	
	発現増加	発現減少	発現増加	発現減少
1週間	14 (25)	2 (5)	14 (41)	14 (22)
2カ月	0 (5)	5 (12)	3 (5)	2 (5)

括弧内は発現が低い遺伝子（GeneChipのアルゴリズムでAbsentまたはMarginalと判断されたもの）も含む数字．

表 3.2.2 低アレルゲン化小麦粉摂食により発現が顕著に変化した遺伝子のうち免疫系に関連が深いもの（文献12）より

肝臓

function	gene	fold change
resistance to virus infection		
*Z 18577	2′-5′ oligoadenylate synthetase	6.4
interferon induced		
X 52711	Mx 1 protein	5.5
X 52713	Mx 3 protein	5.3
Y 07704	BEST 5	5.2
AJ 222813	precursor interleukin 18（IL-18）	2.5
*X 61381	interferon induced mRNA	2.2
*U 77777	interferon-gamma inducing factor isoform alpha precursor	2.1
immuno response to antigen		
L 23128	MHC class I	3.5
chemokine family		
*D 11145	gro	2.2

小腸

function	gene	fold change
resistance to virus infection		
*Z 18877	2′-5′ oligoadenylate synthetase	3.5
interferon induced		
X 52713	Mx 3 protein	10.6
Y 07704	BEST 5	4.3
X 52711	Mx 1 protein	2.1
immuno response to antigen		
AF 100470	ribosome attached membrane protein 4（RAMP 4）	6.1
*AF 029240	MHC class Ib	5.3
S 81289	IgM kappa chain variable region	4.0
*M 10094	MHC class I truncated cell surface antigen	2.5
*M 31038	MHC class I non-RT 1. A alpha-1-chain	2.3
*M 77362	Ig non-productively rearranged lambda-chain （hybridoma 56 R-7）immunoglobulin rearranged	2.3
*L 07399	gamma-chain （hybridoma 57 R-1）immunoglobulin rearranged	2.1
L 07410	kappa-chain	2.0
response to allergy		
U 17260	arylamine N-acetyltransferase-1（AT-1）	2.6

＊ 発現が十分に高かった遺伝子（GeneChip のアルゴリズムで Present であったもの）

較的少なく，生体にとって不利になるような応答を疑わせる変化は認められなかった．これはすなわち，この食品を大量に摂取しても「安全」であることを示唆するものである．両方の組織においてHWFで発現が上がった数少ない遺伝子の中には，免疫に関連する遺伝子がいくつかあった（表 3.2.2）．とくに，2', 5'-オリゴアデニル酸合成酵素，BEST 5, Mx 1, Mx 3 といったインターフェロンγ（IFN-γ）応答性の遺伝子が目だった．この意義については不明であるが，IFN-γにはIgE 産生抑制作用があることから，この因子またはそのシグナル系を利用した機構が経口免疫寛容

誘導にかかわっている可能性が考えられる[13]．同じ食餌を2カ月間給与した場合には，変化していた遺伝子がさらに減り，ほとんど差が認められないほどになっていた．上記のIFN-γ応答性遺伝子の変化も，一過性のものであると考えられた．この低アレルゲン化小麦粉摂取の安全性に関しては，Moriyamaらが生化学的指標を中心として報告している[10]．今回のDNAマイクロアレイの結果は，これをさらに裏づけるものであり，また新規食品の安全性評価においてもDNAマイクロアレイが有効に使えることを示すものである（Ⅳ-5．安全性ゲノミクス．の項も参照のこと）．安全性の評価におけるDNAマイクロアレイ技術の利用に関しては，方法の標準化や規格化を進めることでさらに有効に使われていくと考えられる．

（加藤久典）

参 考 文 献

1) Muller, M. and Kersten, S. : *Nat. Rev. Genet.*, **4**, 315-322, 2003.
2) Kato, H., Saito, K. and Kimura, T. : *Curr. Opin. Clin. Nutr. Metab. Care*, **8**, 516-522, 2005.
3) Saito, K., Arai, S. and Kato, H. : *Br. J. Nutr.*, **94**, 493-495, 2005.
4) Endo, Y., Fu, Z., Abe, K., Arai, S. and Kato, H. : *J. Nutr.*, **132**, 3632-3637, 2002.
5) Takenaka, A., Hirosawa, M., Mori, M., Yamada, S., Miura, Y., Kato, H., Takahashi, S. and Noguchi, T. : *Br. J. Nutr.*, **69**, 73-82, 1993.
6) Oishi, Y., Fu, Z., Ohnuki, Y., Kato, H. and Noguchi, T. : *Biosci. Biotechnol. Biochem.*, **66**, 117-126, 2002.
7) Bassat, M. and Mokady, S. : *Br. J. Nutr.*, **53**, 25-30, 1985.
8) Watanabe, M., Watanabe, J., Sonoyama, K. and Tanabe, S. : *Biosci. Biotechnol. Biochem.*, **64**, 2663-2667, 2000.
9) Tanabe, S., Arai, S., Yanagihara, Y., Mita, H., Takahashi, K. and Watanabe, M. : *Biochem. Biophys. Res. Commun.*, **219**, 290-293, 1996.
10) Moriyama, M., Tokue, C., Ogiwara, H., Kimura, H. and Arai, S. : *Biosci. Biotechnol. Biochem.*, **65**, 706-709, 2001.
11) Watanabe, J., Tanabe, S., Watanabe, M., Kasai, T. and Sonoyama, K. : *Biosci. Biotechnol. Biochem.*, **65**, 1729-1735, 2001.
12) Narasaka, S., Endo, Y., Fu, Z., Moriyama, M., Arai, S., Abe, K. and Kato, H. : *Biosci. Biotechnol. Biochem.*, **70**, 1464-1470, 2006.
13) Leung, D. Y. : *Pediatr Res*, **33**, S 56-61 ; discussion S 61-62, 1993.

3.3 分離大豆タンパク質

肥満，高血圧や高脂血症といった疾病，いわゆる「生活習慣病」への関心の高まりとともに，食事に対する人々の関心は急激な変化をみせている．「何を食べれば健康によいのか」という疑問に対していまだ明確な回答というものは存在しないが，食の欧米化と高脂血症や高血圧など，いわゆる"生活習慣病"との密接な関係がいわれる中で，「今まで日本人は何を食してきたのか」というところに，何らかの手掛かりがあると考えて差し支えはないだろう．

大豆はさまざまな形態（豆腐，豆乳など）で摂取され，日本人にとって食経験が長い食品である．これら食品を構成する主成分であり，植物性タンパク質の1つである大豆タンパク質は，味覚や触覚・物性などの特徴に加えて生理機能面で優れた効果を有する．1970年代にCarrollら[1~3]によって，大豆タンパク質は血中コレステロール濃度の減少をもたらし，動脈硬化を抑制する可能性が報告されている．以降，多くの研究者らによって大豆タンパク質の作用機構解明，臨床効果研究ならびにそれらのメタ解析，さらにコレステロール代謝以外の生理機能などの研究がなされており[4~8]，生体に対して有益な"機能"をもつ食品として広く知られている．

日本では，1994年に大豆タンパク質がもつ生理機能の1つである血中コレステロール調節作用が認められ，厚生労働省より血中コレステロールを改善する食品として「特定保健用食品」の表示が許可された．これに引き続き，米国のFDA（U. S. Food and Drug Administration）[9]は1999年10月，「一日25gの大豆タンパク質を含む食品の摂取は，心疾患のリスクを減少させる」というヘルスクレーム（健康表示）を認可している．

大豆
↓   →油
脱脂大豆
↓
（水抽出）
↓   →おから
豆乳
↓
（酸沈殿）
↓   →ホエー
カード
↓
（中和）
↓
（乾燥）
↓
分離大豆タンパク質

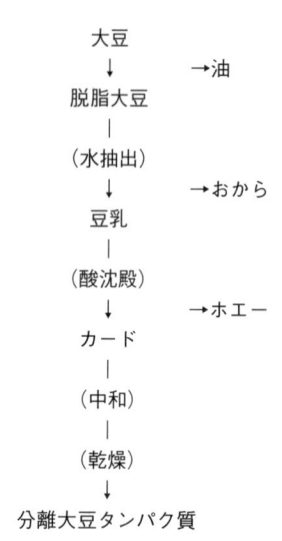

図 3.3.1 分離大豆タンパク質（SPI）の製造法
（大豆たん白質研究会・(社)日本植物蛋白質食品協会：植物性たん白質のはたらき（荒井綜一編），p.62，図 3 をもとに改変）

また 2002 年 6 月には，イギリスの JHCI（Joint Health Claims Initiative）[10]は，「大豆タンパク質の摂取は，血中コレステロールの減少をもたらす」ことをヘルスクレームとして承認している．

食品としての大豆タンパク質は，おもに脱脂大豆より調製される豆乳から等電点沈殿法によって製造され，一般に分離大豆タンパク質（soy protein isolate，以下 SPI）と呼ばれる（図 3.3.1）．構成成分の詳細は本書 II 編あるいは，他書[11]~[12]を参考にされたいが，11S グロブリン（グリシニン）や 7S グロブリン（β-コングリシニン）を主体とし，おのおの 0.2~0.4% のサポニンやイソフラボンなどの微量成分を含んで SPI は構成される．

食品として SPI を摂取することによりもたらされる生理機能の解明や新規生理効果の探索には，その多様な構成成分と生体との相互作用を，さまざまな研究条件および対象（摂取期間・臓器組織・モデル動物など）での統合的な検討を行うことが重要である．ニュートリゲノミクスによる機能解析は，食品のもつ生理機能を遺伝子発現の面から網羅的に把握する試みであり，ここでは SPI の機能性食品としての生理効果について，DNA マイクロアレイを用いて検討しているものを報告する．

3.3.1 脂質代謝調節作用

SPI 摂取は血中コレステロール低減に効果があるのは前述したとおりであるが，食品として摂取するタンパク質の違いが総括的に遺伝子発現に対して与える影響については不明な点も多い．筆者ら[13]は，ノーマル系である Sprague-Dawley ラット（SD ラット）で成長期（6 週齢）から成熟期（14 週齢）にかけて，SPI の摂取による生体への影響がほぼ安定したと思われる状態での遺伝子発現を検討した．食餌中 20% タンパク質として SPI，あるいはコントロールとして乳タンパク質であるビタミンフリーカゼインを含む AIN-93 G 組成食を 8 週間与えた結果，コレステロール・中性脂肪などの血清脂質量は，SPI 群でカゼイン群に比べて有意に低いレベルで保たれており（student's t-test, $p<0.05$），これら SPI 摂取による脂質低減効果は従来示される傾向と一致していた．SPI 群，カゼイン群それぞれラットの肝臓から mRNA を抽出し（$n=3$），affymetrix rat U-34 A array を用いて網羅的に 8740 遺伝子の発現を比較検討した．microarray suite 5.0（MAS-5）による発現判定（Flag）から異なる摂取タンパク質のいずれにおいても発現のみられた遺伝子は全体の 33% 程度になることが判明した（表 3.3.1）．また，異なるタンパク質摂取によって，発現がまったく異なるものは合わせて 5 遺伝子存在することがわかった．そこで，両方で発現のみられた遺伝子を統計処理（student's t-test）した結果，115 遺伝子で異なるタンパク質摂取間で有意に発現が異なることを見出した（表 3.3.2）．群間で発現のまったく異なる 5 遺伝子を含むこれら 120 遺伝子は，コレステロール代謝・ステロイド異化の亢進や脂肪酸合成の抑制などに影響し，脂質代謝全体に対して影響があることが判明したのである．さらに，マイクロアレイの結果は，免疫系・抗酸化系の亢進などを明確に示し，生体に与える影響が限定的な作用でなく広範

表 3.3.1 SPI 群あるいは CAS 群の DNA マイクロアレイ発現結果

total genes	SPI			
8740	PPP	PPX	PXX	XXX
casein PPP	2905	232	60	9 (3[a])
PPX	92	131	92	43
PXX	27	81	128	162
XXX	5 (2[a])	38	192	4543 (4280[b])

CAS 群, SPI 群それぞれ $n=3$ の遺伝子発現を発現判定（Flag）で分類した.
P：発現あり, X：発現なし, あるいはどちらともいえない, を表す.
a：どちらかの群で発現がまったくない遺伝子数, b：両方の群で発現がまったくない遺伝子数を示す.

表 3.3.2 SPI 群で CAS 群に比べて有意差のみられた遺伝子の生理機能分類

生理機能	遺伝子数	
	増加	減少
アミノ酸代謝	4	10
抗酸化	9	2
細胞増殖・維持	6	11
エネルギー代謝	4	7
脂肪酸代謝	0	9
免疫作用	3	0
情報伝達	7	5*
ステロイド代謝	12*	0
細胞構造	0	4
転写因子	4	4
そのほか	12*	2**
合計	61**	54***

＊は, 表3.3.1注aの2遺伝子, あるいは3遺伝子を表す.

囲な作用であることを明快に示したのである.
　つぎに, 食品摂取タイミングと生体での応答性の関係を明らかにする目的で, 摂取期間を変えて検討を行った. 週齢の異なる SD ラット（6週齢, 12週齢）を用いて, 短期間（2週間）の SPI 食摂取を行った. SPI 群またはカゼイン群の肝臓組織からトータル RNA を調製し, 8週間の試験と同様に DNA マイクロアレイを行った. 群間の condition tree 解析により,【ラット週齢】より

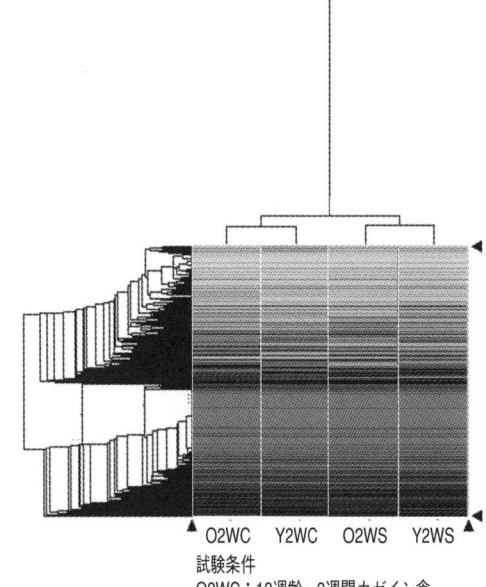

図 3.3.2 2週間摂取試験における【ラット週齢】と【摂取タンパク質】の違いによる condition tree

試験条件
O2WC；12週齢～2週間カゼイン食
Y2WC；6週齢～2週間カゼイン食
O2WS；12週齢～2週間大豆タンパク質食
Y2WS；6週齢～2週間大豆タンパク質食

も【摂取タンパク質】の違いにより分類されることが示された（図3.3.2）. また, 2 way-ANOVA による統計処理の結果, 主要因として【摂取タンパク質】による影響により 370 遺伝子で発現が異なることが示された（図3.3.3）. これらの中には, SPI 摂取によってコレステロールから胆汁酸への異化系律速酵素である CYP7A1 の増加も認められ, SPI 摂取と胆汁酸の体外排泄との関係において, コレステロール異化系の活性化を伴うことが明確になった（表3.3.3）. また, 脂肪酸代謝としては malic enzyme の減少や, 肥満抑制に関係する SCD-1[14]の減少も認められた. これらに加え, メタロチオネインといった抗酸化にかかわる遺伝子など, さまざまな生理機能に対して影響していることが示唆された. 以上のことから, 摂取タンパク質の違いによる影響は摂取タイミングにかかわらず, 生体に対して広く影響する可能性が示された. また, 摂取期間の短い条件においても, 多くの遺伝子発現の変動がみられる

摂取タンパク質による影響
malic enzyme
SCD-1
CYP7A1
...

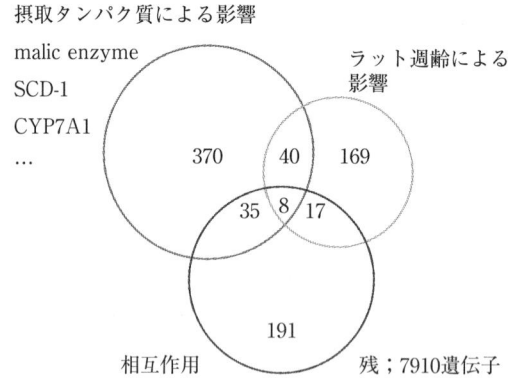

図 3.3.3 【ラット週齢】と【摂取タンパク質】の違いによる 2 way-ANOVA (Venn Diagram 表示)

表 3.3.3 糞中ステロイド排泄

	O 2 WC	O 2 WS	Y 2 WC	Y 2 WS
n	6	6	6	6
糞量 (g/day)	1.67±0.11	1.75±0.07	1.49±0.04	1.78±0.06*
中性ステロイド合計 (mg/day)	6.82±0.33	10.17±0.54*	5.28±0.25	11.81±1.59*
酸性ステロイド合計 (mg/day)	6.17±0.40	9.66±1.11*	5.01±0.19	8.10±0.78*
総ステロイド排泄量 (mg/day)	12.99±0.71	19.83±1.40*	10.28±0.33	19.92±2.20*

* 同じラット週齢において，異なるタンパク質間で有意差あり (student's t-test, $p<0.05$)

が，その発現したクラスターや発現レベルでは異なる点もあり，さらなる検討が必要であろう．

3.3.2 抗がん作用

大豆摂取とがん予防について，すでに多くの研究がある[15]．Xiao ら[16]は，azoxymethane (AOM) を用いた大腸がん誘発モデルラットに，大豆タンパク質 (SPI)，ホエータンパク質加水分解物 (WPH) またはカゼイン (CAS) を 40 週間摂食させた．それぞれの大腸がん近傍の組織からトータル RNA を調製し，各群で 3 枚ずつ DNA マイクロアレイを行った．

SPI 摂取群は，WPH 群やカゼイン群と異なる発現クラスターを形成し，アレイ間の発現比較パターンから，211 遺伝子の発現の異なる遺伝子群を明らかにした（図 3.3.4）．ストレス応答や免疫機能にかかわる遺伝子発現の変動に加え，脂肪酸結合タンパク質 (I-FABP) や cyclin D 1, c-neu proto-oncogene の遺伝子発現は SPI や

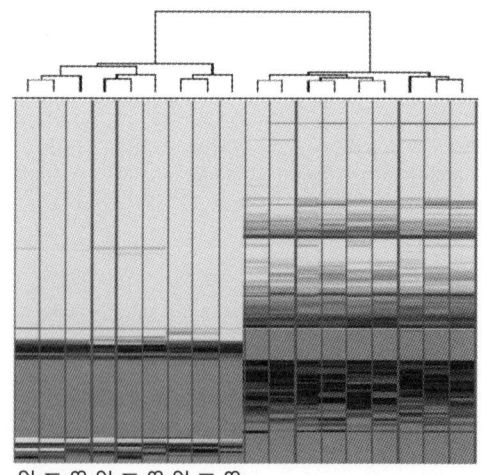

図 3.3.4 SPI または WPH の遺伝子発現階層的クラスタリング
CAS に対する SPI あるいは WPH で遺伝子発現の異なる 211 遺伝子の階層別クラスタリング．

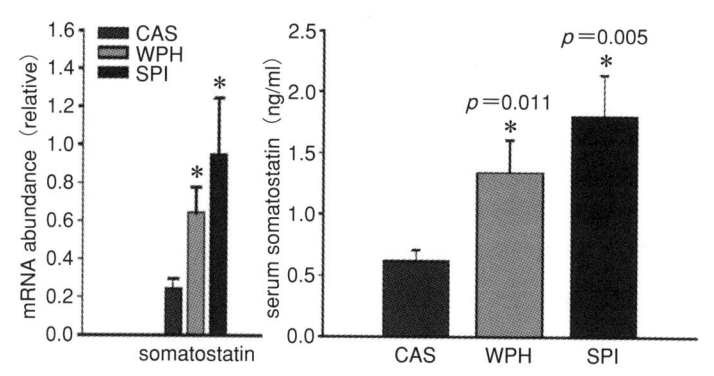

図3.3.5 定量的リアルタイムRT-PCRでのmRNA発現量と，血清ソマトスタチン濃度

mRNA量は，定量的リアルタイムRT-PCR（$n=7$），血漿ソマトスタチン量はEIA（$n=15$）で測定した．それぞれは平均値±標準誤差で表示．統計はone-way ANOVA．*；$p<0.05$, SPIまたはWPH vs. CAS.

WPHを摂食することで，有意に減少することが示された．とくに，図3.3.5に示したように大腸がん細胞の抗増幅因子であるソマトスタチンの発現誘導をSPIが有することは，腫瘍形成を抑制する可能性を示唆するものである．これらの結果から，増幅因子，神経内分泌および免疫系の遺伝子を含む腫瘍の増殖に応答するさまざまな遺伝子が大豆タンパク質の抗腫瘍能にかかわることが示された．

肥満などの生活習慣病に対して，研究者らは「健康になるにはどうしたらよいか」を検討してきた．この命題に答えるための膨大な検討の中から，遺伝的な要因などのほかに「食事の重要性」が見いだされたのであり，そして，食品のもつ機能性に対する関心が高くなったのである．前述したように，古くからの食歴をもつ日本やアジア諸国のみならず，大豆の機能性について世界の注目が高いのも，日本人の血管疾患の低さに大豆食品など日本人の食生活が大きく関与していると考えられたからである．

食品の機能性研究やメカニズム探索において，DNAマイクロアレイを用いたニュートリゲノミクスはその網羅的な遺伝子発現解析能力から，さまざまな生理機能発掘の可能性を秘める．今回の報告の中では，大豆タンパク質のもつ生理的影響の中で，もっとも注目を集める脂質代謝・調節や抗がん作用をニュートリゲノミクスによって明らかにした事例を示した．これらに加え，大豆タンパク質に含まれるイソフラボンなどの微量成分が与える影響について，DNAマイクロアレイによる検討もいくつか進行している[17]．しかしながら，大豆タンパク質がもたらす生理的影響はこれだけにとどまらない．肥満などの生活習慣病，およびこれら疾病によって誘引される腎障害に対する大豆タンパク質の効果についてモデル動物などを用いて報告されているが[18]～[20]，これら研究に網羅的検索可能なニュートリゲノミクスを用いた場合の成果ははかり知れない．機能性食品としての大豆タンパク質の生理機能を見いだす鍵は，さまざまな条件を検討したDNAマイクロアレイ結果の中で，見いだされるときを待っているのである．

（橘　伸彦・髙松清治）

付記　本研究はおもに東京大学大学院農学生命科学研究科イルシージャパン寄付講座「機能性食品ゲノミクス」（担当：松本一郎客員助教授）との共同で行われた．

参 考 文 献

1) Carroll, K. K. and Hamilton, R. M. G.：J. of Food Science, **40**, 18-23, 1975.
2) Carroll, K. K.：*Atherosclerosis*, **41**, 327-336, 1982.

3) Carroll, K. K. : *Federation Proc.*, **41**, 2792-2796, 1982.
4) Anderson, J. W., Johnstone, B. M. and Cook-Newell, M. E. : *N. Engl. J. Med.*, **333**, 276-282, 1995.
5) Potter, S. M. : *J. Nutr.*, **125**, 606 S-611 S, 1995.
6) Bakhit, R. M., Klein, B. P., Essex-Sorlie, D., Ham, J. O., Erdman, J. W. and Potter, S. M. : *J. Nutr.*, **124**, 213-222, 1994.
7) Iritani, N., Hosomi, H., Fukuda, H., Tada, K. and Ikeda, H. : *J. Nutr.*, **126**, 380-388, 1996.
8) Sugano, M., Tanaka, K. and Ide, Y. : *J. Nutr.*, **112**, 855-862, 1982.
9) FDA (Food and Drug Administration) : *Federal Register/Rules and Regulations,* **64** (206), 57699~57733, 1999.
10) JHCI (Joint Health Claims Initiative) : A Health Claim Submission by the soya protein association. Date 29/7/02.
11) Wang, C. and Wixon, R. : *INFORM,* **10** (4), 315-321, 1999.
12) 家森幸男, 太田静行, 渡邊 昌：大豆イソフラボン, **4**, 2001.
13) Tachibana, N., Matsumoto, I., Fukui, K., Arai, S., Kato, H., Abe, K. and Takamatsu, K. : *J. Agric. Food Chem.*, **53**, 4253-4257, 2005.
14) Paul, C., Miyazaki, M., Socci, N. D., Aaron, H. G., Wolfgang, L., Alexander A. S., Sharma, R., Lisa, C. Hs, Ntambi, J. M. and Friedman, J. M. : *Science*, **297**, 240-243, 2002.
15) Messina, M. J., Persky, V., Setchell, K. D. R. and Barnes, S. : *Nutr. Cancer,* **21**, 113-131, 1994.
16) Xiao, R., Badger, T. M. and Simmen, F. A. : *Mol Cancer.,* **4** : 1, 2005
17) Naciff, J. M., Jump, M. L., Torontali, S. M., Carr, G. J., Tiesman, J. P., Overmann, G. J. and Daston, G. P. : *Toxicol. Sci.*, **68**, 184-199, 2002.
18) Aoyama, T., Fukui, K., Takamatsu, K., Hashimoto, Y. and Yamamoto, T. : *Nutrition,* **16**, 349-354, 2000.
19) Iqbal, M. J., Yaegashi, S., Ahsan, R., Lightfoot, D. A. and Banz, W. J. : *Physiol. Genomics.*, **11**, 219-226, 2002.
20) Tovar, A. R., Torre-Villalvazo, I., Ochoa, M., Elias, A. L., Ortiz, V., Aguilar-Salinas C. A. and Torres, N. : *J. Lipid Res.*, **46**, 1823-1832, 2005.

3.4 ココアの抗肥満作用に関するDNAマイクロアレイ解析

ココアは，18世紀の植物学者リンネが"Theobroma cacao"すなわち「神様の食べ物」と命名した木の種であるカカオ豆よりつくられており，古くは王侯貴族の口にしか入らない滋養強壮食品であり，貴重で健康に役立つ食品として大切に扱われていた．また，近年になり，フレンチパラドックスとして有名なワインに含まれているポリフェノールがココアやチョコレートにも豊富に含まれていることが報告され，ココアやチョコレートが有する機能性に対する関心が高まった．

この機能性に着目し，現在までに数多くの研究がなされている．たとえば，ココアに含まれているテオブロミンやココア・チョコレートの香りによるリラックス効果[1]，ココアポリフェノールによる抗酸化効果[2]，動脈硬化予防[3,4]，免疫賦活効果[5]，アルコール性胃潰瘍の予防[6]などについて報告がなされている．

われわれもココアの機能性食品としての可能性に注目し，機能性研究に力を注いできた．大きな1つの研究の流れが消化管に生息する細菌類に対する抗菌効果である．たとえば，口腔内に生息する歯周病菌[7]，胃内に生息する *Helicobacter pylori*[8] そしてO 157：H 7 を代表とする下痢原性細菌類[9]に対する殺菌効果の発見は，もしココアとこれらの細菌類が消化管内で接触する機会があれば，試験管内でのココアの強い殺菌効果と同様の効果が生体内でも期待できることを意味している．また，もう1つの大きな研究の流れが臨床の場で発見された現象から端を発しており，創傷治癒促進効果[10]，便通・便性状改善効果[11]，LPSにより誘導される NO 産生抑制効果[12]，筋肉損傷治癒促進効果[13]などである．

これらココアの機能性を研究する過程で，われわれは，通常食にココアを添加した飼料を摂食したマウスが，通常食のみを摂食したマウスに比較し体重増加が少なく，しかも脂肪重量が少ないことを発見した．つまり，ココアによる抗肥満効果が期待されるわけであるが，そのメカニズムや関与するココア成分など詳細についてはほとんど知られていない．そこで，本節ではDNAマイクロアレイ解析の技術を使い，ココアの抗肥満効果に

ついてそのメカニズムを明らかにすることを目的として行った研究結果[14]について解説する．

3.4.1 方　　法

食品の抗肥満効果を実験するのに，ob/obマウスなどの肥満動物モデルを使った実験が数多く報告されている．しかしわれわれは，現代人が日常的に脂肪を多く含む食事をとることによる肥満を想定し，このような脂肪過多の状態でココアが抗肥満効果を有するかどうかを検証するため，試験食として高脂肪食をベースとし純ココアを添加した飼料を，そしてその対照食として試験食と同じ高脂肪食をベースとしつつ，純ココアの代わりにココア代替物を添加した飼料を用いて実験を行った．ちなみに，日本人成人の適正脂質エネルギー比率が20～25%であるとされているのに対し，日本国民栄養調査の結果によると20～49歳の成人で，脂質エネルギー比率が25%を超えていると報告されており，慢性的に脂肪過多の食事をしているといわれている[15]．

実験動物として，6週齢のWistarラット（日本クレア(株)）を20匹購入し1週間通常食（CE-2：日本クレア(株)）により予備飼育を行った．その後，体重を基準にして群間差がないように10匹ずつ2群に群分けを行った．

試験食（HC食）および対照食（HF食）の組成を表3.4.1に示す．試験食および対照食ともにAIN-93Gを基礎飼料とし，そのコーンスターチの一部を牛脂に置き換えて作製した脂肪含量が27%の高脂肪食をベースとした．試験食の場合は，さらに，コーンスターチの一部を純ココア（森永製菓(株)）に置き換えて最終ココア含量を12.5%とした．純ココアに含まれる脂肪分（ココアバター）を加えると，試験食に含まれる脂肪分は約30%となる．対照食の場合は，コーンスターチの一部を表3.4.2に示される組成のココア代替物に置き換え，最終ココア代替物含量を12.5%とした．ココア代替物とは，純ココアと

表3.4.1　試験食の組成

組　成	ココア入り高脂肪食（HC食）	ココア代替物入り高脂肪食（HF食）
灰分	35.000*	35.000
食物繊維	50.000	50.000
脂質	270.000	270.000
炭水化物	304.486	304.486
タンパク質	203.000	203.000
ビタミン・ミネラルなど	12.514	12.514
純ココア	125.000	—
ココア代替物	—	125.000
熱量（kcal/g試験食）	4.91	4.91

* g/kg試験食

表3.4.2　ココア代替物の組成

組　成	ココア代替物	純ココア
水分	15	17*
灰分（AIN-93Gミネラルミックス）	85	85
食物繊維（セルロースパウダー）	280	280
脂質（牛脂）	230	228
炭水化物（コーンスターチ）	150	150
タンパク質（カゼイン）	240	240
熱量（kcal/g粉体）	3.63	3.64

* 本実験で用いた森永製菓(株)製の純ココアパウダーの分析値（g/kg粉体）

同じ栄養組成になるように精製飼料原料を組み合わせて調製した粉体である．このようにして，カロリー源となる脂肪，炭水化物およびタンパク質はもちろん，ほかの栄養成分もほぼ等量含まれる2種類の飼料を作成し，それぞれ制限給餌を行うことにより摂取カロリー量も両群で同一にした．

21日間の飼育後，体重の測定および肝臓・腓腹筋・腸間膜白色脂肪組織（内臓脂肪の代表）の摘出およびそれぞれの重量を測定した．また，同時に血清を調製し血清中の中性脂肪値を測定した．これらのデータから，エネルギー代謝に関係すると考えられる体重増加率，体重に対する肝臓重量割合，体重に対する腓腹筋重量割合，体重に対する腸間膜白色脂肪組織重量割合および血清中性脂肪値の5つの数値をもとに2群からそれぞれ各群を代表する個体を2匹ずつ選択した．試験食群および対照食群から選ばれた個体をそれぞれHC-1, HC-2およびHF-1, HF-2とする．具体的な選定方法を図3.4.1に示す．

各個体の肝臓および腸間膜白色脂肪組織から，それぞれtotal RNAを調製しDNAマイクロアレイ解析に供した．DNAマイクロアレイ解析は，8740遺伝子が搭載されているGeneChip™ Rat Genome U 344 Array（Affymetrix社）を用いて行い，実際の実験方法はAffymetrix社の推奨マニュアルにしたがって行った[16]．これらの具体的実験方法について簡単に以下に述べる．

total RNAの電気泳動像と吸光度測定によりRNAの質と量を評価した後，$10\mu g$のRNAを鋳型としてSuperScript Choice System（Invitrogen社）を用いてcDNAを合成した．さらにそのcDNAを鋳型としてRNA Transcript Labeling Kit（Enzo Biochem社）でビオチン化cRNAを合成し，そのビオチン化cRNAをGeneChip™ Rat Genome U 344 Arrayに45℃で16時間ハイブリダイゼーションした．その後，Affymetrix Fluidics station 400を用いてGeneChipを洗浄およびR-フィコエリスリンストレプトアビジンで標識し，その蛍光強度をAffymetrix scannerで測定した．

HC-1, HC-2およびHF-1, HF-2の肝臓および腸間膜白色脂肪組織から得られた実験データをAffymetrix社の解析ソフトMicroarray Suite version 5.0を用いて数値化し，ココア摂食による遺伝子発現量の変化を比較解析した．解析方法を簡単に述べる（詳細は図3.4.2を参照）．各遺伝子についてHC-1, HC-2およびHF-1, HF-2からそれぞれ得られた数値を使って4つの組合せ

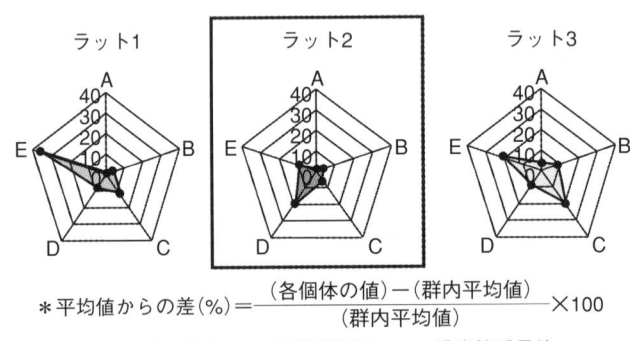

$$*\text{平均値からの差(\%)} = \frac{(\text{各個体の値}) - (\text{群内平均値})}{(\text{群内平均値})} \times 100$$

A. 体重変動率　B. 肝臓重量比　C. 腓腹筋重量比
D. 腸間膜白色脂肪組織重量比　E. 血中中性脂肪濃度

図3.4.1　代表個体の選抜方法

体重変動率，肝臓重量比，腓腹筋重量比，腸間膜白色脂肪組織重量比および血中中性脂肪濃度について，それぞれ群内平均値（$n=10$）を求め，各個体の値がその群内平均値にどれほど近いかを図のような五角形で表す．そして，5点で結ばれた図形の面積が小さいものから2個体を選び，その群の代表として選択した．1例としてあげた図のラット1, 2, 3の場合はラット2を代表とする．

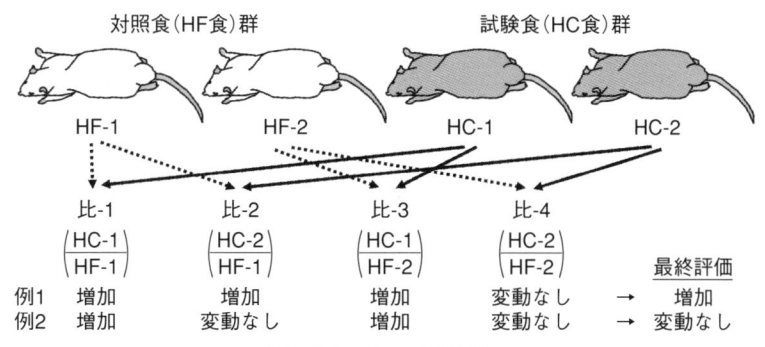

図 3.4.2 データ解析方法

各遺伝子について HF-1, HF-2 および HC-1, HC-2 からそれぞれ得られた数値を使って4つの組合せで割り算を行い，すなわち (HC-1/HF-1), (HC-1/HF-2), (HC-2/HF-1), (HC-2/HF-2) の計算結果が3組以上で"増加"または"減少"していると判断されたときのみ，ココア摂取により遺伝子発現量が「増加」または「減少」したと判断した．

で割り算を行い，すなわち (HC-1/HF-1), (HC-1/HF-2), (HC-2/HF-1), (HC-2/HF-2) の計算結果が3組以上で"増加"または"減少"していると判断されたときのみ，ココア摂取により遺伝子発現量が「増加」または「減少」したと判断した．「増加」または「減少」したときの変動率は，4つの組合せから得られた数値の（平均値±標準偏差）で表した．ただし，比較解析を行った各遺伝子のうち，シグナルの強いほうの実験区のシグナルが解析ソフトにより「absent」あるいは「marginal」と判定された遺伝子については考察しないこととした．

3.4.2 結果および考察

Wistar ラットを体重を基準に群間差が生じないようにして2群に分け，試験食（高脂肪食＋純ココア）および対照食（高脂肪食＋ココア代替物）で21日間飼育した．試験食および対照食は栄養成分組成を同一にすると同時に，制限給餌により各群の摂取カロリー量も同一にした．その結果，図 3.4.3 に示すように体重の増加率，腸間膜白色脂肪組織（内臓脂肪の代表）については試験食摂取群のほうが対照食摂取群に比較し有意に低く，血清中性脂肪値についても有意ではないものの低下傾向が認められた．データは示していないが，体内脂肪量と相関することが知られている血

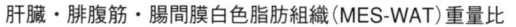

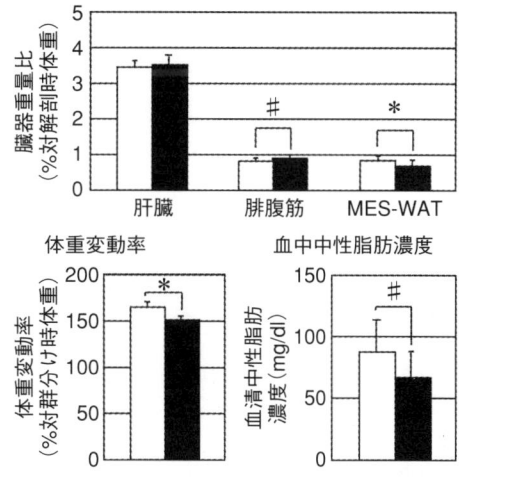

図 3.4.3 解剖結果

試験食または対照食で21日間制限給餌により飼育後，体重変動率，体重に対する肝臓，腓腹筋，腸間膜白色脂肪組織重量比および血中中性脂肪濃度を測定し2群間で比較した．数値は平均値±標準偏差 ($n=10$) で表した．

統計処理は student's-t 検定により行った．*：$p<0.05$，#：$p<0.08$

清レプチン濃度[17]も約75％に低下していた．同時に測定したほかの各種臓器重量では，2群間で大きな変化は認められなかった．これらのことから，ココア摂取は高脂肪食による体重増加および内臓脂肪の蓄積を抑制し，併せて血清中性脂肪量

の増加を抑制することが示唆された．現代人の慢性的脂肪摂取過多については冒頭で述べたが，脂肪摂取過多による肥満や内臓脂肪の蓄積は多くの生活習慣病に関係していると考えられており，ココア摂取によるこれらの抑制効果は現代人にとって有用な機能性と思われる．

さて，このようなココアの抗肥満効果がどのようなメカニズムによるのかを検討するためにDNAマイクロアレイ解析を行った．肝臓が生体の恒常性を保つうえで，じつに多くのはたらきを担っていることはよく知られているが，最近になって脂肪組織も単なる脂肪を蓄積するだけの組織ではなく分泌組織としての重要性が認識されるようになってきた．今回の実験でも，多くの遺伝子についてココア摂取による発現量の変化が認められたが，本項では脂質代謝および中性脂肪蓄積に関する遺伝子についてのみ注目し述べることとする．脂質代謝に関連する遺伝子として，表3.4.3に示すような遺伝子群が知られている．肝臓および腸間膜白色脂肪組織でのこれら遺伝子群の発現量がココア摂取により「増加」または「減少」した結果を表3.4.4〜表3.4.6に示す．

表3.4.3 脂質代謝関連遺伝子

脂肪酸生合成系酵素（14遺伝子）
脂肪酸β酸化系酵素（27遺伝子）
コレステロール生合成系・タウリン代謝系酵素（17遺伝子）
脂質代謝系転写因子（9遺伝子）
脂質輸送系因子（25遺伝子）
脱共役タンパク（UCP）・レプチン・インスリン（20遺伝子）

合計 112遺伝子

・脂肪酸合成に関与する遺伝子発現について解説する．肝臓においてtricarboxylate transport protein（トリカルボン酸輸送タンパク質），adenosine triphosphate citrate lyase（ATPクエン酸リアーゼ）およびfatty acid synthase（脂肪酸合成酵素）の遺伝子発現量がココア摂取群で減少していた．また，腸間膜白色脂肪組織においても同様に，脂肪酸合成にかかわる遺伝子群，たとえばfatty acid synthase（脂肪酸合成酵素），3-oxoacyl-coenzyme A thiolase（3-オキソアシル補酵素Aチオラーゼ），およびenoyl-coenzyme A hydratase（エノイル-補酵素Aハイドラター

表3.4.4 ココア摂食により発現量が変化した遺伝子数

	遺伝子カテゴリー	減少	増加	変化なし	考察しない
A	脂肪酸生合成系酵素（14遺伝子）				
	肝臓	4	0	7	3
	腸間膜白色脂肪組織	4	1	8	1
B	脂肪酸β酸化系酵素（27遺伝子）				
	肝臓	1	0	21	5
	腸間膜白色脂肪組織	6	0	16	4
C	コレステロール生合成系・タウリン代謝系酵素（17遺伝子）				
	肝臓	6	0	7	4
	腸間膜白色脂肪組織	4	0	7	6
D	脂質代謝系転写因子（9遺伝子）				
	肝臓	0	0	6	3
	腸間膜白色脂肪組織	5	0	1	3
E	脂質輸送系因子（25遺伝子）				
	肝臓	0	0	17	8
	腸間膜白色脂肪組織	9	1	5	10
F	UCP・レプチン・インスリン（20遺伝子）				
	肝臓	0	0	14	6
	腸間膜白色脂肪組織	0	2	3	15

3. 実施例

表 3.4.5 肝臓における変動率が大きい遺伝子

遺伝子カテゴリー	発現変化	遺伝子産物	変動率
A	↓	tricarboxylate transport protein	0.67±0.23
A	↓	adenosine triphosphate citrate lyase	0.34±0.13
A	↓	fatty acid synthase	0.66±0.12
B	↓	acyl-coenzyme A synthetase 5	0.78±0.08
C	↓	hepatic squalene synthetase	0.60±0.07
C	↓	squalene epoxidase	0.44±0.06
C	↓	7-dehydrocholesterol reductase	0.56±0.14
C	↓	isopentenyl diphosphate-dimethylallyl diphosphate isomerase	0.45±0.12
C	↓	cysteine sulfinic acid decarboxylase	0.43±0.07

表 3.4.6 腸間膜白色脂肪組織における変動率が大きい遺伝子

遺伝子カテゴリー	発現変化	遺伝子産物	変動率
A	↓	fatty acid synthase	0.59±0.13
A	↓	3-acyl-CoA thiolase	0.66±0.18
A	↓	mitochondrial enoyl-CoA hydratese	0.76±0.07
A	↓	liver stearyl-CoA desaturase	0.57±0.11
A	↑	stearyl-CoA desaturase 2	1.60±0.50
B	↓	carnitine palmitoyltransferase-I-like protein	0.52±0.09
B	↓	mitochondrial carnitine palmitoyltransferase-II	0.71±0.11
B	↓	very long-chain acyl-CoA dehydrogenase	0.75±0.02
B	↓	mitochondrial long-chain 3-ketoacyl-CoA thiolase β subunit of mitochondrial trifunctional protein	0.83±0.16
B	↓	3-oxoacyl-CoA thiolase	0.66±0.18
C	↓	mitochondrial 3-hydroxy-3-methylglutaryl-CoA synthase	0.61±0.29
C	↓	hepatic squalene synthetase	0.59±0.09
C	↓	cysteine sulfinic acid decarboxylase	0.76±0.30
D	↓	DNA binding protein C/EBP-α	0.59±0.08
D	↓	rNFIL-6=/EBP-related transcription factor (C/EBP-β)	0.51±0.06
D	↓	silencer factor B=C/EBP-β	0.69±0.05
D	↓	peroxisome proliferator-activated receptor-γ (PPAR-γ)	0.59±0.16
D	↓	add-1=SREBP-1c	0.66±0.11
E	↓	liver fatty acid binding protein	0.21±0.14
E	↓	intestinal fatty acid binding protein	0.13±0.09
E	↓	intestinal 15 kDa protein=fatty acid-binding protein homolog	0.23±0.19
E	↓	low-molecular-weight fatty acid binding protein	0.77±0.30
E	↓	fatty acid translocase/CD 36	0.62±0.14
E	↓	fatty acid transporter	0.63±0.04
E	↓	apolipoprotein A-1	0.37±0.31
E	↑	apolipoprotein E	1.50±0.33
F	↑	UCP 2	1.25±0.25
F	↑	UCP 2	1.53±0.60

add-1：adipocyte determination and differentiation factor-1
C/EBP：CCAAT/enhancer binding protein
CoA：coenzyme A
NFIL-6：nuclear factor interleukin-6
PPAR-γ：peroxisome proliferator-activated receptor-γ
SREBP：aterol regulatory element-1 binding protein

ゼ），や脂肪酸合成に関与する転写因子として知られる adipocyte determination and differentiation factor-1（脂肪細胞分化因子-1）の遺伝子発現量が減少していた[18]．

肝臓での主たる肥満抑制に関与するメカニズムは，脂肪酸合成の抑制と脂肪酸酸化の活性化である[19]．今回の結果では，ココア摂取により脂肪酸合成に関与する遺伝子群の発現が抑制されているが，脂肪酸酸化に関しては大きな変化が認められなかった．このことから，ココア摂取と同時に脂肪酸酸化を活性化する食品を摂取することにより，より効果的な肥満抑制効果が発揮される可能性が示唆された．また，adipocyte determination and differentiation factor-1 は sterol regulatory element-1 binding protein-1c（SREBP-1c：ステロール調節因子-1結合タンパク質1c）とも呼ばれ，脂肪酸合成に関与する転写因子として知られており，この因子の発現低下は脂肪酸合成の低下に関与すると考えられている[18]．

・コレステロール合成に関与する遺伝子発現に関して解説する．肝臓において，コレステロール合成に関与する squalene synthase（スクアレン合成酵素），squalene epoxidase（スクアレンエポキシダーゼ）および 7-dehydrocholesterol reductase（7-デヒドロコレステロール還元酵素）の遺伝子発現量がココア摂取群で大きく減少していた．また，腸間膜白色脂肪組織においても同様に，コレステロール合成に関与する遺伝子群の発現量がココア摂取群で減少していた．これらの結果は，ココア摂取により血液中のコレステロール濃度の低下を予想させるが，今回の実験では HDL コレステロール濃度の増加とともに総コレステロール濃度も増加していた．このことは，肝臓や腸間膜白色脂肪組織でのコレステロール合成とは別のメカニズムでコレステロール量が増加したと考えられる．ココアに含まれる食物繊維（リグニン）が胆汁酸を吸着，排泄することにより，血清コレステロール濃度を低下させるとの報告が数多くある[20)～23)]．しかし，実験条件によっては，このような効果が認められない場合もとの報告もあり[24]，試料の調製方法などにより結果が異なるようである．いずれにしても，今回の実験で認められた血清中性脂肪濃度の低下と血清コレステロール濃度の増加の関係は今後の検討課題である．

腸間膜白色脂肪組織において脂肪酸輸送系因子である fatty acid translocase/CD 36（脂肪酸転移酵素/CD 36），fatty acid transporter（脂肪酸トランスポーター）および fatty acid binding protein（脂肪酸結合タンパク質）などの遺伝子発現量がココア摂取群で減少していた．また，脂肪酸輸送系因子の転写因子である peroxisome proliferator-activated receptor-γ（PPAR-γ：ペルオキシソーム増殖因子応答性レセプター）[25)～28)] の遺伝子発現量もココア摂取群で減少していた．PPAR-γ は脂肪酸をリガンドとして要求すること[29]から，血中中性脂肪濃度の低下が PPAR-γ の発現に抑制的にはたらいている可能性がある．そして，PPAR-γ の発現量低下が脂肪酸輸送系因子の発現低下を招き，その結果，腸間膜白色脂肪組織への中性脂肪の蓄積低下となって現れていることが考えられる．

一方，腸間膜白色脂肪組織において熱産生系のタンパク質である uncoupling protein 2（UCP 2：脱共役タンパク質2）[30] の発現量増加がココア摂取群で認められた．UCP 1 は熱産生系タンパク質として広く知られている．この UCP 1 をノックアウトしたマウスにおいて UCP 2 の発現量が高くなることから，UCP 2 も UCP 1 と同様に熱産生に関与していると考えられている[31]．

また，肥満に関与する脂質代謝以外のメカニズムとして糖代謝がある．データは示していないが，今回の実験では糖代謝に関与する遺伝子群の発現には大きな変化が認められなかった．よって，ココア摂取による抗肥満効果はおもに脂質代謝の変化によることが考えられ，とくに，肝臓における脂肪酸合成の抑制および腸間膜白色脂肪組織での脂肪酸合成の抑制と脂肪酸輸送系因子の発現抑制が主たるメカニズムであることが示唆された．

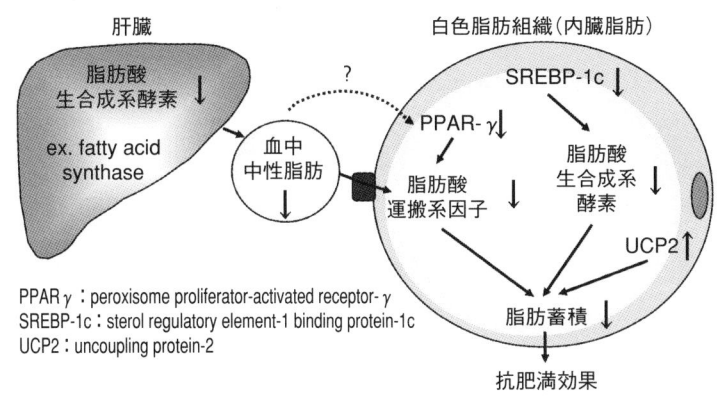

図3.4.4 「ココアによる抗肥満効果」の作用仮説

以上の実験結果をまとめ，ココア摂取による脂肪蓄積抑制のメカニズムについて，以下のような仮説（図3.4.4）を考えた．
① 脂肪酸合成の場である肝臓において，脂肪酸生合成系酵素の発現が抑制される．
② 血中中性脂肪濃度が低下する．
③ 脂肪蓄積の場である白色脂肪組織において，PPAR-γの発現が抑制された結果，脂肪酸輸送系因子の発現が抑制される．
④ 白色脂肪組織においてSREBP-1cの発現が抑制された結果，脂肪酸生合成系酵素の発現が抑制される．
⑤ 白色脂肪組織において熱産生系因子の発現が亢進される．
⑥ 上記③から⑤の結果，脂肪組織中での脂肪蓄積が低下し，その結果，体重増加が抑制される．

昨今，カカオ分の多いチョコレートによるダイエットが注目を集めている．ココアと同様にカカオ由来成分を多く含有するチョコレートにも抗肥満効果が期待できることは十分に理解できる．運動などを組み合わせて効率よくカロリー消費を促せばさらに有効であろう．今後は，ココア中のどの成分が抗肥満効果に関与するのか検討していきたい．

ココアのよさの1つは，気持ちをリラックスさせるその芳醇さである．たとえば，笑うことにより免疫能がアップするとの報告がある[32]ように，ココアをおいしく飲んでリラックスすることで，多くの機能がより有効にはたらくことが期待できるのではないだろうか．これからも，ココアをおいしく味わっていただきストレスを吹き飛ばすと同時に，機能性食品として少しでも健康に貢献できることを願っている．
（亀井優徳）

付記 本研究はおもに東京大学大学院農学生命科学研究科イルシージャパン寄付講座「機能性食品ゲノミクス」（担当：松本一郎客員助教授）との共同で行われた．

参 考 文 献

1) 横越英彦：第9回チョコレート・ココア国際栄養シンポジウム講演集，pp.13-16，日本チョコレート・ココア協会，2004.
2) Osakabe, N., Yamagishi, M., Sanbongi, C., Natsume, M. Takizawa, T. and Osawa, T.：*J. Nutr. Sci. Vitaminol.*, **44**, 313-321, 1998.
3) Hirano, R., Osakabe, N., Iwamoto, A., Matsumoto, A., Natsume, M. and Takizawa, T., et al.：*J. Nutr.Sci. Vitaminol.*, **46**, 199-204, 2000.
4) Horiuchi, M., Osakabe, N., Takizawa, T. and Seyama, Y.：*J. Health Sci.*, **47**, 208-212, 2001.
5) Sanbongi, C., Suzuki, N. and Sakane, T.：*Cell Immunol.*, **177**, 129-136, 1997.
6) Osakabe, N., Sanbongi, C., Yamagishi, M., Takizawa, T. and Osawa, T.：*Biosci. Biotechnol. Biochem.*, **62**, 1535-1538, 1998.
7) 前田伸子：第10回チョコレート・ココア国際栄養シンポジウム講演集，pp.9-12，日本チョコレート

8) 佐藤 進, 田口晴彦, 山口博之, 大崎敬子, 高橋俊雄, 亀井優徳, 橋爪秀一, 神谷 茂：*Prog. Med.,* **19**, 1207-1213, 1999.
9) 高橋俊雄, 田口晴彦, 山口博之, 大崎敬子, 佐藤 進, 亀井優徳, 橋爪秀一, 神谷 茂：感染症学雑誌, **73**, 694-701, 1999.
10) 井口浩一：第6回チョコレート・ココア国際栄養シンポジウム講演集, pp. 13-17, 日本チョコレート・ココア協会, 2000.
11) 間藤 卓, 堤 晴彦, 亀井優徳, 伊藤良一, 橋爪秀一：*Bio Industry,* **16**, 49-56, 1999.
12) Ono, K., Takahashi, T., Kamei, M., Mato, T. Hashizume, S., Kamiya, S. and Tsutsumi, H.：*Nutrition,* **19**, 681-685, 2003.
13) 進藤宗洋：第10回チョコレート・ココア国際栄養シンポジウム講演集, pp. 13-17, 日本チョコレート・ココア協会, 2005.
14) Matsui, N., Ito, R., Nishimura, E., Yoshikawa, M., Kato, M., Kamei, M., Shibata, H., Matsumoto, I., Abe, K. and Hashizume, S.：*Nutrition,* **21**, 594-601, 2005.
15) 平成13年国民栄養調査, 厚生労働省.
16) Matsumoto, I., Emori, Y., Nakamura, S., Shimizu, K., Arai, S. and Abe, K.：*J. Neurosci. Res.,* **74**, 818-828, 2003.
17) Takahashi, M., Funahashi, T., Shimomura, I., Miyaoka, K. and Matsuzawa, Y.：*Horm. Metab. Res.,* **28**, 751-752, 1996.
18) Bennett, M. K., Lopez, J. M., Sanchez, H. B. and Osborne, T. F.：*J. Biol. Chem.,* **270**, 25578-25583, 1995.
19) Ashakumary, L., Rouyer, I., Takahashi, Y., Ide, T., Fukuda, N. and Aoyama, T., et al.：*Metabolism,* **48**, 1303-1313, 1999.
20) Thiffault, C., Belanger, M. and Pouliot, M.：*C. M. A. Journal,* **103**, 165-166, 1970.
21) 福場博保, 竹内睦美：日本栄養・食糧学会誌, **42**, 449-459, 1989.
22) 長 修司：家政誌, **35**, 56-60, 1984.
23) Story, J. A., Baldino, A., Czarnecki, S. K. and Krichevsky, D.：*Nutr. Rep. Int.,* **24**, 1213-1220, 1981.
24) Mueller, M. A., Cleary, M. P. and Krichevsky, D.：*J. Nutr.,* **113**, 2229-2238, 1983.
25) Motojima, K., Passilly, P., Peters, J. M., Gonzalez, F. J. and Latruffe, N.：*J. Biol. Chem.,* **273**, 16710-16714, 1998.
26) Nisoli, E., Carruba, M. O., Tonello, C., Macor, C., Federspil, G. and Vector, R.：*Diabetes,* **49**, 319-324, 2000.
27) Lapsys, N. M., Kriketos, A. D., Lim-Fraser, M., Poynten, A. M., Lowy, A and Furler, S. M., et al.：*J. Clin. Endocrinol. Metab.,* **85**, 4293-4297, 2000.
28) Wolfrum, C., Borrmann, C. M., Borchers, T. and Spener, F.：*Proc. Natl. Acad. Sci. USA,* **98**, 2323-2328, 2001.
29) Takahashi, N. and Kawada, T.：*Nippon Yakurigaku Zasshi,* **117**, 319-327, 2001.
30) Boss, O., Samec, S., Dulloo, A., Seydoux, J., Muzzin, P. and Giacobino, J. P.：*FEBS. Lett.,* **412**, 111-114, 1997.
31) Boss, O., Muzzin, P. and Giacobino, J. P.：*Eur. J. Endocrinol.,* **139**, 1-9, 1998.
32) Yoshino, S., Fujimori, J. and Kohda, M.：*J. Rheumatol.,* **23**, 793-794, 1996.

3.5 オリゴ糖

3.5.1 フラクトオリゴ糖

フラクトオリゴ糖は, ショ糖のフラクトース残基に1～3分子のフラクトースが結合した非還元性の糖質であり（図3.5.1), 天然においては, タマネギ, キクイモ, ゴボウなどの植物中に広く含まれることが知られている[1]. フラクトオリゴ糖を工業的に効率よく大量に生産する方法としては, ショ糖に糸状菌 *Aspergillus niger* などが生産する β-fructofuranosidase を作用させる製法が確立されている[2]. 現在市販されているものとしては, 固形分中にフラクトオリゴ糖が55%以上含まれたシロップ状の製品（メイオリゴ®G), フラクトオリゴ糖含量を95%以上にまで高めた製品（メイオリゴ®P, 液状・粉末状・顆粒状), フラクトオリゴ糖の1成分であるケストースを高濃度に精製した製品（メイオリゴ®CR) がある（いずれも, ㈱明治フードマテリア). また, 特定保健用食品として認可された製品として,「おなかの調子を整える」と「食事に含まれるカルシウムとマグネシウムの吸収を促進する」という2つの機能をもつテーブルシュガー「メイオリゴ®W」が市販されている（明治製菓㈱).

3.5.2 フラクトオリゴ糖の生理学的特性

難消化性であるフラクトオリゴ糖は, 小腸ではほとんど消化・吸収されずに大腸に到達し, ビフ

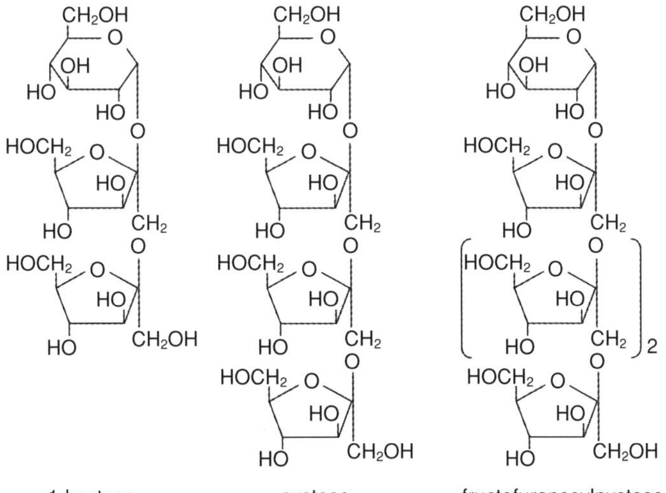

1-kestose　　　nystose　　　fructofuranosylnystose

図 3.5.1 フラクトオリゴ糖の構造

ィズス菌や乳酸菌などの腸内細菌の栄養源として利用される[3),4)]．フラクトオリゴ糖の腸内細菌による選択資化性については，日高らにより詳細に報告されている[5)]．フラクトオリゴ糖は，*Bifidobacterium bifidum* を除くすべての *Bifidobacterium* 属細菌や *Lactobacillus* 属細菌には資化されるが，*Clostoridium perfringens* などの有害細菌には資化されない点に特徴がある．*Bifidobacterium* 属細菌は比較的高い β-fructosidase 活性[6)]およびオリゴ糖特異的トランスポーター[7)]を有しているため，ヒトおよび動物の腸管内に存在するほかの細菌よりも効果的にフラクトオリゴ糖を炭素源として利用することが可能であると考えられる．

フラクトオリゴ糖は大腸で腸内細菌による発酵を受け，約10％は直接的に二酸化炭素にまで分解され，約10％は腸内細菌の構成成分として便中に排泄される．残りは酢酸やプロピオン酸，酪酸などの揮発性有機酸の形で大腸より吸収されてエネルギー源として利用される．その結果，1gあたり2キロカロリー以下の数値が得られている[8)]．また，ヒト糞便を用いた *in vitro* でのフラクトオリゴ糖の発酵試験では，ほかの多糖類やフラクタン類と比較しても，発酵速度（基質消失速度，有機酸生成速度）が速いことが知られている[9)]．

3.5.3 フラクトオリゴ糖の生理機能

フラクトオリゴ糖がヒトに及ぼす生理機能としては，腸内細菌叢の改善作用（*Bifidobacterium* 属細菌の割合を増加させる作用）[5)]，整腸効果（排便回数，便性状の改善作用）[10)]，腸内環境の改善作用（インドール，スカトール，フェノールなどの腐敗産物の産生抑制作用）[11)]などが知られている．

また，フラクトオリゴ糖の摂取により，カルシウム，マグネシウムおよび鉄といった生体にとって必須なミネラルの吸収が促進されることが明らかにされている[12)]．さらに，フラクトオリゴ糖のカルシウム吸収促進効果により，骨密度が増加することが示されている[13)]．

このほかにも，血清脂質改善効果[14)]，アレルギー予防効果[15)]などが報告されている．

フラクトオリゴ糖の効果は用量依存的であることが報告されており，便通改善のための適正摂取量は，3～5gとされている[10)]．また，フラクトオリゴ糖を過剰に摂取すると腹部膨満感，放屁，下痢といった不快な症状が誘発されることがある．下痢を生じない最大無作用量は体重1kgあたり男性では0.3g，女性では0.4gと報告されてい

る[16].

3.5.4 フラクトオリゴ糖の免疫刺激

近年，プレバイオティクスとしてのフラクトオリゴ糖摂取によるホスト免疫系への修飾作用が注目され，いくつかの報告がなされている．Hosonoらは，マウスにフラクトオリゴ糖を経口摂取させることにより，腸粘膜中の総IgA量が増加すること，また，小腸パイエル板（PP）におけるIgA, interferon（IFN）gammaの産生能が亢進することを明らかにした[17]．また，Nakamuraらは，幼若マウスにフラクトオリゴ糖を摂取させることにより，小腸および盲腸におけるIgA産生およびpolymeric immunoglobulin receptorの発現が亢進することを明らかにした[18]．さらに，Pierreらはフラクトオリゴ糖の摂取がgut-associated lymphoid tissueの発達を促進することを示した[19]．

3.5.5 フラクトオリゴ糖を摂取したマウスの小腸における遺伝子発現解析

a．目的

われわれは，食品として摂取されたフラクトオリゴ糖（FOS）が生体に与える影響を包括的に理解することを目指し，腸管免疫応答の誘導部位であると考えられている小腸PPを含む小腸粘膜組織を対象として，網羅的な遺伝子発現解析を行った．これまでに，7.5% FOS含有食を1週間摂食させることにより，マウス糞便中の腸内細菌叢が変化することが報告されている[20]．われわれは，糞便中細菌叢変化がFOS摂取の生理作用の指標となると考え，FOS摂取が生体に与える影響の早期段階を解析することを目指し，FOS摂取1週間後のマウスを用いた．

b．小腸粘膜組織全体における遺伝子発現解析

（1）材料と方法

6週齢のBALB/cA雌マウスに，7.5% FOS含有食（FOS群）もしくは標準食（対照群）を1週間摂取させた（$n=7$）．2種類の試験食の組成は表3.5.1に示した．FOSは，42% 1-kestose,

表 3.5.1 試験食組成[1]

成分（g/kg diet）	対照群	FOS[2] 群
casein	200	200
corn starch	532	532
corn oil	70	70
vitamin mixture	10	10
mineral mixture	35	35
cellulose	50	50
sucrose	100	25
FOS[2]	0	75
L-cystine	3	3

[1] AIN-93 formation
[2] FOS（Meioligo-P®, Meiji Seika Kaisha；42% 1-kestose, 46% nystose, and 9% 1 F-β-fructofuranosylnystoseの混合物）

46% nystoseおよび9% fructofuranosylnystoseの混合物（メイオリゴ®P，明治製菓㈱）を用いた．飼育7日目にマウスの回腸を摘出し，RNA later™（QIAGEN）中に保存した．回腸組織からのTotal RNAの抽出は，RNeasy® Mini Kit（QIAGEN）を用いて行った．FOS群および対照群からそれぞれ任意の3個体を選び，その回腸由来RNAサンプルをMurine Genome U 74 Av 2 GeneChip®（Affymetrix®）に供試した．Total RNAからのcRNA調製にいたる一連の操作は，Superscript™ Choice System（Invitrogen），BioArray™ High Yield™ RNA Transcript Labeling Kit（T 7）（Enzo®）を用い，Affymetrix®の提示したマニュアルに準じて行った．FOS摂取によりマウス回腸において有意に発現変動した遺伝子の抽出フローは，図3.5.2に示した．すなわち，Microarray Suite version 5.0（MAS 5.0, Affymetrix®）にて数値化した遺伝子発現データを，GeneSpring®（agilent technologies）にインポートし，各アレイデータについて50 percentileによるnormalizationを行った後，student's t-testを行い，$p<0.05$と判定された遺伝子を抽出した（①）．一方，MAS 5.0にて数値化した遺伝子発現データを，各アレイデータについてnormalization（scaling to 200）を行った後，3サンプル（FOS群）×3サンプル（対照群）の比較解析を行い，9とおりの比較データのうち，

3. 実 施 例

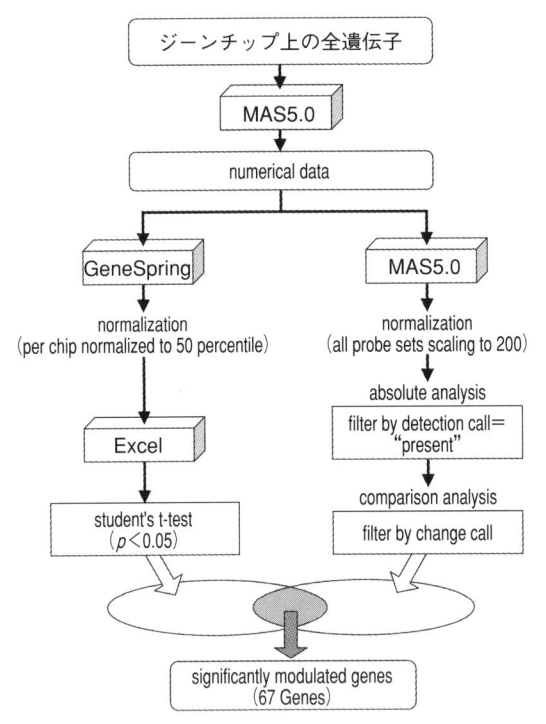

図3.5.2 FOS摂取によりマウス回腸において有意に発現変動した遺伝子の抽出フロー

表3.5.2 FOS摂取によりマウス回腸において発現変動した遺伝子の生物学的機能による分類

機 能	遺伝子数	
	発現増大	発現減少
免疫応答	15	7
細胞成長，維持	8	1
構造形成	3	2
代謝	4	1
情報伝達	3	1
DNA/RNAプロセシング	6	0
EST（不明のもの）	5	0
そのほか	10	1
合計	54	13

4とおり以上でincreaseもしくはdecreaseと判定された遺伝子を抽出した．さらに，FOS群で発現が増大した遺伝子については，FOS群での発現がすべてpresentであるものを，FOS群で発現が減少した遺伝子については，対照群での発現がすべてpresentであるものを選択した（②）．①と②で得られた遺伝子群のうち重複するものを抽出し，FOS摂取により有意に発現変動した遺伝子とした．

（2）結果と考察

FOS摂取によりマウス回腸で有意に発現変動した遺伝子は，GeneChip®上の約12000遺伝子のうち，67遺伝子であった．FOS摂取によってマウス回腸で発現変動する遺伝子がどのような生物学的機能に関連しているかを推定するために，抽出された67遺伝子をGENE ONTLOGYを参考に既知の生物学的機能によって分類したところ，免疫応答関連遺伝子が22遺伝子（32.8%）ともっとも多く，以下，数的に多い順に，細胞成長・維持関連遺伝子が9遺伝子（13.4%），DNA/RNAプロセシング関連遺伝子が6遺伝子（9.0%），構造形成関連遺伝子および代謝関連遺伝子が各5遺伝子（7.5%），情報伝達関連遺伝子が4遺伝子（6.0%）であった（表3.5.2）．免疫応答関連遺伝子を詳細に調べたところ，抗原提示に関連する遺伝子としてMHC class IおよびIIの両方の分子の発現亢進が認められた．また，体液性免疫応答関連遺伝子は免疫関連遺伝子群の中でももっとも多数（9遺伝子）が発現変動し，ほとんどが亢進された．一方，免疫応答関連遺伝子に分類された遺伝子以外にも，免疫系に関与すると考えられる遺伝子がいくつか含まれており，これらを含めると，腸管免疫系との関連が直接的あるいは間接的に示唆される遺伝子は合計27遺伝子となり，FOS摂取により有意に発現が変動した遺伝子の40%に達した．以上より，FOS摂取がマウス回腸に及ぼす生理作用としては，免疫系への作用が大きいことが示唆された．

c. 小腸粘膜組織中での遺伝子発現変動の分布

前述のように，FOS摂取により免疫関連遺伝子の発現が影響を受けることが示唆された．小腸には腸管免疫系の誘導部位であると考えられているPPが存在し，われわれがGeneChip®に供したサンプルもPPを含む回腸全体を用いた．そこで，これら免疫関連遺伝子の発現変動が，主としてPPで起きているのかどうかを調べることを目的に，定量PCRによる遺伝子発現解析を行っ

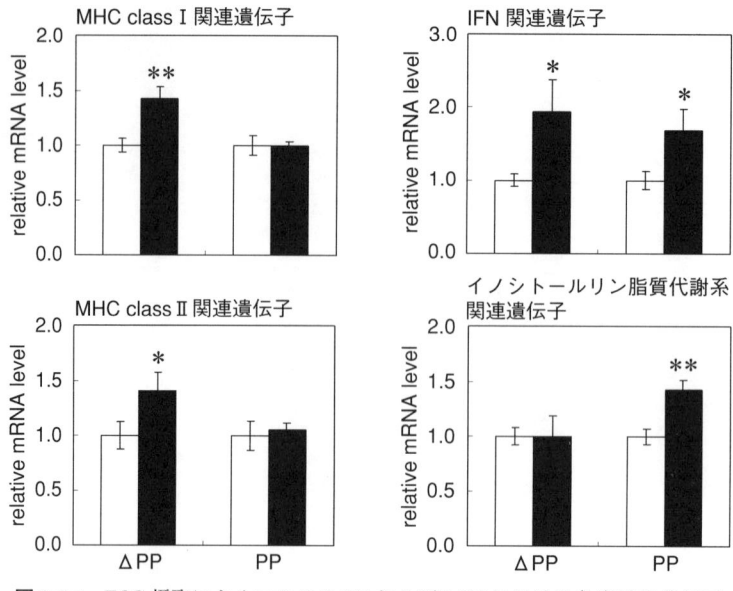

図3.5.3 FOS摂取によるマウスのPPおよびΔPPにおける免疫関連遺伝子の発現変動
□対照群，■FOS群，$*p<0.05$，$**p<0.01$

（1）材料と方法

前述と同様に飼育したマウスから回腸を摘出し，PPおよびPP以外の回腸組織（ΔPP）に分け，おのおのからtotal RNAを抽出し，RevertAid™ First Strand cDNA Synthesis Kit（Fermentas）を用いてcDNAを調製した．定量PCRは，TaqMan® universal PCR Master Mix KitおよびAssays on Demand™ Gene Expression Probesを用い，ABI PRISM® 7000 sequence detection system（いずれもApplied Biosystems）にて行った．解析した各遺伝子のmRNAの量は，サンプル中のGAPDHの量で除することにより標準化した．

（2）結果と考察

GeneChip®解析で発現変動が示された遺伝子のうち，腸管免疫に関連する4遺伝子（抗原提示分子MHC class IおよびII，IFN関連分子，イノシトールリン脂質代謝系関連分子）に注目し，定量PCRによる解析を行った．その結果，4遺伝子すべてがPPおよびΔPPのどちらかで必ず有意に発現亢進し，これらの結果はGeneChip®の結果と矛盾しないものであった．抗原提示分子であるMHC class IおよびIIはいずれもΔPPにおいてのみ有意に発現亢進した．IFN関連分子はPPおよびΔPPの両方で発現亢進した．イノシトールリン脂質代謝系関連分子はPPでのみ発現亢進した（図3.5.3）．以上より，個々の遺伝子ごとに回腸内における発現変動部位が異なることが明らかとなった．また，今回解析した4遺伝子においては，腸管免疫系の誘導部位であると考えられているPPよりもΔPPで発現変動した遺伝子のほうが多かった．これらの結果から，FOS摂取の小腸における作用部位はPPに限定されるものではなく，少なくとも今回解析した免疫関連遺伝子に関してはΔPP，すなわちPP以外の上皮および粘膜固有層への影響が大きいことが示唆された．

（深澤朝幸）

付記 本研究は日本大学生物資源科学部の上野川修一先生，細野 朗先生，そして東京大学大学院農学生命科学研究科の阿部啓子先生，松本一朗先生と共同で行われた．

参 考 文 献

1) 不破英二：ネオシュガー研究会報告, pp.29-40, 1982.
2) Hidaka, H., Hirayama, M., Sumi, N.：*Agric. Biol. Chem.,* **52** (5), 1181-1187, 1988.
3) Oku, T., Tokunaga, T. and Hosoya, N.：*J.Nutr.,* **114**, 1574-1581, 1984.
4) Molis, C., Flourié, B. and Ouarné, et al.：*Am. J. Clin. Nutr.,* **64**, 324-328, 1996.
5) 日高秀昌, 原 哲郎ほか：理研腸内フローラシンポジウム 4 腸内フローラと食物因子（光岡知足編）, pp.39-67, 学会出版センター, 1984.
6) de Vries, W., Gerbrandy, S. J. and Stouthamer, A. H.：*Biochim. Biophys. Acta.,* **136** (3), 415-425, 1967.
7) Schell, M.A. and Karmirantzou, M., et al.：*Proc. Natl. Acad. Sci. USA.,* **99** (22), 14422-14427, 2002.
8) Hosoya, N., Dhorranintra, B. and Hidaka, H.：*J. Clin. Biochem. Nutr.,* **5**, 67-74, 1988.
9) 稲葉洋美, 太田篤胤, 中澤勇二：*New Food Industry,* **42**, 55-64, 2000.
10) 徳永隆久, 中田裕子, 田代靖人ほか：ビフィズス, **6**, 143-150, 1993.
11) Hidaka, H., Eida T. and Takizawa T., et al.：*Bifidobacteria Microflora,* **5**, 37-50, 1986.
12) Ohta, A., Ohtsuki, M. and Baba S., et al.：*J. Nutr. Sci. Vitaminol,* **41**, 281-286, 1995.
13) 田口あずさ, 太田篤胤, 安部允泰ほか：明治製菓研究年報, **33**, 37-41, 1994.
14) 秦 葭哉, 原勉, 及川孝光ほか：老年医学, **21**, 156-167, 1983.
15) 飯倉洋治, 神谷太郎, 上野幸三ほか：腸内細菌学会誌, **16**, 71-75, 2002.
16) 秦 葭哉, 中島久美子：老年医学, **23**, 817-828, 1985.
17) Hosono, A., Ozawa, A. and Kato R., et al.：*Biosci. Biotechnol. Biochem.,* **67**, 758-764, 2003.
18) Nakamura, Y., Nosaka S. and Suzuki M., et al.：*Clin. Exp. Immunol.,* **137** (1), 52-58, 2004.
19) Pierre, F., Perrin, P. and Champ, M., et al.：*Cancer Res.,* **57** (2), 225-228, 1997.
20) Nakanishi, Y., Murashima, K. and Ohara H., et al.：*Appl. Environ. Microbiol.,* **72**(9), 6271-6276, 2006.

3.6 ローヤルゼリー

3.6.1 ローヤルゼリーのエストロゲン様作用

ローヤルゼリー（royal jelly）はミツバチ（*Apis mellifera*）のはたらき蜂が下咽頭腺および大顎腺から分泌する乳白色の粘稠性物質で，女王蜂および将来女王蜂となる幼虫に与えられるいわば特別食である．女王蜂の寿命ははたらき蜂の1～2カ月に対し3～4年と約20倍長生きし，最盛期には1日1500～3000個もの卵を産み続ける能力をもつ．ローヤルゼリーはタンパク質，糖質，10-ヒドロキシデセン酸（10-hydroxy-*trans*-2-decenoic acid）をはじめとする特徴的な脂質，アミノ酸，ビタミン，ミネラルを豊富に含み[1]，滋養強壮，抗菌，抗腫瘍作用，血中コレステロール低下作用，血圧降下作用，自律神経失調症や更年期障害の改善などのさまざまな生理機能があるとされ[2,3]，健康食品素材として古くから利用されてきた．とりわけローヤルゼリーが更年期女性の諸症状の軽減に有効である[4,5]ことは，ローヤルゼリー中に女性ホルモンあるいはそれに似た効果をもたらす物質が含まれることを示唆すると考えられた．そこでわれわれは，ローヤルゼリーのエストロゲン様作用に関して種々の検討を行った[6,7]．以下の各実験には，中国揚子江流域において菜の花の蜜および花粉を主食とするミツバチより人工王台法により採取した生ローヤルゼリーを凍結乾燥して用いた．

エストロゲンには2種類の核内受容体が知られており，リガンドと結合した受容体がコンフォメーションの変化により2量体を形成した後，特定の遺伝子の上流域に存在するエストロゲン応答配列（estrogen responsive element：ERE）を認識して結合し，転写を活性化することで作用を現す．そこでまず，ローヤルゼリー中にエストロゲン受容体に結合する物質が含まれるか否かを検討するため，ヒトのエストロゲン受容体αおよびβに対する結合活性を調べた（図3.6.1）．その結果，ローヤルゼリーはジエチルスチルベストロール（diethylstilbestrol：DES）と比較し非常に弱いものの，どちらの受容体サブタイプについても，17β-エストラジオール（17β-estradiol，以下E_2と略する）との結合を競合的に阻害することが確認された．

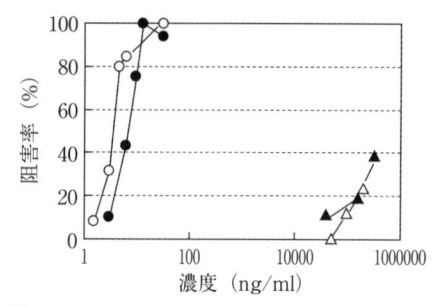

図 3.6.1 ローヤルゼリーのエストロゲン受容体への結合
エストロゲン受容体 α（白抜き記号）および β（黒色記号）への結合親和性を酵素免疫競合法により測定した．○および●はジエチルスチルベストロール，△および▲はローヤルゼリーの 17β-エストラジオールに対する阻害曲線を示す．

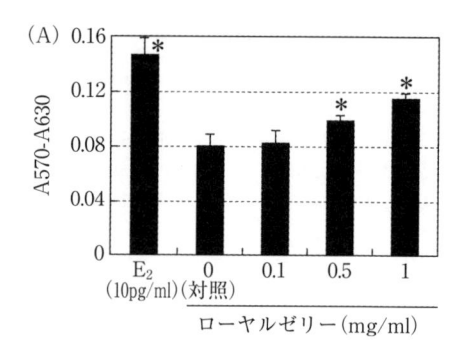

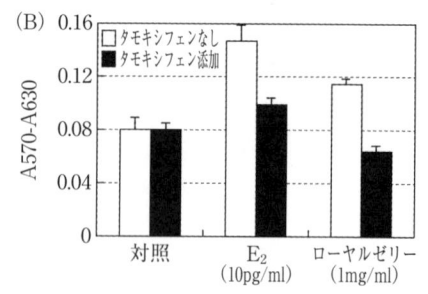

図 3.6.2 ヒト乳がん細胞 MCF-7 を用いたエストロゲン様活性の検出
（A）MCF-7 細胞にローヤルゼリーまたは陽性対照として 17β-エストラジオールを添加し 3 日間培養後，MTT アッセイにより細胞増殖を計測した．
$*p<0.05$：対照との有意差
（B）エストロゲン受容体阻害剤の影響．$1\mu M$ のタモキシフェンをローヤルゼリーまたは 17β-エストラジオールと同時に添加し，3 日間培養後 MTT アッセイを行った．

つぎに，エストロゲン応答性のヒト乳がん細胞 MCF-7 を用いてローヤルゼリーのエストロゲン様活性を検討した．フェノールレッドを含まない DMEM 培地（活性炭処理した FBS を 10% 含む）中で前培養した MCF-7 細胞に DMSO に溶解したローヤルゼリーを 0.1〜1 mg/ml の濃度で添加すると，陽性対照である 10 pg/ml E_2 に比べて弱いものの，濃度依存的に細胞増殖を促進した（図 3.6.2（A））．また，エストロゲン受容体の特異的阻害剤であるタモキシフェン（tamoxifen）を同時に添加した場合，E_2 にみられるのと同様に増殖促進効果が消失した（図 3.6.2（B））．これらの結果から，ローヤルゼリーに含まれる何らかの成分がエストロゲン受容体に結合し，MCF-7 細胞の遺伝子発現に影響を与えることにより増殖を促進したと考えられた．

このことをさらに検証するため，プロモーター中にエストロゲン応答配列を組み込んだルシフェラーゼ遺伝子を用いてレポータージーンアッセイを行った．pERE-Luc[8]および内部標準としてウミシイタケ（sea pansy）ルシフェラーゼ遺伝子（pRL-TK）をリポソーム法により MCF-7 細胞に導入し，24 時間後に被験物質を加え，さらに 24 時間培養後酵素を抽出しルシフェラーゼ活性を測定した．図 3.6.3 に示すように，ローヤルゼリーは 0.001〜1 mg/ml の範囲で濃度依存的にルシフェラーゼ遺伝子の発現を高め，ローヤルゼリーによるエストロゲン受容体の活性化とそれに続く遺伝子発現の促進が起こることが確かめられた．

以上のようにわれわれは，ローヤルゼリーにエストロゲン受容体 α および β のリガンドとなる物質が含まれ，また細胞レベルの実験においてローヤルゼリーがエストロゲン受容体を介して細胞増殖および遺伝子発現に影響を及ぼすことを見いだした．ローヤルゼリーのエストロゲン受容体に対する親和性はきわめて低いようにみえるが，ローヤルゼリーは混合物であり，親和性の程度を論じるには成分を特定し濃度との関係を明らかにしなければならない．現在われわれは，ローヤルゼリ

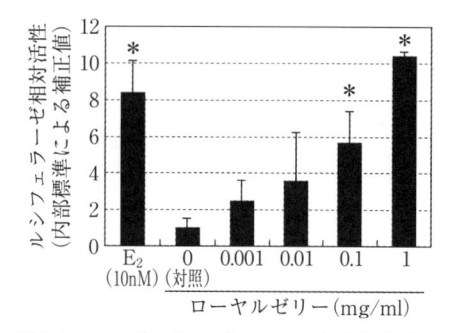

図 3.6.3 レポータージーンアッセイによるローヤルゼリーのエストロゲン様活性の確認

pERE-Luc および pRL-TK（内部標準）を一過性導入した MCF-7 細胞にローヤルゼリーまたは 10 nM の 17β-エストラジオールを添加し，24 時間培養後ルシフェラーゼ活性を測定した．内部標準（ウミシイタケルシフェラーゼ）の活性値による補正後，対照（0 mg/ml）の値を 1 とした相対発現量を求めた．

$*p<0.05$：対照との有意差

ーに含まれるエストロゲン様物質の精製および同定を進めており，ローヤルゼリーのエタノール可溶性画分中に複数の活性物質が存在することを確認している．

3.6.2 ローヤルゼリーの骨形成促進作用とニュートリゲノミクス解析

エストロゲンは女性ホルモンとして生殖機能をつかさどるのみならず，脂質代謝，骨代謝，さらには学習・記憶など脳機能にも関与し，幅広い生体調節機能を有している．閉経期を迎えた女性では，体内のエストロゲン量が急激に低下するため，健康上さまざまな影響が現れる．たとえば，骨は成長期を過ぎても局所的な骨吸収と骨形成がつねに進行しており，全体としてはバランスが保たれて一定の骨量および機械的強度が維持されているが，エストロゲンの欠乏はこのバランスを骨吸収側に傾かせ，骨量の減少，ひいては閉経後骨粗鬆症を招くといわれている．そこで，われわれはエストロゲンと骨代謝の関係に着目し，ローヤルゼリーの骨への効果を培養細胞を用いた実験および動物への長期投与試験により検討した．

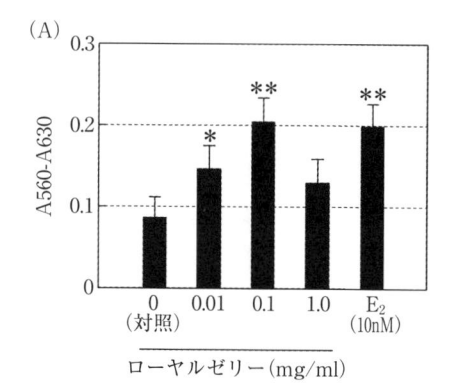

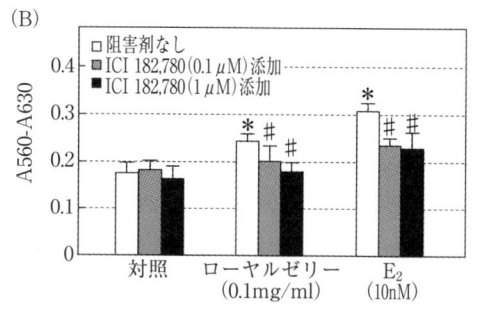

図 3.6.4 ローヤルゼリーの骨芽細胞様細胞 MC3T3-E1 への影響

（A）MC3T3-E1 細胞にローヤルゼリーまたは 17β-エストラジオールを添加し，24 時間培養後 MTT アッセイを行った．

$*p<0.05$：対照との有意差

（B）エストロゲン受容体阻害剤の影響．ICI 182,780 をローヤルゼリーまたは 17β-エストラジオールと同時に添加し，3 日間培養後 MTT アッセイを行った．

$*p<0.05$：対照との有意差　$\#p<0.05$：ICI 182,780 非添加との有意差

マウス骨芽細胞様細胞 MC3T3-E1 は骨芽細胞の特徴である各種骨形成マーカーの発現や，長期の培養における石灰化などの性質を示す．フェノールレッドを含まない α-MEM 培地（活性炭処理した FBS を 10% 含む）中で前培養した MC3T3-E1 細胞に E_2 を添加すると増殖が促進されるが，同様に DMSO に溶解したローヤルゼリーを 0.01〜1 mg/ml の範囲で添加した場合も増殖の促進が認められ，効果は 0.1 mg/ml で最大となった（図 3.6.4（A））．また，ここに 0.1 または 1 μM のエストロゲン受容体特異的阻害剤 ICI 182,780 を同時に加えた場合には E_2，ローヤルゼ

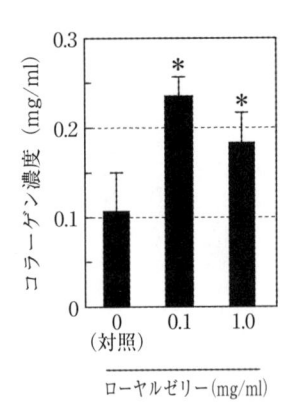

図 3.6.5 ローヤルゼリーによるコラーゲン分泌の促進
MC3T3-E1細胞にローヤルゼリーを添加し3日間培養後，培地中のコラーゲン濃度を特異的色素結合法（Sircol Collagen Assay Kit, Biocolor社）により測定した．
　*$p<0.05$：対照との有意差

リーとも促進効果がみられず（図3.6.4（B）），ローヤルゼリーによるMC3T3-E1細胞の増殖促進がエストロゲン受容体を介した反応であることが確認された．さらに，培地中のコラーゲン濃度を測定したところ，ローヤルゼリーの添加により培地へのコラーゲン分泌が促進されることがわかった（図3.6.5）．骨芽細胞が生産するⅠ型コラーゲンは骨の主要な基質タンパクとなり，これにリン酸カルシウムなどのミネラルが沈着して石灰化し，硬い骨組織が形成される．したがって，ローヤルゼリーは骨芽細胞にはたらきかけて骨形成活動を活性化しうるのではないかと考えられた．

上述のように，培養細胞実験においてローヤルゼリーのエストロゲン様作用による骨代謝改善の可能性が示唆されたが，ローヤルゼリーを機能性食品として利用することを考えた場合には吸収・代謝をはじめとする複雑な要因が加わり，必ずしも細胞実験の結果から期待される効果が得られるとはかぎらない．そこでつぎに，ローヤルゼリーの骨への影響を動物実験により検討した．通常の実験用飼料（CRF-1, オリエンタル酵母工業製）に微粉砕した凍結乾燥ローヤルゼリーを4％含む混合飼料を調製し，9週齢のSAMR1雌マウスに自由摂取させた（ローヤルゼリー群）．対照群にはローヤルゼリーを含まない飼料を与え，これにE_2を3μg/kg/day，週5日皮下投与したE_2群を陽性対照として，各群8匹で試験を実施した．9週間後解剖し各種臓器，大腿骨および脛骨を採取し重量を測定したところ，脾臓，子宮などの臓器重量に有意な違いはみられなかったが，脛骨の生重量，乾燥重量および600℃で4時間処理した後の灰分重量に関してE_2群で明瞭な（$p<0.01$）増大が認められた．また，ローヤルゼリー群においても，E_2群より差は小さいながら乾燥および灰化骨重に増大の傾向（$p<0.05$）がみられた（表3.6.1）．

つぎに，ローヤルゼリーを長期間摂取したマウスの骨において遺伝子発現にどのような変化が起こったか，またそれがどのように骨灰分の増大につながったかをより詳細に検討するため，マウスがもつ3万以上の遺伝子の発現を網羅的に解析することのできるDNAマイクロアレイ実験を行った．解剖時に液体窒素で凍結した大腿骨よりTRIzol試薬（invitrogen）を用いて全RNAを抽出し，塩化リチウム沈殿およびRNeasyカラム（QIAGEN）により精製した．UV吸収およびアガロースゲル電気泳動によりRNAの品質を確認

表 3.6.1 脛骨重量

群	生重量（mg）	乾燥重量（mg）	灰分重量（mg）
対照	50.1±1.7	37.92±1.63	25.00±1.36
ローヤルゼリー	51.6±2.7	39.95±1.77[*1]	26.62±1.26[*1]
E_2	54.1±1.9[*2]	41.80±1.24[*2]	27.97±0.74[*2]

各群8個体の平均値±標準偏差
　[*1]　$p<0.05$：対照群との有意差
　[*2]　$p<0.01$：対照群との有意差

後，各群8個体のRNAを等量ずつ混合し，Affymetrix社推奨プロトコルにしたがい逆転写，ビオチン化cRNAの合成および断片化を経てGeneChip Mouse Genome 430 2.0 Arrayにハイブリダイズした．さらに，ストレプトアビジン-PEによる染色後GeneChip Scanner 3000により画像データを取得し，Affymetrix MAS 5.0ソフトウェアにて発現解析を行った．発現が変化した遺伝子の抽出基準は，すべての試料で発現あり"present"と判定された19738遺伝子中，変動の判定（difference call）が増加または減少（I，MIまたはD，MD）であり，かつ対照群に対する発現比が1.3倍以上（$\log_2$比で0.4以上または−0.4以下）とした．

変動遺伝子の数についてみると，ローヤルゼリー群・E_2群とも発現が減少した遺伝子より増加した遺伝子のほうが多く，またローヤルゼリー群ではE_2群に比べて変動遺伝子数が少なかった（表3.6.2）．しかし，ローヤルゼリー群で発現が増加した317遺伝子のうち226遺伝子（約70%）はE_2群においても発現が上昇しており，ローヤルゼリーのエストロゲン様作用との関連において注目された．これら共通変動遺伝子がどのような特徴をもった遺伝子群であるかを検討するため，web上に公開されているソフトウェアEASE[10],[11]

表3.6.2 発現が1.3倍以上変動した遺伝子*

発現の変動	ローヤルゼリー群	E_2群	共通
増大	317	1463	226
減少	68	519	26
合計	385	1982	252

* 19738遺伝子中

による解析を行った．EASEはマイクロアレイ実験などから作成した任意の遺伝子リスト（ここでは発現変動の大きさは問題にしない）について，Gene Ontology[12]にもとづく遺伝子機能分類の各カテゴリー（特定の生物学的機能にかかわる遺伝子のグループといってもよい）が統計的に有意に変動したかどうかをフィッシャーの直接確立検定により判定する機能をもつ．上記の共通変動遺伝子リストをEASEにより解析したところ，細胞区画（cellular compartment）分類中の細胞外マトリクス（extracellular matrix）カテゴリーが有意に変動したという結果が得られた．226遺伝子中ここに分類される遺伝子を表3.6.3に示す．この中には，コラーゲンファミリーに属する複数の遺伝子のほか骨形成に関連する遺伝子が含まれていたが，中でもプロコラーゲンIα1（procollagen Iα1）遺伝子は骨の主要な基質タンパクであるI型コラーゲンの前駆体をコードし，ロー

表3.6.3 ローヤルゼリーおよびE_2により発現が上昇した遺伝子のうち細胞外マトリクスに機能分類される遺伝子

NCBI 登録番号	遺伝子名	遺伝子略号	$\log_2$比 RJ*	$\log_2$比 E_2
NM_007399	a disintegrin and metalloprotease domain 10	Adam 10	0.7	0.8
NM_025711	asporin	Aspn	0.8	1.1
NM_007993	fibrillin 1	Fbn 1	0.6	0.9
NM_010576	integrin alpha 4	Itga 4	1.0	1.0
NM_010728	lysyl oxidase	Lox	0.4	0.4
NM_007742	procollagen, type I, alpha 1	Col 1 a 1	0.5	0.5
NM_009930	procollagen, type III, alpha 1	Col 3 a 1	0.5	0.8
NM_009931	procollagen, type IV, alpha 1	Col 4 a 1	0.4	0.6
NM_009932	procollagen, type IV, alpha 2	Col 4 a 2	0.5	0.8
NM_007729	procollagen, type XI, alpha 1	Col 11 a 1	0.4	1.2
NM_011580	thrombospondin 1	Thbs 1	0.6	1.0
NM_011595	tissue inhibitor of metalloproteinase 3	Timp 3	0.8	1.6

* ローヤルゼリー

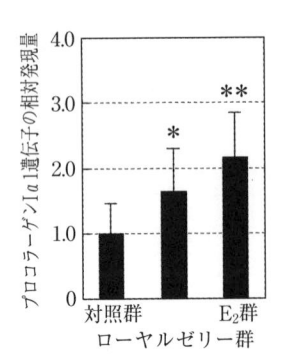

図 3.6.6 マウス大腿骨におけるプロコラーゲン I α 1 遺伝子の発現促進
マウス大腿骨より調製した全 RNA を個体別にオリゴ dT プライマーにより逆転写し，SYBR Green I 法により定量 PCR を行った．グリセルアルデヒド 3 リン酸デヒドロゲナーゼ（GAPDH）遺伝子を内部標準としてプロコラーゲン I α 1 遺伝子の相対発現量を求め，対照群の平均値を 1 として表した．

ヤルゼリーによる骨量増大に関与していると考えられた．

上述のマイクロアレイ実験は，群ごとに RNA を混合して実施したため，得られた解析結果はあくまでも 8 個体の平均値に対するものである．そこで，骨形成との関連においてもっとも注目されたプロコラーゲン I α 1 遺伝子の発現に関して個体別に定量 RT-PCR を行い，各個体における発現変動を確認した．図 3.6.6 に示すとおり，グリセルアルデヒド 3-リン酸デヒドロゲナーゼ（GAPDH）遺伝子を内部標準とした相対発現量は E_2 群で対照群の平均 2.2 倍（$p<0.01$），ローヤルゼリー群で対照群の平均 1.6 倍（$p<0.05$）と，いずれも統計的に有意な上昇が確かめられた．以上の結果を総合すると，ローヤルゼリー中に含まれるエストロゲン様活性をもつ物質が骨芽細胞に作用して骨芽細胞の増殖を促進し，さらには I 型コラーゲンの産生をはじめとする骨形成活動を高め，骨量増大をもたらしたと推測することができる．

ローヤルゼリーのエストロゲン様作用に注目し，受容体結合アッセイ，ヒト乳がん細胞 MCF-7 を用いた増殖促進およびレポータージーンアッセイ，また骨形成促進作用についてはマウス骨芽細胞様細胞 MC 3 T 3-E 1 の増殖およびコラーゲン分泌促進，さらにマウスの長期摂食試験などさまざまな実験系によりその効果を検証してきた．DNA マイクロアレイを用いた骨の遺伝子解析においては，ローヤルゼリーによる発現変動遺伝子の数や発現変動の程度は E_2 に比べて小さかったが，ローヤルゼリーはもともと食品であるため効果は穏やかであり，遺伝子発現への大きな影響はみられなくて当然といえる．むしろ注目すべき点は，E_2 により誘導される遺伝子発現変動の一部がローヤルゼリーの摂取により引き起こされ，両者の骨への作用における類似性が示唆されたことで，これは網羅的な遺伝子解析という新たな手法があってはじめて導き出された知見である．また，われわれの実験では比較的若い健常な雌マウスを用いたが，閉経後骨粗鬆症のモデルとして卵巣を切除したラットにおいても，ローヤルゼリーに骨量減少を抑制する効果が確認されている[13]．こうしたローヤルゼリーの骨に対する効果がエストロゲン様物質によるものであるという明確な証拠はないが，少なくともローヤルゼリーという食品が全体としては骨において E_2 に類似の効果をもたらし，骨代謝における骨形成と骨吸収のバランスを改善する機能を有するものと考えられる．

本節に述べたように，ローヤルゼリーなどの伝統的な健康食品素材をニュートリゲノミクスの手法を取り入れて解析することは，伝承的にいわれる効能効果に新たな理解を与え，さらなる機能性の発見につながるといえる．ローヤルゼリー中のエストロゲン活性をもつ成分の同定およびローヤルゼリーによる骨形成促進の作用機序の解明は今後の課題であるが，こうした素材の健康機能に関する研究を一層推し進めることが，新たな機能性食品の開発に寄与するものと期待している．

〔三島　敏〕

参 考 文 献

1) Mateescu, C. and Barbulescu, D.: *Roumanian*

Biotechnol. Lett., **4**, 163-172, 1999.
2) 藤井　彰：ミツバチ科学, **16**, 97-104, 1995.
3) 梶本修身, 丸山広恵, 徳永勝彦, 吉田千絵, 鈴木和道, 荒木陽子, 三島　敏, 坂本朱子, 梶本佳孝, 平田　洋：健康・栄養食品研究, **7**, 1-19, 2004.
4) 九嶋勝司, 吉崎　宏, 奥田宣弘, 金田尚武：診療と新薬, **2**, 347-357, 1965.
5) 九嶋勝司, 長谷川直義, 小川英式：産婦人科の世界, **25**, 439-443, 1973.
6) Mishima, S., Suzuki, K.-M., Isohama, Y., Kuratsu, N., Araki, Y., Inoue, M. and Miyata, T.：*J. Ethnopharmacol.*, **101**, 215-220, 2005.
7) Mishima, S., Suzuki, K.-M., Araki, Y., Akao, Y. and Isohama, Y.：*J. Traditional Med.*, **22**, 171-175, 2005.
8) Catherino, W. H. and Jordan, V. C.：*Cancer Lett.*, **90**, 35-42, 1995.
9) Narita, Y., Nomura, J., Ohta, S., Inoh, Y., Suzuki, K.-M., Araki, Y., Okada, S., Mtsumoto, I., Isohama, Y., Abe, K., Miyata, T. and Mishima, S.：*Biosci. Biotechnol. Biochem.* (in press).
10) Hosack, D. A., Dennis, G. Jr., Sherman, B. T., Lane, H. C. and Lempicki, R. A.：*Genome Biol.*, **4**, R 70, 2003.
11) http://david.niaid.nih.gov/david/ease.htm
12) http://geneontology.org/
13) Hidaka, S., Okamoto, Y., Uchiyama, S., Nakatsuma, A., Hashimoto, K., Ohnishi, S. T. and Yamaguchi, M.：*Evid. Based Complement. Altern. Med.*, 2006 (in press).

4
味覚ゲノミクス

　われわれ生物には, 外界の情報を把握するためのシステムが備わっている. 外部感覚系である. 味覚は, 摂食時の主要な感覚であり, 食物を生体内に取り入れるかどうかを取捨選択する行動と密接にかかわっている. 口腔内上皮層, とくに乳頭と呼ばれる構造中に味蕾と呼ばれる上皮系感覚器官が分布し, その中に食物中の化学物質を受容する味細胞が存在する[1]. 味覚は, 味細胞が呈味物質を受容し, その情報が中枢へと伝達されることにより生じる.

　味蕾には, 構造が大きく異なる味覚受容体遺伝子ファミリーT1R類およびT2R類が存在し, それぞれ甘味・旨味受容体および苦味受容体として機能している[2～6]. T1RsはN末端が長い7回膜貫通型のGタンパク質共役受容体で, フェロモン受容体V2R類や代謝型グルタミン酸受容体mGluRsと構造上の類似性がみられる. T2R類はN末端が短く, 嗅覚受容体ORやフェロモン受容体V1R類と類似性がみられる. これら味覚受容体の下流では, PLC-β2やTRPM 5の作用を通して味受容細胞（味細胞）の活性化が生じる[7～9]. しかし, 活性化した状態から元の状態に戻る（脱活性化する）ために必要な分子はわかっていない. また, 味細胞は味蕾中の全細胞の半数程度であり, 味細胞以外の細胞がどのような分子を発現し, どのような役割を担っているのかについてもほとんどわかっていない. さらには, 基本的な味として, 甘味, 旨味, 苦味, 酸味, 塩味, と5つがあげられるが, 酸味と塩味の受容体については, 候補となる分子は報告されているが, 実体が何であるのかという共通認識にはいたっていない.

味蕾で受容された呈味物質の情報は，末梢感覚神経へと伝達される．味蕾とシナプス連絡している末梢感覚神経が呈味物質の情報を中枢へと媒介すると考えられており，これを味神経と呼ぶ．味神経の細胞体は，膝神経節（geniculate ganglion：GG），舌咽神経下神経節（petrosal ganglion：PG），および迷走神経下神経節（nodose ganglion：NG）に存在している[10]．一方，これらの神経節には味神経以外の感覚神経の細胞体も存在しており，それらの種類や存在比率は神経節ごとに異なる．しかも，その詳細は不明である．主たる理由の1つに，現在，これらの末梢感覚神経節において味神経を分子生物学的に同定することができないことがあげられる．つまり，特定の神経細胞種を同定できないために，全体を把握することが困難になっているのである．

われわれは，上記のような味覚におけるいくつかの問題点について，ゲノム情報を利用した研究を進めている．本書では，その一部を紹介する．

4.1 味蕾に発現するイオンチャネルの解析[11]

味蕾は上皮系の細胞系譜に属するものの，舌上皮においてほかの上皮組織と組織学的に大きく異なることは明確である．したがって，そこに発現している遺伝子セットもまた明らかに異なると予想される．そこで，味蕾を多数含む有郭乳頭上皮層と味蕾をまったく含まない有郭乳頭周辺の上皮層の遺伝子発現状態をDNAマイクロアレイを用いて解析し，その違いから舌上皮層において味蕾に特異的に発現する遺伝子を探索しようと試みた．しかし，両組織の遺伝子発現状況の違いから浮かび上がった味蕾特異的遺伝子の候補の多くは，味蕾ではなく，有郭乳頭の味蕾以外の上皮組織に発現していた．したがって，味蕾を多数含む有郭乳頭上皮（circumvallate papilla：CVP）と味蕾をまったく含まない有郭乳頭周辺の上皮（non-papillal epithelium：Epi-np）の比較，というアプローチは，味蕾特異的遺伝子の探索には適していなかったと判断した．

そこで，つぎに，味蕾と味蕾以外の有郭乳頭上皮を分離し，それぞれから遺伝子発現データを取得しようと試みた．実際は，有郭乳頭味蕾（taste buds from circumvallate papillae：TB-cvp），味蕾を除去した有郭乳頭上皮（epithelium of circumvallate papilla without TB：Epi-cvp），そして味蕾をまったく含まない有郭乳頭周辺の上皮（Epi-np）の3組織の遺伝子発現データを取得した．これら遺伝子発現データの相互比較を行ったところ，TB-cvpの遺伝子発現状況はEpi-cvpおよびEpi-npと大きく異なること，Epi-cvpとEpi-npは全体的な遺伝子発現の様相は類似しているが，両組織間で発現量が異なる遺伝子が多数存在すること，などが明らかとなった．また，Epi-cvpとEpi-npの全体的な遺伝子発現の類似性はCVPとEpi-npのそれと大きく異なるものではなかったことから，味蕾特異的遺伝子を探索するためTB-cvpの遺伝子発現データを取得したことは，結果として正しかったと判断できた．

しかし，TB-cvpの遺伝子発現データがEpi-cvpおよびEpi-npと大きく異なることから，今度は逆に，味蕾特異的遺伝子の数が多すぎて味蕾とほかの舌上皮組織の違いを全体的な遺伝子発現から考察することがむずかしくなった．そこで，味蕾における機能をある程度予測できる分子種の中から舌上皮において味蕾特異的に発現している遺伝子を探索した．その結果，詳細は省略するが，味細胞の膜電位調節に関与していると予測される味蕾特異的遺伝子を同定することに成功した．また，それらの解析を通して，T1RやT2Rを発現する味細胞の成熟化と機能発現の相関性やこれらの味細胞以外の細胞の機能に関する新たな可能性が提示された．こうしたことから，われわれが取得した遺伝子発現情報は，味蕾の特性を解明するための1つの，しかし非常に有用なデータベースとして機能することが示唆された．

4.2 末梢感覚神経節の遺伝子発現プロファイリング[12),13)]

味神経の細胞体が存在する神経節GG, PGおよびNGには，味神経以外の感覚神経細胞として一般体性感覚神経や一般臓性感覚神経の細胞体が存在する．カプサイシン受容体として同定されたTRPV1 (VR1)を発現する感覚神経細胞は温痛覚を感知する一般体性感覚神経の一種であり，後根神経節や三叉神経節 (trigeminai ganglion: TG) に存在することが知られている．しかし，一般体性感覚神経の細胞体が存在するといわれているGGにはTRPV1は発現していないが，PGにはTRPV1の発現が観察される[14)]．このことは，一般体性感覚神経の特性自体も神経節により異なる，もしくはこれまでの末梢感覚神経節に関する細胞構成の記述が不正確である，といった可能性を示している．

TGにはさまざまな一般体性感覚神経細胞が存在し，口腔内に投射している感覚神経は香辛料の辛味成分の受容や温度の感知など，味覚以外の摂食感覚を担っている[10)]．PG中の一般体性感覚神経も口腔奥部や咽頭部において同様の役割を果たしていると考えられているが，詳細は不明である．そこで，われわれは味神経の細胞体が存在する神経節GG, PGおよびNGにTGを加えた4つの末梢感覚神経節に対してDNAマイクロアレイ解析を行い，神経節間の性状の違いを遺伝子発現特性という観点から明らかにすることを試みた．

4つの末梢感覚神経節は，互いの全体的な遺伝子発現像がよく似ていた．これは，いずれも上皮系細胞系譜に属するTB-cvpとほかの舌上皮組織間における全体的な遺伝子発現像が大きく異なっているのと対照的である．しかし，これら4つの末梢感覚神経節間においても発現量が異なる遺伝子が存在する．そうした約500遺伝子を抽出し，それらがどのような分子をコードしているのかを調べたところ，神経ペプチドや神経伝達物質およびそれらの受容体，神経伝達物質の生合成または代謝系の酵素類，イオンチャネルなどの膜電位調節に関与する分子など，神経細胞の機能と直接的に関連する分子をコードする遺伝子が多かった．このことは，4つの末梢感覚神経節間の性状の違いが遺伝子発現様式の違いによく反映されていることを示唆している．実際に，約20種の遺伝子について4つの末梢感覚神経節における発現分布を解析したところ，神経節間で発現様式に違いが観察された．また，一般体性感覚神経関連遺伝子クラスターと考えられる遺伝子クラスターを見いだし，そこに含まれる遺伝子の産物の機能およびそれら遺伝子の4神経節における発現様式を調べたところ，侵害受容に関与する遺伝子が多く，基本的にはTGおよびPGで似たような発現様式を示していた．このことから，PGにはTGと同様の遺伝子発現特性を示す神経細胞，おそらく一般体性感覚神経細胞が存在するであろうこと，遺伝子発現解析から感覚神経細胞種の特性に関与する遺伝子を同定できること，が示唆された．

4.3 魚類味覚受容体の発見[15)]

味覚受容体T1RおよびT2Rやそれらを発現する味細胞に関する知見は，哺乳類に対して蓄積されてきた．T1RとT2Rは互いに異なる細胞に発現していること[2)]，T2Rはほとんどが同じ細胞に発現し[2),16)]，苦味受容体として機能すること[3)]，発現するT1Rの組合せにより3種のT1R発現細胞があり[16)]，それらは甘味受容細胞と旨味受容細胞の2つに分けられること[6),16)]，などである．また，味細胞における細胞内情報伝達系は，発現している受容体の種類によらずいずれもPLC-β2およびTRPM5を必要とするPIターンオーバー系である[9),17)]．しかし，こうした味覚受容伝達の分子機構が，生物の進化の過程でどのように獲得されてきたのかはよくわかっていない．

線虫やショウジョウバエなどの無脊椎動物においては，味覚受容体は哺乳類と同様に7回膜貫通型のGタンパク質共役受容体であるが，いずれ

もN末端が短く，哺乳類T1R型の味覚受容体はみつかっていない．また，線虫やショウジョウバエでは，味覚受容体は神経細胞に発現しており，嗅覚系と同様に神経細胞が刺激の受容と中枢への伝達を行っている[18]．これは，哺乳類において味細胞を含む味蕾が神経系ではなく上皮系の細胞系譜に属することと大きく異なる．このように，線虫やショウジョウバエと哺乳類とでは，味覚受容系に大きな違いが観察される．興味深いことに，魚類には哺乳類の味蕾とよく似た組織が口唇や咽頭，ヒゲなどに分布しており，その中にはPLC-$\beta 2$を発現する細胞が存在する[15),19),20)]．このことから，おそらく脊椎動物には共通した味覚受容伝達系が存在すると予想される．われわれは，味覚という感覚系が進化的にどのように発達してきたのかを考察するための情報を，魚類に求めた．

4.3.1　魚類T1R遺伝子ファミリーの同定

もっとも関心があったのは，魚類にT1R型味覚受容体が存在するか，ということであった．そこで，まず，ゲノムプロジェクトが進行し，情報が豊富なフグのゲノムデータベースから，哺乳類T1Rと相同性を示す配列を探索し，4つのT1R遺伝子断片を発見した．ついで，フグT1Rと相同性を有する配列を探索し，ゼブラフィッシュおよびメダカのゲノムデータベースからそれぞれ4つおよび5つのT1R遺伝子断片を見いだした．魚類のT1R1およびT1R3は哺乳類のT1R1およびT1R3とそれぞれ相同性が高く，系統発生学的なオルソログ（相同分子種）であると考えられた．一方，魚類のT1Rはいずれの魚類においても複数の分子種が存在し，一種しか存在しない哺乳類の場合と異なっていた．系統発生学的にも，魚類T1Rは哺乳類T1Rのオルソログとは考えられなかった．ゼブラフィッシュのT1R（zfT1R）は口唇や咽頭などにおいてPLC-$\beta 2$を発現する細胞に発現していたことから，魚類T1Rも味覚受容体として機能していると考えられた．

4.3.2　魚類T2R遺伝子の同定

つぎに，同様のアプローチで魚類T2R遺伝子を探索した．魚類T2R様配列はいくつかみつかったが，ゼブラフィッシュにおいて組織発現解析で味蕾における発現が観察された遺伝子は2つ（zfT2R1aおよびzfT2R1b）であった．これらは互いに80％の相同性を有しており，ゼブラフィッシュのゲノム上にタンデムに並んでいた．これらと低い相同性を示す配列はフグゲノムには存在するが，メダカには見いだせなかった．哺乳類におけるT2R分子種間の相同性が低いことから，相同性の情報のみにもとづいた魚類T2Rの探索が困難であることは予想していたので，このアプローチで新たなT2R様配列をみつけるにはゲノムデータベース情報の更新を待つ以外にないと判断した．zfT2R1もまた，口唇や咽頭などにおいてPLC-$\beta 2$を発現する細胞に発現しており，味覚受容体の有力な候補である．

4.3.3　受容体遺伝子の発現様式からみた味細胞の多様性

哺乳類の味細胞は，味覚受容体遺伝子の発現様式から，T1R1/T1R3（T1R1＋3）発現細胞，T1R2＋3発現細胞，T1R3発現細胞，そしてT2R発現細胞（あらゆるT2Rが1つの細胞に発現している）に分類できる．ゼブラフィッシュの味蕾においては，受容体の発現相関を解析した結果，T1Rの発現様式からだけでも味細胞は少なくとも7種存在することがわかった．哺乳類の場合，T1R発現細胞は3種であり．いずれの場合もT1R3を発現していたが，ゼブラフィッシュではzfT1R3を発現していないT1R発現細胞も多数観察された．一方，哺乳類の場合と同様に，現在同定しているzfT2R1はzfT1Rとは異なる細胞に発現していた．こうした脊椎動物間での共通点や相違点により，なぜ魚類においては味細胞種が多様なのか，もしくはなぜ哺乳類において味細胞種が減少したのか，といった新たな生物学上の疑問が提示された．哺乳類では，T1Rの活性化は嗜好行動に，T2Rの活性化は忌避行動に結びつく．こうした

現象が魚類においても観察されるかどうかは興味深い．魚類味覚受容体のリガンドを同定することにより，味覚受容体の分子進化と摂食行動に関する考察が可能になると期待される．

4.3.1，4.3.2項では味覚関連組織の遺伝子発現情報解析を行った味覚研究例を，4.3.3項ではゲノムの配列情報を活用した味覚研究例を紹介した．今日，主要なモデル生物のゲノム配列はほぼ明らかにされ，味覚研究にかぎらずさまざまな研究分野においてゲノム科学が非常に重要な役割を果たしていることは改めて述べるまでもない．しかし，一方では，従来考えられていたタンパク質をコードする転写産物数は（哺乳類では）3万に満たないが，実際にはその数倍の領域で転写が行われていることが最近明らかにされるなど，ゲノム科学という研究分野も日々大きく進展している[21]．また，ゲノム配列自体にもまだ整備されるべき部分が残されており，新たな情報が加わるであろう．当然のことながら，こうした最新の知見はDNAマイクロアレイには反映されていないであろうし，今後逐次改良されると思われる．遺伝子配列や転写産物に関する新たな情報がいつまで大々的に蓄積されるかはわからないが，ゲノム科学の進展に伴い，まだしばらくはゲノム科学的解析が味覚研究に新たな知見を加えてくれると期待される．

（阿部啓子・松本一朗）

参 考 文 献

1) Buck, L. B.: Smell and taste; the chemical senses. In Principles of Neural Science (ed. E. R. Kandel, J. H. Schwartz and T. M. Jessell), pp. 625-647. New York, McGraw-Hill, 2000.
2) Adler, E., Hoon, M. A., Mueller, K. L., Chandrashekar, J., Ryba, N. J. P. and Zuker, C. S.: *Cell*, **100**, 693-702, 2000.
3) Chandrashekar, J., Mueller, K. L., Hoon, M. A., Adler, E., Feng, L., Guo, W., Zuker, C. S. and Ryba, N. J. P: *Cell*, **100**, 703-711, 2000.
4) Hoon, M. A., Adler, E., Lindemeier, J., Battey, J. F., Ryba, N. J. P. and Zuker, C. S.: *Cell*, **96**, 541-551, 1999.
5) Matsunami, H., Montmayeur, J.-P. and Buck, L. B.: *Nature*, **601-604**, 404, 2000.
6) Nelson, G., Chandrashekar, J., Hoon, M. A., Feng, L., Zhao, G., Ryba, N. J. P. and Zuker, C. S.: *Nature*, **416**, 199-202, 2002.
7) Liu, D. and Liman, E.: *Proc. Natl. Acad. Sci. USA.*, **100**, 15160-15165, 2003.
8) Prawitt, D., Monteilh-Zoller, M. K., Brixel, L., Spangenberg, C., Zabel, B., Fleig, A. and Penner, R.: *Proc. Natl. Acad. Sci. USA.*, **100**, 15166-15171, 2003.
9) Zhang, Y., Hoon, M. A., Chandrashekar, J., Mueller, K. L., Cook, B., Wu, D., Zuker, C. S. and Ryba, N. J. P.: *Cell*, **112**, 293-301, 2003.
10) Saper, C. B.: Brain stem, reflexive behavior, and the cranial nerves. In Principles of Neural Science, (ed. E. R. Kandel, J. H. Schwartz and T. M. Jessell), pp.873-888, New York, McGraw-Hill, 2000.
11) Ohmoto, M., Matsumoto, I., Misaka T. and Abe, K.: *Chem. Senses*, **31**, 739-746, 2006.
12) Matsumoto, I., Emori, Y., Nakamura, S., Shimizu, K., Arai S. and Abe, K.: *J. Neurosci. Res.*, **74**, 818-828, 2003.
13) Matsumoto, I., Nagamatsu, N., Arai, S., Emori, Y. and Abe, K.: *Brain Res. Mol. Brain Res.*, **126**, 98-102, 2004.
14) Matsumoto, I., Emori, Y., Ninomiya, Y. and Abe, K.: *Brain Res. Mol. Brain Res.*, **93**, 105-112, 2001.
15) Ishimaru, Y., Okada, S., Naito, H., Nagai, T., Yasuoka, A., Matsumoto, I. and Abe, K.: *Mech. Dev.*, **122**, 1310-1321, 2005.
16) Nelson, G., Hoon, M. A., Chandrashekar, J., Zhang, Y., Ryba, N. J. P. and Zuker, C. S.: *Cell*, **106**, 381-390, 2001.
17) Asano-Miyoshi, M., Abe, K. and Emori, Y.: *Chem. Senses.*, **26**, 259-265, 2001.
18) Matsunami, H. and Amrein, H.: *Genome Biol.*, **4**, 220. 1-220. 9, 2003.
19) Asano-Miyoshi, M., Abe, K. and Emori, Y.: *Neurosci. Lett.*, **283**, 61-64, 2000.
20) Yasuoka, A., Aihara, Y., Matsumoto, I. and Abe, K.: *Oryzias latipes. Mech. Dev.*, **121**, 985-989, 2004.
21) Claverie, J.-M.: *Science*, **309**, 1529-1530, 2005.

5 安全性ゲノミクス

食品の安全性の側面に関してもニュートリゲノミクス関連技術は，大きな期待を集めており，実用化へ向けたさまざまな試みが成されている[1~3]．食品の安全性に関しての応用には，食品中の微生物の検出，遺伝子組換え食品の検出や安全性評価，アレルゲンの同定や検出，重金属などの毒性成分の影響の評価，新規機能性食品の安全性評価，各種成分の適正摂取量の設定，食品の保存や加工に伴う有害因子生成の解析などといった分野があげられる．これらは，ニュートリゲノミクス分野とトキシコゲノミクス（toxicogenomics）[4),5)]にまたがる分野として位置づけられる．

すでにいくつかの実施例があるものとして，食品中の微生物の検出や同定がある．マイクロアレイにより各種病原微生物のエンドトキシン遺伝子など，特異的な遺伝子を迅速に検出し，短時間で微生物の存在を調べる方法の有効性が示されている[6~8]．

遺伝子組換え食品の安全性についても，ニュートリゲノミクス技術はいくつかの側面から貢献が期待される．まず，遺伝子組換え生物自身の代謝系の評価がある．遺伝子の導入により，想定外の変化がその生物の1次・2次の代謝系に生じることが懸念される場合がある[9)]．このような変化の有無を明確にし，変化が認められた場合はその影響を判断するうえで，トランスクリプトームやメタボロームの解析が有効である．一方，ヒトや動物がその食品を摂取することの影響を解析する場合にも広く活用ができる．すなわち，非組換え食品と組換え食品を摂取したヒトや動物においてさまざまな網羅的解析を行い，生体に不利な変化が生じないことを示すことは，安全性を示す強い証拠の1つとなる．こうした解析は，遺伝子組換え食品（作物）が在来食品と実質的同等性を有するか否かを判断する基準として取り入れられていくことが期待される．また，導入した遺伝子が摂食したヒトや動物，とくにその腸内フローラに移動することが懸念される場合があるが，その有無の解析にもゲノミクス技術が活用される[1)]．

アレルギーに関するニュートリゲノミクス解析にもさまざまな適用が期待されている．先行している技術としては，アレルゲンタンパク質のプロテオーム解析による同定がある[10)]．また，各種アレルゲンの混入を調べる技術としても，DNAチップやプロテインチップのような技術が発展して効率性が増すことが期待される．前述の遺伝子組換え食品をはじめとして，人類が食経験のない新たな食品を開発・利用する場合には，そのアレルゲン性を問題とする必要が出る場合が多い．従来のアレルゲン性の試験に加えて，こうした食品を摂取した場合の動物の応答を遺伝子発現やタンパク質発現のレベルで調べて，アレルギー応答を推測することも行われていくと思われる．

食品に混入する各種毒性成分に関して，その影響を生体レベル・細胞レベルで解析したり，影響を緩和する手段を探ったり，あるいは食品中の存在量を鋭敏に解析する方策としても，ニュートリゲノミクスが用いられはじめている．重金属はDNAマイクロアレイによる解析が行われている例がすでに多く，カドミウム[11)~13)]，鉛[14)]，ヒ素[15)~16)]，水銀[17)]などは，遺伝子発現プロファイルからの毒性の機構が調べられている．さらに，アクリルアミド[18)]や内分泌かく乱物質[19)]，残留農薬等化学物質，そのほかの毒性物質や食品添加物など[5)]に関しても解析が進められている．今後は，毒性を防御したり軽減したりする手段を開発するうえでも，ニュートリゲノミクスの手法が応用されていくであろう．

新規食品の安全性の評価の例として，第IV編第3章3.2に記述している低アレルゲン化小麦粉摂取の効果の解析がある[20)]．実験方法の詳細は1037ページに記載の通りであるが，低アレルゲン化小

麦粉を主体とする食餌でラットを1週間あるいは2カ月間飼育し，肝臓と小腸の遺伝子発現プロファイルを通常の小麦粉摂取の場合と比較したものである．発現が2倍以上変化した遺伝子は，第Ⅳ編第3章3.2の表3.1.3に示したように非常に少なかった．3.2に述べたように，IFN-γ応答性遺伝子の変化が1週間で認められたが，これも2カ月ではみられず，一過性のものであると考えられた．すでに，Moriyamaら[21]らによって従来の方法による安全性の検討が行われていたが，マイクロアレイによる解析を加えることで，この低アレルゲン化小麦粉の安全性をさらに確認することができた．

機能性食品成分の安全性に関連する研究として，Kamakuraら[22]はやや高温で保管して劣化させたローヤルゼリー（RJ）と保存前のRJについて，マウスに摂取させた効果を比較し報告している．RJを40℃で1週間処理し，これを5％含む食餌をマウスに2週間摂取させ肝臓の遺伝子発現をDNAマイクロアレイで調べたものである．新鮮なRJにより1.8倍以上発現が変化した遺伝子が267あったが，処理後のRJではその効果が減弱していた．たとえば，新鮮なRJはP450 4A14（脂肪肝の誘導に関連する）の発現を抑制したが，その効果が40℃保存RJでは失われていた．40℃処理RJでは，グルタチオンS-トランスフェラーゼやグルタチオンペルオキシターゼの遺伝子発現が誘導されていた．これらの結果より，保存方法はRJの効果を減弱させるだけでなく，毒性を増加させることが明らかになったとしている．上記低アレルゲン化小麦粉の例やRJの例は，食品の安全性の評価においてDNAマイクロアレイ技術が有効に使えることを示すものである．

摂取する食品の安全性に関連する問題として，特定の栄養成分の欠乏や過剰に関してもニュートリゲノミクスによるアプローチが進められている．高脂肪食の摂取やエネルギー過剰による肥満は，現代の多くの国で深刻な問題となっている．このような条件下でのDNAマイクロアレイ解析も多く行われて，生活習慣病の発症機構などについて，多くの重要な知見を提供している[23],[24]．また，第Ⅳ編第3章3.1で述べているタンパク質栄養の悪化の影響も，食品の安全性解析の1例としてとらえることができる[25]．すなわちこの研究は，無タンパク質食の場合のように摂取するタンパク重量が全体として欠乏する場合の影響や，グルテン食のように特定のアミノ酸が不足する場合の影響を網羅的に調べたものである．このほか多くの栄養素について，欠乏の影響の解析が行われてきた[26]〜[30]．

一方，栄養素摂取量の上限量についても，厚生労働省策定日本人の食事摂取基準でもいくつかの栄養素については規定されているが，その設定における科学的根拠は乏しいものが多い．また，非栄養素に関しても機能性食品成分や健康食品が積極的に摂取されるようになったが，その上限許容量についてはほとんどの場合情報がない．健康への関心が高まっている中，栄養素と非栄養素のいずれの場合もサプリメントとして摂取することも多いため，従来では考えられなかった多くの量を摂取する場合も生じている．このように，栄養素，非栄養素のいずれに関しても，上限摂取量に関する科学的な基礎が求められており，その有効な手段としてニュートリゲノミクス解析に期待が集まっている．

過剰摂取に関連する解析例として，単独のアミノ酸を大過剰に摂取した場合の毒性をメタボロームやトランスクリプトームによって調べている[31],[32]．必須アミノ酸は，生体に不可欠な成分であって比較的大量に摂取しても害が生じることは少ない．しかし，シスチン[31]やロイシン[32]などを極端な大過剰摂取すると，摂食抑制をはじめさまざまな毒性がみられる場合がある．これらの機構については不明であるが，ニュートリゲノミクス解析により毒性発現機構を明確にし，さらに上限摂取量に関しての知見についても貢献が期待できる．

さて，ここまでで述べたようなニュートリゲノミクスの応用，すなわち食品の安全性についての

ニュートリゲノミクス解析を効率的に進めるためには，トランスクリプトミクス，プロテオミクス，メタボロミクスなどによって得られるデータを十分に有効に利用する必要がある．例えば，ある解析によって得られたトランスクリプトミクスデータをすでに蓄積されているほかの条件でのデータと比較する必要などが生じるであろう．こうした研究を発展させるうえで，データベースの利用が不可欠である．トキシコゲノミクス分野では，すでに大規模な各種データベースの構築と利用が進んでいる[33]．ニュートリゲノミクスに関するものについても，トランスクリプトミクスデータや文献情報を集積したデータベースが稼働をはじめている[34]．

以上，トキシコゲノミクスとニュートリゲノミクスの融合によって食品成分の負の側面を分子レベルで明確にすることは非常に幅広い可能性をもち，この分野は急速な発展を遂げている．

(加藤久典)

参 考 文 献

1) Liu–Stratton, Y., Roy, S. and Sen, C. K.: *Toxicol. Lett.*, **150**, 29–42, 2004.
2) Kato, H., Saito, K. and Kimura, T.: *Curr. Opin. Clin. Nutr. Metab. Care*, **8**, 516–522, 2005.
3) Roy, S. and Sen, C. K.: *Toxicology*, **221**, 128–133, 2006.
4) Orphanides, G.: *Toxicol. Lett.*, **140–141**, 145–148, 2003.
5) Stierum, R., Heijne, W., Kienhuis, A., Van Ommen, B. and Groten, J.: *Toxicol. Appl. Pharmacol.*, **207**, 179–188, 2005.
6) Abee, T., Van Schaik, W. and Siezen, R. J.: *Trends Biotechnol.*, **22**, 653–660, 2004.
7) De Vos, W. M.: *Curr. Opin. Biotechnol.*, **12**, 493–498, 2001.
8) Sergeev, N., Dister, M., Courtney, S., Al-Khaldi, S. F., Volokhov, D., Chizhikov, V. and Rasooly, A.: *Biosens. Bioelectron.*, **20**, 684–698, 2004.
9) Kuiper, H. A., Kleter, G. A., Noteborn, H. P. and Kok, E. J.: *Plant. J.*, **27**, 503–528, 2001.
10) Ticha, M., Pacakova, V. and Stulik, K.: *J. Chromatogr. B Analyt. Technol. Biomed. Life Sci.*, **771**, 343–353, 2002.
11) Th Tsangaris, G., Botsonis, A., Poltis, I. and Tzortzatou–Stathopoulou, F.: *Toxicology*, **178**, 135–160, 2002.
12) Koizumi, S. and Yamada, H.: *J. Occup. Health.*, **45**, 331–334, 2003.
13) Regunathan, A., Glesne, D. A., Wilson, A. K., Song, J., Nicolae, D., Flores, T. and Bhattacharyya, M. H.: *Toxicol. Appl. Pharmacol.*, **191**, 272–293, 2003.
14) Bouton, C. M., Hossain, M. A., Frelin, L. P., Laterra, J. and Pevsner, J.: *Toxicol. Appl. Pharmacol.*, **176**, 34–53, 2001.
15) Rea, M. A., Gregg, J. P., Qin, Q., Phillips, M. A. and Rice, R. H.: *Carcinogenesis*, **24**, 747–756, 2003.
16) Wang, H. Y., Liu, S. X. and Zhang, M.: *Acta. Pharmacol. Sin.*, **24**, 646–650, 2003.
17) Liu, J., Lei, D., Waalkes, M. P., Beliles, R. P. and Morgan, D. L.: *Toxicol. Sci.*, **74**, 174–181, 2003.
18) Yang, H. J., Lee, S. H., Jin, Y., Choi, J. H., Han, D. U., Chae, C., Lee, M. H. and Han, C. H.: *Reprod. Toxicol.*, **19**, 527–534, 2005.
19) Pennie, W. D.: *Toxicology*, **181–182**, 551–554, 2002.
20) Narasaka, S., Endo, Y., Fu, Z., Moriyama, M., Arai, S., Abe, K. and Kato, H.: *Biosci. Biotechnol. Biochem.*, **70**, 1464–1470, 2006.
21) Moriyama, M., Tokue, C., Ogiwara, H., Kimura, H. and Arai, S.: *Biosci. Biotechnol. Biochem.*, **65**, 706–709, 2001.
22) Kamakura, M., Maebuchi, M., Ozasa, S., Komori, M., Ogawa, T., Sakaki, T. and Moriyama, T.: *J. Nutr. Sci. Vitaminol. (Tokyo)*, **51**, 148–155, 2005.
23) Kim, S., Sohn, I., Ahn, J. I., Lee, K. H. and Lee, Y. S.: *Gene*, **340**, 99–109, 2004.
24) Moraes, R. C., Blondet, A., Birkenkamp-Demtroeder, K., Tirard, J., Orntoft, T. F., Gertler, A., Durand, P., Naville, D. and Begeot, M.: *Endocrinology*, **144**, 4773–4782, 2003.
25) Endo, Y., Fu, Z., Abe, K., Arai, S. and Kato, H.: *J. Nutr.*, **132**, 3632–3637, 2002.
26) Jayasooriya, A. P., Weisinger, R. S., Weisinger, H. S., Mathai, M., Puskas, L., Kitajka, K., Chen, N., Ackland, M. L. and Sinclair, A. J.: *Asia Pac. J. Clin. Nutr.*, **13**, S 77, 2004.
27) Collins, J. F., Franck, C. A., Kowdley, K. V. and Ghishan, F. K.: *Am. J. Physiol. Gastrointest. Liver Physiol.*, **288**, G 964–971, 2005.
28) Nur, T., Peijnenburg, A. A., Noteborn, H. P., Baykus, H. and Reifen, R.: *J. Nutr.*, **132**, 2131–2136, 2002.
29) Drew, J. E., Mercer, D. K., Mayer, C., Farquharson, A. J., Morrice, P. C., Arthur, J. R. and

Duthie, G. G. : *Biochem. Soc. Trans.*, **32**, 979–981, 2004.

30) Pfaffl, M. W., Gerstmayer, B., Bosio, A. and Windisch, W. : *J. Nutr. Biochem.*, **14**, 691–702, 2003.

31) Kato, H. and Kimura, T. : *J. Nutr.*, **133**, 2073 S–2077 S, 2003.

32) Matsuzaki, K., Kato, H., Sakai, R., Toue, S., Amao, M. and Kimura, T. : *J. Nutr.*, **135**, 1571 S–1575 S, 2005.

33) Salter, A. H. : *Pharmacogenomics*, **6**, 749–754, 2005.

34) Saito, K., Arai, S. and Kato, H. : *Br. J. Nutr.*, **94**, 493–495, 2005.

6
臨床ゲノミクス

　ゲノムプロジェクトにより全遺伝子の情報が入手可能になった．糖尿病，動脈硬化，高血圧，肥満症，がん，アレルギーといった生活習慣病のそれぞれにかかわる遺伝子についてかなり詳しくわかってきた．したがって，健康にかかわる遺伝子発現と栄養・食品との関係を明らかにすることが，正しい食生活を提示するために，また健康増進および疾患治療のための機能性食品を開発するためにますます重要になってきた．

　機能性食品が遺伝子発現に影響を及ぼすときに，もっとも重要な因子は転写因子である．ヒトゲノムで48におよぶ転写因子ファミリーがもっとも大切な栄養センサーと考えられる[1]．栄養素やその代謝産物が結合する転写因子として，レチノイン酸受容体（RAR），レチノイドX受容体（RXR），脂肪酸受容体（PPARs），ビタミンD受容体（VDR），オキシステロール受容体（LXR），胆汁酸受容体（FXR），脂溶性食品成分受容体（CAR, PXR）などの核内受容体がある．これらの核内受容体はRXRと結合して2量体として遺伝子プロモーター領域に結合する．リガンド（栄養素）が結合した受容体は構造変化を示し，コリプレッサーをはずしてコアクチベータータンパクを結合することにより転写が活性化される．肝臓，腸管，脂肪組織などの代謝が活発な臓器では，栄養素によって遺伝子発現が転写レベルで変化して，これらの転写因子が栄養素センサーとして作用すると考えられる[2]．

　生体機能を反映する遺伝因子として，一塩基多型（SNPs）の影響について精力的に研究がすすめられている．SNPsは機能性食品摂取に伴う反応に影響を与える．たとえば，SNPsにより食事

脂質に対する血中脂質は異なり[3]，血中ビタミンB 12，葉酸，ホモシステイン[4]，魚油は炎症性サイトカインである腫瘍壊死因子（TNF）産生抑制効果[5]に影響を与える．さらに，SNPsと栄養との密接な関係としては，個人に応じたより効果的な栄養管理が考えられることである．栄養と遺伝子の相互作用を理解することにより，腫瘍増殖抑制，心血管障害低減，慢性疾患発症抑制や寿命延長にかかわる機能性食品を開発することが可能であろう．さらに，食事に関連した科学的根拠を有する疾患予防法を提示できるかもしれない．そこで，臨床栄養管理にかかわる炎症，寿命，糖質・脂質代謝，栄養・機能性食品とゲノミクスの関係について，これまでの研究成果をまとめた．

6.1 炎症とゲノミクス

炎症過程に関与する分子のSNPsと炎症の強さに関係がみられる．健常者あるいは患者から採取した末梢血単核球からのTNF-α産生能は男性でも閉経後女性でも一定である[6]．しかし，TNFやリンフォトキシン-α（LT-α）遺伝子プロモーター領域のSNPsによってTNF生成能は異なる[7〜9]．TNF-αやLT-α遺伝子のTNF 2やTNFB 2アリルは，それぞれがホモではとくに高TNF産生を示す[8〜10]．さらに，LT-αの第1イントロンの遺伝子多型（+252）はTNF-αと関係し，HLA-A 1，B 8，DR 3と不均衡を示す[7,8]．この遺伝子型はTNF-αの高発現を示し[11]，LT-α発現も調節する[6]．種々サイトカイン遺伝子プロモーターでのSNPsが知られており[12]，これらは遺伝子発現に影響を与えている．炎症性サイトカインでも抗炎症性サイトカインでも発現に遺伝子型の影響を受ける[9,13]．このような炎症過程に影響を与えるSNPsが種々知られている（表6.1.1）．

炎症に伴って核内因子κB（NFκB：nuclear factor kappa-B）が活性化され，炎症反応に関与する多くのサイトカイン，接着分子，急性期タンパク質に関連する遺伝子発現が変化する．NFκB

表 6.1.1 サイトカインレベルを調節するサイトカイン遺伝子多型

炎症性サイトカイン遺伝子型は予後不良，抗炎症性遺伝子型は予後良好の指標となる．

遺伝子プロモーター領域での多型部位	炎症性サイトカイン生成増加や炎症過程に関与する遺伝子型
炎症性サイトカイン	
TNF-α −308	TNF 2アリル
LT-α +252	TNFB 2：2
IL-1β −511	CT, TT
IL-6 −174	Gアリル
抗炎症性サイトカイン	
IL-10 −1082	GG
TGF-1β +915（arg-25-pro）	GG

TNF：腫瘍壊死因子，LT：リンホトキシン，IL：インターロイキン，TGF-1：トランスフォーミング増強因子-1，C：シトシン，G：グアノシン，T：チミジン

活性化によりサイトカインや接着分子の発現は増加し，傷害を起こす[14]．したがって，抗酸化防御機能を増強させておくことは，健常組織の保護や炎症によるNFκB活性化を抑制するために重要である[15]．遺伝因子によっても酸化分子の生成やNFκB活性化が影響される．自然抵抗性マクロファージタンパク1（natural resistance associated macrophage protein 1：NRAMP 1）はNRAMP 1，TNF-α，LT-α遺伝子の相互作用によりTNF-α生成や誘導性一酸化窒素合成酵素（iNOS）の活性化を含むマクロファージの機能に影響を与える[16]．NRAMP 1遺伝子には4つのバリアントがあり，アリル1，2，4は弱いがアリル3は強い遺伝子発現を示し，炎症刺激に対して異なった活性や感受性を示す．アリル3を有する場合は，強いマクロファージ活性化がみられ自己免疫疾患発症や感染に対する抵抗性を示す．一方，アリル2では感染増加と自己免疫疾患に対する予防効果を示す[17]．

抗酸化剤やIL-10などの炎症性サイトカイン生成を抑制する分子は抗炎症性作用を示す[18,19]．IL-10プロモーターには3つの多型部位（−1082，−819，−592）が存在し生成を調節している．SNPsはカタラーゼ，スーパーオキシドジスムターゼ（SOD），グルタチオンペルオキシダーゼな

どの抗酸化作用を示す酵素遺伝子にもみられる[20)~22)].

男性は女性より炎症に対して遺伝子の影響を強く受けると考えられる．LT遺伝子型と敗血症による死亡率との関係では，TNFB 22遺伝子型を有する男性の死亡率は72％でTNFB 11では42％であるが，女性ではそれぞれ53％と33％である[23)]．消化器がんで手術を受けた患者では，術後のCRPやIL-6値は女性より男性が高く，TNF 2アリルを有する男性は強い反応を示すが，女性では遺伝子の影響はみられない．入院中の高齢者では，TNFB 22, IL-1-511 CT, TTを有する男性では，TNFB 11, TNFB 12, IL-1-511 CCを有する男性より生存期間が3年短い．さらに，IL-1-511 Tアリルは入院期間が48％長い[24)]．女性では遺伝子型の影響を受けない．

このように，炎症に関与する遺伝子多型が影響する強さはそれぞれ異なっており，死亡率や有病率に影響する．このように，炎症過程に関与する遺伝子とその機能は炎症性疾患の予後に影響を与えると考えられる．

6.2 寿命とゲノミクス

加齢に伴って，潜在性および顕性炎症性疾患は増加する．また，加齢によりインスリン感受性は低下し肥満は増加する．加齢により筋タンパク低下や急性期タンパク濃度増加がみられることは慢性炎症の存在を示している．加齢とともに抗酸化機能は低下し，TNF-α生成は増加することも一因である[25)~27)]．さらに，リウマチ様関節炎などの慢性炎症性疾患では酸化ストレスがさらに増加している[28)]．

ヒトの寿命は，免疫機能と深く関係すると考えられる．すなわち，免疫系活性に影響を与える遺伝子型が寿命に影響を与える．サイトカインの遺伝子型は，炎症刺激に対する反応を調節して寿命に影響する．これまでに，寿命関連遺伝子として約7000が知られ，それらは加齢に伴う筋肉や骨低下にかかわる炎症過程，炎症性サイトカイン，抗炎症性サイトカイン，その受容体と関連した遺伝子である[29)]．若年者と高齢者のHLA抗原頻度を比較して寿命とHLA遺伝子との関係を検討した研究では，寿命と種々のHLA-DRアリルあるいはHLA-B 8, DR 3ハプロタイプと関係があると結論されている[30)]．これらの遺伝子は，免疫反応の抗原非特異的反応に関与している．

炎症性サイトカインおよび抗炎症性サイトカイン遺伝子のSNPは寿命に影響するといわれている．60～110歳の700人で調べた結果，血中IL-6濃度は年齢と相関するだけでなく，IL-6遺伝子プロモーター領域のSNPと関係する．さらに，-174 GGではIL-6は高濃度を示すが，その割合は加齢とともに男女とも減少する[31)]．60～80歳ではSNPを有する男性では58％で，99歳以上では38％に低下する．反対に抗炎症性サイトカインであるIL-10が高い生成能を示すIL-10 SNP (-1082 GG)では，若年者では34％であるが，100歳以上では58％と高齢者で高率であった[13),32)]．しかし，女性では本遺伝子型と寿命との相関はみられなかった[33)]．このように，炎症性サイトカインおよび抗炎症性サイトカインのバランスに影響する遺伝的背景は，男性の死亡率に影響するが女性では影響しない[34)]．IFNγ生成に影響するSNPsからもみられるように，炎症性サイトカイン増加は寿命が短いことを示している[35)]．女性の寿命は男性より遺伝的影響は少なく，100歳以上の女性長寿者は男性より健康的な生活習慣と快適な環境を有していると考えられている[52)]．

IFNγ生成能の低下を示すAアリルでは長寿である．IL-10生成の多いアリルでは死亡率や有病率が低いことが明らかである．事実，低IL-10生成能を示す遺伝子型（-1082 AA）では，炎症性疾患の危険性があがる[37)~39)]．しかし，IL-10/IL-6比が高い入院患者では，多様な疾患で死亡率が高いとする一見矛盾する結果も報告されている[40)]．また，IL-1α，IL-1β，IL-1 RA，IL-6，IL-10，TNFαなどのサイトカイン遺伝子型が寿命に関与しないとする報告もある[41)]．

外来生物を解毒排除する遺伝的能力も寿命と関

連している.薬剤などの異物解毒に関与している遺伝子に関する研究で,長寿者と若年対象で比較すると,長寿者ではグルタチオンSトランスフェラーゼ (GST) T1欠失が28%で,対象は19%で明らかに異なっていた[42].パラオキソナーゼ-1 (paraoxonase-1:PON 1) は男性では酸化ストレスから血中リポタンパクを保護することが知られている.PON 1活性が低下すると血管病変の危険性が増加し,本酵素が抗酸化能を示すことを反映している.PON 1遺伝子多型は血中濃度に影響することから血管病変の遺伝因子である[43].

PON 1遺伝子プロモーター領域の-107のTとCの多型が冠状動脈疾患発症と関連している[44].-907のCとGの多型では,心筋梗塞のオッズ比はGGで0.77である.PON 1遺伝子多型と心筋梗塞との関係は若年グループで著明であるが,加齢とともに相関がみられなくなる.プロモーター遺伝子型と血中脂質には相関はみられない.高い発現能を示すPON 1プロモーター遺伝子型では心筋梗塞の危険性は減少するが,この結果はHDLの心筋保護機能および抗酸化活性が遺伝的に調節されていることを示している.

6.3 糖質・脂質代謝とゲノミクス

炎症は感染,手術,外傷に対する生体の反応である.炎症反応は生体の酸化分子やT,Bリンパ球活性を介して病原体を殺すために重要である.T,Bリンパ球を活性化したり,炎症によって放出された物質から組織を保護する物質としてIL-1,IL-6,TNF-αが放出される[44].血中脂質が上昇するにつれて異化ホルモンが生成されて,糖新生促進,筋タンパク崩壊,インスリン感受性低下がみられる.このような炎症によって起こる代謝変化は,リウマチ様関節炎やクローン病のような顕性炎症だけでなく,動脈硬化や2型糖尿病などの潜在性炎症でもみられ,疾患の進展に影響を与える.

エンドトキシンを投与したラットや敗血症患者では炎症性サイトカインの影響で糖新生系が亢進する.炎症により免疫担当細胞のグルコース利用は著しく増加し,糖新生増加や高脂血症がみられる[45],[46].グルコースやグルタミンは免疫担当細胞のおもなエネルギー源である.インスリン抵抗性状態では,インスリンを必要としない免疫組織での利用が亢進しているため,インスリンを必要とする筋肉などの組織ではグルコースの利用が低下する.したがって,炎症により筋タンパク異化に関与するホルモンやグルタミンが放出されてインスリン作用をさらに低下させる.

多くの研究により肥満,酸化ストレス,炎症との関係が明らかになっている[47].このことは,脂肪組織からの炎症性サイトカインとくにTNF-α生成能が関係しており,脂肪組織量とTNF生成量は正相関している.TNF-α生成とBMIも正相関することが2型糖尿病患者や健常人で認められている[48],[49].レプチンも炎症性サイトカイン生成に影響を与える.このように血中中性脂肪,体脂肪量,炎症は相互に深く関連している.健常男性で,TNF生成能増加と関係するTNF 22遺伝子型を有する場合は,TNF生成と空腹時中性脂肪濃度,BMIと空腹時中性脂肪濃度との間に著明な相関がみられる.このように,健常者を対象とした研究では,加齢による変化や血中脂質に関係する遺伝子情報から,BMIと炎症との関係が推察される.さらに,動脈硬化は肥満や炎症と関係しており,加齢に伴う慢性炎症反応は慢性疾患の原因になる[47],[50].

NFκB遺伝子のSNPsについて1型糖尿病と健常人で比較すると,糖尿病では,アリル138 bpが多く,アリル146 bpが少ない[51].このように,炎症,酸化ストレス,インスリン感受性の関係に遺伝因子が重要である.

6.4 栄養・機能性食品とゲノミクス

酸化ストレスや遺伝因子により炎症性サイトカイン生成は強く調節されている.炎症性ストレスを制御する方法としては,炎症性サイトカイン生成を抑制したり抗酸化作用を有する機能性食品を

6. 臨床ゲノミクス

表 6.4.1 末梢血単核球の TNF-α 生成能，魚油投与前後の TNF-α 生成と TNF-α 遺伝子型および LT-α 遺伝子型との関係

TNF-α 基礎生成能が高いときに魚油による TNF-α 生成は抑制される．また，魚油による TNF-α 生成抑制に TNFB 2 アリルが影響する．

TNF-α 基礎生成能		TNF-α 遺伝子型（TNF）		LT-α 遺伝子型（TNFB）		
		1/1 ($n=76$)	1/2 ($n=33$)	B 1/B 1 ($n=22$)	B 1/B 2 ($n=59$)	B 2/B 2 ($n=31$)
低	魚油投与前 魚油投与後	1479±602 2483±2543[a]	1294±713 2365±3040[a]	1132±556 2704±1345	1562±592 2088±2972	1187±757 3442±2602
中	魚油投与前 魚油投与後	3655±962 658±3066[a]	3884±953 1238±3365[a]	3910±1066 2040±2558	3544±964 203±3398	3884±790 1049±2680
高	魚油投与前 魚油投与後	8653±3126 −2923±4429[a]	10748±6127 −6388±8297[a,☆]	11570±4391 −7161±7426	7553±1791 −3475±2954	10464±5507 −3246±7800

TNF：腫瘍壊死因子，LT：リンホトキシン，数値は平均値±SD を示す．
a：相互に著明に異なる，☆：1/1 に比べて有意に異なる．

摂取することである．生体の抗酸化機能は加齢とともに低下し[25]，TNF-α 生成増加と関連しており[26),27)]，リウマチ様関節炎のような慢性炎症性疾患では，酸化ストレスはさらに増加している[28]．

魚油摂取は，リウマチ様関節炎や炎症性腸疾患など多くの炎症性疾患の治療に有効と考えられる[36]．抗炎症機能としては，TNF 生成を抑制する機能である．健常者に 1 日 15 g の魚油を 6 週間投与すると，末梢単核球からの TNF-α や IL-1β 生成を著明に抑制する．若年男性に 1 日 6 g を 12 週摂取する前後で，末梢単核球からの TNF-α 生成を測定し，TNF 遺伝子−308 多型（TNF 1，TNF 2）と LT 遺伝子+252 多型（TNFB 1，TNFB 2）を比較すると，サイトカイン生成に対する魚油の効果はみられなかった．しかし，TNF 生成能を基準とすれば，魚油投与前の TNF 生成が高いグループでは低いグループより TNFB 2 のホモが 2.5 倍多かった．魚油が TNF 生成を抑制する割合は，魚油投与前の TNF 生成が低い群では 22% と低く，TNF 生成が高い群では多くのヒトで抑制された．したがって，魚油の抗炎症作用は，TNFB 2 アリルにより影響を受けると結論されている（表 6.4.1）[5]．

抗酸化剤であるビタミン E 摂取によりサイトカイン生成は調節される．健康な男女と喫煙者に α トコフェロールを 1 日 600 IU，1 カ月投与すると，末梢単核球からの TNF-α 生成を抑制した．生成量は非喫煙者では 22%，喫煙者では 33% 減少した[52]．高脂血症患者と正常者に，α トコフェロールを 1 日 600 IU，6 週間投与すると，LPS 刺激末梢単核球からの TNF-α，IL-1β，IL-8 生成も低下した[52),53)]．同様の結果が正常と 2 型糖尿病患者でもみられた[54]．しかし，サイトカイン生成を抑制するビタミン E の効果は個人によってまちまちである．多くの研究では α トコフェロールがスーパーオキシド生成を抑制するが，一酸化窒素生成に対する効果は明らかではない[52),53)]．α トコフェロール誘導体である pentamethyl-hydroxychromane は，LPS で活性化した培養 J 774 マクロファージでの NFκB や iNOS 活性化を阻害した[55]．n-3 多価不飽和脂肪酸（PUFA）のような抗酸化栄養素にみられるように，抗酸化剤が酸化ストレスや炎症を調節する遺伝子多型の影響を受けるかは不明である．プロテオミクス研究によって iNOS や SOD は NRAMP 1 遺伝子によって影響を受けることが明らかにされている[56]．高レベルの NFκB 活性化を介した，酸化分子の生成，炎症性サイトカイン生成亢進は NRAMP 1 の影響を受ける[57]．n-3 PUFA と遺伝子との相互作用を理解することで，炎症性疾患治療のための機能性食品を開発することが可能になると考えられる．

脂肪酸の摂取量や種類は健康や疾患と関連している．食事中多価不飽和脂肪酸は肝臓中の脂肪合

成系遺伝子を強力に抑制することが明らかになっている．とくに，ペルオキシゾーム増殖因子応答性受容体（peroxisome proliferators activated receptors：PPARs）が脂肪酸のセンサーとして作用し，遺伝子発現を調整している．PPARの中のPPARαはおもに肝臓で発現し空腹時の代謝調節に重要である．空腹時には，遊離脂肪酸が脂肪組織から放出されるが，その脂肪酸は肝臓に運ばれ一部あるいはすべてが酸化される．脂肪酸がPPARαのプロモーター領域に結合し，脂肪酸酸化，ケトン合成，アポリポタンパク合成，アミノ酸代謝，細胞分裂，急性期反応に関与する標的遺伝子発現を増加させる．このように，空腹時の肝臓の代謝は脂肪の影響を受けて，受容体発現を増加させることにより代謝の適応が起こっている．

低グリセミックインデックス食品として，おもな糖質源として吸収の緩慢なパラチノースを使用し，脂質エネルギー比は29.7％と高く，かつオレイン酸とα-リノレン酸を多く含む糖質調整流動食インスロー（明治乳業（株））を開発した．ヒトおよびラットにインスローを単回投与したあとの血糖値およびインスリン濃度は対照流動食に比して著明に抑制された．対照流動食投与ラットに比べて，インスローを8週間投与したラットでは，血清インスリンおよび中性脂肪値の低下，肝中性脂肪含量の減少，内臓脂肪重量の低下，インスリン抵抗性の改善が観察された[58]．

インスロー投与群の肝臓では，脂質代謝の主要調節因子であるとされるPPARα発現が，対照流動食を長期投与したラットより著明に増加した．それに伴いPPAR応答配列（PPRE）を有するPPARα標的遺伝子である中性脂肪分解・脂肪酸輸送・ペルオキシソームおよびミトコンドリアβ酸化系の遺伝子群の発現は，有意な亢進が認められた．一方，脂肪酸合成酵素の発現は抑制されていた．脂肪組織においては，インスロー投与群ではアディポネクチン発現は上昇し，TNF-αの発現量は有意に低下していた（表6.4.2）[59]．

以上の結果から，低グリセミックインデックス食品であるインスローはPPARαの活性化により，肝臓の脂肪酸代謝系酵素を遺伝子発現レベルで調節して脂肪酸酸化の亢進およびTNF-α発現の抑制をもたらし，脂質代謝改善効果を発揮する機能性食品と考えられた．

潜在性炎症は慢性疾患の発症や進展にとって問題となる．炎症は感染，酸化ストレス，肥満，加齢によっても誘導される．炎症性および抗炎症性サイトカイン，核内転写因子，抗酸化能は生体反応に影響を与える．ヒトゲノム解明によって，重要なタンパク質発現に個人差がみられるが，遺伝

表 6.4.2 低グリセミック・インデックス食（インスロー）長期摂取のニュートリゲノミクス解析―関連遺伝子と機能解明―

肝臓
　①脂質酸化亢進
　　ホルモン感受性リパーゼ，脂肪酸輸送タンパク
　　アシルCoA・オキシダーゼ，ペルオキシダーゼ・二機能酵素
　　カルニチン・パルミトイル・トランスフェラーゼ-1，3-2 トランス-エノイルCoA・イソメラーゼ
　②脂質合成変化なし
　　脂肪酸合成酵素
　③エネルギー消費および抗酸化活性亢進
　　脱共役タンパク質2
脂肪組織
　①エネルギー消費および抗酸化活性亢進
　　アディポネクチン，脱共役タンパク質2
　②炎症抑制
　　腫瘍壊死因子α

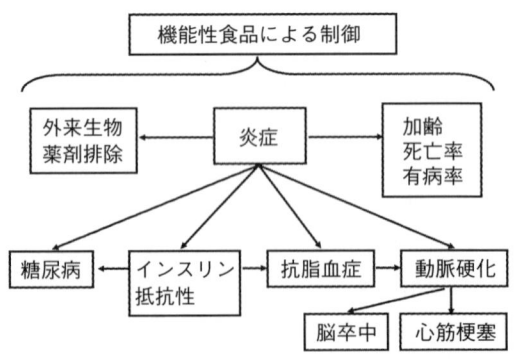

図 6.4.1 炎症，寿命，糖質・脂質代謝の機能性食品による制御

子型による炎症の変動は炎症過程を決定する重要な因子である。臨床栄養管理のためには，遺伝的背景の違いを考慮することが重要である。炎症を調節する機能性食品が長寿をもたらし，糖質・脂質代謝を制御すると考えられる（図6.4.1）。

（武田英二・奥村仙示・新井英一）

参 考 文 献

1) Muller, M. and Kersten, S.：*Nature Rev. Genet.*, **4**, 315-322, 2003.
2) Francis, G. A., Fayard, E., Picard, F. and Auwerx, J.：*Annu. Rev. Physiol.*, **65**, 261-311, 2002.
3) Minihane, A., Khan, S. and Leigh-Firbank, E., et al.：*Arterioscler. Thromb. Vasc. Biol.*, **20**, 1990-1997, 2000.
4) Andreassi, M., Botto, N. and Cocci, F., et al.：*Hum. Genet.*, **112**, 171-177, 2003.
5) Grimble, R., Howell, W. and O'Reilly, G., et al.：*Am. J. Clin. Nutr.*, **76**, 454-459, 2002.
6) Jacob, C., Fronek, Z., Lewis, G., Koo, M., Hansen, J. and McDevitt, H.：*Proc. Nat. Acad. Sci. USA*, **87**, 1233-1237, 1990.
7) Messer, G., Spengler, U., Jung, M., Honold, G., Blomer, K., Pape, G. and Riethmuller, G., E. H. W.：*J. Exp. Med.*, **173**, 209-219, 1991.
8) Wilson, A., de Vries, N., Pociot, F., di Giovine, F., van der Putte, L. and Duff, G.：*J Exp. Med.*, **177**：557-560, 1993.
9) Allen, R.：*Mole Immunol.*, **36**, 1017-1027, 1999.
10) Kroeger, K., Steer, J., Joyce, D. and Abraham, L.：*Cytokine*, **12**, 110-119, 2000.
11) Warzocha, K., Ribeiro, P. and Bienvenu, J., et al.：*Blood*, **91**, 3574-3581, 1998.
12) Bidwell, J., Keen, L. and Gallagher, G., et al.：*Genes Immun.*, **1**, 3-19, 1999.
13) Turner, D., Williams, D., Sankaran, D., Lazarus, M., Sinnott, P. and Hutchinson, I. V.：*Eur. J. Immunogenet.*, **24**, 108, 1997.
14) Jersmann, H., Hii, C., Ferranie, J. and Ferrante, A.：*Infect Immun.*, **69**, 1273-1279, 2001.
15) Schreck, R., Rieber, P. and Baeuerle P.：*EMBO. J.*, **10**, 2247-2258, 1991.
16) Ables, G., Takamatsu, D. and Noma, H., et al.：*J. Interferon. Cytokine. Res.*, **21**, 53-62, 2001.
17) Searle, S. and Blackwell, J.：*J. Med. Genet.*, **36**, 295-299, 1999.
18) Espevik, T., Figari, I., Shalaby, M., Lackides, G., Lewis, G., Shepard, H. and Palladino, M. J.：*J. Exp. Med.*, **166**, 571-576, 1987.
19) Chernoff, A., Granowitz, E. and Shapiro, L., et al.：*J. Immunol.*, **154**, 5492-5499, 1995.
20) Forsberg, L., Lyrenas, L., de Faire, U. and Morgenstern, R.：*Free. Radic. Biol. Med.*, **30**, 500-505, 2001.
21) Mitrunen, K., Sillanpaa, P. and Kataja, V., et al.：*Carcinogenesis*, **22**, 827-829, 2001.
22) Chorazy, P., Schumacher, H. J. and Edlind, T.：*DNA Cell Biol.*, **11**, 221-225, 1992.
23) Schroder, J., Kahlke, V., Book, M. and Stuber, F.：*Shock*, **14**, 307-310, 2000.
24) Person, M., Brismar, K., Katzarski, K., Nordenstrom, J. and Cederholm, T.：*J. Am. Geriatr. Soc.*, **50**, 1996-2002, 2002.
25) Nuttall, S. L., Kendall, M. J. and Martin, U.：*QJM.*, **92**, 33-38, 1999.
26) Rink, L., Cakman, I. and Kirchner, H.：*Mech. Ageing Dev.*, **102**, 199-209, 1998.
27) Kudoh, A., Katagai, H., Takazawa, T. and Matsuki, A.：*Cytokine*, **15**, 270-273, 2001.
28) Ozturk, H., Cimen, M., Cimen, O. and Kacmaz, M. I.：*Rheumatol Int.*, **19**：337, 1999.
29) Martin, G.：*Philos. Trans. R Soc. Lond. B Biol. Sci.*, **352**, 1773-1780, 1997.
30) Caruso, C., Candore, G., Romano, G., Lio, D., Bonafe, M., Valensin, S. and Franceschi, C.：*Mech. Ageing Dev.*, **122**, 445-462, 2001.
31) Bonafe, M., Marchegiani, F. and Cardelli, M., et al.：*Eur. J. Immunol.*, **31**, 2357-2361, 2001.
32) Hutchinson, IV, P. V., Hajeer, A. and Sinnott, P. J.：*Rev. Immunogenet.*, **1**, 323-333, 1999.
33) Lio, D., Scola, L. and Crivello, A., et al.：*Genes. Immun.*, **3**, 30-33, 2002.
34) Franceschi, C., Motta, L. and Valensin, S., et al.：*Aging* (Milano), **12**, 77-84, 2000 b.
35) Lio, D., Scola, L., Crivello, A., et al.：*Exp. Gerontol.*, **37**, 315-319, 2000 b.
36) Calder, P.：*Lipids*, **36**, 1007-1024, 2001.
37) Hajeer, A., Lazarus, M. and Turner, D., et al.：*Scand. J. Rheumatol*, **27**, 142-145, 1998.
38) Tagore, A., Gonsalkorale, W. and Pravica, V., et al.：*Tissues Antigens*, **54**, 386-390, 1999.
39) Huizinga, T., Keijsers, V. and Yanni, G., et al.：*Rheumatology*, **39**, 1180-1188, 2002.
40) van Dissel, J., van Langevelde, P., Westendorp, R., Kwappenberg, K. and Frolich, M.：*Lancet*, **351**, 950, 1998.
41) Wang, X., Hurme, M., Jylha, M. and Hervonen, A.：*Mech. Ageing Dev.*, **123**, 29-38, 2001.
42) Taioli, E. M. D., Franceschi, C., Bonafe, M., Monti, D., Bertolini, S., Marinelli, D. and Garte, S.：*Biochem. Biophys. Res. Commun.*, **280**, 1389-

1392, 2001.
43) Leviev, I., Poirier, O. and Nicaud, V., et al.: *Atherosclerosis*, **161**, 463-467, 2002.
44) Grimble, R.: *Nutr. Soc. Proc.*, **60**, 389-397, 2001.
45) Spitzer, J., Bagby, G., Meszaros, K. and Lang, C.: *J. Parent Enteral. Nutr.*, **12** (Suppl), 53 S-58 S, 1988.
46) Spitzer, J., Bagby, G., Meszaros, K. and Lang, C.: *Prog. Clin. Biol. Res.*, **286**, 145-165, 1989.
47) Grimble, R.: *Curr. Opin. Clin. Nutr. Metab. Care*, **5**, 551-559, 2002.
48) Nilsson, J., Jovinge, S., Niemann, A., Reneland, R. and Lithell, H.: *Arterioscler. Thromb. Vasc. Biol.*, **18**, 1199-1202, 1998.
49) Yagoob, P., Newsholme, E. and Calder, P.: *Cytokine*, **11**, 600-605, 1999.
50) Grimble, R.: *Curr. Opin. Clin. Nutr. Metab. Care*, **6**, 21-29, 2003.
51) Hegazy, D., O'Reilly, D., Yang, B., Hodgkinson, A., Millward, B. and Demaine, A.: *Genes Immun.*, **2**, 304-308, 2001.
52) Mol, M., de Rijke, Y., Demacker, P. and Stalenhoef, A.: *Atherosclerosis*, **129**, 169-176, 1997.
53) van Tits, L., Demacker, P., de Graaf, J., Hak-Lemmers, H. and Stalenhoef, A.: *Am. J. Clin. Nutr.*, **71**, 458-464, 2000.
54) Devaraj, S. and Jialal, I.: *Circulation*, **102**, 191-196, 2000.
55) Hattori, S., Hattori, Y., Banba, N., Kasai, K. and Shimoda, S.: *Biochem. Mol. Biol. Int.*, **35**, 177-183, 1995.
56) Kovarova, H., Necasova, R., Porkertova, S., Radzioch, D. and Macela, A.: *Proteomics*, **1**, 587-596, 2001.
57) Formica, S., Roach, T. and Blackwell, J.: *Immunology*, **82**, 42-50, 1994.
58) Arai, H., Mizuno, A., Matsuo, K., Fukaya, M., Sasaki, H., Arima, H., Matsuura, M., Taketani, Y., Doi, T. and Takeda, E.: *Metabolism*, **53**, 977-983, 2004.
59) Takeda, E., Arai, H., Muto, K., Matsuo, K., Sakuma, M., Fukaya, M., Yamamoto, H. and Taketani, Y.: *Forum of Nutrition*, Vol.59, eds, Tai ES and Gilles, KARGER (in press).

7

個人差のゲノム情報

今世紀に入りヒトゲノムプロジェクトが完了し，ポストゲノム研究がさかんに行われつつある．つぎのポストゲノムの大きな課題の1つは，遺伝子の機能解析であった．とくに，発生工学的操作が許されないヒトでは，遺伝子変異とその表現型の相関性の研究に注目が集まり，いち早くスタートしたのは医療の領域[1]で，たとえば，疾患とかかわる遺伝要因の解明であった．疾患のマーカー遺伝子の解析研究でもある．遺伝子マーカーについては，20世紀後半から解析されてきた．また，薬の効果と遺伝要因のファーマコゲノミクス領域[2]においても関心が高い．これらはヒトゲノム多様性プロジェクトとして，現在凄い勢いで日本はもちろん，世界的に進行している．

ヒトゲノムにはさまざまな種類の変異が存在し，その中である集団間で1％以上の変異が観察されるものを多型という．とくに一塩基が変異したものを一塩基多型（single nucleotide polymorphism：SNP）と呼び，「スニップ」と発音する．約30億塩基対からなるヒトゲノムでは，平均1000塩基対に1カ所すなわち1000万以上のSNPが存在する．SNPは存在する領域により，①遺伝子機能に関連するタンパク質のコード領域（cSNP），②タンパク質発現調節にかかわる領域（rSNP），③それ以外の領域（SNP）に分類される．このうち，①と②のSNPはアミノ酸置換を引き起こし，タンパク質の構造や機能の変化，あるいはタンパク質の発現量の差となり，最終的には表現型の差をもたらす．したがって，人間ひとりひとりの個性・体質・体つきなどの個人差は，SNPsに由来するところが大きいと予想される．

SNPの解析はシークエンス法，酵素反応法，

7. 個人差のゲノム情報

表 7.1.1 疾患の SNP データベース

データベース名	URL	備考
dbSNP	http://www.ncbi.nlm.nih.gov/SNP/	SNP のデータベース
The SNP Consortium	http://snp.cshl.org/	〃
JSNP	http://snp.ims.u-tokyo.ac.jp/	日本人 SNP とアレル頻度
OMIM	http://www3.ncbi.nlm.nih.gov/entrez/query.fcgi?db=OMIM	疾患に関連する遺伝子のデータベース
NCI CGAP-GAI	http://lpg.nci.nih.gov/	ゲノムデータベース

化学反応法などの原理にもとづいてさまざまな測定法が開発されている．たとえば，Direct Sequencing, RFLP, Taq Man, SBE (single base pair extension), Invader などである．最近では，既知の SNPs をアレイ化した DNA チップも使用可能である．詳細はほかの成書を参照していただきたい．約 300 万カ所存在する SNP が，どのような体質とリンクしているかの解析研究は，ポストゲノムプロジェクトとして世界中でスタートした．これらの成果はデーターベースに登録されている（表 7.1.1）．

生活習慣病は多因子（複数の遺伝子変異）疾患であり，個々の SNP の関与は少ない．それだけに多数のサンプル，ゲノムワイドの遺伝統計学など体系的な SNP 解析が求められている．

7.1 栄養スニップ

生活習慣病は老化と密接にかかわる．生活習慣病の発症や進行には，数多くの遺伝子群が関与している．それらの遺伝子群には SNP が存在する．このような遺伝要因は食事など環境要因と密接にかかわり，生活習慣病を引き起こす．すなわち，生活習慣病になりやすいかなりにくいかの個人差は，食事や環境（ストレスなど）が異なることも一因であるが，SNP が大きく影響していると考えられる．

機能性食品成分といえども食品の一部に含まれるので，これを摂取すると消化・吸収・代謝され，その過程で，機能性成分の効果が誘起する．つまり，機能性成分はトランスポーター・チャネル・レセプターなどを介して細胞に取り込まれたり，転写因子や酵素などに結合したり，また，代謝酵素により分解や修飾を受けたりする．この過程を介して生理効果を示すのである．ところがこの過程にかかわる分子群に SNPs があると，生理効果も大きく変動する．

たとえば，唐辛子の辛味成分カプサイシンの摂取によって分泌されるカテコールアミンを受容する $\beta 3$-アドレナリン・レセプター（$\beta 3$ AR）には 3 つの SNP (t/t, t/c, c/c) が報告されている（図 7.1.1）．ほとんどのヒトは，$\beta 3$ AR 1 の遺伝子配列が tgg (t/t, t/c) で 64 番目のアミノ酸がトリプトファン (Trp) であり，カテコールアミンを受容する．その結果，脂肪酸の β 酸化を誘導する．一方，tgg が cgg に変異する SNP (c/c) をもつヒトは Trp[64]→Arg[64] のアミノ酸置換を生じ，カテコールアミンを受容できない．その結果，脂肪酸の β 酸化を誘導できず，むしろ肥満の原因となる．すなわち，t/t, t/c のヒトにとってはカプサイシンは脂肪を燃焼するので肥満防止となるが，c/c のヒトでは肥満防止にはならない．まったく逆の生理効果を示す．肥満に関連した遺伝子の SNPs 調査から，$\beta 3$ AR 以外にも，脱共役タンパク質およびそのプロモーター（VCP 3-

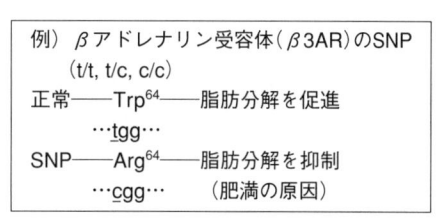

```
例) βアドレナリン受容体 (β3AR) の SNP
    (t/t, t/c, c/c)
正常 —— Trp[64] —— 脂肪分解を促進
    …tgg…
SNP —— Arg[64] —— 脂肪分解を抑制
    …cgg…       （肥満の原因）
```

図 7.1.1 塩基の相違で起こる多型

表 7.1.2 肥満関連の遺伝子多型（SNP）

遺 伝 子	機　　　能
レプチン受容体（LEPR）	脳の視床下部にあるレプチンを結合し，食欲を下げる．
ペルオキシソーム増殖剤活性化受容体（PPARα，γ2）	脂肪細胞の代謝酵素の合成を制御するステロイドホルモン受容体
カルパイン 10（CAPN 10）	糖尿病関連タンパク質水解酵素
アポリポタンパク質 E（Apo E）	血清脂質輸送，脳脂質代謝
脱共役タンパク質 2（UCP 2）	ミトコンドリアにおいてエネルギーを熱に変換する．
脱共役タンパク質 3 プロモーター（UCP 3-P）	ミトコンドリアにおいてエネルギーを熱に変換する UCP 3 を制御
脂肪酸結合タンパク質 2（FABP 2）	脂肪酸の吸収，輸送小腸上皮に存在，肥満に関与
小胞体脂肪輸送体（MTP）	小胞体における脂肪の輸送促進血清中性脂肪（トリグリセライド：TG）低下作用
SREBP 切断活性化タンパク質（SCAP）	SREBP の変換を通して高脂血症を防ぐ
アディポネクチン（AMP 1）	脂肪組織から分泌されて，肥満，糖尿病を予防するタンパク質

文献 3) から改変

P），レプチン受容体，アディポネクチンなどが報告されている（表 7.1.2）[3]．

日本でもミレニアムプロジェクトの一環として，おもに疾病の原因との関連性から SNP 解析が進められている．とくに，個人の体質にあった医療の取組みの一環として，疾病（がん，高血圧，糖尿病，免疫疾患など）と SNPs の関係を解明する研究が行われている[4]．

機能性食品はこれらの疾病を予防することを目指しているわけであり，将来「テーラーメード機能性食品」を開発するためには，疾病とくに食品に関連する表現型（体質）SNPs の解析研究は必須であろう．同じ食品を摂取しても，消化・吸収・代謝過程で各個人で SNPs があれば，当然その食品の栄養効果は異なる．ところがこのようなデータはほとんどなく，わずかにアルコール感受性とアルデヒド脱水素酵素遺伝子[5]，インスリン感受性と PPARγ 遺伝子[6]，食塩感受性とアンギオテンシノーゲン遺伝子[7]などが報告されているにすぎない．

味覚にも SNPs がある．ある種の苦味レセプターに SNPs をもつヒトたちがいる（図 7.1.2）[8]．彼らはブロッコリーの苦味成分

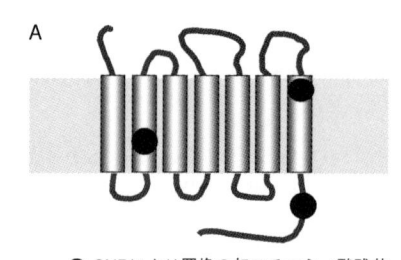

● SNPにより置換の起こるアミノ酸残基

フェニルチオカルバミド（PTC）

6-n-プロピルチオウラシル（PROP）

図 7.1.2 ヒト苦味レセプター（hTAS 2 R 38）（A）に SNP をもつヒトは,苦味化合物である PTC や PROP（B）の苦味感受性が劣る

（PROP）の感受性が低いため，年間のブロッコリー消費が高い傾向にある．現在，この人々を対象に，ブロッコリー摂取と生活習慣病との関連調査が進められている．また，マウスは系統差によ

り甘味レセプターにSNPsが存在し，シュクロースなどの甘味を感じない[9]．このような感覚機能におけるSNPs解析は，嗜好性と密接に関係することから機能性食品の重要なテーマの1つである．

2005年12月，ILSI主催のInternational Conference on Nutrigenomicsがシンガポールで開催された．ここにおいてもSNPs関連の研究発表があり，これは栄養とSNPsの関連研究の関心の高さを物語るものであろう．「Nutrigenomics and Chronic Inflammation」「Genetic, Plasma Lipid Level and Longevity」「Diabetes-polymorphisms and Dietary Influences」「Human Diversity, Genetic Variations and Nutritional Outcomes」などである．

機能性食品の生体・生理効果がすべてのヒトに共通ではない．個人の体質にあった食品（機能性食品）摂取こそ，疾病を抑え，健康寿命を延ばすことが期待される．そのためには，すでにデータベースに登録された1000万を超えるSNPsの中から，食品に密接に関係する"栄養SNPs地図"の作成は必須であろう．
　　　　　　　　　　　　　　　（阿部啓子）

参 考 文 献

1) The International HapMap Consortium : *Nature*, **426**, 789–796, 2003.
2) McCarthy, J. J. and Hilfiker, R. : *Nature Biotechnology*, **18**, 505–508, 2000.
3) Kagawa, Y., Yanagisawa, Y., Hasegawa, K., Suzuki, H., Yasuda, K., Kudo, H., Abe, M., Matsuda, S., Ishikawa, Y., Tsuchiya, N., Sato, A., Umetsu, K. and Kagawa, Y. : *Biochem. Biophys. Res. Commun.*, **295**, 207–222, 2002.
4) 村松正實編：The Frontiers in Medical Sciences ゲノムと疾患，南山堂出版，2004.
5) 香川靖雄：生活習慣病を防ぐ，岩波新書，2000.
6) Hara, K., Okada, T., Tobe, K., Yasuda, K., Mori, Y., Kadowaki, H., Hagura, R., Akanuma, Y., Kimura, S., Ito, C. and Kadowaki, T. : *Biophys. Res. Commun.*, **271**, 212–216, 2000.
7) Hunt, S. C., Cook, N. R., Oberman, A., Cutler, J. A., Hennekens, C., H., Allender, P. S., Walker, W. G., Whelton, P. K. and Williams, R. R. : *Hpertension*, **32**, 293–401, 1998.
8) Bufe, B., Breslin, P. A. S., Kuhn, C., Reed, D. R., Tharp, C. D., Slack, J. P., Kim, U. K., Drayna, D. and Wolfgang Meyerhof. : *Current Biology*, **15**, 322–327, 2005.
9) Nelson, G., Chandrashekar, J., Hoon, M. A., Feng, L., Zhao, G., Ryba, N. J. P. and Zuker, C. S. : *Nature*, **416**, 199–202, 2002.

7.2　病態スニップ

カロテノイドの研究を例にとりあげて経過をみてみると，はじめはβ-カロテンに関するデータを収集することが中心であったが，しだいにそのほかのカロテノイドに関する研究へと広がってきたことがわかる[1]．その経過の中で，リコピンなどの優れたものが見いだされてきた．最近では，β-クリプトキサンチンに関してもデータがそろってきており，種々のがんに対して予防効果が期待できることが示唆されている（表7.2.1）．

さて，食品因子を応用してがんなどの予防対策を考える場合，今後の方向性として個別化対策（テーラーメードのがん予防）が重要視されるようになるのは確実である．テーラーメード医療の取組みは広い範囲にわたって進展しており，当然のこととして予防医学分野も含まれているので，それと関連した食品機能評価においても対応が求められているわけである．

個別化対策をとるためには，指標として用いることができるものが必須であるが，現在とくに注目されているのが一塩基多型（single nucleotide polymorphisms : SNPs）である．すなわち，機能性SNPを指標として，多型タイプに適合させた食品因子を選択して効率のよいがん予防効果を得るという戦略がはじめられているのである．たとえば，SNPが原因でがん抑制遺伝子の発現量が低くなっているために，がんの発生リスクが高くなっている個人の場合，その遺伝子の発現を促進できる食品因子を投与することによって個別化対応のがん予防が可能となる．

以上のような視点から研究を進める場合，臨床疫学の手法をとることが最適である．実施例を以下に示す．

表 7.2.1 β-クリプトキサンチンのがん予防効果に関する疫学研究

研究対象臓器	
肺	*Cancer Epidemiol.Biomarkers Prev.*, **9**, 357-365, 2000.
	Cancer Epidemiol.Biomarkers Prev., **10**, 767-773, 2001.
	Cancer Epidemiol.Biomarkers Prev., **12**, 890-898, 2003.
	Cancer Epidemiol.Biomarkers Prev., **13**, 40-48, 2004.
	J. Epidemiol., **15 S**, S 140-149, 2005.
食道	*Nutri.Cancer*, **38**, 23-29, 2000.
膀胱	*Br. J. Cancer*, **85**, 977-983, 2001.

代表的ながん抑制遺伝子の1つである$p16$遺伝子をモデルとしてとりあげて研究が行われた．はじめに$p16$遺伝子が選択された理由は，ヒトにおけるがんにおいて関与している頻度が高い遺伝子であること，発現量の低下によって発がんリスクが高くなっている場合があることも知られていることなどの条件がそろっていたことにある．

まず，遺伝子発現に影響を及ぼすSNPが$p16$遺伝子の発現調節領域に存在することが見いだされた．すなわち，解析した約2.5 kbの領域で確認されたSNPsの中で，機能的なもの（Aである場合に，Gタイプよりも$p16$遺伝子発現が低い）が1カ所見いだされたのである．

そこでつぎに，Aタイプである場合に，がんの頻度が高くなるのではないかと予測して，症例・対照研究が行われた．その結果，食道がんのケースにおいて，確かにAタイプの頻度が高いことが見いだされ，統計学的にも有意差が認められた（表7.2.2）．

一方，食道がんの発生を予防する可能性のある食品因子として，先に示したようにβ-クリプトキサンチンが疫学的研究によって示されている．しかも，β-クリプトキサンチンがAタイプSNPのために低下している$p16$遺伝子の発現を促進させる活性をもっていることも証明されたのである．

以上の結果を総合してみると，AタイプSNPのために$p16$遺伝子の発現が低下し，食道がんの発症リスクが高くなっている個人に対して，β-クリプトキサンチンを用いたテーラーメイドのがん予防が可能であると考えられ，今後の展開が期待される[2]．

ところで，SNPsを指標として用いる個別化がん予防を目標とした研究はHapMapプロジェクトの第1段階が完了し[3]，さらに進展し続けていることから，今後ますます加速されるものと予測される．ゲノム全域にわたるSNPsパターン解析と食品機能評価を結びつけて研究することが実現しようとしているわけであり，注目するべき分野である．その進展によって，がんはもちろんのこと，多遺伝子疾患である生活習慣病全般にわたって，予防戦略は新しいステージへ移行することになる．そして，このステージにおいて疫学的研究手法が必須であり，ますます重要性が増すことは確実である． 〔西野輔翼〕

表 7.2.2 $p16$遺伝子一塩基多型に関する症例・対照試験

グループ	n	頻度（％）		
		A/A	A/G	G/G
健常人	19	(31.6)	(47.4)	(21.0)
食道がん患者	19	(68.4)	(26.3)	(5.3)

参考文献

1) IARC Working Group on the Evaluation of Cancer -Preventive Agents：IARC Handbooks of Cancer Prevention, Vol. 2, Carotenoids, IARC Press, Lyon, 1998.
2) 里見佳子, 西野輔翼：食総研プロジェクト研究「ゲノミクス及びプロテオミクスに基づいた食品成分の健康保持・増進機能」，平成16年度報告書，p. 3, 2005.
3) The International HapMap Consortium：*Nature*, **437**, 1299-1320, 2005.

索　引

ア

青葉アルコール　269
青葉アルデヒド　269
秋ウコン　122, 245
アクチン　34
アグリコン　199, 226, 229
アクリルアミド　428
アゴニスト　222
アシドリシス　104
アシル-CoA酸化酵素　93
アスコルビン酸　188, 195, 196, 197
アスパラギン型糖鎖　32
アスパルテーム　276, 358
アセサルファムK　279
アセチル-L-カルニチン　183
アセチルコリン　184
アセトキシチャビコールアセテート　246
アゾポリマー　378
アディポネクチン　224, 436
アディポネクチン遺伝子KOマウス　353
後味　286
アトピー性皮膚炎　89
アナンダミド　89
アブラナ科野菜　254
アホエン　255
アポトーシス　148, 177, 236, 247, 356
アポトーシス誘導　30, 147
アマニ油　135
アマランスタンパク質　26
アマローシアキサンチンA　144
アミノ酸スコア　21
アミノ酸組成　21
アミノ酸トランスポーター　36
アミラーゼインヒビター　23
アーユルヴェーダ　168
2-アラキドノイルモノグリセロール　89
アラキドン酸　83, 177
アラビノース　59

アリシン　255
アリナーゼ　254
アリルスルフィド　274
アリルメチルスルフィド　259
アルカロイド　264
アルコーリシス　104
アルツハイマー型認知症　92
アルツハイマー型老人痴呆　197
アルツハイマー病　92
アルテピリンC　210
α-ラクトアルブミン　30
α-スルフィニルジスルフィド類　256
α-トコフェロール　195
α-ヒドロキシ酸　189
α-ラクトアルブミン　27, 30
α-ラクトルフィン　30
α-リノレン酸　436
α-リポ酸　261
α-casozepin　45
α-lactorphin　46
α-TTP　156
アレルギー　74, 220
アレルゲン　7, 23, 40
アロエ　239
アロマテラピー　271
アンジオテンシン変換酵素阻害ペプチド　48
アンセリン　54
安全性ゲノミクス　428
アンタゴニスト　222, 239
アントシアニジン　238, 339
アントシアニン　199
アントラキノン　199

イ

異常クリプト　211
医食同源　2
イソチオシアネート　259, 269
イソフラバノン　222
イソフラバン　222
イソフラボノイド　222, 340
イソフラボン　134, 221, 343, 353,

400, 403
イソプレン　118
イソプレン側鎖　128
イソプレンユニット　118
イソペンテニル二リン酸　118
イソマルトオリゴ糖　61
一塩基多型　16, 431, 438, 441
I型アレルギー　149
1元配置分散分析　316
1次機能　4
1重項酸素消去　145
1日摂取許容量　281
1本鎖モネリン　287
一般臓性感覚神経　425
一般体性感覚神経　425
遺伝子多型　440
遺伝子発現　385
遺伝子発現プロファイル　386
イヌイット　90
異物応答部位　216
イプリフラボン　135
イワシ　34
因果　299
　　──の逆転　299
インスリン　237, 360
インスリン受容体遺伝子KOマウス　352
インスリン抵抗性　59, 434
インスリン非依存型糖尿病患者の改善効果　68
インスリン分泌非刺激性　278
インスリン様　31
インスリン様成長因子　395
インターフェロンγ　398
咽頭領域病原性細菌　272
インドール-3-アセトニトリル　267
インドール系アルカロイド　266
インドール-3-カルビノール　266

ウ

ウエスタンブロット法　360
上向き調節　387
ウコン　175

後ろ向き研究　303
うっ血性心不全治療　128
ウルソール酸　123
運動トレーニング　189

エ

エイコサペンタエン酸　83, 90, 110
栄養疫学　321
栄養価計算　323
栄養機能タンパク質　27
栄養素成分表テーブル　333
疫学　294
エクオール　223, 225, 226
エクオール産生菌　228
エクオール排泄者　228
エコロジカル研究　295
ACシリーズ　256
エステル交換反応　101
エステル交換油脂　99
17β-エストラジオール　417
エストロゲン　417
エストロゲン様作用　209
エッセンシャルオイル　268
エネルギー換算係数　280
エネルギー産生系　243
エネルギー代謝　266
エネルギー調整　327
エネルギー密度法　327
エピガロカテキンガレート　357
エピゲノミクス　383
エリスリトール　279
炎症　432
炎症性サイトカイン　432
炎症性腸疾患　78
エンテロジオール　169
エンテロラクトン　136, 169
エンドトキシン　434

オ

横断研究　295, 298
15'-オキシゲナーゼ　143
オステオカルシン　132
オスモチン　25
オッズ比　305
オート麦　68
オピオイド　28
オピオイドペプチド　43
オボアルブミン　32
オボトランスフェリン　32
オミクス　14, 383
オリゴ糖　60
オリザシスタチン　25, 287

オリザニン　2
オルソログ　426
オルトジオール　215
オレアノール酸　123
オレイン酸　168, 436

カ

回帰直線　318
回帰分析　318
壊血病　189
カイ（χ）2乗検定　318
階層的クラスター解析　391
回腸収縮活性　28
介入研究　294, 305
介入試験　150, 294, 306
海馬　87
外部比較　316
カイロ-イノシトール　58
カイロミクロン　98, 142
カイロミクロンレムナント　99
化学関連テーブル　333
化学発光検出-高速液体クロマトグラフ　163
化学物質　347
化学物質機能テーブル　334
化学物質機能分類テーブル　334
化学物質テーブル　334
化学物質分類テーブル　334
化学マーカー　386
核酸合成　185
革新的食品機能評価法　364
核内因子 κB　432
核内レセプター　143
陰膳法　321, 329
過酸化脂質　93
過酸化脂質紅斑　152
過酸化水素　195
過酸化水素系　196
果実酸　190
過小申告　325
カスパーゼ　236
カゼイン　27, 356, 394
カゼイン分解物　38
カゼインホスホペプチド　52
過大申告　325, 326
カツオ　34
活性酸素　159, 161
活性酸素種　177
活性酸素傷害バイオマーカー　372
褐変　281
カテキン　231, 339, 357
カテコール　215, 232, 234, 238

カテコール-O-メチル転移酵素　238
カドミウム　428
過敏性腸症候群　80
カフェイン　265
カフェ酸　191, 192, 193, 194, 196, 197
カフェ酸メチルエステル　197
カプサイシノイド　266
カプサイシン　266
カプサンチン　144
カプサントン　144
カプレニン　104
味覚変革物質　287
ガラクツロン酸　70
ガラクトオリゴ糖　62
ガーリックレクチン　288
カルシウムイメージング法　284
カルシウム吸収促進　282
ガルシニア　249
ガルシノール　249
カルニチン　183
カルノシン　54
カルノソール　249
加齢　433
加齢性黄斑変性症　151
加齢性網膜黄斑変性症　151
ガレート　236, 238
ガレートエステル　234, 237
カロテノイド　330, 343
カロリー制限　363, 384, 385
がん　78, 188, 223
柑橘類　231
緩下作用　278
還元因子　215
観察研究　294, 295
含酸素カロテノイド　138
環状カロテノイド　138
感染特異的タンパク質　23
感染防御　77
甘草　272, 273
　――の抗菌成分　273
カンタキサンチン　144, 149
カンナビノイド　89
（+）-カンファー　120
γ-アミノ酪酸　81
γ-カルボキシグルタミン酸　130
γ線照射　215
甘味活性部位　286
がん予防　330
含硫化合物　330, 344

索　引

キ

記憶増強ペプチド　47
気管支喘息　265
記述疫学　295, 296
記述疫学研究　295
キシリトール　280
キシロオリゴ糖　60
キシロース　288
季節間変動　323
キノアタンパク質　26
機能性因子テーブル　334
機能性食品　5, 7, 217, 365, 382, 384, 431, 439, 441
機能性食品因子　330
機能性食品ゲノミクス　12
機能評価　347
機能評価テーブル　334
機能分類　332
キノコ由来多糖　66
キノンレダクターゼ　177, 260
揮発性成分　268, 344
基本属性　295
キモトリプシン　33
偽薬　306
ギャバロン茶　182
嗅覚受容体　271
9-シス-β-カロテン　145
吸収　178
強心性　265
共生効果　60
鏡像異性体　228
共役二重結合　140
寄与危険　302
寄与率　324
均一多糖　65
ギンコライド　122
筋繋タンパク質　33
金属タンパク質　30
筋肉タンパク質　33

ク

偶然誤差　312
クエン酸　189
果物　203
クマル酸　199
クーメスタン　134
クラスター　392
グリシテイン　223
グリシニン　24
グリセミックインデックス　436
グリセロ糖脂質　111, 112
グリセロリン脂質　109
グリセロールリン酸シャトル　243
グリチルリチン酸　123
クリプトクロロゲン酸　191, 192
グルカゴン　360
クルクミン　175, 208, 245
クルクリゴ　287
グルクロン酸　70, 209
グルココルチコイド受容体　360
グルコシノレート類　259
グルコース輸送担体　236
グルタチオンSトランスフェラーゼ　260, 434
グルタチオンS-転移酵素　209
グルタチオントランスフェラーゼ　177
グルタミン酸トランスポーター　185
グルタミン酸レセプター　184
グルタミンペプチド　40
グルテン　394
クロシン　149
黒酢　187
クロストリジウム菌　61
クロッカスレクチン　288
クロロゲン酸　191, 192, 193, 194, 198, 208

ケ

経口サンプロテクタント　152
経口免疫寛容　41
経腸栄養剤　38
系統誤差　312, 325
桂皮酸　193, 195, 196
ケース・コントロール研究　295
血圧降下　81, 183
血液凝固　130
血液タンパク質　39
血液脳関門　182, 184
結果　298
血管　34
血管新生　236
月経前症候群　89
血小板凝集阻害　28, 256
血清アルブミン　27
血清脂質低下作用　57, 69
血清プロテオミクス　363
欠損　313
結腸がん　211
血糖値　236
血糖値曲線下面積　60
血糖値上昇抑制　283

血糖値上昇抑制効果　60
ゲニステイン　221, 225, 356
ゲノム科学　427
ゲノム情報　424
ゲノムデータベース　426
ケルセチン　356
腱　34
原因　298
顕在的生理機能　27
検定　314, 392
　　——の多重性　392

コ

抗アナフィラキシー活性　28
抗う蝕活性　273
抗う蝕作用　57
抗う蝕性　278
抗炎症作用　175
高カイロミクロン血症患者　100
抗がん作用　139
香気成分　269
抗菌活性　30
抗菌機能　271
抗菌ペプチド　43
高血圧自然発症ラット　351
高血圧抑制効果　68
高血圧抑制作用　57
抗原展示　415
抗骨粗鬆症作用　169
高コレステロール　30
抗酸化　164, 232
抗酸化機能　273
抗酸化作用　159, 177, 188
抗酸化性　167, 345
抗酸化能　208, 214, 235, 238, 242
抗酸化ペプチド　43, 54
高脂肪食　405
口臭　259
抗腫瘍性機構　65
香辛料の精油　274
構造形成　415
構造脂質　99, 104
　　——の化学的合成　101
　　——のリパーゼによる合成　103
酵素阻害ペプチド　43
抗体チップ　377
抗脱毛ペプチド　52
好中球　375
更年期障害　229, 417
更年期症状　135
効能評価テーブル　333
抗肥満効果　405, 408

抗変異原性　274, 275
酵母　279
交絡因子　299, 300
5α-還元酵素　223
呼吸鎖電子伝達系　128
ココア　15, 404, 408
ココア代替物　405
個人　295
個人差　16
骨芽細胞　420
骨吸収効果　31
骨形成　419
骨形成促進　31, 64
骨折率　131
骨粗鬆症　131, 135, 225, 233, 422
骨粗鬆症抑制作用　57, 63
五訂日本食品標準成分表　336
コニフェリルアルコール　168
コハク酸脱水素酵素　242
コーヒー酸　191, 192
コプラナー　208, 216, 239
コホート研究　295, 301, 302
ゴマ　15, 166
ゴマ油　135, 167
ゴマ脱脂粕　172
ゴマタンパク質　26
ゴマリグナン　166
コムギ由来ペプチド　39
米ぬかタンパク質　25
米ぬかトコトリエノール　165
コラーゲン　34, 395, 420
コラーゲンペプチド　39
コリンエステラーゼ阻害　267
コレステロール　356, 387, 395
コレステロール合成　410
コレステロール代謝　400
コレステロール低下　30, 134, 165
コレステロール低下ペプチド　52
コレステロール抑制作用　57
根菜　203
混成多糖　65

サ

サイクリックアデノシン一リン酸　265
サイクリックグアノシン一リン酸　265
サイクリンD　219
再現性　329
最小値　311
再石灰化効果　65
最大値　311

細胞維持　415
細胞間ギャップ結合　149
細胞間のギャップジャンクションの増強　147
細胞周期　176, 211, 219, 236
　　——の阻害　147
細胞成長　415
細胞内レドックス　258
催涙性因子　258
魚油　435
酢酸　187
サケ　34
サプリメント　168, 175
サポニン　400
サモリン　170
サラトリム　104
3-O-メチル-D-カイロ-イノシトール　58
酸化ストレス　156, 197, 274, 435
酸化ストレスバイオマーカー　369
参考文献テーブル　334
3次機能　4, 27
酸性多糖　70

シ

ジアシルグリセロール　97
シアル酸　58
シイタケ　65
3,3'-ジインドリルメタン　267
紫外線　202
色素性網膜炎患者　152
シキミ酸　199
シクロオキシゲナーゼ　177
シクロオキシゲナーゼ-2　148, 244
時系列研究　297
ジケトピペラジン　278
指向性エステル交換　103
自己組織化マップ　393
脂質　96
脂質過酸化　159, 161
脂質過酸化バイオマーカー　369
脂質過酸化反応　129
脂質代謝　99, 408
脂質代謝調節ペプチド　52
脂質ヒドロペルオキシド　146, 161, 195
脂質ペルオキシド　195
シス型　145
シスタチン　25
シスチン　429
システインスルフォキシド類　254
ジスルフィド　270

自然抵抗性マクロファージタンパク1　432
自然免疫　68
シゾフィラン　66
下向き調節　387
ジチイン　255
神経伝達物質　182
必須アミノ酸　21
質的変数　314
疾病予防バイオマーカー　363, 365
疾病リスク低減表示　10
質量分析装置　366
ジテルペン　122
シトクローム$P450$　216
シトクローム c　236
シトクロム$P450$　209
シナプトソーム　197
脂肪細胞　236
脂肪細胞分化　362
脂肪酸結合タンパク質　402
脂肪酸合成　400, 408
　　——の抑制　410
　　——の活性化　410
脂肪酸代謝　183
脂肪酸の結合位置　99, 100
死亡率　295
ジホモ-γ-リノレン酸　83, 89
ジメチルアリル二リン酸　118
11Sグロブリン　400
重回帰分析　318
13-シス-βカロテン　144
従属変数　318
集団　294, 295
集団特性　295, 310
宿主介在性　65
寿命　433
腫瘍壊死因子　66
順位相関係数　317
循環器疾患　213, 224
ショウガ科植物　244
消化管プロテアーゼ　36
消化吸収と代謝　97
消化吸収率補正—アミノ酸スコア法　21
消化抵抗性　22
上限摂取量　429
上限値　136
条件付健康強調表示　11
小腸上皮細胞　36
蒸発型光散乱検出器　111
情報伝達　415
生薬　203

索引

しょうゆ多糖　70
症例群　303
症例対照研究　295, 303, 304
初期免疫　31
食後血糖上昇抑制効果　69
食事アセスメント　321
食事思い出し法　321
食事記録法　321, 327
食事誘発性体熱産生　100
食事歴法　321, 328
食事歴法質問票　328
食道がん　442
食品安全委員会　136
食品含量　346
食品含量テーブル　333
食品機能　346
食品機能テーブル　333
食品機能論　4
食品区分テーブル　334
食品情報　346
食品情報テーブル　333, 334
食品成分表　323, 324
食品タンパク質の栄養価　21
食品分類テーブル　334
植物エストロゲン作用　169
植物スタノール　134
植物性エストロゲン　134
植物性食品　202, 219
植物性タンパク質　20
植物プロテアーゼ　35
植物ホルモン　166
食物アレルギー　40
食物繊維　61
女性ホルモン　417
ショ糖　277
シリマリン　233, 249
白ウコン　245
CYP酵素　243
神経管閉鎖障害　185
神経障害　197
腎結石　189
心疾患　399
腎障害　403
心臓血管系疾患　151
心臓血管病　188
神農本草経　168
シンバイオティックス　60
信頼区間　314
心理・生理的機能　271

ス

水銀　428

水酸基　208, 214
水蒸気蒸留法　268
水素添加法　278
随伴陰性変動　271
水溶性食物繊維　69
スエヒロタケ　66
スカベンジャーレセプタークラスB
　タイプI　142
スギ花粉症　70
スキャタープロット　391
スクロース　63
ステロイド異化　400
ステロール　133
ステロール糖脂質　111
ストレス　80
ストレプトゾトシン誘発糖尿病動物
　350
スーパーオキシド　272
スフィンゴ糖脂質　111, 114
スフィンゴミエリン　106, 108, 109
スプラウト　260
スペクトル　201
スルフィド　269
スルフォラファン　260

セ

生活習慣病　363, 439
正規化　390
正規分布　311
精神運動発達指標　86
生態学的研究　295, 297
生体指標　321, 329, 369
生体・生理効果　441
生体内利用率　179
生体利用性　142
整腸効果　413
整腸作用　57, 62, 80
成分間相互作用　382
性ホルモン結合グロブリン　223
性ホルモン結合タンパク質　136
精油　268
精油成分　268
生理機能性ペプチド　27
ゼキサンチン　151
積率相関係数　317
セコイソラリシレシノール配糖体
　135
セサミノール　168, 170, 172
セサミノールカテコール　172, 173
セサミン　15, 93, 168, 170
セサモリノール　168
セージ　272

セスキテルペン　121, 275
摂取量　327
摂食調節ペプチド　50
セファリン　106
セペン　256
ゼラチン　34
セラミド　116
セルピン　32
ゼルンボン　248
潜在的生理機能　27
選択的エストロゲン受容体修飾因子
　222
前立腺がん　148

ソ

相関　317
相関係数　317
相関分析　317
増強機能表示　10
総コレステロール　59
相殺的　382
早産児　86
相乗的　382
増殖因子　148
相対危険　302
相対的発現量　390
層別解析　301, 320
測定誤差　294, 312
測定方法テーブル　334
疎水ポケット　216
ソバタンパク質　26
ソーマチン　283
ソマトスタチン　403
ソラニジン　267
ソラニン　267
ソルビトール　281

タ

第一相解毒酵素　261
ダイオキシン　217, 237
ダイオキシン受容体　216
体脂肪蓄積抑制効果　100
代謝　178, 415
対照群　303
大豆タンパク質　387
大豆由来ペプチド　39
ダイゼイン　226
大腸がん　402
大腸菌　285
タイトジャンクション　37
体内吸収機構　212
体内半減期　213

索引

ダイフラクトースアンハイドライド Ⅲ 63
タイム 274
ダイレクトエステル交換 102
多剤耐性関連タンパク質 213
多重共線性 319
妥当性 329
多糖類 65
ダネット検定 317
多変量解析 301, 318, 320
卵タンパク質 27
タマネギ 202, 254
ダミー変数 319
ターメリック 175, 245
ターメロン 122
炭化水素カロテノイド 138
短鎖脂肪酸 279
胆汁酸 133
胆汁酸分泌促進作用 30
単純脂質 96
単純フェノール類 338
単糖 57
タンニン 234
タンパク質機能調節作用 208, 238
タンパク質分解物 35
タンパク質マーカー 386
断面研究 295

チ

チェックポイント 219
チオ亜硫酸 259
チオプロパナール-S-オキシド 258
チオールスルフィネート類の抗菌活性 255
チミジングリコール 374
茶葉 234
中央値 311, 316, 390
中間因子 299
中鎖脂肪酸 93, 100
中鎖・長鎖脂肪酸トリアシルグリセロール 94, 104
中枢興奮作用 265
中性脂肪 436
腸管吸収 36
腸肝循環 226
腸管免疫系 79
長期増強 87
長期毒性試験 278
長鎖イソプレノイド 140
調査期間 322
長寿 437

調製乳 86
腸内細菌 75, 413
腸内細菌叢 61, 226, 227
腸内腐敗産物 63
腸内フローラ 61, 74, 226
調理 203
チロシン 373

ツ

追跡研究 301
通年性アレルギー 70
月見草油 89

テ

テアニン 184
テアフラビン 234
低アレルゲン化小麦粉 41, 397, 428
低アレルゲン化素材 41
低アレルゲン化タンパク質分解物 40
低アレルゲン米 8, 15, 40
低分子甘味料 284
テオフィリン 265
テオブロミン 265
適性摂取量 382
テストステロン活性化 148
データの正規化 332
データベース 430, 441
テトラヒドロクルクミン 178, 179
テーラーメード医療 441
テーラーメード 17
テーラーメード機能性食品 440
テルペノイド 343
テルペン 118
テルペン類 331
電子伝達系 242
転写因子 359
転写因子 CREB 360
転写因子 Nrf2 261
転写因子 SREBP 360
転写活性化ドメイン 359

ト

糖アルコール 278
糖脂質 111
糖タンパク質 30
同定の手順 201
糖尿病 224, 366, 367
動物疾病モデル 365
動脈硬化 132, 185
動脈硬化予防 150
動脈弛緩ペプチド 49

トキシコゲノミクス 383, 428
ドキソルビシン 184
特定保健用食品 9, 62, 90, 94, 136, 280, 412
トクホ 9
独立変数 318
ドコサヘキサエン酸 83, 91, 110, 170, 370
トコトリエノール 156, 158, 159, 165
トコフェロール 156, 158, 159, 195
ドーパミン 183, 209
トポイソメラーゼ 220, 224
トランス型 140
トランスクリプトミクス 14, 383, 385
トランスクリプトーム 428
トランスレスベラトロール 356
トリアシルグリセロール 97, 97
トリオール 215
トリテルペン 123
トリプシン 33
トリプシンインヒビター 23, 285
トリプトライド 250
1,3,7-トリメチルキサンチン 265
トルライクレセプター 66
トレハロース 63
トロポニン 34
トロポニン C 34
トロポミオシン 34
トロンポキサン 177

ナ

内閣府・食品安全委員会 229
内臓脂肪 436
内部比較 316
ナチュラルキラー細胞 68
ナツメグ 272, 273
ナトリウム依存型グルコース輸送担体 213
7Sグロブリン 400
鉛 428
ナリンジン 353
ナンキョウ 246
軟骨 34
難消化性デキストリン 69

ニ

苦味ペプチド 36, 41
肉関連ペプチド 38
肉タンパク質 33
ニコチン性アセチルコリン受容体

265
2次機能 4
2次代謝産物 118
二重盲検試験 58
24時間思い出し法 321
日間変動 322, 323
8-ニトログアニン 375
日本食品アミノ酸組成表 337
日本食品脂溶性成分表 338
日本フードファクター 12
乳がん 135, 228
乳酸菌 74, 413
乳酸濃度 190
乳清タンパク質 30, 355
乳タンパク質 27
乳頭 423
乳糖フロリジン加水分解酵素 212
乳由来ペプチド 37
ニュートラスーティカル 11
ニュートリゲノミクス 13, 383, 384, 385, 386, 387, 428
人数 319
ニンニク 254
ニンニク臭 259

ネ

ネオキサンチン 149
ネオクリン 287
ネオクロロゲン酸 191, 192, 193
ネオテーム 358
ネギ属野菜 254

ノ

脳機能改善 184
脳機能改善作用 182
脳血管性認知症 92
脳波事象関連電位 87

ハ

パイエル板 414
バイオアベイラビリティ 208
バイオマーカー 11, 228, 321, 366, 367, 369, 386
ハイゴショウ 273
排泄 213
配糖体 199, 226, 238
ハイブリダイゼーション 389
培養細胞 355
白内障 151
はずれ値 318
パーセンタイル 311
肌質改善効果 58

発がん 245
発がんイニシエーション 219
発がん抑制 258, 267
発がん抑制効果 259
発現プロファイル 366
発酵 171
発酵食品 61
ハナショウガ 245
バニリン酸 191, 192
バニロイドレセプター 266
パプアメース 273
パラオキソナーゼ-1 434
パラチノース 436
パルテノライド 121
パルミチン酸 99
馬鈴薯デンプン 69

ヒ

ピアソン相関係数 391
ヒアルロン酸 70
非う蝕性 278
非栄養機能タンパク質 27
非栄養素 382
ヒエタンパク質 26
ビオカニンA 222
比較基準 316
比較試験 306
光ストレス 151
光増感酸化反応 145
非還元糖 63
非環状カロテノイド 138
p-クマル酸 191, 192, 193, 194, 196, 197
p 53 177, 219
p 16 遺伝子 442
ヒスタミン分泌 220
微生物由来プロテアーゼ 36
ヒ素 428
ビタミンE 156, 158, 168, 435
ビタミンEラジカル 129
ビタミンF 84
ビタミンK 130
ビタミンC 188
ビタミンD受容体遺伝子KOマウス 353
ビタミンP 233
必須アミノ酸 27
必須脂肪酸 84
ビテロゲニン 33
ヒト前骨髄性白血病細胞 148
8-ヒドロキシグアノシン 214
8-ヒドロキシデオキシグアノシン

373
p 21 219
p 27 219
ピニトール 58
ピノレジノール 168
ビフィズス菌 61, 74, 283, 413
ビフィズス菌増殖活性 57
皮膚水分含量 71
非プロビタミンAカロテノイド 139
ピペリン 266
肥満 237
非メバロン酸経路 118
標準化 312
標準誤差 313
標準偏差 311, 313, 320
病態モデル動物 353
病名テーブル 334
貧血性溶血 259

フ

ファゴサイトシス促進ペプチド 51
ファルマコゲノミクス 383
フィトケミカル 330
フィード・バック 387
フィード・フォワード 387
フィブリノゲンレセプター 258
フィロキノン 130
フェニルアラニン 199
フェニルケトン尿症 42, 277
フェニルプロパノイド 191, 199, 209
フェネチルイソチオシアネート 245
フェノール酸 191, 192, 195, 196, 197
フェルラ酸 191, 192, 193, 194, 195, 196, 197
フォトダイオードアレイ 200
フォルスコリン 122
複合脂質 96
フコキサンチン 144, 149
フコース 288
ブナシメジ 124
不溶性グルカン 280
フラクトオリゴ糖 225, 353, 412
プラシーボ 306
プラズマローゲン 106, 109
フラバノール 339
フラビン 241
フラビン酵素 242
フラビンタンパク質 241

フラボノイド 199, 330, 338
フラボノール 199, 338
フラボン 199
フリーラジカル連鎖過酸化反応 146
プレニル 211
プレニルフラボノイド 211
プレバイオティクス 60, 187, 283, 414
フレーバーエンハンス 277
プログレッション 219
プロコラーゲンIα 421
プロスタグランジン 95, 177
プロスタグランジンE2 148
ブロッコリー 259
プロテアーゼインヒビター 32
プロテインチップ 365, 384
プロテオミクス 14, 363, 383, 384
プロテオーム 363
プロバイオティクス 60, 74
プロピオン酸 187
プロビタミンA 139
プロポリス 210
ブロメリン 27
プロモーション 219
プロモーター領域 361
ブロモチロシン 373
分化誘導 147
分散分析 316
分析疫学 295
分配係数 196
分布 311
分離大豆タンパク質 24, 400

ヘ

平均 311
──への回帰 309
平均値 313
閉経後女性 229
便性・便秘改善 63
閉塞性動脈硬化症 90
ペオニフロリン 121
ヘスペリジン 353
ベースライン調査 302
β-casomorphin 43
β-lactorphin 46
β-lactotensin 30, 47
β-アドレナリンレセプター 266
β-アミロイド 197
β-イオノン環 140
β-カロテン 15 143
β-クリプトキサンチン 441

β-グルカン 65
β-グルクロニダーゼ 214
β-グルコシダーゼ 213, 226
β-コングリシニン 24
β酸化 183
β-ラクトグロブリン 27, 356
β-リベチン 33
β3AR 439
β3-アドレナリン・レセプター 439
ヘテロサイクリックアミン 218
ペプシン 33
ペプチド 331
ペプチドトランスポーター 36
ヘミテルペン 118
ヘモグロビン 34
ペリリルアルコール 121
ペルオキシゾーム増殖因子応答性受容体 93, 224, 362, 436
ペルオキシナイトライド 147
偏回帰係数 318
変形性関節症改善効果 58
偏相関係数 318
ベンゾキノン環 128

ホ

抱合 209, 210, 214
抱合化 194
芳香族炭化水素受容体 216
抱合体 178, 214
飽和脂肪酸 99
保健機能食品 9, 132
補酵素 241
母集団 313
ポストゲノム 13, 383, 438
ホスビチン 33
ホスファチジルイノシトール 107
ホスファチジルエタノールアミン 107
ホスファチジルグリセロール 107
ホスファチジルコリン 107
ホスファチジルコリンヒドロペルオキシド 109, 163
ホスファチジルセリン 107
ホスファチジン酸 107
ホスホジエステラーゼ 265
ホスホリパーゼA$_2$ 90
補体C5a 47
補体C3a 47
没食子酸 191, 192, 193
母乳 86
骨 34

ホモシステイン 185
ボラージ油 89
ポリスルフィド類 258
ポリテルペン 124
ポリフェノール 331, 338, 356
ポリメトキシフラボン 216, 219
ホーリンフェノール試薬 200
ホルモノネチン 222
ホルモン様作用 23

マ

マイクロダイアリシス 184
膜電位 424
マクロファージ 66, 372
マスキング作用 277
末梢感覚神経節 425
マトリクスGlaタンパク質 131
マトリックスメタロプロテアーゼ 236
マトリックスメタロプロテイナーゼ-7 249
マルチトール 282
マロンアルデヒド 372
慢性気管支炎 265
マンニトール 281
マンノース 288
マンノース結合サイト 288

ミ

ミエロペルオキシダーゼ 146
ミオ-イノシトール 58
ミオグロビン 194, 195, 196, 197
ミオシン 33
味覚 423, 440
味覚修飾活性 287
味覚修飾物質 287
味覚受容体 423
味細胞 423
味神経 425
ミセル構造 107
ミツバチ 417
ミトコンドリア 242
みどりの香り 269
ミネラル吸収促進ペプチド 53
未病期 363
ミュータンス菌 278
ミュータンスレンサ球菌 64
味蕾 423
ミルク塩基性タンパク質 31
ミルクシスル 249
ミロシナーゼ 259

ム

ムコ多糖類 70
無作為化 301
無作為化割付 306
虫歯 280

メ

メイラード反応 279, 280
メタノール 277
メタボライト 386
メタボリック・シンドローム 4
メタボロミクス 14, 383
メタボローム 428
メタロチオネイン 401
メタン資化酵母 285
メチルアリルトリスルフィド 256
メチルキサンチン 265
メディアン 316
メトキシフラボン 212
メナキノン 130
メバロン酸経路 118
メラノイジン 169
免疫応答 415
免疫応答系細胞 65
免疫機能の亢進 147
免疫グロブリン 27, 31
免疫担当細胞 375
免疫調節ペプチド 51
免疫賦活化作用 57
免疫賦活作用 149
(−)-メントール 121

モ

盲検化 306
モネリン 286, 358
モノクローナル抗体 375
モノテルペン 120
モリス型水迷路 87

ヤ

薬害 233
薬食同源 2
薬草 239
薬物代謝系 209, 218, 234, 243
薬物代謝第 II 相酵素 267
野菜の香気成分 268

ユ

有意水準 314
有意性検定 314
有郭乳頭 424

誘導型一酸化窒素合成酵素 67, 247
誘導脂質 96
ユキノハナレクチン 288
ユビキノール 128
ユビキノン 128

ヨ

葉酸 185, 203
4-ヒドロキシノネナール 170

ラ

酪酸 187
ラクチトール 283
ラクトース 63
ラクトスクロース 62
ラクトフェリシン 30
ラクトフェリン 27, 30, 355
ラクトフェロキシン 30
ラジカル捕捉 129, 145
Russel 機構 146
ラベンダーの鎮静効果 271
卵黄 31
卵巣 422
卵巣摘出動物 351
ランダム化 301
ランダム化割付 306
ランダム化割付比較試験 294, 306
卵タンパク質 31
卵白 31
卵由来ペプチド 38

リ

リガンド 284
リグナン 134, 166, 208
リコペン 150
リゾチーム 30
利尿性 265
リノール酸 84, 168, 370
リポ多糖 247
リポタンパク質 32
リポタンパク質リパーゼ 282
リポビテリン 33
(−)-リモネン 121
硫酸転移酵素 213
流動モザイクモデル 108
量的変数 314
緑茶 203
リレーショナル型データベース 332
リンゴ酸 190
リンゴ酸-アスパラギン酸シャトル 243

リン酸化オリゴ糖 64
リン脂質 106
臨床ゲノミクス 431

ル

ルシフェラーゼアッセイ 360
ルシフェラーゼ酵素活性 361
ルチン 356
ルテイン 151
ルペオール 123

レ

レクチン 23, 289
レジスタントプロテイン 22
レシチン 106
レスベラトロール 208
レセプター 284
レチナール 143
レチノブラストーマ 211
レチノール 143
レチノール脂肪酸エステル 143
レポータージーン 361
レポータージーンアッセイ 418
レモン果汁 190
レモンフラボノイド 353
レンチナン 65

ロ

ロイコトリエン 95
ロイシン 429
老化促進モデルマウス 352
ローズマリー 249, 272, 274
ロドプシン 238
ローヤルゼリー 417, 429
ワサビ 261
ワサビスルフィニル 261
ワーファリン 132

欧文

ACE 阻害ペプチド配列 30
acf 248
ADI 280, 281
Affymetrix 社 406
AhR 216, 237, 239
AIN-93 G 405
albutensin A 47
A. oryzae 289
AP-1 247
apoE 176
apolipoprotein CIII 367
ATBC 150
ATP 242

AZL　370

Bcl-2 ファミリー　236
Bifidobacterium　75
Bonferroni　392

Caco-2　37, 210
cAMP　265
CAPE　192, 194, 198
CARET 研究　150
casoxin　47
casoxin D　50
CAS 番号　332
(+)-catechin　339
cGMP　265
ChemFinder. com　336
Cip ファミリー　219
CL-HPLC　163
c-neu proto-oncogene　402
CNV　271
connexin 43　149
CRP　433
CS-リアーゼ　269
cyclin D 1　402
CYP　209
CYP 1 A 酵素　239
CYP 7 A 1　401
CYP 酵素　218
cysteinylated transthyretin　367

db/db マウス　350
DGLA　83, 89
DHA　83, 91, 370
DHT　223
DIT　100
DKP　278
DNA 結合ドメイン　359
DNA 酸化傷害バイオマーカー　373
DNA マイクロアレイ　14, 384, 388, 394, 399, 420, 424
DNA マイクロアレイ解析　404, 408, 406
DNA マーカー　386
DNA メチル化　185
DNA/RNA プロセシング　415
dopamine D_1　30
DOX　184

E 2 F　211, 219
EGF レセプタータンパク　148
EGFR　177

ELISA 法　378
ELSD　111
EPA　83, 90
(-)-epicatechin　339
ER　222, 226
ERE　417
exorphin　45

FAD　241
FDR　392
FFF 含量　347
FMN　241
FOS　225
Foxo　360

GABA　81, 182
GABA 受容体　182
GENE ONTLOGY　415
GeneChip　364, 414
GK ラット　351
GLUT 4 遺伝子 KO マウス　353
GPCR　284
GRAS　280
GST　434
gut-associated lymphoid tissue　414
G タンパク質共役型受容体　284, 423
HDL-コレステロール　59
HEK 細胞　284
HEL　370
HerbMed　336
Hill の基準　310, 311
HMG-CoA 還元酵素　224, 233
HMG-CoA レダクターゼ　128
HNF-4　360
HTST　277

IBD　78
IBS　80
IgA　77, 414
IgE 抗体　75, 150
IGF-1 受容体遺伝子 KO マウス　352
IGF-I　148
IL-10　432
IL-6　148, 433
iNOS　247
interferon gamma　414
isorhamnetin　339

JECFA　278

kaempferol　339
Kip ファミリー　219
klotho マウス　352
k-means 法　393

Lactobacillus　75
lactoferricin　54
lactostatin　53
LCT　94
LD　281
LD_{50}　281
LDL　170, 214
LDLR　176
LF 合成酵素　258
Linxian study　150
LOOH　161
LPL　282
LPS　247
LTP　87

malic enzyme　401
MAPK　250
MAP キナーゼ　236
MCF-7　418
MCT　94
MHC クラス II 分子　149
MIF　124
MK-4　131
MK-7　131
MLCT　94, 104
MMP　236
MySQL　332

N-アセチルグルコサミン　58, 70
N 型糖鎖　288
n-3 系脂肪酸　83
n-3 多価不飽和脂肪酸　435
n-6 系脂肪酸　83
N^ε-azelayl-lysine　370
neocasomorphin　46
N^ε-hexanoyl-lysine　370
NFκB　247, 432
NF-κB　67, 177, 198, 226
NK 細胞　78
NMR　286
NOD マウス　350
NRAMP 1　432
Nrf 2　209, 248
NT_2 レセプター　30

OCIF 遺伝子欠損マウス　352

索引

O-DMA　226
8-OHdG　210, 214
OLETFラット　365
ONOO　147
oryzatensin　47
ovokinin　49

paraoxonase-1　434
PCOOH　163
PDE　265
perilipin　361
Physician's 研究　150
phytochemicals　382
polymeric immunoglobulin receptor　414
PON 1　434
PPAR　170, 177, 362
PPARs　436
PPAR-α　224
PPAR-γ　225, 410
PPSRγ　362
PR-Ps　23
PubMed　336
PUFA　435

quercetin　339

RCT　295, 306

R-equol　228
rubiscolin　45
rutin　339
RXR　362

SARM　223
SCD-1　401
SDG　135
SDTラット　351
SELDI-TOF-MS　364, 365
S-equol　228
SERM　222
serorphin　46
SHBG　223
SHRSP　34
sn-2-モノアシルグリセロール　97
SNP　438
SNPs　431, 441
SOM　393
soymetide　52
soymorphin　46
SPI　24
SQL　332
SR-BI　142
SREBP　224
SREBP-1　170
sterol regulatory element-binding protein　360

STZ　350

Tリンパ球増殖促進　28
TBARS　170, 195
TCA 回路　243
Th 2　75
TIR 2 + TIR 3　284
TNF-α　226
topoisomerase-II　224
TPA　123

UCP 2　410
UDP-グルクロン酸転移酵素　213
UHT　277
USDA Database for the Flavonoid　336
USDA National Nutrient Databese　336
USDA-Iowa State University Databese　336
UVA 照射　152

Wilcoxon の順位和検定　316
Wilcoxon の符号付き順位検定　316

Zucker fatty ラット　351

資料編

――掲載会社索引――
(五十音順)

アピ株式会社 …………………………………………………………………1
不二製油株式会社 ……………………………………………………………2
森永製菓株式会社 ……………………………………………………………3
よつ葉乳業株式会社 …………………………………………………………4

健康補助食品の
総合メーカー

api

一〇〇年のチカラ
健康への願いを込めて

原点は、ミツバチでした。
1907年の創業以来我々は、ミツバチを通じて自然と人間社会の調和について真摯に考え、実に多くのことを学んでまいりました。
その叡智のすべてを人々の健康と真の豊かさの実現のためにそそいでまいりました。
健康補助食品のトップメーカーとしての大きな華を咲かせようとしています。
食品・医薬品・化粧品の総合メーカーとして、より大きな夢に向かってチャレンジしてまいります。

100th Anniversary 〜今年アピは100周年を迎えます〜

アピ株式会社

代表取締役　野々垣　孝

本　　社／〒500-8558 岐阜市加納桜田町1-1　　　　　　　　　　TEL.058-271-3838
東京支店／〒103-0002 東京都中央区日本橋馬喰町1-5-4　　　　TEL.03-3662-3878
URL　http://www.api3838.co.jp

SOYAFARM
ソヤファーム

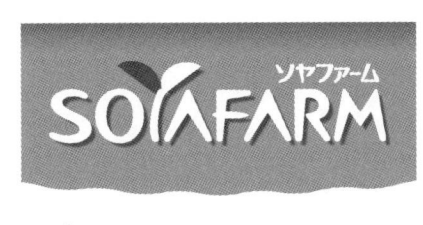

大豆で、いいこと。

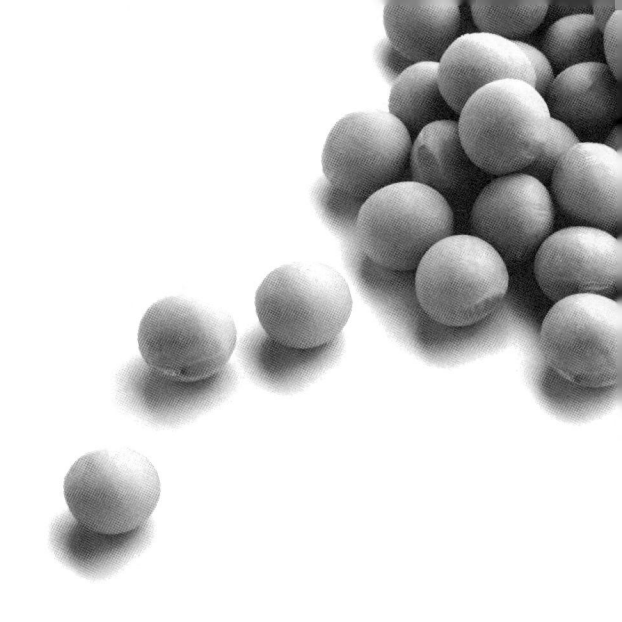

大豆の有効利用を目指し不二製油グループは、
日本で初めて分離大豆たん白のゲル形成技術に成功しました。
大豆を高度に加工した大豆たん白素材は、
食品の品質向上や食感の演出に欠かせない機能を発揮いたします。

健康とおいしさを追求した
大豆たん白製品をお届けします。

ヘルシーな食品素材として可能性が伸びる
粉末状大豆たん白(SPI)

多彩な食感を演出する
粒状大豆たん白

高純度の大豆たん白から生まれた
繊維状大豆たん白

多彩な機能を持つ
水溶性大豆多糖類(SSPS)

吸収に優れたアミノ酸源
大豆ペプチド

生理機能性大豆たん白質
大豆β-コングリシニン

美容と健康をサポートする
大豆イソフラボン
大豆サポニン

さまざまなニーズにお応えする
加工用豆乳

栄養バランスが良く、使いやすい
大豆たん白食品(冷凍食品)

不二製油 http://www.fujioil.co.jp

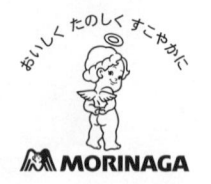

ココアといえば、これ！
世代を結ぶ、No.1ブランド
「森永ミルクココア」。

1919年、日本初のカカオ豆からの一貫製造のココアとして誕生した、「森永ミルクココア」。以来80年以上にわたって、No.1ブランドの力を発揮してきました。その日本で最も愛されているココアが、現在に続く、おなじみのパッケージデザインとなって、今年で30周年。ココアといえばこれ、のイメージは、幅広い世代にわたって浸透。子供から大人まで、家族全員で楽しめる「森永ミルクココア」は、これからも日本のココア市場をリードしていきます。

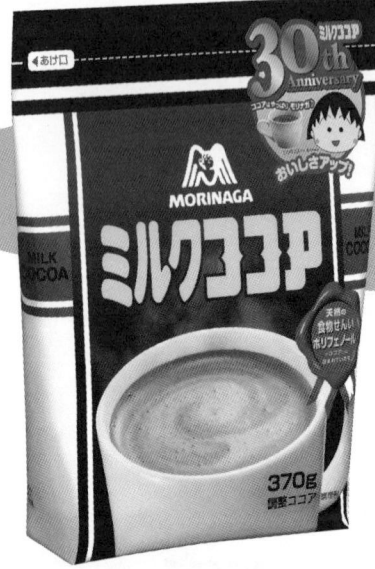

幅広く愛されてきた定番商品が7年ぶりに品質を変更し、おいしさもよりアップ。

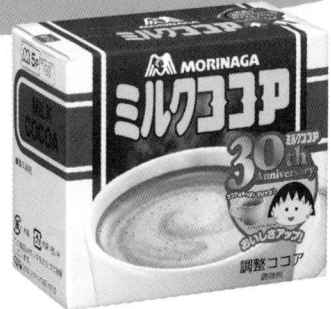

ミルクココア　370g

ミルクココア　150g

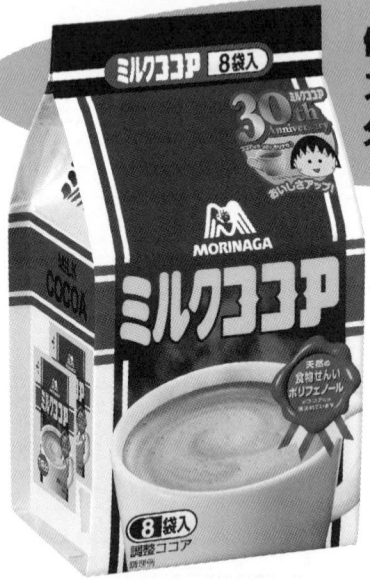

便利さ、使いやすさで伸びる！分包タイプ。スタンダードのミルクココアにも、分包が新登場！

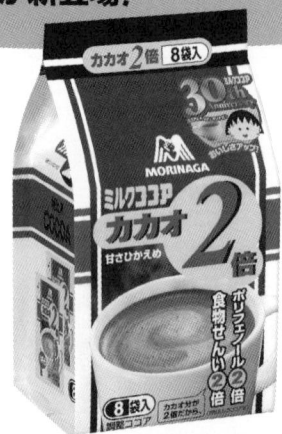

ミルクココア（8袋入）

ミルクココア カカオ2倍（8袋入）

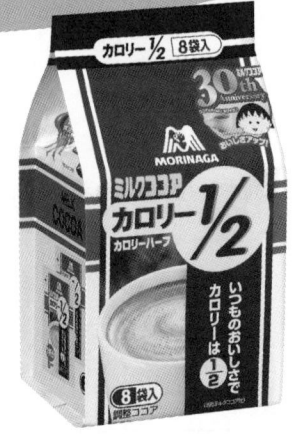

ミルクココア カロリーハーフ（8袋入）

ココアはやっぱり 森永ココア

森永製菓株式会社
http://morinaga.co.jp

おいしい幸せを、まいにち。
YOTSUBA

「ほんもの」からしか生まれない
「ほんもの」のおいしさ。

よつ葉のルーツは、豊かな自然に恵まれた北海道。
広大な牧場でのびのびと育った牛の
良質な生乳を原料に、自然の風味を生かした
ほんものの牛乳・乳製品をお届けします。

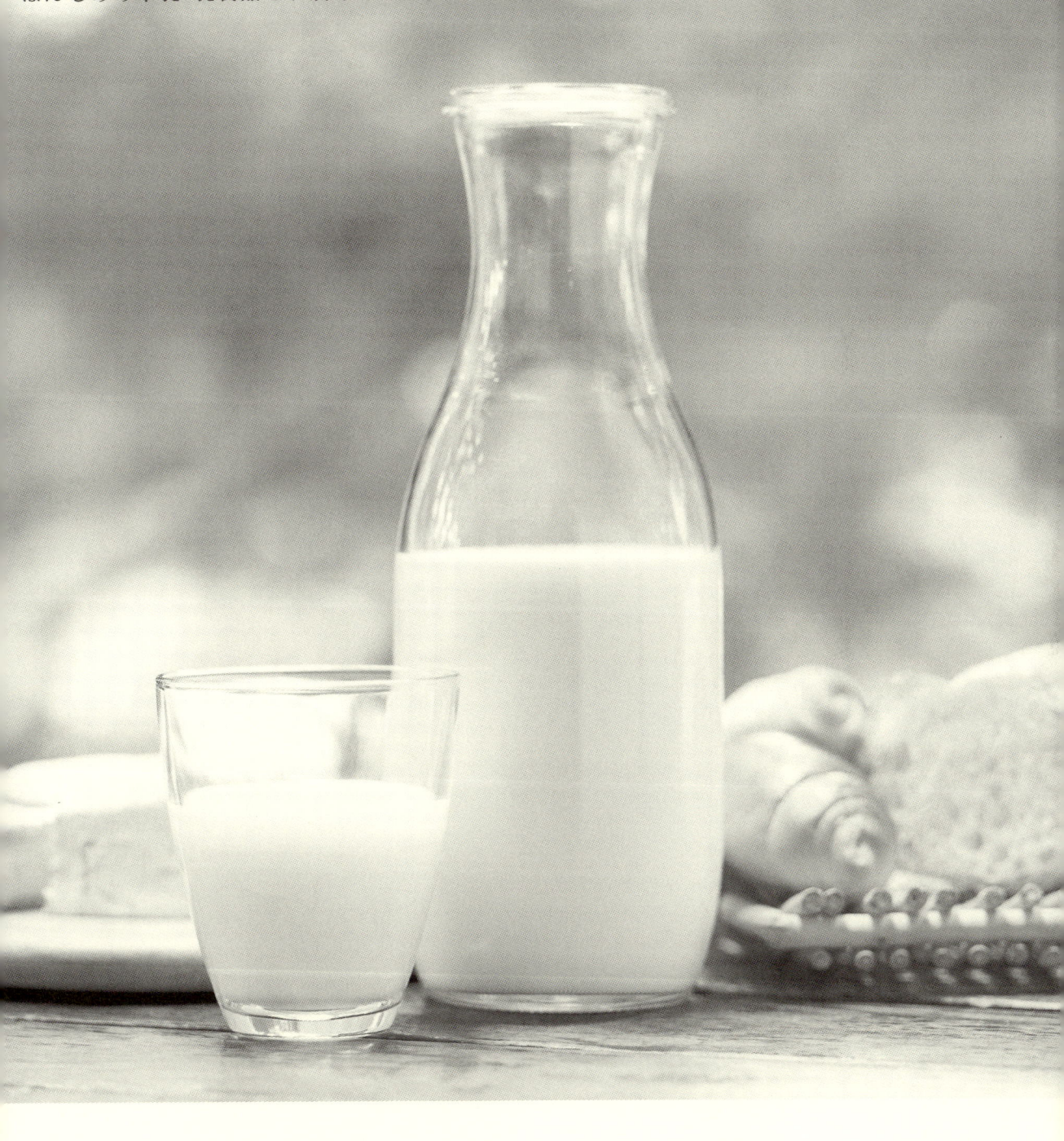

よつ葉乳業株式会社

本社／札幌市中央区北4条西1丁目北農ビル TEL：(011) 222-1311

お問い合わせ

よつ葉は良い
0120-428841
http://www.yotsuba.co.jp/

編集者略歴

荒井綜一（あらい そういち）

- 1935年　神奈川県に生まれる
- 1959年　東京大学農学部卒業
- 　　　　東京大学農学部教授を経て
- 現　在　東京農業大学応用生物科学部教授
- 　　　　農学博士

阿部啓子（あべ けいこ）

- 1947年　島根県に生まれる
- 1971年　お茶の水女子大学大学院家政学研究科修士課程修了
- 現　在　東京大学大学院農学生命科学研究科教授
- 　　　　農学博士

吉川敏一（よしかわ としかず）

- 1947年　京都府に生まれる
- 1953年　京都府立医科大学卒業
- 現　在　京都府立大学大学院医学研究科教授
- 　　　　医学博士

金沢和樹（かなざわ かずき）

- 1949年　兵庫県に生まれる
- 1973年　京都大学大学院農学研究科修士課程修了
- 現　在　神戸大学大学院農学研究科教授
- 　　　　農学博士

渡邊昌（わたなべ しょう）

- 1941年　愛知県に生まれる
- 1970年　慶應義塾大学大学院医学研究科修了
- 　　　　東京農業大学応用生物科学部教授を経て
- 現　在　国立健康・栄養研究所理事長
- 　　　　医学博士

機能性食品の事典

定価は外函に表示

2007年8月30日　初版第1刷
2008年4月20日　　　第2刷

編集者	荒　井　綜　一
	阿　部　啓　子
	金　沢　和　樹
	吉　川　敏　一
	渡　邊　　　昌
発行者	朝　倉　邦　造
発行所	株式会社　朝倉書店

東京都新宿区新小川町 6-29
郵便番号　162-8707
電　話　03(3260)0141
FAX　03(3260)0180
http://www.asakura.co.jp

〈検印省略〉

© 2007〈無断複写・転載を禁ず〉

新日本印刷・渡辺製本

ISBN 978-4-254-43094-3　C 3561　　Printed in Japan

前東大 鈴木昭憲・前東大 荒井綜一編

農芸化学の事典

43080-6 C3561　　　B 5 判 904頁 本体38000円

農芸化学の全体像を俯瞰し，将来の展望を含め，単に従来の農芸化学の集積ではなく，新しい考え方を十分取り入れ新しい切り口でまとめた。研究小史を各章の冒頭につけ，各項目の農芸化学における位置付けを初学者にもわかりやすく解説。〔内容〕生命科学／有機化学(生物活性物質の化学，生物有機化学における新しい展開)／食品科学／微生物科学／バイオテクノロジー(植物，動物バイオテクノロジー)／環境科学(微生物機能と環境科学，土壌肥料・農地生態系における環境科学)

食品総合研究所編

食品大百科事典

43078-3 C3561　　　B 5 判 1080頁 本体42000円

食品素材から食文化まで，食品にかかわる知識を総合的に集大成し解説。〔内容〕食品素材(農産物，畜産物，林産物，水産物他)／一般成分(糖質，タンパク質，核酸，脂質，ビタミン，ミネラル他)／加工食品(麺類，パン類，酒類他)／分析，評価(非破壊評価，官能評価他)／生理機能(整腸機能，抗アレルギー機能他)／食品衛生(経口伝染病他)／食品保全技術(食品添加物他)／流通技術／バイオテクノロジー／加工・調理(濃縮，抽出他)／食生活(歴史，地域差他)／規格(国内制度，国際規格)

日本食品工学会編

食品工学ハンドブック

43091-2 C3061　　　B 5 判 768頁 本体32000円

食品工学を体系的に解説した初の便覧。簡潔・明快・有用をむねとしてまとめられており，食品の研究，開発，製造に携わる研究者・技術者に役立つ必携の書。〔内容〕食品製造基盤技術(流動・輸送／加熱・冷却／粉体／分離／混合・成形／乾燥／調理／酵素／洗浄／微生物制御／廃棄物処理／計測法)食品品質保持・安全管理技術(品質評価／包装／安全・衛生管理)食品物性の基礎データ(力学物性／電磁気的物性／熱操作関連物性／他)食品製造操作・プロセス設計の実例(11事例)他

おいしさの科学研 山野善正総編集

おいしさの科学事典

43083-7 C3561　　　A 5 判 416頁 本体12000円

近年，食への志向が高まりおいしさへの関心も強い。本書は最新の研究データをもとにおいしさに関するすべてを網羅したハンドブック。〔内容〕おいしさの生理と心理／おいしさの知覚(味覚，嗅覚)／おいしさと味(味の様相，呈味成分と評価法，食品の味各論，先端技術)／おいしさと香り(においとおいしさ，におい成分分析，揮発性成分，においの生成，他)／おいしさとテクスチャー，咀嚼・嚥下(レオロジー，テクスチャー評価，食品各論，咀嚼・摂食と嚥下，他)／おいしさと食品の色

前東大 山内邦男・前日本獣医大 横山健吉編

ミルク総合事典

43048-6 C3561　　　A 5 判 568頁 本体23000円

学会・産業界の協力をえて，乳と乳製品のすべてについて専門家でない人々にも理解できるよう書かれたハンドブック。〔内容〕乳と乳製品の科学(種類，生産，理化学的性質，組織構造と物性，微生物)／乳と乳製品加工技術(生乳の集乳と送乳，飲用乳，乳製品，分離技術，プロセス制御)／乳製品の検査と管理(生物学的試験法，物理化学的試験法，乳成分試験法，製品試験法，特殊な試験)／乳素材の利用(調理，製菓・製パン用乳素材，牛乳)／乳製品生産における配合計算／他

前東大 野口　忠編著

栄養・生化学辞典

43075-2 C3561　　　A 5 判 788頁 本体24000円

栄養学の基礎的な領域は，分子生物学，細胞生物学，生物学，化学，生物化学，医学，食品科学，食品工学といった広い範囲にわたっており，その学習・研究には多くの領域の辞書を必要としている。本書は，これらの基礎栄養学領域の用語，約14000語について基本的事項である定義(化学物質についてはその構造，分子量など，食品については学名など)を中心に，必要な情報を一冊に簡潔にまとめた五十音順の辞典で，栄養学の学習・研究に必携の書である。対応する英和索引も充実

前東北大 竹内昌昭・東京海洋大 藤井建夫・
名古屋文理短大 山澤正勝編

水 産 食 品 の 事 典

43065-3 C3561　　　A 5 判 452頁 本体16000円

水産食品全般を総論的に網羅したハンドブック。〔内容〕水産食品と食生活／食品機能(栄養成分,生理機能成分)／加工原料としての特性(鮮度,加工特性,嗜好特性,他)／加工と流通(低温貯蔵,密封殺菌,水分活性低下法,包装,他)／加工機械・装置(原料処理機械,冷凍解凍処理機械,包装機械,他)／最近の加工技術と分析技術(超高圧技術,超臨界技術,ジュール加熱技術,エクストルーダ技術,膜処理技術,非破壊分析技術,バイオセンサー技術,PCR法)／食品の安全性／法規と規格

前お茶の水大 福場博保・前お茶の水大 小林彰夫編

調味料・香辛料の事典

43046-2 C3561　　　A 5 判 584頁 本体25000円

調味料・香辛料の製造・利用に関する知識を,基礎から実用面まで総合的に解説。〔内容〕〈調味料〉味の科学(味覚生理・心理,味覚と栄養,味の相互作用,官能テスト)／塩味料／甘味料／酸味料／うま味調味料／醤油／味噌／ソース／トマトケチャップ／酒類／みりんおよびその類似調味料／ドレッシング／マヨネーズ／風味調味料／スープストック類，〈香辛料〉香辛料の科学(生理作用,抗菌・抗酸化性,辛味の科学)／スパイス／香味野菜(ハーブ)／薬味料／くん煙料／混合スパイス

前大阪市大 不破英次・福山大 小巻利章・
元鹿児島大 檜作　進・農水省 貝沼圭二編

澱 粉 科 学 の 事 典

43081-3 C3561　　　A 5 判 600頁 本体24000円

澱粉および関連糖質について,性状・試験法・製造・利用など読者に必要なデータを含めて第一線研究者が詳しく解説したハンドブック。〔内容〕I.澱粉科学の基礎(歴史,分子構造,固体構造,生合成と分解,化学反応,分析法と試験法,機能的性質)／II.澱粉関連酵素の科学(概論,関連酵素の構造と作用特性)／III.各種澱粉・糖質の製造とその特性および応用(概論,澱粉の製造法,化工澱粉とその利用,各種澱粉起源糖質,澱粉の高分子特性の利用,澱粉と糖質の生理的作用の応用)

前お茶の水大 小林彰夫・前明治製菓 村田忠彦編

菓　子　の　事　典

43063-9 C3561　　　A 5 判 608頁 本体22000円

菓子に関するすべてをまとめた総合事典。菓子に興味をもつ一般の人々にも理解できるよう解説。〔内容〕総論(菓子とは,菓子の歴史・分類)／原料／和菓子(蒸し菓子,焼き菓子,流し菓子,練り菓子,岡仕上げ菓子,半生菓子,干菓子,飾り菓子)／洋菓子(スポンジケーキ,バターケーキ,クッキー,パイ,シューアラクレーム,アントルメ,他)／一般菓子(チョコレート,キャンデー,スナック,ビスケット,チューインガム,米菓,他)／菓子商品の基礎知識(PL法,賞味期限,資格制度,他)

日本乳業技術協会 細野明義・日本獣医大 沖谷明紘・
京大 吉川正明・京女大 八田　一編

畜 産 食 品 の 事 典

43079-0 C3561　　　A 5 判 528頁 本体17000円

畜産食品はその栄養機能の解明とともに,動物細胞工学技術の進展により分子レベル・遺伝子レベルでの研究も目覚ましい。また免疫・アレルギーとの関係や安全性の問題にも関心が高まっている。本書は乳・肉・卵および畜産食品微生物に関連する主要テーマ125項目について専門としない人達にも理解できるよう簡潔に解説を付した。〔内容〕総論(畜産食品と食文化／畜産食品と経済流通／畜産・畜産食品と環境／衛生・安全性・関連法規)各論(乳／食肉／食用卵／畜産食品と微生物)

前お茶の水大 小林彰夫・武蔵大 齋藤　洋監訳

天然食品・薬品・香粧品の事典

43062-2 C3561　　　B 5 判 552頁 本体26000円

食品,薬品,香粧品に用いられる天然成分267種および中国の美容・健康剤23種について,原料植物,成分組成,薬効・生理活性,利用法,使用基準等を記述。各項目ごとに入手しやすい専門書と最近の新しい学術論文を紹介。健康志向の現代にまさにマッチした必備図書。〔項目〕アセロラ／アボガド／アロエ／カラギーナン／甘草／枸杞／コリアンダー／サフラン／麝香／ジャスミン／ショウガ／ステビア／セージ／センナ／ターメリック／肉桂／乳香／ニンニク／パセリ；芍薬／川弓など

吉澤　淑・石川雄章・蓼沼　誠・
長澤道太郎・永見憲三編

醸造・発酵食品の事典

43070-7　C3561　　　　Ａ５判　616頁　本体24000円

醸造・醸造物・発酵食品について，基礎から実用面までを総合的に解説。〔内容〕総論（醸造の歴史，微生物，醸造の生化学，成分，官能評価，酔いの科学と生理作用，食品衛生法等の規制，環境保全）／各論〈酒類〉清酒，ビール，ワイン，ブランデー，ウイスキー，スピリッツ，焼酎，リキュール，中国酒，韓国・朝鮮の酒とその他の日本酒，〈発酵調味料〉醤油，味噌，食酢，みりんおよびみりん風調味料，魚醤油，〈発酵食品〉豆・野菜発酵食品，畜産発酵食品，水産発酵食品

日本冷凍食品協会監修

冷凍食品の事典

43064-6　C3561　　　　Ｂ５判　488頁　本体20000円

核家族化，女性の就労，高齢者の増大などにより食事形態の簡素化が進み，加工食品の比重が高く，その中でも外食産業における調理加工食品にみられるように，冷凍食品の占める割合は大きい。本書は，冷凍食品のすべてについて総合的に解説。〔内容〕基礎（総論，食品冷凍の科学）／製造（農産・水産・畜産冷凍食品，調理冷凍食品）／装置・機械／生産管理（品質管理，環境対策）／衛生管理（HACCP）／規格・規準／検査／流通／消費／製品開発／フローズンチルド食品

茨城キリスト教大　五十嵐脩監訳

オックスフォード辞典シリーズ
オックスフォード　食品・栄養学辞典

61039-0　C3577　　　　Ａ５判　424頁　本体9500円

定評あるオックスフォードの辞典シリーズの一冊"Food&Nutrition"の翻訳。項目は五十音配列とし読者の便宜を図った。食品，栄養，ダイエット，健康などに関するあらゆる方面からの約6000項目を選定し解説されている。食品と料理に関しては，ヨーロッパはもとより，ロシア，アフリカ，南北アメリカ，アジアなど世界中から項目を選定。また特に，健康に関心のある一般読者のために，主要な栄養素の摂取源としての食品について，詳細かつ明解に解説されている

日本家政学会編

新版 家政学事典

60019-3　C3577　　　　Ｂ５判　984頁　本体30000円

社会・生活の急激な変容の中で，人間味豊かな総合的・学際的アプローチが求められ，家政学の重要性がますます認識されている。本書は，家政学全分野を網羅した初の事典として，多くの人々に愛読されてきた『家政学事典』を，この12年間の急激な学問の進展・変化を反映させ，全面的に新しい内容を盛り込み"新版"として刊行するものである。〔内容〕Ⅰ．家政学原論／Ⅱ．家族関係／Ⅲ．家庭経営／Ⅳ．家政教育／Ⅴ．食物／Ⅵ．被服／Ⅶ．住居／Ⅷ．児童

日大　上野川修一編
食品とからだ
―免疫・アレルギーのしくみ―

43082-0　C3061　　　　Ａ５判　216頁　本体3900円

アレルギーが急増し関心も高い食品と免疫・アレルギーのメカニズム，さらには免疫機能を高める食品などについて第一線研究者55名が基礎から最先端までを解説。〔内容〕免疫／腸管免疫／食品アレルギー／食品による免疫・アレルギーの制御

兵庫県立大　辻　啓介・戸板女短大　森　文平編
食品成分シリーズ
食物繊維の科学

43512-2　C3361　　　　Ａ５判　176頁　本体4500円

食物繊維の生理的機能の研究は近年めざましいものがある。本書は各食物繊維ごとにその構造・機能や特徴を平易に解説した。〔内容〕総論／不溶性食物繊維／高分子水溶性食物繊維／低分子水溶性食物繊維／食物繊維の研究と今後の展望

新潟大　鈴木敦士・東大　渡部終五・千葉大　中川弘毅編
食品成分シリーズ
タンパク質の科学

43513-9　C3361　　　　Ａ５判　216頁　本体4700円

主要タンパク質の一次構造も記載。〔内容〕序論／畜産食品（畜肉，乳，卵）／水産食品（魚貝肉，海藻，水産食品，タンパク質の変化）／植物性食品（ダイズ，コムギ，コメ，その他，タンパク質の変化，製造と応用）／タンパク質の栄養科学

茨城キリスト大　板倉弘重編
食品成分シリーズ
脂質の科学

43514-6　C3361　　　　Ａ５判　216頁　本体4700円

食品の脂質と身体との関係を，主として生理学・生化学・内科学的視点から最新成果を第一線研究者が解説。〔内容〕脂質の種類と機能／脂質の消化と吸収／脂質代謝とその調節／脂質代謝異常症／脂質代謝と疾病／脂質と健康／脂質科学の研究史

東農大 並木満夫・元富山大 小林貞作編 シリーズ〈食品の科学〉	**ゴマの科学** 43029-5 C3061　A5判 260頁 本体4500円	6000年の栽培の歴史をもち，すぐれた栄養生理機能を有することで評価されながらもベールに包まれていたゴマを解明する。〔内容〕ゴマの栽培食物学／ゴマの生化学とバイオテクノロジー／ゴマの食品科学／生産・利用・需給／ゴマ科学の展望
元山口大 飴山 實・前武庫川女大 大塚 滋編 シリーズ〈食品の科学〉	**酢の科学** 43030-1 C3061　A5判 224頁 本体4300円	酢酸菌や各種アミノ酸を含み，食品としてすぐれた機能をもつ食酢に科学のメスを入れる。酢の香味成分や調理科学にもふれた。〔内容〕酢の文化史／酢の醸造学／酢の生化学とバイオテクノロジー（酢酸菌の遺伝子工学，他）／酢の食品化学／他
前名古屋女大 村松敬一郎編 シリーズ〈食品の科学〉	**茶の科学** 43031-8 C3061　A5判 240頁 本体4500円	その成分の機能や効果が注目を集めている茶について，栽培学・食品学・化学・薬学・製茶など広い立場からアプローチ。〔内容〕茶の科学史／茶の栽培とバイテク／茶の加工科学／茶の化学／茶の機能／茶の生産・利用・需給／茶の科学の展望
前鹿児島大 伊藤三郎編 シリーズ〈食品の科学〉	**果実の科学** 43032-5 C3061　A5判 228頁 本体4500円	からだへの機能性がすぐれている果実について，生理・生化学，栄養・食品学などの面から総合的にとらえた最新の書。〔内容〕果実の栽培植物学／成熟生理と生化学／栄養・食品科学／各種果実の機能特性／収穫後の保蔵技術／果実の利用加工
前東北大 山内文男・前東北大 大久保一良編 シリーズ〈食品の科学〉	**大豆の科学** 43033-2 C3061　A5判 216頁 本体4500円	古来より有用な蛋白質資源として利用されている大豆について各方面から解説。〔内容〕大豆の歴史／大豆の生物学・化学・栄養学・食品学／大豆の発酵食品（醬油・味噌・納豆・乳腐と豆腐よう・テンペ）／大豆の加工学／大豆の価値と将来
前函館短大 大石圭一編 シリーズ〈食品の科学〉	**海藻の科学** 43034-9 C3061　A5判 216頁 本体4000円	多種多様な食品機能をもつ海藻について平易に述べた成書。〔内容〕概論／緑藻類／褐藻類（コンブ，ワカメ）／紅藻類（ノリ，テングサ，寒天）／微細藻類（クロレラ，ユーグレナ，スピルリナ）／海藻の栄養学／海藻成分の機能性／海藻の利用工業
共立女大 高宮和彦編 シリーズ〈食品の科学〉	**野菜の科学** 43035-6 C3061　A5判 232頁 本体4200円	ビタミン，ミネラル，食物繊維などの成分の栄養的価値が評価され，種類もふえ，栽培技術も向上しつつある野菜について平易に解説。〔内容〕野菜の現状と将来／成分と栄養／野菜と疾病／保蔵と加工／調理／（付）各種野菜の性状と利用一覧
鴻巣章二監修　阿部宏喜・福家眞也編 シリーズ〈食品の科学〉	**魚の科学** 43036-3 C3061　A5判 200頁 本体4300円	栄養機能が見直されている魚について平易に解説〔内容〕魚の栄養／おいしさ（鮮度，味・色・香り，旬，テクスチャー）／魚と健康（脂質，エキス成分，日本人と魚食）／魚の安全性（寄生虫，腐敗と食中毒，有毒成分）／調理と加工／魚の利用の将来
前農大 吉澤 淑編 シリーズ〈食品の科学〉	**酒の科学** 43037-0 C3061　A5判 228頁 本体4500円	酒の特徴や成分・生化学などの最新情報。〔内容〕酒の文化史／酒造／酒の成分，酒質の評価，食品衛生／清酒／ビール／ワイン／ウイスキー／ブランデー／焼酎，アルコール／スピリッツ／みりん／リキュール／その他（発泡酒，中国酒，他）
製粉協会 長尾精一編 シリーズ〈食品の科学〉	**小麦の科学** 43038-7 C3061　A5判 224頁 本体4500円	種々の加工食品として利用される小麦と小麦粉を解説。〔内容〕小麦と小麦粉の歴史／小麦の種類と品質特性／小麦粉の種類と製粉／物理的性状／小麦粉生地構造と性状／保存と熟成／品質評価法／加工と調理（パン，めん，菓子，他）／栄養学
竹生新治郎監修　石谷孝佑・大坪研一編 シリーズ〈食品の科学〉	**米の科学** 43039-4 C3061　A5判 216頁 本体4500円	日本人の主食である米について，最近とくに要求されている良品質・良食味の確保の観点に立ち，生産から流通・利用までを解説。〔内容〕イネと米／米の品質／生産・流通・消費と品質／米の食味／加工・利用総論／加工・利用各論／世界の米
日大 上野川修一編 シリーズ〈食品の科学〉	**乳の科学** 43040-0 C3061　A5判 228頁 本体4500円	乳蛋白成分の生理機能等の研究や遺伝子工学・発生工学など先端技術の進展に合わせた乳と乳製品の最新の研究。〔内容〕日本人と牛乳／牛乳と健康／成分／生合成／味と香り／栄養／機能成分／アレルギー／乳製品製造技術／先端技術

日本獣医大 沖谷明紘編 シリーズ〈食品の科学〉 **肉 の 科 学** 43041-7 C3061　　　A 5 判 208頁 本体4500円	食肉と食肉製品に科学のメスを入れその特性をおいしさ・栄養・安全性との関連に留意して最新の研究データのもとに解説。〔内容〕食肉の文化史／生産／構造と成分／おいしさと熟成／栄養／調理／加工／保蔵／微生物・化学物質からの安全性
女子栄養大 菅原龍幸編 シリーズ〈食品の科学〉 **キ ノ コ の 科 学** 43042-4 C3061　　　A 5 判 212頁 本体4500円	キノコの食文化史から，分類，品種，栽培，成分，味，香り，加工，調理などのほか生理活性についても豊富なデータを示しながら解説。〔内容〕総論／キノコの分類／キノコの栽培とバイオテクノロジー／キノコの食品科学／生理活性物質／他
日大 中村 良編 シリーズ〈食品の科学〉 **卵 の 科 学** 43071-4 C3061　　　A 5 判 192頁 本体4500円	食品としての卵の機能のほか食品以外の利用なども含め，最新の研究を第一線研究者が平易に解説。〔内容〕卵の構造／卵の成分／卵の生合成／卵の栄養／卵の機能と成分／卵の調理／卵の品質／卵の加工／卵とアレルギー／卵の新しい利用
前ソルト・サイエンス研究財団 橋本壽夫・日本塩工業会 村上正祥著 シリーズ〈食品の科学〉 **塩 の 科 学** 43072-1 C3061　　　A 5 判 212頁 本体4500円	長年"塩"専門に携わってきた著者が，歴史・文化的側面から，塩業の現状，製塩，塩の理化学的性質，塩の機能と役割，塩と調理・食品加工，健康とのかかわりまで，科学的・文化的にまとめた。巷間流布している塩に関する誤った知識を払拭
糖業協会 橋本 仁・前浜松医大 髙田明和編 シリーズ〈食品の科学〉 **砂 糖 の 科 学** 43073-8 C3061　　　A 5 判 244頁 本体4500円	食生活に不可欠な砂糖について，生産技術から，健康との関わりまで総合的に解説。〔内容〕砂糖の文化史／砂糖の生産／砂糖の製造法／砂糖の種類／砂糖の特性／砂糖と栄養／味覚／砂糖と健康／砂糖と食生活／砂糖の利用／その他の甘味料

◆ ケンブリッジ世界の食物史大百科事典（全5巻）◆

石毛直道・小林彰夫・鈴木建夫・三輪睿太郎 監訳

「食物」「栄養」「文化」「健康」をキーワードに，地球上の人類の存在に関わる重要な問題として，食の歴史を狩猟採集民の時代から現代に至るまで，世界的な規模で，栄養や現代の健康問題を含め解説した。著者160名に及ぶ大著。①「祖先の食・世界の食」②「主要食物：栽培植物と飼養動物」③「飲料・栄養素」④「栄養と健康・現代の課題」⑤「植物用語辞典」の全5巻構成。原著：K・F・カイブル，K・C・オネラス編"The Cambridge World History of Food"

前国立民族学博物館 石毛直道監訳 ケンブリッジ **世界の食物史大百科事典1** ―祖先の食・世界の食― 43531-3 C3361　　B 5 判 504頁 本体18000円	考古学的資料を基に，狩猟採集民の食生活について述べ，全世界にわたって各地域別にその特徴がまとめられている。〔内容〕祖先の食／農業の始まり／アジア／ヨーロッパ／アメリカ／アフリカ・オセアニア／調理の歴史
東農大 三輪睿太郎監訳 ケンブリッジ **世界の食物史大百科事典2** ―主要食物：栽培植物と飼養動物― 43532-0 C3361　　B 5 判 760頁 本体25000円	農耕文化に焦点を絞り，世界中で栽培されている植物と飼育されている動物の歴史を中心に述べている。主要食物に十分頁をとって解説し，24種もの動物を扱っている。〔内容〕穀類／根菜類／野菜／ナッツ／食用油／調味料／動物性食物
前お茶の水大 小林彰夫監訳 ケンブリッジ **世界の食物史大百科事典3** ―飲料・栄養素― 43533-7 C3361　　B 5 判 728頁 本体25000円	水，ワインをはじめ飲み物の歴史とその地域的特色が述べられ，栄養としての食とそれらが欠乏したときに起こる病気との関連などがまとめられている。〔内容〕飲料／ビタミン／ミネラル／タンパク／欠乏症／食物関連疾患／食事と慢性疾患
前お茶の水大 小林彰夫・宮城大 鈴木建夫監訳 ケンブリッジ **世界の食物史大百科事典4** ―栄養と健康・現代の課題― 43534-4 C3361　　B 5 判 488頁 本体20000円	歴史的な視点で栄養摂取とヒトの心身状況との関連が取り上げられ，現代的な観点から見た食の問題を述べている。〔内容〕栄養と死亡率／飢饉／食物の流行／菜食主義／食べる権利／バイオテクノロジー／食品添加物／食中毒など
東農大 三輪睿太郎監訳 ケンブリッジ **世界の食物史大百科事典5** ―食物用語辞典― 43535-1 C3361　　B 5 判 296頁 本体12000円	植物性食物を中心に，項目数約1000の五十音順にまとめた小・中項目の辞典。果実類を多く扱い，一般にはあまり知られていない地域の限られた作物も取り上げ，食品の起源や用途について解説。また同義語・類語を調べるのに役立つ

上記価格（税別）は 2008 年 3 月現在